青岛卫生健康年鉴

Qingdao Municipal Health Yearbook 2020

青 岛 市 卫 生 健 康 委 员 会　主办
青岛市卫生健康科技教育中心　承编

中国海洋大学出版社
·青岛·

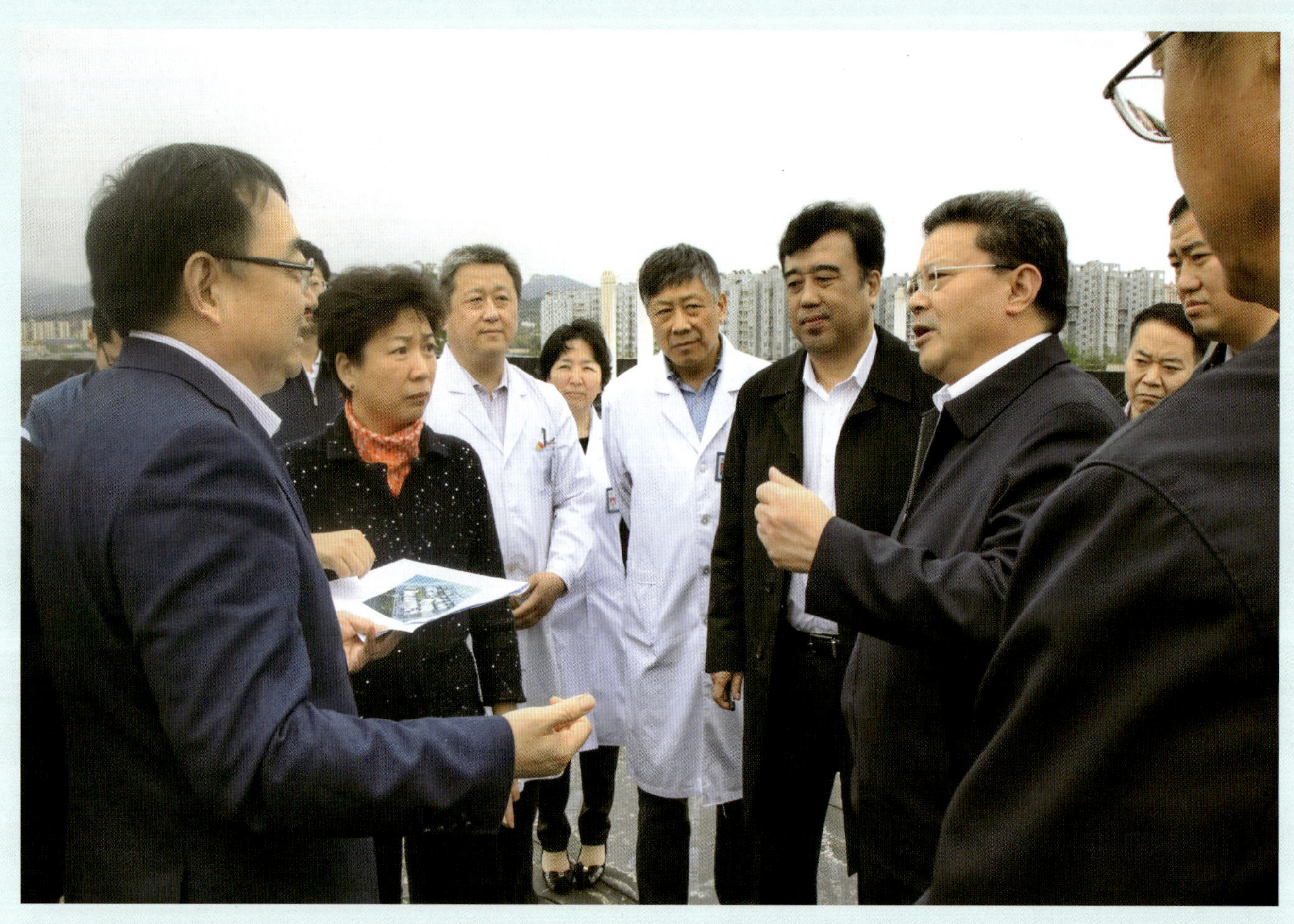

2019年4月27日，青岛市市委副书记、市长孟凡利与副市长栾新一行，到青岛市胸科医院调研医院发展及院区基础设施建设情况。

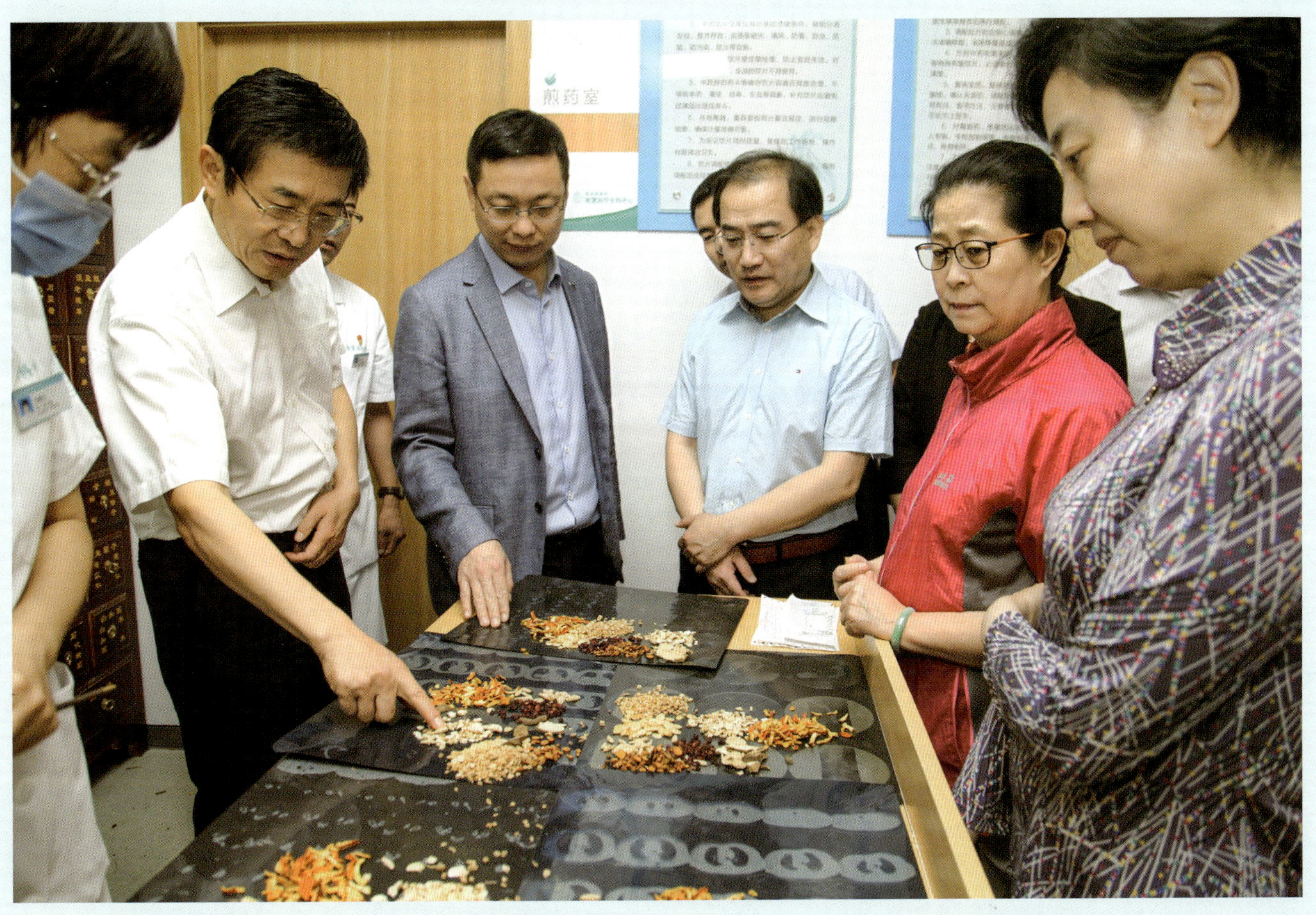

2019年6月12日，国家中医药管理局局长于文明（左2）到青岛西海岸新区智慧医疗全科中心调研。

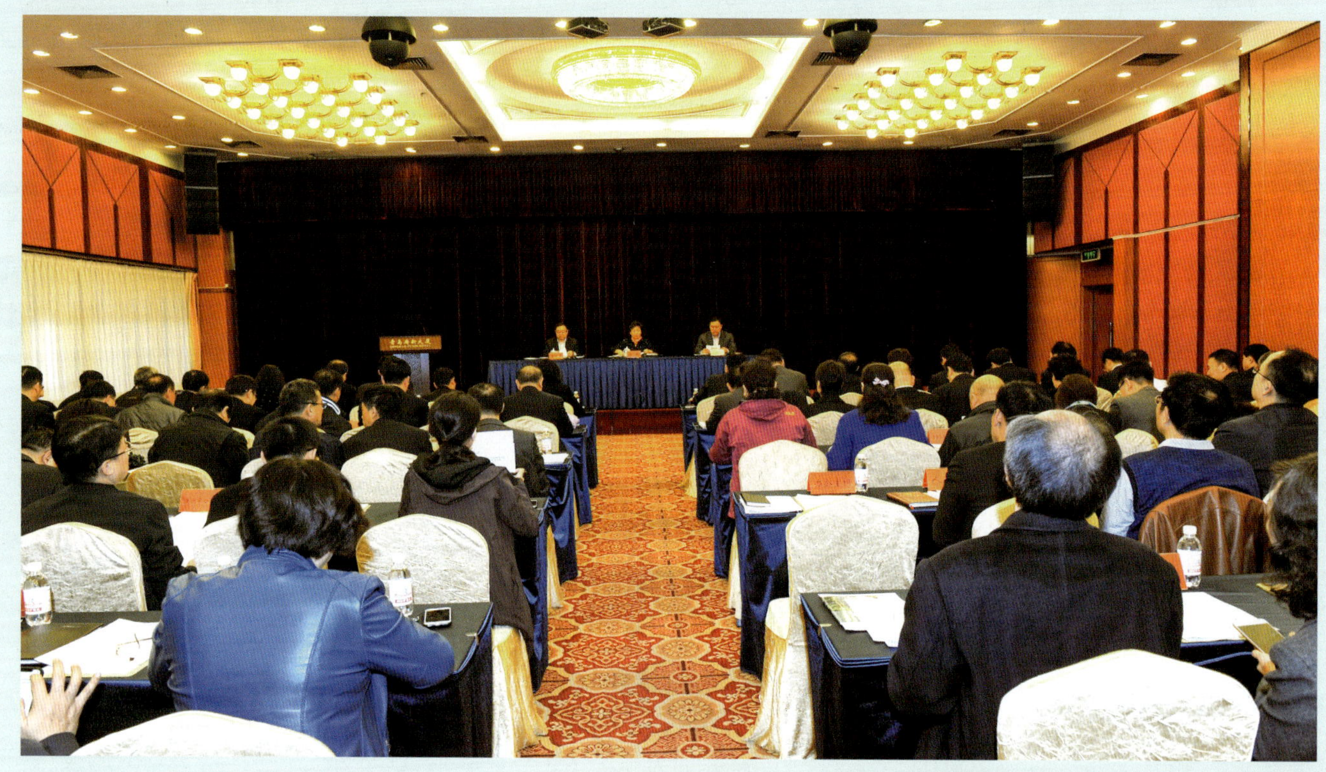

2019年3月20日，全市卫生健康工作会议在市级机关会议中心召开。青岛市副市长栾新出席会议并讲话，市政府副秘书长于冬泉主持会议，市卫生健康委党组书记、主任隋振华作工作报告。

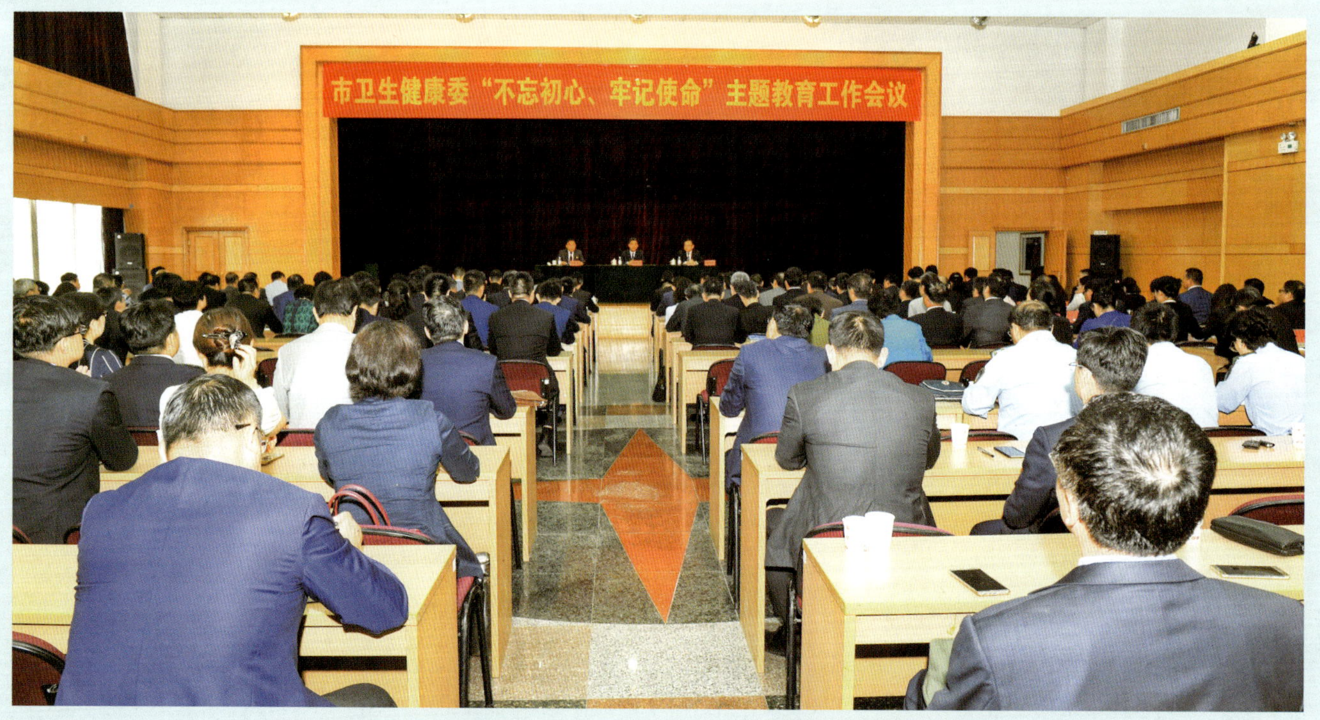

2019年6月13日，青岛市卫生健康委员会召开“不忘初心、牢记使命”主题教育工作会议。

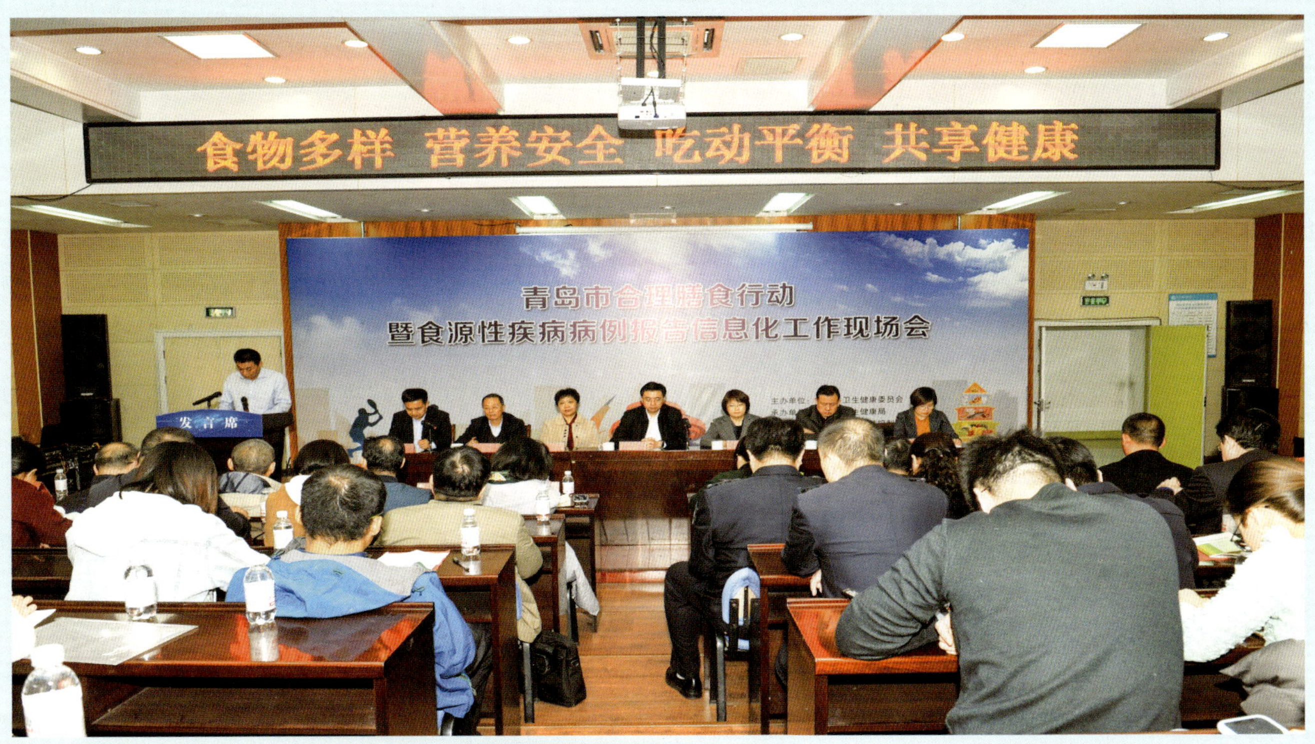

2019年11月22日，青岛市合理膳食行动暨食源性疾病病例报告信息化工作现场会召开。

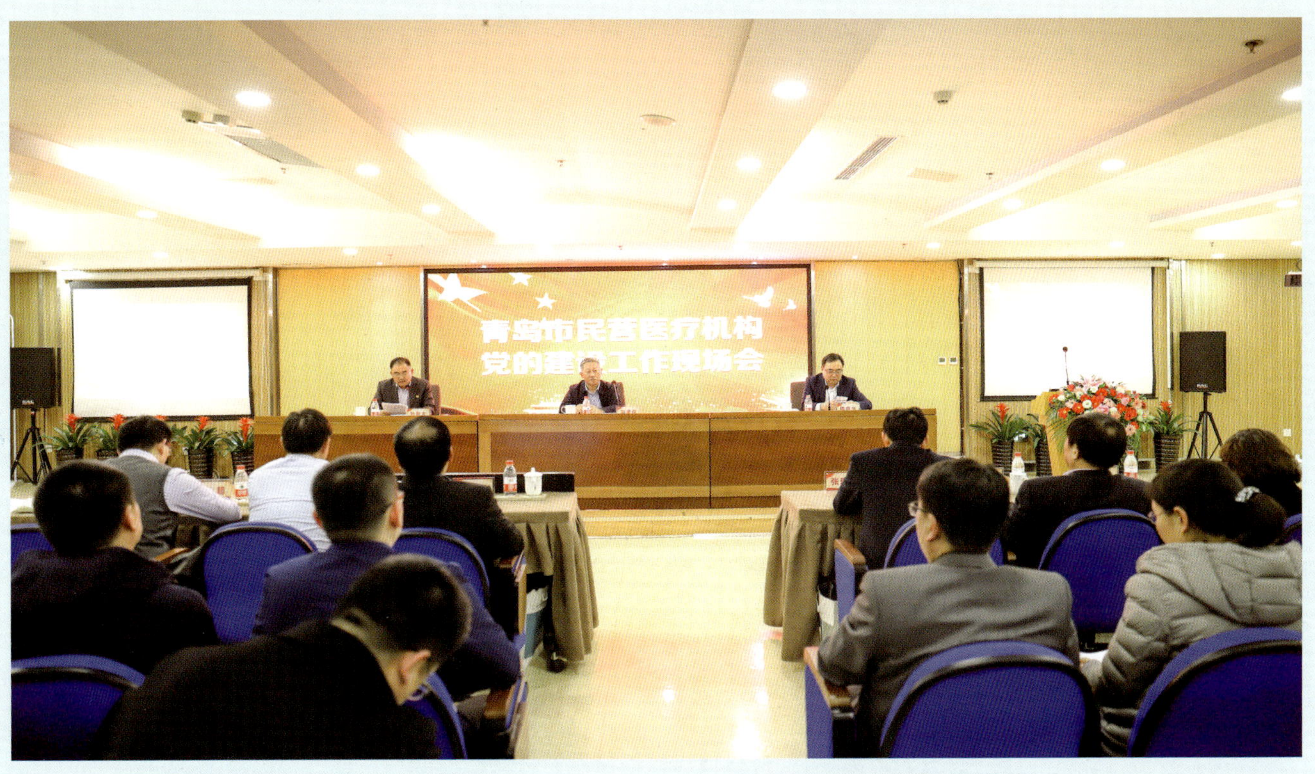

2019年12月19日，青岛市民营医疗机构党的建设工作现场会召开。

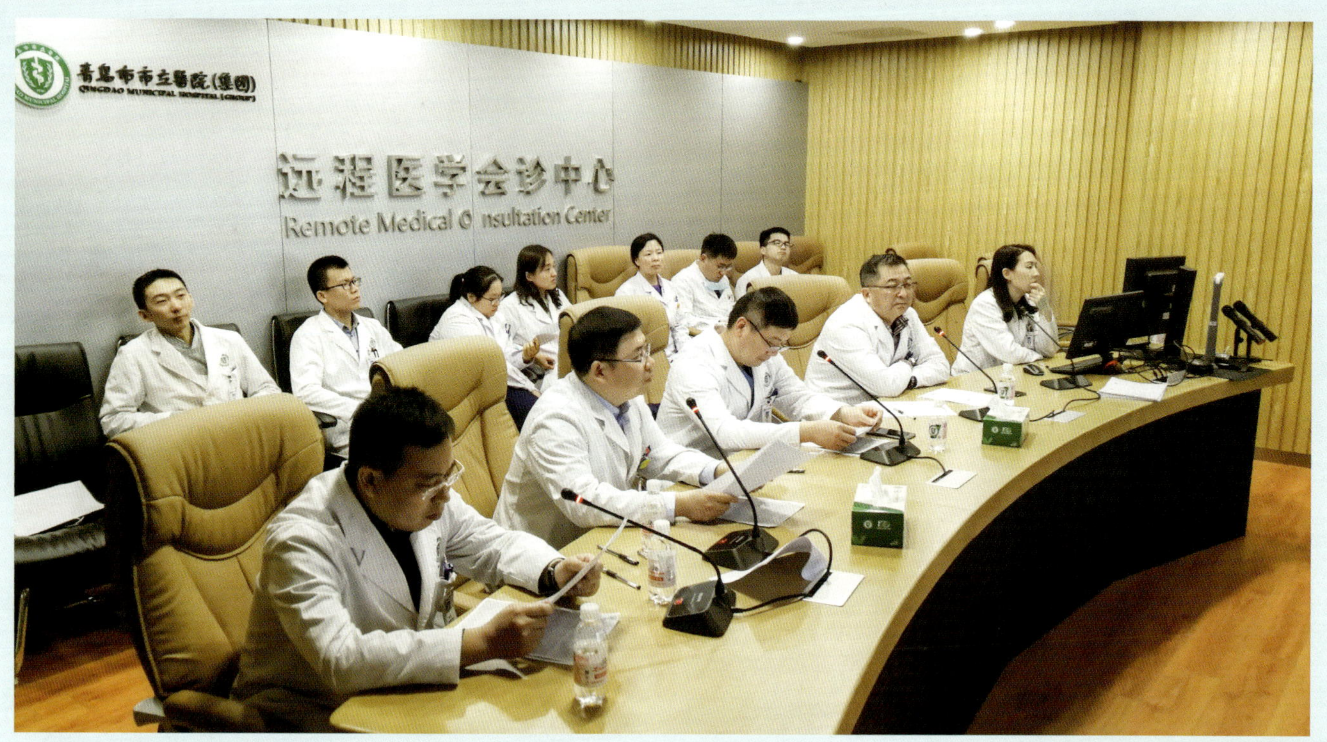

2019年3月21日，青岛市市立医院与对口帮扶的贵州省安顺市人民医院开展远程会诊。

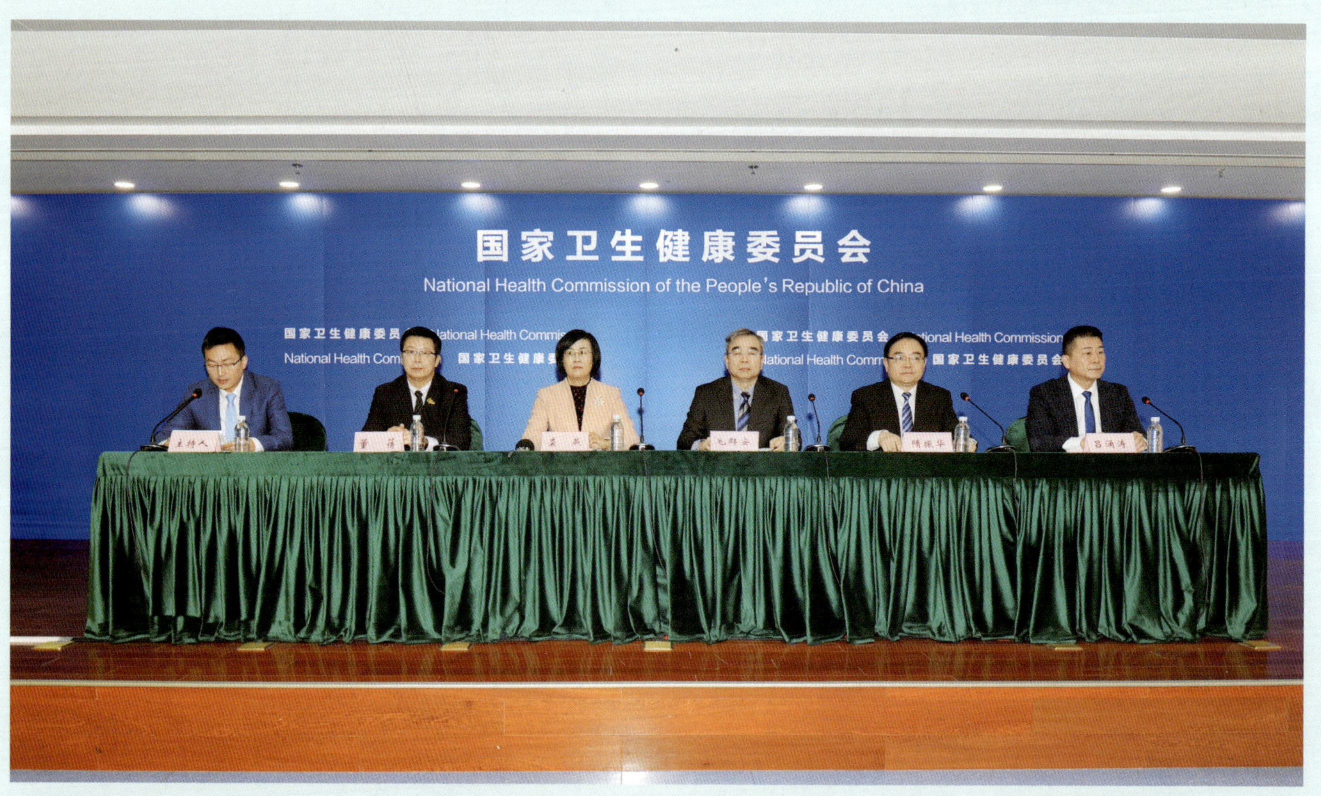

2019年4月1日，国家卫生健康委员会“互联网+医疗健康”新闻发布会在青岛大学附属医院举行，市卫生健康委员会主任隋振华在发布会上介绍青岛市“互联网+医疗健康”发展及便民惠民服务有关情况。

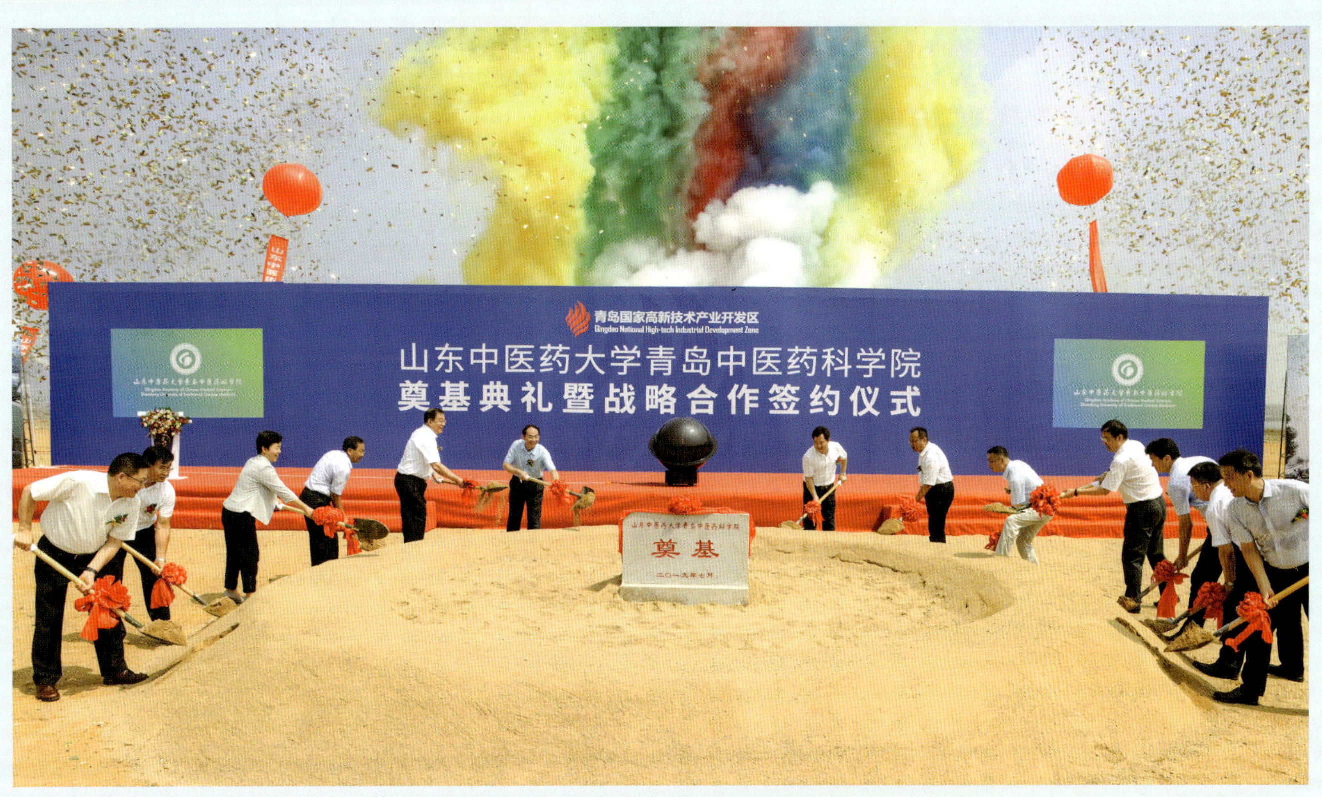

2019年7月26日，山东中医药大学青岛中医药科学院奠基典礼暨战略合作签约仪式在青岛国家高新技术产业开发区举行，同步打造抗病毒协同创新中心、经方研究工程中心、脉学研究中心、外治新材料研究中心、海洋中药研究中心和人工智能研究中心等六大中心。

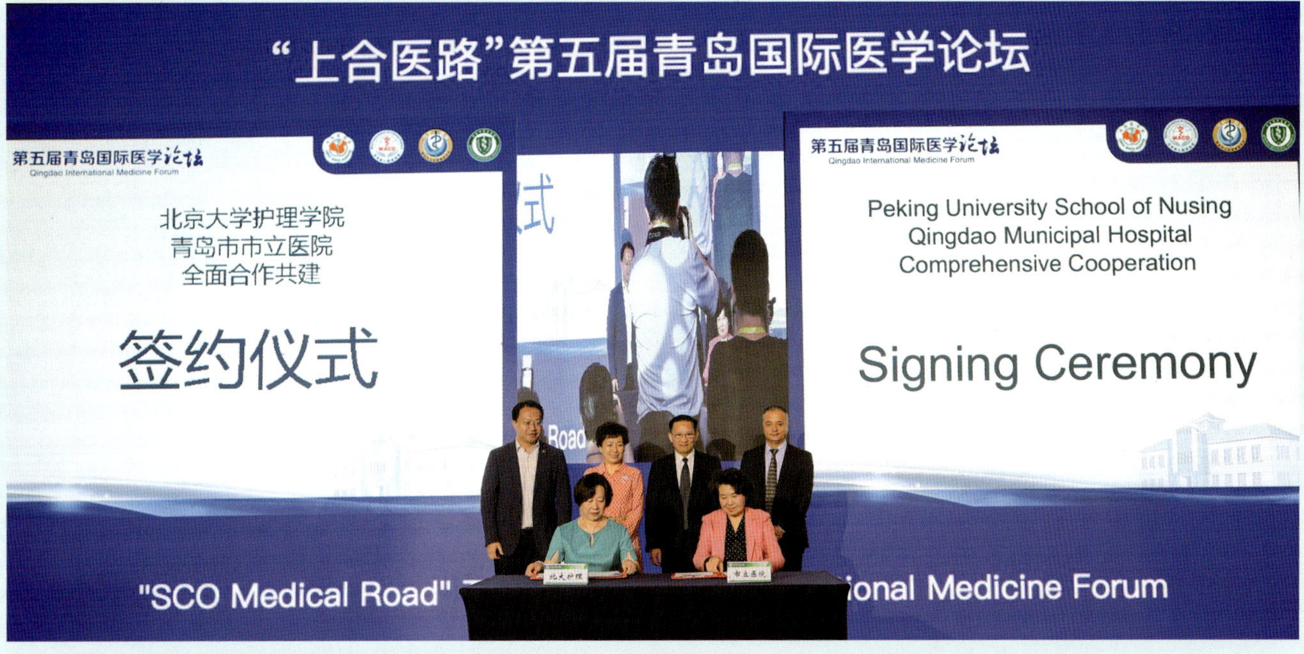

2019年9月21日，在“上合医路”第五届青岛国际医学论坛上，青岛市市立医院与北京大学护理学院全面共建签约，双方将在护理人才培养、成果转化平台建设等方面开展深度合作。中国医师协会会长张雁灵、青岛市副市长栾新出席签约仪式。

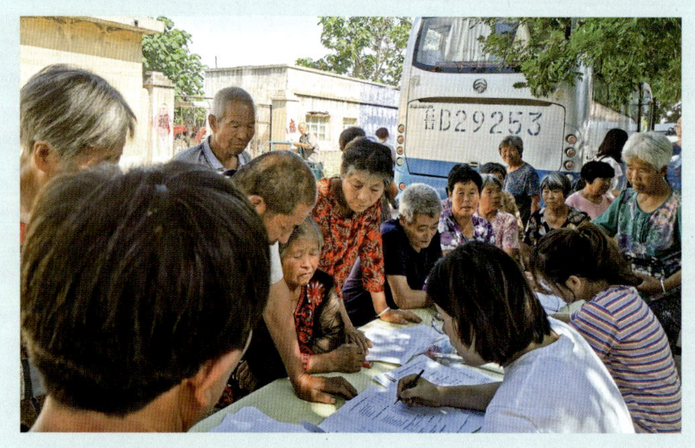

2019年2月20日，青岛市第一次口腔健康流行病学调查工作正式启动。图为由市口腔医院、市疾病预防控制中心牵头组建的调查队走进农村社区开展调查。

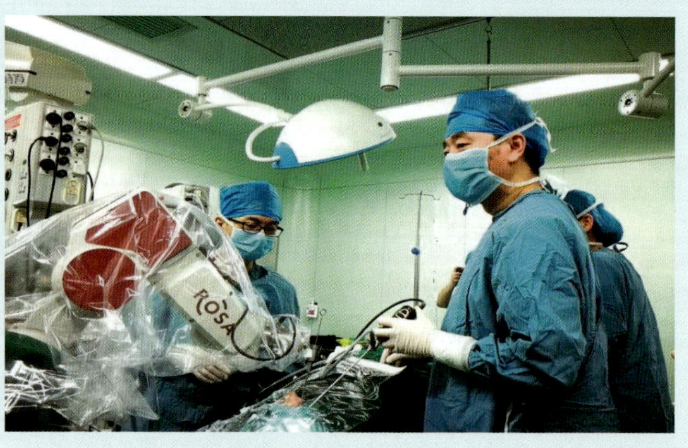

2019年3月5日，胶东半岛第一台神经外科ROSA机器人首台手术顺利完成，青岛市市立医院神经外科团队在该机器人的辅助下成功为一名患者实施垂体瘤内镜手术。

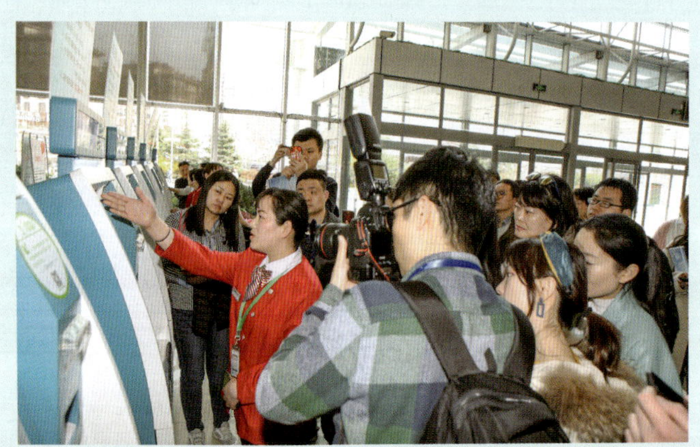

2019年4月1日，国家卫生健康委“互联网+医疗健康”新闻发布会在青岛召开，来自国家、省、市近50家新闻媒体参观“互联网+医疗健康”和青岛市出生缺陷综合防控平台建设成果。

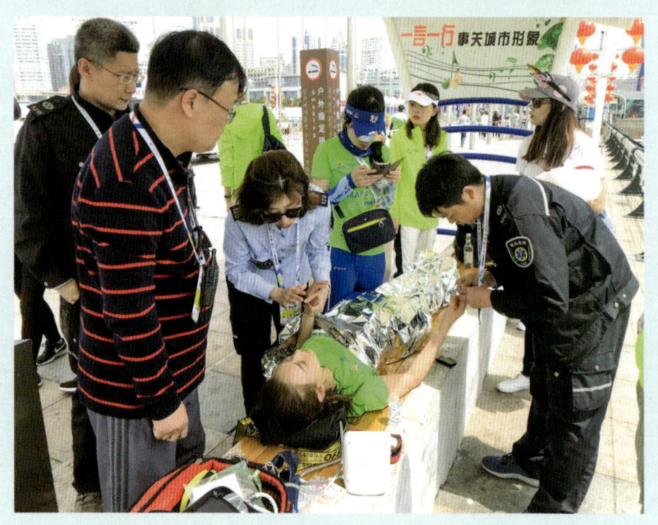

2019年5月4日，青岛市组织实施青岛马拉松医疗保障工作。图为青岛市急救中心工作人员为马拉松参赛者提供医疗服务。

编辑说明

一、《青岛卫生健康年鉴》创刊于1997年，创刊名《青岛卫生年鉴》。《青岛卫生健康年鉴》是由青岛市卫生健康委员会主办的行业性年鉴，系统地反映青岛市卫生健康行业各方面的工作情况，每年编辑出版一册，已连续出版23卷。本年鉴旨在逐年记述上一年度青岛市卫生健康行业的基本情况，为有关部门查询资料信息，交流情况，推动卫生健康事业的全面发展提供服务。

二、《青岛卫生健康年鉴》2020卷共设11个栏目：(1)特载；(2)专文；(3)综述；(4)2019年青岛市卫生健康工作大事记；(5)工作进展；(6)青岛市卫生健康机构工作概况；(7)青岛市区(市)卫生健康工作概况；(8)卫生健康界人物；(9)典型经验材料与调研报告；(10)统计资料；(11)附录。

三、本年鉴根据全年卫生健康工作大事，选择刊登市卫生健康委及部分单位205张照片，制作58幅宣传彩页，图文并茂地反映了青岛市卫生健康系统整体形象。

四、本年鉴采取分类编排法，为便于国内外读者查阅，编辑了索引，目录使用汉英两种文字。

五、本年鉴由青岛市卫生健康委机关各处室、委直属单位、各区(市)卫生健康局及有关医疗卫生单位撰写供稿，并经单位领导审查，由《青岛卫生健康年鉴》编辑部组织统编。凡涉及到的卫生健康统计数字均以青岛市卫生健康委规划发展与信息化处统计资料为准，截止时间为2019年12月31日。

六、本年鉴是青岛市卫生健康委机关各处室、委直属各单位、各区(市)卫生健康局及中央、省驻青有关医疗卫生单位领导和广大作者通力合作的结果，谨向他们表示衷心的感谢，并希望继续得到支持。疏漏、错误之处，热诚欢迎批评指正。

《青岛卫生健康年鉴》编辑部

2020年12月

《青岛卫生健康年鉴 2020》编纂委员会

主　任　杨锡祥　　薄　涛

副主任　赵宝玲　　张　华　　杜维平　　赵国磊

董新春　　吕富杰

委　员　张充力　　武迎春　　杨少梅　　别清华

赵士振　　李传荣　　杨　军　　许万春

张万波　　刘可夫　　李　兵　　侯德志

卢成梁　　吕坤政　　孙　森　　陈美文

李红军　　王少梅　　王振合　　汪运富

刘湘琴　　王丽华　　刘　原　　周　晓

程　毅　　李双成

《青岛卫生健康年鉴》编辑部

主　审　赵宝玲

主　编　王者令

副主编　王永成　　付广聚

编　辑　张浣虹

审稿人名单(按姓氏笔画排序)

丁文龙　王国安　王　静　尹　君　邢晓博
吕玉婵　刘振胜　刘焕芳　江　威　孙卫刚
李　蕾　李　燃　杨学军　杨海波　吴淑娟
宋　玲　张　栋　张红艳　张春玲　陈　方
陈正杰　陈崇涛　赵军绩　赵　艳　赵殿臣
逄淑涛　姜　丽　宫　晖　徐　建　徐鹏程
高汝钦　高　杨　郭继梅　焉传祝　梅亦工
程显凯　税　源　靳　猛　管　勇　魏本国
魏秀娥

撰稿人名单(按姓氏笔画排序)

丁　慧　于洪臣　马　滨　王文静　王世梅
王红星　王　钦　王　浩　王捷音　王新元
王新华　王颢颖　牛　静　吕伊然　朱天心
刘爱慧　刘　萍　孙　帅　李　君　李　斐
杨光正　杨　志　杨金月　杨继东　吴　寒
宋玉鹏　宋晓慧　张　军　张真真　张　燕
张　蕾　陈　冰　范存亮　周　晓　周　骞
房慧莹　侯亚娟　祝　博　徐　媛　殷　龙
高献青　梁天珍　梁志强　董　霄　臧　洁
戴晓丽

目　录

医疗保健工作

人事管理

财务管理

机关党委工作

离退休工作

计划生育协会工作

学术团体活动

青岛市卫生健康机构工作概况

综合医院

专科医院

高等医学院校附属医院

职工医院

委属事业单位

胶州市

平度市

莱西市

卫生健康界人物

典型经验材料与调研报告

统计资料

附　　录

索　　引

CONTENTS

General Situation of Main Work of Health Institutions in Qingdao

General Situation of Health Work of Districts in Qingdao

Figures in the Field of Health

Typical Experience Materials and Research Reports

Statistics

Appendixes

Index

特　　载

聚焦新使命　开启新征程
努力推进卫生健康事业再上新台阶

——在2019年全市卫生健康工作会议上的报告

市卫生健康委党组书记、主任　隋振华

（2019年3月20日）

同志们：

这次会议是市卫生健康委组建后召开的第一个全市卫生健康工作会议。这次会议的主要任务是，以习近平新时代中国特色社会主义思想为指导，全面贯彻落实国家和省卫生健康工作会议精神和市委、市政府重要工作部署，总结工作、分析形势、理清思路、明确任务，组织动员全市卫生健康系统广大干部“攻山头、稳阵地”，担当作为、狠抓落实，奋力推进健康青岛建设，努力推动健康事业、健康产业实现高质量发展，为把我市建设成为开放、现代、活力、时尚的国际大都市作出应有的贡献。市委、市政府高度重视卫生健康工作，市委、市政府主要领导和分管领导同志多次听取工作汇报，研究解决重大问题。我们刚才传达学习了孟凡利市长对做好我市卫生健康工作的批示，栾新副市长还将对做好我市卫生健康工作提出明确要求，我们要认真学习领会，切实抓好贯彻落实。下面，我就2018年工作情况和2019年工作讲以下几点意见。

一、一年来全市卫生健康工作回顾

2018年，全市卫生健康系统坚持以习近平新时代中国特色社会主义思想为指导，在市委、市政府的坚强领导下，扎实组织实施“十大工程”，开展“十大行动”，全方位全周期维护和保障人民健康，人民健康水平和人口素质明显提升。全市人均预期寿命达到80.86岁；全市卫生资源总量持续增长，医疗卫生机构增加到8028家，卫生技术人员增加到10.3万人，医疗机构床位数增加到57850张；圆满完成上海合作组织青岛峰会等重大活动医疗保障任务，展现出高水平卫生健康服务综合保障能力。

——医疗卫生改革工作扎实推进。2018年在公立医院综合改革、分级诊疗、药品供应保障等方面推出了一系列改革举措，增强群众医改获得感。公立医院综合绩效考核在市属医院推开，薪酬制度改革试点顺利实施，联合控费机制逐步完善，二级以上公立医院医药费用增幅持续下降，同比仅增长6.04%，药占比（不含中药饮片）降至30.31%。分级诊疗制度建设稳步推进，19家三级医院全部参与医联体建设，即墨区、西海岸新区县域医共体建设取得明显成效。药品、高值医用耗材集中采购和“两票制”全面落实。

——医疗卫生服务能力迈上新台阶。全年完成门急诊和住院服务 6200 万人次。对 89 个重点学科和 150 名学科骨干实施持续培养，新引进 4 个院士团队、80 名高层次人才、909 名博士硕士和 350 余项国内、省内领先技术，有 37 个学科进入全国百强。新增 18 个急救站点，建成 41 个卒中、胸痛专病中心，初步形成心脑血管急症 30 分钟救治圈。哈佛（青岛）妇产医学中心、青岛新世纪妇儿医院等优质社会办医项目开业。

——*公共卫生服务有新举措*。积极推进新一轮疾控体系建设，队伍建设和服务能力持续提升。全年有效处置各类传染病 85.4 万例，全市无重大传染病暴发流行。192 家预防接种门诊全部实现数字化服务管理，安全接种各类疫苗 300 万剂次，科学妥善处置长春长生生物疫苗事件。持续打造艾滋病防控“青岛品牌”，有 15 家社会组织获得项目资助，居全省首位。加快推进慢病综合防控示范区（市）建设，已创建 4 个国家级慢病防控示范区。

——*基层卫生服务工作有新亮点*。开展基层医疗卫生服务机构标准化、队伍专业化“双提升工程”。创新乡村医生管理模式，完善准入退出机制，定向培养 60 名医学生。做实家庭医生签约服务，建成签约服务管理信息系统，组建 1512 个服务团队，推行家庭医生、医保门诊统筹和居家医养签约“三约合一”和高血压、高血糖和高血脂患者“三高共管”服务，免费提供 7 种基本药物和 14 类基本公共卫生服务，全市家庭医生签约服务 323 万人，其中重点人群签约 197 万人，占比 61%。全面落实对口支援和健康扶贫工作，组织 484 名医生实施城乡对口支援，为 3.3 万名贫困群众提供免费健康服务，我市援助安顺市 85 名贫困先心病患儿事迹成为全国健康扶贫典型案例。

——*卫生健康新旧动能转换有新突破*。出台全市健康产业发展五年规划，推出发展健康产业十大举措，确定了 67 个医养健康产业项目，打造大健康产业链。全面启动崂山湾国家健康旅游示范基地建设，建成市立医院东院二期、青大附院东区综合病房楼，启动市公共卫生中心、八医东院区等重点项目建设。实施智慧医疗惠民工程，区域诊疗一卡通注册用户达 535 万人，实行分时段预约诊疗，减少就诊等待时间，全年服务 3531 万人次。

——*中医药服务能力取得新提升*。加快推进国家中医药综合改革试验区建设，在国内率先推出了 16 个医保门诊报销中医优势病种，建立中医医疗质量信誉等级评定制度和中医专家存案制度，启动 11 个中医药特色小镇（街区）建设。建成启用山东中医药大学青岛研究院，引进建立 10 个国医大师工作室，建成 6 个全国综合（专科）医院中医药工作示范单位和 133 个国医馆，镇（街道）以上医疗机构实现中医药服务全覆盖。实施治未病健康工程，在国内率先推出 10 项家庭中医药适宜技术，开发“e 家中医”手机 APP，遴选出 12 家中医药文化宣教基地，举办 200 场中医药科普（养生）讲座和“三伏养生节”“膏方节”“中医药文化节”，开通“国医大师谈养生”微信专栏，推动中医生活化、生活中医化。

——*综合监管体系不断完善*。加快推进镇（街道）层面监督执法资源整合，全市 139 个镇（街道）中有 98 个完成整合；实施“健康卫士”工程，落实重大行政执法法制审核、全过程记录、“双随机一公开”等制度，强化事中事后监管，围绕重大活动保障和国家卫生城市复审，扎实开展医疗卫生、公共卫生、计划生育综合监督执法，全年共监督检查单位 4.15 万家次，立案查处违法违规单位 1483 家，有效保障了广大群众的健康权益。

——*人口和计划生育工作转型发展*。积极稳妥落实“全面两孩”政策，加强对人口形势、出生预报的分析监测，引导育龄群众科学合理安排生育，户籍人口出生 8.9 万人。完善市、区（市）两级危重孕产妇和新生儿救治网络建设，推进各类公共场所母婴设施建设，推出 12 项妇幼健康、孕前优生免费服务，高风险孕妇免费基因检测和诊断服务项目列入政府市办实事，惠及群众 200 余万人次。开通计划生育特殊家庭就医绿色通道，推行基层计生服务网上办理、一站式服务和村居帮办代办，为 3 万名流入人口建立健康档案，为 8.3 万名流入育龄妇女提供计划生育服务。

——*医养结合工作走在全国前列*。积极协调完善医养结合支持政策，创新工作模式，推进医、养、康、护有机衔接，全市医养结合、医养联合和居家诊疗机构分别达到 182 个、161 个和 492 个，提供医养服务 400 余万人次，在全省 6 个示范市中评估成绩位列第一。中央电视台元旦走基层、“两会”期间《中国养老》、改革开放四十年大型纪录片《我们一起走过》等栏目均予以重点报道。

一年来，全市卫生健康系统全面加强党的领导和党的建设，坚决贯彻落实市委、市政府决策部署，牢固树立以人为本的发展理念，谋改革，促发展，卫生健康事业改革发展取得明显成效，群众得到更多实惠。这些成绩的取得，得益于市委、市政府的坚强领导，得益于相关部门和社会各界的大力支持，得益于广大医疗卫生工作者的无私奉献。在此，我代表市卫生健康委向关心支持卫生健康事业改革发展的社会各界人士和全系统工作人员表示衷心的感谢！

在肯定成绩的同时，我们也要清醒地看到，当前我市卫生健康事业发展不平衡、不协调的问题仍然比较突出，“大卫生、大健康”理念尚未完全落实到位，制约卫生健康事业高质量发展的体制机制弊端仍有不少，基层服务能力薄弱仍是短板，高水平医院建设仍有较大差距，健康服务业需要进一步发力，行业作风需要持续改善，群众健康获得感有待增强。我们要坚持问题导向，强化责任担当，锐意改革创新，狠抓工作落实，补齐短板、加固底板，下大力气解决这些问题。

二、充分认识卫生健康工作面临的新形势、新任务

2019年是新中国成立70周年，是全面建成小康社会、实现第一个百年奋斗目标的关键之年，也是全面落实“十三五”规划任务目标的攻坚年。我们既面临着难得的历史发展机遇，也面临着一系列的复杂矛盾和风险挑战，全市卫生健康系统要以更加奋发有为、争当领跑者的精神状态，始终保持改革发展的热情和定力，聚焦新使命，开启新征程，担当作为，狠抓落实，推动卫生健康事业更高质量、更有效率、更加公平、更可持续发展。

（一）聚焦“健康青岛”新任务，强化“大卫生、大健康”理念。健康是社会发展水平的重要标志。习近平总书记多次强调，没有全民健康，就没有全面小康。在全国卫生与健康大会上，习近平总书记提出了一系列关于卫生健康事业发展的新思想、新论断、新要求，首次提出新形势下“以基层为重点，以改革创新为动力，预防为主，中西医并重，将健康融入所有政策，人民共建共享”的卫生与健康工作方针，强调要把人民健康放在优先发展的战略地位，明确要毫不动摇地把公益性写在医疗卫生事业的旗帜上，深刻回答了新时代怎样发展卫生健康事业，怎样建设健康中国的重大理论和实践问题，成为指导卫生健康事业改革发展的根本遵循。这次机构改革组建各级卫生健康工作机构，不仅是改头换面，更要脱胎换骨，真正实现职能转变。按照国际通用标准，评价一个地区健康发展水平高不高、质量好不好，首先要看这个地区居民的预期寿命有没有提高，居民健康素养怎么样，发病率有没有下降，而不是简单地看这个地区拥有多少卫生资源，医疗服务收入增长了多少。让群众不得病、少生病，健康地生活，是卫生健康事业发展的第一追求。要充分认识实施健康中国战略、推进健康青岛建设的重大意义，紧扣“全民健康、共建共享”的主题，从普及健康生活、优化健康服务、完善健康保障、建设健康环境、发展健康产业5个方面入手，加快推进卫生健康领域新旧动能转换，在更高层次、更宽领域促进卫生健康事业高质量发展，努力满足市民日益增长的高品质健康服务需求。卫生健康部门要在党委、政府领导下，结合实际，优化机构职能，尽快形成分工合理、权责一致、运转高效的管理体系，坚持目标导向、问题导向，找差距、定目标、定措施、抓落实，促进卫生健康事业平衡、协调发展，推动“以治病为中心”向“以人民健康为中心”转变。

（二）聚焦放大坐标看问题，定高标准找差距。市委十二届五次会议提出“推动青岛各项事业走在前列，加快建设开放、现代、活力、时尚的国际大都市”，要求各级各部门要放大坐标、开阔视野，与上海、杭州、深圳全面对标，找准差距、列出清单、奋勇争先，并把“学深圳、赶深圳”作为各方面工作的目标，推进各项改革任务落地见效。近年来，我市卫生健康事业取得了较大进步，但与北京、上海及其他副省级城市相比还有不小差距。在15个副省级城市中，我市有不少指标位于中间靠后位次，有个别指标处于后面位次。特别是与深圳相比，近几年我们的差距有拉大的趋势。2016年，深圳市在国内率先提出了建设卫生强市目标，近三年来深圳市卫生健康事业发展突飞猛进，各方面工作都取得了显著成效，全市三级医院数量增加到42家（2020年将达到60家），社康中心（社区卫生服务中心）总数达到668家，重点人群家庭医生签约服务率达到67%，有4家医院入选广东省高水平医院重点建设单位，有1家医院临床医学学科进入基本科学指标数据库全球排名前1%行列，有1家医院的结核病专业成为国家临床医学研究中心。2018年深圳市新引进57个“三名工程”高层次医学团队，团队总数达到228个。我们同先进城市的差距不仅仅表现在发展指标、硬件水平上，从深层次看更表现在发展理念、工作方式方法和体制机制上。如上海市始终保持改革发展的定力，坚持久久为功，一张蓝图绘到底，从1997年以来始终把社区卫生工作作为全市医改重点来抓，持续落实普惠制基本公卫服务。杭州市紧紧围绕群众看病就医的“难事”“烦事”，持续将“最多跑一次”改革的理念、方法、作风融入卫生健康服务管理的各环节，省市级医院高峰排队平均时间缩短到4分钟，门诊和病区智慧结算率分别达到79.85%、72.71%。深圳市以分级诊疗制度建设为突破口，注重财政、人事、医保、物价等各方面政策联动，完善和落实强基层的激励导向机制，形成全国推广的

分级诊疗"罗湖模式"。我们要全方位学习先进城市的成功经验,坚持以人民健康为中心,把解决群众最关心、最直接、反映最突出的健康问题作为出发点和落脚点;坚持新时代党的卫生健康工作方针,把健康融入所有政策;坚持卫生健康事业的公益性质,正确处理政府与市场、基本与非基本的关系。要以"勇当尖兵"的姿态推进健康青岛建设,对标最高最好最优,充分调动医务人员的积极性、主动性、创造性,精兵强将攻山头,典型引路稳阵地,全方位全周期保障市民健康。

(三)聚焦供给侧改革,满足群众健康服务需求。当前,卫生健康领域改革发展的主要任务是解决群众"看病难""看病贵"问题。进入新时代,卫生健康领域的诸多改革,如公立医院和基层综合改革、药品供应保障改革、医保支付制度改革等都是典型供给侧改革,主要是存量改革、结构改革,都是刀刃向内的改革,利益交织复杂,推进难度很大。推动卫生健康领域供给侧改革,要坚定贯彻党的群众路线,坚持人民主体地位,从群众的视角谋划政策体系,用群众的语言设定发展目标,以群众的感受确立供给侧改革的主攻方向。一是坚持分级诊疗的原则,持续优化群众身边的医疗卫生资源配置。以基层为重点推动卫生健康工作重心下移、资源下沉,花大力气、下大决心,着力解决基层不强问题,切实提高基层医疗卫生服务能力。二是坚持"拔高、拓宽和下沉"的思路,持续推动公立医院发展转型。拔高就是要提升"高尖精"能力,让病人少往市外跑;拓宽就是要优化学科结构,补齐紧缺专业和能力短板,缩小区域间的发展差距;下沉就是要做结构性的"去产能"工作,主动把本应该由县级医院甚至是基层医疗卫生机构看的常见病、多发病引导到基层医疗机构去看。公立医院要处理好"强身"和"瘦体"的关系,推动发展方式从"规模扩张型"向"质量效益型"转变,从"粗放管理型"向"精细管理型"转变,从"投资医院发展建设"向"扩大分配、提高待遇"转变,增强高质量发展的能力。三是坚持"大卫生、大健康"理念,持续推动卫生健康发展方式转变。要准确把握城与乡、医与防、中与西的关系,始终把解决不平衡不充分问题作为主攻方向,更加注重发展的整体性、协同性和成果的普惠性、共享性,推动卫生健康服务从"以治病为中心"向"以健康为中心"转变。要坚持健康事业、健康产业两手抓,加强学习,转变观念,开阔思路,弄清主攻方向,大力支持健康服务新业态发展,推进卫生健康数字化转型,打造全程、实时、互动的健康管理模式,加快形成"全民健康、共建共享"的健康青岛建设新格局。

三、进一步明确今年卫生健康工作的思路目标和主要任务

2019 年,全市卫生健康工作总体思路是:以习近平新时代中国特色社会主义思想为指导,深入贯彻落实习近平总书记视察山东、视察青岛重要讲话、重要指示批示精神,坚持以人民为中心的发展思想,坚持稳中求进工作总基调,坚持新形势下卫生与健康工作方针,全面贯彻落实省、市委"工作落实年"要求,聚焦工作中的重点、难点、痛点、堵点,紧紧围绕"精兵强将攻山头、典型引路稳阵地"两条线,组织开展抓住关键搞突破、推进改革强基础、防范风险兜底线、转变职能促发展、完善体系提能力、优化机制抓落实、全面从严治党固根本七大行动,攻山头、炸碉堡、育典型、稳阵地,推动健康青岛建设,促进健康事业、健康产业实现高质量发展,努力保障全人群全生命周期健康需求,为把青岛建设成为开放、现代、活力、时尚的国际大都市打下坚实的健康基础。关于七大行动的主要内容,今年卫生健康工作要点已经作了明确部署,有的重点工作下步还要召开专业会议安排,这里我主要强调以下几点。

(一)要抓住关键搞突破。对标上海、杭州、深圳,结合我市实际,今年我们梳理了 7 个关系全局或某一方面工作的重点、难点、痛点、堵点问题,"攻山头""炸碉堡""补短板""建高地",尤其要在以下四个方面花大力气。

一是突破"双招双引"。"双招双引"是提升水平、追赶先进的关键一招,全系统必须把"双招双引"作为突出任务和"一把手工程"牢牢抓在手上。各医疗卫生机构特别是三级医院,要瞄准名医、名科、名院、名所,加大招才引智力度,突破重点学科建设。健康服务业是现代服务业的重要组成部分,市场潜力和发展空间巨大。要牢固树立大健康产业理念,拓宽视野,开动脑筋,加大健康产业招商引资力度。要重点围绕医疗服务、医养康复、医疗旅游、健康管理、智慧医疗等健康服务业和保健产品、生物医药、现代中药、智能和高端医疗设备制造等支撑产业招商引资。要统筹资源要素,积极培育崂山湾国际生态健康城、西海岸智慧医疗中心、城阳国科大健康小镇、即墨温泉康养小镇、市北大健康产业园等健康产业聚集区。要以商招商、专业招商,充分利用博鳌亚洲论坛全球健康论坛大会、跨国公司领导人青岛峰会、世界韩商大会、全球华人医师大会等重要平台招商。要重点突破对欧

美和日、韩、泰等高端医疗、智能医疗器械、康养服务等领域的"双招双引"工作。要争取签约落地一批高质量项目,引进一批国内外有影响力的医疗团队和高层次人才,全面完成市下达的"双招双引"目标任务。

二是突破重点建设项目。我市医疗卫生资源存在布局不合理、总体质量不高等问题,特别是公共卫生、专科医疗机构和基层卫生机构设施建设进展缓慢,不能很好地满足人民群众的健康需求。要落实市政府要求,进一步加强医疗服务体系规划管理,加快卫生重点项目建设。今年,市级要争取完成市海慈医疗集团康复中心建设,开建市公共卫生中心主体工程,推进市精神卫生中心、市胸科医院等项目实现突破。各区(市)要按照填平补齐的原则,重点加强县级综合医院、中医医院和基层卫生机构标准化建设,要确保完成达标建设任务,填补资源布局和学科建设上的空白。

三是突破信息化瓶颈。信息孤岛问题已经成为深化医改、提升服务水平和质量的瓶颈,必须抓住关键,在顶层设计、搭建平台、互联互通、信息共享、安全高效上下大气力。大力推进"互联网＋医疗健康"建设,实施以"信息惠民、数据应用、信息监管"三大工程为主的22项重点建设任务,加快建设健康青岛数据云平台。完善全民健康信息平台,鼓励三级医院申办互联网医院,推动二级以上医院互联互通、接入区域诊疗一卡通,实现预约就诊全覆盖,让群众就医更便捷。推动远程医疗覆盖所有镇卫生院和社区卫生服务中心,通过信息化提升基层服务能力。启动建设卫生健康基础资源数据库,逐步实现综合监管信息化。

四是突破区域医疗中心建设。制订区域医疗服务能力"攀登计划"实施方案,积极争创或与省内大医院共建专科类别国家区域医疗中心;争创综合类别省级区域医疗中心和省级专病专科医院;继续争创国家临床重点专科、省级临床重点专科、省级临床精品特色专科、中西医结合重点疾病防治工作项目,带动区域诊疗服务能力快速提升,打造全省医学高地,进而积极争取合作建立国家级医学中心,加快建设区域医疗中心,努力提升全市卫生健康服务水平。

(二)深化医改抓落地。2019年是新医改实施10周年,也是完成"十三五"医改规划目标、基本建成覆盖城乡的基本医疗卫生制度的攻坚之年。社会各界高度关注新医改以来取得的成果,希望能够更多惠及人民群众,有效解决"看病难""看病贵"问题。今年,要在加强医改"立柱架梁"制度建设,推进分级诊疗、现代医院管理、医疗卫生综合监管等制度落地见效,提升人民群众医改获得感上下功夫。

一是完善医改五项制度建设,健全"三医联动"机制。今年市级将印发"进一步深化医药卫生体制改革的实施意见""现代医院管理制度建设实施方案""改革完善医疗卫生行业综合监管制度的通知"等一系列重要文件,完成我市医改五项制度"立柱架梁"任务;同时,将结合机构改革,进一步推动完善市、区(市)两级医改领导体制和公立医院管理体制。各级、各部门、各单位要抓好医改重要政策文件的学习贯彻,加强医改组织领导体系和工作机制建设,把握好工作的节奏,蹄疾步稳地推动各项改革任务落实,取得实效。

二是推动现代医院管理制度落地,巩固提升公立医院改革成效。要积极协调做好青岛大学附属医院和有关市属、区属医院健全现代医院管理制度的国家、省试点工作,争取打造一批国家级、省级现代医院管理制度示范单位。要建立健全党委领导下的院长负责制,形成"党委决策、院长负责、多元监管"的权力结构和运行机制,确保年底前全市公立医院按新要求运行。要全面实施二级以上公立医院综合绩效考核,完善考核结果与财政补助、医保支付、薪酬分配、负责人奖惩等挂钩机制,发挥好考核指挥棒作用,推动医改目标和政策措施在公立医院落地。要深化拓展公立医院薪酬制度改革试点,按照"两个允许"的要求,用好医疗费用控制、医保结余留用、服务价格调整和财政补偿机制改革等释放的红利,合理提升医务人员的薪酬水平,有效调动服务积极性。

三是全面推开县域医共体建设,探索建立城市紧密型医联体。认真落实国家、省、市关于医联体、医共体建设的要求,加快建立成熟定型的分级诊疗制度。要进一步总结推广即墨区县域医共体建设典型经验,各区(市)要按照"123456"思路,即:明确建设紧密型医共体一个目标,加强信息化和人才两大支撑,加强县、乡、村三级机构能力建设,突破基层药品目录、医保支付政策、双向转诊政策和不同层级医疗机构诊疗范围四大障碍,打造县域集中统一的医学影像、远程会诊、检查检验、病理诊断、消毒供应五大中心,实行医共体内人事、财务、资产、业务、药品耗材目录及配送"六统一"管理,全部推开县域医共体建设,不折不扣、保质保量地完成改革规定动作,确保到年底每个区(市)至少建成1个成效明显的县域医共体。要加快推进城市紧密型医联体建设,落实医联体综合绩效考核,制定不同层级医疗机构接诊病种目录,推动按人头付费办法落地,开展DRGs医保付费试点,引导大医院落实功能定位、"瘦身健体",下大气力解决"跑马圈地”问题。

四是做实家庭医生签约服务，建立“守门人”制度。大力落实“十三五”医改规划确定的全科医生队伍建设任务，加大全科医生培养力度，建立健全以“强基层、促健康”为导向的财政补助、医保支付、医疗价格、薪酬分配、职称评聘等政策措施，推动全科医生培养与使用激励机制落实。落实好七部门实施方案及七个配套文件，做好签约服务费收付费管理和绩效考核分配，提高家庭医生待遇。开展家庭医生慢病诊疗能力专项培训，规范老年人等重点人群签约服务流程。完善家庭医生签约服务信息平台，实现二级以上医院号源预约和专科医生在线服务。要做实家庭医生签约服务，重点学习推广上海“1＋1＋1”组合式签约服务，注重专科与全科团队联合，基本与特色服务包结合，基层首诊、双向转诊与健康管理衔接，提高重点人群服务覆盖，提升服务品质，做到签约一人、履约一人、做实一人，让家庭医生真正成为健康和费用“双守门人”。

（三）转变职能促发展。本轮机构改革赋予卫生健康委老龄工作、职业健康、爱国卫生等新职责，突出了维护健康、深化医改、积极应对老龄化等重点任务。目前，市、区（市）两级机构改革正在稳步推进，全市卫生健康系统一定要正确认识这次机构改革赋予我们的使命，真正树立以人为本的大卫生、大健康发展理念，坚持正确的卫生健康工作方针，主动把卫生健康事业发展同经济社会发展全局和城市整体发展战略紧密联系，有机衔接，遵循规律，扎实奋斗，把健康青岛美好蓝图一步一步变为真切现实。

一是坚持以基层为重点、预防为主、中西医并重，落实好全方位、全周期健康服务。加强传染病防控，提高艾滋病、结核病综合防治能力，严防重大传染病疫情发生。推进预防接种“数字门诊”向“智慧门诊”升级，维持高水平免疫规划疫苗接种率。深化慢性病综合防控示范区建设，重点做好高血压、糖尿病、精神疾病等慢性病防治，提高基层综合防治能力和水平。丰富妇女儿童医疗卫生资源供给，深入实施母婴安全和健康儿童两个行动计划，提高生育全程医疗保健水平，加强出生缺陷综合防治。深化中医药综合改革，加强中医药优势特色培育，发挥中医药在治未病、重大疾病治疗和疾病康复中的重要作用，完善中医药健康服务体系，推动中医药振兴发展。开展生育政策相关研究，加强人口监测与形势分析，推进人口政策与经济社会政策衔接，做好生育和家庭服务。创新推进爱国卫生运动，增强社会健康自理能力，巩固国家卫生城市创建成果。协调落实应对老龄化的政策措施，加快推动医养深度融合，不断完善老年健康服务体系。加强职业健康监管能力建设，推进关口前移，强化源头控制。强化卫生应急规范化管理，加强紧急医学救援基地能力建设，提升社会参与水平和全民卫生应急行为素养。

二是深化“放管服”和“一次办好”改革，改善服务便民惠民。各级卫生健康行政部门要切实增强服务意识，坚决摈弃高高在上的衙门作风，当好为基层医疗机构、医养健康企业、被监管对象服务的“店小二”，积极主动热情地搞好服务。凡是有利于卫生健康事业、健康产业发展的事，都要研究如何办成，要按照“有律依律、无律依例、无律无例交议”的原则，深化“放管服”改革，落实“一次办好”要求。要进一步规范审批要件和标准，优化建设项目卫生审查流程，实施“容缺受理、容缺审查”，采取“联合踏勘”“联合验收”等模式，实现建设项目卫生审查工作全流程“联审联办”。要对标全国先进城市及省内审批时限最短城市，全面优化审批流程，缩短审批时限，通过帮办代办、网上办理、一窗受理等实现行政审批“一次办好”，办理时限全国最短。要全面落实“公共场所卫生许可实行告知承诺制、消毒产品生产企业卫生许可、医疗机构设置审批和医疗机构执业登记”等“证照分离”改革措施。要深化拓展医疗卫生服务领域“一次办好”改革，坚持便民惠民利民的原则，按照“近跑”“少跑”“不跑”的要求，持续将“一次办好”改革的理念、方法、作风贯穿于卫生健康改革发展的各领域，从为群众提供全方位全周期健康服务的要求出发，把“一次办好”改革从政务服务逐步拓展到医疗、预防、保健、康复和老年健康服务等，推动改革在全系统全领域植深根、结硕果。

三是当好健康产业发展助推器，更好满足群众多层次多样化健康需求。要积极发挥卫生健康系统人才、技术、平台等资源优势，带动和促进新产业、新服务、新业态的发展。贯彻落实国家、省、市支持社会力量提供医疗服务的政策措施，鼓励社会办医参与医联体、县域医共体建设，不断提升社会办医发展层次、质量和水平。加强医疗卫生行业综合监管制度建设，积极打造机构自治、行业自律、政府监管、社会监督、公众参与相结合的多元化综合监管体系，强化对医养结合、健康养生、互联网医疗等新业态、新模式的行业监管，严厉打击无证行医、医疗欺诈、医保骗保，严肃查处租借执业证照开设医疗机构、出租承包科室等行为，切实改变医疗服务监管薄弱现状。统筹医疗康养各类资源要素，积极推动健康旅游、休闲、养老和中医药养生等产业发展。

（四）防范风险兜底线。卫生健康系统体量大、战线长，安全隐患多，是一个高安全风险的行业。尤其是在当前，我们的改革发展环境日益向好、成效日益显现，公众的关注度更高了、期望值更高了。在这种情况下，一旦局部发生重大风险事件，极易产生“放大”和“关联”效应，将会直接影响和破坏来之不易的改革发展环境和成果。今年博鳌亚洲论坛健康论坛等一系列重大活动要在青岛举行，我们要始终把防范化解卫生健康领域重大风险摆在突出位置，坚决防止和克服麻痹松懈、与己无关的思想，既要高度警惕“黑天鹅”事件，也要防范“灰犀牛”事件，把防范化解工作做细做实做深，切实做到“四个不放过”，即“问题隐患未排查清楚不放过、有关责任人未受教育不放过、防范措施未制定和落实不放过、整改不到位未按照追究制度追究不放过”，最大限度地防范化解风险，确保不发生任何问题。

一是在传统领域，要抓好安全生产和信访稳定。深化卫生健康行业安全生产标准化创建，推动风险隐患双重预防体系标准制定和试点，完善安全生产制度，压实安全生产责任，盯紧重点领域、重点部位、重点时段，定期开展消防、特种设备、工程项目、治安保卫等安全生产大检查、大整顿，坚决防范和遏制重特大安全生产事故发生。要积极化解信访积案，落实统一部署，实施信访工作“四定四包”，10 年以上信访积案全部“清零”，5 年以上信访积案化解 50%以上，实现进京上访数量同比下降 50%。持续推进平安医院建设和扫黑除恶专项斗争，快捷高效做好热线办理工作，营造良好就医环境。

二是在专业领域，要抓好医疗质量和公共卫生安全。严格执行医疗卫生核心制度，实施无盲点管理和动态监控，重点强化诊疗操作规程安全、实验室生物安全、放射性物质和“毒麻精放”药品安全、采供血安全、医疗废弃物管理、严重精神障碍患者收治管理、医患纠纷处置，有效及时解决挂号难、看病难等问题。要抓好重大公共卫生安全，以重大传染病和新发传染病防控、预防接种服务和疫苗采购使用管理、职业病与重点地方病防控、食品安全风险监测、自然灾害和重大突发事件救援等为重点，完善卫生应急预案，建好应急基地，健全应急队伍，最大限度降低事故发生率和事故发生后可能带来的破坏与损失。

三是在新发领域，要防范决策风险。这是一个过去容易被忽视，却越来越受到关注的新风险点。我们要对关系群众切身利益、涉及面广、容易引发社会稳定风险的重大决策事项，如医疗服务价格调整、涉及重大伦理问题的临床研究和技术准入等，建立健全决策程序和风险评估机制。要加强舆情监测，及时有效处置舆情隐患；防范网络和信息安全风险，坚持体系建设与安全建设同规划、同设计、同施工，加强网络和信息安全隐患排查、监管预警与处置应对，提高数据管理和网络运行安全水平。

四是在党风廉政建设领域，要营造风清气正的政治生态。廉政要求是纪律底线，作风问题是行业红线，要运用监督执纪“四种形态”，抓早抓小抓准，突出落实中央八项规定精神重点，深入组织开展形式主义、官僚主义问题集中整治，强化医疗健康领域重点难点痛点问题监管。坚决抓好“清廉机关”“清廉医院”建设，以“零容忍”的态度、“铁腕”的手段，防范和惩治重大项目建设、医药购销、医院“三产”、医疗卫生服务等领域的腐败现象和不正之风。

（五）加强党建固根本，为高质量发展建立保障。全面加强党的领导和党的建设，是推动卫生健康事业高质量发展的政治保证。卫生健康事业能否坚持正确的发展方向，能否维护以人民为中心的根本宗旨，能否实现高质量发展，最根本的一条就是要全面加强党的领导和党的建设。长期以来，在我们的系统中，重业务、轻党建，认为党建是虚的、业务是实的，党建与业务“两张皮”的情况是不同程度存在的。一些公立医院公益性弱化，个别医务人员医德缺失，行业中存在的不正之风和腐败现象等问题，追根溯源都是党的领导和建设弱化导致的。

一是严格落实从严治党主体责任。进一步提高政治站位，树牢“四个意识”，坚定“四个自信”，坚决做到“两个维护”，认真履行全面从严治党主体责任和监督责任。以党的建设为统领，全面推进党的政治、思想、组织、作风和纪律建设，推进全面从严治党向基层、向纵深发展。加强党对公立医院的全面领导，发挥党组织把方向、管大局、做决策、促改革、保落实的“总开关”作用。继续深化党建协作区平台作用，探讨引进先进地区智慧化党建管理经验，推进基层党组织规范化、精准化、智慧化建设。

二是不断强化思想武装。深入开展“不忘初心、牢记使命”主题教育，以学习贯彻习近平新时代中国特色社会主义思想为主线，以庆祝新中国成立 70 周年等重要时间节点为契机，持续推进“两学一做”学习教育常态化制度化。创新理论学习方式，丰富理论学习内容，严格落实理论学习制度，切实打牢理论根基。

抓好经常性教育落实，加强思想政治建设，落实意识形态责任制，提高党委理论学习中心组学习质量，全面深入掌握十九大提出的新思想、新观点、新论断，推动习近平新时代中国特色社会主义思想和党的十九大精神落地生根。

三是建设忠诚干净担当的干部队伍。做好干部的选拔、调整和交流工作，加强年轻后备干部的培养和锻炼。注重干部“落实力考察评价”，激励广大干部“担当作为、狠抓落实”，切实用干净和担当诠释忠诚，用行动和成效践行“两个维护”，推动我市卫生健康事业各项工作走在前列。

四、担当作为，狠抓落实

“一分部署、九分落实”，今年是国家、省确定的“工作落实年”，全系统干部职工要认真贯彻全省“担当作为、狠抓落实”动员大会精神和市委、市政府的工作部署，加强学习、转变作风，扑下身子抓落实。

（一）提升方法抓落实。任何工作要取得成效，关键是要“想透、说清、干实”。要提升思想方法，放大坐标看问题、定高标准找差距，用世界眼光、国际标准，立足于青岛、放眼全国、放眼全球，紧紧围绕开放、现代、活力、时尚的国际性大都市的城市定位，进一步明确我市卫生健康事业、健康产业发展的目标任务。要改造工作方法，“精兵强将攻山头”“典型引路稳阵地”。聚焦重点、难点、痛点、堵点，组织“爆破手”“小分队”“尖刀班”，全力抓好卫生健康工作“七大行动”，推动工作落实。要研究好如何“稳”、如何“进”，通过推出一批又一批、一类又一类典型，示范引领、面上推广，以点带面、推进各项工作落地。要实施挂图作战，逐项定出任务书、路线图、时间表，明确责任人，厘清责任链条，确保工作目标明确、内容具体、措施扎实、有序推进，打通影响落实的“最后一公里”。

（二）转变作风抓落实。精神状态是干事创业的前提。我们要坚持问题导向和目标导向，聚焦突出矛盾和问题，坚决克服只出工不出效、只留痕不留“绩”、只空谈不实干等形式主义，以钉钉子的精神，拿出抓铁有痕、踏石留印的韧劲，想一件事、干一件事、成一件事。特别是要强调一点，“放管服”改革、“一次办好”工作必须落实到位，目前这是各方关注的焦点，容不得有丝毫闪失。优化营商环境不是一句空话，卫生健康行政机关要力戒官僚主义，必须放下架子，当好“店小二”，积极服务于各医疗机构、积极服务于广大人民群众。群众事，无小事，只有把群众的小事当成我们的大事，把群众的难事当成我们的心事，才能真正赢得民心。

（三）争取政策保落实。要积极争取上级和相关部门对我们工作的支持，用足用好上级政策，大力争取项目资金，促进“双招双引”工作。积极争取财政支持，保障重点工作、重点项目资金需要。继续做好预算管理工作，强化预算执行约束，提高资金使用效率。规范推进政府采购工作，理顺财务管理机制体制，加强审计监督，落实监管责任，规范财务管理，防止和化解国有资产风险。

（四）加强宣传促落实。改进和加强宣传工作，要立足于“大卫生、大健康”搞宣传，加强健康理念、健康知识、科普教育、惠民措施宣传。要培养典型，见苗浇水，抓点示范。要善于“借外力”，与公众媒体建立战略合作关系，发挥广播、电视、报纸、网络等公众媒体的宣传阵地作用。要善于“搭平台”，在传统宣传阵地的基础上，积极打造新媒体宣传平台。要善于“抓眼球”，要定期举办图片展、微视频大赛、故事会等，发现、挖掘、提炼先进典型和感人事迹。

同志们，站在更高起点、更高层次、更高目标上推进卫生健康事业改革，我们将面临更加艰难复杂的局面，需要有更强的使命感和责任担当，需要做大量艰苦细致的工作，解决更深层次的矛盾问题。让我们紧密团结在以习近平同志为核心的党中央周围，按照市委、市政府决策部署，牢牢把握机构改革的契机，加快转职能、转方式、转作风，推动卫生健康工作理念、发展方式转变，以更加坚如磐石的信心、只争朝夕的劲头、坚忍不拔的毅力、求真务实的作风，努力推动卫生健康事业改革发展开创新局面，为加快建设开放、现代、活力、时尚的国际大都市作出积极贡献！

专　文

青岛市实施《中华人民共和国献血法》若干规定

（2019年9月20日青岛市第十六届人民代表大会常务委员会第十八次会议修订）

第一条　为了贯彻实施《中华人民共和国献血法》，结合本市实际，制定本规定。

第二条　本市依法实行无偿献血制度。

提倡十八周岁至五十五周岁的健康公民自愿献血；既往无献血反应且符合健康检查要求的多次献血者，本人要求继续献血的，年龄可以延长至六十周岁。

第三条　市、区（市）人民政府应当加强对献血工作的领导，健全献血工作协调机制，研究解决献血工作中的重大事项。献血工作经费纳入本级财政预算。

市、区（市）卫生健康行政部门负责对辖区内献血工作的监督管理。

红十字会依法参与献血的宣传、动员、表彰以及志愿服务等工作，推动献血工作的开展。

第四条　血站是采集、提供临床用血的机构，是不以营利为目的的公益性组织，负责血液的采集、储存、分离、检验和供应等工作，保障采血、供血安全。

第五条　国家机关、企事业组织、社会团体、居民委员会、村民委员会应当动员和组织本单位或者本居住区内的适龄健康公民参加献血。动员、组织献血的情况应当列入市、区（市）文明单位、文明社区、文明村镇的考评内容。

第六条　鼓励国家工作人员、现役军人、医务人员、教师和高等院校在校学生率先献血。

鼓励社会组织和个人开展献血志愿服务，对献血事业进行捐赠。鼓励慈善组织依法将慈善财产用于献血事业。

卫生健康行政部门、血站应当会同有关部门、单位，探索设立集中献血日、固定献血者队伍，开展献血者关爱活动，完善献血志愿服务体系。

第七条　市、区（市）人民政府应当制定本辖区的医疗急救用血预案。

因自然灾害、公共卫生事件、事故灾难等突发事件或者其他原因导致血源紧张时，市或者有关区（市）人民政府可以启动医疗急救用血预案，由同级卫生健康行政部门和红十字会按照预案进行动员，国家机关、企事业组织、社会团体应当按照预案的要求动员和组织公民应急献血。

第八条　市、区（市）人民政府应当采取措施加强献血宣传教育，将献血宣传内容纳入公益广告统筹规划设置。

卫生健康行政部门应当开展献血宣传，普及献血、临床合理用血等科学知识，并指导、协调有关单位和部门开展献血宣传。

教育行政部门应当将献血法律、法规及血液生理知识等纳入各类学校教育内容。

血站应当设立开放日，向社会公众宣传血液采集、储存、分离、检验和供应等基本知识。

第九条　国家机关、企事业组织、社会团体、居民委员会、村民委员会以及其他组织设置的宣传栏，应当宣传献血知识。

报刊、广播、电视、网络等新闻媒体，应当定期开展献血的公益性宣传。

车站、机场、港口、广场、公园、影(剧)院等公共场所以及公共交通运营单位，应当通过其设置或者管理的宣传栏、公共视听载体等设施，免费宣传献血知识。鼓励广告设置单位免费发布献血公益广告。

第十条 市卫生健康行政部门应当会同自然资源和规划等部门和区(市)人民政府，组织编制献血屋设置规划，报市人民政府批准后实施。

献血屋的布局应当按照城乡统筹、方便献血的原则，综合考虑人口流量、人口密度、年献血人次、服务区域和交通条件等因素确定。其中，城阳区、崂山区至少设置一个献血屋，市北区、平度市至少设置三个献血屋，其他区(市)至少设置两个献血屋。

市卫生健康行政部门负责组织献血屋的建设、管理，区(市)人民政府应当保障献血屋的用地。发展和改革、自然资源和规划、住房城乡建设等部门应当配合做好献血屋的立项、规划、建设等工作。

第十一条 卫生健康行政部门应当会同公安机关交通管理、城市管理、住房城乡建设等部门确定年度流动献血车采血停放的地点、时间，并向社会公布。

流动献血车停靠采血时，停靠场所的管理单位应当预留流动献血车停放位置，保证献血车停靠。

公安机关交通管理部门应当保障执行紧急送血任务的送血车优先通行。

第十二条 国家机关、医疗机构、长途汽车站、火车站等单位应当根据献血工作需要，无偿提供临时献血场所。

鼓励社会组织和个人无偿提供临时献血场所。

第十三条 公民献血时，应当出示居民身份证或者军官证、士兵证、护照等有效身份证件。

血站应当为献血者提供安全、卫生、便利的条件，并出具相应的献血证明。单位、社区等组织的献血人数较多时，血站应当提供预约采血、上门采血等服务。

公民献血的，所在单位应当给予支持，并为其参加献血提供便利。

第十四条 血站采集血液前，应当按照规定对献血者履行告知义务，进行健康状况征询和必要的健康检查。

血站采集血液应当严格遵守有关操作规程和制度。采集的血液应当按照国家规定的标准进行检测；经检测不合格的，应当及时告知献血者检测情况。

第十五条 在本市献血的献血者，献血量累计满一千毫升的(一个治疗量的机采成分血按照八百毫升全血折算)，本人可以终身免费使用临床用血；献血量累计不满一千毫升的，本人可以累计免费使用献血量五倍的临床用血。

献血者的配偶、父母、配偶的父母、子女、子女的配偶、兄弟姐妹、祖父母、外祖父母(以下简称亲属)，可以合并累计免费使用与献血者献血量相等的临床用血。

本条所称的献血量不含献血者以各种名义向社会捐出的献血量。

第十六条 在本市献血的献血者，本人及其亲属在本市医疗机构就医的，临床用血免费部分可以在就诊的医疗机构办理结算；在本市以外医疗机构就医，临床用血免费部分无法在就诊医疗机构结算的，可以向血站办理报销。报销时，应当提供有效身份证件及就诊医疗机构出具的医疗用血发票、用血费用明细等材料。

在本市献血的献血者，本人及其亲属在本市以外医疗机构就医的，血站应当采用信息化手段，及时为其办理临床用血费用报销手续。

第十七条 鼓励无偿捐献造血干细胞。

无偿捐献造血干细胞的，本人可以终身免费使用临床用血；所在单位应当给予两周的捐献时间，正常发放捐献期间的工资和其他福利待遇。

第十八条 市、区(市)卫生健康行政部门负责辖区内医疗机构临床用血的监督管理。

医疗机构应当加强临床用血管理，推广输血新技术和新项目，根据临床用血的需要，储备一定数量的急救用血，保证临床用血安全和急救用血需求。提倡符合条件的患者自体输血。

血站应当建立全市临床用血动态监管机制，指导临床科学、合理用血。

第十九条 血站应当定期向社会公开采血量、用血量和免交临床用血费用数额等信息，供公众查询。

血站和医疗机构应当对献血者的个人资料、献血信息、血液检测结果及相应的血液使用信息等保密，防止未授权接触和对外泄露。

第二十条 有下列情形之一的，由市人民政府和市红十字会给予表彰奖励：

(一)献血累计十次以上不满二十次或者献血量累计二千毫升以上不满四千毫升的；

(二)单位为献血事业捐款、捐物十万元以上，个人一万元以上的；

（三）宣传、教育、组织、发动献血成绩突出的；

（四）在血液质量管理方面成绩显著的；

（五）研究、推广临床输血新技术或者新项目成绩显著的；

（六）献血志愿服务累计时间八十小时以上的；

（七）在献血、采血、供血或者血液管理等活动中有其他突出成绩的。

献血累计二十次以上的、无偿捐献造血干细胞的和在献血工作中有其他突出贡献的，由市人民政府和市红十字会报请上级部门给予表彰奖励。

第二十一条　献血者获得表彰奖励的，有关部门应当将其受表彰奖励情况记入个人档案或者个人信用记录，并纳入公共信用信息平台。

第二十二条　在本市获得国家无偿献血奉献奖、无偿捐献造血干细胞奖和无偿献血志愿服务终身荣誉奖的，献血者本人可以凭相关证件免费游览政府主办的旅游风景区等场所，享受每年一次由所在的社区卫生服务中心提供的基本项目免费健康体检，免费乘坐城市公共汽车、城市轨道交通。

市、区（市）人民政府以及有关部门在推荐、评选道德模范、文明市民、优秀志愿者等荣誉称号时，对获得国家无偿献血奉献奖、无偿捐献造血干细胞奖和无偿献血志愿服务终身荣誉奖的个人，应当予以优先考虑。

鼓励社会各界为献血者提供优待服务。

第二十三条　国（境）外人员在本市献血的，参照本规定执行。

第二十四条　本规定自2020年4月1日起施行。

关于加快建设一流医疗中心城市的意见

青政发〔2019〕28号

为推进城市品质改善提升攻势，加快建设长江以北地区一流医疗中心城市，向市民提供更加专业化、国际化、高水平的卫生健康服务，现提出以下意见。

一、工作目标

以习近平新时代中国特色社会主义思想为指导，坚持“学深圳、赶深圳”，围绕“攻山头、筑高地，促改革、强基层”的目标，将青岛建设成为学科门类齐全、基本医疗制度完善、高端医疗服务业发达的长江以北地区一流医疗中心城市，为建设开放、现代、活力、时尚的国际大都市提供坚实健康基础。到2022年，力争建成1个综合类别国家区域医疗中心、6个省区域医疗中心，拥有15个以上国家临床重点专科、110个省重点学科（专科），新增加5家以上拥有全国先进专业科室的高端医院，三级医院达到30家以上，县域内就诊率达到90%，基本实现大病不再出青岛就诊。

二、主要任务

（一）建设国家区域医疗中心。实施医疗服务能力“攀登计划”，整合青岛大学附属医院、青岛市市立医院、青岛市妇女儿童医院、青岛眼科医院、青岛市中心（肿瘤）医院等优质资源，支持山东大学齐鲁医院（青岛）、青岛阜外心血管病医院等医院参与，重点围绕肿瘤、心血管、神经、呼吸、儿科、创伤、妇产、急诊、老年医学、感染性疾病等学科，创建综合类别国家区域医疗中心。支持各级医院打造优势特色学科（专科），建设高水平医院，争创省区域医疗中心。适当提高区域医疗中心、优势学科和高水平医院在人才引进培养、评先树优、绩效分配、资金补助等方面的比例或额度。加快医疗重大项目建设，探索采取托管、划拨和团队合作等方式，引入国内外名校名院合作办医。支持社会资本发展以名医、名药、名科、名术为核心的高水平专科医疗机构。（责任单位：市卫生健康委、市发展改革委、市自然资源和规划局、市财政局、市医保局、市人力资源社会保障局，各区市政府）

（二）构建整合型医疗卫生服务体系。

1. 围绕“让市民少得病、少跑腿、少住院、少花钱”，组建多种形式的健康共同体。明确不同级别和类别医疗机构的职责和功能定位，建立分工协作机制，促进分级诊疗，推动优质医疗卫生资源下沉。市南区、市北区、李沧区、崂山区依托辖区二级以上公立医院组建城市医疗集团，重点加大基层投入和人才引进力度。青岛西海岸新区、城阳区、即墨区、胶州市、平度市、莱西市推进国家紧密型县域医疗共同体建设试点，以区(市)级医院为龙头组建，实行医保总额付费、基金结余留用、合理超支分担的支付政策，为市民提供全方位全周期健康管理服务。(责任单位：各区市政府，市卫生健康委、市财政局、市人力资源社会保障局、市医保局)

2. 提高基层卫生健康服务能力。市南区、市北区、李沧区、崂山区政府在每个街道办好1所标准化的社区卫生服务中心，鼓励建设社区医院。青岛西海岸新区、城阳区、即墨区、胶州市、平度市、莱西市按照二级医院标准规划建设中心卫生院，建设县域医疗次中心。支持三级公立医院参与健康共同体建设，二级以上综合医院延伸举办社区卫生服务中心，在办公楼宇、高端园区、企事业总部、高等院校试点举办功能性社区卫生服务站。创新社会心理服务工作机制，推进全国社会心理服务体系建设试点。(责任单位：各区市政府，市卫生健康委)

3. 发展“互联网＋医疗健康”。建设健康青岛信息服务管理平台，推进便民惠民、智慧医疗和综合监管，实现电子健康卡和医保电子凭证等在服务载体上“多码融合”，推广远程诊疗、人工智能和处方流转等服务。推进健康大数据开发应用，促进健康大数据产业发展。(责任单位：市卫生健康委、市医保局、市发展改革委、市大数据局、市工业和信息化局，各区市政府)

(三)打造生命健康产业发展技术支撑平台。依托中国—上海合作组织地方经贸合作示范区、中国(山东)自由贸易试验区青岛片区和博鳌亚洲论坛全球健康论坛大会等重大平台，推动健康领域国际交流合作。深化国家中医药综合改革试验区建设，打造中医药国际合作新平台。鼓励驻青院校设立中医药专业，提升中医药临床科研教学能力。建立医学科研协同创新体系，推进研究型医院建设，支持符合条件的医院建设生物医药临床试验基地，配备应用肿瘤质子治疗设备等国际前沿医疗装备。引进培育一批健康服务骨干企业，支持建设创新能力强、主导产业突出的健康服务业聚集区(园区)、中医药健康谷。支持专业服务机构向居家老年人提供生活照料、医疗护理、精神慰藉等服务，促进健康管理与移动互联网、健康大数据、智慧医疗等融合发展。(责任单位：市卫生健康委、市科技局、市发展改革委、市工业和信息化局、市民政局、市文化和旅游局、市医保局、市教育局、市外办、市市场监管局，各区市政府)

三、保障措施

(一)优化医疗卫生资源布局。合理控制公立医院规模，逐步疏解密集区域医疗资源，公立医院的新建、改扩建、迁建项目实行可行性论证，作为政府决策的重要依据。鼓励省、市属三级医院与平度市、莱西市医院建立医联体，支持平度市、莱西市引进或建设三甲医院。鼓励公立医院整合区域专科资源打造区域专科中心，整合医学检验、病理诊断、医学影像等科室资源建设区域服务中心。加强突发公共卫生事件卫生应急处置和紧急医学救援设施装备建设，提升空中转运、海上医疗急救及重大灾害救援应急保障能力。(责任单位：市卫生健康委、市发展改革委、市财政局、市自然资源和规划局、市医保局，各区市政府)

(二)完善财政补助政策。全面落实市“双招双引”有关优惠政策，对国内排名前30名的综合医院、前10名的专科医院在我市举办的公立医院，政府承担合作医院的基本建设、初期医疗设备购置和信息化建设资金，可根据医院核定的人力资源配置规模给予适当初期运营补助。对获批建设国家、省区域医疗中心的医院给予适当补助，用于学科建设、人才引进和教学科研平台建设。对社会办非营利性三级医院提供基本医疗服务的部分，给予适当补助。试点开展政府购买公立医疗卫生机构的基本医疗服务制度，将对人员定额补助变为以工作量、服务质量和满意度为主的动态补助。相关补助办法由市卫生健康委牵头，会同有关部门另行制定。(责任单位：市财政局、市发展改革委、市卫生健康委、市人力资源社会保障局，各区市政府)

(三)合理减轻医疗卫生企业税费负担。对认定为高新技术企业或技术先进型服务企业的医疗健康服务企业，按照规定减按15%的税率征收企业所得税。对实际发生的职工教育经费支出，不超过工资薪金总额8%的部分，准予在计算应纳税所得额时扣除。支持符合条件的医学院校及其附属医院享受国家支持科技创新进口税收优惠政策。医疗机构提供的医疗服务免征增值税。(责任单位：市财政局、市工业和信息化局、青岛海关、市税务局、市医保局，各区市政府)

(四)加强人才引进和培养。大力引进国内排名前30名的医学学科团队和领军人才。对引进急需紧缺和高层次人才，相应岗位没有空缺的，可突破岗位总量、最高等级和结构比例限制，申请设置特设岗位。深入推进公立医院薪酬制度改革，鼓励探索特殊人才分配激励机制，可按有关规定实行协议工资、项目工资、年薪制等分配形式，特殊人才所需的工资额度，额外核增并纳入绩效工资总量。推进妇幼保健、疾病控制机构和院前急救、血站服务体系机制创新，深化基层运行机制改革，探索既实行财政全额保障政策，又落实“两个允许”（允许医疗卫生机构突破现行事业单位工资调控水平，允许医疗服务收入扣除成本并按规定提取各项基金后主要用于人员奖励）要求，逐步建立保障与激励相结合的运行新机制。（责任单位：市卫生健康委、市委组织部、市财政局、市人力资源社会保障局，各区市政府）

发文机关：青岛市人民政府
发文时间：2019 年 12 月 15 日

2019 年全市卫生健康工作要点

青卫政发〔2019〕2 号

2019 年是新中国成立 70 周年，是全面建成小康社会、实现第一个百年奋斗目标的关键之年，也是新一轮医药卫生体制改革实施 10 周年，市卫生建康委组建后职能转换的开局之年。全市卫生健康工作总体思路是：以习近平新时代中国特色社会主义思想为指导，深入贯彻落实习近平总书记视察山东、视察青岛重要讲话、重要指示批示精神，坚持以人民为中心的发展思想，坚持稳中求进工作总基调，坚持新形势下卫生与健康工作方针，全面贯彻落实省、市委“工作落实年”要求，聚焦工作中的重点、难点、痛点、堵点，紧紧围绕“精兵强将攻山头、典型引路稳阵地”两条线，组织开展抓住关键搞突破、推进改革强基础、防范风险兜底线、转变职能促发展、完善体系提能力、优化机制抓落实、全面从严治党固根本七大行动，攻山头、炸碉堡、育典型、稳阵地，推动健康青岛建设，促进健康事业、健康产业实现高质量发展，努力保障全人群全生命周期健康需求，为把青岛建设成为开放、现代、活力、时尚的国际大都市打下坚实的健康基础。

一、抓住关键搞突破

（一）突破“双招双引”

把“双招双引”作为推动健康事业、健康产业高质量发展的关键，落实市政府开展医疗旅游示范区、健康产业创新示范区层层动员、分解任务，组织全系统开展“双招双引”攻坚行动。加快建立“双招双引”项目库，加大专业化、社会化、精准化“双招双引”力度，重点围绕医疗服务、健康管理与促进、健康保险以及相关服务，重点引进药品、医疗器械、保健用品、保健食品、健身产品等支撑产业；围绕提升我市诊疗服务和学科建设水平，瞄准高端医疗团队、顶尖人才、高端人才、高层次人才、优秀人才、高级专家等，加快招才引智步伐。统筹医疗康养各类资源要素，积极培育和推进崂山湾国际生态健康城、西海岸智慧医疗中心、城阳国科健康小镇、即墨温泉康养小镇、市北大健康产业园等健康产业集聚区建设。利用好博鳌亚洲论坛全球健康论坛大会、跨国公司领导人青岛峰会、世界韩商大会等重大平台，组织健康产业招商。深化与国内外优质机构合作，重点突破对日、韩医疗康养产业招商。年内引进高层次人才 10 名以上，招聘博士、硕士 500 名；全面完成年度招商引资任务。

（二）突破重点项目建设

出台优化医疗资源布局结构的指导意见，实现公立医院由规模扩张、粗放管理向内涵建设、特色发展转变。推进市精神卫生中心、市胸科医院等建设项目实现突破，开工建设市公共卫生中心主体工程，完成市海慈医疗集团康复中心和青岛第二卫生学校助产实训楼建设项目。落实国家（青岛）军民融合创新示范区建设重点任务和示范项目。推动“十三五”卫生健康规划确定的各项任务落实。

（三）突破信息化建设

着力攻克信息孤岛，打通深化医改、推动健康事业高质量发展的信息化瓶颈，深化“互联网＋医疗健康”建设，实施以“信息惠民、数据应用、信息监管”三大工程为主的 22 项重点信息化建设任务。加强顶层设计，制订实施方案，加快推进互联互通、标准统一、安全高效的健康青岛数据云平台建设。完善全民健康信息平台，实现二级以上医疗机构实现互联互通。启动建设卫生健康基础资源数据库，逐步实现综合监管信息化。鼓励三级医院申办互联网医院。开展区域诊疗卡和电子健康卡融合应用，丰富政务网站、微信公众号等预约诊疗途径，实现群众就医便捷。推动二级以上医院接入区域诊疗一卡通，实现预约就诊全覆盖。落实远程医疗等10方面30件便民惠民实事，远程医疗覆盖所有乡镇卫生院和社区卫生服务中心，并力争覆盖所有村卫生室。

(四)突破区域医疗中心建设

制订区域医疗服务能力"攀登计划"实施方案，按照"攀高峰、登高地"总体思路。积极争创或与省内大医院共建专科类别国家区域医疗中心；争创综合类别省级区域医疗中心和省级专病专科医院；继续争创国家临床重点专科、省级临床重点专科、省级临床精品特色专科、中西医结合重点疾病防治工作项目，带动区域诊疗服务能力快速提升，打造全省医学高地。

(五)突破医共体建设

完善医共体建设配套政策，力争基层药物使用目录、医保支付方式、双向转诊、基层服务范围等方面政策取得突破，全面推开紧密型县域医共体建设。推动基层检查、上级诊断、区域互认，逐步推进医共体内床位、号源、设备的统筹使用，县域内就诊率争取达到90%。

(六)突破医养结合示范创建

深化国家医养结合试点市、全省医养结合示范先行市建设，形成较为成熟的医养结合服务模式和工作路径，推出一批典型经验和示范品牌。鼓励医疗机构开展多种形式养老服务，逐步建立涵盖治疗期住院、康复期护理、稳定期生活照料、安宁疗护等一体化的健康养老服务体系。加强医养照护、健康管理、康复、心理咨询、营养等人才队伍建设。加快医养结合智慧服务平台建设，推进智慧健康养老示范社区(基地、企业)建设。全市二级以上综合医院和中医医院设置老年病科(含老年病专业)比例达到40%以上，建成8个以上中医药特色医养结合示范基地，在医养结合服务机构推广开展安宁疗护服务。

(七)突破市办实事民生项目

按照硬件环境一流、中医特色专科(专病、专技)引领、实用型中医药人才团队支撑、示范带动效应明显标准，建设40个的精品国医馆。依托现有医疗机构，新建20个院前急救站，为市民提供更加优质、高效的院前急救服务。

二、推进改革强基础

(八)推进医药卫生体制改革

1. 健全"三医联动"机制。以机构改革为契机，推动完善市和区(市)医改领导体制，将医改重点任务完成情况纳入全面深化改革考核内容，建立政府牵头、部门协同的统筹推进机制。针对存在的体制机制性问题，健全"三医联动"机制，协调推进财政投入、医保支付、价格调整、人事薪酬等关键领域和重点环节改革，争取取得突破。

2. 推进分级诊疗制度建设。按照"规划发展、分区包段、防治结合、行业监管"的原则，网格化布局城市医联体和县域医共体。加强医联体综合绩效考核，年内至少建成1个城市紧密型医联体，引导落实功能定位，下大气力解决"跑马圈地"问题。开展专病(专技)联盟建设试点。推动远程医疗服务覆盖所有医联体。

3. 健全现代医院管理制度。组织拟订实施方案，6月底前在全市推开现代医院管理制度建设工作。贯彻落实中央、省委加强公立医院党的建设工作的意见，落实党委领导下的院长负责制，建立健全医院章程，明晰党委书记与院长的职责，确保年底前全市公立医院按新要求运行。协调做好国家、省、市现代医院管理制度建设试点工作，协调推进公立医院人事薪酬制度改革。

4. 完善公立医院综合绩效考核制度。出台全面实施公立医院绩效考核方案，将全市二级及以上公立医院全部纳入考核范围，完善公立医院绩效考核体系和考核信息评价系统。

5. 强化药品供应保障工作。建立健全短缺药品监测预警、信息直报制度，完善应对机制，解决好区域内药品短缺问题。发挥临床药师作用，加强合理用药管理，以儿童用药等为试点，积极开展用药监测和临床综合评价。

(九)全面提升诊疗服务水平

加强优质医疗资源统筹规划，对区域医疗中心、专病专科医院、临床重点专科优化布局，开展好临床精品特色专科建设。启动中西医结合重点疾病防治工作项目，抓好糖尿病、抑郁症等10个重点疾病和青少年近视防控。全面推进"六大中心"建设，提升儿童白血病、肿瘤、传染病、呼吸、心脑血管、精神疾病等疾病救治能力，鼓励推广高端医疗技术。加快开放步伐，鼓励社会资本投资举办高水平医疗卫生机构。做好干部保健工作。

(十)促进医德医风明显好转

1. 开展进一步改善医疗服务行动。扎实推进"双创双提双满意"三年行动计划，培育命名20个左右的优质服务单位和智慧服务品牌，争创5～6个省级示范单位和品牌。改善诊疗体验，二级以上医院全面落实预约诊疗、临床路径管理等6项制度，积极推广多学科诊疗、日间手术等创新服务模式，延伸优质护理服务，拓展药学服务领域。巩固发展“百日行动”工作成果。

2. 加大宣传教育力度。组织开展好“以最美天使为榜样，做有温度的医者”主题宣传教育、卫生健康十大新闻人物(团队)评选、“天使风采”微视频大赛等活动，广泛宣传医者仁心、无私奉献典型，营造尊医重卫的舆论氛围。

3. 推进行风组织体系建设。规范药品耗材“购”“用”环节，禁止公立医院承包、出租药房，禁止营利性企业托管药房。加大廉洁监管力度，严厉查处违反医德医风的行为，以党风廉政建设带动医德医风建设。

4. 提升群众满意度。完善医德医风社会评价和同行评议标准，建立多方参与的医疗满意监测制度，整顿和规范医疗秩序，营造良好的就医环境。组织专项活动，推广典型经验，加大宣传力度，不断增强人民获得感、安全感，提升群众看病就医满意度。

(十一)提升基层医疗卫生服务水平

1. 抓好基层卫生人才队伍建设。落实《青岛市加强基层卫生人才队伍建设的意见》，细化部门、处室分工，明确目标任务，实现重点突破。落实乡村医生保障政策，分类解决乡村医生管理与养老问题。开展首届“岛城基层名医”选拔活动。加大全科医生培养力度，推动全科医生培养与使用激励机制落实。

2. 推进整合型服务体系建设。完善和推广乡村医生“区市管镇街聘村居用”管理机制。在中心卫生院试点建设县域医疗次中心，推开中心村卫生室建设。贯彻落实乡村振兴战略，启动“百千万”示范卫生室建设工程。

3. 开展优质服务基层行活动。在镇街、社区开展优质服务示范单位创建、卫生院等级评价活动，完成基层医疗卫生机构“四类五化”标准化建设。深入开展基层卫生“三下三强”活动，启动基层特色专科建设三年行动计划，年内建设50个特色专科，试点社区医院建设。

4. 提升基本公卫服务绩效。依托公共卫生专业机构，组建市级基本公卫项目技术指导中心，打造信息化技术指导平台，实现项目实施常态化监管。年底前以区(市)为单位全面实现电子健康档案向居民开放。

(十二)做实家庭医生签约服务

落实“1+1+1”模式，推进“三约合一、三高共管、三级协同”服务模式，签约一人、履约一人、做实一人。落实好七部门实施方案及七个配套文件，做好签约服务费收付费管理和绩效考核分配，提高家医待遇。开展家庭医生慢病诊疗能力专项培训，规范签约服务流程。完善家庭医生签约服务信息平台，实现二级以上医院号源预约和专科医生在线服务。

(十三)推动中医药事业传承发展

1. 深化中医药综合改革。在综合(专科)医院试点中医药适宜技术全科化，扩大中医医疗质量信誉等级评定范围。

2. 加强中医药优势特色培育。办好“青岛市第三届国医大师论坛”，引进国医大师和省级以上名中医，建立十大中医药特色中心，推出中医药健康服务连锁(联盟)十大品牌，开设中医经典门诊和经典病房，推出中医药特色服务电子地图与指南，筛选优化100个中医优势病种。

3. 提升中医药服务能力。推进山东中医药大学青岛中医药科学院、中国中医科学院青岛技术合作中心项目。启动“1+4”中医区域诊疗中心建设。建成150个国医馆，建立中医适宜技术“O2O”推广平台，实现基层中医药服务“全覆盖”。

4. 实施“中医药+”战略。深度实施中医药+旅游/海洋/养老/养生/文化/林业/畜牧，拓展中医药服务领域，拉伸中医药服务链条，实现中医药融合共享发展。

(十四)全力提升学科和人才队伍建设水平

启动第三轮学科建设和人才培养项目，评审2020—2022年的重点学科和优秀人才，落实财政投入资金支持。探索研究高层次优秀卫生人才补贴办法，做好第四届青岛优秀青年医学专家等人才推荐选拔工作。强化住院医师规范化培训，注重培养后备师资力量。继续做好全科医师规范化培训。

三、防范风险兜底线

(十五)做好疾病预防控制工作

1. 全面实施疾控基础设施提升工程。推进疾控机构实验室支撑能力建设，建立市、区(市)联动的实验室检测网络体系。加大人员招聘和人才引进力度，落实人员编制政策，加大优秀人才培养力度和团队建设。

2. 加强疾病监测与防控。加强重点传染病监测与防控，提升综合处置能力，确保不发生重大传染病暴发流行。启动狂犬病暴露处置门诊管理和信息化建设，加强“基层传染病防控示范基地”建设。建立健全学校结核病防控工作达标及考核机制。提高艾滋病综合防控能力。开展地方病三年攻坚行动，强化碘缺乏病、地方性氟中毒等地方病监测。加强输入性疟疾病例管理、虫媒传染病防控。

3. 规范免疫规划管理。推进预防接种门诊规范化建设，推进“数字门诊”向“智慧门诊”升级，试点建设预防接种电子签核系统、移动支付收费系统、接种台扫码接种系统等多功能服务平台，年内电子签核系统覆盖率达到50%以上。全面更新冷链设备及管理系统。积极稳妥做好预防接种异常反应和百白破疫苗后续处置工作。

4. 加强慢性病综合防治体系建设。建立高血压防治医防融合工作体系，探索高血压分级分层管理。加强慢性病综合防控示范区的创建和动态管理，启动第一批全市居民健康状况和危险因素调查，深入推进全民健康生活方式行动和“一评二控三减四健”专项行动。

5. 实施健康促进工程。建设3个省级、2个市级健康促进区(市)。新建2个市民健康教育基地，开办“市民健康大学堂”，推出健康教育精品课程20讲，举办1000场以上健康教育讲座。

(十六)加强严重精神障碍患者收治管理和社会心理服务体系建设

加强精神卫生服务体系建设，完善以精神卫生专业机构为主体、综合医院为辅助、基层医疗卫生机构和精神障碍社区卫生服务为依托的精神卫生防治网络。实施精神卫生服务提升行动，加强精神卫生机构标准化建设，增加机构和床位数量，原则上各区(市)设置一所精神卫生中心。落实省精神卫生人才“千人工程”，培养培训精神科医生。对建档立卡的贫困严重精神障碍患者和危险性评估三级及以上患者提供全程跟踪随访，规范管理率达到60%以上。以镇街为单位，社会心理服务覆盖率达到40%以上。探索建立社会心理咨询机构和心理咨询人员评价与管理机制，开展心理体检和心理问题早期筛查试点，将抑郁症等常见精神障碍纳入基本公共卫生服务项目社区随访。关心重视干部队伍心理健康工作。

(十七)做好食品安全工作

继续推进食源性疾病监测县乡村一体化试点，将具备条件的村卫生室(社区卫生服务站)纳入食源性疾病监测范围。加强食源性疾病事件处置流调队伍建设，进一步提高调查处置能力。

(十八)守住行业安全底线

实施信访工作“四定四包”，加强重点群体矛盾化解及风险防控工作，10年以上信访积案全部“清零”，5年以上信访积案化解50%以上，实现进京上访数量同比下降50%。深化卫生健康行业安全生产标准化创建工作，推动风险隐患双重预防体系标准制定和试点工作，加快“智慧安全生产服务云平台”建设。持续推进平安医院建设和扫黑除恶专项斗争，营造良好就医环境。快捷高效做好热线办理工作。

(十九)做好正面宣传与舆情管控工作

加大新闻发布力度，强化舆论引导，充分发挥微信、微博等新媒体作用，弘扬卫生健康系统正能量。结合庆祝中华人民共和国成立70周年等重大纪念活动和健康青岛、深化医改等重点工作，开展主题宣传活动。做好基础性工作，提高服务水平，妥善化解纠纷，从源头上消除舆情隐患。完善舆情处置应急预案，对重大舆情做到第一时间启动应急预案，积极主动介入，及时有效处置。加大舆情处置工作考核力度，严格落实责任，定期进行舆情处置情况通报。规范管理委网站、微博、微信公众号。

四、转变职能促发展

(二十)促进人口均衡发展

做好“全面两孩”政策执行中的出生监测预警和人口形势分析，推进人口政策与经济社会政策衔接。改革完善人口计划生育目标管理责任制，继续加强出生人口性别比综合治理工作，完成控制目标任务。加快建设公共场所母婴设施，全市母婴设施配置率达80%以上。落实计划生育特别扶助和奖励扶助政策，按照国家和省的部署协调完善计划生育特殊家庭社会综合保障和救助体系。推动落实企业和其他城镇退休职工独生子女父母年老补助政策。深化流动人口基本公共卫生服务均等化和社会融合工作。

(二十一)维护妇幼健康

落实重大公共卫生妇幼项目，深入实施母婴安全和健康儿童两个行动计划，强化市和区(市)危重孕产妇和新生儿救治中心建设，提升多学科专家协同救治能力，全面落实妊娠风险筛查与评估、高危孕产妇专案管理、危急重症救治、死亡个案报告和约谈通报制度，巩固孕产妇筛查预警和联防联控响应机制。促进儿童全面健康发展，加强出生缺陷综合防治。

(二十二)推动职业健康发展

加强职业健康人才队伍建设，建立职业健康专家库，优化和整合职业卫生检测评价、职业健康检查、职业病诊断等方面的专家资源。突出重点，组织开展汽车制造和铅蓄电池生产等重点行业领域职业病危害专项治理，加强源头管控和事中事后监管。统筹规划职业卫生检测评价、职业健康检查、职业病诊断等技术服务机构建设，完善职业病防治技术支撑体系。

(二十三)强化老年人健康管理

主动应对人口老龄化变化趋势，科学制定有针对性的政策措施，建立完善老年健康服务体系，抓好“十三五”老龄事业发展规划的组织实施，指导有关部门、单位和组织做好老年人健康权益保障工作。整合老年健康服务资源，组织开展老年人健康状况调查和监测，完善相关服务规范，指导做好老年人疾病防治、医疗照护、心理健康与关怀服务等工作。深入开展老龄健康和老龄化国情省情市情宣传教育，推动构建养老、孝老、敬老社会环境。

(二十四)推进爱国卫生工作

创新推进爱国卫生运动，优化组织动员体制机制，增强社会健康自理能力。全面启动健康城市创建工作，研究制订健康城市实施方案。巩固国家卫生城市创建成果，做好“国家卫生城市”复审暗访问题整改，指导相关区(市)分别做好全国、省级卫生城市复审，加大省级卫生镇和省、市级卫生村、先进单位的创建力度，到年底全市国家卫生镇比例要达到8%以上，省级卫生镇村比例达到30%以上。加大病媒防治日常监管和督导力度，扎实开展“爱国卫生月”活动，全力做好突发公共卫生事件及重大活动时病媒生物的监测与控制工作。广泛动员社会各界群众主动支持并参与控烟行动。

(二十五)实施健康扶贫工程

定期开展贫困人员信息核查，实现贫困人口动态管理。加大健康扶贫政策宣传，提高新纳入服务范围的贫困人口知晓率。实行贫困人口家庭医生签约服务全覆盖。认真完成对安顺、陇南、菏泽、日喀则等市的扶贫协作和对口支援工作指标任务，派驻支医专业技术人员。

(二十六)实施健康促进工程

建设3个省级、2个市级健康促进区(市)。新建2个市民健康教育基地，开办“市民健康大学堂”，推出健康教育精品课程20讲，刊发健康知识科普文章1万篇以上，举办1000场以上健康教育讲座。

五、完善体系提能力

(二十七)统筹推进法治政府建设

落实重大行政决策合法性审查制度，确保决策制度科学、程序正当、过程公开、责任明确。做好政策性文件、市政府常务会议议题材料、政府合同等合法性审查工作。根据要求设立公职律师，做好行政应诉、行政复议工作。成立行政执法案件审查委员会，负责卫生健康重大案件审查并作为审查决定。加强政策研究和调查研究工作。在全系统开展普法宣传工作。

(二十八)深化“放管服”和“一次办好”改革

推进“放管服”改革，在全系统进一步规范审批要件和标准。优化建设项目卫生审查流程，实施“容缺受理、容缺审查”，采取“联合踏勘”“联合验收”等模式，实现建设项目卫生审查工作全流程“联审联办”。对标全国先进城市及省内审批时限最短城市，全面优化审批流程，缩短审批时限，通过帮办代办、网上办理、一窗受理等实现行政审批“一次办好”，100%事项最多跑一次，80%事项零跑腿，办理时限“全国最短”。全面落实“公共场所卫生许可实行告知承诺制、消毒产品生产企业卫生许可、医疗机构设置审批和医疗机构执业登记”等“证照分离”改革措施。

(二十九)做好立法工作

协调做好《青岛市实施〈中华人民共和国献血法〉若干规定》和《青岛市妇女儿童保健管理暂行规定》的修订工作。加强规范性文件的管理，落实规范性文件统一登记、统一编号、统一公布的“三统一”制度。根据全面深化改革、经济社会发展需要，以及上位法制定、修改、废止情况，牵头做好地方性法规、规章和规范性文件的清理工作。

(三十)推进全行业综合监管制度建设

印发《青岛市关于改革完善医疗卫生行业综合监管制度的通知》，建立综合监管协调机制和督察机制，落实全行业监管。健全综合监督体系，指导规范执法行为。推进监督执法规范化建设，加强监督执法队伍能力建设，组织实施卫生信用监管，不断提高监督执法水平。加大监督执法力度，重点整治无证行医、非法医疗美容、住宿业、消毒市场等乱象，保障群众健康权益。

(三十一)强化急救能力建设

推进“120”航空医疗救援呼叫中心和基地建设，构建辐射山东半岛的航空医疗救援网络。提供与城市地位相匹配的多元化急救医疗服务。完善青岛市溶栓地图、AED地图等救治“导航地图”，绘制急性胸痛、高压氧等快速救治地图。加大急救APP推广应用，加强现场生命体征、病情评估等院前院内信息实时互通，全面提升院前急救服务能力和水平。推进卫生应急工作规范化管理，加强紧急医学救援基地能力建设。以学生、社区居民和城市公共服务人员为重点人群，强化“第一响应人”应急知识与技能培训，提升社会参与水平和全民卫生应急行为素养。

六、优化机制抓落实

（三十二）落实攻山头稳阵地

按照市委“学深圳、赶深圳”要求，坚持问题导向、靶向思维，放大坐标，定高标准，重点对标深圳、上海、杭州找准问题和差距。聚焦双招双引、公共卫生重点项目、信息化建设、争创区域医疗中心、看病就医便捷化、医养结合示范创建、市办实事民生项目等山头，明确任务书、时间表、路线图，建立工作台账，实行挂图作战、销号管理。坚持典型引路稳阵地，着眼全国全省，培养过得硬、叫得响的工作典型，以点带面、条块结合、同向发力，用创新机制、有效方法抓好落实。

（三十三）切实改进工作作风

深入实行“一线工作法”，倡导不发通知、不打招呼、不听汇报、不用陪同、直奔基层、直插现场“四不两直”方式开展调查研究，委领导到基层调研不少于 2 个月。完善对委属单位科学发展考核体系。加强监督检查，完善督查程序，健全激励机制，强化责任追究。整治文山会海，全系统文件、简报、会议分别比上年减少 1/3 以上。

（三十四）强化资金保障与监管

积极争取财政支持，保障重点工作、重点项目资金需要。继续做好预算管理工作，强化预算执行约束，提高资金使用效率。规范推进政府采购工作。理顺财务管理机制体制，加强审计监督，落实监管责任，规范财务管理，防止和化解国有资产风险。

七、全面从严治党固根本

（三十五）严格落实从严治党主体责任

进一步提高政治站位，树牢“四个意识”，坚定“四个自信”，坚决做到“两个维护”，认真履行全面从严治党主体责任和监督责任。以党的建设为统领，全面推进党的政治、思想、组织、作风和纪律建设，推进全面从严治党向基层、向纵深发展。加强党对公立医院的全面领导，健全党委会议、院长办公会议议事规则，发挥党组织把方向、管大局、做决策、促改革、保落实的“总开关”作用。继续深化党建协作区平台作用，探讨引进先进地区智慧化党建管理经验，推进基层党组织规范化、精准化、智慧化建设。

（三十六）加强党风廉政建设

突出纪律检查工作政治属性，强化政治监督。运用监督执纪“四种形态”，抓早抓小抓准，突出落实中央八项规定精神重点，深入组织开展形式主义、官僚主义问题集中整治，强化医疗健康领域重点难点痛点问题监管。紧盯市委、市政府决策部署和委年度重点工作任务的贯彻落实，加强监督检查，确保政令畅通，促进落实到位。按照三个区分开来的原则，完善干部容错纠错机制，努力营造风清气正的政治生态。

（三十七）不断强化思想武装

深入开展“不忘初心、牢记使命”主题教育，以学习贯彻习近平新时代中国特色社会主义思想为主线，以庆祝新中国成立 70 周年等重要时间节点为契机，持续推进“两学一做”学习教育常态化制度化。严格落实理论学习制度，切实打牢理论根基。提高党委理论学习中心组学习质量，全面深入掌握十九大提出的新思想、新观点、新论断，推动习近平新时代中国特色社会主义思想和党的十九大精神落地生根。抓好经常性教育落实，加强思想政治建设，落实意识形态责任制。做好统一战线工作。

（三十八）建设忠诚干净担当的干部队伍

做好干部的选拔、调整和交流工作，加强年轻后备干部的培养和锻炼。注重干部“落实力考察评价”，激励广大干部“担当作为、狠抓落实”，切实用干净和担当诠释忠诚，用行动和成效践行“两个维护”，推动我市卫生健康事业各项工作走在前列。

（三十九）加强党对群团工作的领导

举办系统第一届职工运动会、第七届“健康杯”技能大赛、第三届“健康杯”职工创新成果展示擂台赛、第二届“寻找传统医学达人”等活动。做好共青团工作，开展卫生健康主题志愿服务活动。做好离退休干部工作，加强离退休干部文化建设。

发文机关：青岛市卫生健康委员会
发文时间：2019 年 3 月 19 日

综　述

2019年卫生健康工作综述

卫生健康事业概况

2019年,全市卫生健康系统在较短时间内平稳有序完成机构改革任务,以建设长江以北地区一流医疗中心城市为目标,深化医药卫生体制改革,实施健康青岛行动,加快推动卫生健康工作理念、服务方式从"以治病为中心"向"以人民健康为中心"转变。青岛市被纳入国家区域医疗中心建设布局,新增社会心理服务体系、紧密型县域医共体建设2个国家级试点,省级卫生镇街、卫生村创建数量位居全省前列,市民人均期望寿命81.16岁,主要健康指标达到世界发达国家平均水平,市卫生健康委荣获全市2019年度经济社会发展综合考核优秀等次。在山东省市场监督管理局组织的2019年度全省16市公共服务质量综合评价中,青岛市医疗卫生服务质量得分位居全省第一。

2019年,青岛市有卫生健康机构8317所。其中:医院324所,包括三级医院28所、二级医院117所、一级医院141所、未评等级医院38所;卫生院103所(其中街道卫生院11所,乡镇卫生院92所);社区卫生服务机构287所;村卫生室4164所;门诊部、诊所、卫生所、医务室3316所;妇幼保健机构12所;疾病预防控制机构46所;卫生监督机构12所。全市医疗卫生机构提供诊疗服务7556.31万人次,同比增长14.71%;提供住院服务173.84万人次,同比增长4.1%。全年户籍人口出生8.88万人,同比增加0.32%,其中出生二孩4.58万人,占总出生的51.52%,同比减少7.94%;人口自然增长率4.03‰,同比增加0.33‰,育龄妇女总和生育率1.51,同比增加0.05,户籍出生性别比为104.49,保持正常。

突破高水平医院建设

2019年,运用市场化、法治化手段,通过嫁接提升一批、引进建设一批、融合盘活一批,引进优质医疗资源,统筹优化布局,盘活提升现有资源,加快建设高水平医院,构建"医院有品牌、专科有特色、团队有名医"的高水平医院学科体系。市委主要领导出席山东中医药大学附属青岛医院、山东省立医院青岛院区、中日友好国际医院合作项目签约仪式,市政府主要领导对市卫生健康委"嫁接、引进、盘活"资源的做法给予充分肯定。

深化改革先行先试

2019年,推进全国社会心理服务体系建设试点,市委、市政府出台《关于加强社会心理服务体系建设的意见》,成立市委、市政府主要领导挂帅的领导小组,总结推广胶州"敞亮工程"、城阳"瑞阳心语"等创新典型,开发向市民开放的"暖青心语"心理测试小程序,打造社会心理服务"青岛模式"。全面推开国家紧密型县域医共体建设试点，围绕“让市民少得病、少跑腿、少住院、少花钱”，推行区市、镇街、村居三级医疗机构一体化管理，促进分级诊疗，强化慢性病综合防控，国务院深化医药卫生体制改革领导小组简报刊发介绍青岛市经验。在全国率先试点建立疾病控制、妇幼保健、院前急救和采供血机构保障与激励相结合的运行新机制，既实行财政全额保障政策，又落实“两个允许”要求，激发体制活力，增强公共卫生保障能力。在全国率先打造智慧城市血液物联网，实行血液采集到临床使用全过程智能监管。

以平台思维“双招双引”

2019 年，破除隶属关系和所有制限制，为各区(市)、各级各类公立、民营医疗机构和医疗企业，搭建起博鳌亚洲论坛全球健康论坛大会招商引资平台，走进名校招才引智平台，世界华人医师大会平台，北京大学医学部合作平台，青岛与日本、韩国医养健康产业及学科合作平台等各类平台，让资源要素通过平台发生互动耦合、实现价值倍增。博鳌亚洲论坛全球健康论坛大会促进 25 个国内外合作项目签约、落地，其中 17 个产业投资项目预计总投资 369 亿元。引进 2 个高层次人才团队，30 名省级以上专业水平高层次人才，971 名硕士、博士和副高级以上人才，1237 名本专科毕业生，各类人才引进数量实现成倍增长。有 51 个学科进入《中国医院科技量值(STEM)排行榜》全国学科百强榜单，同比增长 37.84%，居计划单列市首位。

共建共享全民健康

2019 年，坚持预防为主，关注生命全周期、健康全过程，制定《推进健康青岛行动实施方案》，开展 16 项行动，努力让广大市民享有公平可及、系统连续的健康服务。处置 2 例以上聚集性疫情 1783 起，无重大传染病暴发流行。强化综合监督执法，监督检查各类单位 4.1 万户次，查办案件 2817 起。建立全周期出生缺陷防治模式，每年避免 1500 余例缺陷儿出生。建成 15 个危重症孕产妇救治中心、10 个新生儿救治中心。建成各类医养结合机构 877 个。向“三高”患者免费提供 7 种基本药物。确定 3353 家健康扶贫定点医疗机构，13527 名省定贫困群众全部落实基本医疗保障待遇。建成 41 个卒中、胸痛等专病中心和 11 个癌症规范化示范病房，初步形成心脑血管急症 30 分钟救治圈。累计引进 88 位省级以上知名中医药专家。选派 302 名二级以上医院医师帮扶基层，12 名三级医院骨干医师挂职平度、莱西薄弱镇卫生院副院长。深入开展爱国卫生运动，推进无烟机关建设。

持续改善医疗服务

2019 年，着力疏通市民关注的堵点难点痛点问题。优化院前急救调度机制，在市内六区新设 20 个院前急救站，城区 120 平均响应时间缩短到 11.7 分钟；引进北京优质企业整合 4 家机构和企业，建成省内首家非急救转运社会化服务平台，满足市民出院、转院等服务需求。实施改善医疗服务 60 条措施。推出“优化预防接种服务新 10 条”，建设智慧接种门诊。破除“幼儿入园指定体检机构”陈规，筛选 175 家医疗机构供家长自主选择，体检结果全市幼儿园互认。解决群众就医“一院一卡、重复发卡、互不通用”问题，加快推进社保卡和诊疗卡就诊“一卡通”。延长社区卫生服务中心工作日服务时间，开设双休日门诊，方便市民看病就医。

加强职业病防治

2019 年，在省内率先建立市、区市、镇街三级职业健康监管网络，创建“健康企业”典型，示范引导全市企业改造升级，一汽解放青岛汽车有限公司成为全省典范，《大众日报》对该公司经验做法作宣传报道。实施尘肺病防治攻坚行动，组织签订尘肺病防治攻坚行动目标责任书，联合印发《青岛市尘肺病防治攻坚行动实施方案》，实施综合治理，做好尘肺病患者分类救治救助。组织开展《职业病防治法》宣传周活动，通过播放《职业病防治法》宣传片、开展有奖知识竞答、媒体专版报道等形式，广泛宣传职业病防治知识。

推进人口家庭工作

2019 年，“全面两孩”生育政策落实进入常态化，政策执行符合预期。建立健全市、区市、镇街三级人口监测网络和风险防控措施，充分利用住院分娩、出生医学证明、接种防疫、公安落户等数据进行分析预警。优化为民服务事项流程，简化办理手续，12 项计划生育公共服务、行政征收、行政给付事项实现“网办”和“一次办好”。建立涵盖 16 个部门(单位)的 3

岁以下婴幼儿照护工作联席会议制度。7个区(市)12个托育项目成功获批国家普惠托育服务专项行动项目,预计新增托位920个。推进公共场所、用人单位母婴设施建设,建成和投入使用各类母婴设施406处,总建筑面积6682.2平方米,配置率达95.55%。

积极应对人口老龄化

2019年,开展应对人口老龄化中长期规划研究,加大老年维权法律宣传。组织资深律师参加中央电视台《法律讲堂》、青岛电视台《颐养青岛》法律栏目,编拍老年维权微视频,提高老年人维权意识。开通3部24小时老年维权热线,接受1356人次法律咨询,及时调解处理涉老纠纷,为老年人解惑释疑、排忧解难。开展"爱心陪伴空巢老人"公益活动,注册志愿团队182个、志愿者1.92万人、城乡社区"爱心陪伴志愿服务基地"209处。开展"牵挂共和国同龄人"系列活动,举办"我和我的祖国"——青岛市老年人庆祝新中国成立70周年暨欢度重阳节文艺演出老年人书法美术摄影大赛。推进医养结合示范创建,促进老年健康,在全市10个社区开展老年健康综合管理试点,引入社会力量参与,为65岁及以上老年人提供医养结合服务。推行老年人"健康护照"管理,组织65岁以上老年人口免费查体,为87.77万名老年人建立健康档案,健康管理率达到69.07%。推行家庭医生、医保门诊统筹和居家医养"三约合一"实名制签约服务,老年人家庭医生签约率达到72%。

促进中医药传承创新

2019年,召开青岛市中医药工作联席会议,加快推进中医药综合改革试验区建设。实施中医诊所备案制管理,累计备案中医诊所141个,进一步释放民间中医活力。青岛市中医医疗质量信誉等级评定模式被国家中医药综合改革试验区第三方评估专家组认定为全国首创。加强基层中医药服务能力建设,建成155个国医馆、40个精品国医馆,全国基层中医药工作先进单位达到4个。引进高端中医药资源,打造中医药发展新高地,与山东中医药大学共建青岛中医药科学院。深化中医药"十百千万"工程,多渠道引进中医药高端人才,柔性引进10个国医大师团队。创新中医药健康服务方式,印发《青岛市中医药特色服务指南(2019年版)》,遴选170家医疗机构进行特色介绍,方便市民获得优质中医药服务。

2019年全市卫生健康工作会概述

2019年,3月20日,全市卫生健康工作会在市级机关会议中心一楼会议厅举行。市政府副市长栾新出席会议并讲话,市政府副秘书长于冬泉主持会议,市卫生健康委主任、党组书记隋振华作工作报告,市北区政府、西海岸新区管委、即墨区政府、胶州市政府、市市立医院、市妇女儿童医院、市疾病预防控制中心作交流发言。

会上指出,2018年,全市卫生健康系统扎实组织实施"十大工程",开展"十大行动",全方位全周期维护和保障人民健康,人民健康水平和人口素质明显提升。全市人均预期寿命达到80.86岁;全市卫生资源总量持续增长,医疗卫生机构增加到8028家,卫生技术人员增加到10.3万人,医疗机构床位数增加到57850张;圆满完成上海合作组织青岛峰会等重大活动医疗保障任务,展现出高水平卫生健康服务综合保障能力。

会上强调,2019年全市卫生健康系统要以习近平新时代中国特色社会主义思想为指导,深入贯彻落实习近平总书记视察山东、视察青岛重要讲话、重要指示批示精神,坚持以人民为中心的发展思想,坚持稳中求进工作总基调,坚持新形势下卫生与健康工作方针,全面贯彻落实省、市委"工作落实年"要求,聚焦工作中的重点、难点、痛点、堵点,紧紧围绕"精兵强将攻山头、典型引路稳阵地"两条线,组织开展抓住关键搞突破、推进改革强基础、防范风险兜底线、转变职能促发展、完善体系提能力、优化机制抓落实、全面从严治党固根本七大行动,攻山头、炸碉堡、育典型、稳阵地,推动健康青岛建设,促进健康事业、健康产业实现高质量发展,努力保障全人群全生命周期健康需求,为把青岛建设成为开放、现代、活力、时尚的国际大都市打下坚实的健康基础。

会上要求，全市卫生健康系统要认真贯彻落实全省“担当作为、狠抓落实”动员大会精神和市委、市政府的工作部署，充分认识卫生健康工作面临的新形势、新任务，聚焦“健康青岛”新任务，强化“大卫生、大健康”理念；聚焦放大坐标看问题，定高标准找差距；聚焦供给侧改革，满足群众健康服务需求，加强学习、转变作风，扑下身子抓落实。

栾新副市长在讲话中充分肯定全市卫生健康工作取得的成绩。栾新副市长强调，2019 年是全面建成小康社会关键之年，全市卫生健康系统要认真学习习近平总书记对卫生健康重要论述，找准“山头”和“阵地”，勇于担当狠抓落实，找准关键点，精准发力。要大力开展“双招双引”，全面完成医改任务，解决好信息孤岛问题，以县域医共体建设为抓手，推动分级诊疗。要全面加强党的建设，树立行业清风正气，做好重大疾病防控和健康促进，促进人口均衡发展，推动健康老龄化和中医药事业传承发展。栾新副市长要求，全市卫生健康系统要树立“大健康、大卫生”理念，找差距定方向，履职尽责，勇于担当抓落实，持续锚定目标、对标深圳、强化意识，立足新起点、聚焦新使命、再创新业绩，奋力推进全市卫生健康事业再上新台阶。

2019 年机构设置及主要领导名录

（截至 2019 年 12 月）

青岛市卫生健康委员会

隋振华　党组书记、主任
孙敬友　党组副书记（正局级）
赵宝玲　党组成员、副主任（正局级）
周长政　党组成员、市计生协会常务副会长（正局级）
魏仁敏　二级巡视员
张　华　党组成员、副主任
杜维平　党组成员、副主任
宣世英　市中医药管理局局长、农工党青岛市委主委、市市立医院院长
董新春　市计生协会专职副会长
赵国磊　市中医药管理局专职副局长
王达友　市计生协会专职副会长
吕富杰　副巡视员

委属单位

名称	主要领导姓名、职务	
青岛市卫生健康委员会综合监督执法局	王　伟	局长
青岛市市立医院	杨九龙 宣世英	党委书记 院长
青岛市中医医院（市海慈医院）	赵军绩 池一凡	党委书记 院长、党委副书记
青岛市中心（肿瘤）医院	宋　岩 兰克涛	党委书记 院长、党委副书记

（续表）

名称	主要领导姓名、职务	
青岛市第三人民医院	邢晓博	党委书记、院长
青岛市第五人民医院（山东青岛中西医结合医院）	辛善栋 丁文龙	党委书记 院长、党委副书记
青岛市第八人民医院	张红梅 温成泉	党委书记 副院长（主持行政工作）、党委副书记
青岛市第九人民医院	杨九龙	党委书记（兼任）
青岛市胶州中心医院	邢立泉	党委书记、院长
青岛市妇女儿童医院	邢泉生	党委书记、院长
青岛市胸科医院	王　军 邓　凯	党委书记 院长、党委副书记
青岛市第六人民医院（青岛市传染病医院）	江建军 王明民	党委书记 院长、党委副书记
青岛市精神卫生中心	孙顺昌 王春霞	党委书记 院长、党委副书记
青岛市口腔医院	王爱莹 王万春	党委书记 院长、党委副书记
青岛市疾病预防控制中心	高汝钦	党委书记、主任
青岛市妇幼保健计划生育服务中心	江　威	主任、党支部副书记
青岛市急救中心	董　夏 盛学岐	党支部书记（正处级） 主任
青岛市中心血站	闫家安 逄淑涛	党委书记 站长
山东省青岛卫生学校	宋守正 王秋环	校长 党委书记
山东省青岛第二卫生学校	姜瑞涛 马桂莲	校长 党委书记
青岛市卫生健康科技教育中心	王者令	主任、党支部书记（正处级）
青岛市卫生健康人才综合服务中心	徐　建	党支部书记、主任
青岛市卫生健康宣传教育中心	王少梅	临时负责人
青岛市卫生健康发展研究中心	管　勇	副主任（临时负责）
青岛市卫生健康培训服务中心	于云龙	副主任（临时负责）
青岛市公立医院经济管理中心	刘焕芳	副主任
青岛市干部保健服务中心	李慧凤	主任
青岛山大齐鲁医院	苏　华 焉传祝	党委书记 院长

青岛市市南区卫生健康局

党组书记:尹　君
局　　长:于衍萍
党组成员、副局长:郑宝东、刘　洁、杨　光

青岛市市北区卫生健康局

党组书记、局长:徐美丽
党组成员、副局长:王顺增、赵　艳
副 局 长:马海莉
二级调研员:李友良、杨仁庆

青岛市李沧区卫生健康局

党组书记、局长:李　蕾
党组成员、副局长:黄　磊、宫　伟、张红燕、刘继章

青岛市崂山区卫生健康局

党组书记:宫　华
局　　长:曹鹏利
副 局 长:金善超、徐晓东

青岛市城阳区卫生健康局

党组书记、局长:郭春庆
党组副书记:宋淑青
党组成员、副局长:江喜范、张明福、韩香萍、韩通极
党组成员:牛锡志、陈正杰、刘世友
正 处 级:孙开旬
副 局 长:于　芝

青岛西海岸新区卫生健康局

党组书记、局长:薛立群
副 局 长:张秀山、杨学军、安玉灵、周淳莉、徐　刚

青岛市即墨区卫生健康局

党组书记:陆均林
局　　长:杨　岩
副 局 长:梅亦工、于朝晶、王　娟

胶州市卫生健康局

党组书记、局长：周　刚
副 局 长：刘汝芳
党组成员、副局长：孙卫刚
党组成员、二级主任科员：李　亮
党组成员，市人民医院党委书记、理事长、院长：张建顺
党组成员，市疾病预防控制中心主任：赵建磊
党组成员，市人民医院党委委员、副院长：侯湘波
副科级干部：杨维昂
二级主任科员：赵金凤
副科级干部：吴淑芹

平度市卫生健康局

党组书记、局长：赵旭军
党组成员：王虎鸣（市纪委派驻市卫生健康局纪检组长，2019 年 1 月—3 月）
党组成员、副局长：郑美英
党组成员、市计生协会专职副会长：王锡海
党组成员、副局长：郭源圣、邢德相
党组成员：吴　洲
党组成员、市爱国卫生运动委员会办公室主任：姜丽
副 局 长：郭雅丽

莱西市卫生健康局

党组书记、局长：何贤德
党组成员、机关党委书记：郭　坤
党组成员、市老龄工作服务中心主任：徐鹏程
党组成员、副局长：张代波、田晓芳
党组成员：臧田华
党组成员、副局长：徐玉华
党组成员：李　宏

2019年青岛市卫生健康工作大事记

1月

8日　2018年度国家科学技术奖在京揭晓，青岛市14个项目获奖。

18日　市疾病预防控制中心与国际防痨和肺部疾病联合会项目全球执行协调人员就控烟项目工作进行交流。

25日　市政府副市长栾新督导检查市第六人民医院安全工作，听取医院党政负责人关于安全生产、安全隐患治理的情况汇报，实地查看医院临建门诊楼的消防设备设施、安全通道等，并观看医院工作人员操作消防器材的现场演示。

29日　市卫生健康委召开2019年度安全生产和扫黑除恶专项斗争工作部署会。

2月

11日　市卫生健康委召开机关干部和直属单位主要负责人会议，学习传达全省"担当作为、狠抓落实"动员部署会议精神，对防范化解重大风险工作和近期重点工作进行部署。

22日　国家卫生健康委药政司副司长张锋、药政司药品目录管理处处长刘嘉楠一行到青岛市妇女儿童医院，调研儿童用药临床综合评价工作，现场察看儿童早期发展中心、新生儿监护病房、心脏加护病房、儿科重症室、静配中心等科室工作开展情况，听取儿童药物临床使用情况介绍。

市市立医院获批"青岛市市立医院互联网医院"作为第二名称的《医疗机构执业许可证》，增加互联网诊疗服务，成为市卫生健康委直属首家互联网医院。

23日　由市妇女儿童医院承办的"半岛地区儿童用药综合评价论坛"召开。

27日　市卫生健康委员会综合监督执法局荣获全省首批优质服务单位称号。

27日—28日　市中医医院顺利通过国家中医住院医师规范化培训基地评估。

3月

1日　韩国延世有爱医院访问市市立医院，双方就合作共建"中韩有爱关节医学中心和研究所"进行会谈，对联合开展骨科诊疗手术、干细胞科研、3D打印技术合作、个体化治疗等合作项目达成一致，"中韩有爱关节医学中心"项目正式启动。

3日—8日　市委组织部与市卫生健康委在复旦大学举办"青岛市推进健康青岛建设专题培训班"。

9日　市市立医院中心实验室与中国海洋大学联合研究成果"以壳聚糖/聚苹果酸为载体的聚电解质纳米粒子靶向高效地传递阿莫西林"在"日-韩第16届螺杆菌研究大会"上获得"杰出壁报奖"，是国内唯一入选项目。

13日　省卫生健康委公布2019年山东省名老中医药专家传承工作室名单，青岛市3个工作室榜上有名。至此，全市有4个国家级名老中医药专家传承工作室、2个国家级基层名老中医药专家传承工作室、8个省级传承工作室、13个市级传承工作室。

15日　"中国医师协会保胆培训基地授牌暨青岛三医与首钢医院合作签约仪式"在市第三人民医院举行，市第三人民医院正式成为全国9家"保胆培训基地"之一。

18日　市妇女儿童医院入选第一批国家分娩镇

痛试点医院。

19 日 市胸科医院顺利通过中国疾病预防控制中心结核病防治临床中心专家抗结核新药引入和保护扩展项目(简称 NDIP 扩展项目)验收,成为全省第二家获得抗结核新药贝达喹啉使用资质的医院。

20 日 全市卫生健康工作会议举行,会议以习近平新时代中国特色社会主义思想为指导,总结 2018 年全市卫生健康改革发展工作,部署 2019 年卫生健康系统各项重点任务。市政府副市长栾新出席会议并讲话,市政府副秘书长于冬泉主持会议。

22 日 国家卫生健康委医疗服务价格与成本监测培训班在青岛举办。

26 日 市疾病预防控制中心荣获 2017—2018 年度全省健康教育工作先进集体称号,并在全省健康教育业务工作大会上以“健康教育业务工作引领科研之体会”为题作经验交流。

市妇女儿童医院荣获 2018 年度山东省先天性结构畸形救助项目优秀定点医疗机构称号,并在由中国出生缺陷干预救助基金会、山东省卫生健康委主办,山东大学齐鲁儿童医院承办的先天性结构畸形救助项目工作推进会上作经验交流。

4 月

1 日 国家卫生健康委在青岛大学附属医院西海岸院区召开“互联网+医疗健康”发展及便民惠民服务新闻发布会。国家、省、市 50 多家新闻媒体参加发布会。

17 日 市政府副市长栾新督导检查齐鲁医院(青岛)和青岛大学附属医院崂山院区安全生产工作,实地查看医院门诊楼的消防设备设施、安全通道、消防监控室、食堂等,询问值班情况,观看医护人员现场演示灭火器使用方法等。

17 日—23 日 市卫生健康委组织各区(市)卫生健康局和全市医疗机构开展 2019 年“世界卫生日”义诊周活动。

25 日 青岛市举办第 33 个全国儿童预防接种日主题宣传启动活动。

28 日 市卫生健康委召开全市职业健康工作培训会议,传达 2019 年全国职业健康工作会议精神,解读 2019 年青岛市职业健康工作要点,讲解最新修订的《职业健康检查管理办法》。

市委副书记、市长孟凡利调研市胸科医院和市精神卫生中心医疗卫生事业发展情况,了解医院日常运营、医疗队伍建设、老院区改扩建规划等情况。

5 月

2 日 市卫生健康委选派参与斯里兰卡科伦坡爆炸事件医疗救护工作的医务人员结束任务返回青岛,自然资源部第一海洋研究所向市卫生健康委、市市立医院和市精神卫生中心的倾力相助表示诚挚的感谢。

8 日 市卫生健康委组织召开 2019 年全市卫生法治监督食安工作暨综合监督深化落实年动员部署会议,学习贯彻全国、省、市有关会议精神,总结交流 2018 年全市卫生法治、“放管服”改革、综合监督和食品安全风险监测工作,部署 2019 年综合监督深化落实年等重点工作任务。

10 日 《青岛市控烟标识制作标准与设置规范(试行)》即日起实施。

12 日 市卫生健康委在全市卫生健康系统部署开展 2019 年“5·12”防灾减灾日宣传活动,宣传活动的主题是“提高灾害防治能力,构筑生命安全防线”。

由青岛内分泌糖尿病医院主办的全国首届内分泌糖尿病整合医学泰斗教授专题研讨会在青岛召开。

14 日 全国结核病防治健康促进培训会议在青岛召开,市卫生健康委在会上作交流发言。

23 日 中国疾病预防控制中心病毒病预防控制所揭牌仪式暨全市公共卫生大讲堂在市疾病预防控制中心举行。

29 日—31 日 全国政协视察团就“推进医疗联合体建设和发展”情况来青视察。

30 日 全国政协副主席何维到青岛市海慈医疗集团,考察调研“推进医疗联合体建设和发展”工作开展情况。

31 日 青岛市举行 2019 年山东省暨青岛市世界无烟日宣传活动启动仪式。

6 月

11 日—12 日 博鳌亚洲论坛全球健康论坛大会在青岛西海岸新区中铁青岛世界博览城开幕,大会以“健康无处不在——可持续发展的 2030 时代”为主题和“人人得享健康”为口号,设置 28 场分论坛、4 场创新项目路演会、16 场重要活动以及全球健康博览会开幕式,来自 55 个国家和地区的 2600 名代表参会,以汇聚全球健康领域共识、整合医药卫生和大健康产业智慧与资源、聚焦卫生健康问题和提升影响力为目的，讨论大健康相关领域热点，促进全球合作，汇聚良好意愿与智慧，共图人类健康的未来。国家主席习近平向大会致贺信，中共中央政治局委员、国务院副总理孙春兰宣读习近平主席贺信并致辞。日本前首相福田康夫，新西兰前总理希普利，韩国前总理韩升洙，全国人大常委会副委员长陈竺，省委书记刘家义，国家卫生健康委主任马晓伟，国务院副秘书长丁向阳，博鳌亚洲论坛全球健康论坛大会主席陈冯富珍出席开幕式。博鳌亚洲论坛秘书长李保东主持开幕式并致欢迎辞。陈冯富珍、刘家义、福田康夫和红十字会与红新月会国际联合会秘书长阿西先后致辞，世界卫生组织总干事谭德塞发来视频致辞。

博鳌亚洲论坛全球健康论坛大会全体大会举行，全国人大常委会副委员长陈竺作主旨演讲，新西兰前总理希普利，国务院国有资产监督管理委员会秘书长彭华岗，国家医疗保障局局长胡静林，国家中医药管理局局长于文明，国家药品监督管理局局长焦红，中国残疾人联合会主席张海迪，省委常委、市委书记王清宪，海尔集团董事局主席张瑞敏等 20 余人先后发言。

中共中央政治局委员、国务院副总理孙春兰到青岛市社区卫生健康服务机构、智慧医疗全科中心，了解普及健康知识、加强健康管理、开展健康促进情况。

博鳌亚洲论坛全球健康论坛大会青岛健康产业合作项目签约仪式在西海岸新区中铁青岛世界博览城会议中心举行，25 个项目现场签约。

国家中医药管理局局长于文明一行到即墨区中医医院、即墨区南泉卫生院、北泉村中心卫生室、西海岸新区智慧医疗全科中心、西海岸新区中医医院、博鳌亚洲论坛全球健康论坛大会中医药体验区，实地察看即墨区中医医院中医专家一条街、中药房、煎药室、中医药博物馆、针推理疗科，即墨区南泉卫生院健康驿站、国医馆及北泉村中心卫生室，西海岸新区智慧医疗全科中心国医馆、中药房、智慧药房中药智能调配系统、中医药文化体验区、中医文化长廊及中药材展示区，详细了解全科中心的基本情况、家庭医生团队的组织架构、签约情况及中医药人员的绩效考核及工资收入情况，实地察看西海岸新区中医医院智能免煎颗粒中药房、中医专家一条街、治未病科、远程会诊中心、康复科、骨伤科，详细了解医院的基本情况、中医药特色优势发挥、学科建设、中医药文化及中医药在公立医院改革中发挥作用等情况，关切询问医务人员的工作情况及在院患者的就医治疗情况，实地参观博鳌亚洲论坛全球健康论坛大会中医药体验区中医特色文化展示区、中医特色疗法体验区、中医特色诊疗设备体验区、中医特色运动项目展演区四大展区，现场查看各项中医操作项目和体验项目，在西海岸新区主持召开中医药医改工作座谈会，听取山东省和山东部分市、区(县)、中医院中医药医改工作的汇报。

14 日—15 日　市卫生健康委赴甘肃省陇南市调研推进卫生健康领域东西部扶贫协作对口支援工作，与陇南市卫生健康委签署《2019 年东西部卫生健康扶贫协作协议书》，到陇南市人民医院、妇幼保健院看望慰问对口支援的医疗人员，实地考察陇南市武都区桔柑乡卫生院等基层医疗机构。

21 日　中国妇幼保健协会首届党建工作和妇幼健康文化建设经验交流会在青岛举办。

7 月

1 日　青岛市全面启动“互联网＋药具发放服务”，举办全市药具信息化平台试点业务培训班。

3 日　全市卫生健康系统中医药综合改革推进工作视频会议召开，总结评估中医药综合改革推进情况，部署中医药综合改革工作任务。

5 日　市市立医院在由中华医学会消化内镜学分会食管胃静脉曲张学组主办的“2019 全国食管胃静脉曲张及其伴发疾病诊治研讨会”上，荣获“中国食管胃静脉曲张诊治规范基地”称号，山东省仅两家医院入选。

7 日　市中心(肿瘤)医院通过国家 PCCM 专科医师规范化进修(专修)基地评选。

8 日　市精神卫生中心与北京大学第六医院达成合作意向，举行“北京大学第六医院合作医院”“国家精神心理疾病临床研究中心青岛分中心”签约揭牌仪式。

10 日　国家食品安全风险评估中心来青调研并在市疾病预防控制中心召开座谈会。

11 日　市卫生健康委开展全市中小学生近视防控调研工作，召开中小学生近视防控策略专题座谈会，听取学校在近视防控方面采取策略措施、实际工作中遇到的问题困难和意见建议的汇报，到青岛市华夏眼科医院实地了解医院在学生视力监测、视光档案建设、健康教育宣传等方面所开展的工作。

青岛西海岸新区管委与青岛市妇女儿童医院签订《共建青岛市妇女儿童医院西海岸院区合作协议》，

双方将根据《全国医疗卫生服务体系规划纲要(2015—2020 年)》共同建设青岛市妇女儿童医院西海岸院区。

12 日 省疾病预防控制中心专家对青岛市公共场所健康危害因素监测工作进行督导。

15 日 市中心(肿瘤)医院首次应用速锋刀(EDGE)加速器开展立体定向放射外科治疗技术(stereotactic radiosurgery, SRS)为肺癌脑转移患者实施治疗。

16 日—17 日 中国疾病预防控制中心督导青岛市丙肝防治工作,核查丙肝病例报告数据及实验室检测等情况,检查医院就诊者丙肝病毒感染率调查工作进度,并现场给予指导和解答。

26 日 山东中医药大学青岛中医药科学院揭牌仪式在市级机关会议中心举行,市委副书记、市长孟凡利出席揭牌仪式。

市市立医院通过国家级胸痛中心认证。

30 日 市卫生健康委组织召开全市卫生健康重点工作推进暨党建工作会议。

市卫生健康委召开"不忘初心、牢记使命"主题教育调研成果交流会暨专题党课报告会。

8 月

8 日 市卫生健康委召开全市食源性疾病监测工作推进会,落实全省食源性疾病监测县乡村一体化试点工作培训班会议精神,部署食源性疾病县乡村一体化监测工作。

青岛市中医药健康文化推进行动暨崂山区第五届"中医药文化节"在崂山区社区卫生服务中心正式启动。

9 日 由中华预防医学会劳动卫生与职业病分会主办,青岛市中心(肿瘤)医院和浙江省医学科学院承办的"第三届中日石棉危害学术交流会暨中国第一次间皮瘤病例讨论会"在青岛召开。

12 日 国家医疗保障局召开疾病诊断相关分组(Diagnosis Related Groups, DRG)付费国家试点工作启动会,确定青岛市为山东省唯一试点城市,市市立医院入围青岛市首批试点医院。

20 日 市中医医院(市海慈医院)与国家中医药领军人才"岐黄学者"连方名中医工作室签约成立"山东中医药大学附属医院生殖健康中心",并举行揭牌仪式。

9 月

6 日 市卫生健康系统第一届职工运动会在国信体育场举行。

7 日 由海峡两岸医药卫生交流协会老年医学专业委员会主办、青岛市市立医院承办的第四届海峡两岸医药卫生交流协会老年医学专业委员会年会暨第五届青岛国际医学论坛老年医学分论坛在青岛开幕。

青岛大学附属医院与安顺市西秀区人民医院合作,应用 5G 网络技术和我国自主研发手术机器人,成功远程操控实施全球首例 5G 超远程机器人腹腔复杂手术。此次手术的顺利实施,标志着我国 5G 远程医疗与人工智能应用达到新高度,为推动智慧医疗和分级诊疗落地提供更广阔的空间。

9 日—10 日 国家卫生健康委卫生健康监督中心副主任胡小濛一行调研青岛市卫生健康监督执法工作,听取青岛市卫生健康监督执法资源整合及近年来重大活动卫生监督保障、海水淡化行业卫生监督、执法规范化信息化、卫生监督执法专项攻势等重点工作开展情况的汇报,实地调研考察市卫生健康委综合监督执法局、薛家岛街道衡山路社区卫生健康服务站(智慧全科中心)、西海岸新区公共场所客具消毒全过程记录等场所和工作,与省、市、区卫生监督机构有关负责人、工作人员进行交流座谈。

17 日 市卫生健康委组织召开全市职业病危害项目申报暨"六大行业领域"尘毒危害专项治理推进工作培训会议,举办"新时代职业健康的机遇与挑战"专题讲座,讲解"职业卫生管理与行政处罚关键点分析",培训新版职业病危害项目申报系统操作使用方法,城阳区、西海岸新区卫生健康局作典型经验介绍。

全国加速康复外科 ERAS 培训参观交流会暨"肝胆外科 ERAS 标准病房"授牌仪式在武汉举行,青岛市市立医院肝胆胰外科被授予全国"肝胆外科 ERAS 标准病房",成为全国第二批获此资质的医院(科室)之一,也是山东省首批、青岛市唯一获此资质的医院。

17 日—20 日 全国药具系统干部综合素养及信息化业务培训班在青岛举办。

20 日 市十六届人大常委会第十八次会议表决通过《青岛市实施〈中华人民共和国献血法〉若干规定》。

20 日—22 日 2019 世界华人医师年会暨中国智慧医疗高峰论坛在山东青岛举行。年会围绕"让医学插上智慧的翅膀”的会议主题，深入探讨智慧医疗领域的机遇和挑战，深化国内外在相关领域的合作交流，携手全球华人医师共同为人类的健康事业发展贡献力量。大会由世界华人医师协会、中国医师协会、青岛市人民政府主办，青岛市卫生健康委、青岛市科技局、百洋医药集团共同承办，来自 20 余个国家/地区的华人医师代表 1000 余人参加会议。

21 日　第五届青岛国际医学论坛主论坛在香格里拉大酒店举行，论坛由中华医学会《中华医学信息导报》主办，青岛市卫生健康委员会、世界华人医师协会协办，青岛市市立医院承办，论坛主题为“上合医路”，世界华人医师协会会长、中国医师协会会长张雁灵，青岛市政府副市长栾新，中华医学会杂志社副社长刘冰出席论坛。

市市立医院与北京大学护理学院全面共建签约，开启深度合作。

22 日　市第三人民医院在上海召开的“高血压患者 PA 筛查诊断技术研讨会暨 ChinaPAPS 登记研究推进会”上被授予“全国原发性醛固酮增多症筛查基地”称号。

23 日　市卫生健康委组织举办青岛市健康素养监测技术培训班，动员部署居民健康素养监测工作，就国内外健康素养研究进展、2019 年青岛市健康素养监测方案及注意事项等内容进行培训授课，讲解监测专用 APP 使用方法，并现场指导调查员进行 APP 的安装和操作使用。

26 日　国家卫生健康委主办的健康中国行动——合理膳食行动推进会在青岛召开，国家卫生健康委副主任李斌出席会议并讲话，山东省政府副省长于杰致辞，中国工程院院士王陇德作合理膳食专题报告，国铁集团和有关餐饮行业协会发出合理膳食行动倡议。

国家卫生健康委副主任李斌一行先后到崂山区第二实验小学和青岛市疾病预防控制中心调研。

10 月

11 日—12 日　哈尔滨市政府副市长陈远飞一行到青岛市考察医养结合工作，召开座谈会，实地考察圣德老年护养院、大枣园老年养护院、灵珠山老年护养院和中康颐养护理院。

12 日　市卫生健康委 2019 年派出的第二批援藏支医人员圆满完成为期 3 个月的工作任务返回青岛。

16 日　安顺市政协主席杨华昌、安顺市政府副市长周丽莉一行到青岛大学附属医院崂山分院、青岛福彩养老院就远程医疗、医养结合养老服务等工作进行调研考察，就两地卫生健康系统对口支援和扶贫协作工作进行交流。

市卫生健康委召开青岛市地方病专项攻坚行动推进会，会议强调地方病专项攻坚行动的重要性，部署工作重点，通报 2019 年各区(市)碘缺乏病和饮水型地方性氟中毒监测结果，梳理各区(市)在攻坚行动中存在的问题并提出下一步的工作建议。

17 日　庆祝中华人民共和国成立 70 周年暨“不忘初心、牢记使命”主题教育全省卫生健康系统典型事迹报告团巡讲报告会在青岛举行。

20 日　中华医学会第 25 届心身医学分会年会暨心身医学国际论坛在浙江宁波落下帷幕，青岛市市立医院荣获“中国心身医学整合诊疗中心”称号，成为全国第二批、全省第三家、青岛市唯一获此殊荣的医院。

22 日—23 日　市卫生健康委召开全市放射卫生管理工作培训暨职业病危害项目申报培训会议，解读放射卫生工作现状及监测意义、医用辐射防护监测方案及放射诊疗相关标准，探讨国内放射卫生管理工作所面临的形势与对策，对放射机构防护检测、监测、评价管理工作进行辅导，并讲解国家新版“职业病危害项目申报系统”。

25 日　市卫生健康委举办全市健康科普宣传教育培训班，深圳市卫生健康委宣传处负责人王岭、四川大学华西医院宣传部部长郑源、青岛日报理论部主任编辑朱寰授课。

27 日　国家卫生健康委科教司巡视员金生国、医学教育处处长程明到青岛市市立医院，就住院医师规范化培训专项工作进行调研座谈。

29 日　“心血相连共筑文明阳光之家”青岛市第九个“美丽乡村爱心献血驿站”落户李沧区上流佳苑社区。

30 日　青岛市全国社会心理服务体系建设试点推进工作现场会议召开，传达市委常委会决议，解读全国社会心理服务体系建设试点方案等相关文件内容，落实国家试点工作要求，全面部署青岛市社会心理服务体系建设工作，实地参观胶州市青少年健康成长指导中心、胶州市社会心理服务中心、胶北街道综治中心(社会心理服务中心)、城阳区社会心理服务中心、瑞阳心语体验训练基地，邀请国家级心理咨询师举办专题讲座。

青岛市卫生健康系统2020年招才引智双选会及校园招聘系列活动启动。

11月

5日—7日　由市卫生健康委、市总工会、团市委、市妇联等部门联合主办，市中医医院承办的青岛市第七届“健康杯”中医药经典临床技能大赛举行。

8日　市卫生健康委员会、市中医药管理局委托青岛市中医药学会编印并发布《青岛市中医药特色服务指南(2019年版)》。

市卫生健康委党组书记、主任隋振华一行赴平度南村镇南朱家庄村，实地查看帮扶建成的排水沟、健身广场、制帽厂、党员活动中心、村卫生室等，到平度市第四人民医院、平度南村兰底卫生院、平度市第二人民医院实地调研。

14日　市疾病预防控制中心和市中医药管理局共同开展的“提升居民中医药文化素养，推进国家中医药综合改革试验区建设实践项目”获得2019年度中华中医药政策研究奖。

15日　市市立医院通过中国房颤中心专家认证，并在第十届扬子江心脏论坛会议上被授予“中国房颤中心示范基地”称号，为青岛市唯一获此殊荣医院。

16日　市卫生健康委举行“述理论、述政策、述典型”报告会，市卫生健康委5位领导班子成员和6位处长围绕贯彻落实党的十九届四中全会精神、强化提高人民健康水平制度保障、推进全市卫生健康事业和健康产业高质量发展等进行“三述”。

22日　全市合理膳食行动暨食源性疾病病例报告信息化工作现场会召开，贯彻落实健康中国行动及省卫生健康工作推进会精神，推进青岛市合理膳食行动和国民营养计划实施。

26日　市政府新闻办召开新闻发布会，介绍青岛市国家中医药综合改革试验区建设暨振兴国医行动开展情况，并现场回答记者提问。

市卫生健康委员会主办，市精神卫生中心承办的青岛市首届心理健康指导师培训班正式开班。

28日　市市立医院生殖医学科通过山东省人类辅助生殖技术“夫精人工授精(AIH)”技术正式运行评审专家组现场验收。

28日—29日　国家卫生健康委食品司二级巡视员李泰然一行到市疾病预防控制中心，参观理化和微生物检验实验室，听取青岛市食品安全风险监测和国家海洋食品技术合作中心工作情况，并对相关问题进行解答、提出建议。

中国疾病预防控制中心调研组到青岛市开展全国社会心理服务体系建设试点工作调研，先后观摩胶州市青少年成长中心、胶州市婚姻家庭辅导中心、胶州市社会心理服务中心、中云社区卫生服务中心、胶北综治中心、山东青岛监狱、城阳区社会心理服务中心、瑞阳心语心理服务基地，详细了解社会心理服务网络搭建情况。

12月

3日　市政府与山东中医药大学在府新大厦签署战略合作协议。根据协议，双方将共建山东中医药大学附属青岛医院，将该院打造成为中医特色突出，基础设施先进，专科技术卓越，综合实力雄厚，服务品质优良，集医、教、研、创于一体的一流中西医结合医院，大大提升青岛市中医药服务水平。省委常委、市委书记王清宪出席签约仪式，并会见山东中医药大学党委书记武继彪一行。

11日　市商业职工医院整建制并入市妇女儿童医院交接仪式在青岛市商业职工医院举行。

12日　胶州召开深化医改暨国家级紧密型县域健共体建设试点启动会议，率先启动国家级紧密型县域健共体建设试点工作，市卫生健康委、胶州市政府、胶州市卫生健康局共同为3家健共体单位授牌。

13日　市卫生健康系统首批行风监督员聘任暨行风建设座谈会召开。

市卫生健康委党组开展2019年度全面从严治党主体责任暨党的建设落实情况检查工作。

15日　市卫生健康委党组书记、主任隋振华参加2019年“三民”活动并作述职报告。

市政府正式印发由市卫生健康委起草的《关于加快建设一流医疗中心城市的意见》。

18日　市中心医院率先在青岛市成功开展18F-DCFPyL(PSMA前列腺特异性膜抗原)PET/CT显像，这一技术的突破标志着青岛市医院在此项技术上达国内先进水平，解决青岛市此类患者只能去北京等地医院检查的困难。

19日　全市民营医疗机构党的建设工作现场会召开。

26日　山东省卫生健康委印发《关于公布第三批省级健康促进县(市、区)建设评估结果的通报》，公布第三批省级健康促进县(市、区)建设评估结果，青岛市西海岸新区、李沧区、城阳区等三区成功通过第三批省级健康促进区建设评估,至此,青岛市省级以上健康促进区(市)达六个。

27 日　全国第二批“规范化肿瘤营养治疗示范病房”授牌仪式在北京举行,市中心医院肿瘤内二科、肿瘤综合治疗科获“全国规范化肿瘤营养治疗示范病房”称号。

28 日　由国家卫生健康委员会医政医管局和健康报社联合举办的 2019 年度改善医疗服务典型经验交流推广会在北京召开,市市立医院获“2019 年度全国改善医疗服务典型案例奖”。

30 日　市政府新闻办召开新闻发布会,市卫生健康委介绍青岛市“全面两孩”政策实施和人口与计划生育管理服务改革进展情况,并现场回答记者提问。

工 作 进 展

体 制 改 革

深化分级诊疗制度建设

2019年，市卫生健康委抓好重要医改政策文件拟定和改革任务部署。市委办公厅、市政府办公厅印发《关于进一步深化医药卫生体制改革的实施意见》，聚焦抓好深化医改五项制度，提出32条具体改革措施。印发《2019年深化医药卫生体制改革重点工作及责任分工》，确定36项医改重点工作任务，明确“路线表”和“施工图”。理顺领导体制和运行机制。调整市深化医改领导小组、市公立医院管理委员会。召开市深化医改领导小组全体会议、全市深化医改重点任务推进会，指导各区（市）调整医改领导小组和公立医院管理委员会。组织开展深化医改十周年评价工作，刊发专题访谈。对标先进总结培育典型经验。《青岛改革》第14期刊发《我市深化基层医改，持续提升人民群众健康获得感》经验做法，即墨区人民医院荣获“医共体建设模范奖”，是山东省内唯一获奖县级医院。

健全现代医院管理制度

2019年，协调市政府办公厅印发《关于印发青岛市建立完善现代医院管理制度实施方案的通知》，提出15项重点改革措施。青岛大学附属医院成为建立健全现代医院管理制度国家级试点医院，青岛市中心医院、即墨区人民医院成为省级试点医院。成立全市医院党建工作指导委员会，制定《青岛市医院党建工作指导委员会工作规则》，印发《青岛市公立医院章程参考样范本》《青岛市公立医院党委议事规则》《青岛市公立医院院长办公会议事规则》《青岛市公立医院党委书记职责》《青岛市公立医院院长职责》《青岛市公立医院党委“三重一大”决策制度》等规范性文本。制定《青岛市建立完善现代医院管理制度实施方案》责任清单，推进工作落实。全市57所参加公立医院综合改革的医院率先推进建立健全现代医院管理制度工作，全部拟定工作推进方案。

完善全民医保体系建设

2019年，青岛市深化支付方式改革，成为山东省唯一的DRG付费改革国家试点城市，逐步实现从“按项目付费”到“按病种付费”的变革。实施区域包干助推医共体建设，在西海岸新区、即墨区医共体开展试点。调整医保支付政策促进分级诊疗，提高居民在基层医疗机构门诊大病的报销比例，拉大6家三级甲等医院起付标准差距。推进价格与招标采购改革。推动200多家公立医院成立全市公立医疗机构药械采购联合体，协调周边4个城市建立跨区域招标采购联盟。启动医保药品最高支付限额设定工作，按不高于集中采购平台价格确定支付标准。优化医保服务体验。在全市68家社区医疗机构设置医保工作站，推出两项“秒办”服务，95%的对外服务实现全程网办，

337 家医药机构实现“一卡通行”，省内异地就医更加便捷。持续开展打击欺诈骗保专项治理行动。探索实施整合式新型长期护理保险制度，职工护理保险资金通过医保基金划拨、财政补贴、个人账户代扣渠道筹集，全市实现城乡全覆盖，惠及 865.6 万城乡参保人，其中职工 366.6 万人、居民 499 万人。

加强分级诊疗制度建设

2019 年，基层医改取得新成就。农村六个区(市)全部获得国家紧密型县域医共体建设试点，位列副省级城市第一。建成 17 个县域医共体，建成使用 11 个集中服务中心，医共体专家下沉基层达 6000 余人次，服务基层百姓达 100 余万人次，双向转诊 11000 余人次。国务院深化医药卫生体制改革领导小组第 74 期简报专题刊发《山东省青岛市持续深化基层医改》的医改典型经验。在城阳区开展家庭医生签约服务“三高共管”“三级协同”模式试点，升级家庭医生签约服务信息平台，实现二级及以上医疗机构提前 2 天为基层家庭医生团队发放预留专家号源功能。全市建立家庭医生团队 1664 个，常住人口签约 322.78 万人，签约率达 35%，开具免费药物 20 余万盒，减免费用 120 余万元。启动基层名医评选工作，推进乡村医生“区(市)管镇聘村用”管理模式，率先在全省开展乡村医生定向培养，90 名定向培养医学生在校学习。提高乡村医生基本药物补助标准，为老年乡村医生发放生活补助约 2.29 亿元。实施基层卫生“三下三强”活动，开展村卫生室标准化示范建设引领提升工程，镇街卫生院全部完成标准化建设任务，实现乡村村卫生室服务全覆盖。

完善卫生综合监管体系建设

2019 年，市卫生健康委打造“三级四层”综合监督执法体系，组织实施行政执法全过程记录制度国家试点工作，推行医疗机构“3＋1”监管模式，建立医疗机构事前、事中、事后全过程监管制度。实行监督执法“双随机抽查”制度，在市级建立按专业随机抽查机制，在区(市)建立按行业随机抽查机制。强化卫生健康综合监督执法，查处行政处罚案件 266 件，罚款 66.5 万元，没收违法所得 18 宗共计 14 万元，有力保障群众健康权益。

法 治 建 设

依法履行政府职能

2019 年，市卫生健康委统筹推进法治政府建设。组织实施《关于贯彻落实法治政府建设的实施意见》，印发《2019 年卫生健康系统法治政府建设工作计划》。全面落实“放管服”改革任务，制定权责清单，对权责事项进行细化。印发《青岛市卫生健康委员会关于进一步做好“证照分离”改革有关工作的通知》，推动公共场所卫生许可告知承诺制落地。建立公共服务事项流程再造责任清单。规范性文件“立改废并举”，将修改《青岛市实施〈中华人民共和国献血法〉若干规定》提报为 2019 年市人大地方性法规立法完成项目，修订《规范性文件制定管理办法》，开展文件清理工作。推行“双随机、一公开”监管工作，制定事中、事后监管工作规范。

健全依法决策机制

2019 年，市卫生健康委制定《重大行政决策合法性审查制度》和《重大行政决策程序规定(试行)》。加大审核力度，未经审查的文件材料不得提交会议讨论、不予上报或发文。建立法律顾问管理制度，出台《法律顾问管理办法》，组建法律顾问小组，研究和处理复议案件、涉诉案件，对涉及卫生健康全局性的重大决策事项、重大突发事件提供法律咨询和服务，为依法行政提供法律保障。

规范公开文明执法

2019 年，市卫生健康委完善行政执法三项制度。制定《青岛市卫生行政执法信息公示办法》《青岛市卫生健康委员会卫生健康行政执法全过程记录制度》《重大行政执法决定法制审核办法》《案件审理委员会工作规程》，对执法公示、全过程记录、法制审核三项制度明确责任，进一步规范行政执法行为。对行政执法权力清单、责任清单、处罚流程等执法信息进行公示。执行重大行政执法决定法制审核制度，实行行政执法人员持证上岗和资格管理制度，落实行政执法人员常态化培训和日常考核制度，建立执法人员退出机制。加强行政执法保障，卫生健康部门及其执法机构履行执法职责所需经费纳入政府预算。

强化行政权力制约和监督

2019年，市卫生健康委加强党风廉政建设和反腐败工作，推进行政执法监督体制改革，推进市、区(市)卫生健康综合监督执法机构和行政监督执法队伍建设，组织开展行政执法监督综合检查，完成全市卫生健康行政执法监督体制机制改革任务。加强预算执行审计、经济责任审计、专项审计等，实现内部审计监督全覆盖。开展“向市民报告、听市民意见、请市民评议”活动，完善政府信息公开制度，拓宽公开渠道，规范工作流程。

完善纠纷化解机制

2019年，市卫生健康委落实《青岛市行政复议和行政诉讼纠错报告办法》，应诉4起行政诉讼案件，无败诉案件发生。健全医疗纠纷预防化解机制。推进以人民调解为主体，院内调解、人民调解、司法调解、医疗风险分担机制有机结合的医疗纠纷预防与处理制度建设。依法依规处理信访事项，规范信访工作程序。

提高法治建设能力

2019年，市卫生健康委以法治素养和法治能力为用人导向，贯彻执行《青岛市卫生计生系统“七五”普法实施意见》，落实“谁执法谁普法”的普法责任制，被授予全省“七五”普法中期先进单位称号。开展医院法治建设试点工作。制发《青岛市卫生健康委员会关于加强全市医疗机构法治建设工作方案》，在全市医疗机构全面开展医疗机构法治建设工作。

规划发展与信息化建设

推进卫生重点建设项目

2019年，加快推进市公共卫生中心等项目建设。完成市精神卫生中心项目、市胸科医院项目规划方案设计；市海慈医疗集团康复中心、青岛第二卫生学校助产实训楼项目竣工验收；市公共卫生中心完成总包和监理单位招标。引进建设清华大学附属青岛医院、同济大学附属东方医院胶州医院、山东大学齐鲁医院(青岛)二期和蓝谷医院等高水平医院，优化优质医疗资源布局。

深化“互联网＋医疗健康”服务

2019年，在电子病历评审、电子健康卡、“互联网＋医疗健康”等方面实现突破。组织6家医院通过电子病历系统功能应用水平4级评审，13家医院通过电子病历系统功能应用水平3级评审；三级医院全部完成电子健康卡改造，17家医院开展电子健康卡应用；完成“一卡通”号源与家庭医生系统对接，基层群众提前9天预约到号源；远程医疗物理网络实现市、县、村全覆盖。全国互联网＋医疗健康发展及便民惠民服务发布会在青岛召开，与会领导对青岛市“互联网＋医疗健康”建设成果给予高度评价。加强网络安全，举办全市卫生健康行业网络信息安全培训会，组织开展“区域诊疗一卡通”平台应急演练。顺利完成“护网2019”网络安全攻防演练及海军成立70周年庆典、博鳌亚洲论坛全球健康论坛大会、庆祝新中国成立70周年以及跨国公司领导人庆典峰会重大活动期间的网络安全保障工作，无重大网络安全事件发生。

一流医疗中心城市建设

2019年，牵头起草《关于加快建设一流医疗中心城市的意见》，由市政府印发实施。提出建设国家区域医疗中心、构建整合型医疗卫生服务体系和打造生命健康产业发展技术支撑平台三大攻坚任务。对标上海、深圳，学习深圳在政府卫生投入、社会办医财政扶持政策等方面的先进经验，提出优化医疗卫生资源布局、完善财政补助政策、合理减轻医疗卫生企业税费负担、加强人才引进和培养4项保障措施。

实施健康中国行动青岛方案

2019年，成立健康中国行动青岛推进委员会，形成整体联动、全面推进工作的格局。起草《青岛市人民政府办公厅关于印发推进健康青岛行动实施方案的通知》。充分先进城市，结合青岛市实际，形成16项重大专项行动，行动内容充分体现青岛特色，设置主要指标34项。

疾病预防控制

疾病预防控制体系建设

2019年，市卫生健康委推进编制政策落实，两级疾控招聘27人，其中市级15人。推进基础设施建设，市公共卫生中心项目完成初步设计和概算立项。加强实验室装备配备，两级财政投入疾控机构实验室装备经费1485万元，其中市级325万元。增强实验室能力，顺利通过国家实验室认可专项监督和省资质认定扩项评审，全年完成各类样本检测近1.6万份。深化体制机制改革，积极推动市人社、财政等部门开展全市公共卫生机构管理新机制试点改革，在原有基础上提升绩效工资总额水平。

重大突发疫情及重大疾病防控与干预

2019年，全市通过国家传染病报告信息管理系统报告甲、乙、丙类法定传染病22种30134例，与上年同期相比上升1.87%；甲、乙、丙类传染病总发病率为320.75/10万，与上年同期相比上升0.74%；死亡40例，死亡率为0.43/10万，与上年同期相比上升31.87%。全市无甲类传染病病例报告，乙类传染病以乙肝和肺结核为主，丙类传染病以手足口病和其他感染性腹泻病为主，其中流行性感冒、乙肝和猩红热均比上年有所增加。全市传染病疫情总体平稳，无重大传染病暴发流行。

免疫规划

2019年，全市免疫规划疫苗接种2578158剂次，接种率均在90%以上；非免疫规划疫苗共接种858278剂次；适龄儿童免费水痘疫苗和脊灰灭活疫苗分别接种255930剂次、93933剂次。推广智慧化预防接种门诊和电子签核系统，建成5家智慧化预防接种门诊，50%以上预防接种门诊实现电子签核。“琴岛微苗”公众号关注人数达24.5万人，实施便民惠民新政策，非免疫规划疫苗实现移动支付。开展技术练兵，在山东省卫生健康委和山东省总工会联合举办的2019年山东省基层预防接种工作岗位技能竞赛省决赛中青岛市以总分第一的成绩荣获团体一等奖，部分人员获得个人单项奖。

地方病防治

2019年，全市报告疟疾19例，均为境外输入性病例。发病率为0.20/10万，与上年同期比下降20.83%。报告死亡病例1例，死亡率为0.01/10万。市疾病预防控中心在全市二级以上医疗机构和镜检站开展“三热”(疟疾、疑似疟疾、不明原因发热)病人血检工作，实行消除疟疾月报告制度。对全市7个饮水型氟中毒病区(市)开展以村为单位的全覆盖监测，监测病区村1178个，检测氟斑牙21486人，覆盖人口947585人。开展青岛市重点人群碘营养调查，对青岛市8～10岁儿童、孕妇进行抽样检测，检测8～10岁儿童尿样2000份、孕妇尿样1000份。检测结果表明青岛市居民尿碘含量中位数达到国家消除碘缺乏病的标准，碘摄入量适宜，碘营养状况理想。

艾滋病防治

2019年，全市发现并报告艾滋病病毒感染者及艾滋病病人533例，与上年同期相比增加18.2%，其中感染者403例、艾滋病病人130例，死亡36例，新发现HIV/AIDS病例报告准确率、及时率均达到100%。注重HIV抗体筛查，加强社会组织及医疗机构等主动检测的宣传动员、物资保障及技术支持。开展HIV抗体筛查1224914人次，比上年同期增加13.0%；确证阳性数419例，比上年同期增加12.0%，宣传、检测工作力度和病例发现能力均稳步提升。

医 药 管 理

深化医药卫生改革

2019年，市卫生健康委推进分级诊疗制度建设，印发做好三级医院分级诊疗工作的通知，转发开展城市医联体建设试点工作的通知，召开多次城市医联体建设调度会议，市内四区建成2个紧密型城市医联体、23个松散型城市医联体、15个专科专病联盟，规划布局13个城市医联体网格。全市12所三甲医院除儿科、急诊外全部取消普通门诊输液，并公布第一批100家基层输液单位名单。

2019年，市卫生健康委深化“放管服”改革。梳理完善权责清单，承担行政裁决、行政检查、公共服务等权责事项48项，开展行政许可现场踏勘及备案管理工作，办理审批事项200件。

2019年，市卫生健康委开展公立医院绩效考核。印发青岛市公立医院绩效考核工作实施方案、考核细则，拓展完善青岛市公立医院综合管理绩效考核与评价系统，考核范围为全市40家二级及以上公立综合医院。

2019年，市卫生健康委转变药学服务模式。开展“2019年青岛市提高抗菌药物认识周”活动，开展“儿童药品临床综合评价”工作，落地抗癌药品配备使用政策，实施基本药物全额保障惠民工程，抗菌药物管理体系建设达标率上升至90.67%，住院患者抗菌药物使用达标率上升至94.78%。在国家卫生健康委药政司基本药物制度综合试点座谈会上，介绍《青岛市扎实推进慢病患者基本药物全额保障工作》经验做法。市妇女儿童医院成为第一批国家试点单位承担“儿童第二代抗组胺药物临床综合评价”工作。

提升医疗服务能力

2019年，市卫生健康委开展区域医疗中心建设，联合三部门印发创建国家、省区域医疗中心工作方案，申请将青岛市纳入国家区域医疗中心建设布局，组建工作专班，成立5个专项保障组，确立由青岛大学附属医院牵头青岛市市立医院等9家医院，共同围绕9+6个专业合力建设的规划布局。

2019年，市卫生健康委优化医疗资源配置，组织开展二、三级医院等级评审评价工作，开展“双招双引”工作，完成10所三级医院、10所二级综合医院等级复审工作。贯彻执行“两证合一”“一次办好”等“放管服”改革措施，按照“非禁即入”的原则，鼓励和支持社会资本举办医疗机构，为社会各界投资者提供政策咨询和现场指导，新登记社会办各类医疗机构558家，同比增幅为16.2%。完成招商医疗机构2家，在谈项目3个。

2019年，市卫生健康委继续开展六大中心建设，出台申报省级胸痛中心、卒中中心、创伤中心的指导文件，组织市级胸痛、卒中和创伤联盟开展国家、省和市级中心创建培训工作，推进全市医疗机构国家、省“六大中心”申报工作，成立青岛市胸痛、卒中、创伤中心和癌症规范化诊疗病房建设专家委员会，发布青岛市卒中急救地图2.0版。2家机构通过国家胸痛中心认证、3家机构通过省级胸痛中心的认证；国家卒中学会授牌单位1家；3家县级创伤中心；省级癌症规范化诊疗病房建设单位9个、市(县)级癌症规范化诊疗病房建设单位 11 个。至此，全市建成 41 个卒中、胸痛等专病中心和 11 个癌症规范化示范病房，其中国家级中心 3 所。

2019 年，市卫生健康委完善急诊急救体系建设，推进“强化院前急救服务体系”，新增 20 个急救站(单元)，市办实事任务全部完成。市内三区、崂山区、城阳区、青岛西海岸新区急救单元增至 103 个，全市急救单元增至 177 个，覆盖密度提升 110%，急救响应时间缩短至 11.7 分钟，实现平均 5 万人口 1 个急救单元的国家急救网络布局标准，网络布局完善程度、服务能力走在全国前列。联合多部门出台《青岛市救护车专项整治方案》。会同市公安局、市市场监督管理局、市交通运输局、市医疗保障局五部门联合出台《关于开展非急救转运社会化服务工作的实施意见(试行)》，协助和支持青岛康鸿优护送健康服务有限公司在省内率先建成非急救转运社会化服务平台，开通 96120 特服号码，日均订单约 40 车次。

2019 年，市卫生健康委推动基层精准帮扶，确定平度市、莱西市市属医院工作目标，协调指导平度市、莱西市的 8 家医疗机构与省属、市属医院在原有医联体建设基础上进一步细化帮扶需求，明确帮扶目标，签(修)订帮扶协议并落实。帮扶医院累计安排 174 名专家提供门急诊服务 1521 人次、手术 374 台次，开展查房 1575 人次，举办各类讲座 211 次，组织义诊 13 次、巡回医疗 12 次、远程医疗 16 次，接受进修培训 77 人次，接收规培 5 人，开展新技术 2 项。

夯实医疗质量基础

2019 年，市卫生健康委开展专项整治，印发并着力推进《青岛市卫生健康委员会关于贯彻落实省医疗乱象、涉及民生问题整治等 3 个专项方案和进一步改善医疗服务 60 条措施开展专项整治攻坚行动的通知》《全市卫生健康系统便民正风行动实施方案》，建立 11 个工作专班，制定专项整治攻坚任务作战图，建立工作信息月报制度，累计检查医疗卫生单位家 6336 次，累计处罚医疗机构 614 家，累计罚款 34.94 万元、没收违法所得 13.79 万元。

2019 年，市卫生健康委强化审批事前指导，落实《青岛市营利性医疗机构设置指引(2018—2020 年)》等“证照分离”改革配套文件。在医疗机构执业登记、变更注册和校验过程中，对医师、护士等基本要素进行核查，因要素不达标等原因，暂缓校验机构 6 家，累计注销机构 389 家。

2019 年，市卫生健康委开展医疗质量控制，加强医疗技术管理。将《医疗质量管理办法》、《医疗技术临床应用管理办法》以及行业标准、规范等纳入质控标准，开展专题培训，实施质量检查，实现全年区域全覆盖，推动医疗质量的同质化发展。印发《关于贯彻执行〈医疗技术临床应用管理办法〉的通知》，转发《医疗技术临床应用管理办法实施细则》，组织开展专题培训，将技术管理纳入日常管理范畴，确保技术合法合规开展。

改善提高医疗服务

2019 年，市卫生健康委进一步改善医疗服务，印发《进一步改善医疗服务 60 条措施(2019 年)》和做好互联网诊疗服务工作的通知，召开医疗服务重点工作调度汇报会，实施 11 项 60 条措施改善患者就医体验。二级以上医院预约诊疗时段精确到 30 分钟以内，提供移动支付等“一站式”结算服务。全市建成 6 所互联网医院，远程医疗覆盖二级以上公立医院、镇街卫生院，公立社区卫生服务机构覆盖率达 64%。

2019 年，市卫生健康委全面深化优质护理服务，贯彻落实《山东省护理事业发展规划(2017—2020 年)实施方案》，推进优质护理服务向非临床科室和基层医疗机构延伸，全市二级及以上医院病房开展优质护理服务覆盖率 100%，一级医院病房覆盖率 90%，责任制整体护理服务模式全面推行。评选出青岛市延伸优质护理服务十大创新案例，并宣传推广。制定《VTE 预防护理工作标准》《静脉治疗护理工作标准》《非计划拔管(UEX)护理质量评价标准》等 8 项护理质量评价标准。举办 2 期护理管理人员培训和工作交流会，举办深化护理改革讲堂 128 场次，385 名专科护士为 6919 名百姓提供专科护理服务，对 14707 出院患者进行回访，护理工作满意度达 98.41%。

2019 年，市卫生健康委努力满足医疗服务多样化需求。加大麻醉师招聘政策支持力度以满足群众无痛分娩舒适化医疗服务需求，将麻醉专业作为紧缺专业之一，纳入市卫健委组织的校园招聘。对全市无痛分娩工作开展情况进行调研，印发《关于进一步加强分娩镇痛工作的意见》。公布第一批无痛分娩医院名单，对分娩镇痛知识进行科普宣传。组织“世界卫生日”“服务百姓健康”“医路同行，伴您健康”义诊活动。

保障医疗质量安全

2019 年，市卫生健康委打造智慧血液管理平台，联合市财政局印发青岛市智慧血液管理平台建设方案，在青岛大学附属医院率先试点智慧城市血液物联网管理，在国内率先以全市为单位打造智慧血液管理平台，实现血液采集、制备、库存、运输、交接、临床使用全过程智能监管，试点医院临床获取血液时间由20分钟缩短到1分钟，血液报废率为零。

2019年，市卫生健康委推动医疗废物全程监管，印发基层医疗卫生机构“小箱进大箱”工作方案，在城阳区率先试点医疗废物信息化全程监管，印发推进医疗机构生活垃圾分类管理的通知，建成141处中转站，覆盖5494所基层机构，6区(市)实现全覆盖。全市建成国家考核区域内开展生活垃圾分类工作的医疗机构有163家，占比93%，配备分类收集容器4287个。

2019年，市卫生健康委规范外来器械消毒使用管理，制发《关于加强医疗机构外来医疗器械使用管理工作的通知》《青岛市医疗机构外来医疗器械处置流程》《青岛市医疗机构外来医疗器械交接登记表》《青岛市医疗机构外来医疗器械清洗消毒交接单》等文件，制定安全使用管理制度和严格的使用管理流程，严格外来医疗器械供方资质审核及评价制度，市消毒供应质控中心定期组织质控专家进行专项质量检查，加强“医政+监督+质控”的分级联合督查模式，将医疗机构外来医疗器械的清洗消毒灭菌质量检查结果纳入年度质控目标。

切实加强行风建设

2019年，市卫生健康委完善行风建设体系，制发《进一步加强全市卫生健康系统行风建设工作实施方案》，调整行风建设工作领导小组成员，完善行风建设工作机制，印发便民正风行动实施方案，开展纠正医药购销和医疗服务中不正之风、医疗乱象、医疗卫生领域涉及民生问题专项整治活动。从人大代表、政协委员、民主党派、新闻媒体、律师等关心卫生健康事业发展的社会人士中聘请首批20名青岛市卫生健康系统行风监督员，召开首批行风监督员聘任暨行风建设座谈会。构建和谐医患关系，调整青岛市医调委医学专家库成员，处理12345热线投诉202件次，信访20件，接听投诉、咨询电话830个，政民互动115条，政务热线671条。

社会办医健康发展

2019年，落实《山东省优化社会办医疗机构跨部门审批工作方案要求》，优化简化审批工作程序，尽可能缩短审批时限，全面实施二级及以下医疗机构“两证合一”，促进社会办医持续健康发展。全市新增社会办医疗机构573家，床位2077张，同比分别增长98.27%和43.14%，其中市级发证医疗机构执业登记14家，实际新增床位617张、牙椅77台，累计注册资金1.35亿元。

做好其他协调工作

2019年，市卫生健康委努力做好海军节、跨国公司领导人青岛峰会、青岛马拉松等64次医疗保障任务，累计出动急救车近50台次，参加保障人员600余人次，未发生一起责任保障事故。组织实施全国2019年医师资格考试工作，报名审核通过考生5788人，技能考核合格参加笔试考核4227人，最终2259人考试合格拿到执业医师资格证，青岛考区通过率为39%。参与多起突发事件的医疗救援，得到市政府应急办的表扬。

基 层 卫 生

基层卫生健康服务体系建设

2019年，市卫生健康委积极推进紧密型县域医疗卫生共同体建设，在全国首创一体化健康服务共同体即“健共体”，推动“以治病为中心”向“以健康为中心”转变，着力构建目标明确、权责清晰、分工协作的新型县域医疗卫生服务体系。6个区(市)被纳入国家“医共体”试点，列副省级城市第一位。全市建成18个县域“医共体”，其中紧密型“医共体”9个，围绕医学影像、远程医疗、检查检验、病例诊断、消毒供应等方面建成11个集中服务中心。

2019年，市卫生健康委突破基层卫生人才队伍建设，指导各区(市)通过转岗培训和加注全科医师等方式增加全市全科医生人数，全市全科医生达2086人，初步完成每万人配备2名全科医生的工作目标。联合省内医学专科学校率先在全省启动乡村医生合同制管理和定向培养，培养106人，累计招聘120名合同制乡村医生充实到村卫生室。建立基层人才激励机制，联合有关部门印发岛城基层名医选拔管理办法，每2年选拔一次，每次不超过50名，每人每月享受市政府津贴800元并纳入青岛市高层次人才库。全市基层医疗卫生机构新进人员989人，其中正高级职称23人、副高级职称188人。提高乡村医生待遇，将乡村医生基本药物补助标准提高一倍达到每月1000元以上。落实老年乡村医生补助政策，累计向1.9万老年乡村医生发放生活补助2.9亿元。

2019年，市卫生健康委创新“三高共管三级协同”服务模式。创新以家庭医生为核心、以卫生院和社区卫生服务中心为纽带、以二级以上医疗机构相关专科为支撑，推行“高血压、高血糖、高血脂”的共同管理(简称“三高共管”)，建立三级协同、医防融合的一体化分级诊疗服务模式，累计为20余万人次开具免费药物，减免费用140余万元。省卫生健康委将青岛市“三高共管”做法作为基层卫生综合改革典型案例向国家卫生健康委推荐。

基层卫生健康服务能力建设

2019年，市卫生健康委扎实推进优质服务基层行活动，组建管理、临床、护理等10个项目的280人的基层卫生专家库，组织评审组对19家达到基本标准的卫生院进行复核。出台《关于在城市社区卫生服务中心实行延时服务的通知》，实行午间和休息日延时服务，以满足人民群众就诊需求。中共中央政治局委员、国务院副总理孙春兰在博鳌亚洲论坛全球健康大会召开期间，视察青岛市西海岸新区薛家岛街道衡山路社区卫生健康服务站、李沧区沧口街道社区卫生服务中心，对基层卫生工作给予肯定。

2019年，市卫生健康委基层卫生服务机构标准化建设取得显著成效，102家镇街卫生院、41家公办社区卫生服务中心不断提升服务能力，8家社区卫生服务中心纳入社区医院建设试点范围，对17家卫生院进行等级评审。全市新增3家政府办社区卫生服务中心，建成50个特色专科科室，并对每个符合标准的特色专科科室给予5万元的资金补助。全面升级基本公卫信息平台，增设质控管理模块，开发设计“青岛市基本公卫服务项目绩效考核系统”，省内率先创新信息化绩效考核方式，推进项目精细化管理。全市各社区卫生服务中心、乡镇卫生院均实现电子健康档案管理并向居民开放，青岛市被确定为国家基层糖尿病和高血压医防融合重点联系城市。

健康扶贫工作

2019年，市卫生健康委搭建扶贫医疗保障网络。将12所省市级医院、22所区市级医院、115所镇街卫生院和社区卫生服务中心及所辖3204所村卫生室纳入定点机构，为贫困群众提供网格化管理与服务。全面落实“八个一”工程、“三免两减半”、“三个一批”、分类救治、“先诊疗后付费”、“一站式结算”、家庭医生签约服务等惠民政策。全市贫困人口救治率(含签约)为100%，25种大病救治率为100%，四种重点慢病救治率100%，慢病随访率100%。开展“微笑一生”农村唇腭裂患者专项救治公益活动，对青岛、日照两市72名患儿开展筛查工作。

2019年，市卫生健康委开展乡村振兴攻势。开展村卫生室标准化建引领提升工程，完成9个省级示范村卫生室和50个市级示范村卫生室建设工作任务，选派302名城市二级及以上医院支援基层医疗卫生机构，实现对口帮扶镇街卫生院全覆盖。选派12名城市三级医院医师到经济薄弱镇街卫生院挂职担任副院长，选派14名城市二级及以上医院医师对口支援平度莱西经济薄弱镇街卫生院。

卫 生 应 急

应急体系建设

2019 年，市卫生健康委加强卫生应急组织管理建设，成立以委党组书记、主任为总指挥，分管领导任副总指挥，相关处室和单位为成员的“一办八组”指挥组织体系，实行指挥部统一指挥，分管领导分组负责，应急办综合协调督导，专业组责任包干的工作机制。督导各区（市）卫生健康局和各医疗卫生机构按照分级负责、属地管理的原则，形成权责清晰的组织构架，全市各级卫生健康行政部门和区（市）级疾控、卫生监督机构，省市及区域性紧急医学救援基地负责卫生应急工作机构设置率达 100％。

2019 年，市卫生健康委加强卫生应急队伍建设。优化市级及区域性紧急医学救援基地应急队伍和专家库建设方案，开展市级紧急救援基地核心科室建设，组织开展灾难医学和“天津港事件”“航空紧急医学救援”等事件应急指挥决策和专业技术骨干培训演练，组织专家对重特大突发事件中易发多发伤情进行风险评估，指导各紧急医学救援基地按应急处置专业类别建立健全专家库，按标准配置相应的专业装备和仪器设备，形成专业门类齐全的医学救援体系。

2019 年，市卫生健康委加强应急物资准备及调用机制建设。优化完善市级卫生应急储备的种类、方式和调用机制，指导各区（市）及全市各类紧急医学救援基地合理确定应急物资储备种类、方式和数量。建立与国家、省、市相关部门的沟通协调，完善应急物资储备、调拨和监管的信息化管理机制，实现应急物资综合动态管理和资源共享。

2019 年，市卫生健康委积极推进突发事件医疗救援体系建设。会同市应急管理局与北部战区海军制定《青岛军地应急直升机起降工作机制》，组织编制《青岛市航空医疗救援应急预案》。组织专家就青岛市航空医疗救援体系建设进行调研论证，并向市发改委提出基础设施建设需求。协调市发改委、市应急管理局、市财政局、市政府办公厅督查室等部门积极推进“移动处置中心（移动医院）项目”建设，修订完善项目方案。

核心能力建设

2019 年，市卫生健康委完善卫生应急预案编制修订。制发《2019 年卫生应急预案修编和演练工作的通知》，组织专家进一步完善《委卫生应急预案手册》，完善组织框架和处置流程，组织对事件危害重、社会影响大、易发高发、流程复杂的类别流程进行梳理，修订完善涵盖组织框架、工作流程、应急处置及医疗救治 4 类 32 个工作流程，确保卫生应急响应规范有序有力有效。

2019 年，市卫生健康委积极开展卫生应急规范化培训。开展应急综合知识和专业技能培训，制发《2019 年卫生健康系统卫生应急培训计划》，举办市级突发公共卫生事件应急处置和紧急医学救援培训班，组织各级救援基地分管领导和救援队骨干 100 余人参加灾难医学培训，各区（市）、各单位积极组织开展逐级培训工作，全市各级医疗卫生机构举办 650 个班次卫生应急专业培训，近 7.5 万余名管理和专业人员参加全员培训。

2019 年，市卫生健康委组织开展各级应急演练。全面做好海军成立 70 周年多国海军活动、博鳌亚洲论坛全球健康大会、庆祝新中国成立 70 周年卫生应急保障任务，联合北部战区海军保障部组织开展突发“核与辐射”“化学中毒事件”“生物恐怖事件”卫生应急处置和紧急医学救援演练，联合青岛海关、大港和流亭机场海关模拟突发登革热输入疫情的应急处置，组织开展传染病疫情应急处置桌面推演，组织开展 H7N9 流感疫情和输入性传染病应对预案桌面推演和讨论。会同市级应急联动部门组织开展重大活动反恐、火车（地铁）站安保、胶州湾隧道、天然气石油管道突发事件等 26 项市级预案演练。指导区（市）和医疗卫生机构通过桌面推演、情景模拟、实战演练等形式开展各类针对性演练。各区（市）和医疗卫生机构组织 496 次各类针对性演练，参加演练 1.3 万余人。

2019 年，市卫生健康委加强监测预警和实验室检测能力建设。指导各区(市)加强辖区公共卫生安全监测预警体系建设,规范全市生物安全网络实验室应急检验检测标准方法和质量管理系统,组织崂山区、李沧区、西海岸新区、即墨区、胶州市、平度市6区(市)分子生物学网络实验室开展诺如病毒盲样检测考核,完善突发事件监测报告网络,完善风险评估、信息通报和共享制度,组织编写突发公共卫生事件监测周报22期、监测月报4期、突发公共卫生事件风险评估月度报告5期。

2019年,市卫生健康委继续实施市民卫生应急行为素养提升行动。会同市教育局、市应急管理局联合组织开展在青高校和职业学校卫生应急知识与基本技能网上培训和测试活动正式上线,编制《青岛市民卫生应急基本技能急救篇——急救常识"十六招"》系列知识,制作微信APP,在全市卫生健康系统组织开展卫生应急知识与技能"进机关、进企业、进社区、进学校、进农村、进家庭"(六进)宣传活动。

重大活动保障

2019年,市卫生健康委落实主体责任,建立卫生应急保障工作机制。制订完善《2019重大活动应急保障方案》,健全"一办五组"指挥和工作体系。组织市疾控中心、急救中心、中心医院、胸科医院、传染病院完善《核化生突发事件卫生应急处置方案》。建立重大活动保障常态化管理机制,启动与市政府应急联动单位和公安、海关、反恐、北部战区海军保障部等部门信息通报、工作会商、预案演练、专家研判和联合处置等合作机制,建立以"四个责任"和"三个负责"为主要内容的保障责任制。与北部战区海军保障部建立军地联动资源优势互补工作机制,联合印发《青岛市突发事件卫生应急军地联动合作机制》,与青岛海关签署《加强全面协作确保口岸安全合作协议》。与国家、省疾控中心及农业部动检所、中科院海洋研究所等建立快送快检联动机制,新发传染病病毒最快6小时可以初步判断。组织市中心医院、市胸科医院、市传染病医院、解放军971医院崂山分院等定点救治医院梳理核化生特效药物、试剂,建立与相关单位的采购联动机制。

突发事件处置

2019年,市卫生健康委加强重大传染病监测预警,重点落实源头控制、早诊早治、重症救治等防控措施,会同海关、北部战区海军保障部等有关部门共同研判疫情形势,强化部门间、地区间突发公共卫生事件的信息沟通、联防联控、协调联动工作机制。切实加强应急值守工作,规范三大类15项突发事件信息报告制度,在全系统实行行政和专业24小时"双值班、信息双报,信息快报",建立指挥机构和现场保障点联络员制度。严格执行突发事件信息报告制度,完善"高度敏感、注重关联""一条信息、两次核实、多方验证""边报告、边核实、边调度"信息接报处理制度,明确首报责任,加强舆情监测分析,接报突发公共卫生事件预警信息2788条,全部进行调查核实和处置,接报各类突发事件232起,组织救治伤员416人。

科技教育与交流合作

"双招双引"工作

2019年,市卫生健康委圆满完成博鳌亚洲论坛全球健康论坛大会服务保障工作,签约项目25个,项目总投资369.1亿元人民币,其中外资2.15亿美元;向参会代表发放"双招双引"、人才需求目录。与医疗卫生领域参会嘉宾建立联系,8家医疗机构与对接嘉宾初步达成合作意向。组织全市30家金融机构、60家企业与大会提供的81个路演项目进行对接,组织189位专业人员参加4场大会创新路演会议。成功主办"中日生命科学和医养健康产业发展论坛",协办"全球公共卫生论坛"等4场分论坛。借助高峰论坛契机开展招才引智工作,促成医疗机构与46名专家达成初步合作意向。全年新增学科引进、学科合作项目85个,比上年增加129%,新增国际合作项目37

个，比上年增加181%。

重点学科建设

2019年，市卫生健康委加强重点学科建设流程再造，助力创建国家区域医疗中心，建立会商机制，支持创建国家、省区域医疗中心学科，经费占到学科建设经费的50%。有51个学科进入《2018年度中国医院科技量值（STEM）》排行榜，比上年增长37.84%，列计划单列市之首。会同市财政局制发《青岛市医疗卫生重点学科建设和资金管理办法》《青岛市医疗卫生优秀人才培养项目建设和资金管理办法》。启动第三轮学科建设和人才培养项目。评审出2020—2022年度重点学科和优秀人才，其中A类学科12个、B类学科60个，学科带头人60人，优秀青年医学人才90人，财政继续每年投入3000万元进行滚动支持。

科研奖励

2019年，全市卫生健康系统新立项课题359项，年度总经费3498.5万元。其中国家自然基金课题79项，有2人首次获批山东省重大科技创新工程项目，1人首次获山东省省属优秀青年人才联合基金。获省科技进步二等奖3项、三等奖5项，占全省医疗卫生领域获奖总数的26%。市妇女儿童医院儿童心血管病成功获评省临床精品特色专科，市妇女儿童医院被推荐为国家级母婴安全优质服务单位。推荐83个项目参加2019年度青岛市科学技术奖励评审，获得科技进步奖42项，其中一等奖2项、二等奖25项、三等奖15项。申报2019年度山东医学科技奖39项。市妇女儿童医院的青岛市出生缺陷综合防治重点实验室、山东大学齐鲁医院（青岛）的青岛市线粒体医学重点实验室顺利通过市科技局组织的2019年青岛市重点实验室验收。

实验室生物安全管理

2019年，市卫生健康委圆满完成庆祝新中国成立70周年实验室生物安全保障工作，督导抽查74家单位、各级实验室383个，实施行政处罚126件。组织实验室生物安全从业人员培训，培训2800余人。

全科医师培训

2019年，市卫生健康委深化"强基固本"工程，继续做好全科医师规范化培训工作，在培41人，新招生住培全科方向10人。开展新一批全科医师转岗培训217人，至此，全市有1186人参加全科转岗培训。继续针对基层医师采取"按需培训"模式进行培训，开展62期，培训人数8000余人。与美国纽约大学RUSK康复研究院、美国杜克医疗签约共建"青岛市市立医院国际全科医师培训基地"。亚洲博鳌论坛期间，邀请美国资深全科医生郑大卫教授、杨乔欣博士开展全科骨干师资培训，以"聚焦国际水准，对标国际全科基地教学水平"为主题进行现场交流。

住院医师规范化培训

2019年，市卫生健康委加强基地建设，提升基地教学实力和建设水平。组织全市专培基地申报工作，开创全科等紧缺专业的学位衔接试点工作，加大信息化建设力度，推广全市住培基地进行电子化档案建设，加大基地资金投入力度，完善学员待遇。提升师资带教水平，将医院住院医师首次参加医师资格考试通过率纳入三级公立医院绩效考核指标。推广住培月度、季度考核制。鼓励各培训基地创新采用"以考代练"模式，实现考核模式与国家考试并轨。组织住院医师规范化培训年度考核和结业考核，通过率分别达98.93%、95.65%，位居省内前列，结业理论考核通过率达100%。

继续医学教育

2019年，市卫生健康委推行继续医学教育改革，优化学分审核认定流程，推进继续医学教育信息化建设，基本实现公立医疗机构继续医学教育信息化全覆盖。将部分民营医疗机构纳入管理系统，系统内有各级医疗机构427家，医务人员3.6万人。将民营医疗机构纳入继续教育管理系统，鼓励并批准民营机构申报继续教育项目的举措在山东省内属于首创。推进继续教育项目内容及形式改革，塑造精品会议，举办继教项目400余项，其中国家级5项、省级46项、市级350余项，完成2020年国家级、省级、市级继续医学教育项目申报770项。深入调查研究，对全市二甲以上医院科研骨干开展首届科研能力提升培训。

学（协）会管理

2019年，市卫生健康委出台《关于加强论坛等学术活动管理的通知》,加强对各类学术活动意识形态和廉政风险管理。召开学会工作会议。组织完成19个分会换届改选工作,组织成立15个青年委员会、8个专业学组。规范审批和监督专科分会举办学术会议。举办400余项学术会议,其中国家级会议10余项、省级会议20余项、市级会议370余项。推荐委员258名,青年学组成员101名,基层学组成员65名。

对外交流合作

2019年,市卫生健康委积极引导来访团组对接相关医疗机构,寻求合作契机,促成泰国三美泰医院与市市立医院商讨合作意向,美国哈佛医学创新中心与市第三人民医院签署合作协议,美国儿童心连心组织与市妇女儿童医院联合开展"儿童心连心——青岛市妇女儿童医院先心病教育培训项目"等。积极拓展与日本、韩国、美国在医疗健康领域的深度合作,推进青岛新华锦集团与韩国延世大学医疗院、韩国柳韩洋行(Yuhan)等韩国顶尖医疗科研机构的合作,加快中韩合作青岛世福兰斯医院建设;建立中日医疗健康合作平台,推动豪克集团引进日本高端医疗专家团队,筹建青岛国际友好医院;赴日洽谈医疗合作,与日方商定《胃肠疾病诊疗中心框架协议》《肿瘤及脑卒中康复治疗中心框架协议》,推动日本胃肠疑难诊断领域的多名专家定期来青开展门诊、经鼻胃镜、日式肠镜等内视镜检查和EMR、ESD等内视镜手术,在市中心医院建立日籍医师主理的胃肠道内镜检查和手术技术品牌;赴美访问开启与美国迈阿密癌症中心的合作,双方达成初步协议。邀请美国迈阿密癌症研究所米内什·梅塔一行访青,与市中心医院就癌症质子中心建设、医务人员赴美进修、远程会诊等合作进行对接并达成合作意向,推进肿瘤放疗学科建设与世界顶尖水平医疗机构的对标。

2019年,市卫生健康委积极承办2019世界华人医师年会。会议围绕"让医学插上智慧的翅膀"的主题,由世界华人医师协会智慧医疗委员会与中国医师协会智慧医疗专业委员会共同举办智慧医疗论坛,深入探讨智慧医疗领域的机遇和挑战,助力青岛市人工智能产业实现集群式发展。

综合监督与食品安全监测

综合监督体系建设

2019年,市卫生健康委印发《2019年全市卫生健康综合监督与食品安全监测工作要点》《市卫生健康委综合监督深化落实年活动方案》,组织召开全市卫生监督食安工作暨综合监督深化落实年动员部署会议,对加强监督执法体系建设、改革完善综合监管制度等重点工作任务进行部署。在全国案卷评查中,市卫生健康委提报的《贺某组织妊娠妇女进行非医学需要的胎儿性别鉴定案》获全国优秀典型案例。在综合监督提质增效年活动中,被评为全省综合监督提质增效年活动"先进单位",并在全省综合监督工作会议上予以通报表扬。开展卫生健康监督执法体系现状调研。推进医疗卫生机构主体责任落实,全面落实行政处罚"七天公示"制度。

综合监管工作

2019年,市卫生健康委在省内率先印发市级层面改革完善综合监管相关文件。起草《关于贯彻鲁政办发〔2019〕12号文件精神明确任务分工的通知》,以市政府授权件形式印发。印发《青岛市医疗卫生行业部门联络员会议制度》,在部门间建立综合监管协调机制。

监督服务保障工作

2019年,市卫生健康委制订2019海军节卫生监督保障活动方案,编印《2019重大活动卫生监督保障工作手册》,组织召开协调会、调度会、推进会,对全市卫生监督执法人员进行保障能力培训,协调推进各工作组、各区(市)保障工作有序开展。加强重点单位、重点区域监督检查，检查相关单位98家次，查出问题76个，下达整改意见书87份，全部整改到位。排查重点区域公共场所卫生1500余家，保障2019年海军节期间的公共卫生安全。做好博鳌亚洲论坛全球健康论坛大会服务保障工作，其间监督检查宾馆、国际会议中心等单位14家，检查控烟场所2517户次，发放禁烟标识3715份，对33家违反《青岛市控烟条例》的医疗机构和机关企事业单位进行查处和曝光。

综合执法

2019年，市卫生健康委以综合监督深化落实年活动为载体，组织开展医疗乱象、医疗机构依法执业、住宿场所、游泳场所、消毒产品、农村饮用水卫生、抗菌药物临床应用、健康体检机构等专项整治系列执法攻势12项，不断加大监督执法力度，严厉打击超范围执业、使用非卫、消毒隔离不到位、传染病防控不到位等危害群众身体健康和生命安全的违法违规行为，监督检查各类单位4.1万余家次，查处行政处罚案件2817起，罚款382.2万元，有力地保障群众健康权益。

食品安全风险监测与合理膳食工作

2019年，市卫生健康委制发《2019年全市食品安全风险监测实施方案》，对全市食品安全风险监测工作作出部署。采集十四大类样品共计2502份，获得监测数据3万多个。推进食源性疾病防控关口前移，将全市二级及以上医院、乡镇卫生院、社区卫生服务中心共计158家全部纳入食源性疾病哨点医院。上报食源性疾病病例15399例。通过食源性疾病暴发监测系统上报食源性疾病暴发事件165起，食物中毒处置率100%。在全省食源性疾病暨合理膳食工作推进会上作题为“提高专项资金使用绩效，全面推动食品安全风险监测工作”的交流发言。在青岛召开的健康中国——合理膳食推进会，国家卫生健康委副主任李斌对青岛市合理膳食试点工作给予高度评价。

老年健康

服务体系建设

2019年，全市推进医养结合示范创建工作，成立由市长担任组长、两位副市长担任副组长、市政府副秘书长及18个部门主要领导为成员的医养结合工作领导小组，各部门协同联动，统筹推进全市医养结合工作。市卫生健康委召开全市医养结合培训班，部署迎接国家对山东省创建全国医养结合示范省验收工作。开展迎接创建全国医养结合示范省评估验收20项攻坚行动，梳理创建工作存在的优势和不足。13个智慧健康养老社区、5个智慧健康养老示范基地(乡镇)、5个智慧健康养老示范企业、1个医养结合村、15个省级示范街道(镇)，作为省级医养结合市范创建重点调度单位。12人入选省卫生健康委医养结合专家库，其中医疗机构专家4人、高等医学院校专家2人、医养结合机构专家6人。青岛市“创新培育、打造医养结合青岛新模式”、即墨区“医护巡航、推进居家医养结合工作”材料入选国家卫生健康委评选的199例全国医养结合典型经验；城阳区城阳村社区居家养老服务中心、西海岸新区红石崖街道社区卫生服务中心、胶州市里岔镇卫生院、李沧区圣德老年护养院的先进经验入选全省首批医养结合典型案例。全市147家医养结合机构录入全国医养结合信息平台。建成“医中有养”机构49个，在医疗机构中开设养老床位、老年病房、康复病房、临终关怀病房等；“养中有医”机构94个，在养老机构中设置医院、医务室、门诊部；“医联结合”机构67个，将二、三级医疗机构与医养结合机构组成医联体；“养医签约”机构135个，组织基层社区卫生服务中心与尚未内设医疗机构的小型养老机构签订医养协议；“两院一体”机构14个，推行卫生院与敬老院(养老院)合二为一开展服务；“居家诊疗”机构490个，将医疗服务延伸至社区、家庭，为居家老年人上门提供健康管理和医疗服务。六种服务模式为老年人提供医养服务400余万人次。长期护理保险政策发展护理机构700多家，累计支付资金22亿元，6万多名重度失能失智老年人受益。在创建国家医养结合示范省验收评估中，国家卫生健康委将青岛市列为免检城市，中组部将青岛市开展居家医养工作列入公务员培训案例。中央电视台、山东电视台新闻联播分别报道青岛市“居家医养，医疗巡护”典型经验。青岛市区（市）基层医养结合工作经验在全省医养结合工作会议上作典型发言。

2019 年，市卫生健康委启动老年健康促进行动，开展失能、失智老人情况监测评估。在全市 6000 余个村（居）、209 个医养结合机构，启动对失能、失智老年人信息全面摸底调查，将摸排的 7.5 万余名失能失智老人信息全部录入医养结合信息管理平台。制发关于推荐老年健康综合管理试点示范社区的通知，在全市确定 10 个社区，开展老年健康综合管理试点示范工作，引入社会力量参与，开展老年健康教育、预防保健、疾病诊治、康复护理、长期照护、安宁疗护等服务工作，为试点社区内 65 岁及以上老年人提供医养结合服务。召开老年健康综合管理试点社区推荐工作座谈会。国家老年人心理关爱项目试点首期确定 6 个社区，组织人员参加国家、省相关业务培训，并对试点社区 4000 余名 65 岁及以上老年人，以集中或入户的形式开展心理评估和心理健康教育，增强老年人心理健康意识，改善老年人心理健康状况。推行老年人“健康护照”管理，组织 65 岁及以上老年人口免费查体 1 次，为 87.77 万名老年人建立健康档案，健康管理率达到 69.07%。推行家庭医生、医保门诊统筹和居家医养“三约合一”实名制签约服务，老年人家庭医生签约率达到 72%。

权益保障工作

2019 年，青岛市 60 岁以上户籍老年人口 186.8 万人，占总人口的 22.54%，比上年增长 0.54%。其中，80 岁以上老年人口 28.08 万人，占老年人口的 15.03%。市卫生健康委开展应对人口老龄化中长期规划研究。开展老年维权的法律宣传，编印发放老年维权手册和老年法律法规宣传册 3 万册，老年受众 10 万余人次。设立 3 个老年维权公众号，定期推送老年维权文章。组织资深律师参加中央电视台《法律讲堂》两期、青岛电视台《颐养青岛》法律栏目 80 期，编拍老年维权微视频 2 个，提高老年人维权意识。整合各级老年维权平台，开通 3 部 24 小时老年维权热线，接受 1356 人次法律咨询，及时调解处理涉老纠纷。编撰《青岛老龄》杂志 6 期印发 1.8 万册，开办健康老龄化电视栏目、教育专栏以及“空中老年大学”公益课堂，全年老年听众观众 100 余万人次。开展“爱心陪伴空巢老人”公益活动，注册志愿团队 182 个、志愿者 1.92 万人、城乡社区“爱心陪伴志愿服务基地”209 处。开展陪伴共和国同龄人、志愿服务进社区、母亲节、端午节、中秋节、重阳节大型主题活动 20 余场，直接和间接服务城乡空巢老人近 1300 人次。开展代际敬老主题系列活动，社会各界志愿者参与 4000 余人。开展“牵挂共和国同龄人”系列活动，举办“我和我的祖国”——青岛市老年人庆祝新中国成立 70 周年暨欢度重阳节文艺演出和老年人书法美术摄影大赛。元旦、春节和“老年节”期间，开展走访养老机构活动，发放慰问金和慰问品。成立由 60 个基层老年舞蹈团队加盟的“青岛市老年舞蹈联盟”，把老年健康教育辐射到基层，成为传播健康、积极老龄化理念、助力健康青岛建设的新生力量。“银龄欢歌大舞台”公益专场文艺演出 50 场，其中，养老机构、社区、部队慰问演出 36 场，剧场、大型活动场所举办 14 场。开展婚介联谊会 12 场，有 2100 多人次参加，接听咨询电话 590 个，接待来访人员 196 人次，为单身老年朋友电话联系约见 1728 人次，牵线 356 对，提升老年人晚年幸福指数。

健 康 产 业

“双招双引”工作

2019 年，市卫生健康委完善工作机制，成立青岛市卫生健康委招商引资招才引智指挥部，印发《健康产业发展攻坚行动方案（2019—2022 年）》，组建 49 个攻坚小分队。加强横向沟通，与市发改委等多部门密切配合，建立部门协调机制，共同研究制定健康产业招商政策和推进路径。联合各部门到各区（市）、产业园区以及项目现场实地调研、洽谈走访 50 余次。

加大对健康产业领域重点企业、高水平医疗机构、高校和科研院所的走访接洽力度，广泛收集“双招双引”信息。全系统外出走访企业和机构257家、在青接待会见535次。走访对接阿斯利康、费森尤斯、默沙东、艾伯维、吉利德、波士顿科学、辉瑞等跨国公司，华大基因、国药集团和华为等国内知名企业，清华大学、北京大学、上海交通大学、上海中医药大学、同济医科大学等国内知名医学院校，与多家企业和机构达成合作意向。山东中医药大学、省立医院已分别与市政府签约，合作建设山东中医药大学附属青岛医院、山东省立医院（青岛）两所高水平医院。积极搭建面向日、韩健康领域合作新平台，访问日本红十字会总医院、东京医科大学、藤田医科大学、京都大学附属医院、神户医疗产业推进机构、韩国延世大学、柳韩洋行、JK医疗集团等日、韩知名院校和企业，在医疗服务、健康养老、生物医药等方面达成多个合作意向。

招商引资

2019年，市卫生健康委通过搭建重大活动、优势企业、专业中介等招商平台，整合要素资源，拓展招商引资渠道。圆满完成博鳌亚洲论坛全球健康论坛大会、世界华人医师大会、跨国公司领导人青岛峰会等重大活动招商引资工作。博鳌亚洲论坛全球健康论坛大会期间，对接路演项目81个，集中签约医养健康项目25个，其中，17个产业投资项目投资额369亿元，项目合作方包括美国、瑞士、澳大利亚、日本、韩国等多个国家的知名企业和机构，涵盖高端医疗服务、智慧医疗、中医中药、医养结合、高端医疗器械制造、创新药物研发等多个领域。

重点产业项目

2019年，市卫生健康委实施“清单管理、挂图作战”，建立全市健康产业重点项目库，全面落实“双招双引”成果。每月通报项目推进情况，及时跟踪，动态调整。多部门联动，帮助解决项目推进过程中存在的困难，全市汇集健康产业项目118个，其中在谈项目33个、签约项目35个、新开工项目6个、在建项目35个、竣工项目9个，累计完成投资147.7亿元。以胶州东方医院、青岛世福兰斯医院为代表的医疗服务类项目，以杰华生物、修正（青岛）海洋健康谷为代表的生物医药类项目，以农谷颐养小镇、佳诺华国际医养健康小镇为代表的康养旅游类项目，以汉普森医疗手术机器人为代表的医疗器械类项目正加快推进。市卫健委完成到账外资9000万美元，合同内资60亿元的部门招商任务。

健康产业集聚

2019年，市卫生健康委与市政府多部门密切配合，推进医疗健康与养生养老、休闲旅游、体育健身、食品等行业深度融合发展。全市汇集12个特色鲜明的健康产业集聚区，全年新增产业项目32个，累计完成投资53.56亿元。

妇 幼 健 康

概述

2019年，市卫生健康委坚持“大卫生、大健康”的发展理念，推动“以治病为中心”向“以健康为中心”转变，本着“以保健为中心，以保障生殖健康为目的，保健与临床相结合，面向群体、面向基层和预防为主”的方针，紧紧围绕“降低孕产妇死亡率、婴儿死亡率和提高出生人口素质”的目标，对标对表全国先进城市，“学深圳、赶深圳”，全力推进妇幼健康事业高质量发展。

妇幼保健网络和队伍建设

2019年，全市妇幼保健三级网络不断完善，逐步构建起了以妇幼保健机构为核心、以基层医疗卫生单位为基础、以大中型综合医院专科医院为支撑的服务网络，服务能力和服务质量不断提升，为全市妇女儿童保健服务提供了有力保障。各区（市）均建有一家相当规模的妇幼保健机构，共有妇幼保健专业技术人员近1500人。全市有助产机构65处，建有市、区两级危重孕产妇救治中心14个、危重新生儿救治中心9个，承担全市常规助产服务和危重症患者救治工作。

母婴安全保障工作

2019年，市卫生健康委落实属地管理责任，坚持做好年度妇幼健康工作会、妇幼健康管理例会和母婴安全调度会等工作，不断强化区（市）卫生健康管理部门母婴安全属地化管理意识，提高其主动作为、及时处置和有效管控的能力，统筹属地医疗卫生资源为妇女儿童提供安全可靠的健康服务。加强健康教育工作。搭建11个微信自媒体宣传网络，发挥社区、村计生专干的作用，广泛开展妇幼保健健康教育工作，运用好官微、纸媒、电视台和广播等媒体，年内发布宣传材料100余次，创新性推出“孕产妇风险自测表”，正确引导孕产妇做健康管理第一责任人，做好正面工作。做好风险防控管理。以问题为导向，及时启动母婴安全风险评估工作，对母婴安全形势进行研判评估，明确风险点，制定应对机制，提前启动保障措施，做到有的放矢、统筹兼顾，加强对辖区内流动人口、无业妇女等弱势群体风险点的排查，做好孕产期服务。本市户籍活产数83118例，孕产妇死亡率7.22/10万，5岁以下儿童死亡率2.73‰，婴儿死亡率1.89‰，新生儿死亡率1.15‰。

出生缺陷三级防控

2019年，青岛市在出生缺陷综合防治工作中，先行先试，在全省率先成立市级出生缺陷综合防治中心，建立起覆盖“孕前—孕期—新生儿—儿童”的全周期、续贯式的出生缺陷防治体系，构建起“一中心十平台”的青岛模式。全市婚检人数58912人，婚检率70.07%；国家免费孕前优生健康检查项目检查59965人，覆盖率达113.57%；增补叶酸26683人，目标人群服用率97.18%。产前筛查总人数为100956人，羊水染色体诊断2755人。新生儿遗传代谢病筛查总数111633人，户籍筛查率99.79%；新生儿先天性心脏病筛查96089人，筛查率85.91%。

提升妇幼公共卫生服务项目工作质量

2019年，市卫生健康委落实新划入基本公共卫生服务相关工作规范，农村妇女“两癌”检查、基本避孕服务、增补叶酸预防神经管缺陷、国家免费孕前优生检查平稳有序过渡到基本公共卫生服务。全市农村妇女宫颈癌检查总人数130717人，项目完成率102.85%；乳腺癌检查总人数131867人，项目完成率103.75%，孕产妇健康管理服务和0～6岁儿童保健服务有序开展。高效推进艾滋病、梅毒和乙肝母婴阻断重大传染病防控项目，孕产妇HIV、梅毒、乙肝检测率均为100%，孕期检测率均为99.88%，母婴阻断率100%。孕妇外周血胎儿游离DNA检测35110人。对幼儿入园前健康检查工作进行优化，废止了不适宜文件，对全市幼儿入园前健康检查医疗保健机构专业技术人员进行培训，向社会公布相关医疗保健机构名单。加强出生医学证明管理，全市发放“出生医学证明”116594张。

培训与宣教

2019年，市卫生健康委举办基本公共卫生服务项目孕产妇健康管理及0～6岁儿童保健管理、新生儿疾病筛查项目管理及质量控制、青岛市爱婴医院建设暨母乳喂养促进、计划生育技术等各级各类培训班13个，培训相关人员3441人次。组织参加山东省出生缺陷防治技能竞赛，取得个人二等奖2个、三等奖1个及团体二等奖的优异成绩。利用官微、广播电视、健康讲座等形式，开展母婴安全、妊娠风险评估管理、“两癌”检查、高危儿童健康指南、儿童气道异物伤害宣传折页及宣传海报等主题专题，定期推出妇幼专业知识、政策解读等，开展儿童保健、出生缺陷防控、高危儿保健等大型义诊与公益活动，强化目标人群“自我健康管理第一责任人”的意识。

督导、考核与监测

2019年，市卫生健康委定期对母婴安全、出生缺陷综合防治、爱婴医院建设、母乳喂养促进、托幼机构卫生保健管理、妇幼健康信息管理、计划生育技术服务指导、健康教育等进行督导、考核和评估，并以问题为导向，用好约谈和通报机制，严肃问责追责，传导管控压力，落实问题整改，实现闭环管理。从数据报送、预审查询、验收反馈、错误修改等环节夯实源头数据质量，对各类数据进行质控，高质量统计与上报青岛市新生儿疾病筛查、听力筛查报表、叶酸报表、孕前优生报表等妇幼保健相关数据，保证数出有据、客观准确。

职 业 健 康

体系建设

2019年，市卫生健康委在省内率先建立三级职业健康监管网络。市、区（市）两级卫生健康监督机构均设立职业卫生监管相关科室，配备专兼职职业健康监督员40人。各区（市）在街道、镇依托安监办、计生办、监督工作站等建立职业健康专兼职执法人员或协管员，初步建立起市—区（市）—镇（街道）三级职业健康监管体系。各区（市）安排专人负责职业病危害申报工作，及时审核用人单位上报的职业病危害信息，建立重点企业台账。

执法监督

2019年，市卫生健康委开出全省职业健康行政处罚第一单。青岛市即墨区卫生健康局在执法检查中发现青岛华宇木业有限公司未按法定要求组织5名接触职业病危害的劳动者进行上岗前职业健康查体，依据《职业病防治法》有关条款，作出对该公司罚款人民币5万元的行政处罚。这是自职业健康工作转隶以后全省开出的首张职业健康罚单。

2019年，市卫生健康委加大职业健康执法力度，提升整治效果。监督检查用人单位734家，立案94起，罚款金额8.2万元，罚案件数列全省第二位。加强放射卫生监管，全市监督检查医疗机构568户次，全市放射卫生日常监督覆盖率100%，立案查处65起，罚款1.1万元。加强职业健康查体机构监管，对全市职业健康检查机构法定代表人（负责人）进行集体约谈，立案查处7起，罚款2.7万元。

创建“健康企业”典型

2019年，市卫生健康委引导全市企业改造升级，以“健康企业”建设为切入点，促进企业建立完善职业健康管理体系，改善作业环境和条件。一汽解放青岛汽车有限公司开展职业病危害风险分级管控和隐患排查治理双重预防体系建设，实施“机械化换人、自动化减人”“整体通风除尘”“三年降噪计划”“空调降温”等项目，最大限度减少职业病危害。企业员工通过三级职业卫生培训，防护意识明显增强，完成了由“要我防护”向“我要防护”转变，实现了“健康工作、从我做起，健康企业、共建共享”。一汽解放青岛汽车有限公司成为全省“健康企业”的典范，《大众日报》对该公司的经验做法进行了宣传报道。

尘肺病防治

2019年，市卫生健康委组织实施尘肺病防治攻坚行动。强化组织领导，与各级政府签订尘肺病防治攻坚行动目标责任书，各级政府将尘肺病防治纳入政府议事日程。联合10部门制发《青岛市尘肺病防治攻坚行动实施方案》，实施综合治理，做好尘肺病患者分类救治救助工作。制发《2019年重点职业病监测项目工作方案》，将13种尘肺病全部纳入重点职业病监测内容，开展尘肺病主动监测与筛查试点工作。开展职业健康监管执法人员培训，举办培训班，培训率100%。

专项治理

2019年，市卫生健康委开展重点行业职业病危害专项治理。制发《青岛市矿山、冶金、化工、建材、汽车制造、铅酸蓄电池生产等行业领域开展尘毒危害专项治理工作方案》，以防范遏制职业性尘肺病和化学中毒高发为核心目标，突出重点单位，深入企业严格执法，推动用人单位落实主体责任，从源头上控制和消除职业病危害。召开区（市）卫健局分管局长调度会，对六大行业领域尘毒危害专项治理工作进行部署。全市整治非煤采矿企业14家、冶金企业11家、化工企业169家、汽车制造企业80家、水泥企业12家、建材企业74家，立案处罚63家。

职业病监测

2019 年，市卫生健康委组织对 28 种重点职业病进行监测，逐步摸清重点职业病底数。在 10 个区(市)抽取 335 家单位作为监测点，开展用人单位工作场所职业病危害因素主动监测，调查了解职业病危害因素分布及浓度(强度)水平。选取 7 家医院作为职业性放射性疾病监测点，开展个人剂量监测，调查放射防护情况。开展职业性尘肺病病例随访调查，了解掌握 710 例现在存活的尘肺病病例健康状况，建立健康档案。

职业病防治宣传

2019 年，市卫生健康委组织开展《职业病防治法》宣传周活动，投入 25 万元，在青岛电视台插播《职业病防治法》宣传片，在青岛交通广播开展有奖知识竞答活动，在《青岛早报》、微信公众号等媒体上开设专版，宣传职业病防治知识。全市共发放宣传册 1.3 万余册，宣传单页 4 万余张，组织现场座谈会 14 次。青岛市委主办的《青岛通讯》对宣传周活动进行报道。

“双招双引”工作

2019 年，“第三届中日石棉危害学术交流会暨中国第一次间皮瘤病例讨论会”在青岛市举办，市中心医院与浙江医学科学院及日本 JICA 项目组达成初步合作意向，拟成立山东地区间皮瘤诊疗中心，并向国家有关部门提交申请。

职业病诊断与鉴定

2019 年，市卫生健康委妥善处置职业病诊断与鉴定相关信访。针对有关劳动者在职业病诊断与鉴定方面的信访诉求，积极主动作为，多次召开专题会议，组织指导有关区(市)卫生健康局开展现场调查，出具书面调查结论，为劳动者进行职业病诊断提供依据。及时化解 4 例上访隐患，维护社会稳定。

人口监测与家庭发展

“全面两孩”政策执行情况

2019 年，青岛市户籍人口出生 8.88 万人，同比增加 0.32%，其中出生二孩 4.58 万人，占总出生的 51.52%，同比减少 7.94%。“全面两孩”生育政策落实进入常态化，政策执行符合预期。全市人口自然增长率 4.03‰，同比增加 0.33‰，育龄妇女总和生育率 1.51，同比增加 0.05，户籍出生性别比为 104.49，保持正常。预计 2020 年户籍人口出生为 8 万～10 万人。

人口监测

2019 年，市卫生健康委建立健全市、区(市)、镇街三级监测网络和风险防控措施，充分利用住院分娩、出生医学证明、接种防疫、公安落户等数据进行分析预警，与公安、民政、统计等部门的人口基础信息共享机制落实到位。部署国家人口监测项目点和项目运作，完成 2000 例育龄群众生育意愿调查。与市发改委等部门联合创新建立市人口统筹创新发展联席会议，有关人口数据的共享共用。

计划生育管理服务改革

2019 年，市卫生健康委优化为民服务事项流程、简化办理手续，12 项计划生育公共服务、行政征收、行政给付事项实现“网办”和“一次办好”，奖扶特扶金发放、一次性养老补助发放、再生育审批、婚育证明开具、独生子女证补办等工作完成流程再造。

婴幼儿照护、母婴设施建设

2019 年，市卫生健康委建立涵盖 16 个部门(单位)的 3 岁以下婴幼儿照护工作联席会议制度。对全市 0～3 岁婴幼儿照护服务情况开展摸底调查。积极参与申报国家普惠托育服务专项行动项目试点，7 个区(市)12个托育项目获批,预计新增托位920个,获批数量、新增托位数量位居全省前列。推进公共场所、用人单位母婴设施建设,建成和投入使用各类母婴设施406处,总建筑面积6682.2平方米,配置率达到95.55%。

奖励扶助制度落实情况

2019年,市卫生健康委全面落实国家、省、市计划生育利益导向政策。落实农村部分计划生育家庭奖励扶助制度,为农村部分计划生育家庭奖励扶助对象25.87万人发放扶助金2.55亿元,为39.73万人发放独生子女奖励费4523.63万元,为企业退休职工发放一次性养老补助7.75亿元,为育龄妇女发放住院分娩补助4129.75万元。

特殊家庭扶助关怀

2019年,市卫生健康委为1.6万余名特扶人员发放特别扶助金1.11亿元,全市建立特殊家庭信息档案10576份,配备落实双岗联系人17192人,发放计生特殊家庭方便就医卡13802张,为14087户计生特殊家庭开展家庭医生签约服务,为13810名特殊家庭成员进行免费查体。为3名特殊家庭成员提供再生育服务,为61名符合政策的特殊家庭成员申请保障性住房。

健康教育与宣传

健康教育与促进

2019年,市卫生健康委有力推进健康促进区(市)创建工作,崂山区被命名为第三批全国健康促进区,李沧区、城阳区、西海岸新区接受省卫生健康委组织的省级健康促进区评估验收考核,市南区、西海岸新区、即墨区通过市级健康促进区评估验收考核,被命名为市级健康促进区,平度市、莱西市申请开展市级健康促进区创建。

2019年,市卫生健康委健康有序推进教育基地建设,组织有关专家对市第五人民医院和市胶州中心医院2个新建基地建设情况进行评估验收,完成市级健康教育基地命名。结合重大节日和关键季节节点,组织开展慢病防控、肿瘤防治、中医药文化、口腔保健、无偿献血、心理健康、医疗急救等主题健康教育活动。有序推进平度市人民医院和莱西市人民医院2个市级健康教育基地建设。

2019年,市卫生健康委开展全市居民健康素养水平监测,在10个区(市)50个城乡监测点对5000个监测样本开展入户调查,形成居民健康素养监测报告,确定2019年度青岛市城乡居民健康素养为21.84%。组织全市健康促进与教育专业技术和健康科普宣传教育培训班,邀请北京大学、日本大阪大学教授,围绕如何开展健康教育与健康促进效果评估等内容进行授课。

科学普及

2019年,市卫生健康委利用主题日广泛深入宣传健康知识,全市卫生健康系统在各级各类宣传平台刊发健康知识科普文章10000余篇,制作健康教育公益广告宣传片3部,编印中国公民健康素养66条释义宣传册2万册、健康知识100题宣传册2万册、健康宣传海报2万册、致市民的一封信100万张、生命全程健康守护画册30万册。

2019年,市卫生健康委启动建设“青岛市市民健康大学堂”,组织健康教育专家录制健康教育精品课程20讲共40期1000分钟。制发《关于推荐“青岛市市民健康教育大学堂”建设点的通知》,开展“青岛市市民健康教育大学堂”建设点推荐工作,从全市基层社区(村)推荐首批122个“青岛市市民健康大学堂”。

2019年,市卫生健康委进一步深化健康教育“六进”(进家庭、进校园、进社区、进农村、进机关、进企事业单位)活动,为基层社区居民举办健康讲座1000余场,参与群众20余万人次。结合庆祝中华人民共和国成立70周年,组织青岛市卫生健康系统医务人员分赴基层社区，开展“医心报国，健康知识送基层”大巡讲活动，举办健康知识讲座 100 余场，逾万人受益。

新闻宣传

2019 年，全市卫生健康系统发表新闻稿件 32600 篇，其中，国家级媒体 1543 篇，省级媒体 5530 篇，市级媒体 25527 篇。为博鳌亚洲论坛全球健康论坛大会提供宣传素材，编印《青春之岛——健康无处不在》(中英文版)画册 2000 册，并推出画册电子版。网络推出《健康青岛全民共享》健康知识有奖竞答 10 期，累计参与 501282 人次；印发健康知识题宣传折页 40000 份。组织开展“以最美天使为榜样，做有温度的医者”主题宣传教育活动。组织推荐先进典型人物。组织参加“敬佑生命 · 荣耀医者”2019 公益活动。组织开展全市卫生健康十大新闻人物(团队)评选活动。组织举办“健康青岛 70 年”青岛市卫生健康事业发展图片展。在全市卫健系统组织开展“庆祝中华人民共和国成立 70 周年”系列宣传活动。

2019 年，市卫生健康委开展卫生健康社会宣传，利用市政府新闻发布平台举办 3 场新闻发布会，向社会发布青岛市慢性病现状及综合防控情况、青岛市国家中医药综合改革试验区建设暨振兴国医行动开展情况、青岛市实施“全面两孩”政策暨人口计生工作进展情况。联合新闻媒体开设卫生健康宣传专栏、专版、专题节目等，打造卫生健康宣传品牌。面向社会组织开展“天使风采”微视频大赛。围绕“护士节”“医师节”等卫生健康重大节日进行宣传。围绕市卫生健康委中心工作，组织各级各类媒体和宣传平台，对全市卫生健康工作会议、卫生健康惠企利民政策、“互联网＋医疗健康”新闻发布会、医疗体制改革、县级医院综合改革、社会心理服务体系建设、健康扶贫、治理医疗乱象、打击非法行医、扫黑除恶等工作进行深入广泛的宣传报道。

舆情处置

2019 年，市卫生健康委打造“一站两微”宣传平台，印发《青岛市卫生健康委员会官方网站和政务新媒体管理制度》《青岛市卫生健康委员会舆论监督事项整改工作机制》，强化制度建设，实施流程再造。加强政务网站管理，累计发布网站信息 400 余条。用好政务新媒体平台，微信发布信息 1900 余条，微博发布信息 2000 余条。建立舆情处置工作机制，加强舆情监测，监测、上报、处置舆情 135 起，没有发生重大舆情事件。

中医药工作

中医药事业发展规划

2019 年，青岛市委办公厅、市政府办公厅印发《关于进一步深化医药卫生体制改革的实施意见》，明确提出支持发挥中医药特色优势，不断提升中医药服务能力。市委副书记、市长孟凡利在贯彻落实《中共中央 国务院关于促进中医药传承创新发展的意见》时提出：“上合示范区建设有必要好好研究一下中医中药”，“这是我们的产品、技术、服务走出去的一个重要领域”。召开青岛市中医药工作联席会议，协调推进中医药综合改革重点目标任务，加快中医药综合改革试验区建设。青岛市政府与山东中医药大学就共建山东中医药大学附属医院(山东青岛中西医结合医院)签署战略合作协议，省委常委、市委书记王清宪会见山东中医药大学党委书记武继彪一行。

机构及内涵建设

2019 年，青岛市有各级中医医疗机构 680 家，中医床位 6385 张，中医类别执业医师 5130 人。其中，三级中医(中西医结合)医院 4 家，二级中医(中西医结合)医院 20 家，一级中医(中西医结合)医院 23 家，中医(中西医结合)门诊部 29 家，中医(中西医结合)诊所 604 家。积极筹建胶州市中医医院。在 3 家二级以上综合(专科)医院开展中医药适宜技术全科化试点工作。指导 3 家中医医院开展紧密型医(健)共体建设。开展社会办中医试点，全市社会办中医医院

49家。实施中医诊所备案制管理，统一全市服务指南，累计备案中医诊所141家。明确对医疗机构配制中药制剂实施备案管理，允许中药制剂在各级医疗机构内调剂使用。青岛市中医医疗质量信誉等级评定模式被国家中医药综合改革试验区第三方评估专家组认定为全国首创。组织举办青岛市第七届“健康杯”中医药经典临床技能大赛。青岛市代表队获山东省中医药经典临床应用竞赛团体一等奖。

2019年，市卫生健康委加强基层中医药服务能力建设，建成155个国医馆、40个精品国医馆，全国基层中医药工作先进单位达到4个。开展国药坊建设项目，遴选30个中药房、中药库、中药加工室、煎药室、中药文化展示区集中设置，提供个性化药事服务。在博鳌亚洲论坛全球健康论坛大会召开期间，青岛市西海岸新区智慧医疗全科中心中医药团队、李沧区沧口街道社区卫生服务中心中医药特色疗法得到与会嘉宾的充分肯定。

科教工作

2019年，市卫生健康委实施“科教兴业”战略，加强中医药科研工作，41个项目入选山东省2019—2020年度中医药科技发展计划项目，开展2018—2019年度青岛市中医药科研计划项目招标，遴选出10个中药制剂提升项目和67个中医药科研项目。引进高端中医药资源，与山东中医药大学共建青岛中医药科学院；打造山东中医药大学抗病毒协同创新中心、经方研究工程中心、脉学研究中心、外治新材料研究中心、海洋中药研究中心和人工智能研究中心等六大中心；占地13.97万平方米、总投资近8亿元、总建筑面积11.35万平方米的研究生院项目奠基动工；山东中医药大学青岛中医药科学院挂牌成立，并启动多个研究项目。山东省十大区域中医诊疗中心之一的肺病诊疗中心落户青岛。

人才培养

2019年，市卫生健康委深化中医药“十百千万”工程，多渠道引进中医药高端人才，全市引进包括10个国医大师在内的88个省内外知名中医药专家，并为每位专家建立传承工作室；青岛市中医医院引进首届国家中医药“百千万工程”领军人才——岐黄学者、泰山学者1名。积极开展各类中医药人才培养工作，推进中医药师承教育项目，培养第四批全国优秀中医临床人才2人、第四批全国中医（西学中）优秀人才研修项目培养对象2人、全国中医药创新骨干人才培养对象1人、全国中医临床特色技术传承人才培训项目培养对象1人、全国西学中骨干人才培训项目培养对象1人、全国中药特色技术传承人才培训项目培养对象2人、全国第六批老中医药专家学术经验继承工作继承人4人、全省五级中医药师承教育项目继承人34人。

健康服务

2019年，市卫生健康委创新中医药健康服务方式，印发《青岛市中医药特色服务指南（2019年版）》，从全市2293家提供中医药服务的医疗机构中，遴选出中医药特色较突出的170家医疗机构，介绍每个机构的基本信息和重点学科、名中医工作室、专病专技门诊、中药院内制剂等特色服务信息，方便市民获得优质中医药服务。实施“中医药＋”战略，大力促进中医药产业发展，实施“中医药＋旅游”战略，打造4个省级中医药健康旅游示范基地（项目）、4条中医旅游路线，建成11个中医药特色小镇（街区）；实施“中医药＋养老”战略，建成三种模式（中医院在老年公寓内开设老年病房、医院内设立老年护理院、医院养老院两院一体）的6家中医医养结合型医院；实施“中医药＋海洋”战略，管华诗院士团队联合青啤集团，利用现代海洋科技萃取海藻中药精华，研发出首款海洋中药健康饮品——王子海藻苏打水；实施“中医药＋农业”战略，坚持生态农业与中医药协调发展，引导开展中草药规范化种植，种植面积达到6万余亩；实施“中医药＋畜牧”战略，指导农牧科技企业利用中药替代抗生素饲养“生态猪”，实现年度营销300多万元，相关技术获国家发明专利和实用新型专利。

文化建设

2019年，市卫生健康委大力传承弘扬中医药传统文化。深入挖掘中医药文化资源，开展“三个十”中医药文化传播活动，遴选出体现中医药智慧、理念与方法的十个成语、十个故事（传说）、十个谚语，在搜狐网、大众网等媒体上刊发，传播中医药优秀传统文化。打造中医药文化宣传平台，开展青岛市第四届“三伏养生节”、青岛市第八届“养生膏方节”、青岛市2019年中医中药中国行——中医药健康文化推进行动等活动，大力宣传、普及中医药健康文化知识，提高广大居民中医药健康文化素养。建成集就医、研学、旅行于一体的皓博堂中医文化产业园。青岛市“提升居民中医药文化素养,推进国家中医药综合改革试验区建设”的案例荣获 2019 年度中华中医药学会政策研究奖。

对外交流合作

2019 年,市卫生健康委积极参与中医药“一带一路”建设任务,全力推进中医药国际合作。以中国—上海合作组织地方经贸合作示范区成立和博鳌亚洲论坛全球健康论坛大会召开为契机,与俄罗斯经济特区“莫斯科”科技城建立友好关系,并签署《中俄共建医疗产业园区合作谅解备忘录》,拟在中医药合作办医、中医医养结合、中医药人才培养、中医药临床教育、中医药旅游等方面开展合作。加强山东省首家院校合作的“国际学生中医药文化体验基地”建设,确定中医适宜技术、中医传统疗法等 6 个体验项目,接待上合组织国家留学生 5 批次 57 人,有力推进中医药文化的国际化传播。

行业安全管理

安全生产工作

2019 年,市卫生健康委定期召开安全生产工作会议,与直属各单位及驻青医疗机构 76 家单位签订“年度安全生产目标管理责任书”,制定并完成安全年度监督检查工作计划。组织检查 6 次,检查单位 237 家,查出隐患 674 个,已整改 663 个,整改率 98%。68 家医院通过安全生产标准化达标验收,隐患排查治理 181 次,发现问题隐患 752 个并得到有效整改。

2019 年,市卫生健康委制定医疗机构消防安全各项制度 124 项,健全安全管理制度 266 项,完善工作措施 193 项,修改各项预案 242 个,修改安全管理职责 169 项、岗位职责 152 项,制定操作规程 172 个,增加安全出口 1311 处,规范安全管理手册 143 个,增设消防安全标识 3322 个。组织全市医疗卫生机构安全生产培训。组织全市卫生健康系统举办消防和反恐防暴应急演练。

2019 年,全市卫生健康系统安保力量进一步加强,增加年轻精干安保人员 137 人充实到各医院,增加安保器材 500 余件套,全部达到配备标准。重点医疗卫生机构均成立应急处突小分队,增配防暴器材,委属各医院的重点要害部位全部加装防冲撞设施,强化培训演练。

信访工作

2019 年,市卫生健康委落实主体责任,巩固基层信访维稳根基。指导各单位切实履行属地和主体责任,落实党政主要负责同志第一责任人职责和“党政同责”“一岗双责”要求,把信访维稳工作纳入党委(支部)议事日程和党政工作全局,党委(支部)每季度至少研究 1 次信访维稳工作。增强主体责任意识,落实首接首办责任制,全面实现“排查全覆盖,纠纷全介入,问题不激化,矛盾不上交”,把矛盾化解在早、化解在小、化解在基层。

2019 年,市卫生健康委加强全面排查,确保重大活动平稳有序。全力做好“两会”、中国海军成立 70 周年海上阅兵活动、庆祝新中国成立 70 周年、博鳌亚洲论坛全球健康论坛大会等重大活动期间的信访维稳工作。建立信访隐患风险排查台账,主动与信访人所在街道和公安部门沟通联系,共同做好重点群体和信访人员的稳控工作。启动信访维稳信息“零报告”机制和联合值班工作机制,确保重大活动期间医疗秩序安全稳定。

2019 年,市卫生健康委落实信访积案领导包案责任制,顺利完成积案化解工作目标,化解率 83%。严格规范信访事项网上办理流程,推进信访事项登记、转办、受理、回复、送达等环节的顺畅衔接、严谨规范,确保信访事项按期办理率 100%。市信访局交办 10 件列入国家、省信访局满意度评价的信访事项,群众评价满意率 100%。信访基础业务规范化情况抽查考评平均成绩为 95 分。全市卫生健康系统信访法治化建设得到进一步的加强,建立健全依法处理涉法、涉诉信访问题会商机制和善后衔接机制,依法分类处理信访诉求工作进一步强化。

爱国卫生工作

病媒生物防制保障

2019年，结合海军节、博鳌亚洲论坛全球健康论坛等重大活动推进病媒生物防制保障工作，全市建成区病媒生物密度达到国家病媒生物密度控制水平标准C级要求，活动期间核心保障区达到A级要求。印发病媒生物防制保障工作方案、技术方案、应急演练方案等，明确任务、标准、技术要求、责任分工和工作节点，部署保障工作。全市累计投入经费约2000万元用于药品、器械和应急保障队伍采购保障。组建2支市级应急保障队伍，公开招标采购生物消杀药品50吨，各区成立相应的区级应急保障队伍，街道、社区配备消杀药品、设备和人员。发放储备的进口奋斗呐、普顿环保药物10吨。全市配备德国热烟雾机6台，美国背负式超低容量喷雾机16台，大型消杀车辆16辆。印发宣传海报、宣传彩页15万份，媒体宣传100余篇。开展集中培训，组织各区开展"送培训进社区"，开展实战应急演练。组织各区及有关部门开展集中灭鼠、灭蟑螂活动，累计投放鼠药500多吨，开展爱国卫生月活动，全市出动15万余人次，清运各类垃圾1万余吨，动员群众翻盆倒罐清理蚊孳生水体，统筹组织对重点区域开展集中消杀。定期组织在全市开展孳生地整治和集中灭蚊行动，开展春、冬季集中灭鼠行动。

控烟宣传与执法

2019年，在全市开展控烟集中宣传月活动，制发《青岛市爱国卫生运动委员会办公室关于进一步做好控烟工作的通知》《青岛市控烟标识制作标准与设置规范》，统一印制10万份控烟标识海报免费在全市发放。与青岛广播电视台联合制作专题控烟节目，各种媒体宣传控烟100余次。举办宾馆、酒店、餐饮企业等重点场所控烟培训班。组织公安、市场监管、卫生健康监督、新闻媒体对部分机关办公场所、休闲娱乐场所控烟情况进行联合执法检查，向80余个单位发出禁烟警告，曝光33家单位，发送督办函7份，拆除火车站、地铁站、台东步行街等人员密集区域灭烟柱、吸烟小屋等违规装置120余个。

2019年，各控烟监督管理部门加大控烟执法力度，市市场监管局出动执法人员180余人次，检查控烟场所92家次，各区（市）市场监管部门开展检查36336家次，出动执法人员72700余人次。市卫生健康委综合监督执法局组织联合执法544次，日常执法累计33800批次，对于整改落实不力的单位处罚81家，处罚金额11400余万元，个人查获18人次，收缴罚款14人次。交通运输局通过LED屏幕进行禁烟宣传，公交地铁等公用交通工具内多媒体发布9500条，广播电视发布900条。地铁PIS电视每天播放20次控烟宣传片，巡查6010站次、6569列次，控烟效果显著。青岛日报社、青岛报业传媒集团利用四报两刊一网站开展爱国卫生宣传，倡导文明健康科学的生活方式，将创建"无烟办公室"活动纳入《报业集团卫生达标标准》范围。

推进健康城镇、卫生城镇创建工作

2019年，制发《青岛市创建国家健康示范城市三年攻坚方案（2020—2022年）》，启动健康城市创建工作。推进国家卫生城市（乡镇）、省级卫生城市（乡镇）复审和创建工作。指导相关区市和镇街认真按照《国家卫生城镇创建标准》，加大城镇卫生基础设施建设和卫生整治力度，规范完善相关制度，胶州市以828.7分高分通过国家卫生城市复审，西海岸新区黄岛、长江路街道顺利通过国家卫生镇街复审，平度市、莱西市顺利通过省级卫生城市复审，崂山区沙子口街道等16个镇街顺利通过2017—2019年度新申报国家卫生镇街技术评估和综合评审。创建国家卫生镇16个，国家卫生镇比例由3.16%提高到20%。创建省级卫生镇23个，省级卫生镇比例由64.1%提高到86.3%。创建省级卫生村1190个，省级卫生村比例由7.8%提高到28%。创建省级卫生先进单位79个。

城乡环境卫生整洁行动

2019 年，城市环境治理精细化，干道机械化保洁率达到 99%，新创建省级深度保洁示范路 39 条，总数达到 153 条。市区 201 座公厕实现 24 小时开放。垃圾分类设施基本实现全覆盖，打造垃圾分类运输线路 719 条，新增生活垃圾焚烧处理能力 5400 吨/日，主城区提前一年实现原生垃圾零填埋。整治规范占路经营 17 万处次。清理乱贴乱画 17.6 万余处(张)，封停乱贴“小广告”电话号码 2600 余个。完成 6.5 万平方米违规广告拆除，对 795 条道路的门头牌匾规划改造。对市区 580 栋建筑亮化效果进行优化提升，推动夜景亮化从“亮起来”向“美起来”转变。拆除各类违法建设 361.8 万平方米，腾出建设用地 177 万余平方米，实现拆违还地、拆违增绿。创建 47 处星级农贸市场。以“万村洁净”为主题，重点清理村边、路边、河边的存量垃圾，组织 100 多万人次，出动各类机械 25 万台次，清理存量垃圾 200 多万吨，拆除乱搭乱建 5 万多处，绿化面积 300 多万平方米。各区(市)均建立城乡环卫一体化收运处理体系，农村无害化处理达到 90%以上。畜禽规模养殖场废弃物处理设施配建率达到 94%，畜禽粪污综合利用率达到 82.8%。农村改厕工作启动，46 个村启动建设污水管网和分散式污水处理设施，建设农村改厕服务站 78 个。组织实施“蓝天”“净水”“洁土”三大工程，实施涉及燃煤电厂、锅炉超低排放改造、有机废气治理等方面的各类项目 46 个，优良天数达到 310 天以上，实施涉及城市黑臭水体治理、城市饮用水水源地环境保护、流域综合整治等方面的各类项目 65 个，受污染耕地安全利用率达到 90%左右，污染地块安全利用率达到 90%以上。

医疗保健工作

工作制度建设

2019 年，市保健办强化政治意识和改革思维，建章立制，进一步加强高层次人才保健服务，提升保健服务水平。修订完善青岛市保健干部病情报告制度，完善驻青院士病情报告流程，印发《青岛市保健委员会关于进一步加强干部保健工作的意见》，进一步完善医疗、健康疗养、健康体检、健康宣教等工作制度。召开市级办公厅和保健定点医院工作座谈会。落实有关人员医疗待遇政策，为引进的 71 名高层次人才办理保健医疗证。落实“一次办好”工作要求，简化享受医疗服务和医疗费报销的流程。

医疗保健服务工作

2019 年，市保健办切实做好重点保健对象医疗服务。完善联系医生与医疗巡诊相结合的服务模式，加强日常诊疗工作，组织重点保健对象的重大抢救及会诊工作。进一步加强对驻青院士的保健服务。全年组织市级会诊 55 人次、院级会诊 96 人次，组织重大抢救 15 人次，邀请外地知名专家来青会诊 5 人次。督导完善保健门诊预约专家服务制度，增设保健亚专科门诊服务，协调推进保健服务中心门诊部、金岭美地、宁德小区医疗点建设，各保健门诊部为保健对象提供优质、高效、便捷门诊服务 1200 余人次。全面做好健康体检工作，科学合理制定体检标准，将心理自我测评项目纳入健康体检范围，将青岛大学附属医院崂山院区、山东大学齐鲁医院(青岛)纳入健康体检医院范围。完成市级健康疗养工作。

健康教育与促进工作

2019 年，市保健办在市直机关单位中开展“健康知识进机关”活动，突出心理健康主题，围绕 23 个主题组织举办健康讲座 35 场，近 3000 人次机关干部参加。为保健对象和机关干部发放《新保健》杂志、《常见健康问题保健服务手册》7000 余份，配发急救药盒 4000 份。

重要会议、重大活动医疗保障工作

2019年，市保健办全面做好青岛市十六届人大三次会议、青岛市政协十三届三次会议的医疗保障服务。在海军节重大活动、博鳌亚洲论坛全球健康论坛大会、世界华人医师大会暨中国智慧医疗高峰论坛、跨国公司领导人青岛峰会等重要会议期间，做好中央首长来青的医疗保障工作，完成保健任务47次，调派保健医护人员96人次、执行保健任务183天，无突发医疗卫生事件和重大医疗保障事故发生。

人 事 管 理

概况

2019年，提交议题91个，招才引智工作在全市人才工作领导小组会议上作书面典型发言，人事工作在全市人力资源工作会上作为市直机关代表发言，干部队伍年轻化工作被市委组织部《领导参阅》采用。在青岛市经济社会发展综合考核中获得优秀等次，受到青岛市委、市政府通报表彰。

机构改革

2019年，制发市卫生健康委《机构改革组织实施工作方案》，协调做好机构挂牌、人员转隶、国有资产移交划转等工作，起草并协调市委编办印发“三定”规定，理顺市卫生健康委直属单位机构名称，协调市委编办印发市卫生健康委综合监督执法局“三定”规定，撤并市计划生育药具站，市商业职工医院整建制并入市妇女儿童医院。

干部队伍建设

2019年，在市卫生健康委机关以推进干部队伍年轻化为目标，启用优秀年轻干部，处室负责人平均年龄从2018年底的50.21岁降为46.25岁。在市卫生健康委直属单位组织开展经常性考核，落实党委领导下的院长负责制，调整处级干部任职，选优配强委属单位领导班子。选派干部赴西藏、贵州、甘肃参与全市对口支援，赴深圳体悟实训，到国家部委挂职。印发《关于进一步规范因私出国(境)审批管理工作的通知》，组织学习《青岛市不担当不作为不诚信公务员处理办法(试行)》，组织开展处级以上干部个人有关事项报告工作。组织干部参加市委党校等多类主体班次培训，组织开展各级各类培训班次26个，培训人员4800人次。

招才引智

2019年，印发《2019年招才引智、学科引进和人才培养工作实施方案》，引进卫生专业高层次人才30名，副高级以上人才21名、博士84名、硕士856名、本科及以下毕业生1237名。印制《青岛市卫生健康系统双招双引政策措施》《青岛市卫生健康系统招才引智需求目录》推荐宣传册，借助博鳌亚洲论坛全球健康论坛大会、世界华人医师年会等重大平台，集中宣传推介，选聘各类人才。拟定新的人才引进补贴办法，设立招才引智服务专班和服务专员。新培养5名泰山学者特聘专家、2名泰山学者青年专家、4名市政府特殊津贴专家，35名青岛拔尖人才。组织全市37名临床医疗骨干赴台湾、44名人才工作骨干力量赴湖南大学、18名优秀青年医学专家赴北大医学部、36名护理骨干赴中南大学湘雅医学院、33名新评定的优秀青年医学专家赴西安交通大学进行能力提升培训。

人事改革

2019年，推进公立医院薪酬制度改革，在市中心(肿瘤)医院、市口腔医院第一批试点基础上，新增加市第三人民医院和城阳区人民医院作为第二批试点单位。比上年同期相比，市中心医院、市口腔医院、市第三人民医院职工人均工资性收入分别增加21.30%、

22.15%、21.00%，患者满意率均在99%以上。会同市财政局、市人社局拟订《青岛市公共卫生事业单位创新管理机制试点工作方案》，在疾病控制、妇幼保健、院前急救和采供血机构试点实行财政全额保障政策，逐步建立保障与激励相结合的公共卫生事业单位运行新机制。协调市人社局首次将市中心血站、市疾病预防控制中心等5家全额拨款事业单位纳入校园招聘范围，并扩大本科紧缺急需人才的招聘专业。

专业技术资格考试工作

2019年，顺利实施全国护士执业资格考试考务工作，3585名考生参加考试。协助市考试中心完成全国卫生专业技术初、中级资格考试报名现场审核工作。组织全国执业药师、其他系列职称考试报名工作。在国家卫生健康委能力建设和继续教育中心的指导下，与青岛广播电视大学合力完成全国生殖健康咨询师考务工作，全市215人参加笔试考试。

职称评审工作

2019年，开展卫生、基层卫生系列副高级评审材料的收取、审核和评审工作，有821人通过评审取得卫生副高级专业技术任职资格，153人通过评审取得基层卫生副高级专业技术任职资格。完成市卫生健康委直属单位卫生系列正高级评审材料审核、报送工作，有78人通过评审取得卫生正高级专业技术任职资格。

财 务 管 理

医疗卫生机构经济运行情况

2019年，青岛市各级卫生健康部门所属公立医院资产总额160.42亿元，负债总额81.22亿元，资产负债率50.63%；基层医疗机构资产总额17.56亿元，负债总额7.73亿元，资产负债率44.01%。各级卫生健康部门所属公立医院总收入197.9亿元，同比增加16.11亿元，增长8.86%，其中：财政补助收入16.41亿元，同比减少2.23亿元，降幅为11.96%。费用总计195.95亿元，其中业务活动费用178.49亿元、单位管理费用16.53亿元。本期盈余1.95亿元。各级卫生健康部门所属基层医疗卫生机构总收入31.60亿元，同比增加1.86亿元，增幅为6.25%，其中：财政补助收入16.62亿元，同比增加0.62亿元，增幅为3.88%。费用总计31.08亿元，其中：业务活动费用29.21亿元，单位管理费用1.58亿元。本期盈余0.52亿元。

内部审计

2019年，市卫生健康委创新内审监管新模式，细化审计内容，委托有资质的社会中介机构对委属所有单位开展第三方审计，与上次审计实现无缝对接，平均审计年限1.8年，审计共提出问题124项。积极督导审计问题整改，建立整改台账，列明整改责任人和整改时限，持续进行跟踪，截至年底已完成整改101项。全力配合医疗机构整合，委托第三方对两所机构整合单位进行资产清算和领导干部离任经责审计，做到资产、债权债务清晰明确，顺利完成划转工作。

政府采购

2019年，市卫生健康委加强对政府采购全过程的审核、指导和监督，将委属医院自筹资金采购货物、工程和服务全部纳入政府采购。制定《委属单位政府采购管理办法》《委机关采购内部控制管理规范》，为阳光采购、高效采购、规范采购提供制度保障。

机关党委工作

概况

2019年,根据市委办公厅、市政府办公厅关于印发《青岛市卫生健康委员会职能配置、内设机构和人员编制规定》的通知,3月设置机关党委。9月,召开全市卫生健康系统党员代表大会,选举产生新一届机关党委领导班子,由9人组成,设书记1名、副书记1名(兼任组织委员)、专职副书记1名、宣传委员1名、纪检委员1名、安全委员1名、统战委员1名、生活委员1名,群工委员1名;下设基层党委20个、党总支17个、党支部238个,党员6079名。

党建工作

2019年,市卫生健康委抓好“不忘初心、牢记使命”主题教育。制发中共青岛市卫生健康委员会党组《开展“不忘初心、牢记使命”主题教育实施方案》,组成5个主题教育巡回指导组。围绕9个专题组织集中学习,组织主题教育读书班和集中学习研讨,组织机关党员干部参观市党史馆接受党性教育。开展调查研究,确定调研课题,委党组成员深入基层调查研究并形成调查报告。印发主题教育检视问题清单,确立12个立行立改的事项,明确整治完成时限和责任人,建立整改台账。召开专题民主生活会。制发《关于在“不忘初心、牢记使命”主题教育中加强对全市卫生健康行业指导工作方案》。举办民营医疗机构“不忘初心、牢记使命”主题教育交流推进会。市卫生健康委代表青岛市先后接受省委、中央“主题教育”领导小组的督导检查,并作交流发言,得到中央、省委、市委主题教育巡回指导组的一致好评,在全市主题教育评估中获得“好”等次。

2019年,市卫生健康委党组加强组织建设,组织召开市卫生健康委第一次党代表大会,选举产生中共青岛市卫生健康委机关委员会、中共青岛市卫生健康委员会机关纪委,通过《中共青岛市卫生健康委员会党员代表大会决议(草案)》。委机关成立24个党支部,重新选举党支部书记,对161名入党积极分子进行培训,新发展党员40名。完成委党组理论学习中心组的学习与委属各单位党组织和机关党员干部的理论学习。积极推进公立医院党的建设,组建成立全市医院党建工作指导委员会,下设公立医院党的建设办公室,与市委组织部联合印发《关于贯彻落实中央、省委加强公立医院党的建设工作部署要求的通知》。制定《青岛市医院党建工作指导委员会工作规则》,撰写《青岛市公立医院党的建设情况的调查与思考》,制发《青岛市公立医院章程参考样范本》,制定《青岛市公立医院党委议事规则》《青岛市公立医院院长办公会议事规则》《青岛市公立医院党委书记职责》《青岛市公立医院院长职责》《青岛市公立医院党委“三重一大”决策制度》。制发《关于对委属公立医院落实党委领导下的院长负责制情况进行检查评估的通知》,组成由机关党委委员任组长的5个检查评估组,对委属13家公立医院落实党委领导下的院长负责制情况进行检查评估,并形成评估报告。

2019年,市卫生健康委突出监督执纪问责,履行监督首责,加强监督检查。开展漠视侵害群众利益问题专项整治,指导督促委属各医疗机构开展拒收红包行动,争创无红包医院。定期开展分级分类、形式多样的廉政教育和警示教育,组织编撰《全国卫生健康系统违纪违法案例选编》并印发全市卫生健康系统学习。受理各类信访举报80件次,7受理处置问题线索41件次,立案76件,给予7名干部党政纪处分。市卫生健康委机关纪委被推荐为青岛市纪检监察工作业绩突出单位。完成市委巡察组反馈意见整改落实工作,制订《中共青岛市卫生健康委员会党组关于市委巡察组反馈意见整改落实工作方案》。

精神文明建设

2019年,市卫生健康委印发5份文件进行创建文明城市工作的部署,提供网报资料300余份,召开全市卫生健康系统创城迎检动员会和现场会,对市区17家医院进行2次拉网式检查。做好文明单位创建工作，组织委机关及委属 30 家单位整理相关资料，进行各级各类文明单位的复审和申报，其中，1 家单位成功申报省级文明单位，1 家单位成功申报市级文明单位标兵。开展社会主义核心价值观示范点的创建工作，成功申报青岛市社会主义核心价值观示范点 4 个。在全市卫生健康系统开展创建全国双拥模范城"九连冠"活动，制定卫生健康系统的工作任务和创建目标，向市创双优模范城提报资料 200 余份。

工会工作

2019 年，市卫生健康委先后举办青岛市第七届"健康杯"技能竞赛、开展寻找青岛市第二届传统医学达人活动，联合市总工会举办青岛市卫生健康系统第三届"健康杯"职工创新成果展示擂台赛。征集职工创新成果 400 多项，经过层层选拔，推出 162 项优秀成果参加四场擂台赛，青岛电视台给予报道。启动 2019"天使妈妈训练营"，名列全市总工会创新评比第一位，获 2018 年度青岛市工会工作创新奖，连续五年获此殊荣，《工人日报》、《健康报》、《山东工人报》、青岛电视台等先后刊登报道。首场"中医养生特色技术培训班"在医务员工素能培训基地青岛市海慈医疗集团学术厅正式开课，来自全市卫生健康系统的 80 余名女职工参加培训。举办素描培训班和第三期陶艺创作培训班、医务职工自我关爱专题讲座。开展医界工匠健康行活动助推营商环境改善。组织 20 余名"医学达人"和专家，到驻村"第一书记"平度崔家集镇前洼村开展医界工匠健康行活动，捐助前洼村小学 12.5 万元善款，青岛电视台给予报道。

2019 年，市卫生健康委加强工会组织自身建设，提升工会干部综合能力。举办卫生健康系统工会干部知识竞赛、青岛市卫健委工会主席培训，开展"智慧工会"工程建设，加强工会工作调研，开展基层组织建设"双争"活动。举办丰富多彩的文体活动，增强凝聚力。举办青岛市卫生健康系统第一届职工运动会、"三八"妇女节庆祝大会，开展"颂歌献祖国——喜迎新中国成立 70 周年"征文活动、"书香三八"暨喜迎新中国成立 70 周年读书征文活动、迎国庆 70 周年职工书画展，举办"天使有约"青年联谊活动；先后举办乒乓球、羽毛球、太极功夫扇比赛，组队参加全省卫生健康系统第一届职工运动会，获得团体总分第二名和优秀组织奖；组队参加青岛市第三十九届职工运动会乒乓球、羽毛球比赛，获得本次比赛乒乓球团体总分第一名，乒乓球男团第二名、女团第三名、混双和女双第二名，羽毛球男团第三名以及单项四个第三名、三个第四名等优异成绩，并荣获"优秀组织奖"。

2019 年，市卫生健康委开展职工帮扶活动，维护好职工合法权益。开展元旦、春节送温暖活动，医务工会筹措资金 25.74 万元对 121 名患病致困职工、劳模进行救助，对 28 名优秀一线职工代表进行慰问；开展迎"五一"慈善救助困难职工活动，3 名因病致困职工得到互助救助共 15000 元；组织 15 名市级以上劳模参加上级工会组织的疗休养；组织开展 2019 年"慈善一日捐"活动，委机关及直属 31 家单位共捐款 1251485.91 元，其中为"慈善一日捐"捐款 1182597 元，为贫困儿童捐款 68888.91 元。

共青团工作

2019 年，市卫生健康委以"青年大学习"网上主题团课，五四运动 100 周年，庆祝新中国成立 70 周年为契机，深入学习习近平新时代中国特色社会主义思想，加强青年思想政治引领。推进支部规范化建设，规范"三会两制一课"，开展活力团支部建设，清理违规任命团干部，推动基层团组织按期换届，开展团支部组织整顿，不断提升管团治团水平。开展创文明城市、"志愿服务在医院"、"健康教育六进"等志愿服务，圆满完成 2019 青岛国际马拉松、世界华人医师年会赛会志愿服务。积极开展青春建功活动，围绕青年文明号创建，开展互观互检，进一步提升青年文明号的创建质量，不断发挥先进青年个人和群体的典型引领作用。

离退休工作

离退休干部管理

2019年,市卫生健康委拓展服务范围,改进服务方式,维护离退休干部的切身利益,提供便捷服务。筹措资金,解决离退休干部党支部工作经费、支部成员补助费、离退休干部书报费、处级及以下离退休人员查体问题。建立退休人员纳入服务工作流程。完成山东省离退休干部综合信息管理系统、岛城“惠风家园”离退休干部信息化服务管理平台的信息录入工作。

离退休干部队伍建设

2019年,市卫生健康委组织30余名离退休干部参加青岛市举办的每月一讲活动,开展学习教育活动,组织离退休干部关注“离退休干部工作”等微信公众号,发放“庆祝中华人民共和国成立70周年”纪念章。市卫生健康委是全市离退休干部系统受表彰最多的市直单位,先后获得全市最美老干部1人,老干部工作先进集体2个、先进工作者1个,老干部先进集体1个、先进个人2个。推荐山东省先进个人1个,山东省最美志愿者1个。

文化养老服务

2019年,市卫生健康委组织参加山东省、青岛市组织的庆祝新中国成立70周年系列文化活动,“礼赞新中国 奋进新时代”为主题的全市离退休干部经典诵读活动,获得一等奖1个、二等奖2个、三等奖1个,“优秀组织奖”3个。组织参加全市离退休干部绘画书法摄影大赛,获一等奖1个、二等奖3个、三等奖2个。会同医务工会组织全市卫生健康系统离退休人员绘画书法摄影大赛作品展,展出作品141幅。

计划生育协会工作

改革与组织建设

2019年,市计生协与市卫生健康委合署办公,开创计生协会事业发展新局面。巩固基层基础工作,印发计划生育目标责任制计生协会加分项目考核办法,指导基层完成年度重点工作。推进干部队伍建设,举办计生特殊家庭帮扶项目培训班,邀请贵州安顺、甘肃陇南、菏泽市计生协会参与。加强党政建设,强化党组织对计生协会工作的领导,部署开展“不忘初心、牢记使命”主题教育。

宣传工作

2019年,落实“六项重点任务”,为广大计生家庭提供更好服务。开展宣传教育,在即墨区潮海街道举行全市计生协会“共奋进建新功喜庆新中国成立70周年5·29会员活动日”集中宣传服务活动,举办纪念中国计生协成立39周年大型文艺汇演12场,举办优生优育、健康知识、法律政策等专题讲座160余场。开展群众性宣传服务活动3529次,受益人数340890人。向中国人口文化奖组委会报送文艺作品并获奖。在市级以上新闻媒体刊播稿件445篇,其中国家级24篇、省级126篇、市级295篇。

青春健康教育

2019 年，参加中国计生协、省计生协项目管理培训，先后推荐 4 名师资参加师资认证。开展青春健康师资培训 8 次，培训师资 128 人。利用青春健康俱乐部开展活动 112 场次，参与人数 37850 人。积极开展青春健康进高校活动，中国石油大学（华东）获得中国计生协青春健康高校项目。

人口与特殊家庭关爱工作

2019 年，开展人口关爱基金募捐救助，推动生育关怀行动与扶贫攻坚相结合，精准帮扶计生困难家庭，组织各区（市）走访慰问困难家庭 2794 户，发放资金 429.53 万元。募集人口关爱基金 658.21 万元。推进计生特殊家庭暖心工程：崂山区为辖区 47 户失能计生特殊家庭提供免费家政服务，发放家政补贴 41.46 万元。城阳区为 700 余户计生特困家庭建立联系人制度，制作信息帮扶档案，开通就医绿色通道，并进行家庭医生签约。即墨区发挥“好人联谊会”作用，做好计生特殊家庭精神慰藉和思想稳定工作。组织各区（市）继续实施计生特殊家庭保险，全市护理保险参保人数 7808 人，政府投入 117.62 万元；意外伤害保险参保人数 127845 人，政府投入 784.76 万元；母婴安康保险参保人数 2280 人，政府投入 25 万元。崂山区为 579 位计生特殊家庭成员投入 16.5 万元实施医疗综合保险；平度市在 110 个村庄启动计生保险摸底，探索计生家庭保险项目试点。推进计生基层群众自治，对计生基层群众自治示范县创建项目第四批项目点即墨区实地进行评估验收。开展“微笑一生”农村贫困唇腭裂患者专项救治。

学术团体活动

青岛市医学会

学会组织建设

2019年，修订《青岛市医学会章程》，增加全面加强党的领导重要内容。审批成立 4 个分会，组织完成小儿外科学分会等 24 个分会换届改选工作，组织成立内分泌学分会等 15 个青年委员会，老年医学分会等 8 个专业学组，对 92 个分会进行年度考核。向中华医学会推荐委员 2 名，向山东省医学会推荐委员 258 名、青年学组成员 101 名，基层学组成员 65 名。加强党的建设，采取理论学习中心组学习、举办读书班和辅导讲座等多种方式开展学习研讨，开展“不忘初心 牢记使命”主题教育，获得市科协“优秀党组织”称号。获山东省医学会市级医学会“先进集体”称号。

学术活动

2019 年，规范审批和监督专科分会举办学术会议，全年举办 400 余项学术会议，其中国家级会议 10

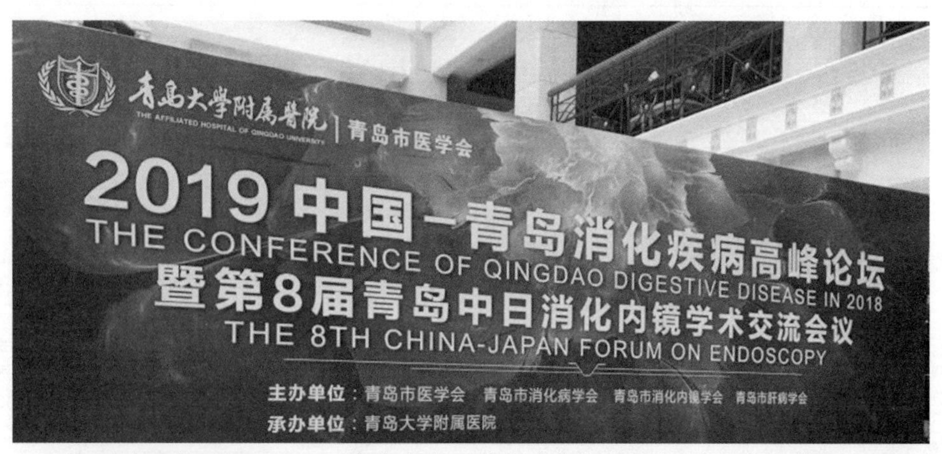

2019 年 6 月 20 日—23 日，由青岛市医学会消化病学分会、消化内镜学分会及肝病学分会联合主办，青岛大学附属医院承办的“2019 中国-青岛消化疾病高峰论坛”暨第 8 届青岛中日消化内镜学术交流会议召开。

余项、省级会议 20 余项、市级会议 370 余项。

科技奖申报

2019 年，组织推荐山东省医学会“山东医学科技奖”39 项，经过省医学会网上初审，专家终审，最终荣获二等奖 1 项、三等奖 14 项。组织推荐山东省医师协会“山东省医师奖”申报工作，青岛市妇女儿童医院赵淑萍同志被评为“山东省十佳医师”、崂山区王哥庄街道峰山西社区刘正志同志被评为“山东省十佳乡村医生”。

科普宣传

2019 年，配合市卫生健康委开展“健康大学堂”活动，评审确定 9 家医疗单位 20 个精品课件。组织老年医学分会编写面向医养结合机构从业人员技能培训的教材，内容包括老年慢性病、专病护理、急症救护和老年康复等多学科内容。组织肾脏病学分会、睡眠医学分会、眼科学分会分别在“肾脏病日”“世界睡眠日”“爱眼日”期间，开展义诊、医学知识咨询和科普知识宣传活动。

青岛市预防医学会

学会组织建设

2019 年，规范学会组织建设，加强学会党建工作。按照《社团管理条例》，加强学会管理，在学会活动组织、财务管理及各专业委员会等方面严格标准，推进学会组织建设的规范化。

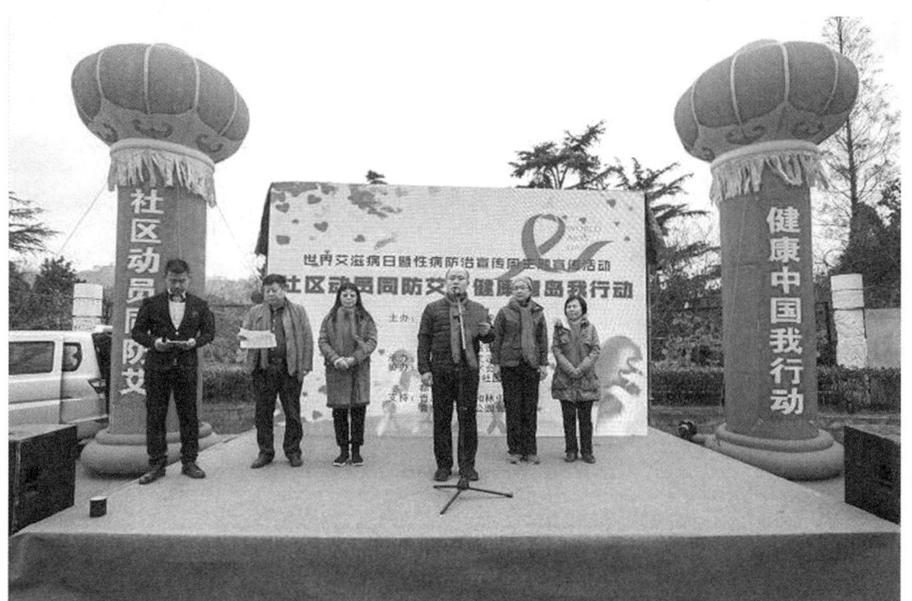

2019 年 11 月 30 日，青岛市预防医学会组织专业人员围绕“世界艾滋病日”开展主题宣传活动。

承担工作

2019 年，承担市卫生健康委基本公共卫生服务项目第三方测评调查项目和农村无害化改厕评估验收项目，形成第三方考核报告。开展控烟工作，联合市卫生健康委、市市立医院、市疾病预防控制中心开展“携手共建，无烟生活——2019 年中挪科创杯”青岛市戒烟大赛，申报国际防痨和肺部疾病联合会控烟项目，围绕提升控烟技术、加强执法、修订法律、控烟宣传、监测评估等方面开展工作，与卫健策略合作，制定全市控烟宣传片播放计划，定期在全市统一播放特定宣传片。

学术交流与继续教育

2019 年，举办市级继续医学教育项目 11 项，涵盖重点肠道传染病防控、传染病监测、中小学生健康体检、基本公共卫生服务项目、健康教育、艾滋病防控、免疫规划、结核病防治、消毒与病媒监测技术新进展等，培训专业技术人员 2300 余人次。组织冠状病毒研究、病毒溯源技术和流感病毒免疫研究学术讲座，超高龄社会的冲击学术讲座，300 人次参加。

科普宣传

2019 年，学会加强与新闻媒体的合作，积极发挥各专业委员会的优势，围绕结核病防治日、全国儿童预防接种日、“全国肿瘤防治宣传周”、全民营养周、世界无烟日等重要卫生日开展系列宣传活动，对禽流感，春季、夏季传染病和食源性疾病等重点疾病加大防控宣传，开展包括播放电视公益片、数字电视健康专栏、公交移动媒体健康警示、广播电台专家讲座、温馨提示、报刊健康专栏等多种系列活动。

青岛市中医药学会

学会组织建设

2019 年，加强学会党建工作，建立“中医学科群联合党支部”党小组微信群，结合“不忘初心、牢记

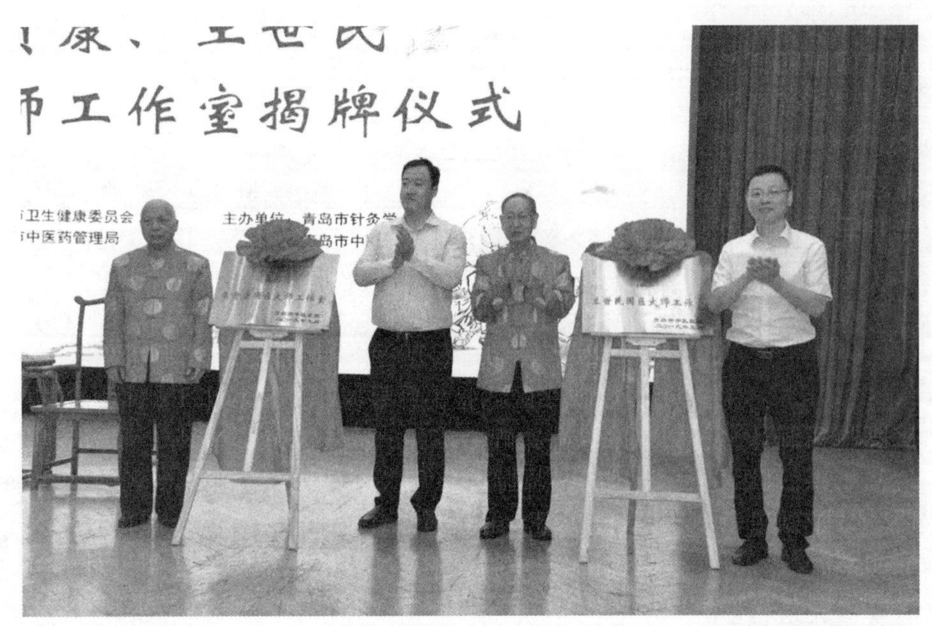

2019 年 9 月 27 日，青岛市中医药学会联合青岛市中医医院共同举办“青岛市第三届国医大师论坛”，青岛市政府副秘书长于冬泉（左 2）、青岛市中医药管理局专职副局长赵国磊（右 1）为韦贵康、王世民国医大师工作室揭牌。

使命”主题教育，全面做好学会党建工作，强化党的政治领导，把牢学会发展的政治方向；强化政治思想引领，培育凝心聚力的学会文化，强化学会作风建设，促进学会业务工作顺利开展。

学术交流与继续教育

2019 年，借力青岛市中医药综合改革试验区“十百千万”工程，组织举办、协办各类学术活动 46 次，其中国家级、省级中医药继续教育项目 24 项，市级以上学术会议 22 次，国内著名专家学者专程来青参加了学术交流或专题讲座。举办 11 期“名师论坛”学术活动，邀请省内外知名中医药专家担纲主讲，1000 余人次参会。

中医药科普宣传

2019 年，学会发挥专家和团体会员的专业优势，充分利用各种媒介，通过义诊咨询、社区宣教、发放宣传材料、制作网络课件等形式开展科普宣教工作，举办 200 场中医药科普大讲堂活动。开展中医“三个十”网上传播活动，组织会员单位在网站和官微等网络空间大力宣传体现中医药文化智慧、理念与方法的十个成语、十个故事、十个谚语，推动中医生活化、生活中医化。参与承办青岛市第四届“三伏养生节”活动，采取中医义诊、中医特色诊疗体验、中医特色设备体验、中医展示互动、中医运动项目展演互动等形式，为广大群众提供相关中医药特色服务。现场发放中医药宣传材料 10000 余份；开展第八届“青岛市养生膏方节”活动，引导群众利用中医膏方进行冬季养生调养。

承担政府转移职能

2019 年，按照国家中医药管理局的总体部署，以“发现中医之美，引领健康生活”为主题，积极推荐文创作品和影视类作品 2 部。组织人员编写《中华中医药学会人名志》青岛部分，圆满完成编撰任务。积极推荐优秀中医药专家和成果。向中华中医药学会和省级学会推荐专业委员 153 人，申报中华中医药学会科技奖 9 项、山东中医药科技奖 18 项。

重要学术活动

2019 年，青岛市中医药学会联合青岛市中医医院共同举办“青岛市第三届国医大师论坛”，邀请沈宝藩、韦贵康、王世民 3 位国医大师亲临岛城“传经送宝”，研讨中医药传承与创新，展望中医药发展趋势。青岛市政府副秘书长于冬泉、青岛市中医药管理局专职副局长赵国磊出席本次论坛。论坛上举行韦贵康、王世民国医大师收徒仪式及成立国医大师工作室揭牌仪式，青岛市四名优秀青年中医顺利成为国医大师学术继承人。3 位国医大师围绕中医经典与临床实践分别作学术报告，来自全国各地的近 300 名中医药工作者参加会议，共同学习探讨中医药传承创新发展与服务模式创新等课题。

青岛市护理学会

学会组织建设

2019 年，建立健全各项工作和会议制度，修订完善护理学会的规章制度。完成急诊护理专业委员换届选举工作，成立首届急诊专业委员会青年委员会。开展党员教育活动，举办专题党课。召开青岛市护理学会会员代表大会，修改学会章程，并进行投票表决，参会人员包括各理事单位理事和护理部主任、副主任，青岛市护理学会护患安全管理委员会、护理科研管理委员会、护理行政管理委员会委员，其他50个护

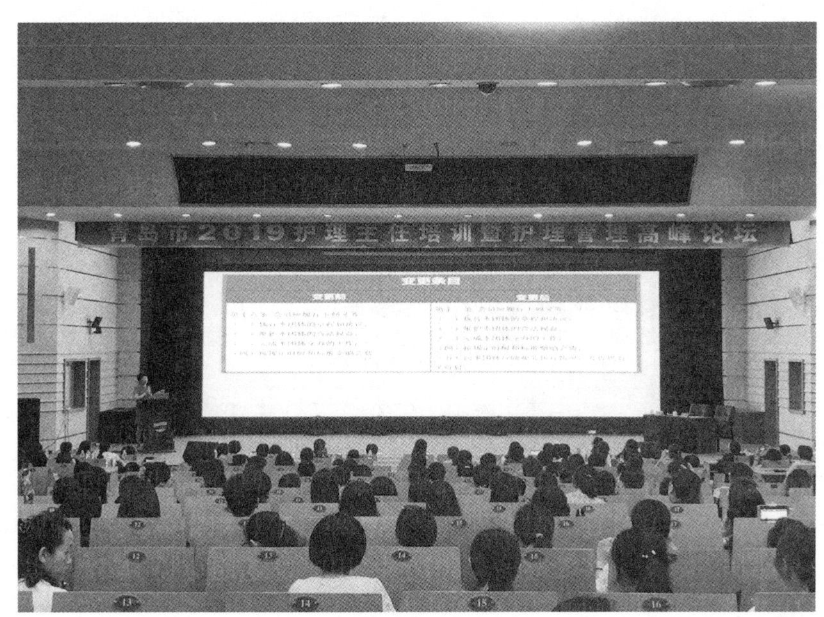

2019 年 8 月 17 日，青岛市护理学会在青岛大学国际学术交流中心举办护理主任培训暨护理管理高峰论坛。

理专业委员会主任委员、副主任委员、秘书以及部分委员、会员代表等。

学术活动

2019 年，举办青岛市护理学会学术年会暨护理部主任能力提升班。各专业委员会组织各具特色的学术交流活动 70 余次，举办“生命时光 教授有约”护理人文教学培训会，举办鼻肠管幽门后置管培训专项学习班，邀请国内知名专家开展学术活动并召开临床工作经验分享座谈会。开展专科护士培训，举办第一期“青岛市 PICC 专科护士资质再认证培训班”，举办“外周血管介入专项能力培训项目第 18 期面授培训——超声引导下 EKG 定位 PICC 专业技术培训班”，推进专科建设工作。完成“青岛市护理学会重症护理专科护士”再培训工作，颁发电子版《青岛市专科护士培训合格证书》。

特色及创新性活动

2019 年，协助市卫生健康委举办“5·12 国际护士节庆祝大会”，表彰“第八届青岛市李桂美突出奉献护士”、“优秀护士长和优秀专科护士”、青岛市第二届“南丁格尔杯”男护士护理技能大赛获奖人员。“世界母乳喂养周”期间开展“助力父母，成功母乳喂养”为主题的系列活动。举办最佳临床实践创新案例竞赛活动。依托青岛大学附属医院重症医学科 CSPEN 肠内营养置管培训基地，建立半岛地区肠内营养置管联盟，开展鼻肠管盲插置管技术，并与山东省护理学会共同搭建学术平台，将该项技术向全省推广。举办第七届“威高杯”青年护士护理技能大赛。

青岛市卫生健康机构工作概况

综合医院

青岛市市立医院

概况　2019 年，青岛市市立医院编制床位 3750 张，职工 4438 人，其中，卫生技术人员 4034 人，占职工总数的 90.9%；行政工勤人员 404 人，占职工总数的 9.1%。卫生技术人员中，高级职称 598 人，占卫生技术人员的 14.82%；中级职称 1159 人，占卫生技术人员的 28.73%；初级职称 2277 人，占卫生技术人员的 56.45%，医生与护士之比 0.51∶1。设有职能科室 64 个，临床科室 152 个和医技科室 15 个。

业务工作　2019 年，青岛市市立医院门诊量 254.3 万人次，同比增长 12%，其中急诊 29.4 万人次，同比增长 20.9%。住院病人 137695 人次，同比增长 20.1%。出院病人 137228 人次，同比增长 20.0%。床位使用率 108.7%，同比增长 1.9%。病床周转次数 44.8 次，同比增长 4.6%。完成手术 68996 例，同比增长 26.4%。平均住院日 8.45 天，同比降低 3.1%。

业务收入　2019 年，青岛市市立医院完成总收入 36.26 亿元，同比增长 8.3%，其中，业务收入 32.78 亿元，同比增长 17.3%。

固定资产　2019 年，青岛市市立医院固定资产总值 21.59 亿元，新增固定资产 6.07 亿元，同比增长 39.1%。

医疗设备更新　2019 年，青岛市市立医院新购 1 万元以上设备 499 台件，其中 100 万元以上设备 19 台件。

基础建设　2019 年，青岛市市立医院本部院区完成老旧房屋修缮工程、职工餐厅和厨房改造工程、门急诊红区装修改造工程、口腔种植中心装修改造工程等。东院区完成消防设施及房屋修缮工程、门诊病房楼 A 楼中心手术室地面更换工程、门诊病房楼 A 楼内镜中心改扩建工程等，改造面积 2.5 万平方米。

双招双引　2019 年，青岛市市立医院聘任 18 名国际知名专家担任荣誉教授，引进国内各学科领域的高层次人才担任学科首席专家及名誉主任，引进赣江学者李宾公、浦江人才贾楠等学科带头人加盟。建立专职科学研究 PI 制，招聘来自全国 985/211 高校优秀博士研究生 32 人，新招聘 159 名护理应届毕业生均为全日制本科以上学历，其中护理硕士研究生 17 人。选派 79 名青年骨干、38 名护士长出国进行专项技术研修及管理培训，115 人到国内知名医疗机构进修。通过人才培育，23 人入选优秀学科带头人计划，26 人入选优秀青年医学人才计划，7 位医学专家被授予“青岛拔尖人才”称号、4 人入选山东省齐鲁卫生与健康领军人才培育工程、6 人入选青岛市优秀青年医学专家。

2019 年，青岛市市立医院与北京大学护理学院全面专科共建，开展国际标准化服务模式培训，完成首批 50 名高层次人才循证医学管理培训。与山东大学合作共建生殖医院，顺利通过“夫精人工授精技术”评审，正式运行。以博鳌亚洲论坛为平台，与美国纽约大学签约共建国际康复研究院，与杜克大学签约共建国际全科医师培训基地；以世界华人医师大会为平台，举办青岛国际医学论坛；与韩国延世大学深化合作，推进中韩有爱关节医学中心开诊，并构建双向执业机制。

学科建设 2019年，青岛市市立医院修订《医疗组长负责制》，确定医疗组架构，组建252个医疗组，确定295个亚专业建设方向。建立学科经费联合投入机制，重点加强学科和人才培养。邀请上海复旦医院管理研究所所长高解春教授等知名专家团队对各学科进行评价。在新一轮青岛市重点学科评审中医院获批5个A类、16个B类重点学科。推出“临床诊疗技术创新基金”项目。引进高端仪器设备，在医院内部建立资源共享机制。多学科联合诊疗成功救治钢筋贯穿伤、孕30周双胞胎孕妇咯血、9斤重巨大肝肿瘤等一批急危罕见重症，入选全国罕见病诊疗协作网。

2019年，青岛市市立医院在山东省发布的《三级综合医院住院服务绩效评价》中列第9位，连续六年持续攀升，其中CMI难度指数、医院手术率及三四级手术率、RW>2占比跃升至全省第6位，标志综合救治能力和业务水平稳居全省第一方阵。在中国医院科技量值评价排行榜中10个学科进入百强，上榜学科数量连续五年排山东省第四名，6个学科入围山东省三甲，其中神经病学、传染病学位列全省第一。

科研教学 2019年，青岛市市立医院出台创新绩效补充方案。发表SCI论文201篇，同比增加150%，中华级论文49篇，中文核心期刊论文331篇，获7项国家自然科学基金立项，资助金额247.5万元，立项金额和数量为历年之最。深化教学体系改革，以优异成绩通过教育部临床医学专业认证。临床技能培训中心成为国内首家国际标准的医学模拟教学培训中心，国家规培结业考试通过率为95.8%，处于山东省前列，国家卫健委科教司、医学教育处来医院就住院医师规范化培训工作开展专项调研，对医院规培管理质量及取得的成绩给予充分肯定。

智慧医疗 2019年，青岛市市立医院完成国家五级电子病历现场认证，智慧医疗管理平台项目荣获青岛市优秀大数据应用案例，并在全市职工创新成果展示擂台赛中获第一名。

卫生改革 2019年，青岛市市立医院推进六大中心建设，先后通过国家级胸痛中心认证、中国房颤中心、中国心衰中心认证等，作为国家高级卒中中心，发布“青岛市溶栓地图”2.0版。构建院内静脉血栓栓塞症（VTE）防治体系，建立评估—预防—诊断—治疗的患者全流程质控体系；强化不良事件管理，医疗质量和患者安全工作经验在国家卫健委医政医管工作专刊上作为典型刊登交流。上线人力资源系统，建立全院4446名员工档案，实现智能管理网上办公。启动先服务后监督的管理机制，对重点任务进行督办并纳入绩效考核。上线智慧消防系统，打造物联网医院。建立全面预算管理体系，完善招标采购制度修订，创新审计管理模式，实现合同网络流转。

2019年，青岛市市立医院开展全病程温度服务工程，建设市属首家互联网医院，开展床旁结算、诊间智能缴费等。加快ERAS加速康复专科建设，东院肝胆外科成为山东省内首批、青岛市唯一的“肝胆外科ERAS标准病房”。推行叙事护理、延伸护理等新理念，打造特色的护理品质链，“围手术期护理品质链”获全市职工创新成果展示擂台赛一等奖。投入9000万元完成病房装修改造。在国家卫健委主办的改善医疗服务行动全国擂台赛中获4项优秀案例，3项提名案例，成为山东省案例入选最多的医院。在国家卫健委医政医管局和健康报社联合举办的改善医疗服务典型经验交流推广会获“2019年度全国改善医疗服务典型案例奖”。

2019年，青岛市市立医院创新医联体建设，开展医疗协作网，与49家医联体单位建立信息化平台，实现医联体间就诊记录互认共享。与5家社区医院共建城市医疗集团，与莱西市市立医院、胶州市人民医院共建专科联盟。外派专家到医联体内医疗机构坐诊2263人次，诊疗33293人次，开展突破性手术340例，免费接收医联体进修人员78人。牵头成立覆盖7地市91家医院的半岛急诊专科医联体暨半岛急诊医学联盟。建立青岛市市立医院互联网医院西海岸院区。

对口支援 2019年，青岛市市立医院选派9支专家队伍25人次到日喀则、安顺、陇南、菏泽等地开展业务培训、指导重点学科建设，协助胸痛中心建设。捐赠资金及设备满足藏区百姓就医需求。对口帮扶莱西市人民医院。派出下乡医师64名到基层，坐诊4580人次，诊疗患者14240人次，开展突破性手术649例。

精神文明建设 2019年，青岛市市立医院与青岛电视台共同策划推出全媒体健康促进栏目《健康青岛》。泌尿外科中心器官捐献团队及海滨勇救溺水老人的“美女医生”刘红入选2019年度青岛市卫生健康“十大新闻人物”。《生命绿洲》报荣获“全国卫生健康行业'院报/院刊年度最佳传播案例'奖"，纪录片《印记》获第四届全国卫生健康系统优秀广播电视作品二等奖。

2019 年，青岛市市立医院出台《医院行风建设工作实施方案》《医德医风考核方案》《医院行风建设"九不准"》《"红包"问题专项治理工作实施方案》等文件，进行医务人员医德医风考评工作，开展加强"红包"治理、创建无"红包"医院专项治理系列活动。举办丰富多彩的职工文化活动 21 场。开展中国医师节、国际护士节庆祝活动。在全市卫生健康系统运动会中获 3 项团体冠军。参加青岛市第七届"健康杯"技能竞赛和第三届健康杯职工创新成果擂台展示赛活动，荣获团体一等奖 2 个、个人一等奖 3 个。被授予青岛市五一劳动奖章 2 人，青岛市三八红旗手 1 人。

大事记

1 月 28 日，召开 2018 年度民主生活会。

1 月 12 日，召开九届四次职代会、2019 年重点工作布置会。

1 月 23 日，国家卫健委医政医管局医疗安全与血液处处长高新强、国家医管中心处长向准等领导来院开展《医疗质量安全管理条例》起草工作专题调研。

1 月 25 日，青岛市人民政府发布《关于赵发海等工作人员任免职务的通知》任命宣世英为青岛市中医药管理局局长(正局级)。

2 月 22 日，经山东省卫生健康委正式批准，医院《医疗机构执业许可证》，加挂"青岛市市立医院互联网医院"作为第二名称，成为委属首家获得互联网医院牌照的医院。

3 月 5 日，完成胶东半岛第一台神经外科 ROSA 机器人手术，标志着医院神经外科正式迈入精准智能神经外科新时代。

3 月 15 日，举行"青岛市市立医院互联网医院"揭牌仪式，并正式上线运行。

4 月 1 日，国家卫健委规划司司长毛群安、山东省卫健委副主任马立新、青岛市卫健委主任隋振华等领导及国内 50 余家媒体来医院实地参观"互联网+医疗健康"。

4 月 2 日，与 DNV·GL(挪威船级社)举行战略合作项目签约仪式。举行临床技能培训中心国际认证授牌仪式和"青岛国际医院管理研究院"揭牌仪式。

4 月 19 日，山东大学副校长陈子江，山东大学齐鲁医学院常务副院长柳丽华等领导与医院就生殖学科合作进行洽谈，市政府副市长栾新、市卫健委主任隋振华出席会议。

4 月 22 日—26 日，圆满完成人民海军成立 70 周年多国海军活动医疗保障任务。

4 月 30 日，副总院长谭兰荣获山东省富民兴鲁劳动奖章。

5 月 22 日，与国家卫健委人才交流服务中心、威高管理学院共同签约"中国卫生人才培养护理管理项目"并举行启动仪式。

6 月 9 日，日本知名肝胆外科专家幕内雅敏教授、日本医疗法人社团大坪会理事长大坪修教授一行来医院参观交流。双方就医院发展、专业提升、人才培养与合作等方面进行座谈。

6 月 11 日，在博鳌亚洲论坛全球健康论坛大会上，与美国纽约大学 RUSK 康复研究院签订第三阶段合作协议，共建"青岛市市立医院国际康复研究院"；与美国杜克医疗签约，成立"青岛市市立医院国际全科医生培训基地"。

6 月 13 日，青岛市市立医院中韩有爱关节医学中心举行揭牌和开诊仪式。

6 月 19 日，召开"不忘初心、牢记使命"主题教育工作会议，对主题教育作部署和要求。

7 月 7 日，山东省肺癌规范化诊治示范中心(COE)落户医院。

7 月 26 日，通过国家级胸痛中心认证。

8 月 19 日，启动"临床诊疗技术创新基金"项目。

8 月 21 日，在 2019 年度国家自然科学基金项目评审中医院有 7 项课题获立项资助，资助经费 247.5 万元。

9 月 21 日，举办"上合医路"第五届青岛国际医学论坛，其间与北京大学护理学院全面共建签约，双方将在护理人才培养、成果转化平台建设等开启深度合作。

10 月 21 日，经青岛市卫生健康委员会党组研究决定，池一凡同志不再担任中共青岛市市立医院委员会委员、青岛市市立医院(集团)副总院长、青岛市市立医院副院长；阎晓然同志任中共青岛市市立医院委员会委员、青岛市市立医院副院长。

10 月 23 日，经青岛市卫生健康委员会研究决定，医院编制床位由 2713 张增加至 3750 张，其中本部院区由 1000 张增加至 1250 张，东院区由 1713 张增加至 2500 张。

10 月 27 日，国家卫健委科教司巡视员金生国、医学教育处处长程明羡来医院就住院医师规范化培训专项工作进行调研座谈。

11 月 15 日，"中国房颤中心示范基地"落户医院。

12月12日，经青岛市卫生健康委员会党组研究决定，刘双梅同志任中共青岛市北九水疗养院总支部委员会书记。

12月27日，医院当选第四批次“中国心衰中心认证单位”。

荣誉称号 2019年，青岛市市立医院继续保持“全国文明单位、山东省文明单位”荣誉称号。获海军成立70周年多国海军活动服务保障工作先进集体、山东省保健工作先进集体、庆祝中华人民共和国成立70周年宣传文化活动先进单位称号，被命名为青岛市首批社会主义核心价值观建设示范点。

党委书记：杨九龙

总 院 长：宣世英

副总院长兼青岛市东部医院院长：管 军

副总院长兼青岛市北九水疗养院院长：谭 兰

纪委书记：刘双梅

副 院 长：王冠军、李永春、闫泰山、阎晓然、韩同钦、王国安、刘振胜

工会主席：丁海燕

院办电话：82789017(本部)、85937700(东院)

传真号码：82836421(本部)、85968434(东院)

地 址：青岛市胶州路1号(本部)

青岛市东海中路5号(东院)

青岛市安徽路21号(皮肤病防治院)

青岛市崂山北宅北九水(北九水疗养院)

网 址：www.qdslyy.cn

青岛市中医医院
(市海慈医院)

概况 2019年4月，根据中共青岛市委机构编制委员会办公室《关于部分事业单位更名的通知》，青岛市海慈医疗集团更名为青岛市中医医院(市海慈医院、市康复医学研究所)。建筑面积10.4万平方米，开放病床1583张。职工总数2206人，其中，卫生技术人员2006人，占职工总数91%；行政工勤人员200人，占职工总数9%。卫生技术人员中，高级职称274人，中级职称639人，初级职称1093人，分别占卫生技术人员的14%、32%、54%。医生与护士之比1∶1.6。设置职能科室36个、临床科室44个和医技科室7个。

业务工作 2019年，门、急诊量108万人次，比上年增长0.5%；入院45654人次，比上年增长11.3%；出院43587人次，比上年增长6.6%；床位使用率100.9%，比上年增长5.0%，床位周转次数29.9次，比上年增长6.0%；治愈率13.9%，比上年下降14.2%，好转率84.1%，比上年增长3.3%，病死率1.9%，比上年下降13.6%。

业务收入 2019年，业务收入107193.9万元，比上年增长13.67%。全年固定资产总值81494.31万元，比上年增长5.27%。

医疗设备更新 2019年，新购置彩色多普勒超声诊断仪、移动DR、环氧乙烷灭菌系统、红外辐照治疗装置(远红外治疗仪)、PACS影像诊断工作站、呼吸机、颅内压监测仪、气压弹道式体外冲击波治疗仪、多人共览教学显微镜、低温冰箱、训练用PT床等130台医疗设备，总价值2225万元。

基础建设 2019年，改造修缮黄海医院院区，建筑面积6500平方米，设置床位171张。

卫生改革 2019年，印发《引进高层次人才工作方案》，成立引进高层次人才工作领导小组、服务专班和评议专班等相关组织，对高层次人才的界定、引进条件、人才待遇、引才程序及激励机制、管理与考核、解聘程序等作出明确规定。引进高层次人才2人，高级人才2人，2人被评为青岛市拔尖人才，1人被评为青岛市市北区拔尖人才。加大安全生产的投入，建立智慧安全服务云平台，加大消防设施和特种设备维护保养，完善危险化学品库设施，总计投入400余万元。深化医院后勤改革，加大车辆的精细化管理，通过合理审批途径，委托委指定部门拍卖车辆3部，比上年减少20%车辆成本支出。

医疗特色 2019年，血管外科的血管通路亚专业取得良好发展，肿瘤三科(放疗专业)3D打印模板辅助CT引导放射粒子植入肿瘤消融手术，普外科自主开展十二指肠镜手术、并开展胆道镜与腹腔镜的联合手术治疗胆道疾病，取得良好的临床效果。完善护理健康宣教，举办首届专科护理科普宣讲竞赛。深入推广中医护理技术，开展中医护理技术50余项，比上年增长15%。组织院内首届中医护理技术创新竞赛，参加山东省中医护理技术创新竞赛，肿瘤一科《灵龟八法开穴法联合腕踝针在癌痛患者中的应用》和心血管一科《耳穴刮痧在降低血压变异性中的应用》分获一、二等奖。积极探索基于医联体的慢病延续护理服务模式。

科研工作 2019年，科研立项50项，其中省级20项、市级2项，局级28项，共获得科研经费64.78万元。科研获奖7项，其中，山东中医药科学技术奖一等奖1项，三等奖4项；青岛市科技进步二等奖1

项，三等奖 1 项。肺病科入选山东省中医专科专病诊疗中心项目，获批建设经费 250 万元；入选青岛市医疗卫生重点学科 7 个(A 类 1 个、B 类 6 个)，获批建设经费 240 万元。发表 SCI 论文 23 篇、核心期刊论文 126 篇，出版专著 21 部。

2019 年，石曾淑全国名老中医药专家传承工作室和葛湄菲、刘立安山东省名老中医药专家传承工作室获批建设。建立国家中医药管理局首批学术流派工作室“青岛市中医医院无锡黄氏喉科疗法流派传承工作室”。与国家中医药领军人才连方名中医工作室签约成立“青岛市海慈医疗集团—山东中医药大学附属医院生殖健康中心”。新增全国优秀中医临床人才和培养对象 3 名。新增青岛市医疗卫生人才培养项目西医类别优秀学科带头人 1 名，优青计划 1 名；中医类别优秀学科带头人 2 名，优青计划 6 名。

继续教育　2019 年，开展各级继续医学教育项目 29 项，其中国家级项目 5 项。参加国内外学术交流 300 余人次。派出 44 人赴省内外知名综合医院、专科医院进修学习。培养研究生 159 名，毕业研究生 42 名，接收实习生 300 余名，外来进修人员 58 名，培训乡镇和社区医师 64 人次，6 名医师申请临床医学博士学位。

国际交流　2019 年，新加坡中央医院专家来医院指导，延续骨科手术演示、康复指导等方面的合作，9 位专家指导手术 33 例。

精神文明建设　2019 年，顺利通过 2018 年度全国文明单位复审。积极推进乡村振兴和扶贫等共建工作，结对帮扶平度市仁兆镇门戈庄，开展义诊活动，捐建“慈源书屋”。组织开展职工技能协作组七项技能竞赛活动。承办青岛市“健康杯”中医药经典临床技能大赛，医院代表队荣获团体总分第一名，代表青岛市参加山东省中医药经典临床应用竞赛荣获团体一等奖。承办青岛市卫健系统第一届职工羽毛球比赛。承办青岛市医务工会天使妈妈训练营首场“中医养生特色技术”培训班。

党建工作　2019 年，落实党委领导下的院长负责制，建立“党委牵头保落实”工作机制，牵头做好十项专项整治、市委巡察问题整改等专项行动，促进党建与业务融合发展。开展“不忘初心、牢记使命”主题教育，召开专题民主生活会和集中学习班，领导班子讲党课 12 次，完成调研报告 8 份。完善党建考核体系和党务工作架构，成立党建工作办公室，印发实施《集团党支部工作绩效目标考核办法》。开展“三述”活动和中国共产党第十九届中央委员会第四次全体会议精神宣讲工作，组织各级宣讲 27 次。组织开展五四运动 100 周年系列活动、“青春心向党·建功新时代”主题实践活动。志愿者全年上岗 800 余人次，累计 5000 小时，服务 2 万余人次，获青岛市五四红旗团委标兵、最佳志愿服务组织和无偿献血先进单位称号。

大事记

1 月 29 日，院士专家工作站经中国科学技术协会认证为省级站。

3 月 13 日，葛湄菲工作室、刘立安工作室获批山东省名老中医药专家传承工作室建设项目。

4 月 8 日，石曾淑工作室获批全国名老中医药专家传承工作室建设项目。

5 月 30 日，全国政协副主席何维率全国政协视察团来医院调研“推进医疗联合体建设和发展”工作。

6 月 2 日，承办全国中医、中西医结合护理学术交流会议。

6 月 17 日，举办第二期全国中医护理骨干培训班。

7 月 7 日，建立国家中医药管理局首批学术流派工作室“青岛市中医医院无锡黄氏喉科疗法流派传承工作室”。

8 月 20 日，与国家中医药领军人才连方名中医工作室签约成立“青岛市海慈医疗集团—山东中医药大学附属医院生殖健康中心”。

9 月 27 日，承办青岛市第三届国医大师论坛。沈宝藩、韦贵康、王世民三位国医大师应邀出席，建立韦贵康国医大师工作室、王世民国医大师工作室。

10 月 16 日，获国家药品监督管理局认定，具有药物临床试验机构资格。

11 月 8 日，中共青岛市卫生健康委员会党组文件公布池一凡同志任中共青岛市中医医院(市海慈医院)委员会副书记、青岛市中医医院(市海慈医院)委员会委员、青岛市中医医院(市海慈医院)院长。刘宏同志不再担任中共青岛市海慈医疗集团委员会委员、青岛市海慈医疗集团总院长兼青岛市海慈医院院长、青岛市中医医院院长、青岛市黄海医院院长，保留原职级待遇。阎晓然同志不再担任中共青岛市海慈医疗集团委员会委员、青岛市海慈医疗集团黄海医院副院长。因机构更名任职相应调整：赵军绩同志任中共青岛市中医医院(市海慈医院)委员会委员、书记。朱维平、张启顺、张文理、刘庆涛同志任中共青岛市中医医院(市海慈医院)委员会委员、青岛市中医医院(市海慈医院)副院长。唐明同志任青岛市中医医院(市海慈医院)副院长。李志荣同志任中共青岛市中医医院(市海慈医院)委员会委员、中共青岛市中医医院(市海慈医院)纪律检查委员会书记。

11 月 28 日,国家卫生健康委员会二级巡视员李泰然一行对食品安全风险评估工作进行专项调研检查。

12 月 12 日,中共青岛市卫生健康委员会党组文件公布郑心同志任青岛市中医医院(市海慈医院)副院长(正处级)。

12 月 27 日,中共青岛市卫生健康委员会党组文件公布高志棣、王莉同志任中共青岛市中医医院(市海慈医院)委员会委员,原行政助理职务自然免除。

荣誉称号 继续保持"全国文明单位"和"山东省文明单位"称号;获批健康报社"健康报促进中医药发展联盟"盟员单位;获批"山东省中医类别医师注册培训定点机构"。获评"青岛市首批社会主义核心价值观示范点""青岛市最佳志愿服务单位""青岛市绿色医院"等。

党委书记:赵军绩

院　　长:池一凡(2019 年 10 月任)、刘　宏(2019 年 10 月免)

副 院 长:郑　心(2019 年 10 月任)、朱维平、唐明、张启顺、张文理、刘庆涛、阎晓然(2019 年 10 月免)

纪委书记:李志荣

党委委员:高志棣(2019 年 12 月任)、王　莉(2019 年 12 月任)

办公室电话:83777009

传　　真:83777888

电子邮箱:hcbgs@126.com

邮　　编:266033

地　　址:青岛市市北区人民路 4 号

青岛市中心(肿瘤)医院

概况 青岛市中心(肿瘤)医院由青岛市中心医院、青岛市肿瘤医院、青岛市职业病防治院于 2004 年共同组建而成。青岛市中心医院(并称青岛医学院第二附属医院)始建于 1953 年(始称青岛纺织医院),是青岛首批三级甲等医院,2003 年经省卫生厅和市卫生局批准,更名为青岛市中心医院。青岛市肿瘤医院,始建于 1972 年,是青岛市唯一一所市属肿瘤防治三级专科医院。青岛市职业病防治院,始建于 1974 年,是青岛市唯一的职业病防治专业机构,唯一具有职业病诊断资质的医院。

2019 年,职工总数 2291 人,其中,卫生技术人员 2064 人,行政工勤人员 227 人。卫生技术人员中,高级职称 382 人,中级职称 905 人,博士、硕士生导师 40 余人。开放床位 1672 张,设职能科室 42 个、临床科室 69 个、医技科室 21 个。省级重点学(专)科 6 个,青岛市 A 类重点学科 1 个、B 类重点学科 11 个,青岛市重点实验室 1 个,名家专病工作室 16 个。发表 SCI 论文 20 篇、国家级刊物发表论文 18 篇、省级刊物发表论文 39 篇。

业务工作 2019 年,门、急诊 97.06 万人次,同比增长 9.01%,出院 6.9 万人次,同比增长11.32%,手术 1.4 万人次,同比增长 15.92%;医院总收入14.81亿元,同比增长 15.31%,医疗收入 13.9 亿元,同比增长 15.08%,总支出 14.7734.22 亿元,同比增长15.73%,业务收支比 1∶0.988。

固定资产 2019 年,固定资产总值 104606 万元。

医疗设备 2019 年,医院拥有 1 万元以上设备 1905 台,其中 10 万元以上设备 398 台、100 万元以上设备 66 台。

基础建设 2019 年,医院占地面积 62259.5 平方米,总建筑面积 116150.34 平方米,其中临床医疗用房建筑面积 97566.29 平方米、办公用房建筑面积 4646.01 平方米。

卫生改革 2019 年,落实党委领导下的院长负责制,进一步健全现代医院管理制度,完善医院党委会与院长办公会议事规则,制定医院党政领导定期沟通制度,规范"三重一大"决策程序,充分发挥专家治院的作用。核心制度、重点制度、重点流程执行率达 100%,医院感染率 0.44%,无医院感染暴发。推行路径病种 480 个,临床路径管理的比例60.76%,临床路径完成率 99.82%,平均住院日 8.24 天,同比下降0.57 天。强化手术资质和新技术动态管理,对重大手术开展后的评估情况进行追踪随访,手术患者围手术期住院死亡率 0.014%,手术重返率 0.086%。

2019 年,深化优质护理服务,开设专科护理门诊,接诊率比上年同期增长 50.20%。开展护理技能竞赛和健康教育创新工作,举办品管圈大赛,6 项改善服务案例获评华东赛区最具人气案例,1 项获评优秀案例,2 项获评最具价值案例。推进医院药师转型,推行合理用药"计分式"管理,药占比(不含中药饮片)29.47%,同比下降 0.41%。引入实施 SPD 管理,完善医用耗材使用管理制度,实现耗材全流程质量追溯管理、零库存管理、精细化管理。完善以电子病历为核心的一体化医院信息系统及数据中心、集成平台建设，开发入院准备中心系统等 12 个系统模块，通过电子病历应用水平四级评审。

学科建设　2019 年，12 个学科被评为青岛市重点学科。卒中中心获得高级卒中中心称号，心衰中心、高血压达标中心通过国家认证，8 个学科迈入 2018 年度医院科技量值全国百强行列。获批国家、省、市各类课题 47 项，完成课题结题 5 项，获得青岛市科技进步二等奖 7 项、三等奖 1 项和山东省医学科技奖二等奖 1 项，开展新技术新项目 96 项。建立"三位一体、融贯交叉"的教学体系和质量管理考评体系，开设 PBL 临床思维课程，加强内涵建设。第六届大学生临床实践能力大赛获团体一等奖。

对外交流与合作　2019 年，与美国迈阿密肿瘤中心、北京大学肿瘤医院等 10 余家国内外知名医疗机构建立紧密合作和交流，引进孔北华教授等 10 余名全国知名专家，名家专病工作室达 16 个。与医科院肿瘤医院签约成为全国肿瘤专科医联体，承办海峡两岸肿瘤医学技术与产业合作交流会等系列学术活动。精心组织，强化应急演练，圆满完成海军节、博鳌亚洲论坛全球健康论坛等重大活动医疗保障任务；派出 10 名专家对口支援贵航 302 医院、菏泽市第二人民医院。

人才队伍建设　2019 年，修订高层次人才管理办法，引进呼吸与危重症医学、妇科肿瘤、心胸外科、肿瘤外科等高层次人才 7 人；招聘博士、硕士 156 人；3 人被评为青岛市优秀青年医学专家、13 人被评为青岛市优秀学科带头人、6 人被评为青岛市优秀青年医学人才；学习型医院扎实推进。开展各类继续教育项目 20 余项，组织各类培训 300 余场次，组织职工参加国内外进修 60 人、短期培训 260 人。

党建与精神文明建设　2019 年，加强思想政治建设，组织党委理论中心组集中学习 24 次，开展"不忘初心、牢记使命"主题教育，推进"两学一做"学习教育常态化制度化。与支部签订《党建工作目标考核责任书》，开展"党建工作项目化管理"。开展"党员积分制考核"。制定完善《医院职工奖惩制度》《医德医风管理规定》《医务人员拒收、退还和上缴红包、回扣管理办法》等制度。

大事记

1 月 3 日，青岛市抗癌协会在青岛市中心（肿瘤）医院召开 2018 年第二次理事长扩大会议。

4 月 13 日，与中国医学科学院肿瘤医院签订"肿瘤防治专科医联体"合作协议，成为"肿瘤防治专科医联体"成员单位。

4 月 16 日，青岛市中心（肿瘤）医院顺利完成国家脑卒中防治工程委员会高级卒中中心检查组现场检查。

5 月，获批国家脑防委"高级卒中中心"。

5 月 31 日，在上海举行的第十二届东方心脏病学会议上，经过投票成为青岛地区唯一一家通过国家心衰中心认证的医院。

6 月 1 日，与青岛市急救中心联合举办第三届青岛市环胶州湾卒中救治论坛暨青岛市卒中院前院内联合救治培训会。

7 月，通过国家 PCCM 专科医师规范化进修（专修）基地评选。

7 月 15 日，成功实施首例应用速锋刀（EDGE）加速器开展立体定向放射外科治疗技术（stereotactic radiosurgery，SRS）为肺癌脑转移患者治疗。

9 月 10 日—12 日，组织专家团队赴贵州安顺贵航三〇二医院调研对口支援工作，并慰问医院对口支援队员。

11 月 19 日，青岛市卫生健康委员会 2019 年度卫生应急管理绩效评估工作会在青岛市中心（肿瘤）医院举行。

11 月 29 日，2019 年青岛市医学会肿瘤分会年会暨山东省第三届生物治疗学术会议在青岛市中心（肿瘤）医院召开。

12 月 24 日，消毒供应中心顺利通过"全国质量信得过班组"现场评审。

荣誉称号　2019 年，山东省文明单位，青岛市群众性质量管理活动经验交流会最佳组织奖，全市消防安全"能力强化年"先进单位，青岛市质量信得过班组建设优秀企业，青岛市质量管理小组优秀企业。

党委书记：宋　岩

院长、党委副书记：兰克涛

纪委书记：曲松本

工会主席：吴雪松

总会计师：潘　蕾

副 院 长：潘　琪、马学真、于　华、张春玲、刘春旺、陈崇涛

院办电话：84961778

总机电话：84961699

传真号码：84863506

电子信箱：qdszxyy@163.com

邮政编码：266041

地　　址：山东省青岛市市北区四流南路 127 号

青岛市第三人民医院

概况　2019 年，职工总数 1098 人，其中，卫生技术人员 980 人，占职工总数的 89.25%；行政工勤人员 118 人，占职工总数的 10.75%。卫生技术人员中，高级职称 113 人，中级职称 341 人；医生与护士之比为 1∶1.71。开放病床 720 张，设职能科室 29 个、临床科室 25 个、医技及其他科室 12 个。

业务工作　2019 年，门、急诊总量 58.14 万人次，同比增长 15.13%。其中急诊病人 10.14 万人次，增长 16.37%；出院 2.58 万人次，增长 12.72%；病床使用率 88.0%，提高 1.5%；手术 1.02 万例，增长 31.65%；手术前后诊断符合率 94.3%；抢救危重病人 1783 人次，抢救成功率 83.23%；出院病人治愈率为 29.48%，好转率为 68.55%，病死率为 1.57%；院内感染率为 0.94%。

业务收入　2019 年，总收入 4.70 亿元，其中业务收入 4.34 亿元，同比增长 15.62%。

固定资产　2019 年，固定资产总值 6.98 亿元。

医疗设备更新　2019 年，购置超声内镜系统、高端全身彩色多普勒超声波诊断仪等 50 万元以上医疗设备 6 套(台)，射频肿瘤热疗机、电子鼻咽喉镜等 10 万元以上设备 21 套(台)。

卫生改革　2019 年，试行主诊医师负责制，建立 16 组主诊医师组别。建立远程医疗中心，上线互联网医院、启用全景会诊服务平台、建立手机版主诊医师照护平台、通过电子病历四级审核。建立全院多学科诊疗四位一体的 MDT 体系。创新成本管理，开展项目成本和病种成本核算工作。建立完善以预算管理为主线，以成本控制为核心，以内部控制工作为抓手，以绩效改革为推力的综合运营管理体系。总药师制试点工作有效推进，药占比持续控制在 30%以内。创新智慧消防管理新模式；后勤智能化管理，二维码扫描巡检实现无纸化巡检管控。

医疗特色　2019 年，入选市级优秀学科带头人 1 人、优秀青年医学人才 2 人。人工肝治疗取得重大突破，膝关节单髁膝关节表面置换术、等离子刀下咽部神经鞘瘤切除术、单孔腹腔镜等技术日益成熟。

科研工作　2019 年，获得青岛市卫生科研项目 7 项；发表论文 37 篇(第一作者)，其中 SCI 论文 15 篇；参编论著 10 部(副主编以上)；获得发明专利 1 项、实用新型专利 10 项。

继续教育　2019 年，外派 12 名管理干部赴新加坡现代管理学院培训，选派 3 名医护人员赴美国哈佛大学医学院附属贝斯以色列医院培训，460 余人次赴北京、上海、天津等地进修学习和短期培训，外派规范化培训 7 人。完成继续医学教育项目省级 1 项、市级 18 项，远程教育培训 7 次及多学科诊疗(MDT)研讨会、疑难病例研讨会等多类培训交流；完成 240 名实习生的临床实习任务。

国际交流　2019 年，选派管理人员 6 人赴新加坡国际管理学院参加管理培训，与新加坡中央医院(SGH)、新加坡樟宜医院(CGH)交流学习。院长邢晓博参加由市卫生健康委组织的赴日本、韩国双招双引团。选派妇产科医护人员 3 名赴美国哈佛医学院附属贝斯以色列女执事医疗中心，参加哈佛医生集团妇产科临床领导力培训项目。举办中日肝胆外科专题报告会，邀请精准肝胆医学专家幕内雅敏(日本)交流、授课。

精神文明建设　2019 年，继续保持青岛市文明单位标兵、青岛市基层工会规范化建设示范单位等荣誉称号。积极开展医疗对口支援和扶贫协助工作，选派 4 名业务骨干圆满完成援藏工作。推动常态化青年志愿服务，组织各类社区讲座 83 次，其中为医联体基层医疗机构培训 12 次，义诊 215 次，参与义诊医生 373 人次；“慈善一日捐”活动共有 979 名职工捐款 56060 元；组织离退休干部共同为永安路小学 3 名“春蕾女童”捐助 1200 元。

大事记

3 月 15 日，成为中国医师协会内镜保胆培训基地。

4 月 2 日，增加第二名称：青岛市第三人民医院互联网医院。

4 月 11 日—7 月 10 日，选派 2 名骨干医师赴西藏日喀则市桑珠孜区甲错雄乡卫生院参与医疗支援工作。

5 月 7 日，甲状腺疾病多学科诊疗门诊正式开诊。

5 月 14 日，成为亚太痛风联盟高尿酸血症及痛风管理中心青岛市第三人民医院分中心。

6 月 1 日，刘桂馨不再担任医院党委委员、副院长职务。

7 月 8 日—10 月 12 日，选派 2 名骨干医师赴西藏日喀则市桑珠孜区甲错雄乡卫生院参与医疗支援工作。

8 月 3 日，承办 2019 全国眩晕及前庭功能检查技术规范化巡讲——青岛站，由中国医药教育协会眩晕专业委员会授予成为中国医药教育协会眩晕专家工作站。

8 月 9 日—10 日，承办北京友谊消化内镜研讨会暨青岛市内镜质控会(第二期)。

9 月 4 日，通过全省电子病历系统功能应用水平自评四级。

9 月 11 日，成为山东省公安民警紧急医疗救治网络定点医院(市级)。

9 月 22 日，由中国高血压联盟、上海市高血压研究所授牌成为全国原发性醛固酮增多症筛查基地。

11 月 8 日，邢晓博任中共青岛市第三人民医院委员会书记；孙彩茹任青岛市第三人民医院副院长；牛锡智不再担任中共青岛市第三人民医院委员会书记、委员；马振亮不再担任中共青岛市第三人民医院委员会委员、青岛市第三人民医院副院长。

承办 2019 年全市卫生健康系统安全生产应急演练观摩会。

荣誉称号　2019 年，荣获青岛市文明单位标兵、青岛市无偿献血先进集体、2019 年度青岛市院前急救工作先进集体、2019 年度优质服务单位、2019 年度智慧服务品牌——智慧门诊、2019 年山东省节水型企业(单位)、第五届 MKM 中国药师职业技能大赛山东省总分第一名及华东区三等奖、山东省医学科技奖三等奖、2019 年全省卫生健康系统网络安全和信息化技能竞赛团体三等奖、青岛市第七届“健康杯”卫生信息技能大赛团体一等奖、青岛市卫生健康系统工会品管圈大赛二等奖等荣誉。

党委书记、院长：邢晓博
纪委书记：华裕忠
副院长、工会主席：孙彩茹
副　院　长：徐晟伟
党政综合办公室电话：89076678
总机电话：89076600
传真号码：89076611
邮政编码：266041
地　　址：青岛市李沧区永平路 29 号

山东青岛中西医结合医院
(青岛市第五人民医院)

概况　2019 年，职工总数 554 人，其中，卫生技术人员 477 人，占职工总数的 86%；行政工勤人员 75 人，占职工总数的 14%。卫生技术人员中，高级职称 57 人，中级职称 139 人，初级职称 281 人，分别占卫生技术人员的 12%、29%、59%。医院医生护士比 1∶1.35。编制床位 420 张，设职能科室 24 个、临床科室 23 个、医技科室 10 个。

业务工作　2019 年，诊疗 175140 人次。收住院 7619 人次，同比增长 7.72%；出院 7580 人次，同比增长 6.51%。病床周转次数为 18.1 次，同比增长 5.23%。

业务收入　2019 年，业务收入 15093.31 万元，比上年增长 6.99%。

固定资产　2019 年，固定资产总值 7022 万元，比上年增长 4.21%。

医疗设备更新　2019 年，新增高端超声、体外反搏装置、全自动免散瞳眼底照相机、钬激光等设备。

基础建设　2019 年，青岛市政府与山东中医药大学签署战略合作协议，山东中医药大学附属青岛医院建设项目拉开帷幕，该项目以市第五人民医院为内核，引进社会资本在崂山区建设分院，建成后市第五人民医院主要业务迁至分院，再继续实施原址扩建。市卫生健康委成立该建设项目工作专班。

医疗特色　2019 年，新开展雾化吸入乙酰半胱氨酸治疗 AECOPD 临床研究、内镜下胃肠息肉电切除术、多导睡眠监测与中医辨证相结合在睡眠障碍治疗中的临床应用、改良脐灸治疗中风后肢体疼痛、针灸治疗排卵障碍性不孕症、禅针法、手法整复结合芒针治疗骶髂关节紊乱、体外反搏、六分钟步行试验等 9 项新技术新项目。

科研工作　2019 年，加入市南区产学研创新联盟第一届会员单位；获批省中医药科研项目立项 1 项(肺病科)；获批市局级医药科研项目立项 15 项；青岛市科技局惠民项目(急诊科)完成网上结题审核验收；职工发表科技论文 105 篇，其中核心级期刊发表 4 篇。

学科建设和人才培养　2019 年，完成 2017—2019 年度青岛市重点学科及优秀人才的建设和培养。入选 2019 年青岛市级重点学科 2 个，优秀青年人才 1 人；成立李佃贵国医大师工作室，开展引进类名中医工作室的有关学术讲座、门诊坐诊、病房查房、施术等学术工作；与台北行天宫医疗志业财团法人恩主公医院签订合作协议；申报并完成 2019 年卫生健康政策研究课题；组织完成五级师承工作 2019 年年度考核及结业考核；刘志杰获得第四批全国中医(西学中)优秀人才研修项目。

继续教育　2019 年，组织完成 2019 年度立项的继续医学教育项目 12 项；完成山东中医药大学等实习生带教工作和中医住院医师协同基地规培工作；组织2019年中医住院医师规培结业考核工作;组织重点专科科主任、教学骨干参加全省中医医院科主任管理能力提升培训班;组织医师参加省中医药管理局组织的中医院住院医师规范化师资培训。

精神文明建设 2019年,经过全面规划,积极准备,完成争创市级文明单位标兵申报工作,医院被评为"青岛市精神文明标兵"。

大事记

1月24日,为进一步推动"互联网+医疗健康"便民惠民,实现微信公众号与"山东医健通"的对接。

1月27日,举行"国医大师李佃贵工作室挂牌暨收徒仪式",并组织义诊。国医大师李佃贵工作室正式落户医院。

4月8日,青岛市中西医结合学会神经内科专业委员会年会暨李艳名中医经方治疗郁病学术研讨会在医院召开。

4月10日,市人大常委会副主任刘圣珍带领市人大教科文卫委员会一行赴医院进行医养结合工作调研。

5月23日,举办招商引资洽谈会。

6月17日,与中国人民银行中征应收账款融资服务平台签署合作协议,成为全国首家接入应收账款融资服务平台的公立医院。

7月10日,由青岛市卫生健康委员会、青岛市中医药管理局主办,山东青岛中西医结合医院承办的青岛市第四届"三伏养生节"启动仪式在山东青岛中西医结合医院举行。

8月30日,联合多单位开展的"情满乡村"志愿服务项目走进胶州市胶西街道贺家屯村开展志愿服务,以实际行动践行"不忘初心 牢记使命"主题教育活动。

9月19日—21日,院长丁文龙带领专家团队一行6人赴贵州省安顺市平坝区中医院,调研对口支援工作,慰问医院对口支援队员,并向该院派出第五批对口帮扶医生。

10月19日—21日,举办王国才教授推拿手法经验推广培训班。

11月26日—28日,选派多名经验丰富的中医药专家,分组到全市20多个社区卫生服务中心及乡镇卫生院对老年人、儿童中医药健康管理服务进行技术指导。

12月3日,青岛市政府与山东中医药大学签署战略合作协议,山东中医药大学附属青岛医院建设项目拉开帷幕,市卫生健康委成立市第五人民医院新院区建设项目工作专班,加速推进该项目。

荣誉称号 2019年,荣获"青岛市三八红旗集体"荣誉称号。

党委书记:辛善栋

院长、党委副书记:丁文龙

副 院 长:孙金芳、延壮波

纪委书记:张忠国

工会主席:周 健

院办电话:82612230

传真号码:82612230

电子邮箱:qdwybgs@126.com

邮政编码:266002

地 址:青岛市市南区嘉祥路3号

青岛市第八人民医院

概况 2019年,有职工1533人,其中高级职称180人,博士、硕士307人,享受国务院特殊津贴1人。

业务工作 2019年,门、急诊量737827人次,比上年增加2.6%;出院35062人次,比上年增长8.4%;床位使用率86%,比上年升高2.9%;住院手术9770人次,比上年降低4%,其中三、四级手术5831例,三、四级手术率60%;平均住院日9.8天,比上年增加0.07天;出入院诊断符合率100%,与上年持平;手术前后诊断符合率100%,与上年持平;住院危重病人抢救成功率88.8%,比上年降低1.2%;治愈率79.6%,好转率19.1%,病死率0.5%。甲级病案率99.99%。

业务收入 2019年,实现总收入6.7亿元,比上年增加5103.32万元,增长8.24%。总支出6.66亿元,比上年增加15.92%。

固定资产 2019年,固定资产总值32707.02万元,比上年31544.4万元新增固定资产1162.62万元,增长3.68%。

医疗设备更新 2019年,通过公开招标等方式,购置更新医疗设备320台件,价值人民币9400万元,其中,手足外科专用miniC形臂X光机178万元,超声科彩色多普勒超声诊断仪190万元。

基础建设 2019年,经青岛市人民政府重点医疗项目专题会议部署,调整市第八人民医院东院区建设工程总体规划和投资规模,项目100亩建设用地分成两部分,用于建设东院区和引进社会优质医疗资源,打造市区北部医疗高地。

卫生改革 2019年,积极推动公立医院改革,充分发挥三级医院优质资源优势及牵头医院作用。医联体内预约及转诊 398 人次。外派专家到医联体单位坐诊 600 人次,诊疗患者约 11000 人次。为基层医务人员培训 20 次。运行“八医医联体微信群”“心梗急救微信群”“脑卒中微信群”“医联体转诊联络群”等多个工作群,专家线上会诊及答复基层医生咨询 260 人次。持续改善医疗服务,积极推进“一次办好”事项落实,实行包括双休日在内的病案复印、邮寄服务,在全市率先实现住院病历复印“零跑腿”。

健康促进活动　2019 年,与李沧卫健局合作开展暖民行动进社区专家手机直播课堂及党建直播间工作。与李沧区合作成立“李沧区慢病会诊中心”“李沧区胸痛中心”“李沧区脑卒中中心”。与崂山区王哥庄街道社区卫生服务中心签署“教学助长”计划,为其辖区 34 家卫生室 62 名乡医进行教学,该项目获得山东省基层卫生协会 2019 年度基层卫生科技创新计划立项。开展党建“结对共建”工作,走进李沧区大枣园社区进行党建工作交流并进行义诊,定期开展健康教育活动。派出医护及管理人员 76 人次进行健康教育“六进”及基层培训,医护人员 117 人次下乡义诊,大型义诊活动共 36 次,服务居民约 1650 人次,健康教育 53 次,其中,进社区 29 次,进校园 15 次,进农村 9 次。

医疗特色　2019 年,顺利通过山东省卫健委三级乙等医院复审。成立急诊病房、消化科(二)病房。美容医学科开诊。胸痛中心开展冠状动脉造影+支架置入术 832 例;卒中中心开展脑血管造影+支架置入术 66 例;首都医科大学肺癌诊疗中心青岛分中心开展三、四级手术 212 例。圆满完成人民海军成立 70 周年庆祝大会、跨国公司领导人峰会等重大活动医疗保障 9 次。

科研工作　2019 年,获批青岛市市级(科技局)立项 1 项,市卫生健康委课题立项 14 项(西医 13 项、中医 1 项),完成课题评价 10 项。全院发表学术论文 60 余篇(核心期刊)。

继续教育　2019 年,成功申办并完成 2 项省级继续教育项目、12 项市级继续教育项目。

新技术新项目　2019 年,全院开展 48 项新技术新项目,7 项获得院级专项奖励,外出进修 23 人。

学科合作　2019 年,眼科与上海第九人民医院眼科(眼眶病肿瘤)建立专科联盟,肛肠科与南方医科大学南方医院肛肠外科建立专科联盟,急诊科加入中国地市级急诊专科医联体。

精神文明建设　2019 年,以创建全国文明城市、创建美丽青岛和省级文明单位创建活动为契机,利用微信、网站、院报、电子屏、宣传栏等多个平台深入开展社会主义核心价值观和中国梦宣传;改善医疗服务,提高医院综合服务能力,提升患者就医感受和满意度;连续 20 年开展军民共建活动,鱼水深情再谱新篇;“医惠乡亲”被评为市级服务品牌;围绕先进典型、知名专家和凡人善举进行宣传报道。

大事记

3 月,被确定为“山东省儿童青少年近视小儿推拿防控县级基地(崂山区)”。

3 月 31 日,全省农村贫困唇腭裂患者专项救治公益活动青岛地区筛查仪式在医院举行。

12 月 2 日—4 日,顺利通过三级综合医院等级复审现场评价。

荣誉称号　省级文明单位、青岛市无偿献血先进集体、青岛市第四届全程义诊优秀义诊单位、青岛市绿色单位(医院)、青岛市院前急救工作先进集体。

党委书记:张红梅

院长、党委副书记:温成泉

副 院 长:马立学、曹明建、兰立强

总会计师:鲁　菁

院办电话:87895264

传真号码:87896535

电子信箱:qdbyyb@126.com

邮政编码:266100

地　　址:青岛市李沧区峰山路 84 号

青岛市第九人民医院

概况　2019 年,医院占地为 7609.31 平方米,业务用房 11795.00 平方米。有职工 472 人,其中,卫生技术人员 418 人,占职工总数的 88.56%;行政工勤人员 54 人,占职工总数的 11.44%。卫生技术人员中,高级职称 56 人、中级职称 121 人、初级职称 241 人,分别占卫生技术人员的 13.40%、28.95%、57.66%,医生与护士之比 1∶1.52,编制床位 430 张。

业务工作　2019 年,门、急诊量 106176 人次,同比增长 5.3%,其中急诊 7629 人次;入院 12500 人次,同比增长 3.7%。实际占用 159342 床日,同比增长 4.6%,病床周转次数 27.6 次。出院 12438 人次,同比增长 4.0%;手术量 2348 例,同比增长 14.5%;入院与出院诊断符合率 98.4%,门诊抢救成功率 89.9%,住院抢救成功率 74.8%。

业务收入　2019 年,总收入为 20672.45 万元,同比增长0.6%。其中,业务收入18078.62万元,同比增长3.1%。

固定资产　2019年,固定资产总值8343.8万元,同比增长10.9%。

医疗设备更新　2019年,购置1万元以上设备29件,共87.75万元;采购彩超28万元。

基础建设　2019年,改造自动喷淋及烟感系统,改造(扩容)供电。

医疗特色　2019年,院内设立新技术、新项目奖,申报新技术3项。骨外科自主完成9例经皮穿刺椎体成形术;普外科自主完成4例吻合器痔上黏膜环切术,19例无张力疝修补术,9例腹腔镜阑尾切除术;消化内科自主完成500例内镜下息肉切除术,4例经胃镜鼻空肠营养管放置术,3例内镜下阑尾腔异物取出术;内分泌科自主完成6例扫描式葡萄糖监测;中医科自主完成18例穴位埋线治疗;妇产科自主完成4例宫腔镜下电吸人流,1例腹腔镜下输卵管切除术;放射科自主完成3068例1.5T磁共振检查;物理诊断科自主完成60例胃肠彩色多普勒超声检查;心内科自主完成心电图运动平板检查,4个永久起搏器加3个临时起搏器植入,23例支架植入手术,30例中心静脉置管术,74例冠状动脉造影术。肾内科完成4例动静脉内瘘成形术,3例肾穿刺活检术。检验科开展340例SAA(淀粉样蛋白)检测,355例HE4(人附睾蛋白4)检测,125例C肽检测。

2019年,推进临床路径管理工作,不断完善信息化系统配套。试点专业20个,试点病种222个,比上年同期专业数增加10个,试点病种数增加83个。路占比为54.74%,同比增长16.97%。有14个科室该比例超过50%,有9个科室该比例超过70%。

科研工作　2019年,各专业申报市、局级科研计划9项。专业人员发表学术论文38篇,其中SCI 4篇、国家级23篇、省级11篇,出版专著4部。

继续教育　2019年,申报继续医学教育学术讲座项目,批准6项,完成6项,完成继续教育学分15分。派遣中青年骨干2名,于上海复旦附属华山医院进修脑血管介入及脑血管溶栓治疗;派遣1人于青大附院进修学习妇科腔镜;4名医师参加在职研究生学习;接受5所院校87名实习生,涉及临床医学、护理、口腔、医学检验和医学影像技术等专业。

精神文明建设　2019年,开展系列主题道德实践活动;学雷锋志愿服务活动常态化;制作文明标语提示牌,营造良好的文化氛围;围绕庆祝新中国成立70周年,组织开展"我和我的祖国"MV拍摄、照片征集、征文比赛、书画比赛,市委升旗仪式观摩等活动;加强党风廉政建设;加强文明行为教育;大力弘扬以"最美天使"仇伟涛、"文明市民"侯佳蕾为代表的医院先进医护人员的先进事迹。荣获"青岛市文明单位标兵"荣誉称号。

党组织建设　2019年,修订完善医院章程和党委会、办公会议事决策制度以及"三重一大决策制度",明确党委书记、院长工作职责,确保公立医院党委领导下的院长负责制推进落实。全面深入推进"不忘初心、牢记使命"主题教育工作。

大事记

4月15日,核磁共振设备正式启用。

6月20日—21日,市卫生健康委医院等级评审专家组对医院进行等级复审现场评审。

8月28日,与建设银行青岛五四广场支行举行党建共建签约启动仪式。

11月11日,池一凡不再担任中共青岛市第九人民医院委员会书记、委员。杨九龙兼任中共青岛市第九人民医院委员会委员、书记。郭继梅任青岛市第九人民医院副院长。

12月18日,获批成为国家消化道早癌防治中心联盟成员单位。

12月27日,宋海峰任中共青岛市第九人民医院委员会委员,不再担任青岛市第九人民医院财务科科长。

荣誉称号　2019年,青岛市文明单位标兵。

党委书记:杨九龙(兼任)

副 院 长:官明德、袁国宏、郭继梅、刘振胜

党委委员:宋海峰

院办电话:87072610

总机电话:87072600

传真号码:87072610

电子信箱:qdsdjrmyy@126.com

邮政编码:266002

地　　址:青岛市市南区朝城路2号甲

青岛市胶州中心医院

概况　2019年,医院占地面积2.95万平方米,建筑总面积4.46万平方米,其中业务用房面积3.13万平方米。有职工1385人,其中,卫生技术人员1245人,占职工总数的89.9%;行政工勤人员140人,占职工总数的10.1%。卫生技术人员中,高级职称178人,中级职称536人,初级职称531人,分别占专业技

术人员的 14.3%、43.05%、42.65%，医生与护士之比为 1∶1.7。

业务工作　2019 年，门、急诊量 701771 人次，其中急诊 121589 人次，同比增长 8.38%。收住院人数 41153 人，同比增长 7.57%。床位使用率 94.3%，床位周转 42.2 次，入院与出院诊断符合率 100%，手术前后诊断符合率 100%，抢救危重病人 1954 人，抢救成功率 91.2%，好转率 65.9%，病死率 0.5%，院内感染率 1.12%，甲级病案符合率 99.8%。

业务收入　2019 年，业务收入 6.32 亿元，同比增长 2.7%。

固定资产　2019 年，固定资产总值 3.11 亿元，同比增长 11.07%。

医疗设备更新　2019 年，新进高档 GE 血管造影机(DSA)、模拟定位机、急诊拍片透视一体机、心脏彩超等高端大型设备，总价值约 1300 万元。

基础建设　2019 年，在急诊科东侧建设 EICU，对急诊科北侧平房进行改造装修。对内镜室进行扩建，集中胃肠镜检查区域，实现内镜检查治疗和清洗消毒的集中设置、规范管理。对综合楼二层部分房间进行改造加固，建设 DSA 机房。建设 182 平方米康复大厅。对东邻小区三号楼原幼儿园区域进行整修，作为病案室使用，将病案室二层库房的 12 万份病历进行搬迁。

卫生改革　2019 年，落实成本管控，出台《青岛市胶州中心医院不收费耗材定额管理意见(试行)》，规范全院耗材收费项目、二级库管理、报亏流程、价格联动流程，临床每床日不收费耗材同比下降 3.45 元，降幅为 19.16%。开展收费项目梳理专项活动，优化医疗服务收费项目 103 项。人力资源管理系统上线使用。

医疗特色　2019 年，通过国家级胸痛中心认证，通过国家高级卒中中心初审，加入国家卒中急救地图。成功开展 12 项新技术项目。

科研工作　2019 年，放疗科、烧伤整形科、检验科、产科、神经内科开展的 5 项科研课题均通过评价，达国内先进水平。市卫生健康委立项课题 8 项。取得专利 45 项，其中发明专利 2 项、实用新型专利 43 项。全院职工在各级各类刊物发表论文 272 篇，其中 SCI 3 篇、核心期刊论文 37 篇。出版第一主编专著 7 部。

继续教育　2019 年，承担省继续教育项目 3 项、市继教项目 18 项。选派技术骨干 39 人分别到北京宣武医院、北京大学人民医院、北京协和医院、上海第六人民医院、北京天坛医院、解放军总医院等知名医院进修。

精神文明建设　2019 年，顺利通过省文明单位复评。开展网络文明传播活动。组织医院重点部门科室负责人参观青岛反腐倡廉基地，加强廉政文化建设。开展健康教育大讲堂活动。公益捐款 18.98 万元，开展“春蕾女童”捐助活动，募集捐款 3.74 万元全部用于资助胶州市“春蕾女童”。开展扶贫助残活动、特殊儿童扶助活动、捐助贫困学子活动等。对口帮扶甘肃省徽县人民医院、贵州省镇宁自治县，支援帮扶资金 10 万元。选派 4 名骨干医师支援西藏日喀则市，开展的多项手术填补当地医疗技术空白。选派 4 名骨干医师分别支援甘肃省徽县、贵州省镇宁自治县、菏泽市曹县。接收甘肃徽县人民医院来院免费进修 12 人次。成立紧密型医共体建设专班，牵头成立胶州中心健共体，积极参与胶州市整合型医疗卫生服务体系建设。派出医疗专家 22 人到胶州市各乡镇卫生院开展讲座、义诊、查房等活动，接收青岛市基层卫生人员 94 人来院进行短期进修培训。

大事记

1 月 1 日，山东省肿瘤医院匡建民在医院成立名中医工作室。

7 月，启用“感控工作间”手卫生 APP 进行科级管理。

7 月 1 日，与毛恩强诊疗团队签署合作协议、客座教授聘任协议。

8 月 21 日，医院通过政府采购方式，购置医院经济运营平台信息系统。

10 月 21 日—23 日，医院通过三级综合医院等级评审现场评价。

11 月 11 日，根据《中共青岛市卫生健康委员会党组关于孙森等同志任免职的通知》：邢立泉任中共青岛市胶州中心医院委员会书记、青岛市胶州中心医院院长(试用期一年)；马桂莲任中共山东省青岛第二卫生学校委员会委员、书记，不再担任中共青岛市胶州中心医院委员会书记、委员；魏秀娥任中共青岛市胶州中心医院委员会委员；宋守正不再挂职中共青岛市胶州中心医院委员会副书记(主持党委工作)、委员。

12 月 12 日，与李哥庄卫生院、胶东卫生院、三里河社区卫生中心、中云卫生服务中心、洋河卫生院成立健康服务共同体。

12 月 17 日，顺利通过京津冀鲁区域临床检验结果互认实验室现场检查。

12 月 24 日，通过青岛市健康教育基地验收。

荣誉称号　荣获第四批中国胸痛中心认证单位、

全国感控实践优秀基层医院、山东省临床实验室质量管理先进集体、山东省创伤救治联盟委员单位、省级癌痛规范化诊疗示范病房、省级文明单位、青岛市无偿献血突出贡献集体等荣誉称号。

党委书记、院长:邢立泉

副 院 长:邢春礼

纪委书记:尤明涛

副院长、总会计师:孟贤涛

副 院 长:宫荣泉

副院长、工会主席:魏秀娥

院办电话:58775611

总机电话:87212301

传真号码:87208844

电子信箱:qdsjzzxyybgs@qd.shandong.cn

邮政编码:266300

地 址:胶州市徐州路29号

专 科 医 院

青岛市妇女儿童医院

概况 青岛市妇女儿童医院是青岛大学医学部平行二级学科单位,是一所集医疗、保健、康复、科研、教学于一体全面发展的三级甲等专科医院。占地67127.6平方米,业务用房135740平方米。

2019年,开放床位1463张,有职工2120人,其中,卫生技术人员1908人,占职工总数的90%;行政工勤人员212人,占职工总数的10%。卫生技术人员中,高、中、初级职称分别为258人、591人、1059人,分别占卫生技术人员总数的13.52%、30.97%、55.50%;医护比1∶1.3。设职能科室37个、临床科室55个、医技科室19个。

业务工作 2019年,门、急诊量2323877人次,比上年增长7.95%,其中急诊323086人次。出院58041人次,比上年增长13.67%。床位使用率102.55%,床位周转次数55.91次,入院与出院诊断符合率99.94%,手术前后诊断符合率98.46%,门诊抢救危重病2282人次,抢救成功率99.96%,病房抢救危重病4509人次,抢救成功率99.56%,治愈率91.43%,好转率7.57%,病死率0.04%,院内感染率1.32%,甲级病案符合率99.84%。

业务收入 2019年,业务收入121300.54万元,比上年增长13.69%。

固定资产 2019年,新增固定资产6789.07万元,固定资产总值为136597.37万元,比上年增长4.21%。

医疗设备更新 2019年,新购50万元以上设备22台件。

基础建设 2019年,完成东北亚国际微无创诊疗与研发中心改造工程、急诊室外扶梯改造工程、生物标本库改造工程,以及儿童门诊药房窗口改造、综合B超吧台改造等配套工程110余项。

卫生改革 2019年,签约新建西海岸院区,整建制将商业职工医院并入,占地约7.2万平方米,总床位1060张,由西海岸新区管委投资25亿元建设。选派优秀医生和专家开展精准帮扶,莲池医院、新世纪妇儿医院门诊量比上年分别增长35.6%、935.1%,手术量分别增长20.3%、298.5%,分娩量分别增长6.0%、714.3%。内部培养泰山学者特聘专家1名,派出团组12次赴美、英、澳、日等进修学习;外部引进生殖医学、新生儿科、神经内科等专业知名专家担任学科带头人,聘请《新英格兰医学杂志》副主编为首席科学家,建立海外院士专家工作站。

医疗特色 2019年,中国医院影响力排行榜儿科专业全国排名第25位;中国医学科学院的医院科技量值排名(STEM)中,心外全国第19名(全省第一)、妇产全国第47名(全省第三)、眼科全国第61名(全省第三)、儿科全国第62名(全省第四);在青岛市统计局公布的社情民意调查中,医院技术能力群众认可度居区域内第一名。针对儿童特发性肺动脉高压这一世界性难题,开展国内首例经皮肺动脉去神经术;与国家重点实验室超声医疗国家工程研究中心合作建设东北亚国际微无创诊疗与研发中心,开展高强度聚焦超声消融治疗技术。

科研工作 2019年,获国家科学技术进步奖二等奖一项,青岛市科技进步奖一等奖1项、三等奖1

项，山东医学科技三等奖 3 项；完成成果评价 3 项；获批国家自然科学基金面上、青年基金项目各 1 项，获批中国博士后基金项目 1 项，市科技惠民专项重点项目 1 项、一般项目 3 项；发表 SCI 论文 26 篇，北大核心系列论文 49 篇；主编及参编专著 7 部；获授权发明专利 20 项。

学科建设　2019 年，代表山东省参加全国评选，成为"国家更年期保健特色专科""国家孕产期保健特色专科"建设单位；获批国家药物临床试验机构(GCP)；入选第一批国家分娩镇痛试点医院、全国盆底康复医学专项技术教学培训基地；以全省第一名的成绩入选全国母婴安全优质服务单位，心脏中心以全省第一名的成绩入选省精品特色专科；生殖医学中心再次顺利通过人类辅助生殖及技术校验评审。

继续教育　2019 年，获批设置青岛大学医学部儿科学和妇产科学两个平行二级学科，拥有山东大学、青岛大学博士生导师各 8 名、硕士生导师 47 名，在院研究生 80 名；接收山东大学、青岛大学等院校实习学生 171 人。35 名学员通过国家住院医师规范化培训结业考核，合格率达 100%。外派 50 余人到国内知名医院进修学习；支持鼓励在职人员报读学历学位教育，1 人获准进入博士后研究、4 人攻读博士学位、14 人攻读硕士学位。获批国家级继续医学教育项目 1 项，省级继续医学教育项目 15 项，市级继续医学教育项目 16 项。接收外院进修医生 135 名，免费接收贵州安顺、甘肃陇南、山东菏泽等地 32 名医务人员来院进修学习。

国际交流　2019 年，美国 Children's HeartLink 与英国 Alder Hey 儿童医院心外科专家团队和护理团队、美国微笑列车慈善基金会总裁兼首席执行官 Susannah Schaefer 等人，以及美国药学专家来院进行学术访问交流。先后派出 13 人赴美国加利福尼亚大学洛杉矶分校、波士顿儿童医院、辛辛那提儿童医院等医疗机构进行培训交流。5 人在中美儿童医院管理与医学学术交流项目、第 50 届美国妇科肿瘤学会妇女癌症年会、第 73 届美国脑瘫及发育学会年会、第 13 届欧洲妇科学会年会、世界心脏病和心血管疾病大会作主题发言。

党建工作　2019 年，建立健全党建工作决策机制、工作机制、保障机制、考核机制。在国家卫健委全国妇幼健康工作会议上作典型发言；"对内以职工为中心，对外以病人为中心"的"双中心"文化建设思路被写入全国妇幼健康工作会议主报告；作为中国妇幼保健协会党建工作和医院文化建设委员会主委单位，承办首届党建工作和妇幼健康文化建设经验交流会。建成党员之家、党建文化长廊、党员学习角，全方位打造学习阵地。被评为青岛市首批社会主义核心价值观示范点。

精神文明建设　2019 年，启动"转变服务理念 提升服务质量"专项治理行动。启动"早产儿之家"、山东省首个"蝴蝶宝贝"专病门诊，开设儿童用药门诊、妊娠哺乳期用药门诊，联合中国宋庆龄基金会为唇腭裂患儿免费手术，满足群众诊疗和健康需求。做好莱西、即墨、胶州、平度四条线路"就医直通车"，发送 4000 余班次，运送就医患者及家属近 10 万人次。

大事记

1 月 8 日，"重症先心病外科治疗关键技术创新与应用"项目荣获国家科学技术进步奖二等奖。

1 月 9 日，生殖医学中心通过人类辅助生殖技术校验评审。

1 月 14 日，成为全国第一批出生缺陷防治人才培训协同单位。

2 月 22 日，国家卫生健康委药政司副司长张锋一行到医院调研儿童用药临床综合评价工作，并出席"半岛地区儿童用药综合评价论坛"。

2 月 26 日，获评山东省先天性结构畸形救助项目优秀定点医疗机构。

2 月 28 日，获山东省"智慧门诊服务品牌"称号。

3 月 1 日，与安顺市妇幼保健院举行对口帮扶签约仪式。

3 月 9 日，中国儿童肥厚性心肌病诊断共识讨论会暨中国实用儿科杂志审稿会在医院召开。

3 月 13 日，与中国海洋大学医药学院签约实习教学基地。

3 月 18 日，成为第一批国家分娩镇痛试点医院。

确诊国内首例罕见病 Sengers 综合征。

3 月 29 日—31 日，承办"中华医学会小儿外科学分会第三届全国小儿普胸外科学术会议暨内镜技术学习班"。

4 月 1 日，国家、省、市近 50 家新闻媒体来医院参观"互联网＋医疗健康"和青岛市出生缺陷综合防控平台建设成果。

4 月 15 日，"转变服务理念 提升服务质量"专项治理行动启动。

4 月 16 日，全国妇幼卫生监测办公室、中国出生缺陷监测中心主任朱军来医院就"优生宝贝计划——妊娠期药物暴露队列研究(青岛地区)"进行对接交流。

4 月 18 日，"早产儿之家"项目启动。

5月6日，“美国儿科临床药学交流会”在医院举办。

5月8日，在全国妇幼健康管理培训班上作经验介绍。

5月11日，开设山东省首个遗传性大疱性表皮松解症专病门诊。

5月30日，全国政协视察团来医院就“推进医疗联合体建设和发展”进行视察调研。

5月31日，“同心暖童心”公益关爱行动定点医院暨暖童书屋启用仪式举行。

6月10日—14日，美国 Children's HeartLink 与英国 Alder Hey 儿童医院心外科专家团队来医院进行学术访问交流。

6月21日，承办中国妇幼保健协会首届党建工作和妇幼健康文化建设经验交流会。

6月25日，获评“山东省药品不良反应监测哨点”。

7月10日，与超声医疗国家工程研究中心共建东北亚国际微无创诊疗与研发中心合作签约仪式举行。

7月11日，青岛西海岸新区与市妇女儿童医院医疗共建合作签约仪式举行。青岛西海岸新区管委、青岛市妇女儿童医院、青岛慧康医院签订三方合作协议。

8月15日，国家卫生健康委妇幼司干事王辉、新生儿先心病筛查国家级项目管理办公室主任黄国英一行来院调研，深入了解新生儿先心病筛查项目实施情况。

9月26日，国家卫生健康委妇幼司副司长宋莉来医院调研。

10月31日，小儿胸心外科、小儿心脏病、小儿重症医学、小儿内分泌、小儿血液病、小儿消化、妇科等七个专业全部通过国家药物临床试验机构资格认定，获得国家《药物临床试验机构资格认定证书》。

11月11日—15日，美国 Children's HeartLink 与英国 Alder Hey 儿童医院护理专家团队来医院交流访问。

11月15日，第五届半岛国际妇女儿童医学论坛召开。东北亚国际微无创诊疗与研发中心正式启动，并设立海外院士专家工作站。

12月2日，获评2019年度国家级母婴安全优质服务单位。

心脏中心被评为山东省精品特色专科。

12月5日，获评山东省医务社工与志愿服务工作先进单位。

12月11日，获评青岛市首批“社会主义核心价值观建设示范点”。

青岛市商业职工医院整建制并入青岛市妇女儿童医院交接仪式举行。

美国微笑列车慈善基金会总裁兼首席执行官、执行副主席 Susannah Schaefer 一行来医院参观访问。

12月19日，中国医学科学院发布“2018年度中国医院/中国医学院校科技量值(STEM)”：心血管外科位列全国第19名，全省第一；妇产科位列全国第47名，全省第三；眼科位列全国第61名，全省第三；儿科位列全国第62名，全省第四。

12月31日，获批“国家更年期保健特色专科”和“国家孕产期保健特色专科”建设单位。

荣誉称号 2019年，荣获国家级母婴安全优质服务单位、山东省智慧门诊服务品牌、山东省医务社工与志愿服务工作先进单位、山东省先天性结构畸形救助项目优秀定点医疗机构、青岛市首批“社会主义核心价值观建设示范点”等荣誉。

党委书记、院长：邢泉生
党委副书记：王　琳
纪委书记：张　成
工会主席：高　岩
总会计师：尚　涛
副 院 长：高　杨、泮思林、魏　涛、胡晓兴(挂职)
党委委员：刘　倩、韩春山
院办电话：68661157
传真号码：68661111
电子信箱：qdfeyb@qd.shandong.cn
邮政编码：266034
地　　址：青岛市市北区辽阳西路217号

青岛市胸科医院

概况 2019年，职工总数331人，其中，卫生技术人员267人，占职工总数的81%；行政工勤人员64人，占职工总数的19%。卫生技术人员中，高级职称36人，中级职称91人，初级职称140人，分别占卫生技术人员的13.48%、34%、52.43%。医护比为1∶1.46。开放床位275张，设职能科室18个、临床科室12个、医技科室6个。

业务工作 2019年，门、急诊量46227人次，比上年增长2%。住院3873人次，比上年增长7.1%；出院3870人次，比上年增长7.1%；出院者平均住院天数比上年降低7.5%，病床使用率117.21%；药占比为35.21%。

业务收入 2019年，业务收入9476万元，比上年增长 2.95%。

固定资产 2019 年，固定资产总值 6419 万元，比上年增长 4.1%。

医疗设备更新 2019 年，新购脉动真空蒸汽灭菌器、全身应用型彩色多普勒超声诊断仪等设备。

卫生改革 2019 年，制定《青岛市胸科医院党委议事规则》等五个文件，修订完善《青岛市胸科医院章程》。推进"三优工程"，对接国内外知名医院，引进 1 名市级高层次人才。接入山东省医键通平台，实现市民的"电子健康卡""云急救""找医生""环境监测"五大功能；接入山东省远程会诊中心，加入省医疗资源共享平台；接入山东省预约挂号平台，扩大医院网上就诊范围；借助青岛市区域诊疗平台，新增智能导诊服务功能；增加山东省电子健康卡识别功能及线上影像报告的查询功能。

医疗特色 2019 年，完成海军成立 70 周年多国海军活动、省运会、庆祝新中国成立 70 周年及跨国集团领导人青岛峰会卫生应急保障任务。正式通过中国 CDC 结核病临床中心关于抗结核新药使用和保护扩展项目（NDIP 项目）实施单位的现场验收，成为全省第二家 NDIP 项目实施单位。开展 QFT 等国内先进的结核病检验技术，为疾病的早诊早治提供技术支持。牵头制定《青岛市结核病质控中心质控标准》，召开青岛市结核病质控中心质控标准讨论会和青岛市结核病质控中心培训会议，完成对所有区（市）结核病防治机构的质控工作检查。开展 8 项中医适宜技术在全院病区全面推广，病房覆盖率达到 100%。实施遏制结核病行动计划和健康教育"六进"活动。与中国海洋大学、青岛科技大学、青岛求实职业技术学院、青岛中学等院校建立结核病防控联系，组织召开《学校结核病防治规范》学习讨论会，开展健康教育培训。

科研工作 2019 年，与首都医科大学附属北京胸科医院开展结核性胸膜炎相关课题多中心研究 2 项，新立项青岛市医疗卫生优秀学科带头人 1 人、青岛拔尖人才 2 名。新立项纵向课题 4 项、横向课题 2 项，发表论文 20 篇。获得青岛市科技进步奖二等奖 1 项，山东省医学科技奖三等奖 1 项。

继续教育 2019 年，完成市级继续教学项目 6 项、省级继续教育项目 2 项。

精神文明建设 2019 年，组织开展文明单位、文明城市创建工作；加强"道德讲堂"建设，深化思想道德教育；积极推进普法依法治理工作。开展院长访谈、世界防治结核病日、护士节、医师节、庆祝新中国成立 70 周年等主题宣传活动。充分利用医院官方微信、网站、宣传栏等宣传载体，展示医护人员精神风貌和工作成效。

大事记

1 月 2 日，市发展改革委、市卫生健康委、市财政局、市自然资源和规划局、市国土资源房管局等部门工作人员，到医院进行联合调研，了解医院的发展历程、现状和规划蓝图。

3 月 19 日，组织召开"新药新希望"抗结核新药贝达喹啉启用仪式新闻发布会，邀请媒体进行采访报道和项目推介。

4 月 27 日，市委副书记、市长孟凡利，副市长栾新一行，到医院调研医院发展及院区基础设施建设情况，市政府秘书长与市卫生健康委、市发展改革委、市自然资源和规划局、市住房城乡建设局等部门主要负责人陪同调研。

5 月 31 日，中国疾控中心结核病防治临床中心 NDIP 项目办专家组到医院进行 NDIP 项目工作督导。

6 月 18 日，召开"不忘初心、牢记使命"主题教育动员部署会，学习贯彻习近平总书记在"不忘初心、牢记使命"主题教育工作会议上的重要讲话精神和各级党委要求，对医院主题教育开展进行部署。

7 月 5 日，举办青岛市结核病质控中心培训班，来自青岛市各区（市）结防机构及相关专业的 100 余人参加培训。

7 月 24 日，医院召开"不忘初心、牢记使命"主题教育"卫生健康便民正风行动"暨"侵害群众利益问题专项整治"工作协调会，对医院全面启动相关整治行动进行部署安排。

8 月 7 日，市卫生健康委"不忘初心、牢记使命"主题教育第四巡回指导组到医院督导主题教育工作开展情况。

8 月 22 日，医院组织召开创建无"红包"医院再动员大会暨集体承诺仪式。

10 月 25 日，市卫生健康委检查组到医院，对医院贯彻落实党委领导下的院长负责制情况进行检查评估。

荣誉称号 2019 年，获得山东省文明单位等荣誉称号。

党委书记：王　军

院长、党委副书记：邓　凯

副 院 长：李同霞

副院长兼工会主席：王　淼

纪委书记：刘学峁

院办电话:84826503、84816945
传真号码:84816945
电子信箱:qdsxkyy@163.com
邮政编码:266043
地　　址:青岛市重庆中路896号

青岛市第六人民医院
(青岛市传染病医院)

概况　2019年,职工总数523人,其中,卫生技术人员438人,占职工总数的83.75%;行政工勤人员85人,占职工总数的16.25%。卫生技术人员中高、中、初级职称分别是73人、137人、228人,分别占卫生技术人员的16.7%、31.3%、52%。医生151人,护士233人,医护比为1∶1.5。编制床位400张,实际开放床位500张,设职能科室28个、临床科室24个、医技科室6个。

业务工作　2019年,门、急诊量152470人次,与上年同比增加12720人次,增长9.1%;收住院病人8094人次,与上年同比增加364人次,增长4.71%;病床使用率111.8%,与上年同比提高0.6%;病床周转次数16.1次,与上年同比提高3.2%;入、出院诊断符合率100%;手术前后诊断符合率100%;抢救危重病人540人次,抢救成功率95.2%;治愈率18.5%;好转率76.2%;病死率为1.2%;院内感染率1.47%,甲级病案符合率99.09%。

业务收入　2019年,业务收入23815.89万元,比上年增加752.81万元,同比增长3.26%。

固定资产　2019年,固定资产总值6694.93万元,比上年增加167.52万元,同比增长2.5%。

医疗设备更新　2019年,购置1台核磁共振系统,价值625万元;购置2台BILT肝病治疗仪,价值23.6万元;购置1台有创呼吸机,价值14.8万元;购置1台智能中医诊疗床,价值9.5万元;购置1台手持式血液分析仪,价值7.3万元;购置1台臭氧治疗仪,价值5.5万元;购置1台立体动态干扰电治疗仪,价值5.2万元。

基础建设　2019年,对院区原有房屋部分建筑进行修缮、维修,对供水供热管道和院区主干道路进行抢修改造。推进公卫中心建设,完成项目扩初设计、概算编制、施工图设计工作,取得"工程规划许可证"和施工图审查合格书,一期基坑施工基本完成。完成市政供暖申报并获批复,完成结构鉴定、放射防护评价、全过程造价的招标工作。

卫生改革　2019年,建立现代医院管理制度,制定公立医院章程,参与传染病专业省级区域医疗中心及国家区域中医治疗中心青岛分中心的创建工作,全院实施主诊医师负责制,推行护理"7S"管理,高质量完成海军节、庆祝新中国成立70周年、跨国集团领导人峰会等重大卫生应急保障任务并获上级单位嘉奖。数字化医院建设日渐完善,上线医院感染管理信息系统、移动医疗及移动护理系统、合理用药软件系统等。"双招双引"工作亮点纷呈,聘请中华医学会感染病专业委员会主任委员王贵强教授为特聘教授,并成立"感染性疾病名医工作室",聘请美国韦恩大学医学院教授郝晓楠博士为特聘教授,进一步与吴孟超院士团队展开洽谈,就临床相关研究进行合作交流。

医疗特色　2019年,加强学科建设,新增及扩建综合内科、骨科、眼科、妇科、健康管理、口腔科等多个学科;健康管理中心、皮肤专病诊疗中心正式投入使用。在社情民意调查中心组织开展的群众基本医疗满意度调查活动中,预约挂号方便程度96.63%,医务人员温馨服务满意度95.15%,两项位居全市第二名。

科研工作　2019年,获青岛市科技局立项课题1项,青岛市中医药立项课题2项,省、市在研课题25项;全院职工共发表论文53篇,其中SCI 20篇、国内核心期刊5篇;撰写著作7部;取得国家发明专利2项,实用新型专利1项;通过青岛市科技成果标准化评价38项,成果达到国际先进水平1项。

继续教育　2019年,举办继续教育培训项目6项,其中中华级继教项目1项、省级继教项目2项、市级继教项目3项,受教育人数达2000余人次。选派人员到上海东方肝胆外科医院、山东中医药大学等国内知名医院进修学习12人次。

精神文明建设　2019年,开展"不忘初心、牢记使命"主题教育活动。做好职工帮扶工作和送温暖工程,开展"职工心声直通车"服务、职工心理援助等活动。结合"全国爱肝日""爱国卫生宣传日""肿瘤防治周""全国疟疾日""第31个爱国卫生宣传月""世界无烟日"等主题日,开展文明宣教活动,完成省级文明单位复审工作,提升精神文明建设水平。

大事记

1月25日,副市长栾新到医院督导检查安全生产工作。

4月10日,组织重大活动卫生应急保障演练。

4月,启动"改善医疗服务 提升服务质量"专项行动。

7月17日，国家疾控中心艾防中心、省疾控中心艾滋病防治所的专家组到医院进行丙肝防治督导检查和技术支持。

9月2日，聘请中华医学会感染病学分会主任委员、北京大学第一医院感染科兼肝病中心主任王贵强为特聘教授，“王贵强名医工作室”正式揭牌成立。

9月18日，山东省总工会经费审查委员会主任蒋石宝，青岛市总工会党组书记、常务副主席彭建国到医院看望慰问全国劳模李桂美，并举行座谈会。

10月20日，由医院承办的山东省中西医结合传染病专业委员会2019年学术年会暨脂肪肝诊疗新进展培训班举行，来自省内各级医疗机构的200余名感染病领域专家和学者参加会议。

11月13日—15日，牵头组织全市感染性疾病质控管理检查。

12月5日—8日，由中华医学会主办、青岛市第六人民医院和山东大学第二医院联合承办的中华医学会第41期全国感染科主任及骨干培训班在青岛市举行，来自全国各地感染病学相关领域的专家、学者、医师200余人参会。

荣誉称号　2019年，获2018—2019年度金凤凰城市医疗贡献奖。

党委书记：江建军
院长、党委副书记：王明民
党委副书记、纪委书记：邹　晓
副院长、工会主席：孙　伟
副 院 长：吴　静
院办电话：81636699
传真号码：81636688
电子信箱：qdchrbyy@163.com
邮政编码：266033
地　　址：青岛市抚顺路9号

青岛市精神卫生中心

概况　2019年，职工总数470人，其中，卫生技术人员406人，占职工总数的86.4%；行政工勤人员64人，占职工总数的13.6%。卫生技术人员中高级职称62人、中级职称215人、初级职称129人，分别占卫生技术人员的15.3%、53.0%、31.7%；医生与护士之比为1∶2.5。编制床位700张，设职能科室19个、临床科室12个、医技科室3个。

业务工作　2019年，门诊量为216549人次，比上年增长14.3%；住院病人5273人次，比上年下降0.1%；床位使用率152.3%，比上年下降1.2%；床位周转次数为7.5次，比上年下降1.3%；出院与入院诊断符合率为100%；抢救危重病人29人次；抢救成功率为82.8%，比上年增长19.7%；治愈率为43.8%，比上年增长23%；好转率为48.9%，比上年下降12.2%；病死率为0.1%；院内感染率为0.53%；甲级病案符合率为100%。

业务收入　2019年，业务收入为23073.77万元，比上年增长7.18%。

固定资产　2019年，固定资产总值4013.68万元，比上年减少2.75%。

医疗设备更新　2019年，购进十二道心电图机1台，价值6.85万元；购进电自动光激化学发光仪1台，价值22.75万元。

卫生改革　2019年，引进北京大学第六医院院士团队，打造山东半岛地区学科品牌。推进“双招双引”工作，与北京大学第六医院在医疗、教学、科研等方面开展战略合作，成立国家精神心理疾病临床研究中心青岛分中心。强化对口支援工作，派驻专家对对口支援单位开展帮扶，提高受援医院的业务能力。强化经济运行内部控制，引导医院良性发展，制定《青岛市精神卫生中心财政专项资金管理制度》；启动互联网医院建设，提升信息化服务水平。

医疗特色　2019年，中心设有老年、心理、儿少、物质依赖、重性精神疾病、康复等临床科室12个，开展无抽搐电休克、经颅磁刺激、多导睡眠检测等医疗技术；牵头成立青岛市精神卫生医疗联合体，在医联体内开展远程诊疗、技术指导、人才培养等工作；开展健康扶贫与对口支援，与菏泽市第三人医院签订支援协议，派驻专家开展帮扶工作。

科研工作　2019年，“老年痴呆伴发精神行为症状的发病机制”科研成果获得青岛市科技进步三等奖；地厅级课题方面获得立项课题5项，其中省级课题1项、局级课题4项；发表论文69篇，其中SCI收录论文7篇、中华级3篇、核心期刊12篇；出版著作1部；获得专利27项。

继续教育　2019年，举办继续医学教育项目27项，其中国家级2项、省级16项、市级9项；安排学科骨干71人次外出参加学术会议及培训班。

国际交流　2019年，院长王春霞赴泰国清迈参加第18届国际精神卫生年会；选派青岛优秀青年医学专家孙平副主任医师赴台湾参加进修培训班。

教学工作　2019年，青岛大学医学部将中心精神病与精神卫生学增设为平行二级学科，中心将独立承担研究生教学、学科建设、医学人才培养等工作。

精神文明建设 2019年，把精神文明建设工作纳入中心年度总体工作计划和考核目标，建立常态化工作机制。加强党风廉政建设，结合“不忘初心、牢记使命”主题教育，开展读书学习，在党支部开展“三看三问”活动；加强典型宣传，通过评选“最美医生”“有温度的医者”“星级护士”等先进典型，搭建创先争优的工作平台。组织特色志愿服务，开展健康教育讲座127次，世界睡眠日、精神卫生日等大型义诊、咨询8次，发放心理健康宣传材料和健康处方6万余份，组织全体职工为“慈善一日捐”活动募集捐款38940元，组织无偿献血2次，近70人次参与无偿献血2万余毫升。加强军民共建，争创全国双拥模范城“九连冠”，通过省级文明单位复审和创城评审工作。

大事记

4月3日，顺利通过济宁医学院实践教学基地评估和实习检查。

5月29日—30日，举办青岛市《山东省精神卫生条例》暨严重精神障碍患者管理服务项目培训班。

7月8日，与北京大学第六医院正式建立合作关系，并举行“北京大学第六医院合作医院”“国家精神心理疾病临床研究中心青岛分中心”签约揭牌仪式。

9月16日—18日，通过三级甲等精神专科医院复审现场评价。

10月10日，山东省精神科医师培养项目培训班(青岛)在青岛市精神卫生中心正式开班。

11月1日—2日，由北京大学第六医院联合山东半岛精神心理联盟主办、青岛市精神卫生中心承办的“北京大学第六医院—山东半岛精神心理联盟精神专科医院管理与发展培训班”在青召开。

11月8日，王春霞任中共青岛市精神卫生中心委员会副书记；宋玲不再兼任青岛市精神卫生中心总会计师。

12月27日，王立钢任中共青岛市精神卫生中心委员会委员、青岛市精神卫生中心副主任。

荣誉称号 荣获住院定点医疗机构诚信标兵单位、全国十大心理健康宣教示范基地、青岛市事业单位人事管理联系点、青岛市工人先锋号等称号，中心党委连续两年获得先进基层党组织称号。

党委书记：孙顺昌

中心主任、党委副书记：王春霞

中心副主任：郭　建、孙忠国

中心副主任兼工会主席：周　晶

纪委书记：宋　玲

中心副主任：王立钢

中心办电话：86669088

总机电话：85621584

传真号码：85621584

电子信箱：qdsjswszx@qd.shandong.cn

邮政编码：266034

地　　址：青岛市南京路299号

青岛市口腔医院

概况 2019年，职工总数308人，其中，卫生技术人员273人，占职工总数的88.63%；其他技术人员21人，占职工总数的6.82%；行政工勤人员14人，占职工总数的4.55%。卫生技术人员中，高级职称33人，中级职称50人，初级职称191人，分别占卫生技术人员的12.04%、18.25%、69.71%，医生与护士之比为1.34∶1。博士17人，硕士102人，硕士生导师7名，国家级专委会常委和委员20名。设职能科室15个，临床科室11个，医技科室4个，院外门诊部2个。

业务工作 2019年，门诊量300265人次，同比增加34700人次，增长13.07%。

业务收入 2019年，医疗收入11974.99万元，同比增加2223.98万元，增长22.81%。医疗业务成本9204.53万元，同比增加1709.46万元，增长22.81%；管理费用2703.43万元，同比增加633.05万元，增长30.58%。

固定资产 2019年，固定资产总值10643.34万元，同比增加495.36万元，增长4.88%。

基础建设 2019年，加装“智慧消防”系统，改建厕所2处，投入洗手液、扫码取纸设备、手烘干机等30余处。对氧气汇流排设备进行整体改造。完成对儿童分院的选址及设计图审查，步入施工阶段。

医疗特色 2019年，开展舒适化门诊、美学工作室、心电监护门诊、中西医结合治疗口腔黏膜病等特色专科。开展显微根管治疗、特殊儿童口腔治疗、数字化口腔种植、错合畸形隐形矫治、正畸正颌联合治疗等特色优势诊疗技术，引进水激光、CBCT、CAD/CAM、牙科数字化印模仪等先进设备，同国际先进技术接轨。

科研工作 2019年，获国家自然科学基金青年项目1项，实现医院国家自然科学基金项目零的突破；获山东省中医药科技发展计划项目3项；获青岛市科技惠民项目2项；获批青岛市中医科研项目3项；获青岛市2019年度医药科研指导计划项目6项；

院内青年科研基金资助项目 14 项。三黄健齿汤的研制及在慢性牙周炎治疗中的应用,获山东中医药科学技术奖三等奖。发表论文 33 篇,其中 SCI 论文 7 篇、中国科技核心期刊论文 29 篇,出版著作 12 本。申请发明专利 2 个,实用新型专利 14 个。2 人在 2017—2019 年度青岛市优秀中医药学术论文评选中获得一等奖。

教学工作　2019 年,接收潍坊医学院、滨州医学院、安徽医科大学、黑龙江高等护理专科学校口腔护理专业等总计 4 所学校 47 名实习生。培养来医院进修人员 31 人。培养硕士研究生 16 人。有潍坊医学院、青岛大学医学院硕士研究生导师共 7 人。

继续教育　2019 年,举办市级继续教育项目 13 项,主办中华口腔医学会继续教育项目 3 项,承办中华口腔医学会继续教育项目 2 项,主办省级继续教育项目 3 项,其他院内外讲座 30 余次。参加住院医师规范化培训结业考试学员 10 名,通过率 100%。新增住院医师规范化培训学员 4 名,参与率 100%。

国际交流　2019 年,加强国际交流,与美国罗彻斯特大学牙科学院签署合作协议。选派 2 名骨干医师赴北卡罗来纳州大学牙科学院进行为期一个月的交流学习。与韩国庆熙大学达成初步合作意向。邀请台北牙医师协会理事来访进行学术交流。

精神文明建设　2019 年,开展“不忘初心、牢记使命”主题教育活动。落实《改善医疗服务 60 条》、“三大专项整治”等七个专项行动,开展全院性督导。结合科室就诊特点,完善 16 项服务制度,加强预约管理,规范诊疗服务,缩短等候时间,提高服务水平。有 2 名医生当选“有温度的医者”。被山东省总工会授予“山东省职工职业道德建设先进单位”称号。

大事记

2 月 20 日,由市卫生健康委组织,市口腔医院、市疾控中心为牵头单位的青岛市第一次口腔健康流行病学调查项目 2019 年调查工作正式启动。

4 月 15 日,市妇联副主席魏鲁华为荣获全国“巾帼建功先进集体”称号的牙周黏膜科授牌。

6 月 21 日,儿童口腔科加入上海交通大学医学院附属第九人民医院儿童口腔专科联盟。

8 月 2 日,成为上海交通大学医学院附属第九人民医院护理联盟合作单位。

9 月 23 日,获国家自然科学基金青年基金项目资助,实现医院国家自然科学基金项目零的突破。

9 月 20 日,经市卫生健康委党组批准成立医院党委。

9 月 30 日,九届八次职代会通过新修订的《青岛市口腔医院章程》。被山东省总工会授予“山东省职工职业道德建设先进单位”称号。

10 月 25 日,与美国罗彻斯特大学伊斯特曼口腔健康学院签订合作协议并举行签约仪式。

10 月 25 日—27 日,参与承办的中华口腔医学会第十一次全国口腔黏膜病学术大会暨第九次全国口腔中西医结合学术大会在青岛举行。

10 月 28 日,举行 2019 年科研立项表彰暨 2020 年国家自然科学基金申报启动会。

11 月 30 日,获中国牙病防治基金会授予的全国健康口腔指导单位称号。

荣誉称号　2019 年,获省级文明单位、第十九届山东省职工职业道德建设先进单位、2019 年度青岛市事业单位人事管理示范点、中国牙病防治基金会健康口腔指导中心、青岛市总工会职工子女爱心托管驿站称号,获青岛市委宣传部思想政治工作优秀创新案例等荣誉。

党委书记:王爱莹
院长、党委副书记:王万春
副　院　长:于艳玲
副院长兼工会主席:王　峰
副　院　长:张红艳
院办电话:82792425
传真号码:82796465
电子信箱:qdskqyy@qingdao.gov.cn
邮政编码:266001
地　　址:青岛市德县路 17 号

青岛阜外心血管病医院

概况　2019 年,职工总数 794 人(含非在岗 8 人,农民工 8 人),其中,卫生技术人员 669 人,行政后勤人员 117 人,卫生技术人员中,高、中、初级职称分别为 86 人、218 人和 335 人,医生与护士之比为 1∶1.4。

业务工作　2019 年,门、急诊量 38 万人次,同比增长 6.3%。收住院 2.1 万人次,比上年增长 13.9%。床位使用率 85.8%,病床周转次数 31.7 次,入院与出院诊断符合率 98%,手术前后诊断符合率 99%,抢救危重病人 1950 人次,抢救成功率 88%,治愈率 11.2%,好转率 84.1%,病死率 0.9%,甲级病案符合率 100%。

卫生改革　2019 年,康复中心 10 病区投入运营，心脏康复治疗服务量扩增明显。将外科分为泌尿外科、普外科、骨科，妇科独立成科。10病区开放为结构性心脏病区和心脏康复病区，11病区开放为普外科病区，神经内科开设眩晕诊疗中心。心脏康复中心经国家级平台中国心血管病健康联盟评定为“国家级心脏康复示范中心”。

医疗特色　2019年，医院心脏专家实施的主动脉No-touch（主动脉不接触）搭桥术达到国内领先水平。成功实施首例TAVR手术（经导管主动脉瓣植入术）。成功救治体重超100千克急性肺栓塞合并急性动脉栓塞的37岁年轻危重患者。组织赴山东菏泽和甘肃陇南两地开展“天使之旅”贫困先心病患儿筛查救助活动，126名先心患儿来青手术得到救治，做到“精准医疗帮扶”。先心救助团队荣膺2019年度青岛市卫生健康“十大新闻人物（事件）”，国家、省、市新闻媒体跟踪报道。医院门急诊量、出院量、心脏手术量、外科手术量、内科介入手术量、内镜手术量、妇科手术量等8项指标同比均实现增长，神经科介入手术实现零的突破。

科研工作　2019年，心外科被评为青岛市重点学科。举办第十四届心血管病论坛、第五届循证医学研讨会、第二届肿瘤与介入治疗新进展学术沙龙、儿科超声心动图临床诊断与治疗学术沙龙等学术会议。发起成立青岛市医学会骨科康复学专科分会，医院副院长、康复中心主任姜德波当选首届主任委员。

继续教育　2019年，申报国家级、省级、市级继续医学教育项目30项。组织院内医疗、护理及医技人员技术大比武，组织教学查房比赛。

医院管理　2019年，修订绩效考核指标，组织开展“增收节支、提质增效”活动，研究制定医院管理办法及考核细则。落实青岛市“互联网＋医疗健康”60条便民服务举措，开通“病案通”病历复印线上服务。优化停车布局，新增车位60个，加强院区绿化美化，对接青岛市市北区中央商务区敦化路改造项目部，建设600平方米休闲花园，改善就医环境。

中外交流　2019年，第四届国际心脏病学会年会在巴基斯坦拉合尔举行，医院邀请合作医院北京阜外医院专家吴永健教授及其团队成功进行心脏介入手术，并通过5G移动网络向在拉合尔参会的巴基斯坦医务人员代表进行直播。这是国内首次向“一带一路”沿线国家现场直播心脏介入手术，旨在推动两国学术交流走向深入，帮助更多巴基斯坦医务人员学习中国的先进医疗技术，造福“一带一路”沿线国家的更多患者。

精神文明建设　2019年，开展“不忘初心、牢记使命”主题教育活动，开展革命传统、形势政策、警示教育等教育活动。开展庆祝中华人民共和国成立70周年活动，组织观看庆典现场直播，白衣天使坚守岗位履职担当，国庆假期畅通绿色救治通道有序开展急诊经皮冠状动脉介入术（PCI）。举行“市民、媒体、医务人员家属体验日”活动，为医院发展建言献策，促进医疗服务水平再提升。举行“慢阻肺日”“世界提高抗菌药物认识周”“11·20心梗救治日”等大型义诊活动，普及健康知识，宣传健康理念。

大事记

4月5日，第四届国际心脏病学会年会在巴基斯坦拉合尔举行，青岛阜外医院邀请合作医院北京阜外医院专家吴永健教授及其团队成功进行心脏介入手术，并通过5G移动网络向在拉合尔参会的巴基斯坦医务人员代表进行直播。

4月28日，康复医学科10楼病房正式投入使用，康复病房新增床位31张，康复中心床位总数达到167张，康复医学科病房增至5个病区。

10月28日，心脏中心在医院北楼开设结构性心脏病和心脏康复病区，专业收治结构性心脏病和心脏康复患者。

11月30日，由青岛市医学会主办、医院承办的中国青岛第十四届心血管病论坛成功举行，来自全国心血管领域的知名专家就心血管领域相关知识及临床研究诊治新进展进行专题报告和学术交流。

12月12日，普外科病房正式开放运行，病房配备床位34张。

12月13日，眩晕诊疗中心正式开诊。

12月，心血管病疑难超声诊疗中心正式开诊，诊疗中心融合心脏超声科、心内科、心外科等多学科实行心脏病一站式诊疗模式。

荣誉称号　2019年，获评中国心血管健康联盟心脏康复示范单位、山东省全心救助工作先进集体，被评为青岛市“消防安全责任强化年”先进单位。

党委书记、副院长：逄金华
副　院　长：李炯佾、路长鸿
党委副书记、纪委书记：胡　雁
副　院　长：刘晓君、姜德波、彭国辉
工会主席：靳　猛
院办电话：82989899
电子信箱：bgs.yy@qdport.com
邮政编码：266034
地　　址：青岛市市北区南京路201号

高等医学院校附属医院

青岛大学附属医院

概况 2019年，本部占地6万平方米，崂山院区占地7万平方米，西海岸院区占地19万平方米，总建筑面积57万平方米，资产总额达51.4亿元。职工7870人，其中，卫生技术人员6659人，占职工总数的84.61%；其他专业技术人员267人，占职工总数的3.4%；行政工勤人员944人，占职工总数的11.99%。专业技术人员中，高级职称951人，中级职称2794人，初级职称3181人，分别占专业技术人员总人数的13.73%、40.34%、45.93%。博士917人，硕士1737人，有享受国务院政府特殊津贴12人，突出贡献中青年专家7人，泰山学者特聘专家11人，泰山学者青年专家6人，省级以上专业委员会主委、副主委203人。总床位5100张，设有职能部门(科室)36个，临床业务科室73个，研究室(所)29个。国家级临床重点学科(专科)2个，省级临床重点专科31个。

业务工作 2019年，门、急诊量600万人次，比上年增长13.8%。出院24.3万人次，比上年增长15.72%。完成手术12.9万例，比上年增长24%。出院者平均住院日降至7.16天。集团完成门、急诊量1528万人次，出院95万人次，住院手术32万例。

业务收入 2019年，总收入达63.77亿元，比上年增长10.42%。

固定资产 2019年，固定资产总值20.09亿元，比上年增长7%。

医疗设备更新 2019年，引进总价值3.62亿元的医疗硬件并装备到临床一线，1万元以上设备达10000余台件。

基础建设 2019年，市南院区产房、麻醉恢复室完成改造并投入使用，崂山院区睡眠医学中心、复合手术室启用，西海岸院区国医堂、核医学科启用，国际医疗中心建设项目立项。

卫生改革 2019年，全面运行具有自主知识产权的综合管理服务平台，深化院区运行机制改革，推进精细化管理体系建设，完善高层次人才年薪制绩效与项目绩效管理，加大医保指标考核力度，强化医保指标三级科室管控。初步建立DRGs病种成本核算体系，医院荣获“中国管理会计实践创新平台”建设单位称号。制定供应商考核标准及考核办法，进一步加强招投标管理，开展工程结算审计，审减经费822.74万元。推进三级公立医院绩效考核，医疗质量“零缺陷”管理、护理敏感指标建设体系逐步完善。以“患者就医过程”为轴线的150项标准化项目启动试运行。顺利通过高级卒中中心现场评价、省级创伤中心评审，加强省级危重孕产妇救治中心、无痛医院建设，组建产科、体外膜肺氧合(ECMO)快速反应团队，构建“云急救”工作体系，“五屏联动”新型急救模式日臻完善。全面推行“精准感控”、临床药师责任制，顺利完成“4+7”药品集中采购和耗材加成取消工作，药占比28.3%，耗占比20.2%。

医疗特色 2019年，健康管理、小儿外科、神经外科、内分泌科、康复医学科、骨科6个学科荣登复旦版《中国医院(学科)排行榜》，其中健康管理位居全国第8名。推进实施重点培育学科工程，完成骨科医疗中心等10个“国内一流学科”、泌尿外科等11个“省内一流学科”、间质性肺病等5个“精品亚专科”、重症医学科等5个“复旦排行榜培育学科”的遴选、目标值制定、资金分配等工作，推动学科跨越式提升。

科研工作 2019年，深入推进科研体制改革，选聘国家优青、泰山学者等一批青岛大学专家兼任科研副主任，成立“中德肝病与肝移植协同创新中心”，建立市南院区实验平台。发表影响因子大于1分的SCI论文382篇；新立项课题242项，其中国家科技重大专项课题2项、国家自然科学基金课题30项、省中西医结合重大专项1项；荣获省科技进步奖二等奖3项、三等奖4项，省医学科技奖14项，创历史最高纪录。成功实施世界首例5G超远程自主研究手术机器人辅助腹腔镜试验手术。

继续教育 2019年，获批教育部临床医学、口腔医学一流专业，顺利通过教育部临床医学专业认证及硕士、博士学位授权点合格评估；聘请欧洲排名第一的Cuschieri中心教授担任微创外科培训中心主任，成立国内首个亚太脊柱内镜技术交流、培训基地;获得山东省临床医学筑峰计划支持,医学人才培养工作开创新局面。线上师资培训平台、线上课程启动运行,解剖—外科学纵向课程加快融合,逐步推行 CBL 及 PBL 教学方法专项培训模式。建立“学习强院”在线学习平台,开展实习医师形成性评价及 OSCE 考核,试点推行年度进阶式考核,顺利通过山东省住培基地评估,住院医师结业考核通过率96.2%,连续多年稳居省内前列。

2019 年,全院出版国家级规划教材 5 部、省级教材 1 部,获批继续医学教育项目 189 项,其中国家级项目 64 项、省级项目 84 项;获批全国医学专业学位研究生教指委研究课题 4 项、省高等医学教育研究中心科研规划课题 7 项、省研究生教育质量提升计划 5 项。

国际交流　2019 年,医院进一步加强与法国布雷斯特大区及大学医院中心、美国马里兰大学及德国、日本等多家大学附属医院,柬埔寨西哈努克省等地区国际医学机构的交流合作。参加境外学习与交流 138 人次,学科国际化加快推进,“一带一路”帮扶计划取得实质性进展。

精神文明建设　2019 年,开展“不忘初心、牢记使命”主题教育,深化体制机制改革,党委领导核心作用充分发挥,党委决策机制建设稳步推动。不断完善党建工作机制,党支部设到病区,学科带头人兼任支部书记,顺利完成职能部门、业务科室换届工作。开展“我为党旗添光彩,我为医院做贡献”纪念中国共产党成立 98 周年系列活动。医院党风廉政建设工作不断夯实,“无红包医院”建设全面推进。

大事记

1 月 6 日,荣获 2018 年度改善医疗服务“示范医院”称号。

1 月 12 日,儿童医学中心加入中国综合性医院儿科联盟。

1 月 7 日,被山东省卫生健康委评为预算管理绩效评价工作先进单位。

2 月 20 日,与德国雷根斯堡大学医学院器官移植中心共同筹建“中德肝病与肝移植协同创新中心”。

3 月 8 日,在市南院区举行青岛市首家住院病人检查中心启用仪式。

3 月 11 日,顺利完成胶东半岛首例大孕周双绒毛膜双胎(一胎畸形)氯化钾减胎术。

3 月 21 日,被评为青岛市继续教育先进单位。

3 月,消化内科的炎症性肠病(IBD)亚专业团队获批国家干细胞研究项目备案。

4 月,荣获“2018 年度山东省细菌耐药监测数据报送先进单位”称号。

4 月 1 日,国家卫生健康委员会在西海岸院区召开“互联网+医疗健康”发展及便民惠民服务新闻发布会。

4 月 4 日,“腰椎间盘退变突出生物学修复研究和临床诊治规范”项目荣获山东省科技进步二等奖。

4 月 19 日,青岛大学第十八临床医学院及蔡尚郎(心血管内团队)名医工作室、陈伯华(骨科团队)名医工作室揭牌仪式在红河举行。

4 月 26 日,西海岸院区引进首台德国原装进口西门子 Skyra3.0T 磁共振设备。

4 月 28 日,山东卫生人力资源管理协会第三届会员代表大会暨学术研讨会在青岛举行,党委书记、理事长王新生当选为第三届理事会理事长,大会确认青岛大学第一临床医学院党委书记李玉明任协会秘书长,青岛大学附属医院黄燕、陈祥华为副秘书长。

5 月,完成基层党组织换届工作,设置 11 个党总支和 140 个党支部,选举产生党总支委员会委员 63 人、党支部委员会委员 545 人。

5 月 7 日,顺利通过青岛市输血技术规范化培训基地验收。

5 月 9 日,与法国布雷斯特大区及大学医院中心进行国际交流合作项目会谈,并举行协议签署仪式。

5 月 11 日,临沭县人民医院加盟青岛大学医疗集团。

5 月 24 日,荣登丁香园联合麦肯锡在杭州发布的 2018 年度中国医疗机构最佳雇主榜单综合排行榜第三位。

6 月 21 日—23 日,第六届青岛大学附属医院张氏小儿推拿学习班暨半岛医院联盟张氏小儿推拿专业委员会成立大会召开。

6 月 28 日,生殖医院开始试运行。

7 月 12 日,泗水县人民医院加盟青岛大学医疗集团签约、揭牌仪式在泗水举行。

7 月 15 日,举行第二批兼职科研副主任聘任仪式。

7 月,“智能化财务分析”项目成功入选“2019 中国现代医院管理典型案例”。

8 月 6 日,利用 IDUS(胆管内超声)及二代 SpyGlass 胆道子镜直视系统成功确诊 1 例胆管肿瘤患者并对该患者进行组织活检,这是青岛市首次开展此项技术。

8月16日，器官移植中心成功完成青岛市首例胰肾联合移植手术。

8月，血管外科成功开展国际先进复杂下肢动脉硬化闭塞症激光消融术。

9月，康复医学科成功开展青岛市首例超声引导下肉毒毒素注射技术治疗脊髓损伤后顽固性便秘。胸外科完成山东省首例人工智能QMR辅助下精准肺亚段切除术。心血管内科成功植入全省首例全皮下心律转复除颤器(S-ICD)，为心脏性猝死的防治开辟新术式。

9月26日，关节外科成功完成山东省首例双间室置换术(Bicompartment Knee Arthroplasty，BKA)。

10月12日—13日，荣获全国肺栓塞和深静脉血栓形成防治能力建设项目静脉血栓防治中心优秀单位称号。

10月18日，心血管内科与葛均波院士团队通力合作顺利完成山东省第一例、第二例VitaFlow ©瓣膜TAVI手术(经导管主动脉瓣置换术)。

11月5日，睡眠医学中心开诊仪式在崂山院区举行。

11月26日，关节外科完成山东省首例股骨近端重建THA治疗Ⅳ型高脱位髋臼发育不良患者。

11月29日，科技部重大专项司司长陈传宏、军事科学院军事医学研究院李松院士、中国生物技术发展中心副主任孙艳荣等一行到医院调研国家科技重大专项开展与规划情况。

12月21日，举行学科建设与评估工作暨科主任考核会。

荣誉称号 2019年，荣获“山东省保健工作先进单位”称号。

党委书记：王新生

院　　长：董　蒨

院办电话：82911877

传真号码：82911999

邮政编码：266003

地　　址：市南院区，青岛市市南区江苏路16号；崂山院区，青岛市崂山区海尔路59号；西海岸院区，青岛市开发区五台山路1677号；市北院区，青岛市市北区嘉兴路7号。

山东大学齐鲁医院(青岛)

概况 2019年，一期项目占地面积2.4万平方米，建筑面积9万平方米，开放46个业务科室，实际床位1351张；二期项目位于一期项目西侧，占地面积约3.3万平方米，规划建筑面积约29.7万平方米。职工总数1892人，其中，卫生技术人员1639人，占职工总数的86.63%；行政工勤人员253人，占职工总数的13.37%。卫生技术人员中，高级专业技术人员253人，中级专业技术人员581人，初级专业技术人员805人，分别占专业技术人员的15.43%、35.45%、49.12%。医护比1∶1.06。2018年度复旦大学中国最佳医院综合排行榜上排名第26位，华东地区第5位。

业务工作 2019年，门、急诊量112.8万人次，同比增长10.48%；出院病人5.72万人次，增长6.74%；完成手术2.7万例，增长9.08%；床位使用率92.34%，平均住院日7.62天，同比减少0.39天，四级手术占比22.4%，增长16.18%，疑难危重症病例占比28.06%。市内四区(市南区、市北区、李沧区、崂山区)以外住院患者占比51.1%，市行政辖区以外住院患者占比15.55%，区域影响力不断提升。

业务收入 2019年，总收入14.1亿元，同比增长8.72%，其中业务收入13.64亿元，同比增长9.14%。

固定资产 2019年，固定资产总值3.77亿元，同比增长26.7%；增加固定资产7945万元，同比增长124%，新购1万元以上设备191台。

卫生改革 2019年，完善全面质量考核管理制度，修订考核指标200余条。加强医保管理，通过门急诊和住院医嘱处方点评等多种措施，强化对不合理用药的监控。充分发挥信息化优势，规范耗材使用，通过动态调整采购合同目录，减少和避免错领错计现象。严格落实国家取消医用耗材加成政策，不含药品的百元医疗收入中，卫生材料占比为24.68%，优于全市29.52%的平均水平。参与DRG付费试点工作，强化临床路径和单病种管理，临床路径管理病种的入径率为99.84%，出院患者临床路径完成率62.9%，单病种结算率32.67%。制订医院精细化管理方案，开展首期精细化管理活动。全面实施病案无纸化和护理文书无纸化，上线输血闭环、床位预约服务等系统软件。实施节能改造，电费支出同比减少48.7万元，供暖费同比减少11.7万元，单位能耗持续下降。强化96599的服务监督功能，受理各类服务投诉464件，并逐一调查核实，做出责任认定和结果反馈。随访调查门诊患者1.31万人，满意度达97.68%，电话回访出院患者3.65万人，满意度达97.94%。

医疗特色 2019年，开展临床新技术53项。神经内科开展在肌电图和超声引导下的肉毒素注射治疗肌张力障碍。神经外科将手术机器人精准应用治疗出血及缺血性脑血管疾病。耳鼻咽喉头颈外科首创“声门旁间隙入路下咽癌切除术”。心内科介入团队采用 Reverse-CART 技术，通过逆向成功开通一患者冠状动脉慢性完全闭塞病变。骨科中心新开展个体化 3D 打印技术。

科研工作　2019 年，新增设科研立项资助，院内基金资助累计 57 项，资助金额达 285 万元。发表论文 160 篇，其中 SCI 收录 84 篇；国家发明专利 9 项，实用新型专利 38 项；获省、市级科技计划项目 8 项，科研和学科建设经费共计 1000 万元。加大医学实验中心建设投入，新增大型科研仪器设备 12 台。青岛市线粒体医学重点实验室顺利通过验收，生物力学实验室建设基本完成。依托医学实验中心和生物样本库等公共科研平台，35 个临床科室的 50 余项课题得以顺利完成。

2019 年，学科建设取得新成效。神经内科、重症医学科、风湿内科等 13 个专业备案为国家药物临床试验机构，呼吸内科、消化内科、耳鼻咽喉头颈外科等 23 个专业备案成为国家医疗器械临床试验机构；脑科中心获青岛市 A 类重点学科，耳鼻咽喉头颈外科、心血管中心、骨科、麻醉科、消化内科、临床检验科 6 个学科获 B 类重点学科。

继续教育　2019 年，新招收住院医师培训学员 27 名，在院住培医师总数达 103 名，实习医生 102 名。23 名住院医师顺利通过结业考核，通过率 100%。举办国家级医学继续教育项目 9 项、省级 29 项、市级 38 项，累计培训 1.3 万余人次。2019 年新申报国家级项目 12 项、省级项目 20 项、市级项目 59 项。

大事记

1 月 1 日，运动医学科在青岛市内率先开设髋痛微创治疗专科门诊。

2 月 16 日，焉传祝教授团队研究成果“先天性钴胺素代谢缺陷所致可逆性脑病”（“Reversible encephalopathy caused by an inborn error of cobalamin metabolism”）在国际顶级医学期刊《柳叶刀》杂志发表。

4 月 11 日，心血管介入团队采用 Reverse-CART 技术逆向开通一患者冠状动脉慢性完全闭塞病变。

6 月 1 日，根据山东大学齐鲁医院党委建议意见，市卫生健康委员会党组研究决定（青卫任〔2019〕9 号）：焉传祝任青岛山大齐鲁医院院长；马祥兴不再兼任青岛山大齐鲁医院院长。

7 月 3 日，与沂南县中医医院签订肛肠专业帮扶合作协议，成立山东大学齐鲁医院（青岛）肛肠中心沂南分中心。

8 月 11 日，保膝门诊正式揭牌成立。

8 月 22 日，整合耳鼻咽喉头颈外科、内分泌科、超声科、麻醉科、病理科、检验科、健康管理中心等多个相关学科优势医疗资源，成立甲状腺疾病多学科精准诊疗中心。

8 月 30 日，举行社会监督员聘任仪式，聘任 5 名社会监督员。

9 月 19 日—21 日，中华医学会第二十二次全国神经病学学术会议在青岛召开，院长焉传祝当选第八届中华医学会神经病学分会副主任委员。

10 月 24 日，胸外科通过胸腔镜完成一例肋骨骨折修复术，为胶东半岛地区首例。

11 月 19 日，市卫生健康委员会党组研究决定：苏华同志任中共青岛山大齐鲁医院委员会委员、书记；马祥兴同志不再担任中共青岛山大齐鲁医院委员会书记、委员。

11 月 28 日，青岛市委、市政府发布 2018 年度“青岛拔尖人才”获奖名单，医院肝病科王凯教授、普通外科孙念峰教授、儿外科张蕾教授 3 名专家获此殊荣。

青岛市卫生健康委员会发布 2019 年度“有温度的医者”先进典型人物（团队）评选结果，医院心血管病中心副主任姚桂华教授荣获 2019 年度“有温度的医者”先进典型人物称号。

12 月 1 日，全科医学科/康复科病房正式启用。

12 月 4 日，召开山东大学齐鲁医院（青岛）第二届职工代表大会第一次会议，讨论并审议通过《山东大学齐鲁医院（青岛）章程》《2019 年岗位聘用工作实施方案》《2019 年卫生系列副高级专业技术职务任职资格评议工作方案》等议案。

12 月 19 日，骨科中心申报的“导航模板在骨与关节的应用基础研究”获青岛市科学技术进步二等奖。

12 月 21 日，举办“博爱齐鲁情暖岛城”开诊 6 周年大型义诊活动。

党委书记：苏　华
院　　长：焉传祝
副 院 长：潘新良、张　彤
党委副书记、纪委书记：张增方
院办电话：66850001
总机电话：96599
传真号码：66850532
电子信箱：qiluyiyuanqingdao@qd.shandong.cn
邮政编码：266035
地　　址：青岛市市北区合肥路 758 号

青岛大学附属心血管病医院

概况　2019 年，职工总数 173 人，其中，卫生技术人员 132 人，占职工总数的 76.30%；行政工勤人员 41 人，占职工总数的 23.70%。卫生技术人员中，高、中、初级职称分别为 13 人、30 人、89 人，分别占卫生技术人员的 9.85%、22.73%、67.42%，医生与护士之比为 1∶1.61。

业务工作　2019 年，门、急诊量 33178 人次，同比增长 14.07%；出院 6579 人次，同比增长 5.99%；心脏介入手术 390 例，同比增长 48.85%。总收入8015.35万元，同比增长 10.66%；药占比为 34.73%，同比下降 3.13%；平均住院日为 6.83 天，同比下降 0.96 天。

业务收入　2019 年，业务收入 7450.33 万元，比上年增长 11.2%。

固定资产　2019 年，固定资产总值 4353.61 万元，比上年增长 6.27%。

卫生改革　2019 年，省人社厅批复新的岗位设置方案，根据《山东省事业单位工作人员竞聘上岗办法》等相关规章制度，筹备新一轮岗位竞聘工作。首次与青岛大学附属医院联合前往东北、西北等地区的 5 所医学院校开展 2020 年度校园招聘工作，招聘成果显著。制定《卫生系列高级专业技术职务资格评审推荐实施意见》。

医疗特色　2019 年，成为首批国家认证的 55 家高血压达标中心之一，高血压患者治疗达标率为 77%，超全国平均水平。成为全国第五批次心衰中心建设单位。常规开展心脏介入手术，冠心病急诊介入手术实现 24 小时无缝隙全天候开展。

科研工作　2019 年，《远程血压管理临床应用研究项目》获批“2020 年青岛市科技惠民示范引领专项”重点项目，是医院首次获批此类项目。

继续教育　2019 年，完成山东省继续医学教育公共课程的考试工作；完成山东省继续医学教育学分审核工作，审核卫生专业技术人员 122 人，录入、审验学分 2342 条。完善继续医学教育信息网络平台，制定信息管理系统管理办法。作为青岛大学附属医院住院医师规范化培训基地的协同单位，配合附院积极准备省住培迎评检查材料，顺利通过山东省住陪督导组的评估检查。会同青岛大学附属医院教育培训部制定规培学员的科室轮转计划，派出规培人员 3 名。

精神文明建设　2019 年，研究通过文化理念和形象识别系统升级方案。开展“健康中国，我们在行动”主题活动。选派专家团队赴青岛大学、山东科技大学举办“进校园 送服务 保健康”健康讲座 17 场。顺利完成青岛国际马拉松赛事的医疗保障任务。携手市南区教育体育局为教师送健康，获评“市南区尊师惠师优秀项目”。随青岛大学医学部赴泗水县、莱西市开展义诊活动。结合“世界心脏日”“全国高血压日”开展健康教育和义诊活动。

大事记

1 月，根据青岛大学《关于赵堂英等同志职务任免的通知》，姜卫东同志任医院党委书记。

2 月，根据青岛大学《关于邱建国等同志任职的通知》，杨海波同志任医院党委副书记。

党委书记：姜卫东
院　　长：于海初
党委副书记：杨海波
副 院 长：褚现明
院办电话：68628703
传真号码：83867010
电子信箱：qddxfsxxgbyy@qd.shangdong.cn
邮政编码：266071
地　　址：青岛市市南区芝泉路 5 号

山东第一医科大学附属青岛眼科医院

概况　2019 年，青岛眼科医院更名为山东第一医科大学附属青岛眼科医院，隶属于山东第一医科大学，占地面积 6 万平方米，其中业务用房面积 1.92 万平方米。职工 331 人，其中卫生技术人员 240 人，占职工总数 72.5%，高、中、初级职称占比分别为 13.3%、32.5%、50.4%。医院是山东省重点专病专科医院、山东省眼科临床医学中心、省市两级干部保健医院，设有角膜病科、白内障科、眼底病外科、眼底病内科、斜视与小儿眼科、青光眼科、角膜屈光科、眼眶病与眼整形科、眼视光学和角膜接触镜等 9 个亚专科，9 个医技科室，8 个职能科室。连续十年位列《中国医院最佳专科声誉排行榜》眼科全国十强。顺利通过三级甲等专科医院等级复审现场评审。

业务工作　2019 年，门诊量 39.1 万人次，同比增长 17.7%；手术 3.3 万例，同比增长 18.6%；入院 2.1 万人次，同比增长 18.9%；床位使用率 64.76%，同比下降 15.7%；床位周转次数 9.6 次，同比增长 5.7%；平均住院日 2.1 天，同比下降 19.2%。

人才建设　2019 年，不断优化人才结构，1 人参评中国工程院院士并成为第二轮有效人选，1 人获评国家万人计划青年拔尖人才，1 人获评泰山学者特聘专家，1 人获评泰山学者青年专家，1 人获评青岛拔尖人才，1 人获评青岛优秀青年医学专家，1 人获省政府公派出国留学项目资助，培养、引进博士研究生 13 人，其中中科院百人计划专家 1 人、符合“青优计划”博士 7 人。

医疗特色　2019 年，完成公益复明手术 1000 余例，受益群众超万人。牵头成立“互联网＋眼科”医联体，助推糖尿病视网膜病变分级诊疗实施，积极推广应用人工智能眼底阅片系统。

科研工作　2019 年，科研课题获批 17 项，其中国家自然科学基金 4 项、省自然科学基金 5 项、山东第一医科大学学术提升计划项目 4 项；发表论文 69 篇，SCI 收录 30 篇，其中 5～10 分论文 5 篇，15 分以上论文 1 篇，合计影响因子 106.43；获得国家发明专利授权 8 项；获山东省医学科技奖三等奖 1 项。

学术交流　2019 年，承办中国民族卫生协会第二次全国眼科学术大会、2019 年视光产业分会年会、第十二届全省眼科临床专业质量控制培训班暨全国角膜病继续教育会议。全年组织完成各类学术会议 10 次，包括第九届青岛眼科医院临床学术研讨会、第三届眼科泰山论坛、第四届山东省眼底病学术研讨会等学术会议，在全国眼科年会作 45 场大会发言。

精神文明建设　2019 年，开展“不忘初心、牢记使命”主题教育，制订年度工作方案，领导班子带头学习贯彻习近平新时代中国特色社会主义思想和十九大精神，开展专题调研活动。为创建文明环境，医院设置标准化母婴室、添置分类垃圾桶并积极宣导垃圾分类、严格控烟。医院与多地卫生局合作，在全市范围内开展义诊、公益复明手术；青年医师被省卫健委选派到临沂市沂南县铜井镇卫生院进行定点帮扶。医院全年在中小学举办近视防控讲座 60 余场，普及健康用眼和科学近视防控知识；招收残疾人 2 名，促进残疾人就业，践行医院社会责任。

大事记

3 月 30 日，向“青岛红十字九月天使基金”注入首批善款。

4 月 27 日，院长谢立信院士荣获第一届山东眼科“终身成就”荣誉称号。

7 月 6 日，院长谢立信获聘山东第一医科大学（山东省医学科学院）终身教授。

8 月 5 日，医院正式更名为山东第一医科大学附属青岛眼科医院。

9 月 25 日，院长谢立信荣获由中共中央、国务院、中央军委颁发的“庆祝中华人民共和国成立 70 周年”纪念章。

党委书记：史伟云
院　　长：谢立信
党委副书记：乔镇涛
副 院 长：黄钰森、孙　伟
院办电话：85876483
总机电话：85876380
传真号码：85891110
电子信箱：sdeyeioffice@126.com
邮政编码：266071
地　　址：青岛市市南区燕儿岛路 5 号

职 工 医 院

青岛市商业职工医院

概况　青岛市商业职工医院，始建于 1952 年，建筑面积 7500 平方米，2011 年整建制划归市企业托管中心管理，是青岛市二级医院。2019 年，职工 176 人，其中，卫生技术人员 140 人，行政工勤人员 34 人。高级专业技术人员 30 人，中级专业技术人员 36 人，初级专业技术人员 74 人，医护比为 1∶1.39。设 10 个职能科室、14 个临床医技科室，并设有即墨路街道济宁路社区卫生服务站和商业职工医院兴隆三路门诊部。

业务工作　2019 年，门诊量 3 万人次；平均住院日为 10.41 天，比上年减少 0.14 天；住院实际占用床日 4.1 万床日；完成手术 372 例，比上年减少 27 例，降幅 6.8%；出院 3915 人次，比上年增加 457 人次，增幅 13.22%；病床使用率 87.6%，比上年减少6.84%。中医科门诊量 4784 人次，比上年增加 700 人次，收治住院脑卒中等针灸康复住院患者 52 人,病房会诊治疗 72 人次。

业务收入 2019 年,医疗收入 7201 万元,比上年增加 882 万元,增幅 14%。总收入 8057 万元,比上年增加 1161 万元,增幅 16.84%。实现结余 816 万元,比上年增加 483 万元,增幅 145%,全部为医疗结余。药品收入占医院收入比例为 47%,资产负债率 58.03%,下降 25.23%。住院中医类治疗收入 64 万余元,针灸理疗总收入 74 万余元,比上年增长 243%。

固定资产 2019 年,固定资产总值 3310 万元。

基础建设 2019 年,投入使用新 HIS 系统、LIS 系统进行综合管理和信息收集。完成异地联网结算医保系统的维护工作。完善医院电子病历系统的程序开发工作。建立医院网站并实现上线运行。完善医院内部微信信息平台的建设,继续推动医院行政管理工作的信息化、网络化、无纸化办公。推广医院微信公众号。

医疗特色 2019 年,继续打造肿瘤、血液综合治疗特色专科,鼓励创新。肿瘤内科获"癌症规范化治疗病房"称号。开展中医针灸治疗、耳穴诊疗等创新项目,将西医治疗与中药饮片、破壁制剂和超声波药物透入治疗有机结合。开展 10 例免疫药物 PD-1/PD-L1 抑制剂的治疗与观察。开展外周血细胞形态学检查、全身低剂量 CT、BNP 等特色项目。外科独立完成第一例乳腺癌胸壁转移瘤病灶切除、改良菱形皮瓣转移的病人,且顺利康复。中医科与内三科病房融合深入发展脑卒中后遗症的针灸理疗康复综合治疗单元。与日本"仙手复健"合作,学习先进的康复理念和徒手康复技术以及日式护理。新开展 B 型钠尿肽(BNP)测定项目 884 项。

社区卫生服务 2019 年,济宁路社区卫生服务站成为青岛市首批 27 家医保工作站之一,由中国卒中学会、中国医师协会全科医师分会挂牌"基层血管健康管理中心示范单位"。国家心血管病中心授予挂牌"国家心血管病中心高血压专病医联体成员单位"。与企业托管中心合作建设市北兴隆三路门诊部,通过市北区卫健局审批,完成装修改造。

培训与继续教育 2019 年,各临床科室注重理论学习与临床实践相结合,落实三级医师诊疗及科研教学制度。肿瘤内科每周固定时间由青岛大学附属医院肿瘤科教授业务查房、疑难病例讨论及专业知识指导,累计讨论病例 100 例左右,教学 50 余学时。护理参加省级、市级护理学会及青医集团护理培训 94 人次。医院有多人担任血液学、肝癌、胃肠肿瘤、介入治疗、靶向治疗、肿瘤康复与姑息治疗、淋巴瘤治疗等省、市肿瘤相关专业委员会副主委、常委、委员。3 人获得博士学位。发表学术论文 37 篇,其中科技核心期刊论文 23 篇、SCI 论文 9 篇,获发明专利 8 项。

大事记

12 月 11 日,根据《市商业职工医院整建制并入市妇女儿童医院的批复》,青岛市商业职工医院整建制并入青岛市妇女儿童医院。举行青岛市商业职工医院整建制并入青岛市妇女儿童医院协议签订仪式,市卫健委党组书记、主任隋振华与青岛市企业托管中心党委书记、主任岳军签订协议书并进行交接。

荣誉称号 2019 年,青岛市文明单位、青岛市事业单位人事管理示范点。

党委书记:陈　军
院　　长:韩春山
院办电话:82848458
传真电话:82848458
电子信箱:qd_syzgyy@163.com
邮政编码:266011
地　　址:青岛市市北区海泊路 6 号

青岛市交通医院

概况 青岛市交通医院是一所二级综合性医院,隶属交运集团。作为青岛市较早成立的医疗机构,已经走过 60 余年的光辉历程,是青岛市基本医疗保险首批定点医疗机构和医保离休人员、工伤职工长期住院定点医疗机构。医院地处青岛市中心的交运广场,建筑面积 7000 平方米,床位 200 张,设有内科、外科、医疗专护病房、护理院、妇科、口腔科、糖尿病足门诊、中医门诊等 20 余个临床、医技科室。

业务工作 2019 年,门诊量 55466 人次,入院 632 人次,出院 643 人次。

业务收入 2019 年,营业总收入 2308.19 万元,比上年增长 1.9%。

医疗设备 2019 年,拥有三星麦迪逊 SONOACE X8 彩色多普勒超声、美国邦盛 X 光机和柯达 CR 放射成像系统、直接数字化 X 射线摄影系统(DR)、双人高压氧舱等大型设备,以及全自动血液生化仪、德国西门子免疫化学发光分析仪、动态血糖监测系统、动态血压监测仪、动态心电图、经颅超声—神经肌肉刺激治疗仪、红外线乳腺检查仪、艾灸理疗仪等多种先进的医疗器械。

医院管理 2019 年,开办医疗专护病房与交运温馨护理院，创新实现“医养结合”新模式；加强基本医疗保险管理，对住院管理、门诊大病患者实行“特需医疗服务协议书”签订制度，做到因病施治；严防超病种、超剂量、超范围用药的不良现象，在维护患者利益的前提下完成全年医保住院“双控”指标。

荣誉称号　2019年，获“青岛市医疗保险A级诚信医院”“青岛市职工诚信示范单位”“山东省交通运输系统巾帼文明岗”“青岛市敬老文明号”“青岛市精神文明单位”“青岛市无偿献血先进集体”等荣誉称号。

党总支书记、院长：李　燃

副 院 长：李勇智、王丽娟、尹　峰

院办电话：82758100

传真号码：82713495

电子邮箱：qdjtyy@163.com

邮政编码：266012

地　　址：青岛市市北区无棣路四号

委属事业单位

青岛市卫生健康委员会综合监督执法局

概况　2019年，编制人数93人，在职职工80人（含工勤人员2人），其中取得行政执法证的人员74人，占职工总数的94.05%。内设15个处室，包括7个行政职能科室和8个业务职能科室。青岛市卫生健康监督机构编制总数为439人，在岗人员为372人，取得行政执法证的人员为320人。

业务工作　2019年，全市被监督单位2.7976万个，增加管理相对人7167个。开展12项监督执法专项攻势，提出整改意见2.6万多条。监督检查各类单位4.2万家次，监督覆盖率99.88%，其中，市级监督检查1639家次，监督覆盖率99.67%。查处行政处罚案件3132件，人均办案10.69件；其中市卫生健康委监督执法局查处809件，人均办案12.64件。完成国家确定的3061个“双随机”监督任务，完结率为100%，在“双随机”任务监督中立案177起，罚款12.14万元。在全市实现山东省卫生健康综合监督业务应用系统的高效应用，开展现场监督时手持终端使用率为63.32%。完成对82个建筑项目的设计卫生审查及竣工验收，办理各类行政审批1240件。组织举办管理相对人培训班7个，培训被监管单位1300人次。组织开展8方面47项培训，培训3062人次。派出人员到贵州安顺、甘肃陇南两市短期对口支援卫生监督执法工作。集中开展10项主题宣传活动，在主流媒体发布新闻报道149篇。

财政拨款　2019年，财政拨款2527万元，比上年增加143万元。其中专项经费132万元，比上年减少71万元。

固定资产　2019年，固定资产总值为1447.14万元，比上年减少70.13万元。

重大活动保障　2019年，监督保障海军节活动卫生，检查相关单位98家次，查出并整改落实问题76个，下达整改意见书87份；组织召开协调会、调度会、推进会16次，对全市卫生监督系统270多人次进行保障能力培训，协调推进各工作组、各区（市）保障工作进度，市、区两级排查重点区域公共场所卫生1500余家；编印《2019重大活动卫生监督保障工作手册》，上报工作信息、总结等工作进展情况80余篇。服务保障博鳌亚洲论坛全球健康论坛大会，指导西海岸新区开展接待场所的公共场所空气质量、游泳池水、饮用水监督监测和相关领域的控烟执法、宣传工作。完成中高考、跨国公司领导人青岛峰会等卫生监督保障工作，重大活动公共卫生保障工作经验在全国进行推广。

学科建设　2019年，开展卫生监督优秀调研项目申报评选活动，18篇调研报告获奖。微课“一起‘医疗美容医师挂证’引发系列案件的分析”获得国家和省级卫生监督执法微课作品一等奖，“借医学专家‘诊断’断非法‘清宫’之案”获省级卫生监督执法微课作品三等奖。

职能调整　2019年，职业卫生监督执法职责从市安监局划转到市卫生健康委，由各级卫生健康监督执法机构依委托承担。开展职业卫生监督执法调研座谈活动16次，举办职业卫生培训30多期，培训人员3500多人次。启动“六大行业”尘毒危害专项治理，将620家企业纳入监管本底。监督检查企业913

家，开具全省首例职业卫生罚单，立案处罚 147 起，各区（市）均实施职业卫生行政处罚。

党建与精神文明建设　2019 年，开展“不忘初心、牢记使命”主题教育系列活动。深入一线开展调研，并形成调研报告及成果。建立健全内部管理制度 36 项，完善财务经费使用、用印审批、议题提报等内部工作程序。健全三级廉政风险防控体系，层层签订党风廉政建设责任书，落实“一岗双责”和廉政谈话制度。与市纪委监委派驻第十八纪检监察组对接开展专项廉政检查，建立督察记录和反馈制度，就公车管理使用、办公用房管理使用、应急值守值班情况等开展作风督察。强化志愿服务大队建设，规范注册 60 余名学雷锋志愿者，占干部职工总数的 70%以上；常态化、制度化开展“学雷锋志愿服务”“我们的节日”“网络文明传播”等志愿服务活动。联合海军航空大学青岛校区学员十一大队驻地开展以“共话友谊，共建和谐”为主题的军民共建活动，并签署新一期共建协议。

大事记

2 月 22 日，召开 2019 年“担当作为、狠抓落实”工作动员部署和目标责任书签订大会暨党风廉政建设、安全生产、扫黑除恶工作会议。

3 月 16 日—18 日，针对“3·15 晚会”曝光的涉及医疗废物和医师“挂证”等乱象和违法违规行为，对市卫生健康委发证的医疗机构开展依法执业和医疗废物专项监督检查。

6 月 14 日，青岛市打击非法医疗美容专项行动启动仪式在崂山区世纪广场举办。

6 月 18 日，组织对全市 17 家职业健康检查机构法定代表人（负责人）进行集体约谈。

6 月 19 日，《海水淡化生活饮用水集中式供水单位卫生管理规范》专家评审会在青岛召开。

6 月 21 日，市卫生健康委员会党组研究决定：王伟同志兼任青岛市卫生健康委员会综合监督执法局副局长（正处级，主持工作）；孟宪州同志不再担任青岛市卫生和计划生育委员会综合监督执法局党总支书记、局长（正处级）职务；程显凯、温继英、刘景杰、亓蓉同志任青岛市卫生健康委员会综合监督执法局副局长（正处级），不再担任青岛市卫生和计划生育委员会综合监督执法局副局长（正处级）职务。

8 月 12 日—16 日，省卫生健康委二级调研员方春林一行对青岛市医疗美容机构进行专项督导检查。

9 月 9 日—12 日，国家卫生健康委卫生健康监督中心在青岛举办全国卫生行政许可工作培训班。国家卫生健康委卫生健康监督中心副主任胡小濛一行赴市卫生健康委员会综合监督执法局和薛家岛街道衡山路社区卫生健康服务站（智慧全科中心）开展工作调研。

9 月 16 日，山东省卫生健康委员会党委委员、副主任于富军一行调研青岛市卫生健康监督执法工作情况，实地考察部分医疗美容机构依法执业情况。

9 月 24 日，省卫生健康委执法监察局在青岛市西海岸新区召开全省卫生监督执法工作推进会暨信息化建设现场会。

10 月 10 日，陇南市卫生和计划生育综合监督执法局局长、党支部书记马建军，副局长王金平，宕昌县卫生监督所所长唐新宏等一行来青岛开展对口交流工作。

10 月 23 日，与西安市卫生监督所签署《西安市卫生监督所、青岛市卫生健康委员会综合监督执法局加强综合监督执法工作战略合作协议》。

11 月 12 日—14 日，召开全省医疗监督专业（含中医）行政处罚标准案卷结题会议。

11 月 13 日，省卫生健康监督机构第三协作区互助联查青岛市医疗机构。

11 月 29 日，青岛市政府印发《关于尹明琴等工作人员任免职务的通知》任命王伟为青岛市卫生健康委员会综合监督执法局局长。

荣誉称号　2019 年，获“海军成立 70 周年多国海军活动服务保障工作先进单位”、全省卫生健康系统首批“2018 年度优质服务单位”称号，继续保持省级精神文明单位称号，在全省卫生监督执法微课大赛中获得团体二等奖。

局　　长：王　伟
副 局 长：程显凯、刘景杰、亓　蓉
办公室电话：85788600
传真号码：85788611
电子信箱：qdwsjds@163.com
邮政编码：266034
地　　址：市北区敦化路 377 号

青岛市疾病预防控制中心（青岛市预防医学研究院）

概况　2019 年，内设科室 25 个，编制 297 名。在职人员 202 名，其中博士 25 名、硕士 89 名，硕士以上占在职人员的 56%；专业技术人员 187 人，占在职人员的 93%，高级职称占在职人员的 35%。

体系建设　2019年，落实编制政策，市、区两级疾病预防控制机构招聘31人，其中市级15人。推进基础设施建设，市公共卫生中心项目完成初步设计和概算立项。加强实验室装备配备，两级财政投入疾控机构实验室装备经费960万元，其中市级325万元。积极推动市人社、市财政等部门开展全市公共卫生机构管理新机制试点改革，在原有基础上大幅提升绩效工资总额水平。

应急保障　2019年，完成海军节、博鳌亚洲论坛全球健康大会疾病防控保障任务。两次活动风险评估共梳理公共卫生风险点507个，传染病症状、病媒生物、食品安全、公共场所与饮用水卫生等各类监测覆盖100余万人(单位)次，开展培训演练55次，有效处置各类突发公共卫生事件。

传染病慢病防控　2019年，加强流感、手足口病、流行性出血热等重点传染病防控，及时处置2例以上聚集性疫情1913起。全市甲乙丙类传染病总发病率为320.75/10万，传染病疫情总体平稳，无重大传染病暴发流行。成功申请第四轮全国艾滋病综合防控示范区，将抗病毒治疗启动时间由两周压缩至5个工作日，实现筛查实验室二级及以上医疗机构全覆盖。配备结核病分子生物学快速诊断检测设备，提升现场应急处置能力。在全省率先开展居民健康状况和危险因素调查及口腔健康流行病学调查，申报首批山东省慢性病综合防控示范市。实现碘缺乏病和饮水型氟中毒达到国家消除和控制标准。

免疫规划　2019年，推进智慧门诊建设，全市133家预防接种门诊启用知情同意电子签核系统，建成5家智慧门诊，衡山路智慧门诊得到国务院副总理孙春兰的充分肯定。"琴岛微苗"公众号实现预约接种和儿童免疫史一键查验、自主打印功能，全市206家预防接种门诊和131家狂犬病暴露处置门诊均实现第二类疫苗医保个人账户、银行卡和移动端支付。组织接种一类疫苗2351662剂次、二类疫苗769898剂次，百白破补种率达99.13%，位居全省第一。

健康教育和促进　2019年，加强健康教育与促进，通过市民健康大学堂活动打造全市统一管理、专业权威的健康科普平台，完成96名专家、20个精品课堂和200小时的科普讲座任务。3个区(市)获省级健康促进示范区，省级以上示范区已达6个。

健康危害因素监测　2019年，逐步建立具有青岛特色的健康危害因素监测评估体系，成为国家卫生健康委首批"国家环境与健康风险评估试点"，开展淡化海水健康风险评估。在全省唯一开展放射性核素本底伽马能谱检测，进行环境和食品放射核素风险评估。加强海产品病毒监测，开展海产品膳食量调查，制定融入国家海洋战略的海洋食品风险监测评估体系发展规划。逐步完善全市职业病防治体系。加强中小学生近视防控，摸清全市中小学生视力不良现状趋势、用眼行为、教室环境等基本情况，制定适应实际的综合防控策略。

科研人才建设　2019年，成立中国疾病预防控制中心病毒病所青岛研究基地，引进国家级专家团队16人，合作开展国家"十三五"重大专项手足口病等三个子课题。引进南丹麦大学遗传流行病学团队，签署合作协议。获新一轮青岛市医疗卫生重点学科A类1个、B类3个，学科带头人4名、优秀青年人才5名，获540万元经费。获中华中医药学会政策研究奖1项，青岛市科学技术奖二等奖3项、三等奖1项，1人获市级拔尖人才称号，2人获"青岛优秀青年医学专家"称号。

信息化建设　2019年，推进全市疾病防控平台建设，委属医疗机构基本完成医院信息系统疾病监测管理模块升级改造，胶州、即墨完成区(市)平台建设，5家医疗机构和胶州作为试点单位完成平台对接。推进专项业务系统升级，在省内率先建设职业健康综合管理系统、基本公共卫生服务项目信息化考核系统，升级全市学生因病缺课系统和实验室检测检验系统，完成内部智慧办公系统，实现国家、省、市、区(市)四级高清视频会议系统互联互通。

精神文明建设　2019年，以"不忘初心，牢记使命"主题教育为主线，深入学习党的十九届四中全会精神，重点突破机构转型发展、预防接种、科技体系发展等关键问题。以庆祝新中国成立70周年系列活动为契机，形成涵盖13个章节、900余张图片、4万余文字的疾病预防控制工作70周年成果展。担任第三党建协作区第五期轮值组长单位，创新活动内容载体，全面提升党建工作能力。

大事记

1月18日，UNION项目全球执行协调员Kathy Wright，项目官员李达到市疾病预防控制中心，就青岛市控烟项目工作进行座谈交流。

3月19日，中国疾病预防控制中心环境与健康相关产品安全所书记王林一行到中心走访调研。

3月26日—27日，在中华预防医学会与中国性病艾滋病防治协会举办的"社会组织参与艾滋病防治基金工作暨经验交流会"上，中心作题为"青岛青同开展MSM警示性干预的探索与体会"的经验分享。

4 月 30 日，中心荣获 2019 年山东省富民兴鲁劳动奖状。

5 月 23 日，举行中国疾病预防控制中心病毒病预防控制所揭牌仪式暨全市公共卫生大讲堂活动启动仪式。

6 月 11 日—12 日，博鳌亚洲论坛全球健康论坛大会全球公共卫生发展合作分论坛召开，中心参与承办并圆满完成论坛服务保障工作。

6 月 28 日，与山东大学微生物技术国家重点实验室主任张友明教授进行洽谈，商讨与山东大学亥姆霍兹国际实验室开展国际合作研究事宜。

7 月 10 日，国家食品安全风险评估中心卢江主任一行来青调研并召开座谈会。

7 月 31 日，由省人大常委会委员、省人大社会建设委员会主任委员张光峰带领的调研组到市疾控中心走访慰问省人大代表、艾滋病防制科主任姜珍霞。

9 月 25 日，国家卫生健康委副主任李斌一行到中心调研指导工作。

10 月 16 日，中共青岛市委统战部一级巡视员王振海，民主党派、工商联负责人及无党派人士代表等一行到中心视察调研。

11 月 14 日，由青岛市疾病预防控制中心和青岛市中医药管理局共同开展的“提升居民中医药文化素养，推进国家中医药综合改革试验区建设实践项目”获得 2019 年度中华中医药政策研究奖。

11 月 28 日—29 日，国家卫生健康委食品司二级巡视员李泰然一行来青调研食品安全风险评估工作，并在市疾病预防控制中心召开座谈会。

12 月 25 日—26 日，受邀在中国疾病预防控制中心艾防中心举办全国艾滋病防治培训班上作社会组织参与艾滋病防控经验分享。

荣誉称号　2019 年，省级文明单位；山东省富民兴鲁劳动奖状；海军成立 70 周年多国海军活动服务保障工作先进单位；中华中医药政策研究奖；中国慢性病前瞻性研究项目 2018 年度最佳医保工作奖；全省基层预防接种工作岗位技能竞赛团体一等奖；全省食品安全风险监测技能竞赛团体一等奖；全省健康教育工作先进集体；全省寄生虫病防治工作先进集体；山东省性病防治工作先进单位；山东省麻风受累者及其密切接触者调查工作先进单位；山东省学生健康科普微视频大赛优秀组织奖。

党委书记、主任：高汝钦

副 主 任：杨　晶

党委副书记、纪委书记：李善鹏

副 主 任：张华强、于维森、段海平

办公室电话：85623909

传　　真：85646110

电子邮箱：cdcbgs@qd.shandong.cn

邮政编码：266033

地　　址：青岛市市北区山东路 175 号

青岛市妇幼保健计划生育服务中心

概况　青岛市妇幼保健计划生育服务中心是由原青岛市妇幼保健所和青岛市计划生育科研所于 2016 年整合设立，为公益一类事业单位，经费形式为财政拨款，内设办公室、妇女保健科、儿童保健科、计划生育服务科等 10 个科室，编制 60 人。主要承担青岛辖区妇幼健康工作的管理、辖区各区（市）相关业务技术指导、业务培训及监督考核。负责母婴安全保障、妇女儿童常见病防治、计划生育技术服务以及出生缺陷综合防治，国家、省、市妇幼重大公共卫生项目及青岛市妇幼健康相关市办实事项目的落地，并负责所有项目质量监测、信息收集、数据统计上报及分析利用等重要工作。

2019 年，职工总数 47 人，其中，卫生技术人员 35 人，其他技术人员 2 人，行政工勤人员 10 人，分别占职工总数的 74.47%、4.25%、21.28%；卫生技术人员中，高级职称 14 人，中级职称 13 人，初级职称 8 人，占卫生技术人员比例分别为 40%、37.14%、22.86%。

业务工作　2019 年，加强危重孕产妇救治中心、危重新生儿救治中心的建设和管理，规范死亡病例及危重病例评审，组织高危孕产妇管理及高危儿保健专业培训。全市户籍活产数为 83118 人，比上年增加 2697 人；孕产妇死亡率为 7.22/10 万，比上年下降 1.48/10 万；5 岁以下儿童死亡率、婴儿死亡率、新生儿死亡率分别为 2.73‰、1.89‰、1.15‰，分别比上年下降0.35‰、0.32‰、0.06‰。

2019 年，稳步推进三级防控，提高出生人口素质。全面落实出生缺陷一级防控项目，全市婚前医学检查率为 70.07%，比上年下降 3.04%；总围产儿出生缺陷发生率 161.82/万，比上年增长 25.98/万；国家免费孕前优生健康检查覆盖率达 113.57%，比上年增长 5.03%；叶酸服用人数 26683 人，比上年增长 7.38%，服用率、知晓率、依从率与上年基本持平。加强出生缺陷二级防控，落实市政府市办实事“免费产前筛查”“对产前筛查高风险和临界风险的孕妇提供免费的基因检测和羊水穿刺产前诊断服务”项目，免费产前筛查率为101.36%，比上年增长2.18%。扎实做好三级防控，全市新生儿遗传代谢病筛查率99.80%，听力筛查率99.52%，与上年基本持平；正式启动新生儿先天性心脏病筛查项目，全市完成先心筛查96089例，筛查率85.91%。全市新生儿疾病筛查阳性患儿都得到确诊治疗和追访。

2019年，以公共卫生服务项目为重点，全面提升妇幼健康管理工作质量。加强0～6岁儿童健康管理，督促各区(市)认真开展儿童健康管理服务工作。推广使用孕产妇健康管理系统手机APP，开发母子健康手册电子版。全市农村妇女宫颈癌、乳腺癌检查项目完成率分别为102.85%、103.75%，宫颈癌检出率26.02/10万，比上年降低5.18/10万，乳腺癌检出率84.15/10万，比上年增长29.3/10万。孕产妇HIV、梅毒、乙肝检测率均为100%，孕期检测率为99.88%，比上年增长0.32%。全市医疗卫生机构进行各项计划生育手术160594例，比上年下降2.13%；全市妇女病筛查率为85.50%，比上年增长2.23%；妇女常见病患病率15.31%，比上年降低0.1%。推进药具管理工作由“坚持避孕节育为主”向“避孕节育和生殖健康并重”转变，服务育龄群众57.96万人，比上年增加3.73万人。发放《出生医学证明》116594张，换发817张，补发2066张，废证率0.09%，废证率与上年持平。

卫生改革　2019年，通过调研提出优化管理流程建议，做好相关工作。调整优化新生儿听力筛查信息报表及上报流程；优化幼儿入园前健康检查流程，对全市幼儿入园前健康检查医疗保健机构专业技术人员进行培训。全面落实母婴安全五项制度，孕产保健新机制新模式在全省妇幼工作会议上作经验介绍。

健康宣教　2019年，在卫健委官微进行母婴安全系列专题宣传，组织参与妇幼保健健康教育讲座，加强妇幼健康知识宣传，编写印发宣传材料46万余份。参加市级、区级儿童保健、出生缺陷防控、高危儿保健等大型义诊与公益活动。在青岛广播电台“健康青岛”“名医在线”等栏目开展宣传活动。

继续教育　2019年，举办各级培训班13个，培训妇幼保健及基层医疗机构相关工作人员3441人，改进培训方式方法，采用问卷形式监测学员学习质量。

科研工作　2019年，申请群体儿童保健市级重点学科(B类)1项；获评青岛市拔尖人才1人，市北区拔尖人才1人；软件著作权4项；主编教材1部，发表论文6篇，其中中文核心期刊类5篇。

其他工作　2019年，完成“上半年督导下半年回头看”督导考核工作。协助市卫生健康委员会、市总工会举办市出生缺陷防治技能竞赛。参加省级、市级出生缺陷防控比赛，获得省二等奖、市一等奖的优异成绩。统计上报各类妇幼工作日常报表、年报汇总，完成《2018年青岛市妇女儿童健康工作报告》。

精神文明建设　2019年，开展文明单位创建工作，开展“不忘初心、牢记使命”主题教育系列活动，加强组织领导，抓好宣传教育，创新工作形式，以创建促业务，紧紧围绕妇幼健康工作要点，全力保障母婴安全，保证全市妇幼健康工作稳步推进。

大事记

6月28日，根据中共青岛市委机构编制委员会办公室《关于调整市卫生健康委所属部分事业单位机构编制事项的批复》，市计划生育药具管理站撤销，计划生育药具发放职责由青岛市妇幼保健计划生育服务中心承担，收回事业编制5名。

11月11日，根据《中共青岛市卫生健康委员会党组关于孙森等同志任免职的通知》，单若冰不再担任青岛市妇幼保健计划生育服务中心副主任(主持工作)，保留原职级待遇。

12月27日，根据《中共青岛市卫生健康委员会党组关于刘双梅等同志任免职的通知》，江威任青岛市妇幼保健计划生育服务中心主任。

荣誉称号　2019年，获“青岛市文明单位”荣誉称号。

主任、党支部副书记：江　威
副　主　任：戚其玮
办公室电话：80926571
电子邮箱：qdfbzx2016@qd.shandong.cn
邮政编码：266034
地　　址：青岛市市北区辽阳西路217号

青岛市急救中心

概况　2019年，职工109人，其中，卫生专业技术人员61人(医生25人、护士35人、医技1人)，占职工总数的56%。其他专业技术人员8人，占职工总数的7.3%。行政工勤人员40人(驾驶员21人、担架员10人、其他9人)，占职工总数的36.7%。卫生专业技术人员中，高级职称8人、中级职称22人、初级职称31人，分别占卫生专业技术人员13.1%、36%、50.8%。

业务工作　2019年，受理电话189936次、调派救护车 86997 车次、转运伤病员 74089 人次，电话受理率、救护车调派率、伤病员转运率分别比上年增长 8%、4%、6%；处置各类突发事件 385 起、调派救护车 432 车次、转运伤员 522 人次，处置突发事件率、出诊率、转运伤员率分别比上年增长 58%、57%、6%；与“110”“122”联动出诊 1980 车次，联动出诊率比上年增长 7%。

业务收入 2019 年，业务收入 71 万元，比上年下降 52%。

固定资产 2019 年，固定资产总值 4488 万元，新增固定资产 311 万元，报废固定资产 95 万元。

卫生改革 2019 年，青岛市非急救转运平台正式运行、“96120”热线开通。召开非急救转运座谈会，制定《关于开展非急救转运社会化服务工作实施意见》，建立平台运营管理机构准入与退出、社会评价机制。新建 20 个急救单元并入急救网络运行，全市运行急救单元 177 个，实现平均 5 万人口/1 个急救单元的国家急救网络布局标准。加快省“云急救”平台与中心调度指挥系统互通进程，加强“互联网＋急救”服务内涵与外延建设，云急救系统在市市立医院东院区试运行。成立突发公共卫生事件应急工作领导小组和卫生应急专家咨询委员会，组建反恐作战单元、24 小时备勤急救单元，组织参加桌面推演、演练 23 次，圆满完成海军成立 70 周年多国海军活动、博鳌亚洲论坛世界健康大会等医疗保障任务 50 余次、派员 149 人、保障时间累计 90 天。

2019 年，加强院前航空医疗救援能力建设，制订《青岛市航空医疗救援应急预案》《青岛市航空医疗救援规范(讨论稿)》，分别在第六届中国民用直升机运营发展论坛、第八届中国航空医疗救援国际会议等作主旨演讲，联合布赫(中国)有限公司、联捷科技(北京)有限公司开展航空医疗器材应用培训工作，邀请法国、中国台湾等航空医疗领域专家授课培训，推动航空医疗救援能力快速发展。

2019 年，扎实推进院前急救“五大中心”建设，协助市市立医院东院、市第三人民医院完成国家级胸痛中心创建工作，举办卒中中心与卒中急救体系建设高峰论坛、第三届青岛市环胶州湾卒中救治论坛等学术交流 8 期，组织脑卒中院前院内联合急救知识大赛，联合发布青岛市脑卒中急救地图 2.0 版，院前院内区域协作救治能力再上新台阶。

2019 年，加强社会化市民急救知识与技能培训，开展专业队伍培训 14 期；以急救知识“六进”活动为抓手开展市民培训 104 期；以 12355 青少年自护教育基地为支撑开展全市大、中、小学生急救培训 38 期。总计培训人数 16778 人。

科研工作 2019 年，“‘互联网＋急救’提高社区急危重症抢救成功率的研究”立项 2019 年青岛市科技惠民项目。在国家级、省级刊物发表学术论文 22 篇。

继续教育 2019 年，联合台湾 UIA 联合国际救援机构举办首期国家级继续医学教育项目“航空医疗救援理论与技能操作培训班”，组织实施 H135 医疗构型直升机上机操作训练。举办市级继续医学教育项目“2019 年院前急救专科年会暨脑卒中院前院内联合急救知识大赛”。

精神文明建设 2019 年，巩固“省级文明单位”创建成果，坚持把精神文明建设贯穿提升院前医疗服务能力全过程，开展“三八”妇女节、“六一”儿童节和参加市卫健委乒乓球比赛、“金猪迎春、欢乐大青岛”剪纸大赛等寓教于乐职工活动，剪纸作品获市卫生健康委“金猪喜迎春、欢乐大青岛”剪纸大赛一等奖。

大事记

1 月 18 日，召开全市 2018 年院前急救工作总结暨表彰大会。通报年度全市质控情况、部署下年工作，表彰先进集体和个人。

2 月 23 日，青岛市卫生健康委、青岛市急救中心、青岛市脑卒中质控中心联合发布“青岛市脑卒中急救地图 2.0 版”。

4 月 14 日，首批青岛市院前急救志愿者正式上岗，协助医护人员开展急救转运工作。

5 月 25 日—26 日，在第八届中国航空医疗救援国际会议上，荣获最佳院前急救机构奖、半岛救援联盟机构杰出贡献奖、个人杰出贡献奖。

6 月 15 日，召开《关于开展非急救转运服务试点工作实施方案》专家评审会。

6 月 30 日，联合中国通航青岛公司，在平度通用机场举办青岛市首次区域内危重症病人空中医疗应急救援演练。

11 月 11 日—12 日，举办首期国家级继续医学教育项目“航空医疗救援理论与技能操作首期培训班”。

11 月 15 日，召开非急救转运座谈会。

11 月 22 日，青岛市人大代表、政协委员、市民代表一行 40 余人，对中心市办实事“强化院前急救服务体系”建设情况进行视察。

荣誉称号 2019 年，山东省文明单位，海军成立 70 周年多国海军活动服务保障工作先进集体，山东省第 24 届省运会和第十届残疾人运动会青岛筹备与服务保障工作先进集体，第八届中国航空医疗救援国际会议机构杰出贡献奖和最佳院前机构奖。

党支部书记：董　夏
主　　任：盛学岐
副 主 任：王　静
电　　话：88759321
总机电话：88759084
传　　真：88759321
电子信箱：qdemss@163.com
邮政编码：266035
地　　址：青岛市市北区劲松三路120号

青岛市中心血站

概况　2019年，职工总数241人，其中在编职工206人，劳务派遣合同制人员35人。卫生技术人员157人，辅助专业技术人员29人，行政工勤人员20人，分别占在编职工总数的76.21%、14.08%、9.71%；卫生技术人员中，高级职称27人，中级职称58人，初级职称72人，分别占卫生技术人员的17.2%、36.9%、45.9%。内设职能科室7个，业务科室7个，献血服务部6个。

业务工作　2019年，有126693人次参加无偿献血，采血量再创新高。其中，112461人次捐献全血194464.93 U，同比增长4.01%；14232人捐献单采血小板22274.3个治疗量，同比增长15.63%。向医疗机构供应红细胞类血液制品191878 U，同比增长4.37%；血小板类供应22225.5治疗量，同比增长15.48%；血浆19838080 mL，同比增长9.78%；冷沉淀28250袋，同比增长2.39%；浓缩血小板620 U，同比增长49.76%。

基础建设　2019年，对科普基地进行升级改造。

卫生改革　2019年，召开九届五次职代会，审议通过2018年预算执行情况和2019年工作目标与预算计划。梳理并修改、完善管理规定和制度7项。修订《青岛市实施〈中华人民共和国献血法〉若干规定》，增加"三免政策"。在全国率先试点改革公共卫生机构运行机制。将固定献血屋建设提报市办实事，分两年完成献血屋的更新及新屋建设。以建设长江以北一流采供血机构为目标，完善业务流程，开展标准化大物流运输。稳步推进智慧血液管理平台建设，实现血液智能监管。

卫生应急　2019年，构建多层次、立体化的血液应急保障体系，做好海军节和博鳌亚洲论坛重大活动的血液保障工作。成立由站领导班子组成的突发公共事件应急领导小组，修订《供血保障应急预案》，开展省际、省内血站多方联动、多次演练。

科研工作　2019年，发表学术论文83篇，其中SCI 3篇、核心期刊10篇。获发明专利7项，实用新型专利36项。

继续教育　2019年，完成继续教育项目国家级1项、市级1项。选派业务骨干外出参加政治理论、继续教育、学习培训103人次。

国际交流　2019年，中心实验室主任冯智慧赴意大利米兰大学医学院合作实验室MARIA NASCENTE康复中心生物技术及分子医学实验室完成为期三个月的国外实验室进修。副站长宗瑞杰赴瑞士参加第二十九届国际输血协会大会。

精神文明建设　2019年，制发《精神文明建设工作计划暨创建文明血站实施方案》《双拥工作计划》《贯彻落实全国文明城市创建工作实施方案》《培育和弘扬社会主义核心价值观实施方案》。开展"文明优质服务大提升"、"我的服务我承诺"、"图说我们的价值观"、"身边的模范"、创建全国卫生城市、创建全国文明城市等活动，争创国家级文明单位。加大品牌宣传与推广力度，传播无偿献血正能量，开展选优评树活动，营造浓厚宣传氛围。

大事记

2月26日，市人大常委会副主任、市人大教科文卫委员会主任委员刘圣珍一行来站调研《青岛市实施〈中华人民共和国献血法〉若干规定》的修改情况。

4月28日，举办第一批"青岛市爱心企业联盟献血驿站"授牌仪式暨"税企携手献热血 减税降费促发展"活动。

5月11日，召开驻青高校爱心联盟无偿献血工作会。

5月30日，与潍坊医学院签订"实践教学基地"合作协议。

5月30日，中国造血干细胞捐献者资料库管理中心副主任高东英来站调研。

9月7日，被评为"山东省科普教育基地"，成为省内首家获此殊荣的采供血机构。

9月20日，市第十六届人大常委会第十八次会议表决通过《青岛市实施〈中华人民共和国献血法〉若干规定》。

10月28日，在全省艾滋病检测筛查实验室考核中获优秀等级。

10月31日，顺利通过国家卫生健康委血清学和核酸室间质评。

11 月 8 日，中共青岛市卫生健康委员会党组《关于孙森等同志任免职的通知》，孙森任青岛市卫生健康委员会妇幼健康处副处长（主持工作，试用期一年），不再担任中共青岛市中心血站委员会委员、青岛市中心血站副站长；宗瑞杰不再担任中共青岛市中心血站委员会委员、青岛市中心血站副站长，保留原职级待遇。

11 月 21 日，举办青岛市临床输血管理论坛暨 2019 年输血医学专科分会年会和市输血质控中心年度工作会。

12 月 7 日，启用西海岸新区吾悦广场献血屋。

12 月 12 日，中共青岛市卫生健康委员会党组《关于刘双梅等同志任免职的通知》，李志涛任中共青岛市中心血站委员会委员、青岛市中心血站副站长；崔云龙任中共青岛市中心血站委员会委员、中共青岛市中心血站纪律检查委员会书记（正处级），原任职务随机构调整自然免除；高向阳不再担任中共青岛市中心血站委员会委员、中共青岛市中心血站纪律检查委员会书记（正处级），保留原职级待遇。

中共青岛市卫生健康委员会党组《关于高志棣等同志任免职的通知》，郑克芬任中共青岛市中心血站委员会委员。

中共青岛市卫生健康委员会党组《关于泮思林等同志任免职的通知》，李志涛挂职任青岛市卫生健康委员会宣传处副处长。

荣誉称号 全国无偿献血先进城市，国家、省卫生系统先进集体，全国表现突出采血班组，省无偿献血先进单位，省文明单位，省卫生系统为民服务创先争优"示范窗口单位"，省"富民兴鲁劳动奖状"，"创建文明城市突出贡献奖"和创建全国文明城市工作优秀单位，"先进基层党组织"，"山东省科普教育基地"，"青岛市文明单位"。

党委书记：闫家安
站　　长：逄淑涛
纪委书记：崔云龙
副 站 长：焦淑贤、林　青、李志涛
副站长兼工会主席：林青
党委委员：郑克芬
站办电话：85712758
传真号码：85721647
电子信箱：qdxzbgs@qd.shandong.cn
邮政编码：266071
地　　址：青岛市市南区隆德路 9 号

山东省青岛卫生学校

概况 2019 年，教职工 160 人，其中专任教师 124 人，占教职工总数的 77.5%；教辅 9 人。专任教师副高级职称 43 人，占专任教师的 34.7%；中级职称 65 人，占专任教师的 52.4%；行政人员 26 人（含兼岗），占教职工总数的 16.3%；工勤人员 4 人，占教职工总数的 2.5%。87 名教师具有硕士以上学位，达专任教师总数的 70%。

业务工作 2019 年，实现普职融通班首次招生。在校学生 2847 人，其中"三二连读"学生 2677 人，占在校生总数的 94.02%。录取新生 586 人，其中"三二连读"487 人，占录取新生的 83.11%。毕业生 643 人，其中"三二连读"毕业生 520 人，占毕业生总数的 80.87%。护士执业资格考试整体通过率再创新高，506 名学生参加全国护士执业资格考试，通过率为 97.4%，超全国 58.2% 的通过率，其中大专通过率 98.4%、中专通过率 92.3%，中专通过率创历年最高。完成第七期 200 名全科医生转岗培训，新招收第八期学员 217 名。完成山东大学网络教育和成人教育报名考试 167 人，录取 137 人。

2019 年，在各级各类大赛中再创佳绩。2 名选手参加全国职业院校技能大赛护理赛项分别获得二等奖和三等奖；"1＋X"证书全国护理技能大赛邀请赛中荣获第五名；山东省职业院校康复治疗技术专业学生技能大赛中，学校获得团体金奖，单项比赛获 2 项金牌、3 项银牌、1 项铜牌；青岛市职业院校技能大赛护理赛项中获得 2 个一等奖、4 个二等奖和 4 个三等奖。

业务收入 2019 年，专户收入预算 780 万元，实际完成 802 万元，超额完成预算 2.82%。

固定资产 2019 年，固定资产总值 8027.37 万元，同比减少 0.35%，新增 182.96 万元、报废资产 211 万元。

教学设备更新 2019 年，投入 56 万元，建成病免实验室，投入 49 万元高标准装修改造和设备更新，建设医学考试微机室。

基础建设 2019 年，投入 20 万元对食堂进行改造。投入 30 余万元对危房、办公设施、供暖设备等基础设施进行维修维护，改造学生洗衣房，实现手机预览智能洗衣。

科研工作 2019 年，教师在各级各类比赛中有 34 人次获奖。在山东省黄炎培职业教育创新创业大赛中，有2名教师分获一等奖、三等奖；青岛市教学能力大赛中学校英语、心理、外科护理3个团队获二等奖，药学、急救、数学、病理4个团队获三等奖；在青岛市“一师一优课”比赛中荣获3个一等奖、6个二等奖、7个三等奖。

对口帮扶　2019年，派出教师3人到甘肃省陇南市卫生学校开展护理专业精准帮扶，辅导学生在甘肃省护理技能大赛中获得6金、11银、4铜的优异成绩，在全国职业院校护理技能大赛中获得银牌。学校先后选派19人次参与陇南、安顺地区的对口帮扶项目，帮扶事迹入选《青岛市精准帮扶案例选编》。

党建与精神文明建设　2019年，组织党员干部开展“三看三问”专题研讨，举办“青春心向党 建功新时代”主题教育、“初心 使命”主题文化展演、“党史和新中国史”专题讲座、“礼赞新中国奋进新时代”校园快闪、大型文艺汇演、征文摄影等系列活动，组织观看“不忘初心”特色党课及3部爱国影片等。组织举办“最美天使进校园”事迹报告会，“不忘初心 护佑生命——5·12护士节庆典仪式”。开展思政课程、课程思政教案评比及思政微故事征文演讲，实现师生员工政治理论学习全覆盖。在市卫生健康委庆祝新中国成立70周年系列活动中，学校荣获优秀组织奖，3人在征文比赛中分获一、二等奖，合唱比赛获得团体二等奖。在全国第十四届中等职业学校文明风采大赛青岛复赛中，学校被评为优秀组织奖。推荐入党积极分子37名，组织集中党课培训1期。开展党内关怀帮扶，走访离退休干部、生病党员，为退休党员教工举办荣退仪式。以融媒体技术应用为切入，持续优化内媒宣传平台，自主策划创作，展现学校亮点特色工作。加强群团、老干、统战、信访、红十字和军民共建工作，形成助推学校发展的强大合力。学校获评青岛市青少年维权岗标兵单位，获得市级志愿服务奖4项，16人获得优秀志愿者，1人获得青岛“工人先锋”称号。

大事记

10月21日，经中共青岛市卫生健康委员会党组研究决定，蓝峻峰任中共山东省青岛卫生学校委员会委员、山东省青岛卫生学校副校长，刘忠立不再担任中共山东省青岛卫生学校委员会委员、山东省青岛卫生学校副校长。

12月12日，经中共青岛市卫生健康委员会党组研究决定，宋守正任中共山东省青岛卫生学校委员会委员、山东省青岛卫生学校校长，李智成不再担任中共山东省青岛卫生学校委员会委员、山东省青岛卫生学校校长，陈方任中共山东省青岛卫生学校委员会委员、山东省青岛卫生学校副校长。

荣誉称号　2019年，通过山东省文明单位、山东省文明校园的复审，获批青岛市首批“五星级”阳光校园。

党委书记：王秋环
校　　长：宋守正
副 校 长：蓝峻峰
纪委书记：王玉俊
副 校 长：袁新国、陈　方
校办电话：85725075
电子信箱：85725075@163.com
邮政编码：266071
地　　址：青岛市市南区福州路66号

山东省青岛第二卫生学校

概况　2019年，教职工总数112人，其中，专任教师96人，占教职工总数的86%；行政工勤人员16人，占教职工总数的14%。专任教师中，高级职称20人，占专任教师的21%；中级职称42人，占专任教师的44%；初级职称21人，占专任教师的22%。

业务工作　2019年，在全国职业院校护理技能大赛中，获得1个二等奖、1个三等奖；助产专业入选“山东省职业院校品牌专业”建设项目；药剂专业被评为“青岛市中等职业学校骨干专业”；适应社会需求，新增设中药专业；老年照护入选国家首批“1＋X”证书制度试点院校。组织57人次参加信息化教学、教师素质提升、教学法研究、教科研能力提升等专题培训；暑假期间组织教师、班主任赴南京参加教师综合素能提升高级班培训49人。

2019年，招生总数795人，其中“三二连读”大专671人、三年制中专124人。全日制在校生总数为2622人。当年毕业生总数为576人，就业人数558人，直接就业人数41人。学校毕业生就业率达98.41%，对口就业率达97.88%。

教学设备更新　2019年，实验实训设备总值2713.16万元，生均设备值达13492元，生均实训实习工位数为1.7，比上年增加537.83万余元。

基础建设　2019年，国家发改委批准立项建设的助产专业实训基地竣工，建筑面积8892平方米。完善校园网络，实现光纤网络连接，并配置教学资源服务器1台，数字化办公平台投入使用。

教科研工作　2019年，在国家级和省级刊物上发表论文21篇；四门课程获青岛市第三届中小学、幼儿园精品校(园)本课程；两门课程入选青岛市第二批现代学徒制特色课程；山东省社会科学基金会立项的8个课题结题，3项获得一等奖，3项获得二等奖，2项获得三等奖；山东省教育科学研究院立项的2项课题结题；1项课题获得山东省职业教育教学改革研究立项；4项课题获得中国职业技术教育学会教学工作委员会2019—2020年度职业教育教学改革课题研究立项。

国际交流　2019年，与澳大利亚霍姆斯格兰TAFE学院签署合作谅解备忘录。选拔6名护理专业学生，赴日本郡山健康科学专门学校研修。与台北医学大学在专业建设、师资培养等方面达成合作意向。

教学奖项　2019年，3名教师分别获得“青岛市学科带头人”“青岛市教学能手”“青岛市优秀教师”荣誉称号；在全国教学比赛中，获得5个一等奖、2个二等奖、2个三等奖、3名“优秀指导教师”；在省级教学比赛中，获得2个一等奖、2个二等奖、2个三等奖；在市级比赛中，获得5个一等奖、5个二等奖、3个三等奖，1名“优秀指导教师”；主持市级精品校本课程4项，开出11节公开课、名师开放课、交流课等。

精神文明建设　2019年，制定《学校从严治党重点工作》《党委书记全面从严治党主体责任清单》，签订各层级主体责任书。开展“不忘初心、牢记使命”主题教育，进行党支部换届工作，建立5个联合党支部。首次参加全国职业院校师生礼仪大赛(学生组)，获得团体一等奖；在第十五届全国中等职业学校“文明风采”竞赛青岛市(省级)复赛活动中，获得1个一等奖、2个二等奖、2个三等奖，荣获优秀组织奖。团委实行换届，成立共青团山东省青岛第二卫生学校第九届委员会。组织师生开展爱心义诊、志愿服务在医院、无偿献血等活动，累计参与志愿服务1000余人次、1万余小时。

大事记

3月29日，澳大利亚职业教育国际合作联盟首席执行官马丁·瑞奥丹先生、霍姆斯格兰TAFE学院首席执行官玛丽·法罗恩女士、澳大利亚职业教育国际合作联盟中国筹备处主任赵刚先生等一行到学校访问，霍姆斯格兰TAFE学院与学校签署校际合作谅解备忘录。

5月23日，承办的由中国职业技术教育学会和全国职业院校师生礼仪大赛组委会主办的“弘扬中华礼仪公益万里行活动”青岛站启动仪式举行。

6月18日，召开“不忘初心、牢记使命”主题教育工作会议，青岛市卫生健康委第四指导组到会指导工作。

11月29日，团委换届，成立共青团山东省青岛第二卫生学校第九届委员会。

荣誉称号　2019年，继续保持“省级文明单位”荣誉称号，获得“省级文明校园”“青岛市中小学五星级阳光校园”“青岛市首批社会主义核心价值观建设示范点”“青岛市青年志愿服务先进集体”“青岛市无偿献血突出贡献集体”等荣誉称号。

党委书记：马桂莲
校　　长：姜瑞涛
纪委书记兼工会主席：姜进水
副 校 长：刘秀敏、张昔江
党委委员：吴淑娟、高　峰
校办电话：82210332
传真号码：82221966
电子邮箱：qddewx@163.com
邮政编码：266308
地　　址：胶州市北京东路5号

青岛市卫生健康科技教育中心

概况　2019年，在编人员29人，专业技术人员29人。其中，高级专业技术人员11人、中级专业技术人员13人、初级专业技术人员5人；大学本科毕业生16人，硕士8人。

业务工作　2019年，公平公正做好各项医学鉴定工作。受理医疗事故技术鉴定40例，完成鉴定16例，受理预防接种异常反应鉴定1例，受理预防接种异常反应伤残等级鉴定4例，为30例患儿组织32人次病残儿鉴定。优化医学鉴定服务模式。组织实施国家医师考试及医师定期考核的工作，医师资格考试青岛考点报名通过考生人数为5788人，通过率为39%。优化学分审核认定流程，推进继续医学教育工作科学化信息化管理，将民营医疗机构纳入继续教育管理系统，鼓励并批准民营机构申报继续教育项目的举措在山东省内属于首创。推进继续教育项目内容及形式改革，塑造精品会议。针对乡医的基础用药开展调研，启动基层医疗机构岗位胜任能力提升帮扶工程之药师志愿行项目。完成国家级、省级、市级项目申报。进一步提高《青岛卫生健康年鉴》《青岛医药卫生杂志》的编辑、出版质量。

2019年，强化学会组织建设，不断提高学术交流水平。召开学会工作会议。组织完成小儿外科学分会等24个分会换届改选工作;组织成立数字医学等15个青年委员会、老年医学分会等8个专业学组,发展会员200余名。配合完成市卫生健康委“健康大学堂”活动,评审确定9家医疗单位20个精品课件。规范审批和监督专科分会举办学术会议。举办400余项学术会议,其中国家级会议10余项、省级会议20余项、市级会议370余项。组织各会员单位开展义诊和科普知识宣传活动。组织开展山东医学科技奖推荐申报工作,上报科研项目39项,最终荣获二等奖1名、三等奖14名。组织申报山东省医师协会“山东省医师奖”推荐工作。向山东省医学会推荐委员258名、青年学组成员101名,基层学组成员65名。配合青岛市科协举办学术年会。

改革管理　2019年,加强中层干部岗位胜任能力培训,将中心理论学习范围扩大到中层干部,开展学习型单位创建活动。开展专业技术岗位竞聘。推荐副处级领导干部1名。全面梳理财务内控制度及各项业务流程,制定第一版《内控制度手册》。完善办公用品管理,规范采购流程。

党建与精神文明建设　2019年,召开党建部署工作会议,研究制定《2019年党建工作意见》,支部党建工作问题清单、责任清单、任务清单和党建工作整改方案。制定《支部意识形态工作责任制实施细则(草案)》。组织中心组理论学习,举办读书班、辅导讲座。开展“不忘初心 牢记使命”主题教育系列活动,组织专题调研,撰写完成《创新继教模式提高基层医务人员岗位胜任能力的调研报告》。开展“三看三问”活动,组织集中专题学习讨论。对照主题教育活动要求查摆出的12个方面问题,制订9个整改方案。组织支部委员、党小组长、优秀党员代表参与委党组和第一党建协作区组织的各类培训。组织全体党员参与“学习强国”每日学习答题活动、“党史国史知识竞赛”,参观“不忘初心 牢记使命”主题教育档案文献展览,观看《喜盈代村》、现代京剧《清贫之方志敏》,为共建单位92020部队慰问演出,开展庆祝中国共产党成立98周年、庆祝新中国成立70周年等形式多样的党员教育活动。组织召开2018年度党员领导干部民主生活会。

2019年,组织参加“健康青岛 暖心天使”青岛市卫生健康系统庆祝中华人民共和国成立70周年歌咏比赛,并荣获二等奖。参加市医务工会举办的乒乓球赛、羽毛球赛、运动会,获得青岛市卫生健康系统第一届职工运动会优秀组织奖。组织职工进行心理培训。组织“慈善一日捐”。与经管中心、宣教中心、保健中心联合举办“舌尖上的美好生活”——美食鉴赏与制作活动。组织女职工参加智慧女性智慧妈妈七彩生活青岛站活动。制定《中心干部荣誉退休制度》,建立中心离退休老干部工作群,坚持离退休干部慰问走访制度,落实离退休干部政治待遇和生活待遇。

大事记

6月19日,召开青岛市卫生计生科技教育中心“不忘初心 牢记使命”主题教育动员大会,部署主题教育工作。

6月27日,组织全市继续医学教育专家团队深入胶州调研。

6月28日,根据青岛市机构编制委员会《关于调整市卫生健康委所属部分事业单位机构编制事项的批复》,青岛市卫生计生科技教育中心更名为青岛市卫生健康科技教育中心,其他编制事项不变。

7月5日,到王哥庄社区卫生服务中心进行社区与医院合作开展继续医学教育模式的成效调研。

7月12日,与92020部队战场环境保障队建立军民共建关系,并签署共建协议。

7月18日,组织青岛市医学科研能力培训专家调研座谈会。

11月8日,根据《中共青岛市卫生健康委员会党组关于孙森等同志任免职的通知》,王永成任青岛市卫生健康科技教育中心副主任。

12月12日,根据市卫生健康委党组《关于刘双梅等同志任免职的通知》,郭尚林同志任青岛市卫生健康科技教育中心副主任。根据市卫生健康委党组《关于泮思林等同志任免职的通知》,郭尚林同志挂职任青岛市卫生健康委员会综合监督与食品安全监测处副处长。

12月23日,被青岛市人力资源和社会保障局评为“优秀继续教育基地”。

荣誉称号　2019年,通过复审继续保持“市级精神文明单位标兵”称号,被山东省医学会授予“2019年度优秀市医学会”称号,被青岛市人社局授予“2019年优秀继续教育基地”称号。

支部书记、主任:王者令
副　主　任:王永成、郭尚林
办公电话:82798800
电子邮箱:qdwjkjzx@163.com
邮政编码:266003
地　　址:青岛市市南区龙山路1号甲

青岛市卫生健康人才综合服务中心

概况　2019年，内设综合办公室、人事代理科、人才考评科、教育培训科，有工作人员28名，其中党支部书记兼中心主任1人，在编工作人员13人，自聘人员6名，帮助工作3人，返聘工作人员2名，保安3人。

档案管理　2019年，重新修订档案室工作流程和档案管理规定，管理27800份人事档案。完成代理单位档案2000余份录入上架工作。完成委管领导干部档案信息审核工作。通过工程招标投入7.38万元，完成档案库房扩建工作，新增库房面积80平方米，新增密集架15组。完成1.3万余份干部档案电子化录入工作，借助互联网＋模式实现档案管理的信息化和规范化。进行档案室翻新维修工作。

人才引进　2019年，组织行业内知名专家，完成高层次人才引进评定及手续申报办理。引进生殖医学高层次人才团队1个，引进心外科高层次人才团队1个，引进来自上海、新疆、南昌、深圳等地区具有国家或省级专业水平的卫生专业高层次人才20名，其中全职调入市级高层次人才5名，引进市级高层次人才7名，全职调入优秀人才8名。引进副高级以上人才21名、博士84名、硕士856名、本科及以下毕业生1237名。

招聘工作　2019年，组织委直属、区(市)及驻青27家公立医院赴银川、兰州、哈尔滨、沈阳、上海、武汉、济南、北京和合肥9个重点城市举行校园招聘会。协助委属单位完成公开招聘工作，创新第三方参与服务笔试考务工作模式。启动2020年青岛市卫生健康系统招才引智双选会及校园招聘，毕业生递交简历2万多份，签约博士15名、硕士205名，本科毕业生12名，进入回青考核范围博士84名、硕士810名，本科毕业生176名。

资格考试工作　2019年，全国护士执业资格考试3585名考生参加考试。协助市考试中心完成全国卫生专业技术初、中级资格考试报名现场审核工作。组织全国执业药师、其他系列职称考试报名工作5个批次。与青岛广播电视大学合力完成全国生殖健康咨询师考试工作。

评审推荐工作　2019年，开展卫生、基层卫生系列副高级评审材料的收取、审核和评审工作，821人通过评审取得卫生副高级专业技术任职资格，153人通过评审取得基层卫生副高级专业技术任职资格。完成委属单位卫生系列正高级评审材料收取、审核和报送工作，78人通过评审取得卫生正高级专业技术任职资格。

2019年，全市卫生健康系统新培养5名泰山学者特聘专家、2名泰山学者青年专家、5名市政府特殊津贴专家，35名青岛拔尖人才、3名齐鲁卫生与健康领军人才、5名杰出人才，选拔“未来之星培养工程”3名攀登计划、2名青年专家、2名特聘专家；选拔39名第四届青岛优秀青年医学专家。

培训工作　2019年，首次组织面向全市各级医疗机构的临床医疗骨干赴境外培训。组织医疗单位主管人事工作的领导及人事干部赴湖南大学培训学习。举办入党积极分子培训班。协助市卫生健康委完成病原微生物实验室从业人员培训工作。首次开展护理骨干专项培训班。与西安交通大学合作，对新评选出的第四届青岛优秀青年医学专家开展综合能力提升培训班。创新继续教育学分获取及审核模式，开发继续教育学分审核平台，实现网上审核。

精神文明建设　2019年，深入开展党的十九大精神学习宣传贯彻活动。开展“不忘初心、牢记使命”主题教育。推行党建服务进社区。开展安全生产风险管控与隐患排查治理。加强中心文化建设。巩固精神文明标兵单位和市级卫生计生先进单位称号。全力打造“健康青岛”“人才优先”服务品牌，深入开展“优秀工作成果”“争创岗位明星”等创先争优活动。加强院务公开民主管理和职代会制度落实，举办形式多样的文化体育活动。参与志愿者活动，提升志愿服务工作水平。做好离退休干部工作，丰富精神文化生活。

大事记

6月28日，根据《关于调整市卫生健康委所属部分事业单位机构编制事项的批复》更名为青岛市卫生健康人才综合服务中心。

荣誉称号　先后获得青岛市市级精神文明单位、标兵单位，连续五年获得市卫生计生系统科学发展观综合考核先进单位等荣誉称号，荣获青岛市十佳女职工建功立业岗及青岛市工人先锋号荣誉称号。

党支部书记、主任：徐　建

办公室电话：82892011

电子邮箱：15615881177@126.com

邮政编码：266071

地　　址：青岛市市南区栖霞路16号

青岛市卫生健康宣传教育中心

概况　2019年，编制16人，在岗13人，其中行政人员8人，占职工总数的61.5%；专业技术人员5人，占职工总数的 38.5%，专业技术职称分别为中级 4 人、初级 1 人。内设综合部、宣教部、创作部 3 个部门。

业务工作　2019 年，开展卫生健康综合改革与工作成果的宣传。普及健康教育、宣传卫生健康知识。负责宣传品设计、制作，媒体宣传栏目编辑制作等。

业务收入　2019 年，财政拨款 335.55 万元，比上年增加 14.59 万元。

固定资产　2019 年，固定资产净值为 3.45 万元。

重点工作　2019 年，配合市卫生健康委做好“最美天使”宣传报道，将“健康中国”“健康青岛，共建共享”的惠民举措，通过各种媒介宣传至千家万户，发挥专业队伍文、图、像立体宣传并举优势，将“以人民为中心”的“民生”理念，切实落实到具体的宣传工作中，发布稿件 380 篇。推进政务新媒体规范运营。全年微信发布约 1700 条，微博发布 2000 余条，在“青岛卫生健康”微信公众号开设专栏，多角度、多形式、全方位地大力宣传卫生健康重点工作，做好国家、省、市重要政策宣传和卫生健康节日等宣传。做好各类宣传材料和宣传品的设计制作发放，助力健康教育和健康促进。协调推进建设“市民健康大学堂”，录制健康教育精品课程 20 讲；印制《中国公民健康素养 66 条》《中医养生保健文化知识》《健康知识 100 题》等宣传品 150 余万份，向市民免费发放。参与组织“健康青岛 暖心天使”青岛市卫生健康系统庆祝中华人民共和国成立 70 周年歌咏比赛、“我和我的祖国”征文比赛评选活动，录制剪辑“我和我的祖国”“不忘初心”视频快闪，为中华人民共和国成立 70 周年献礼。设计、制作机关宣传栏 20 余期。做好全市卫生健康工作会、“不忘初心、牢记使命”主题教育学习等活动摄影摄像工作，留存相关资料，全年完成 30 余次拍摄任务。

党建与精神文明建设　2019 年，制定完成《2019 年宣教中心党建工作意见》，以党的建设统领宣教中心各项工作。开展“不忘初心，牢记使命”主题教育。召开民主生活会和组织生活会。组织全体党员干部踊跃参加“慈善一日捐”活动。组织全体党员干部参加“学习强国”在线学习活动。参加委党组和党建第三协作区党建会议和活动，撰写党建活动新闻稿件。严格落实文明单位建设的目标规划，确保各项工作有制度、有标准、有重点，深化精神文明创建活动。

大事记

6 月 28 日，根据卫生健康事业发展需要，调整委所属部分事业单位机构编制，经青编办字〔2019〕59 号文件批复：市卫生和计划生育宣传教育中心更名为市卫生健康宣传教育中心。

荣誉称号　获青岛市精神文明建设委员会“青岛市文明单位标兵”称号。

临时负责人：王少梅
副 主 任：宫　晖、于立军
办公室电话：80926562
传真号码：80926561
邮政编码：266071
地　　址：徐州路 90 号

青岛市卫生健康发展研究中心

概况　2019 年，内设综合办、信息部、政研部三个科室，编制 12 人，在岗职工 12 人。

信息化建设　2019 年，深入开展“互联网＋医疗健康”百日行动。建成覆盖市、区、乡、村的远程医疗网络，依靠“互联网＋”的手段，落实便民惠民的具体措施，被山东省卫生健康委予以肯定。完成“一号通”升级，扩展平台功能、扩大平台联网医院范围，联网医疗机构达 59 家。优化政务网站、微信服务号、APP 等预约诊疗途径。推进电子健康卡普及应用，实现“一码通行、码上就医”。实现电子健康卡统一发卡、联网医院分别使用。利用电子健康卡完善全市统一的健康身份识别体系，获省卫生健康委表扬。推行以社保卡为就诊卡的实名制就诊。推广互联网应用，群众在家就可以享受到医院的远程诊疗、网络在线问诊和健康常识咨询等各类优质医疗服务。

2019 年，建设数据共享平台，完成出生医学证明和死亡医学证明的数据库上传工作。建设青岛市卫生健康政务信息资源交换共享平台，实现信息网上查询。建立全市基本公共卫生服务质量控制模块，变抽样数据督导为全量数据督导。完成业务服务流程在程序层面的标准化规则制定。印发青岛市区域卫生信息平台新版接口文档，二级以上公立医院全部接入全民健康信息平台，加快推进民营医疗机构接入工作，累计接入 35 家民营机构。推进医疗卫生机构信息数据标准化建设，全面提升数据质量，在全省的互联互通排名位次稳步上升。组织启动互联互通标准化成熟度测评。胶州市平台成功通过山东省组织的前期筛选，进入区域卫生信息互联互通标准化成熟度测评四级甲等正式测评阶段。完成“护网 2019”网络安全攻防演练，成绩优秀。

统计工作　2019 年，严格执行国家卫生健康统计调查制度，及时收集、审核、汇总、分析、上报卫生计生统计数据。收集整理先进城市、副省级城市的相关数据，进行比较、分析，为科学决策提供依据。

政策研究　2019 年，完成省卫生健康委《按病种收费改革对住院费用的影响及对策研究》《城市建成区（或城区）分级诊疗机制研究》。参与有关区（市）医联体、分级诊疗制度建设等调研工作。编制卫生政策研究专刊。借助病案首页系统，探讨住院患者疾病构成情况、年龄结构和住院服务收入的占比情况，并选取病种进行各医院服务效率的分析比较。

精神文明建设　2019 年，加强党风廉政建设，深入开展各种思想教育活动，不断提高党员干部的理想信念，守住纪律底线，提高政治觉悟。不断丰富职工精神文化生活，营造文明和谐的氛围。举行元旦“健步行”徒步活动。开展“我们的节日”等主题活动。

大事记

6 月 28 日，中共青岛市委机构编制委员会办公室印发《关于调整市卫生健康委所属部分事业单位机构编制事项的批复》，市卫生计生发展研究中心更名为市卫生健康发展研究中心。

8 月 27 日，委党组调整干部任职，宣布青岛市卫生健康发展研究中心由管勇临时负责，张万波不再挂职兼任青岛市卫生健康发展研究中心主任。宋云鹏任青岛市卫生健康发展研究中心副主任，不再担任中共青岛市急救中心支部委员会委员、青岛市急救中心副主任。

12 月，“便民惠民一号通”被山东省卫生健康委员会列入“2019 年度智慧服务品牌名单”。

山东省卫生健康委员会印发《山东省卫生健康委员会关于公布 2019 年度卫生计生政策研究课题评选结果的通知》，中心承担的课题“按病种收费改革对患者住院费用的影响研究”获得一等奖，“城市建成区（或城区）分级诊疗机制研究”获得优秀奖。

荣誉称号　青岛市文明单位。

副 主 任：管　勇（临时负责）、宋云鹏

综合办电话：80910398

传真号码：80926579

电子信箱：qddrc@jkqd.gov.cn

邮政编码：266072

地　　址：青岛市市南区徐州路 90 号

青岛市公立医院经济管理中心

概况　青岛市公立医院经济管理中心成立于 1996 年 4 月，为青岛市卫生健康委员会所属公益二类事业单位，2015 年经青岛市机构编制委员会批准由青岛市卫生资金管理办公室更名为现名称，单位性质、编制和工作职能随之调整。设有综合办（资产科）、财务科、绩效评价科 3 个科室。核定人员编制 16 人，现有在职人员 12 人，其中编制内 9 人，编制外 3 人（委派财务科长 1 人、长期借调 1 人、临时聘用驾驶员 1 人）；专业技术人员 10 人，其中高级职称 5 人、初级职称 5 人。

主要承担市卫生健康系统基层单位财务报表、医疗费用控制报表、内部控制报告等财务类报表汇总工作；配合市卫生健康委做好公立医院费用控制监测与考核、经济运行分析评价等行业监管工作；协助做好卫生健康经济管理人才选拔与培训；代管市卫生经济学会、市医务工会、委机关工会和委党费账户的财务核算与管理；做好系统内大账户银行资金清、结算业务的管理与服务。紧紧围绕“健康青岛”与公立医院综合改革的总目标，强化自身建设，严抓质控管理，以专业精干的工作团队，提升经济信息质量与资金结算服务水平。2019 年起与市卫生健康委财务审计处合署办公，全力做好系统经济数据支持和保障。

业务工作　2019 年，推进医疗费用控制工作。拟定二级以上公立医院费用控制监测指标与考核体系，每月监测、分析全市 40 家二级以上公立医院医疗费用情况，按期完成提报费用控制情况通报。参与全市公立医院绩效考核工作。在国家级考核指标体系的基础上，配合市卫生健康委修订完善综合医院和中医医院两套公立医院绩效考核细则。全力做好市医务工会、市卫生经济学会、委机关工会和委党费等单位及账户的财务核算和年度预、决算编报等相关工作。办理委属单位建行五四广场支行 79 个银行账户的账户管理与资金结算业务，日均业务量 200～400 笔，资金量 2000 万～5000 万元，年均资金存量 2 亿元左右。

党建工作　2019 年，以“不忘初心、牢记使命”主题教育为载体和主线，做好党员队伍思想建设，做实理论学习，抓实学习效果，由理论提升带动思想升级。组织开展党员志愿活动、学党史专题讲座等特色党员教育活动 16 次，加强对业务骨干的培养锻炼，以人才队伍的素质提升带动中心工作的提质增效。

精神文明　2019 年，经管中心坚持新发展理念，立足单位实际，不断提高中心职工思想道德素养、提升业务能力，以丰富多样的精神文明建设活动为载体，不断深化精神文明建设工作，被青岛市精神文明委员会评为“青岛市文明单位标兵”。

大事记

11 月 8 日，尚涛调任市妇女儿童医院党委委员、总会计师，不再担任经管中心副主任职务。

荣誉称号 2019年，青岛市文明单位标兵、青岛市卫生健康系统第一届职工运动会优秀组织奖。

副主任：刘焕芳

工会主席：张维慧

办公电话：85822380

电子信箱：wjwjgzx@qd.shandong.cn

邮政编码：266071

地 址：青岛市市南区闽江路7号

社会办医疗机构

即墨同德医院

概况 2019年，职工总数135人，其中，卫生技术人员61人，占职工总数45.18%；行政工勤人员20人，占职工总数18.51%。卫生技术人员中，高级职称8人，占比为5.92%，中级职称12人，占比为8.88%，初级职称37人，占比为27.41%，医生与护士之比1.2∶1。床位总数131张，设职能科室8个、临床科室12个、医技科室7个。

业务工作 2019年，门急诊量99655人次，比上年增加5321人次，增长5.6%，其中急诊236人次，比上年增加26人次，增长12.38%。住院4853人次，比上年增加520人次，增长12%。床位使用率56.39%，比上年提高8%。床位周转56.3次，比上年增加8.35次。入院与出院诊断符合率98.99%；手术前后诊断符合率98.91%；抢救危重病19人次，抢救成功率100%；治愈率98.77%；好转率98.56%；病死率0；院内感染率0。

业务收入 2019年，业务收入3844万元，比上年增长3.22%。

固定资产 2019年，固定资产总值为3835.31万元，比上年增加1016.04万元，增长36.03%。

医疗设备更新 2019年，新增加的大型医疗设备：全飞秒激光治疗仪1台、医用臭氧治疗仪1台、依视露磨边机1台、爱尔康玻切系统1台、DR医用射线机1台、裂隙灯显微镜3台、电脑验光仪1台。

卫生改革 2019年，医院以“以人为本，做精品医院”为理念，加强医院管理，建立健全人事管理制度的积分制管理办法，按照精益管理的理念启动精益医疗管理，成立医院病人服务中心，提升医疗质量和服务水平。

医疗特色 2019年，新开展全飞秒激光治疗近视技术、胃肠镜诊疗技术、德国卡特三氧治疗技术、青光眼超声睫状体成形术（UCP）、ICL人工晶体植入术、蔡司3焦点人工晶体、玻璃体消融术、干眼眼表分析加雾化熏蒸治疗、视功能训练中心、弱视网络训练、蔡司个性化定制系统等。

科研工作 2019年，国内杂志发表论文3篇，有多篇论文在国内学术会议上进行交流。

继续教育 2019年，派出9名医护人员到北京同仁医院、天津眼科医院、广州中山眼科中心等院校进修学习。

公共卫生服务 2019年，出资30万元，与区慈善总会成立“同德糖尿病眼病慈善基金”，救助到院治疗的由糖尿病引发的白内障、青光眼、糖网等眼部疾病的家庭困难者。与即墨区慈善总会联合建立“即墨同德悬壶慈善基金”，使用103076.26元用于扶危济困，帮助困难群体。与即墨区关心下一代工作委员会、即墨区慈善总会联合开展的“送光明行动”，对22名斜弱视青少年进行救治，救治款为15837元。医院被确定为“青岛市儿童口腔龋齿预防项目定点医疗机构”，为1752名儿童做6247颗牙的窝沟封闭治疗工作。

精神文明建设 2019年，组织员工进行“沟通与礼仪”“医患沟通技巧”“精益医疗管理”等方面的培训。开展“超级服务情景剧模拟”比赛，加强医务人员礼仪修养、规范服务行为，提高医护人员沟通能力。为加强中层干部队伍建设，举办“请给我结果——你的执行力”中层担当执行力培训班。先后收到表扬信26封，锦旗17面等。

党支部书记、院长：黄云贵

院办电话：88569508(传真)

总机电话：88565266

电子信箱：tongdeyiyuan@163.com

邮政编码：266200

地 址：即墨区青石路12号

（撰稿人：邹群红）

青岛市区(市)卫生健康工作概况

市　南　区

青岛市市南区卫生健康局

概况　2019年,全区有卫生机构412处,其中,医院30处,疗养院4处,疾病预防控制中心1处,社区卫生服务管理中心1处,妇幼保健计划生育服务中心1处,卫生计生综合监督执法局1处,血站1处,门诊部43处,诊所及医务室287处(其中:诊所265处,卫生所、医务室22处),社区卫生服务中心、站40处,其他类别卫生机构3处。2019年末各类卫生技术人员13158人,其中执业医师4786人,执业助理医师263人。拥有医疗床位7760张,其中医院床位数7037张。区人民医院通过青岛市首批"精品国医馆"评审。

依法行政　2019年,深化放管服改革。将医疗机构审批、备案等事权交由区审批局,将工作重心放在对医疗机构的事中事后监督管理和技术指导上。梳理责权清单239项,实现一次办、网上办事项56项。组织院感防控、母婴保健技术服务、医疗废物管理和放射辐射污染防控等知识培训,培训1200余人次。组织质控、院感专家对辖区65家医疗机构进行质控检查,集中采样139份,合格117份,合格率84.17%。梳理发现的问题,再次对辖区14家机构(6家医疗机构,6家托幼机构,2家养老机构)进行针对性监督检查和指导纠正。

医疗机构建设　2019年,新建2处院前急救站,全面完成院前急救三年计划,6处急救站运行平稳。加快公共卫生机构标准化建设进度,区妇幼保健和计划生育服务中心新址完成规划设计和造价招标。新增个体医疗机构75个,引入青岛佳家康健康管理有限责任公司建成市南区第一家民营社区卫生服务中心,委托青岛丰硕堂医疗管理有限公司经营湛山街道社区卫生服务中心。落实金湖路街道社区卫生服务中心选址,做好金门路街道社区卫生服务中心迁址建设工作,落实八大峡社区卫生中心扩建房源,完成民营社区卫生服务站迁址建设、装修改造。

行风建设　2019年,在第二个医师节期间,通报表彰市南区优秀医师16名。组织开展庆祝中国共产党成立98周年和庆祝中华人民共和国成立70周年等系列主题党日活动。开展党性党风党纪和廉洁从政、廉洁执业教育等各项党风廉政建设教育活动。落实卫生健康领域安全生产工作,持续推进平安医院建设和扫黑除恶专项斗争。

医疗卫生体制改革　2019年,完成机构改革任务,调整医改工作领导小组,印发《进一步深化医药卫生体制改革实施方案》《建立完善现代医院管理制度实施方案》。深化医联体建设工作,区人民医院与中心医疗集团、海慈医疗集团、青岛大学附属医院、口腔医院、青岛维克迈中医康复医院(青岛大学康复研究院)签订医疗联合体协议,区医院门急诊量同比上升4.56%,分级诊疗制度初现成效。八大湖社区卫生服务中心、珠海路社区卫生服务中心与龙田金秋妇产医院签订医联体合作协议。组建家庭医生服务团队 71 个,重点人群签约 4 万余人,居民签约 7 万余人。实行家庭医生签约免费药政策,区财政批复专项资金予以保障。区人民医院医疗专护病房作为青岛市首家试点病房,开创全国公立医院养老先例,形成医养结合"青岛模式"。

妇幼保健　2019 年,落实出生缺陷三级预防措施。国家免费孕前优生健康检查项目免费检查 2266 人;为 210 名孕妇实施羊水染色体诊断;为 9400 名新生儿实施四种遗传代谢性疾病筛查和听力筛查,筛查率分别为 100%和 99%。落实"母婴安全行动计划"、"健康儿童行动计划"和母婴安全五项制度,317 名高危孕产妇纳入管理范围。开展全区性规范管理母婴保健专项技术服务培训会,对医疗、助产人员培训、考核 290 人。组织儿童入托查体和托幼机构春季查体 1.54 万人次。免费发放计划生育避孕药具 62 万只。为 4319 名孕妇实施产前筛查,1567 名孕妇进行无创 DNA 检测,为 6400 余名学生实施窝沟封闭手术。

卫生监督　2019 年,开展系列综合监督执法攻势。集中开展 11 项攻势,监督检查业户 2586 户次。查处超范围执业、聘用非卫生技术人员、执业医师挂证、"术中加价"等违法违规行为,立案处罚 133 起,没收医疗器械 4 件,罚没款 23.1 万元。推进"智慧卫监",实现监督执法信息实时录入、上传,使用频次和上传信息数量均位居青岛市前列。开展重点职业病监管,对涉及职业病危害的 28 家企业全面巡查,现场监测职业危害因素工作场所 2 家,立案处罚 2 家。组织职业危害因素单位申报备案 29 家,核查职业健康体检卡 1189 张,对 2006 年之后确诊的 29 例尘肺病患者开展随访调查。

疾病预防控制　2019 年,加强传染病防控和食源性疾病监测,采集蔬菜、肉制品、海鲜等样品 276 份进行食品安全风险监测,开展食源性疾病流行病学调查 68 起。贯彻实施《疫苗管理法》,落实疫苗监管责任,累计接种一、二类疫苗 11.8 万余针剂,全区八苗全程接种率 92.1%,乙肝疫苗首针及时接种率 92.1%。加强全区非洲猪瘟防控工作,调度相关职能部门抓好落实。开展全区犬类狂犬病免疫接种及专项整治行动,开展春季灭鼠、夏季集中灭蚊活动。承办全省控烟日主会场宣传活动,开展控烟宣传执法。巩固省级慢病综合防控示范区创建成果,开展"一评二控三减四健"活动。围绕结核病防治宣传日、世界卫生日、全国肿瘤防治周,开办健康大讲堂、孕妇课堂,举办慢病综合防治知识讲座、为养老院老人义诊等活动,开展健康知识宣传活动。实施全民健康行动,组织全区"万步有约"职业人群健走激励大赛。开展"服务百姓健康行动"现场义诊活动。完善严重精神障碍患者治疗管理网络,形成政府领导、各部门齐抓共管、社会组织广泛参与的精神卫生综合服务管理机制。探索建立社会心理咨询机构和心理咨询人员评价与管理机制,开展心理体检和心理问题早期筛查试点,将抑郁症等常见精神障碍纳入基本公共卫生服务项目社区随访。全区在册登记严重精神障碍患者规范管理率为 95.81%。实地考核上海北辰软件股份有限公司,调研大宁区社会心理体系建设工作。拥有 70 张床位的精神卫生机构青岛平济心理医院投入使用。

基本公共卫生服务　2019 年,开展建立健康档案、提供目标人群健康管理、预防接种、传染病及突发公共卫生事件报告和处置服务、卫生计生监督协管等 14 类 43 项基本公共卫生服务。辖区 0~6 岁儿童健康管理服务工作下沉到各社区卫生服务中心开展。全区基本公卫建档人数 27 万余人,新生儿访视 600 余人,产后访视 600 余人,儿童健康管理 20000 余人,孕妇建册 2755 人达 100%,65 岁以上老年人规范管理 30000 余人,高血压、糖尿病规范管理率分别达 57.35%、55.65%,居民健康教育知识知晓率达到 95%以上。

卫生应急处理　2019 年,拟订《市南区突发公共事件心理危机干预应急预案》《市南区高考期间突发公共卫生事件相关信息应急处置预案》。开展《市南区突发公共卫生事件应急预案》桌面推演、学校诺如病毒疫情处置桌面推演、防护服穿脱演练、突发事件医疗救援应急演练以及反恐、防地震、防传染病暴发、防医疗废物泄漏、防燃气泄漏、消防实战演练等预案演练。建立健全辖区监测基础信息数据库,建立包括区级以上综合医院、疫情网络直报单位、社区卫生服务机构、托幼机构、中小学校、大中专学校以及驻区单位在内的监测网络,辖区二级以上医疗机构均设立发热门诊、肠道门诊。

中医药工作　2019 年,组织开展第四届"三伏养生节"义诊、中医药科普(养生)大讲堂、"冬病夏治"三伏贴等主题活动。建设云南路、香港中路街道两条中医药特色街区,以街道办事处、社区卫生服务中心、市中西医结合医院、区人民医院、中医院等为载体,围绕闽江三路和嘉祥路打造中医药特色街区宣传阵地,开展中医养生保健宣传活动、义诊活动。

人口和计划生育　2019 年,加强人口动态监测,做好人口均衡发展各项指标的监控，生育服务登记覆盖率达 100%，孕情上报及时率 87.02%，出生上报及时率 97.55%，性别比 101.01。做好计划生育一票否决审核把关，审核 334 家单位 1455 个人，建议否决单位 1 个、个人 6 人，未出现应否未否现象。全面落实计划生育利益导向政策，对符合政策计生家庭给予各项补助补贴，审核住院分娩补助 4161 人，独生子女父母一次性养老补助 2500 人，独生子女父母奖励费共计 3564 人、4768 万元。落实计划生育特殊家庭扶助关怀工作，审核符合计划生育家庭特别扶助政策 1530 人，发放特扶资金 1087 万元。报销特扶人员住院医药费用 138 人 34 万元。春节、中秋节走访特扶家庭 1893 户，发放慰问资金 95 万元。落实特扶家庭双岗联系人制度，做好特扶人员体检、失独人员意外伤害保险、就医绿色通道。

计生协会　2019 年，指导各街道、社区开展多种主题宣传活动，充分利用"5·29"会员活动日等，广泛开展群众性宣传服务活动。开展家庭健康促进行动，促进健康老龄化，全国爱牙日联合青岛市口腔医院在仙游路社区开展"口腔健康进社区"活动。开展失独家庭暖心行动。开展"关爱流动人口、促进健康教育—童乐会"儿童环保手工制作、"生育关怀·关注心理健康远离抑郁"主题讲座等。

健康产业　2019 年，借助全球博鳌论坛平台与来自上海、北京、成都、武汉、深圳等健康产业方面 12 家企业接洽寻求合作。走访企业 33 家，接待世界 500 强企业默沙东投资有限公司、华健蓝海有限公司等 17 家公司考察交流。健康产业规模继续扩大，落地健康产业项目 3 个，新注册备案医疗机构 53 家。完成市南区健康产业发展规划(2016—2020)中期评估，养生保健领域及能够提供 6 类以上中医药服务的卫生服务中心，均提前达到 2020 年规划目标。修改《促进健康产业发展政策》，发放奖励扶持资金 660 万元。

老龄工作　2019 年，为 8000 余人办理老年优待证。建成 4 处老年法律维权示范站，为 40 多位老年人提供法律咨询及法律援助。组织老年文化娱乐系列活动，开办人口老龄化国情教育大讲堂。保障老年人健康，实施白内障复明手术 382 例，为无体检单位的 60～64 岁老人查体，为 60 岁以上低保特困老年人开展义齿安装工作。打造"医护、院护、家护、巡护"四位一体的医养融合模式，医养结合机构设立医疗专护病房，养老机构内设医疗机构或与医疗机构签订协议，实现医疗服务全覆盖。组织开展部分失能、失能、失智老人摸底调查，相关数据全部录入省级平台。

对口支援和扶贫　2019 年，赴安顺平坝区、陇南宕昌县和菏泽牡丹区开展对口帮扶和扶贫工作 9 批次，签订帮扶协议 21 份，开展业务培训学术讲座 15 场次，诊治患者 2800 余人次，参与手术 50 余例，帮助受援单位提高常见疾病诊疗水平。邀请平坝区人民医院、宕昌县中医院 13 位中层干部参加市南区医院组织的中层干部素质能力提升培训班、省医养结合高峰论坛，为两地开展医养结合工作储备人才和经验。安排宕昌县 6 名技术骨干到青岛大学附属医院进行为期 3 个月的业务进修，为当地培养人才。接待西藏日喀则市桑珠孜区医疗卫生考察团一行 25 名专家，参观八大关、南京路、闽江路社区卫生服务中心，双方就公共卫生服务工作进行交流。

干部保健　2019 年，区保健委员会办公室为全区干部增加"心理健康自我测评"项目，在机关医务室、区人民医院体检中心设置心理测评室。推进健康体检工作，总查体率为 92%。积极推进"健康教育进机关"活动，采取举办健康教育讲座、网络推送健康知识、发放宣传手册、推送"健康市南"公众号等方式在机关干部中进行健康知识教育宣传活动。举办"释放压力提升生活幸福感"专题健康教育讲座。

党组书记：尹　君
局　　长：于衍萍
党组成员、副局长：郑宝东、刘　洁、杨　光
电　　话：88729761
邮政编码：266071
地　　址：青岛市市南区宁夏路 286 号

青岛市市南区人民医院

概况　2019 年，职工总数 449 人，其中，卫生技术人员 376 人，占职工总数 83.74%；行政工勤人员 28 人，占职工总数 5.12%。卫生技术人员中，高级职称 28 人，中级职称 138 人，初级职称 199 人，分别占 7.45%、36.70%、52.93%，医生与护士之比为 1∶1.25。医院床位总数 274 张，设有职能科室 20 个、临床及医技科室 24 个、社区门诊部 6 个。

业务工作　2019 年，门诊量 134315 人次，比上年增长 5.92%，其中急诊 2095 人次，比上年增长 14.54%；收治住院病人 3692 人次，比上年增长 4.41%；床位使用率为 75.6%，比上年增长 0.13%；床位周转次数 13.5 次，比上年增长 3.85%；入院与出院诊断符合率为 100%，与上年持平；手术前后诊断符合率 100%，与上年持平；抢救危重病人 946 人，比上

年增长 3.95%;抢救成功率 87.1%,比上年下降 0.34%;治愈率为 6.2%,比上年下降 20.51%;好转率为 80%,比上年增长 1.27%;病死率为 3.5%,比上年下降 5.41%。

业务收入　2019 年,业务收入 6459 万元,比上年减少 6.43%。

固定资产　2019 年,固定资产总值 3747.16 万元,比上年减少 4.73%。

医疗设备　2019 年,投入 160.94 万元购买专用设备。

医疗特色　2019 年,成为北京中医药大学东直门医院战略联盟合作单位。成为青岛市首家“糖尿病足规范诊疗临床培训基地”。建成“丁樱国家名中医工作室”“杨博华国家名中医工作室”并开诊。医院国医馆被授予山东省儿童青少年近视小儿推拿防控县级基地。医院作为主委单位,成立“山东省老年医学学会医养结合专业委员会”,并举办山东省“首届医养结合高峰论坛”。成为“山东省老年医学学会青岛照护师培训基地”。

科研工作　2019 年,发表省级学术论文共计 42 篇,获授实用新型专利 6 项。

继续医学教育　2019 年,开展省级继续教育培训 5 项、市级继续教育培训 12 项,组织院级继续教育培训讲座等 50 余次。派出青年人才骨干前往上级医院进修学习 24 人次。

大事记

3 月 12 日,举行“山东医学高等专科学校实践教学医院”授牌仪式。

4 月 13 日,主办“疼痛综合康复治疗新进展暨第八届半岛治疗师论坛”学术会议。

4 月 14 日,举行“丁樱国家名中医工作室”揭牌仪式。

5 月 10 日,与中国中西医结合学会周围血管疾病专业委员会主任委员暨北京中医药大学东直门医院教授杨博华签署青岛市引进类名中医工作室协议。

5 月 11 日,承办的 2019 年“爱腿日——中国行”青岛站活动正式启动,正式成为北京中医药大学东直门医院中医战略联盟合作单位,并挂牌成为青岛市首家糖尿病足规范诊疗临床培训基地。

5 月 11 日,与曹烨民、何春红签署青岛市引进类名中医工作室协议。

5 月 29 日,举行加入“青岛大学附属医院医疗联合体”签约揭牌仪式。

5 月 30 日,全国政协副主席何维率全国政协视察团到青岛市市南区人民医院,就“推进医疗联合体建设和发展”工作开展视察调研。全国政协委员、人口资源环境委员会原驻会副主任凌振国,省政协副主席、党组副书记吴翠云,省政协副主席王修林参加调研。

6 月 11 日,农工党中央调研组到青岛市市南区人民医院视察调研长期护理保险制度实施情况。

9 月 20 日,青岛市政协副主席李众民一行到青岛市市南区人民医院视察调研医保改革惠民工作情况。

12 月 5 日,举行“杨博华国家名中医工作室”揭牌仪式。

精神文明建设　2019 年,组织全院职工下载学习“学习强国”,广泛动员职工群众踊跃参与,开展“每月一学”学习教育常态化制度化活动,组织开展形式多样的党员志愿服务活动,组织开展警示教育党课活动,建军节走访慰问武装部官兵,开展党委书记讲党课、参观教育基地、市南区委党校上党课、参观青岛成就展等活动。

荣誉称号　青岛市文明单位标兵。

党委书记:尉　伟
院　　长:宋培铎
副 院 长:马国欣、殷玉梅
院办电话:86671528
传真号码:68855886
电子邮箱:snqrmyy@126.com
邮政编码:266002
地　　址:青岛市市南区广州路 29 号
(撰稿人:张欣欣)

青岛市市南区卫生计生综合监督执法局

概况　2019 年,职工总数 14 人,其中,卫生技术人员 8 人,占职工总数的 57.14%。卫生技术人员中,高级职称 2 人,占职工总数的 14.28%;中级职称 2 人,占职工总数的 14.28%。

固定资产　2019 年,固定资产总值 152 万元。

监督执法情况　2019 年,立案查处案件 133 起,人均办案数量 10.25 起,监督覆盖率 100%,完成 259 家双随机单位监督抽检工作,任务完结率 100%,完成率 84.94%,全部检测结果均及时在政府网站公示。受理投诉举报 552 起,全部办理完毕。监督检查公共场所 1836 户次、医疗机构 473 户次。完成“海军节”“高中考”等重大活动的公共卫生安全保障工作。

重大活动保障工作　2019 年,保障庆祝海军成立 70 周年多国海军活动在青岛举行期间的公共卫生安全。成立领导小组，制订保障方案，调整和充实应急队伍，开展核心区域、重点区域、旅游景点、城市运行层面立体分层监管，监督检查医疗机构及公共场所1344户次，传达监督意见书177份，整改落实177家，立案处罚23起。

监督执法攻势　2019年，集中组织开展11项攻势，监督检查2309户次。与市南区人民检察院联合对辖区内10家现制现供水备案公司的饮水机进行监督采样，对存在问题的公司进行立案处罚。开展托幼机构、校外培训机构、学校采光照明"双随机"抽检工作，抽取30家学校及机构，现场采集数据139份，传达卫生监督意见书20份。

投诉举报查处　2019年，对辖区内398家医疗机构进行依法执业及医疗废物处置的拉网式检查，发现问题112条，当场完成整改88条，限期整改24条。梳理接报投诉案件275起，开展超范围执业、聘用非卫生技术人员、执业医师挂证、"术中加价"等违法违规行为的查处，立案处罚68起，罚没款金额13.3842万元，没收医疗器械5件。

推进"智慧卫监"工作　2019年，全面实现使用手持执法终端进行监督执法，监督执法信息实时录入、上传，所有执法案件全部实行全过程记录，上传监督信息1856条，行政处罚信息133条，使用频次和上报数量均位居青岛市前列。加强卫生监督执法信息数据化便民应用的推广，在市南区32家医疗美容机构推广依法执业信息二维码的公示工作。

监督协管工作　2019年，制订《市南区卫生计生监督协管服务技术指导方案》，举办市南区卫生计生监督协管培训会，组织资格考试。开展卫生计生监督协管服务工作的第一季度督导检查，对各社区卫生服务机构卫生计生监督协管工作档案进行查看和评审，对存在问题的机构传达监督意见书，提出整改意见234条。

党建工作　2019年，开展"工作落实年""攻山头、稳阵地""不忘初心，牢记使命"主题教育活动。组织党员干部集中学习，开展对照党章党规深入查找问题交流研讨。组织党员代表参加党校脱产培训。充分运用"学习强国""灯塔——党建在线""岛城先锋""共产党员"等网络平台进行自学。严格执行各项制度，落实党建责任。聚焦查摆出的问题，加大履职监督力度。制订整治措施和整治目标，开展医疗机构依法执业及非法行医专项整治行动。丰富主题党日活动。

荣誉称号　2019年，市级文明单位。

党支部书记、局长：贾　光
办公室电话：82886575
传真号码：82886575
电子信箱：snqwsjds@163.com
邮政编码：266071
地　　址：青岛市市南区徐州路90号

（撰稿人：秦　靖）

青岛市市南区疾病预防控制中心

概况　2019年，职工总数33人，其中，卫生技术人员19人，事业工勤人员1人，分别占职工总数的57.6%、3%。卫生技术人员中，高级职称5人，中级职称10人，初级职称4人，分别占职工总数的15.2%、25%、12.1%，九级科员11人，占职工总数的33.3%。

传染病、慢性病防治　2019年，报告市南区手足口病患者397例，其中普通病例397例，重症病例0例；患者中散居儿童155例，学生108例，托幼儿童117例，干部职员5例，教师1例，工人2例，商业服务3例，离退休人员1例，家务及待业4例，其他1例。托幼机构发生手足口病疑似聚集疫情10起，调查处置10起，撰写调查报告10份。管理艾滋病病人及感染者475人，其中治疗445人、未治疗30人，对感染者及病人随访1000人次以上。对辖区内社区服务机构督导检查，督导覆盖率100%。举办市南区国家基本公共卫生服务项目培训班。举办实地健走活动，辖区近百名职业人群积极参与，配合市南区"万步有约"职业人群大奖赛组委会完成对参赛单位督导的工作。组织人员参加山东省第三届职业人群减重激励大赛活动。召开市南区慢病综合防控技能培训会。

计划免疫　2019年，免疫规划疫苗接种84792剂次，非免疫规划疫苗共接种121781剂次，市南区0～6岁儿童新建立预防接种证累计6325个。落实"首接负责制"，接到居民咨询电话3600件，疑似预防接种异常反应监测上报及时率100%。筹备南京路社区卫生服务中心预防接种门诊、延安三路社区卫生服务中心预防接种门诊开诊工作。制定《入托入学查验接种证制度》《市南区疾病预防控制中心疫苗效期预警管理制度》。开展业务培训，完成对预防接种门诊、产科接种室、狂犬病暴露处置门诊预防接种工作人员考核测试。举办基层预防接种人员技能竞赛。

健康教育　2019年，围绕健康教育宣传日，组织开展相关疾病的健康教育工作，发放各类健康辅助工具14种42400万份。举办公众咨询活动6场、讲座9

场,受益人数近4000人。对辖区各社区卫生服务机构国家基本公共卫生健康教育项目进行培训和督导,培训和督导覆盖率100%。以9月为全民健康生活方式宣传月,分别在社区、中小学开展"三减控三高"专项活动。倡导无烟生活理念,开展形式多样的控烟宣传活动。

卫生应急处置　2019年,组织辖区6家二级以上医院作为哨点医院参加省、市级培训。组织有关单位开展肠道传染病桌面推演、突发公共卫生事件应急处置调查桌面推演。与市疾病预防控制中心签订实验室资源整合合同,将食源性疾病监测委托给市疾病预防控制中心。组织进行68起疑似食源性疾病流行病学调查,其中肇事地在市南区的41起,肇事地在外区的27起。肇事地在市南区的41起食源性疾病事件中均为不明原因食源性疾病,未发生一般以上级别的食品安全事故。

大事记

4月22日—25日,参加庆祝海军成立70周年重大活动保障工作,圆满完成任务。

党支部书记、主任:刘春雷
办公室电话:82626459
传真号码:82626459
电子信箱:qdsncdc@126.com
邮政编码:266071
地　　址:青岛市市南区徐州路90号

(撰稿人:李惟妙)

青岛市市南区妇幼保健计划生育服务中心

概括　2019年,职工总数17人,其中,卫生技术人员11人,占职工总数的64.7%;行政后勤人员6人,占职工总数的35.3%。卫生技术人员中,高级职称3人,中级职称6人,初级职称2人,分别占卫生技术人员总数的17%、50%、33%。

业务工作　2019年,门诊量44685人次。参与建立孕妇围产保健手册3184人,市南区户籍孕妇唐氏筛查3779人;开展免费婚(孕)检查2768人,免费发放叶酸制剂8355瓶,免费发放多维元素5187瓶;为驻区各接产医院乙肝病毒携带的产妇,免费发放乙肝免疫球蛋白297支。为辖区内0~3岁儿童建立系统管理保健档案,门诊查体7761人次;入托儿童体检8551人,查体率达100%;为全区托幼机构保教人员进行健康查体2122人,查体率100%;为集体儿童免费查体、护齿16520人;办理新生儿"出生医学证明"9607份。

固定资产　2019年,固定资产总值527.4万元,与上年持平。

医疗特色　2019年,指导各级各类医疗机构开展孕产妇妊娠风险评估与管理工作,对驻市南区各级各类托幼园(所)入园儿童进行免费年度健康查体护齿。推进国家免费孕前优生健康检查项目市南区居民全覆盖,实施增补叶酸预防神经管缺陷项目,为市南区户籍地孕妇和纳入市南区计划生育管理的新市民孕妇免费发放多维元素。为市南区户籍孕妇或女方是非青岛市户籍、其丈夫是市南区户籍的孕妇,免费报销无创DNA或羊水穿刺产前筛查费用。

荣誉称号　2019年,获市南区"三八"红旗集体称号。

主　　任:杨　光
副 主 任:王　静、郭　勇
电　　话:68896108
传　　真:68896108
邮政编码:266071
电子信箱:shinanfuyou@sina.com
地　　址:青岛市市南区延安三路105号

(撰稿人:庞　璐)

青岛市市南区社区卫生服务管理中心

概况　2019年,政府办社区卫生服务机构在编职工总数211人,其中卫生专业技术人员178人,占职工总数的84.4%。卫生技术人员中,已聘高级职称13人,中级职称64人,初级职称及以下101,分别占卫生专业技术人员总数的7.3%、36%、56.7%。

业务工作　2019年,累计建立健康档案101385份,健康管理的65岁以上老年人10851人,高血压慢性病管理13271人,糖尿病慢性病管理5158人,0~6岁儿童保健管理14999人;孕产妇健康管理2393人。

业务收入　2019年,业务收入2485.84万元。

固定资产　2019年,固定资产总值1552.63万元。

社区卫生服务　2019年,专家坐诊808人次,诊疗2646人次。开展门诊统筹签约、双向转诊、门诊大病等业务工作,门诊量181601人次。全面推进家庭医生签约服务工作,完善家庭医生服务团队签约服务团队。以65岁及以上老年人为重点,提高老年人签约覆盖率,覆盖70%以上的常住老年人。全区组建家庭医生服务团队71个,重点人群签约3万余人,居民签约5万余人。印发《关于市南区开展家庭医生签约服务免费提供治疗部分慢性病基本药物的通知》，区财政批复专项资金200万元，全区各社区卫生服务机构均实行家庭医生签约免费药政策。

国家基本药物工作　2019年，公开遴选市南区社区卫生服务机构药品配送企业，选出青岛国风金百合医药销售有限责任公司、上药控股青岛有限公司、山东瑞朗医药股份有限公司、青岛华仁药业配送有限公司、青岛药品销售有限公司、青岛丰源堂药业有限公司6家企业为市南区各公立社区医疗机构配送药品，采购基本药物2107.97万元。加强抗菌药物临床应用管理，明确抗菌药物临床应用管理责任制，全面开展抗菌药物临床应用基本情况调查。

基本公共卫生服务　2019年，完成基本公共卫生项目工作的年度考核。

党支部书记：滕　腾
中心负责人：尹　君
电　　话：85824700
传真号码：85824700
邮政编码：266071
地　　址：青岛市市南区徐州路90号

（撰稿人：刘潇彬）

市　北　区

青岛市市北区卫生健康局

概况　2019年，市北区多项卫生健康工作走在全市前列，社区卫生服务机构标准化建设在全市卫生健康工作会议上作经验交流，深入推进国家中医药综合改革试验区先行区建设。全区有各级各类卫生机构831所，床位14262张，常住人口每千人拥有床位13.2张。其中，三级医院8所、三级医院分院1所、二级医疗机构35所(含护理院1所)、一级医院32所(含社区卫生机构9所)，急救中心、献血机构各1所，妇幼保健计划生育服务中心、疾病预防控制中心、卫生监督机构各2所，社区卫生服务机构82所[其中，社区卫生服务中心21所、社区卫生服务站61所(停业1所)]，门诊部、诊所等其他医疗机构665所；医疗机构卫生技术人员总数21348人，其中，执业(助理)医师8989人，注册护士9997人，其他卫生技术人员2362人。

医药卫生体制改革工作　2019年，明确多层次多样化医疗服务、公共卫生服务体系等八大类34项医改工作任务，落实公立社区卫生服务机构“两个允许”政策，逐步建立保障与激励相结合的运行新机制。更名区卫生健康局(加挂中医药管理局)并举办揭牌仪式，进一步理顺卫生健康管理服务体制，明确实施推进卫生健康基本公共服务均等化、普惠化、便捷化等18项任务，构筑社区卫生、公共卫生、医疗卫生、计生管理、老年健康、基础建设六大体系，实施职业卫生、老龄服务、社区服务共同纳入管理，资源共享，融合服务，强化实效。

健康市北建设　2019年，巩固省级健康促进示范区、医养结合示范区等三个示范区成果，开展“责任落实年”活动，建立销号管理机制，实施“五三四”工作法，即聚焦社区卫生等五项服务，发起五大攻势，聚焦守住民生保障等三个阵地，完成标准建设、医疗质量等43项指标任务，强化聚能提效、服务实效、增质提速、激励问责四大具体保障措施，有效推进“健康市北”建设。

医疗卫生服务　2019年，开展医疗乱象、涉及民生问题等专项整治攻坚行动，明确四大类51项工作任务，发挥13个专业质控小组作用，加大医疗机构监管力度，整改210余项。开展医疗废物“小箱进大箱”活动，组织医疗美容、疫苗等专项检查，行政立案处罚78起。227所医养结合机构实施“居家巡诊、社区医养、医养结合、特色化医养、信息化智慧医养”五种模式，打造“市北特色”医养服务。深化区人民医院老年病特色服务品牌建设，重点推出老年性疾病中西医结合治疗、康复、晚期肿瘤综合治疗及临终关怀等服务，全年完成门诊量173200人次，收治住院病人6077人次。

中医药服务　2019年，深入推进国家中医药综合改革试验区先行区建设。实施中医药“五个一”工程，即印发“市北区网格化中医药服务手册”、建设一处中医药文化主题公园、设立一个“中医药文化”节、打造一处中医药特色服务街区、为社区免费培训一套中医传统运动项目。开展中医义诊、中医宣传、中医巡讲、中医膏方上门服务等系列活动,为群众服务2.3万人,打造完成精品国医馆和中医养生馆7所。

社区卫生服务　2019年,实施强基固本工程,深化社区卫生服务机构标准化建设,开展“优质服务基层行”活动,深化社区卫生服务机构标准化建设,发挥家医签约服务平台作用,实现基本公共卫生和家庭医生签约融合服务,在全区建立74个家庭医生工作室和家庭医生服务点,家庭医生签约服务23.7万人,发挥第三方绩效考核作用,抓好12项基本公共卫生服务,注重服务质量,服务群众90余万人,开展健康教育“六进”活动,集中宣传、健康教育讲座889场,受益人群12.5万余人。在公立社区卫生服务机构内,实施对糖尿病、高脂血症患者免费提供一种品规治疗药品;落实家医签约慢性病惠民政策,区人民医院和11所公立社区卫生服务机构实行药品零差率销售,为群众节省药费990余万元。

妇幼保健　2019年,打造全程妇幼保健服务链,全面实施免费婚前医学检查、免费孕前优生健康检查等妇幼保健“十免十优”服务,优化全程优生优育服务,开展免费婚孕前检查、0～3岁散居儿童、入托查体、妇女病普查等服务3.5万余人次;加强出生缺陷综合防治,落实孕产妇“五色”管理,开展母婴阻断三病防治、妊娠风险评估等7200余人次,荣获2019青岛市产前筛查质量控制工作一等奖、青岛市出生缺陷防治技能竞赛团体二等奖;以儿童早期发展工作为核心,中医特色理疗服务为标准,积极创新儿童保健服务项目,拓展儿童早期发展培训课程以及儿科中医理疗保健服务;做好基本公共卫生服务国家免费避孕药具管理服务工作,为育龄群众提供便捷、优质的药具服务,免费发放避孕套83万余只,服务已婚育龄妇女73854人。在第十届中国妇幼健康发展大会上,市北区妇幼保健计划生育服务中心被中国妇幼保健协会授予“出生缺陷防控耳聋基因检测实验基地”称号。

疾病预防控制　2019年,依托社区卫生服务机构双向转诊平台,构建公共卫生专业机构、综合医院和基层卫生服务机构为主的“三位一体”市北疾病防控模式。规范免疫规划管理,建成全市首家“智慧化”预防接种门诊,在全市率先实现狂犬病暴露处置门诊信息化管理全覆盖。加强疾病监测与防控,加强规范建设传染病疫情、艾滋病等六大类302个监测点,各类报告病例2.1万例、预防接种40.5万人次。加强慢性病综合防治体系建设,深入推进全民健康生活方式行动和“一评二控三减四健”专项行动,完成全市唯一由市北区承担的中国成人慢性病与营养监测项目,区疾病预防控制中心荣获“中国慢性病及其危险因素监测先进集体”称号。

卫生监督　2019年,实行“蓝盾行动”卫生监督专项攻势,开展生活饮用水卫生监督提升、消毒产品专项整治、学校卫生健康行动及公共场所监督检查等活动,加大对全区公共场所、医疗机构、学校、生活饮用水、职业卫生等单位监管力度,监管3400余家,监督覆盖率100%,圆满完成国家“双随机、一公开”监督检测工作任务,完结率100%,确保了公共卫生安全。行政处罚198起,收缴罚款41.95万元,没收非法所得10.19万元,没收药品、器械20宗;受理各类咨询2300户次,受理、回复、回退投诉举报件687起,回复率100%。

分级诊疗建设　2019年,鼓励社会力量举办医疗机构,新设医疗机构35所,医疗资源配置合理,打造10分钟医疗服务圈;进一步加强医联体建设,拓宽城市医疗集团、专科联盟、远程医疗协作医联体服务,在全市率先启动建立与辖区大医院专科联盟,建立双向转诊、专家坐诊、专科联盟等机制,全区241家基层医疗机构与二、三级医院建立医联体协作关系,实施辖区医联体内和同级医疗机构检查、检验结果互相认可模式,专家基层坐诊1200余人次,双向转诊1.3万人。

计生服务管理　2019年,加强计生基层基础工作,严格落实承诺制,办理生育服务登记3334件,计生利导政策落实到位,在全市率先实施计生特殊家庭保险工作,为全区计生特殊家庭投身故、住院津贴保险,住院报销564人122.6万元;发放无业、失业独生子女父母退休后的一次性养老补助4056人7134万余元;加强基层计生协会规范化建设,深入开展青春健康行等活动,发放人口关爱救助金18.5万元。

行业安全　2019年,健全全区卫生健康系统安全生产“网格化、实名制”监管新体系,创新实施三级网格四条线监督管理模式,建立隐患销号管理、行政例会通报等工作机制,检查各级各类医疗机构700余所,隐患整改320余处,无安全生产事故;加强严重精神障碍患者管理服务工作,健全“四级双网格”精神卫生防治体系,检出率达4.05‰。

惠民实事　2019年,将新建急救站和扩大妇幼保健免费服务项目列入区政府实事之一,以规范功能布局、设施设备、人员配置、统一制度等“六统一”为标准，新建运行同和医院等急救站 6 处，缓解全区院前急救不畅等困难。在全市率先推出免费妇幼保健“三防治”服务，加大宣传力度，优化服务流程，为儿童免费发放维生素 D 12480 盒，免费孕期遗传性耳聋基因检测 7009 人次，免费为 40～60 岁更年期妇女中医体质辨识与穴位敷贴调理 2017 人次，减免费用 400 余万元。

老年人服务　2019 年，强化老年人健康管理，免费为 65 岁以上老年人健康查体 90977 人。开展敬老服务，与区文明办、区妇联等单位主办第二届单身老人节活动。进一步加强老年人权益保障工作，为全区 499 名百岁老人发放长寿金 19.96 万元。践行“一次办好、即时即办”老年证服务承诺，65 个办证点办理老年证 2.1 万个。开展老年文体活动，开展“敬老月”等系列活动，免费提供各类文体服务 3 万余人次。实施全国老年人心理关爱项目试点工作，在洛阳路街道郑州路社区启动老年人心理关爱项目，开展心理健康调查评估，实行“一对一”心理咨询辅导。

职业卫生　2019 年，做好职业卫生健康职能衔接工作，职业卫生监管职责由区应急管理局划转区卫生健康局。以《职业病防治法》宣传周为契机加大职业健康教育宣传力度。加强职业卫生监督执法，开展对汽修、印刷、化工等重点行业进行尘毒危害专项执法检查。实施尘肺病防治攻坚行动，开展辖区内职业性尘肺病随访工作，对 227 名患者开展回顾性调查。开展尘毒危害专项治理行动，摸清辖区内含职业危害因素企业，建立汽修、印刷、化工等重点行业台账，全区申报职业病危害项目企业 68 家。

深化“放管服”改革等工作　2019 年，优化卫生健康服务环境，梳理“一次办好”行政权力和公共服务事项 52 项，全部开通网上办理。规范政务服务标准化建设，认领行政权力和公共服务清单 661 条。明确和公开权责清单行政处罚、行政检查等 10 类 213 项。公开招聘 13 个专业 38 人。加强做好甘肃陇南市西和县、贵州安顺市西秀区、菏泽成武县三个地区东西扶贫协作工作，深化扶贫协作地区中医、妇幼等 10 余个学科建设，派出卫生技术 13 人到受援地区进行技术帮带，接收受援地区培训 54 人。

党建工作　2019 年，深化全区卫生健康系统“健康惠民融党情”党建品牌建设，实施网格根基、创新动力、惠民服务、素质提升“四大工程”。推进“两学一做”学习教育常态化制度化，落实“三会一课”、主题党日等制度，严格党内政治生活，推进基层党组织标准化建设。组织开展“不忘初心、牢记使命”主题教育，组织“三看三问”、“三述三比”、解放思想大讨论等学习研讨活动。开展党员“双报到”活动，15 个党支部和 266 名党员到 13 个社区报到，组织开展走访困难老党员等志愿服务活动，开展集中宣传、健康教育讲座 330 余场。开展创先争优活动，在全系统评选先进基层党组织 4 个、优秀共产党员 20 名、优秀党务工作者 8 名，打造区级“星级党支部”3 个、“先进基层党组织”1 个、“党员先锋岗”3 个。

精神文明建设　2019 年，围绕庆祝新中国成立 70 周年，组织“中国梦 新时代 祖国颂”宣讲比赛、歌咏比赛等活动，选派选手获全区三等奖 1 名、优秀奖 1 名。在全系统内举办“迎国庆”拔河比赛、庆祝中华人民共和国成立 70 周年歌咏比赛，展现卫生健康工作者风采。开展文明出行、“讲文明树新风”、“我们的节日”、学雷锋志愿服务等活动，营造朝气蓬勃和积极向上的氛围。积极参与创建文明单位，市北区卫生健康系统有省级文明单位 1 个、市级文明单位标兵 2 个、市级文明单位 12 个。

干部队伍建设　2019 年，编制区卫生健康局“三定”方案。加强招才引智，面向社会公开招聘卫生专业技术人员 41 人，首次外出赴济南、北京开展校园招聘。重视人才队伍培养，利用医联体建设的平台，发挥好辖区三级医院专家基层坐诊时的传帮带作用，定期组织业务讲座、提高社区卫生服务队伍的专业能力。积极选派优秀人员参加全科医生转岗培训、上级医院进修学习，全面提升医疗服务团队的理论知识和技能水平。

宣传教育　2019 年，加大健康促进和惠民政策等宣传力度，采取活动载体、官微、平面媒体、自媒体等多种方式，开设手机短信通道，发送健康知识、节气养生、惠民政策等短信 3.4 万余条。刊发稿件 1196 篇，其中省级以上新闻媒体用稿 64 篇、官微和微博 1340 篇，监测处置舆情 24 起。实施对卫生健康免费惠民政策 36 条等内容重点宣传。

党组书记、局长：徐美丽
党组成员、副局长：王顺增、赵　艳
副 局 长：马海莉
二级调研员：李友良、杨仁庆
电　　话：83745776
传　　真：83718602
电子邮箱：sbqwjjgk@qd.shandong.cn
邮政编码：266033
地　　址：青岛市市北区抚顺路 25 号乙

青岛市市北区人民医院

概况 2019年,职工总数256人,其中,卫生技术人员210人,占职工总数的82%;行政后勤人员46人,占职工总数的18%。卫生技术人员中,高级职称27人,中级职称85人,初级职称99人,分别占卫生专业技术人员的12.9%、40%、47.1%。医院编制床位240张,实际开放床位300张,设职能科室13个、临床科室15个、医技科室7个,医院下设门诊部3个。

业务工作 2019年,门诊量289562人次,比上年增长1.29%;其中急诊29133人次,比上年增长3.34%。收治住院病人6077人,比上年增长9.4%;床位使用率95%,入院与出院诊断符合率100%,手术前后诊断符合率100%,甲级病案符合率98%,无菌手术切口感染率为0,法定传染病报告率达到100%。

业务收入 2019年,业务收入10234.66万元。

固定资产 2019年,固定资产总值4008.40万元,比上年增长0.14%。

医疗设备更新 2019年,新增血液透析滤过机、日本佳能彩色B超机等先进仪器设备。

医疗特色 2019年,为血透室购置先进的血液透析滤过机,为长期尿毒症患者进行血液滤过透析、血液灌流治疗,使病人的透析效果更好,生活质量更高。

科研工作 2019年,在国内杂志发表论文50多篇。

继续教育 2019年,外派青岛大学附院等医院进修、学术交流36人次,开展市级继续教育项目培训4项,举办各类院内学术活动15次。与青岛市中医医院(市海慈医院)建立医联体,邀请专家会诊、手术。

精神文明建设 2019年,落实改善医疗服务60条措施,进一步打造医院服务品牌,开展精神文明建设和文明单位创建工作,参与创建全国文明城市及创建人民满意的医疗卫生机构工作。开展"不忘初心、牢记使命"主题教育活动。定期组织党员干部深入社区,开展党员"双报到"服务活动。收到感谢表扬信68封、锦旗35面,拾金不昧10多人次,门诊、住院病人满意度均达98%以上。

大事记

3月23日,中共青岛市委、青岛市人民政府授予市北区人民医院"文明单位"称号。

8月19日—21日,派出李慧、董勇分别到甘肃陇南市西和县中医医院、贵州省安顺市西秀区人民医院进行医疗帮扶工作。

12月11日—12日,顺利通过二级甲等医院现场复审工作。

荣誉称号 2019年,青岛市文明单位。

党总支书记、院长:于　波
党总支副书记:吴海涛、赵　红
副 院 长:赵　红
院长助理:王文青
电　　话:83720868
传　　真:83720868
网　　址:www.sfhospital.com
邮政编码:266033
地　　址:青岛市市北区抚顺路25号

(撰稿人:王　蕊)

青岛市市北区卫生健康局综合监督执法局

概况 2019年,在编在岗28人,离岗待退2人。专业技术岗18人,管理岗11人,工勤岗1人,兼岗2人。50岁以上4人,平均年龄42岁。

固定资产 2019年,固定资产总值201.02万元,比上年减少17.38万元。

业务工作 2019年,受理信访案件3件,案件办结率100%;接到投诉举报687起,回复率100%;行政处罚198起,收缴罚款419500元,没收非法所得101922.8元,没收药品、器械20宗。做好"双随机、一公开"工作,监督抽检公共场所467家、生活饮用水12家、学校卫生21家、医疗卫生机构36家、计划生育机构5家,完成率93.35%,完结率100%,其中对公共场所双随机抽检单位行政处罚9起,罚款6000元。

重大活动保障工作 2019年,"海军节"举办期间对辖区内重点区域、重点单位,以及辖区内公共场所、医疗机构等单位全覆盖监督检查,确保重大活动期间的卫生安全。

卫生监督 2019年,实施生活饮用水卫生监督提升行动。组织全区12家二次供水单位及10家现制现供饮用水负责人培训并签订卫生安全承诺书。开展学校卫生健康行动。健全116所学校的卫生监督档案,监督覆盖率100%,开展学校卫生综合评价36所,抽检72台直饮机水样,合格60台、合格率83.33%。开展全区托幼机构、校外培训机构、学校采光照明"双随机"抽检工作。开展77家社区卫生服务机构150余人的卫生监督协管员业务培训,每季度配合社区科、社管办对社区卫生服务机构进行督导检查，提出指导意见和监督意见，并对协管员进行考核。

专项整治　2019 年，开展消毒产品专项整治活动，进行消毒产品生产企业分类监督综合评价暨监督信用评价试点工作，对辖区内 5 家三类消毒产品生产企业监督检查，对其中 3 家第三类消毒产品生产企业进行初评。开展游泳场所、住宿场所、控烟专项攻势，监督检查游泳场所 54 户、住宿场所 510 户，传达监督意见书 540 份，责令限期改正 54 家，立案 11 家，罚款 6 家。开展“控烟执法”专项检查活动，出动执法人员 291 人次，检查辖区医疗机构、公共场所等各类场所 232 家。组织开展医疗美容服务专项整治活动，对全区在册的 12 家医疗美容机构全覆盖监督，立案处罚 6 起，罚款金额 8000 元。开展医疗乱象专项整治行动，立案 11 起，罚款总额 1.8 万元。开展疫苗等专项检查，辖区 22 家预防接种门诊、7 家产科接种室、1 家疾病预防控制中心和 4 家狂犬病接种门诊进行专项监督全覆盖。开展卫生健康综合监督扫黑除恶专项斗争、一级医疗机构院感专项监督攻势、“保健”市场乱象百日行动、儿童青少年近视矫正市场乱象整治攻势等专项行动。

继续教育　2019 年，组织 10 名业务骨干参加由市卫生健康委综合监督执法局举办的“全市卫生计生监督执法业务能力提升培训班”培训会。

精神文明建设　2019 年，组织志愿者参加青岛市新兴领域青年文艺汇演服务、为贵州安顺塘约小学的贫困儿童志愿捐书 300 本，以及无偿献血等志愿活动；“双报到”对接阜康社区，组织党员为社区 70 余名居民开展“生活饮用水”等知识讲座；开展“慈善一日捐”活动，全单位职工捐款 5400 元。

大事记

12 月 23 日，召开全体职工会议，市北区卫生健康局分管副局长王顺增宣读任命通知：任命桂文盛为市北区卫生健康局综合监督执法局局长；张克胜为副局长（正科长级）、胡凯为副局长（正科级）。

荣誉称号　2019 年，获市级文明单位荣誉称号。

党支部书记、副局长：张克胜（正科级）

局　　长：桂文盛

副 局 长：胡　凯

值班电话：83763319

举报电话：83779885

电子信箱：sbqjdgk@qd.shandong.cn

邮政编码：266033

地　　址：市北区抚顺路 25 号乙

（撰稿人：王　超）

青岛市市北区疾病预防控制中心

概况　2019 年，职工总数 64 人，其中，卫生专业技术人员 58 人，行政工勤人员 6 人。卫生专业技术人员中，正高级职称 1 人、副高级职称 6 人、中级职称 28 人、初级职称 23 人，分别占卫生专业技术人员的 2%、10%、48%和 40%。

固定资产　2019 年，固定资产总值 427.25 万元。

卫生应急　2019 年，巩固省级卫生应急示范区创建成果，健全卫生应急组织领导，完善组织领导、应急预案、队伍建设、培训演练、物资储备、监测预警、宣传教育和紧急救援“八大体系”，修订应急预案 43 个，储备应急物资六大类 220 余种，组织开展应急演练 2 次，规范处置疑似食源性疾病事件 45 起，没有发生突发公共卫生事件。

传染病防治　2019 年，审核管理传染病 21000 余例，疫情报告质量综合管理率 100%，发布预测预警及分析报告 62 期，处置聚集性发病疫情 300 余起，流调处置各类传染病 1720 余例，新增猩红热监测哨点，累计完成各类病原学采样 1500 余份，样本的采集和运送率达到 95%以上，居全市首位。

艾滋病防控　2019 年，贯彻落实艾滋病“四免一关怀”政策，新报告病例 96 例，HIV 抗体筛查 23 万余人次，完成重点人群干预 3000 余人，月均干预率达到 90%以上，重点人群感染率始终保持在较低水平，“红丝带在校园飘扬”主题校园艾滋病防治知识宣传活动受益学生逾 2 万名。

结核病防治　2019 年，新报结核病 319 例，新增耐多药肺结核 10 例，累计管理达 44 例，规范处置学校结核病疫情 23 起，筛查密切接触者 1093 例，完成高校结核病筛查 4230 人，巩固扩大“百千万志愿者结核病防治知识传播行动”成果，社区结核病健康管理工作有序推进，综合评价指标保持在全市前列。

卫生监测　2019 年，食源性疾病监测报告病例信息达到 2309 例，完成二十大类 166 种食品的食品安全风险监测。采集生活饮用水水样 196 份，取得监测数据 6272 个。对 4 类环境开展病媒生物监测，圆满完成重大活动保障任务。开展采光照明“双随机”抽查，顺利完成国家公共场所健康危害因素监测项目。深入开展托幼机构消毒技术课题研究。

免疫规划　2019 年，全面落实扩大国家免疫规划政策和疫苗流通与预防接种管理条例，累计接种疫苗 40.5 万剂次，狂犬疫苗 1.9 万余人，适龄儿童接种率均保持在90%以上;完善疫苗管理机制,规范采购、供应、温控监测,审核疑似异常反应报告248起,疑似预防接种异常反应管理率达到100%;处理群众举报投诉事件295起,处置及时率和满意率均100%,调查处置疫苗针对性传染病1513例,加强预防接种队伍建设,营造预防接种良好社会氛围。

慢病监测　2019年,夯实省级慢性病综合防控示范区建设成果,组织开展"健骨操"、"三减四健"、"万步有约"、职业人群减重等全民健康生活方式主题活动,完成国家、省、市级慢病监测任务,审核管理监测卡片4.19万张,开展主题宣传18场,组织开展青岛市第一次口腔健康流行病学调查,组织并完成国家成人慢性病与营养调查及青岛市健康状况与行为危险因素调查项目工作,完成青岛市项目癌症早诊早治随访工作,规范院外正常死亡医学证明和信息登记流程。

公共卫生服务项目指导　2019年,开展基本公卫项目技术指导170次,开展业务培训3次,实施个性化现场指导服务模式。完成成人慢性病与营养监测、健康状况与行为危险因素调查、癌症早诊早治、省部联合减盐项目。

地方病防制　2019年,完成碘缺乏病监测及其健康教育效果评价,6个疟疾监测点完成血检1047人,规范处置疟疾病例18例,举办全区疟疾防治技术暨重症疟疾救治培训班,加强碘缺乏病和疟疾防控宣传,圆满完成碘缺乏病自查迎接准备工作。

健康教育　2019年,巩固省级健康促进示范区创建成果,深入推进健康教育"六进"活动,组织指导开展健康教育活动845场,联合区总工会开展首届健康科普大赛活动,组织各类卫生主题日宣传15场,印制发放各类健康宣传材料8万余份,辖区居民健康知识知晓率不断提高,组织开展健康素养监测工作。

学校卫生　2019年,学校因病缺课症状监测系统覆盖学校达到112所,处置红色预警264起,上报率和红色预警处置率始终保持全市第一,撰写监测周报31期,加强学校卫生教师业务培训,落实免费预防性健康体检政策,完成体检服务22231人,圆满完成94所中小学健康查体工作,质量控制贯穿始终,覆盖中小学生8.5万余名。

职业卫生　2019年,理顺职业病工作流程,开展《职业病防治法》宣传周活动,完成职业卫生现场督导4次,报告职业病5例,疑似职业病10例,职业健康检查个案卡4000例。做好全国职业性尘肺病随访与回顾性调查工作,完成全省工作场所职业病危害因素监测工作和放射卫生监测项目工作。

质量管理与检验　2019年,健全中心质控体系,规范开展内审、管理评审工作,计量校准仪器设备111件,顺利通过省、市21个项目质控考核,检验样品1725份,出具检验报告41份。扩大艾滋病检测服务覆盖面,艾滋病检测点达到21个。

动物疫病防控　2019年,贯彻重大动物疫病防控责任制,健全了组织领导,落实非洲猪瘟防控措施,组织开展犬类免疫进社区便民活动,圆满完成年度动物疫病防控任务。

科研工作　2019年,国家级刊物发表论文17篇。

党风廉政建设　2019年,落实主体责任,班子成员及科室负责人实行"一岗双责"。健全工作机制,将党风廉政建设纳入支部重要议事日程,成立5个政治思想学习小组。

荣誉称号　2019年,荣获中国慢性病及其危险因素监测现场调查先进集体、全省第三届职业人群健步走大赛组织奖、全省细菌性传染病防制业务工作先进集体、全省寄生虫病防治工作先进集体、全省病毒性腹泻监测工作先进集体、山东省百千万志愿者结核病防治知识传播行动优秀组织单位、全市食品安全风险监测技能大赛团体第一名、全市免疫预防技能大赛团体二等奖等荣誉。

党支部书记:薛守勇
主　　任:惠建文
副 主 任:辛乐忠、杨　敏、邹健红
联系电话:82817981
传真电话:82812990
电子邮箱:sbqjkzxgk@qd.shandong.cn
邮政编码:266012
地　　址:青岛市市北区德平路3号丁

(撰稿人:王春辉)

青岛市市北区妇幼保健计划生育服务中心

概况　2019年,在职职工61人,其中卫生专业技术人员53人,占职工总数86.9%。卫生专业技术人员中高级职称8人,中级职称18人,初级职称27人,分别占卫生专业技术人员的15%、34%、51%。中心坚持常态化管理,进一步完善规章制度,强化责任落实,加强医疗质量监督机制,全面有序开展各项妇幼保健服务工作,全年服务人群101949人次。

业务收入　2019 年，业务总收入 1463.06 万元，其中非税收入 649.36 万元，惠民资金投入 813.7 万元。

固定资产　2019 年，固定资产总值 3053.35 万元。

医疗设备更新　2019 年，投入 177 万元更新了乳腺治疗仪、多普勒胎心监护仪、人体功能扫描仪等专业医疗设备。

医疗特色　2019 年，开展孕期风险评估检测、营养健康指导、出生缺陷防治等孕产妇保健 53462 人次，采取临床机构评估诊治、妇幼中心跟踪管理模式，保健覆盖率、惠民实事落实率、专项疾病检测率、健康教育普及率均达百分之百。在市内三区率先开展女性盆底功能筛查及康复治疗项目。加强街道、社区药具信息化平台建设，实现辖区居民手机扫码领取药具及发放婚前检查健康知识科普包。

业务工作　2019 年，完成免费婚前检查 3548 人次，婚检率达 60%；完成免费孕前检查 6250 人次，完成全年计划的 100.8%；发放母子健康手册 9000 余册，完成孕期建册检查 7200 余人，上报妊娠风险评估橙色及以上分级 1439 例，追访橙色高风险、红色分级孕产妇 2055 人次；开展妇女病普查普治 3205 人次，有针对性地量身定做妇女保健查体“套餐”，开展“一对一”生殖健康指导、预约送检等贴心服务；以儿童早期发展工作为核心，中医特色理疗服务为标准，积极创新儿童保健服务项目，拓展儿童早期发展培训课程以及儿科中医理疗保健服务。

实事项目　2019 年，顺利完成所承担市办、区办实事项目。完成区办实事“两筛一补”，儿童先心筛查 8718 人、HPV 筛查 2000 人、孕妇发放多维元素 7000 人；妇幼服务“三防治”，儿童维生素 D 发放完成 12480 盒；40～60 岁更年期妇女免费中医体质辨识与穴位敷贴调理完成 2017 人次；孕期免费遗传性耳聋基因检测完成 7009 人次。完成市办实事项目，产筛、新筛、听筛“三筛”免费报销 12897 人次、孕妇 DNA 基因与羊水穿刺检测免费报销 1420 人次。各级实事项目累计惠民金额 813.7 万元。

基层妇幼保健管理　2019 年，规范辖区 8 家助产机构“出生医学证明”签发业务的督导与管理，签发 24975 份，实现零差错。开展托幼机构卫生保健督导评估、复审预检 37 次，举办保教人员培训 6 场次，240 多家托幼机构的 1503 人参加培训。对 18 家社区卫生服务中心进行季度督导、业务指导和质控检查工作，开展春季儿童查体飞行质控、业务指导。实施母婴安全五项制度，建立责任追究制，开展常规产科质量及飞行检查督导，落实整改开展“回头看”，为辖区 20 余家医疗保健机构 400 余名专业技术人员举办专项培训会。推进基本公卫妇幼项目实施，推出“简易版”区级妇幼项目技术指导方案及档案相关模板工作套餐，组织“专家＋岗前人员”开展督导。进一步丰富托幼机构、社区中心例会培训模式。

健康宣教　2019 年，建立长效机制，通过“微信公众平台”、微官网、微博，刊发保健知识、惠民政策等，浏览阅读量近 20 万人次。开展培训讲座 100 余期，受益 5 万余人。结合主题宣传日、节庆日，开展进“机关、厂企、社区、学校、工地、部队、家庭”的宣教活动。举办“妇幼搭台绘彩虹　快乐宝宝向前冲”“牵手 5·21，同心为爱”“‘手’筑健康，健康成长”等主题宣传活动。国家级刊物发表论文 1 篇、山东妇幼保健杂志 1 篇，省级 139 篇，市级 53 篇，卫健局平台 144 篇，政务信息 20 篇。

卫生改革　2019 年，重新修订《市北区妇幼保健计划生育服务中心规章制度汇编》《市北区妇幼保健计划生育服务中心“三重一大”事项决策制度的实施办法》。以“提升提效、打造特色、强化基础，开展妇幼计生便民化服务”为题，在青岛市妇幼工作会议上作相关工作经验交流。以“构牢出生缺陷安检关，让美丽生命不留遗憾”为题，代表市北区在全国防治出生缺陷峰会论坛上作优秀学员交流。在青岛市产前筛查质量控制工作会议上作先进工作经验交流。

荣誉称号　2019 年，获全国出生缺陷防控耳聋基因检测实验基地称号、青岛市文明单位标兵称号、青岛市产前筛查质量控制工作一等奖、市北区先进基层党组织称号、市北区工人先锋队称号、市北区先进基层党组织称号、市北区出生缺陷技能竞赛优秀组织奖。

党支部书记、主任：王秀香

副　主　任：元　红、孙道媛、周浙青、衣军光、张春光、丁　艳

办公室电话：66008056

传真号码：83656372

电子邮箱：sbqfygk@qd.shandong.cn

邮政编码：266021

地　　址：青岛市市北区台东五路 85 号、抚顺路 25 号乙、乐环路 18 号、北仲路 47 号

（撰稿人：谷丽丽）

李　沧　区

青岛市李沧区卫生健康局

概况　2019年,青岛市李沧区卫生健康局及局属单位现有职工432人。其中,卫生技术人员337人,高、中、初级分别为33人、105人、199人,分别占9.8%、31.1%、59.1%。下设事业单位14家。

重点项目建设　2019年,与山东省省立医院签署战略合作协议,托管运营青岛市第八人民医院。两家公立社区卫生服务中心标准化建设提升工程顺利完工,投资2200余万元。新建3处急救站,院前急救网络实现全覆盖。为5.5万余名老年人免费查体,为1150余名计生特殊家庭购买住院陪护险,13家社区卫生服务中心零差率销售基本药物,群众获益1400余万元。

医药卫生体制改革　2019年,将李沧区中心医院纳入市级公立医院绩效考核体系和考核信息评价系统。组织区中心医院和3家非营利民营医院建立现代医院管理制度和制定医院章程。落实人事管理自主权,区中心医院首次赴高校开展校园引才招聘活动。推进分级诊疗构建"15分钟健康服务圈",将3家区属一级医院转型升级为5家公立社区卫生服务中心,全区有一级以上医院18家、社区卫生服务机构57家。印发《李沧区分级诊疗工作实施方案》,成立李沧区"慢病诊疗中心""心脑血管病诊疗中心",社区卫生服务机构与市级医院建立医联体,与专科医院签订医联体协议,建成14家"互联网远程会诊中心"。

中医药工作　2019年,挂牌成立中医药管理局。在全市率先开展免费"冬病夏治"三伏贴和"冬病冬治"三九贴中医药公共卫生服务项目,受益居民5400余人。建成20处国医馆、5家精品国医馆,设立中医骨伤等20余个中医药服务特色专科在全市中医药综合改革推进会作典型经验交流。

医养结合　2019年,探索医养结合服务新模式,开展居家护理、社区巡护的医疗机构230家,37家养老机构全部实现医养结合,拥有医养结合床位4600余张。为孤寡失独和高龄独居困难老人开展银龄幸福助老工程,累计投入资金25万余元,受益人数120人。经省评估验收通过沧口街道为山东省首批省级医养结合示范街道。

社区卫生服务　2019年,永清路社区卫生服务中心成为首批省级社区医院建设试点单位。14项基本公共卫生服务项目顺利推进。开展家庭医生签约服务"五进"活动,组成164支服务队伍,签约18万人,其中老年人4.8万人。

公共卫生体系建设　2019年,推出癌症早诊早治、老年人免费接种23价肺炎疫苗等卫生健康惠民政策30条,其中10条为李沧独有,受益群众60万余人次。建成满足7.3万名儿童需求的19处温馨化、数字化预防接种门诊,疫苗接种率达90%以上。建成李沧文化公园、如意湖公园、涟水河公园和星光剧场公园等6处健康主题公园,完成宜川路1条健康步道的建设,围绕"一平二控三减四健"专项行动、健康教育"六进"和"暖民行动"等开展健康教育活动,举办健康教育大讲堂150余场,开通名医专家手机"健康直播课堂",累计点击量达40万人次,制作印发《健康李沧》2万余份。获评山东省健康促进示范区。

监督执法　2019年,全面施行全程执法记录、智能移动执法,持续推进"智慧卫监"工程,开展公共场所经常性监督1656家、医疗机构监督465家,监督覆盖率达100%。严厉打击非法行医、公共场所卫生不达标等违法违规行为,执行行政处罚134起,拟罚没款33.26万元。在全市法制监督食安工作暨综合监督深化落实年动员部署会议上和全市医疗卫生机构传染病防治分类监督综合评价暨院感消毒监管工作推进会上就所取得的成绩进行经验交流。

生育服务　2019年,开展生育全程"十二免十二优"活动,惠及妇儿9万余人次。在全省率先为1.3万名儿童实施免费运动体质检测;发放1万余册《母子健康手册》;在全市率先为3100余名户籍孕产妇实施"一次办好、双直免服务",办理《直免卡》1422例,实施"双直免"627例。户籍孕产妇死亡率连续17年保持为零,婴儿死亡率1.91‰。连续四年投入专项资金免费为失业、无业和流入等困难育龄妇女实施"两癌"筛查及关爱救助工作,群众满意率达100%。

医政管理　2019 年，以“护佑健康、感控先行”为主题，开展“感控月”系列活动。举办李沧区卫生健康局“我与感控的故事”院感演讲比赛，邀请专家讲解《院感事件谈消毒隔离》《医废和生活垃圾分类管理》等院感防控知识。邀请市级专家对全区医疗机构开展护理业务培训。举办李沧区医疗机构院感人员全能技能大赛和李沧区第三届医师技能大赛。组织开展第二届“中国医师节”义诊活动。对全区医疗机构从业人员药事管理及抗生素应用等方面进行全员培训。对考核合格的医师授予非限制使用级抗菌药物处方权，对考核合格的药师授予抗菌药物调剂资格，并在政府网站和媒体予以公布。备案合格医疗机构 255 家，发放《抗菌药物临床应用管理培训合格证书》200 余份。开展基层医疗机构使用抗菌药物静脉输注活动核准工作，核准基层医疗机构 184 家。

卫生应急　2019 年，调整卫生应急队伍，完善青岛市应急指挥值守平台信息。组织开展年度卫生应急综合实战演练。成立 11 支应急机动队，参加应急保障 500 余次，出动医护人员 1556 人次，圆满完成各项重大活动的保障任务。

对口帮扶　2019 年，组织 12 名医护人员到山东单县进行为期 7 天的扶贫义诊工作，服务群众 850 余人。派出 5 名医务人员到陕西康县、贵州安顺开展长期医疗帮扶行动并捐赠扶助资金 10 万元。

“互联网+”工作　2019 年，推进“互联网+医疗健康”信息化平台建设。打造区域健康信息平台并对接市级平台，实现全区大数据医疗资源共享，满足基本医疗和公共卫生服务、远程会诊和双向转诊等协同业务的需要，医疗卫生机构接入达 89 家。

计划生育工作　2019 年，全区户籍人口出生 6563 人，同比增加 12.9%，合法生育率 99.88%，出生人口性别比为 106.8，孕情上报及时率 92.40%，生育登记覆盖率 97.04%，出生上报及时率 98.328%，出生上报准确率 95%，免费孕前优生健康检查覆盖率达 73%，免费产前筛查率达 100%。各项指标均达到目标管理责任制要求。落实孕情包保责任制和孕 14 周以上终止妊娠倒查制度，开展有奖举报“两非”活动。建立“三级联动、关怀一生”的计生家庭救助新模式，落实各项计生奖励政策及特殊困难家庭救助 6234.55 万元，涉及 14570 人。对全区 0～3 岁托育工作情况进行全面摸底，有 22 家幼儿园招收托班，在册 2～3 岁婴幼儿 200 余人，乐融儿童之家和恒星儿童教育两家托育机构开展试点。全区公共场所现有符合配置标准的母婴设施 78 处。将“为特殊家庭购买住院陪护保险”列入区政府实事，特扶人员理赔无须到现场即可完成赔付，累计赔付 273 人次，理赔金额 64.6 万元。计划生育“一票否决”制度常态化，审核审查各类拟表彰的先进单位 183 个、先进个人 286 人。

宣传教育　2019 年，开展“春暖三月”系列宣传活动，利用元宵节、学雷锋日、妇女节等契机组织宣传活动 133 场。连续三年开展健康暖民行动，全区 80 多位专家深入基层开展宣讲 130 场次，受益人群近 1.2万人。充分利用各类媒体大力宣传计生服务管理转型发展工作典型经验，在主流新闻媒体发表稿件 69 篇。

“放管服”工作　2019 年，政务服务事项全部纳入网上统一平台办理，依申请政务服务事项网上可办率达 100%。设置 14 处便民服务点，“零跑腿”办证率达 96.8%以上。在全市率先取消医疗机构年检纸质档案管理，450 余家医疗机构享年检无纸化办公。率先在全市试行公共场所“卫生行政许可承诺制”，简化申请材料和流程。实施流程再造，《老年证》办理事项实现“秒批”。

党建及行风工作　2019 年，组织党员职工参与“学习强国”平台学习，参与率达 100%。开展“加强医德医风，规范服务礼仪”、“党员队伍进社区义诊”、党组织与结对社区送温暖等主题党日活动。开展“不忘初心、牢记使命”主题教育系列活动，针对群众反映的问题集中力量进行解决。组织开展“中国梦·劳动美——争做新时代奋斗者”演讲比赛，开通党建直播间 7 期，宣传卫生健康行业党员典型，举办“最美天使报告会”，组织开展帮贫扶困走访活动。

爱国卫生工作　2019 年，开展“清洁家园，远离虫害”爱国卫生宣传活动。以爱国卫生月为契机，组织 20 余家机关单位和医疗机构在李村文化广场开展集中宣传活动，组织机关干部、群众和志愿者 2000 余人开展节前大扫除活动。邀请专家为街道、社区、学校、农贸市场有关人员进行病媒生物防制巡讲，举办讲座 26 场。组织开展卫生先进单位创建活动，创建山东省卫生先进单位 3 个、青岛市卫生先进单位 12 个。

大事记

1 月 11 日，将原卫生和计划生育局、区老龄工作委员会办公室、区深化医药卫生体制改革领导小组的职责，区安全生产监督管理局的职业安全健康监督管理职责等整合，组建李沧区卫生健康局，加挂李沧区中医药管理局牌子。

3 月 6 日，设立中共青岛市李沧区卫生健康局党组，撤销中共青岛市李沧区卫生和计划生育局委员会。

4月15日，经李沧区直机关工委同意，成立中共青岛市李沧区卫生健康局机关委员会。

6月11日，中共中央政治局委员、国务院副总理孙春兰到李沧区沧口街道社区卫生服务中心视察李沧区基层社区卫生服务工作。

6月18日，李沧区妇幼保健计划生育服务中心被确定为李沧区"青少年健康教育基地"。

7月4日，国家卫生健康委体改司副司长庄宁、山东省卫生健康委副主任马立新到李沧区沧口街道社区卫生服务中心实地调研医改工作。

12月24日，李沧区沧口街道获山东省首批省级医养结合示范街道。

12月26日，李沧区获评第三批省级健康促进示范区。

党组书记、局长：李　蕾

党组成员、副局长：黄　磊、官　伟、张红燕、刘继章

电　　话：87627622(传真)

电子邮箱：qdlcwjj@163.com

邮政编码：266100

地　　址：李沧区黑龙江中路615号

青岛市李沧区中心医院

概况　2019年，医院开放床位150张，在编职工总数是126人，其中，卫生技术人员112人，占职工总数的89%，其他专业技术人员9人，占职工总数的8%，高级职称13人，占职工总数的11%，中级职称50人，占职工总数的40%。内设行政职能科室和业务科室38个。

业务工作　2019年，医院门急诊169279人次，比上年增长7%，出院1377人次，比上年下降9%，入院与出院诊断符合率为100%，手术前后诊断符合率为100%，治愈率4%，好转率91%，病死率3%，院内感染率为1.8%。

业务收入　2019年，医疗总收入3012.8万元，比上年增长3.4%。

固定资产　2019年，固定资产总值3723.4万元，比上年增加0.6%。

卫生改革　2019年，重新修订医疗耗材管理方案，设立单独科室，委派专人管理。医院加强医疗质量关键环节的控制，组织医护人员学习业务基础知识及基本技能，院长带队查房，召开患者座谈会，发现并通报存在的问题。开展优质护理服务，发放护理满意度调查表720份，患者对护理服务满意度98.2%。

疾病预防工作　2019年，举办糖尿病防治讲座、孕妇保健知识讲座、预防接种科妈妈课堂，"暖民行动进社区"健康知识讲座及义诊，惠及社区居民3000余人次。参与各种宣传日的广场义诊活动9次，受益群众达2000余人次。免费为门诊统筹人员查体2000余人；完成健康体检5万余人次；承担李沧区900余位特扶家庭人员查体工作；为育龄妇女开展"两癌"筛查、"四术"免费服务，深入幼儿园为学龄前儿童进行免费查体、护齿，高标准完成李沧区征兵体检工作；医护人员深入辖区残疾人及贫困家庭进行义诊。

党支部书记、院长：脱　皎

电　　话：66085588

电子信箱：lczxyy@sina.com

地　　址：青岛市李沧区兴城路49号

青岛市李沧区卫生计生综合监督执法局

概况　2019年，编制13人，在职职工总数12人，其中，卫生技术人员9人，占职工总数的75%；行政工勤人员3人，占职工总数的25%。在职卫生技术人员中，高级职称1人，占11.1%；中级职称2人，占22.2%；初级职称6人，占66.7%。

业务工作　2019年，公共场所新发《卫生许可证》350家；医疗机构设置、变更624家；放射诊疗许可、变更65家；医师执业注册、变更1697人；护士延续变更注册1021人。完成"放管服"改革与过渡期间工作交接。受理群众投诉举报280起。开展行政处罚134起，其中简易程序44起、一般程序90起。拟罚没款33.26万元，已收缴罚款31.39万元，强制执行1起，收缴罚款15719元。移送公安机关1起。人均办案11.17件。组织卫生执法稽查4次。全面施行"执法过程全记录"制度，行政处罚全部网上透明运行。

专项监督　2019年，完成青岛市"蓝盾行动"12个专项攻势。开展医疗美容机构专项检查8家，对5家非法医疗美容单位及个人立案查处；对区疾病预防控制中心及全区开展预防接种工作的21家单位开展专项监督检查；检查4家健康体检机构；按照《抗菌药物临床应用管理办法》监督检查辖区医疗机构132家，立案8起；针对消毒隔离、医疗废物、病原微生物管理检查一级医疗机构11家，立案处罚2家；对开展母婴保健、计划生育技术服务的6家机构开展母婴保健和打击"双非"专项检查；全区放射诊疗机构62家，开展"双随机"检查12家，日常监督62家，立案处罚9

家;对辖区 14 家近视矫正康复机构进行督导检查,针对存在问题传达监督意并要求其限期整改;对全区 388 家住宿场所进行卫生监督检查,抽检 85 家,立案处罚 4 家;对 72 家游泳场所分两批开展监督检查和水质抽检;开展消毒产品专项整治,检查医疗机构 110 家,药店、超市等经营单位 222 家,生产企业 1 家,立案处罚 1 起;对学校、托幼机构直饮水、二次供水、小区现制现售饮用水进行全面抽检,完成率为 88.89%,完结率 100%。检查信息在"李沧政务网""信用青岛"等网站公示。

党支部书记、局长:王本峰
电　　话:87061437
传　　真:87061437
电子信箱:qdlc006888@sina.com
邮政编码:266041
地　　址:李沧区永年路 20 号

青岛市李沧区疾病预防控制中心

概况　2019 年,有职工总数 41 人,其中,卫生技术人员 35 人,占职工总数的 85.4%;其他专业技术人员 3 人,占职工总数的 7.3%;中级以上职称 24 人,占 58.5%。主要承担全区疾病预防控制、公共卫生检测、计划免疫、结核病防治、健康体检、学校卫生、健康教育等工作任务。

业务工作　2019 年,推进政府实事工作,为 60 岁以上老年人免费接种 23 价肺炎球菌多糖疫苗 1500 人次。为 0～6 岁儿童建证建卡 12150 人次,及时率达 100%。Ⅰ类疫苗接种 243027 人次,Ⅱ类疫苗接种 116413 人次。规范第二类疫苗省级平台集中采购行为,完成二类疫苗的采购工作。完成重大活动卫生保障工作。推进市科学发展观考核工作,全区"八苗"全程、及时接种率均达考核要求,完成区中小学生体检工作,全市公共卫生改善率排名并列第一。

重点项目　2019 年,稳步推进国际、国内项目工作。在全区 5 个街道的 17 个社区卫生服务机构开展城市癌症早诊早治筛查项目工作,筛查 38000 余人。继续做好中英慢病项目相关工作,按时完成脑卒中项目工作,做好青岛市第一次口腔流行病学调查。

健康促进　2019 年,做好山东省健康促进示范区创建工作。建成李沧文化公园、如意湖公园、涟水河公园和星光剧场公园等 6 处健康主题公园,完成宜川路 1 条健康步道的建设,围绕"一平二控三减四健"专项行动、健康教育"六进"和"暖民行动"等开展健康教育活动,制发"健康李沧"2 万余份。顺利通过山东省健康促进示范区考核评估。

党支部书记、主任:吕思禄
电　　话:84610288
电子邮箱:qdlclsl@126.com
地　　址:李沧区永年路 20 号

青岛市李沧区妇幼保健计划生育服务中心

概况　2019 年,在职职工 42 人,其中,卫生技术人员 34 人,占职工总数的 80%;行政工勤人员 9 人,占职工总数的 20%;副高级职称 4 人,占卫生技术人员总数的 12%,中级职称 14 人,占卫生技术人员总数的 41%;初级职称 10 人,占卫生技术人员总数的 29%,设行政职能及业务科室 6 个。

业务收入　2019 年,业务收入 344 万元,比上年下降 15.7%。

固定资产　2019 年,固定资产总值 1002 万元,比上年增长 10.2%。

业务工作　2019 年,免费婚、孕前健康检查 2400 余人,检出高风险 800 余人,免费发放叶酸 1200 余人。进行产前筛查 6200 余人,基因检测采血服务 900 余人,异常电话随访 2100 余人。艾滋病、梅毒、乙肝免费筛查 9200 余人,随访管理垂直传播梅毒患儿 42 名,减免费用约 46 万元。新生儿疾病筛查 8500 余人,听力筛查 8400 余人,筛查率均保持在 99%以上,对 200 余名可疑例阳性病例进行追访。进行儿童先心筛查 8500 余人,确诊 10 人。对 529 名儿童进行婴儿孤独症等心理行为和发育障碍筛查,确诊儿童 10 人。完成 1 万余名儿童入园健康体检、2800 余名保教人员年度体检,持证上岗率 100%;完成 1.3 万余名儿童运动体质检测。

基本公共卫生项目　2019 年,管理孕产妇 9000 余人、0～6 岁儿童 6 万余人,为 1.5 万名适龄儿童提供中医药健康指导,为 2.6 万余人次提供避孕药具服务。为辖区 3100 余名困难育龄妇女免费"两癌"筛查,筛出高危 700 余人,确诊 1 人。办理终止妊娠证明 80 余件,开展免费计划生育技术服务,减免费用 3.8万余元。首次签发"出生医学证明"9000 余张,办理补发换发等特殊情况 300 余例,办理协查及真伪鉴定共 60 余例。

妇幼服务　2019 年,实现孕产妇生育服务"零跑腿",在李沧区助产机构分娩的产妇出院时直接免除分娩补助和新生儿新筛、听筛检查费用;符合条件的孕妇在区妇幼中心进行产前筛查时可以享受产前筛查服务事项直免,减免费用214万余元。打造儿童早期发展基地,开设0～1岁亲子早期发展课堂、情景式体验式健康厨房辅食制作课堂、青少年健康教育基地等,举办亲子课38期、健康厨房公益讲座22期,举办科普讲座74场次。

荣誉称号 2019年,获评山东省文明单位、“2019年青岛市产前筛查质量控制工作”优秀单位。

党支部书记、主任:刘 梅
电 话:66766602
电子邮箱:qdlcfybgs@126.com
地 址:李沧区永年路20号

青岛市李沧区社区卫生服务工作办公室

概况 2019年,在职职工9人,其中,卫生技术人员5人,占职工总数的56%,行政后勤人员4人,占职工总数的44%。卫生技术人员中,中级职称5人。单位内设行政及业务科室3个。

固定资产 2019年,固定资产总值318065元。

业务工作 2019年,推进14项基本公共卫生服务项目开展,建立基本公共卫生服务项目半月通报制度;新增2家社区卫生服务机构,全区社区卫生服务机构总数达到60家;建立健康教育佐证材料上报制度;全区居民健康档案建立45万余份。与城阳区、西海岸新区共同代表青岛市参加全省2018年度基本公共卫生服务项目绩效评价,获得全省第一名。推进社区卫生服务机构标准化建设,组织10名社区卫生服务机构人员参加全科医师转岗培训,全区全科医生总数达到143名。

2019年,开展优质服务基层行活动,经市级评审考核,全区有7家社区卫生服务中心达到“基本标准”。对全区社区卫生服务机构家庭医生工作室进行统一建设,公示工作制度及职责、排班,完善家庭医生签约服务值班制度。组织全区社区卫生服务机构对贫困群众家庭开展送温暖活动。全区组建165支“3+X+1”特色家庭医生签约服务团队,家庭医生签约服务累计22万余人,其中重点人群13万人,65岁以上老年人签约4.9万余人。开展“向社区居民述职”活动。组织全区社区卫生服务机构采取现场述职、集中评议的方式,向居民代表公开述职,全面征求社区居民意见。

党支部书记、主任:邵先赞
电 话:87617986
传 真:87617986
电子信箱:lcqsqsfwgz@qd.shandong.cn
邮政编码:266100
地 址:青岛市李沧区永年路20号

青岛市李沧区李村街道社区卫生服务中心

概况 2019年,在职职工45人,其中,卫生技术人员37人,占职工总数的82%;行政工勤人员8人,占职工总数的18%。卫生技术人员中,高级职称4人,占9%,中级职称15人,占34%;初级职称19人,占42%,医生与护士之比为1.9∶1。内设行政职能科室和业务科室22个。

业务收入 2019年,业务收入1254万元,其中,药品收入1127万元,治疗收入28万元,诊疗收入94万元。

固定资产 2019年,固定资产总值305万元,因提折旧,与上年相比减少40%。

基础建设 2019年,李沧区政府实事项目——李村街道社区卫生服务中心标准化建设提升工程建成并投入使用,政府投资848万元。

公共卫生服务项目 2019年,家庭医生签约服务。门诊统筹、居民健康档案、家庭医生签约“三约合一”共签约3200人。家庭医生履约服务3500人次,上门入户巡视350人次。结合“5·19世界家庭医生日”活动,开展家庭医生宣传6场次,其中面对面随访计划生育特殊家庭42户、低保户10户。严重精神障碍患者接受健康管理76人。60～64岁老年人健康体检460人,65岁以上老年规范健康管理1800人。新建健康档案852份,完成档案复核23200份。

基本医疗服务 2019年,普通门诊完成预定指标,门诊大病1605人,门诊统筹8070人,门诊量12.5万人次。医疗收入1205万元,其中药品收入1124万元(其中基本药物680万元)。启动2019年托幼机构儿童查体工作,托幼机构体检2406人次;中小学生查体12860人次;儿童窝沟封闭1946人次。完成各类医疗保障30余次。邀请市级医院专家进行院感培训,完成市级继续教育学习10次。全年无医疗差错事故,圆满完成安全生产和安全稳定工作。完成医用耗材招标及药品采购供货商2019年度资质查验。

党支部书记、主任:刘兴同
电 话:87668895

电子邮箱:lcqlcjdsq@qd.shandong.cn
地　　址:李沧区东山四路51号

青岛市李沧区永清路社区卫生服务中心

概况　2019年,有职工31人,其中,卫生技术人员24人,占职工总数77%;其他专业技术人员7人,占职工总数23%;中级以上职称11人,占35%。内设行政职能科室和业务科室18个。

业务工作　2019年,国家12项社区公共卫生服务工作全覆盖,电子健康档案建档数27386份,建档率82.2%;累计管理高血压患者1922人,规范管理率28.63%。累计管理糖尿病患者727人,规范管理率28.13%。实施传染病防控、突发公共卫生事件处置、卫生监督协管等项目,传染病上报率100%。办理门诊统筹签约8135人,全面实施基本药物零差率销售政策,基本药物销售额613.29万元。新生儿入户访视387人,查体2333人次,0~36个月中医指导1353人次;完成6所幼儿园1196名儿童查体工作。建立预防接种证394人,接种3330人次。

卫生改革　2019年,李沧区永清路社区卫生服务中心标准化提升工程被列入李沧区政府实事项目,获山东省社区医院建设试点单位。首创针对特殊需求群体的党员“结对”服务模式,每位党员都是特殊群体居民的指定联系人,每月对“结对”居民进行访视,对有需求的居民及时向签约医生反馈,为每位特殊群体居民发放“党员联系卡”,签约8021人。

医疗特色　2019年,开展“中医药治疗带状疱疹”特色门诊。中医骨科具有以小夹板治疗四肢折,中药外敷治疗骨质增生、骨不连、关节损伤、慢性腰腿痛等中医诊疗特色。开展养生保健月活动,免费为特殊家庭送汤药2601份。开展“冬病夏治”和“冬病冬治”中医贴敷工作,为60岁以上辖区居民免费三伏贴、三九贴服务867人次。

健康宣教　2019年,制发健康教育宣传材料1.8万余份,开展大型义诊活动12场,参与群众2000余人,发放宣传材料5500余份。开展“暖民行动”7场,为14个社区752户居民举办健康知识讲座。

荣誉称号　2019年,荣获“首批精品国医馆”称号。

党支部书记、主任:韩先勇
副 主 任:李　娜
电　　话:84662702
电子信箱:lcqyqlsq@qd.shandong.cn
邮政编码:266041
地　　址:青岛市李沧区振华路15号

青岛市李沧区九水街道社区卫生服务中心

概况　2019年,编制27人,在职职工24人,其中,卫生技术人员20人,占职工总数的83.3%;管理及其他专业技术人员4人,占职工总数的16.7%;高级职称1人、中级职称4人,占专业技术人员总数的25%。内设各类科室13个。

业务工作　2019年,加强与市第八人民医院“医联体”合作,安排医生参加全市住院医师规范化培训,组织医务人员短期进修等。总服务量65141人次,其中全科诊室接诊50122人次、中医科接诊15019人次(含基本公共卫生服务),比上年分别增长5.31%、6.08%、10.41%。基本药物品种596种,中草药482种,中成药78种。

业务收入　2019年,业务收入434.5万元。

固定资产　2019年,固定资产总值288.2万元。

基本公共卫生服务　2019年,中心建立居民活动档案24518份,比上年增长6.5%;开展老年人健康查体1634人,为1635名慢性病患者进行规范管理;管理0~3岁儿童2230人,比上年同期增长30.6%,为孕产妇新建册数335人,为290名新生儿进行入户访视,新建计划免疫接种卡479人,接种13546剂次。

医疗特色　2019年,申报全市中医浮针疗法治疗疼痛专科门诊,门诊量超3000人次。成立家庭医生签约服务“四进”工作领导小组及家庭医生签约服务“四进”团队。结合中小学生查体工作为徐水路小学等6所学校的在校师生提供家庭医生签约服务。

党支部书记:管　坤
主　　任:胡蕾蕾
联系电话:68076605
电子信箱:lcqjsjdsq@qd.shandong.cn
地　　址:青岛市李沧区宜川路37-1

青岛市李沧区湘潭路街道社区卫生服务中心

概况　2019年,在职职工26人,在职卫生技术人员中,高级职称1人,占4%;中级职称7人,占30%。内设科室14个。

业务工作　2019年,开展基本医疗和基本公共卫生服务,累计建立居民档案13991人,门诊总量45200人次,开展三伏贴、三九贴服务135人次,家庭医生签约8208人。完成国家重大公共卫生项目脑卒中高危人群筛查与干预2731人次。

业务收入 2019年,医疗收入409.7万元,比上年增长30.8%。

固定资产 2019年,固定资产总值271万元,比上年增长14.5%。

党支部书记、主任:王建业
副 主 任:王 琳
电 话:87669120
传 真:87669120
电子信箱:13863925987@163.com
邮政编码:266043
地 址:李沧区湘潭路38号

青岛市李沧区沧口街道社区卫生服务中心

概况 2019年,在编在岗职工46人,其中,卫生技术人员40人,占职工总数的87%;其他专业技术人员6人,占职工总数的13%。卫生专业技术人员中,副高职称2人,中级职称15人,初级职称23人。内设行政职能科室和业务科室16个。

业务工作 2019年,门诊量突破12万人次,其中全科门诊量达5.5万人次,同比增长21%;基药销售同比增长51%;门诊统筹签约1万余人,办理大病887人,累计管理家庭病床患者32人,完成辖区8所托幼机构的1569名儿童查体、8所中小学8259名学生健康查体。完成各项医疗保障60次。开展医保工作站业务30人次,便民服务点服务60余人次。累计建档2.4万份,65岁以上老年人2050人,慢病患者管理3100人,重症精神病患者管理142人。孕产妇建册430人,儿童建档累计2300份,疫苗建证建卡643人,疫苗接种1.4万剂次。

党支部书记、主任:胡 丹
电 话:87667120
电子邮箱:ckjdsqws@163.com
地 址:李沧区平顺路3号甲

崂 山 区

青岛市崂山区卫生健康局

概述 2019年,崂山区有各级各类医疗机构462家。其中,二级以上综合医院2家,其他医院19家,卫生院(社区卫生服务中心)5家,社区卫生服务站29家,卫生室140家,其他医疗卫生机构267家。全区每千常住人口拥有床位6.8张。全区共有执业(助理)医师2010人、执业护士1866人,平均每千人拥有执业医师4.4人、执业护士4.09人。崂山区全年出生3355人,出生率10.99‰,自增率4.17‰,合法生育率99.73%,当年出生年报男女性别比为101.6。

基层卫生服务体系建设 2019年,崂山区财政投入110余万元实现首签居民免费签约。在全区推广家庭医生签约服务,为有需要的重点人群试点推行免费药物。完成40岁及以上中老年人体检6万余名。制定关于做好崂山区社区卫生室标准化建设引领提升工程的通知,9家社区卫生室达到省、市卫生室标准,建立2个专科医生工作室。完成9名医学生定向培养,16名定向培养毕业生上岗,4名专升本续签协议。持续开展"名医下乡",聘请38名三甲医院专家在基层累计坐诊1618人次,诊疗患者1.55万人次。制定糖化血红蛋白筛查工作计划及流程,为全区1万名糖尿病患者提供一次免费糖化血红蛋白筛查。销售零差率药品约7000万元。

人口监测与家庭发展 2019年,落实"全面两孩"政策,做好生育政策的宣传、解读、培训工作,指导基层营造鼓励群众按政策生育的政策体系和制度环境。坚持和完善目标管理责任制,做好目标管理责任书的签订,实行计划生育目标责任考核、"一票否决"和责任追究制。严格落实"一次办好"服务事项,对生育登记、独生子女证补办等计划生育服务事项,全面落实"马上办、网上办、就近办、一次办",加大宣传力度,确保育龄群众及时享受到便捷式服务。全年计划生育家庭奖励扶助、特别扶助等利益导向政策惠及群众3.36万人，发放资金 3862 万元。为 47 户计划生育特殊困难家庭提供免费家政服务，发放补贴 41.46 万元。为 146 户计生特殊家庭订阅《老年生活报》，为 579 位计生特殊家庭成员投入资金 17.37 万元实施医疗综合保险项目。

中医药工作　2019 年，实施惠民工程，创新中医药服务模式，为 1000 余名百姓落实中医药补助 7 万余元。推行“中医药＋互联网”，进行网上预约、咨询。创新发展中医药文化产业，举办中医药文化节，开展“冬病夏治三伏养生节”活动，推广中医防控青少年近视，创建中医药文化宣传教育基地 2 个。中医积极参与到家庭医生签约中，在老年人查体中加入个性化中医体质辨识，进行针对性中医健康指导及养生方案，运用中医知识参与慢性病防治。崂山区作为山东省中医确有专长人员医师资格考核工作三个试点区之一（青岛市唯一），经过市级、省级审核，全区有 124 人参加考核，圆满完成中医医术确有专长人员医师资格考核试点工作。推广中医药适宜技术，开展全区各社区卫生服务中心（站）专业技术人员、村卫生室执业（助理）医师和乡村基层医师的培训考核，实现基层中医药服务“全覆盖”。

妇幼健康　2019 年，推进出生缺陷综合防治，免费为孕前和孕早期妇女增补多维元素片，全年发放 6300 瓶，惠及 2000 余人。免费孕前优生检查实现全区城乡常住居民全覆盖，全年完成 2687 人，指导高风险人群 578 人次。孕妇耳聋基因免费检测 2005 例，筛查出耳聋基因阳性 137 例，全部给予指导服务并提出预防干预措施。对在本区内出生的新生儿疾病筛查服务项目给予 80％的财政补助，审核新生儿疾病筛查 2495 人、听力筛查 2493 人，发放补助 55.87 万余元。为全区 1.3 万名幼儿园儿童进行春、秋两季口腔涂氟，为 4000 名二年级小学生六龄牙免费实施窝沟封闭，预防龋齿。实施免费筛查“两癌”，检查人群扩大到城乡 30～64 岁妇女，宫颈癌筛查采用国内领先的三阶梯筛查法，全年完成宫颈癌筛查 7410 例、乳腺癌筛查 7391 例。全区妇幼信息化建设取得阶段性成果，先后两次在全市培训班和工作会议上进行经验介绍，并作为典型案例推荐上报国家卫健委。全面落实预防艾滋病、梅毒和乙肝母婴传播项目，完成艾滋病、梅毒检测 6267 人次、乙肝检测 6267 人次，为 112 名婴儿进行免费乙肝免疫球蛋白疫苗注射。加强高危儿三级网络信息化管理，管理高危儿童 349 人。增设 5 家儿童入园前体检机构，解决儿童入园前体检不便问题。

卫生监督及职业健康　2019 年，圆满完成中国人民解放军海军成立 70 周年活动、博鳌亚洲论坛全球健康论坛大会、国际虚拟现实创新大会、“两会”、“中高考”等重大活动公共卫生安全保障工作。对医疗机构、公共场所等公共卫生领域进行重点监督执法检查，全年查处违法案件 153 起，处罚金额 36.95 万元。严厉打击非法行医，全年取缔非法行医单位及个人 5 家（人）。严格落实国家“双随机”监督检查，抽查各类场所 222 家，手持执法终端普遍应用。商场，餐具、饮具集中消毒单位，游泳场所等实现监督覆盖率 100％。全面实施“智慧卫监”工程，实现监督执法取证现场摄录，签证现场确认，文书现场打印，为智慧化、规范化行政执法流程夯实基础。

疾病预防控制　2019 年，崂山区成为全市首个全国健康促进区。普及推广全民健康生活方式，开展“一二三四奔健康”活动。组织 25 个机关单位 24 支队伍共 505 名队员参加全国第四届“万步有约”职业人群健走激励大奖赛，在全市 6 个参赛区（市）中排名第一，获“全国优秀健走示范区”和“进步奖”表彰。全区慢病综合防控工作稳步推进，居民期望寿命达 82.06岁，慢病早死率降到 10.98％。合理膳食行动取得积极成效，国家卫生健康委调研崂山区第二实验小学健康食堂。启动社会心理服务体系建设，制发《青岛市崂山区人民政府办公室关于进一步加强精神卫生服务体系建设的实施意见》。制定全区预防接种规范化管理三年行动计划，建成启用 1 家成人预防接种门诊，全面推行预防接种门诊智慧化建设。

大事记

1 月 19 日，崂山区卫健局与中国中医科学院西苑医院、国家级心血管病专家史大卓教授团队合作的“心脑血管病国家名中医工作室”正式在崂山区社区卫生服务中心揭牌成立。

5 月 15 日，山东省基层卫生协会副会长王兴武一行到崂山区王哥庄街道调研基层卫生体系建设工作。

5 月 20 日，崂山区卫生健康系统“党建引领再深入，优质服务基层行”家庭医生日大型义诊活动在崂山区中韩街道华都社区举办。

5 月 27 日，国家卫生健康委员会妇幼司调研崂山区妇幼保健相关工作。

6 月 28 日，“健康北宅”启动仪式在崂山区北宅街道周哥庄社区举行。

7 月 31 日，崂山区王哥庄街道社区卫生服务中心代表崂山区基层医疗机构参加全国基层中医药工作先进单位复审。

8月7日,广东省韶关市曲江区政协一行10人,来崂山区调研考察金家岭全国智慧健康养老示范街道情况,学习"医养结合"康养模式的经验做法。

8月8日,青岛市中医中药中国行中医药健康文化推进行动大型主题活动暨崂山区第五届中医药文化节启动仪式在崂山区社区卫生服务中心举行。

8月13日,崂山区沙子口街道失智失能老人健康管理试点项目启动,对全街道60岁以上老人进行问卷测试筛查,对筛查出的早期老年痴呆老人进行药物干预和照护指导。

8月26日,国家卫生健康委办公厅印发《关于公布第三批全国健康促进县(区)试点技术评估结果的通知》,崂山区顺利通过第三批全国健康促进县(区)试点技术评估,成为青岛市首个获得此项荣誉的区(市)。

8月30日,山东省第三届家庭医生签约服务崂山论坛在崂山区举办。

9月18日,召开全区卫生健康系统"不忘初心、牢记使命"主题教育工作会议。

9月25日,国家卫生健康委副主任李斌一行对崂山区第二实验小学学生营养改善和合理膳食工作调研视察。

10月26日,崂山区社区卫生服务中心被中国社区卫生协会授予"中国社区卫生协会培训基地"称号,山东省唯一一家。

11月22日,全市合理膳食暨食源性疾病病例报告信息化工作现场会在崂山区召开。会上,崂山区就营养合理膳食工作作典型发言,与会代表观摩崂山区社区卫生服务中心、崂山区实验二小学生营养餐厅、海工英派尔职工食堂。

11月26日,崂山区在全省食源性疾病暴发事件调查培训班上就食源性疾病事件调查处置工作作典型发言。

12月10日,崂山区老年人心理关爱项目启动仪式在金家岭街道东城国际社区举行。

荣誉称号 2019年,创建全市首个"全国健康促进示范区"。崂山区社区卫生服务中心被中国社区卫生协会授予"中国社区卫生协会培训基地"称号,山东省唯一一家。

党组书记:官 华
局 长:曹鹏利
副 局 长:金善超、徐晓东
电 话:88997527
传 真:88997527
电子邮箱:lsqwsj@qd.shandong.cn
邮政编码:266061
地 址:青岛市崂山区行政大厦西塔楼829房间

青岛市崂山区卫生健康局综合监督执法局

概况 2019年,编制20人,在岗职工18人。其中管理岗位12人,专业技术岗位副高职称1人、中级职称4人。

卫生综合监督执法 2019年,开展预防接种监督执法攻势,对全区15家疫苗接种单位,5家狂犬病暴露处置门诊进行监督检查,合格率100%。开展全区放射诊疗机构专项监督攻势,对全区开展放射诊疗的41家医疗机构进行现场检测,立案处罚4家,罚款8000元,对1家未取得放射诊疗许可进行放射诊疗的口腔诊疗机构立案处罚2500元。组织全区基层医疗机构抗菌药物使用培训。开展儿童青少年近视矫正市场乱象整治攻势,牵头辖区1家眼科门诊部,17家涉及中医推拿诊所开展监督检查,配合中小学校开展用眼卫生等方面的健康宣传,规范儿童青少年近视矫正市场秩序。开展抗(抑)菌制剂专项整治攻势,监督检查110余家单位,抽检44家单位一次性卫生用品144份,均符合相关卫生标准。开展商场、住宿场所、游泳场所卫生专项整治攻势,游泳场所监督检查32家,监督覆盖率100%,抽检覆盖率100%,对存在严重违法行为的4家单位实施行政处罚,罚款额7000元;住宿场所检查168家,抽检99家,检查中发现28起严重违法行为,均予行政处罚,罚款额度300500元;全区商场有18家,监督覆盖率100%,抽检完成14家,抽查覆盖率78%,检查中重点对商场的集中空调通风系统开展卫生监督,对其清洗消毒、卫生档案、应急预案等方面进行有效规范。开展生活饮用水专项执法攻势,监督检测5个水厂的水源水、出厂水、末梢水的水质监测45份,全部合格;完成5家集中式供水单位出厂水水质全分析检测,检测结果基本正常;开展农村小型集中式供水单位的水源水或出厂水水质检测,对18处社区水库、池塘和机井水质进行检测,检测结果符合相关卫生标准。全区范围内农村集中式供水单位监督覆盖率达到100%,小型农村集中式供水单位乡镇覆盖率达到100%。

提升监管效能 2019年,积极开展医疗乱象专项整治卫生执法行动,行政处罚医疗机构14家(次),

取缔并处罚非法行医个人及单位 4 人(次),处罚金额 10.25 万元,没收违法所得 14824 元。开展医疗美容专项监督检查工作,对 19 家医疗美容机构依法执业、药品和医疗器械管理使用、处方和病历管理情况进行监督检查,对存在违法问题的 7 家医疗美容诊所进行立案查处,对其中 1 家非法医疗美容机构予以取缔。开展打击非法行医专项行动,取缔非法行医单位及个人 5 家(人),罚款 7.6 万元,对崂山区尚东区 1 处非法医疗美容进行取缔,对非法使用的医疗器械进行没收,罚款 5 万元,没收非法所得 6300 元。实施公共场所卫生管理提质工程,对 178 家公共场所单位开展监督监测,全面核实更新辖区被监督单位档案信息。开展传染病分类评价及医疗废物污水监督检查,对 30 家存在问题严重的单位立案处罚,对 2 家医院污水检测不合格民营医院进行行政处罚,各罚款 8000 元。不断推进学校卫生监督综合评价机制的完善,加强校内生活饮用水监管,完成 81 所托幼机构日常监督监测任务,生活饮用水采样 155 份,对其中 27 所不合格的进行复检,对 6 所复检仍不合格者进行行政警告;指导 6 所学校整改教学环境,完成 10 所中小学校教学环境监督监测工作;制订高中考保障方案,圆满完成保障任务;完成学校二次供水、现制现供水抽检任务;完成全区 55 所各级各类学校综合监督检查工作。加强职业卫生监督管理,对 2 家企业、2 家职业卫生技术服务机构、40 余家职业卫生单位现场监督检查,对 4 家企业进行立案处罚。认真开展餐饮具集中消毒服务单位卫生监督工作。组织第三方检测机构对消毒后待出厂餐饮具进行卫生抽检,抽检 70 批次,对奥洁餐具清洗有限公司用水检测不合格依法进行行政处罚。

信息宣传　2019 年,开展控烟执法集中宣传、医疗美容监督和多种形式的职业卫生监督等系列主题宣传等活动。充分利用新闻媒体和上级信息刊物宣传卫生监督工作,在大众网、《青岛财经》等新闻媒体刊发稿件 153 篇,《青岛卫生计生综合信息》和《新崂山》等政务信息刊登信息 25 条。

精神文明建设　2019 年,加强社会公德、职业道德、家族美德、个人品德宣传教育;积极参与全市、全区精神文明建设重大活动。从强化内部管理、增强执法能力入手,严格考核、完善制度。重点对遵章守制、作风建设、科室管理、行政处罚、信息报告以及重点工作任务等方面实施目标绩效考核,每月对各科室的工作情况开展目标绩效考核,考核结果与绩效工资相挂钩。

大事记

6 月 14 日,青岛市打击非法医疗美容专项行动启动仪式在崂山区世纪广场举行。

6 月 26 日,代表青岛市在全省妇幼健康监督执法培训会上作"两非"案件典型发言。

8 月 14 日,山东省卫生健康委一行 4 人在青岛市卫生健康委相关领导陪同下对崂山区打击非法医疗美容专项工作开展情况进行督导检查。

10 月 17 日,崂山区卫生计生综合监督执法局更名为崂山区卫生健康局综合监督执法局

10 月 21 日—28 日,霍国全、秦雪妮、李德清赴甘肃省礼县卫生计生监督所开展对口帮扶工作。

10 月 30 日,黄克佳任崂山区卫生健康局综合监督执法局局长(试用期一年)。

11 月 10 日,支部志愿服务队到常家社区开展"联合主题党日"活动,践行基层"双报道"工作。

11 月 14 日—21 日,刘春刚、刘秋萍、张敏赴贵州省安顺市普定县卫生监督所开展对口帮扶工作。

荣誉称号　2019 年,查处的"贺某组织妊娠妇女进行非医学需要的胎儿性别鉴定案"被国家卫健委评为"卫生行政执法优秀典型案例"。

党支部书记、局长:黄克佳
副 局 长:崔宏涛、霍国全
办公电话:66711339
传真号码:66711338
电子邮箱:lsqwsjszhjdzfj@qd.shandong.cn
邮政编码:266101
地　　址:青岛市辽阳东路 35 号
(撰稿人:孙　凤)

青岛市崂山区疾病预防控制中心

概况　2019 年,在职职工 31 人,其中卫生专业技术人员 18 人、行政工勤人员 13 人。卫生专业技术人员中,副高级、中级、初级职称分别为 2 人、9 人、7 人。

固定资产　2019 年,固定资产总值 1432.97 万元。

健康促进　2019 年,成为全市首个国家级健康促进区。连续第八年举办全民健康教育大讲堂,累计听课群众突破 6 万人次。连续第五年为 60 岁常住老年人免费接种肺炎疫苗,累计接种老年人超过 3 万人。承办全市合理膳食行动暨食源性疾病病例报告信息化工作现场会,国家卫生健康委领导调研崂山区第二实验小学健康食堂。完成全市首个居民口腔健

康流行病学调查项目、崂山区居民健康状况与行为危险因素调查项目、第三次全市居民健康素养调查项目。推进国家慢病综合防控示范区复审工作。完成全省首个城乡室内环境健康影响调查与防护措施效果评估项目。全面加强和改进预防性健康查体机构服务质量,完成预防性健康查体4.13万人。完成国家老年人心理关爱试点项目。完成东城国际社区741位65岁以上老年人国家心理健康状况调查和评估项目。

社会心理服务体系建设 2019年,在全面做好严重精神障碍患者管理服务的同时,推进全区社会心理服务体系建设。全区严重精神障碍患者在册登记及报告患病率、在册在管患者及患者管理率、规范管理患者及患者规范管理率与面访率、在册患者服药率及规律服药率、精神分裂症患者服药率及规律服药率初步达标。完成"两会""海军节""国庆节"为主的重大活动保障。发挥联席会议制度优势,随访1600例患者,危险性评估80例既往三级或病情不稳定患者,合力完成4例应急处置任务。启动崂山区社会心理服务体系建设,成立区社会心理服务体系建设工作领导小组,制发《青岛市崂山区人民政府办公室关于进一步加强精神卫生服务体系建设的实施意见》。

免疫规划 2019年,制定全区预防接种规范化管理三年行动计划,建成启用1家成人预防接种门诊,吸引3家优质民营医疗机构筹建预防接种机构,在全区全面推行预防接种门诊智慧化建设。加强预防接种规范管理,举办12期免疫规划专业技术培训月例会;开展全区16家预防接种机构168名接种人员岗位技术培训和上岗考试;举办4场预防接种岗位技能竞赛;开展预防接种机构6轮督导检查;汇编并印发竞赛指导文件、题库各100本,以竞赛为抓手提高业务能力。全年为3万余名适龄儿童接种国家免疫规划疫苗100203剂次、非免疫规划疫苗58272剂次,为成人接种疫苗44987剂次。组织接种门诊开展"妈妈课堂"85场。

慢病防控 2019年,完成慢病监测数据审核11016例,形成2018年居民死因监测、肿瘤发病和死亡监测、心脑血管发病和死亡监测、伤害病例监测等慢病六大监测分析报告。开展"一二三四奔健康"活动;录制深圳路健康主题公园微视频,获全省优秀健康主题公园称号;组织参加全省第三届职业人群减重大赛,获评县级团体奖和推广积极分子称号;组织参加山东省"我最喜爱的健康菜"和"我最喜爱的健康食品"评选活动;加强控烟宣传,完成733名机关干部、352名医务人员控烟调查;组织25个机关单位24支队伍505名队员参加全国第四届"万步有约"职业人群健走激励大奖赛,在全市6个参赛区(市)中排名第一,获"全国优秀健走示范区"和"进步奖"表彰。

卫生应急 2019年,报告法定传染病21种1768例,比上年增长6.63%;完成接种流感疫苗9363人次、狂犬疫苗3969人次。处置预警疫情289起,排除聚集性疫情243起,上报其他感染性腹泻、手足口、水痘等聚集病例46起。开展3场传染病防控技术培训,督导检查11所学校传染病防控;完成50所学校因病缺课监测新系统更新投用,编制因病缺课症状监测周报告20期,及时处置青岛68中水痘等聚集预警45起。组织卫生应急业务知识培训2次200余人次;举办重大传染病疫情卫生应急处置桌面推演;认真做好台风期间卫生应急工作。食源性疾病监测与食源性疾病事件调查报告病例3150例,为2018年的2.9倍,病例报告及时率达98.1%,病例退回率降至2.02%,信息修改率降至9.1%;青岛大学附属医院东院区位居全市40家二级以上医疗机构第2名,辖区5家医疗卫生机构报告病例数在全市120家乡镇卫生院排名中包揽前5名;食源性疾病事件查明率居全市首位。

传染病防控 2019年,发现肺结核患者107例;处置学生结核病病例23例,开展密切接触者筛查1141例。加强艾滋病防制,报告28例艾滋病感染者和病人,现存活感染者和病人163例,管理率100%;开展高危场所艾滋病重点人群干预、自愿咨询和抗体检测,咨询检测943例,检出HIV阳性5例;完成"十三五"国家科技重大专项课题"群组随机化控制传染源减少MSM人群HIV新感染研究"相关工作;举办世界艾滋病日主题健康行活动;驻区高校艾滋病检测点接受大学生自愿咨询856例,抽血检测839例,未检测出HIV阳性者;开展校园宣传咨询活动和专家讲座10次,印发大学生预防艾滋病宣传手册7万册。全面完成碘缺乏病、饮水型氟中毒防控,规范开展重点地方病消除和控制评价;全区饮水型氟中毒达到控制目标,碘缺乏病达到消除目标。

公共卫生技术服务 2019年,完成检验检测机构资质维护,参加省、市两级能力验证和实验室间比对5次7项。完成省老年健康影响因素跟踪调查;对全区21家单位开展放射诊疗、放射治疗、核医学情况调查;完成20处工作场所职业病危害因素调查和监测;完成137名2006年以来尘肺病患者追踪调查;同步推进完成全区城乡饮用水安全水质监测、医疗机构消毒效果监测等卫生监测任务。全面完成常规与突发事件检验任务,累计完成各类传染病、慢病调查项目、预防性健康查体、食源性疾病、食品安全风险、征兵查体、重大活动保障等各类标本检测3万余份。

精神文明建设　2019年,全面开展"不忘初心、牢记使命"主题教育,建立日常学习制度,加强信息与宣传,组织政务信息与新闻宣传培训,单位官微全面改版,举办庆祝新中国成立70周年疾病预防控制事业展览,发表各类稿件500余篇次。实行职工生日送一张电子贺卡和传统节日文化推广活动。参加全市食品安全风险监测技能竞赛,获得团体三等奖、个人一等奖1个、个人二等奖1个;代表青岛市参加全省食品安全风险监测技能竞赛获得团体一等奖、个人一等奖。

大事记

2月26日,中国疾控中心艾滋病预防控制中心党委副书记刘康迈率艾滋病防控专家一行20余人在省、市疾控中心领导陪同下,到崂山区现场指导"十三五"国家科技重大专项课题"精准导向"的艾滋病高危人群综合干预技术研究相关工作。

3月12日,青岛市第一次口腔健康流行病学调查项目工作组在崂山四中和崂山七中开展12岁和15岁两个年龄组176名学生口腔健康流行病学调查。

5月21日,崂山区第一家成人预防接种门诊——新华卓越成人预防接种门诊正式开诊。

7月17日,组织召开全区居民健康状况与行为危险因素调查项目培训会议。

8月26日,崂山区顺利通过第三批全国健康促进县(区)试点技术评估,成为青岛市首个获得此项荣誉的区(市)。

8月27日—28日,全省糖尿病社区防治管融合项目山东大学调研团队到崂山区开展调研和访谈。

9月18日,山东省地方病研究所组织专家对崂山区张村河小学和华楼海尔希望小学100名8～10岁儿童进行甲状腺B超复核,现场检测甲状腺容积。

9月25日,国家卫生健康委副主任李斌和省、市有关领导对崂山区第二实验小学学生营养改善和合理膳食工作调研视察。

11月14日,组织召开全区社会心理服务体系建设推进工作会议。

11月20日,组织全区社会心理服务体系建设领导小组成员单位赴胶州市、城阳区现场观摩社会心理服务体系建设工作。

11月21日,在全市食源性疾病暴发事件现场流行病学调查培训班上就食源性疾病事件调查处置工作作典型发言。

11月22日,全市合理膳食暨食源性疾病病例报告信息化工作现场会在崂山区召开。

11月28日,组织世界艾滋病日主题徒步活动。

12月10日,在金家岭街道东城国际社区举行崂山区老年人心理关爱项目启动仪式。

12月11日,召开崂山区社会心理服务体系建设工作协调会议。

12月18日,完成青岛和睦家医院成人预防接种站、儿童预防接种站、新华健康成人预防接种站知情同意电子签核信息系统安装并开通使用。

荣誉称号　2019年,获省结核病科普宣传短视频优秀组织单位称号。

党支部书记、主任:矫秋云
副 主 任:段　超、印　璠
联系电话:66711318
传真号码:66711317
邮政编码:266101
地　　址:青岛市崂山区辽阳东路35号

(撰稿人:徐　伟)

青岛市崂山区妇幼保健中心

概况　2019年,在职职工27人,其中专业技术人员16人,高级职称8人,中级职称7人。

业务工作　2019年,实施免费增补多维元素项目,免费为孕前和孕早期妇女增补复合制剂,惠及2000余人。实现全区城乡常住居民免费孕前优生检查全覆盖,完成2687人,其中二孩家庭增加HPV检测、乳腺彩超检查536例。指导高风险人群578人次,回访121例。孕妇耳聋基因免费检测2005例,筛查出耳聋基因阳性137例,全部给予指导服务并提出预防干预措施。实施免费"两癌"检查,检查人群由农村扩大到城乡妇女,由35～59岁扩展到30～64岁,宫颈癌筛查7410例,乳腺癌筛查7391例。全区妇幼信息化建设取得阶段性成果,先后两次在全市培训班和工作会议上进行经验介绍,并作为典型案例推荐上报国家卫健委。母婴安全管理多次受到市专家好评,严格落实孕产妇分级评估管理制度,管理高危妊娠产妇329人。充分发挥全区危重孕产妇救治中心作用,与青岛大学附属医院东院区联动,成功抢救3名危重孕产妇。增设5家儿童入园前体检机构,解决儿童入园前体检不便的问题。优化孕前优生健康检查流程,取消妇幼保健中心对3家基层医疗卫生机构风险评估,由各街道卫生院直接进行风险评估后10天内发放到被检者,缩短时间50%以上。产前诊断报销取消妇幼保健中心审核环节,孕妇到辖区卫生院或社区卫生服务中心直接审核后即可报销。取消男方是崂山区户籍、女方必须是青岛市以外户籍才能享受孕妇耳聋基因免费检测的限制。

固定资产　2019年,固定资产总值880.16万元。

精神文明建设　2019年,开展"不忘初心、牢记使命"主题教育。贯彻实施改善医疗服务行动规定,切实改善服务态度,规范医疗服务行为,公开药品价格、检查收费标准等。组织职工参加庆祝新中国成立70周年合唱,举办"三八"妇女节法律知识讲座,丰富干部职工的文化生活。积极响应参与上级部门组织的扶贫济困活动,为甘肃礼县贫困地区捐献棉衣,组织"慈善一日捐"共捐款4000元。

大事记

2月14日,召开岗位设置会议,全体在编在职人员参加会议。

5月27日,国家卫健委妇幼司调研崂山区妇幼保健相关工作。

6月3日,林思夏任区妇幼保健中心主任。

8月30日,增设崂山区社区卫生服务中心、沙子口卫生院、北宅卫生院、王哥庄社区卫生服务中心、青岛和睦家医院5家医疗机构为儿童入园体检机构,并开展儿童体检工作。

11月21日,根据崂山区编委《关于调整区卫生健康局所属事业单位机构编制事项的通知》文件,崂山区妇幼保健计划生育服务中心更名为崂山区妇幼保健中心,为区卫生健康局所属事业单位,规格副处级,类别为公益一类,经费形式财政拨款。事业编制31名,设主任1名,副主任2名;内设综合科、妇幼保健科、药具管理科、宣传教育科,科长4名。

党支部书记、主任:林思夏
副　主　任:曲春雁、辛志峰
联系电话:66716619
传真号码:88912873
邮政编码:266101
地　　址:青岛市崂山区辽阳东路35号

(撰稿人:曲春雁)

青岛市崂山区社区卫生服务中心

概况　2019年,有职工173人,其中卫生专业技术人员149人,博士研究生1人、硕士研究生16人;正高级职称3人,副高级职称11人,中级职称60人。日均服务超过1000人次,开放住院床位30张。

业务工作　2019年,累计服务25.58万人次,同比增长13.1%。

业务收入　2019年,业务收入3636.20万元,同比增长14.4%。

基本公共卫生服务　2019年,实施精准化慢病患者健康管理,建立电子化居民健康档案177793份,档案使用率64.4%,档案复合172861份,复核率99.6%;累计管理高血压患者20946人;规范数16798人,规范管理率80%;控制数13683,控制率65.3%;累计管理糖尿病患者10766人;规范数7683人,规范管理率71.4%;控制数6397人,控制率59%。

家庭医生签约　2019年,辖区签约家庭医生服务70170人,全人群签约率为35%;重点人群签约39590人,重点人群签约率为71%;老年人签约23524人,老年人签约率为75%;个性化签约206人;签约居民知晓率100%。

儿童保健　2019年,预防接种建卡1320,接种44508针次,儿童保健查体建册1604份。完成50家幼儿园查体7929人;其他儿童查体5216人次;儿童口腔涂氟9091人;中小学生查体22399人,0～3岁儿童查体8660人。

孕产妇保健　2019年,建母子保健手册1877例,中孕期随访3848,晚孕期随访3930例,产后访视1516例。免费产前筛查274例;免费耳聋基因检测651例;免费发放多维元素435瓶;收审住院分娩补助1832例;唐氏筛查536例;新生儿疾病及听力筛查1699例;无创DNA267例;羊水穿刺62例。妇科门诊病人5000人次左右,计划生育手术500余例。

老年人体检　2019年,查体23416人,走进26个社区开展集中反馈并举办健康讲座,65岁以上老年人健康管理率69%。

健康教育　2019年,举办各类健康教育知识讲座30余场,惠及群众2000余人,发放各类宣传资料1万余份。制作健康教育宣传栏12期,宣传画6期300余份。开展健康宣传、义诊活动9次,制作个性化健康教育工具并精准发放。面向社会定期开放医学救援培训基地。发放卫生应急手册2000余册,急救包600余个。

基本医疗服务　2019年,与青岛大学附属医院神经外科、心内科,与齐鲁医院神经内科、呼吸科、胸痛中心分别建立"医联体",让居民在家门口就能享受到三级医院专家的服务。CT、DR 等高端医疗设备与青岛市市立医院实现远程对接,居民检查均由市立医院专家远程进行会诊并出具诊断报告。开设崂山区首个国家级心脑血管中医专家工作室。启动国家首批社区医院的创建和山东省"优质服务基层行"创建工作。社区医院试点创建得分全市第一,"优质服务基层行"被选为全区唯一"推荐"标准,并通过省级验收。

中医药服务　2019 年,连续第五年举办崂山区中医药文化节,承办青岛市中医中药中国行中医药健康文化推进行动大型主题活动暨崂山区第五届中医药文化节启动仪式。开展崂山区中医"双 20 适宜技术"培训及比武、"冬病夏治"和"冬病冬治"中医贴敷工作。

继续教育及科研课题　2019 年,举办"青岛市全科医师规范化培养能力建设"培训班 7 期。组织上报第二届山东省基层卫生协会基层科研创新课题 13 项,获立项 5 项。荣获 2019 年国内社区科研能力百强排行第 43 位。通过国家住院医规范化培训基地考核,获评全省唯一中国社区卫生协会国家级培训基地。

精神文明建设　2019 年,在全市基层医疗机构中率先推行无假日门诊、无假日预防接种门诊。检验项目通过室间质评,化验结果在全市各大医院得到认可,并实现自助打印。开设 24 小时用药服务热线,实行先住院后付费服务,代办大病门诊及一次性告知事项。为就诊困难、又无家属陪同的患者提供的托管诊疗服务,并提供全程陪同服务,行动不便或病情较重的享受优先就诊服务。实施信息化升级,实现手机 APP 签约、随访、检测,实现网上预约。每年开展"倾心呵护健康、打造崂山居民满意医疗机构"惠民月、"服务百姓健康义诊周"等系列惠民举措。定期进行满意度调查,建立完善主动征求群众意见的机制,向社会公示服务监督电话。举办"三民工作报告会"、"医院开放日"和"社会监督员座谈会",集中征求意见和建议。开展征集中心院徽院训活动,开展捐赠或认领纪念树活动,开展捐赠雕塑活动,维修改善院容院貌。

大事记

1 月 19 日,崂山区与中国中医科学院西苑医院专家合作的首个"心脑血管病国家名中医工作室"在中心正式揭牌。

2 月 21 日,组织召开"青岛市全科医师规范化培养能力讲座暨全科专科分会学术年会",岛城全科医学专科分会的 40 余位专家和委员莅临参会。

4 月 23 日,中心"家庭医生签约患者,一条龙闭环式护理"新模式入选青岛市卫健委举办的十大优秀护理案例。

5 月 20 日,组织开展"党建引领再深入,优质服务基层行"家庭医生日活动。

6 月 8 日,青岛市中医中药中国行中医药健康文化推进行动大型主题活动暨崂山区第五届中医药文化节启动仪式在中心举行。

6 月 12 日,美国杜克大学医学院 Ron 教授一行到中心交流全科医师培养经验。

6 月 29 日,创建"中国社区卫生协会培训基地"专家组一行到中心莅临指导并进行现场评估。

8 月 4 日,承办全省首期基层管理者沙龙活动暨基层卫生管理者胜任力培训班。

10 月 15 日,获青岛市崂山区创建全国健康促进区工作联席会议办公室授予的"全国健康促进医院"奖牌。

10 月 26 日,被中国社区卫生协会授予"中国社区卫生协会培训基地",山东省唯一一家。

荣誉称号　2019 年,获中国社区卫生协会国家级培训基地称号。

主　　任:蔡学民
党支部书记、副主任:任文睦
副 主 任:陈　平、李　魁
电　　话:66711366
传　　真:66711303
网　　址:www.lschs.gov.cn
邮政编码:266001
地　　址:崂山区辽阳东路 35 号

(撰稿人:徐　毅)

青岛市崂山区沙子口卫生院

概况　2019 年,有职工 121 人,其中,高级职称 6 人,中级职称 45 人。

业务工作　2019 年,总服务量 14.5 万人次,为 1.68万名中老年居民提供健康查体服务。120 院前急救出车 1246 次;完成医疗保障任务 17 次,参与"5·27"青岛地铁 4 号线施工现场坍塌事故的应急救治。医保门诊统筹签约 9662 人,卫生室签约 2.04 万人。为 60 岁以上老年人接种肺炎疫苗 450 人次,组织白内障复明工程手术 40 人次,开展名医下乡义诊 6 次;红马甲下乡巡回医疗 58 次,行程 400 多千米。开展孕前优生健康查体638人，幼儿园体检2254人次，中小学生查体5740人次，托幼机构教职工查体368人次。为559名产妇发放分娩补助，农村住院分娩补助559人，为540多名新生儿报销新生儿疾病筛查费用。开展肺功能检查等专题业务培训。

业务收入　2019年，业务收入1790.69万元。

固定资产　2019年，固定资产总值1184.4万元。

基础建设　2019年，对查体区域环境进行整体美化，增加心电图机、彩超仪。

卫生改革　2019年，全面推开家庭医生签约服务，组成13个家庭医生团队覆盖39个农村社区，以特殊人群为重点，服务对象2.9万人，形成"社区卫生室—卫生院—医联体医院"的层级诊疗服务模式，建立各自分管片区的微信群。坚持公益办院宗旨，卫生院医保门诊统筹支付总额650.9万元，居民人均就诊费用126.6元，调剂处方8.3万张，门诊处方合格率保持在99.5%以上，门诊输液比例由上年3.87%下降到3.83%。开展C反应蛋白检验项目，开设独立的智能雾化吸入区。开展多项惠民措施，辖区40～59岁中年人查体费用个人自付部分由街道财政承担，为辖区失智老人免费发放治疗药物，为失能老人提供上门服务，为辖区孕产妇免费发放多维元素。增加微信、支付宝等便民移动支付方式，新开展碳13呼气试验检测、肺功能测试、尿微量白蛋白、HPV基因检测等体检新项目，日均体检人数由80人次增加到130人次，中年人查体率由上年的3.7%提升到56%。

科研与继续教育　2019年，3项基层卫生科研课题顺利结题，成功申办第二届"提升慢病管理 做实家医签约"主题继续教育项目，组织全院业务培训16次，并选派5名医生、护士到医联体医院进修学习。

大事记

6月19日，"家医团队参与失智老人居家医疗照护模式实践与探索"等3个课题获得山东省基层卫生协会2019年科技创新计划项目立项。

6月25日，签约成为青岛市中心医院全科医师基层实践培训基地，实现沙子口街道基层医疗卫生机构教学实践的突破。

8月13日，承担的沙子口街道失智失能老人健康管理试点项目启动。

9月20日，被评为健康促进医院，被表彰为崂山区健康促进示范单位。

9月21日，世界华人全科医师协会副会长、邻家诊所联合创始人郑大卫博士，率领美国、澳大利亚和山东齐鲁医院的全科医师团队，到沙子口街道卫生院，为几十位智症老人进行义诊服务，并为社区全科医生现场带教。

精神文明建设　2019年，开展"不忘初心、牢记使命"主题教育，开展"党风廉政宣传教育月"活动，党支部、党员到段家埠社区双报到，结对共建，为民服务。组织"学习强国、勇于担当、共筑健康"诗歌朗诵比赛等主题党日活动。引导党员利用学习强国、灯塔——党建在线等手机平台和电视栏目深化学习。

荣誉称号　2019年，获评青岛市院前急救先进集体。

党支部书记、院长：袁立久
副 院 长：曲俊杰、蓝雪鹏、孙彩霞
电　　话：88811647
传　　真：88810670
邮政编码：266102
地　　址：青岛市崂山区沙子口街道崂山路179号

（撰稿人：梅　君）

青岛市崂山区王哥庄街道社区卫生服务中心

概况　2019年，有职工106人，其中在编60人，雇员37人，派遣制人员9人；专业技术人员91人，其中卫生专业技术人员83人；高级职称4人，中级职称18人；研究生学历4人，本科学历47人，专科学历23人。完成全科医师注册的临床和中医医师16人，公卫医师5人，注册护士32人。

业务工作　2019年，完成门诊量145871人次，比上年增长2.33%；收治住院病人398人次，比上年增长27.56%。120急救分中心接诊922次，抢救危重病人866人，执行医疗保障任务35次，无医疗差错和责任事故发生。

业务收入　2019年，业务收入1441.44万元，比上年增长14.81%。其中，医疗收入549.11万元，比上年增长20.54%；药品收入892.33万元，比上年增长11.56%。

固定资产　2019年，固定资产总值930.51万元，同比增长20.18%。

基本公共卫生服务　2019年，完成老年人体检9016人，其中60～64岁的为2979人，65岁以上的为6037人。65岁以上老年人体检率为69.2%，65岁以上老年人体检率达到69%的工作目标。为符合条件的1123名糖尿病患者提供一次免费糖化血红蛋白筛查。将中老年人健康体检"两关爱项目"纳入民生清单，40～59 岁的常住居民可以享受全额免费的体检。

医疗特色　2019 年，开展中医特色科室建设，联合青岛市第八人民医院骨科完成中医骨伤门诊建设，并开展骨折石膏固定新项目。持续深入开展“名医下乡”工程，邀请上级医院专家坐诊 314 次。成立呼吸科、儿科专业学组、特色专科门诊和医养护一体化病房，开展第三方业务合作，开展长期护理服务。

继续教育　2019 年，“教学助长”项目增设护理教学，完成心内科和老年医学科理论授课、实践查房，有 72 名医生(含一体化乡医)通过结业考核。3 项科研课题通过年度基层卫生科技创新计划项目评审并成功立项。

精神文明建设　2019 年，团支部联合辖区一体化卫生室对辖区 34 个社区的残疾人、困难家庭、低保无保、孤寡老人、空巢老人、计生特殊家庭等弱势群体进行摸底，扩大服务对象范围，“红马甲”医疗志愿者巡视 98 户，巡视 107 次，巡诊患者 184 人次，在第 100 个五四青年节来临之际开展医疗志愿服务，到崂山区“同行之家特殊儿童发展中心”为自闭症儿童开展医疗帮扶活动。

党支部书记、主任：王明涛
副　主　任：王美玲、梁泽光
电　　话：87841215
传　　真：87841215
邮政编码：266105
地　　址：青岛市崂山区王哥庄街道王哥庄社区

(撰稿人：董　航)

青岛市崂山区北宅卫生院

概况　2019 年，有职工 82 人，其中卫生专业人员 62 人，占 80%；副高级职称 4 人、中级职称 19 人，研究生学历 3 人、本科学历 37 人。以“健康北宅”工程作为重点工作，创建全国示范意义的“健康社区样本”，整合基本医疗与基本公卫两大业务，继续推进家庭医生签约服务工作。

业务工作　2019 年，门诊量 9.8 万人次，比上年同期增长 11.9%，住院 151 人，比上年同期减少 28.4%，床位使用率 50%，床位周转率 2.8%，接诊患者 752 人次，其中，危重病人 62 人次，危重病人处理率为 100%，处理有效及显效率为 78%。入院与出院诊断符合率 100%，院内感染率为 0，甲级病案符合率 97%。

业务收入　2019 年，医疗收入 1053.4 万元

固定资产　2019 年，固定资产总值 1186.39 万元。

医疗特色　2019 年，启动“健康北宅”惠民工程，出台“健康北宅”方案，实施“一增两减三免”医疗惠民工程。为社区居民减免特检补助 3.2 万元，中医补助 4.1 万元，住院起付线减免 3800 元，失能患者管理 100 人，巡诊 300 余人次。探索家庭医生签约服务新模式，完成全省第一个《家庭医生签约服务标准化手册》的设计并实施。开展“一评二控三减四健”专项行动，倡导全民健康生活方式。开展社区急救，打通急救“最后一公里，最初四分钟”，充分利用街道的 5 处 AED 急救点，加大社区自救能力提升，将配备 AED 急救设备的 5 个工作站打造成常态化急救培训学校。制定全省第一个全面的家庭医生签约服务手册。制订“美丽卫生室”方案，启动美丽卫生室建设，完成辖区 29 家试点卫生室的硬件、软件再提标和升级改造，卫生室配备药品达到 200 种以上。

继续教育　完成第三期家庭医生签约服务“崂山论坛”，圆满完成为期三年的省级继续教育项目。参会人员 500 余人。

大事记

4 月 8 日，全面启动街道中老年人查体工作。

6 月 28 日，“健康北宅”启动仪式在北宅街道周哥庄社区举行。

6 月 29 日，国家卫生健康委基层卫生健康司处长周巍、国家卫健委医管中心处长向准调研指导北宅卫生院及北宅街道周哥庄社区卫生室工作。

7 月 16 日，举行“潍坊医学院大学生社会实践基地”授牌仪式，助力“党建引领再深入”，共建“高校基层服务行”。

8 月 31 日，成功举办山东省家庭医生签约服务继续医学教育项目暨第三届“家庭医生签约服务崂山论坛”，全省 400 余名学员参加培训。

9 月 10 日，北宅卫生院党支部到北宅街道华阳社区开展“双报到”活动。

荣誉称号　2019 年，获评青岛市院前急救工作先进集体。

党支部书记、院长：陈　振
党支部副书记、副院长：王　磊
副 院 长：刘　军
院办电话：87851081(传真)
电子信箱：lsbzwsy@126.com
邮政编码：266104
地　　址：崂山区北宅街道华阳社区东侧

(撰稿人：李蓓蓓)

城　阳　区

青岛市城阳区卫生健康局

概述　2019年,城阳区卫生健康局下设单位23处,其中处级单位7处,分别是4处区级医院、1处区疾病预防控制中心、1处区卫生健康综合监督执法大队、1处区妇幼保健计划生育服务中心;科级单位16处,分别是8处街道卫生院(社区卫生服务中心)、8处街道卫生健康工作站。城阳区卫生健康系统实有在编职工1966人,公立医院备案制273人,其中中共党员852人、占43.34%。全系统专业技术人员1589人,其中高级职称188人、占11.83%,中级职称752人、占47.33%,初级职称555人、占34.93%。

卫生改革　2019年,深化医药卫生体制改革,成立区医改领导小组,领导小组办公室设在区卫生健康局。成立区"健共体"管理委员会,实行区委书记、区长"双主任制",下设办公室,设在区卫生健康局。推进医改创新,整合优质卫生资源,推行一、二、三级医疗卫生机构按照功能定位提供协同服务,对高血压、高血糖、高血脂患者实行同质化管理,实现防控心脑血管疾病"三高共管、三级协同、医防融合"的一体化服务,逐步建立起专业分类指导、病情分级管理,全科、专科医生分层负责,各级医疗机构分工协作模式。创新基本公卫管理模式,引入第三方开展绩效评价,评价结果全程公示。新建流亭街道卫生院西部院区和棘洪滩街道卫生院并投入使用。开展信息化智能移动健康体检服务,免费为5.1万名65岁以上老年人和1.5万名60～64岁老年人提供健康状况评估、体格检查、辅助检查和健康指导。

医改成效　居民健康水平显著提高,2019年,我区人均预期寿命为81.98岁,其中男性为78.87岁、女性为85.07岁,提前完成国家《健康中国行动(2019—2030年)》确定的2022年人均预期寿命达到77.7岁、2030年达到79岁的目标。婴儿死亡率是1.39‰、5岁以下儿童死亡率是1.92‰、孕产妇死亡数为0。全区共有医疗卫生机构779家,执业医师3002人、注册护士3453人。全区一类疫苗接种率为99.94%。高血压和糖尿病规范管理率达到60%;三高平台在管"三高"患者65700例、上转1858人次、下转787人次、协诊2645人次,"三高"患者管理率、治疗率、达标率和基层卫生服务能力得到显著提升;严重精神障碍患者规范化管理率96.91%。

人口与计划生育　2019年,全区在管育龄妇女9.86万余人,全区户籍出生6346人,其中一孩2947人、二孩3271人,人口出生率为10‰,出生人口及时上报率99.3%,符合政策生育率为99%,出生人口性别比为104,人口出生增长符合全面两孩预期,人口稳定增长。召开全区普惠托育专项行动工作协调会,着力增加3岁以下婴幼儿普惠性托育服务有效供给。稳定财政投入,计划生育经费投入4845.32万元,比上年增长6.5%。发放奖励扶助、特别扶助和住院分娩补助等各类计划生育利益导向政策资金2790.36万元,惠及居民3万余人。利用人口关爱基金为计划生育失独家庭父母496人建立住院护理补贴及意外伤害综合险,受理理赔申请78人次,赔付金额10万余元。利用计生公益金救助困难计生家庭29户,发放救助金16.4万元。持续做好特殊困难家庭联系人"二对一"帮扶模式,救助困难计生家庭近1000户。开展"关注生命之初1000天"家庭抚育项目,为0～3岁育龄家庭提供服务,投入80万元购买线上培训约720课时、线下培训约80课时、上门指导550人次,累计受益人群达1万人次。刊发新闻稿件1883件,央视新闻直播间专题播出《青岛城阳:深化开展"婚孕育教"专业管家式服务》,编印《致全区居民的一封信》10万册,创新制作《城阳区卫生健康阳光便民指南》动画宣传册。

卫生监督　2019年,加强执法队伍建设,创新一线工作法相关制度,采取每月4次帮扶街道、2次调研督导、1次菜单式送教以及随机(X)执法支援的"421+X"措施。完善监督执法体系。建立协同机制,与应急管理部门联合举办培训班,培训企业900余家,参加培训人员达1500余人次。执法重心下移,构建边界清晰、权责一致的工作体制。与疾病预防控制中心协同做好重点职业病监测、职业病危害因素主动监测和尘肺病随访调查等工作。规范执法行为，编写《城阳区职业病危害项目申报告知书》等职业健康“小贴士”发放到企业。加大公共卫生监管力度，提升卫生监管举措的针对性和规范性，先后组织消费市场、消毒产品、游泳场所、住宿场所等6个专项行动。

疾病预防控制与卫生应急　2019年，加强传染病疫情管理，强化预测预警能力，处置预警信息341起、聚集疫情413起，完成月分析12期、专题分析2期。推进预防接种三年规范化管理行动，新增2家数字化预防接种门诊、2家成人预防接种门诊和1家预防接种站。启动“关爱花蕊”行动，全区9～18岁在校女生可以申请免费接种一针二价HPV疫苗。新建6处健康自助式检测点，配备常用的简便测量设备和健康干预工具，与健身运动、基本公卫项目、家庭医生签约服务“三融合”，打造“健康管理在身边”慢病防控模式。开展卫生日大型主题宣传、健康教育“六进”活动。通过网络媒体推送信息，利用新闻媒体报道健康教育知识，在城区打造两路健康主题宣传公交车，印制发放各类宣传材料近100万份，与教体局联合成立卫生健康指导员队伍，进校园开展健康指导，开展阳光健康家庭大奖赛活动，在全区所有基层医疗机构成立心理咨询室，与青岛正阳心理医院结成精神专科医联体。举办大学生宿舍心理文化节，组建“阳光心灵”志愿团队开展志愿服务，开展心理健康知识网络有奖竞答活动，编印《心理健康教育科普材料》《心理健康报》，举办城阳区迎国庆社会心理服务文艺会演，开展5000人次的大规模心理健康测评工作。全区健康素养水平达23.12%。

医政管理　2019年，持续推进胸痛中心、创伤中心、卒中、癌症规范化病房、危重孕产妇救治、危重新生儿救治、心电诊断七大医学中心建设。修订急性创伤病人救治流程，成功组织严重多发伤病人多学科协作抢救13例，创伤病人绿色通道停留时间由107分钟缩短至80分钟。区人民医院肿瘤科、放疗科顺利通过市卫健委评审，被授予县级癌症规范化诊疗病房。完成救治危重孕产妇268例。将动态心电图和常规心电图作为试点内容，为全区174家卫生室、6家现有基层医疗机构及新建社区实现区、街道、社区医疗服务机构同质化管理，区域心电中心全域覆盖。

2019年，在全市率先启用青岛市孕产妇健康管理平台，加大出生缺陷综合防治人才培养力度和加强业务培训，在第五届半岛国际妇儿医学论坛上就全区出生缺陷防治进行经验分享。加强出生医学证明管理，确保规范发放，管理经验在全市培训会上作典型发言。落实国家基本公卫和重大公卫妇幼项目，完成产前筛查6271例、免费基因检测865例、免费优生工程检查1006人次，开展免费新筛6938例、听筛6929例，新筛、听筛率均达到99%以上。

2019年，推进麻醉药品和第一类精神药品用印鉴卡电子管理系统，开展芬太尼类药品等各类药品管理专项检查。新成立全区消毒供应、血液透析质量控制中心。以应急演练、专题培训、走基层带教、专项督导检查等多层面、多形式扎实推进全区医疗质量管理工作，业务培训36次，培训人员1900余人次，督导检查25次。在城阳、流亭、棘洪滩街道全面试点运行医疗废物信息化平台，被青岛市列入医疗废物信息化管理工作试点区，并组织承办市级医疗废物信息化经验介绍现场会。

爱国卫生　2019年，开展“全国第31个爱国卫生月”系列活动。组织开展城阳区“共推‘厕所革命’共促卫生健康”集中宣传活动。开展病媒生物防制培训、除四害等系列活动，张贴病媒生物防制宣传海报1620余处，覆盖社区225个、物业小区118个。成立三级病媒生物防治工作领导小组，完善工作网络，组织2轮全区社区以上集中培训，组织多轮次的实地指导。对全区所有完成改厕的农村社区13510户按照“村不漏户，户不漏厕，厕不漏项”的原则，开展一户不漏地逐户督查，完成与区住房与城市建设管理局农村无害化卫生改厕工作交接。申请创建国家卫生镇，5个镇全部通过省级技术评估和省爱卫办组织的全面综合评审，申请创建省级卫生先进单位22个、市级卫生先进单位21个、省级卫生村18个，全部通过验收，全区省级卫生村比例到达93%，市级卫生村比例达到100%。

大事记

1月16日—18日，“第二届中国社会心理服务高峰论坛”在城阳区紫玥铂尔曼酒店举办。

2月26日，“十三五”国家科技重大课题专家组对城阳区艾滋病防治工作进行调研。

3月28日，中国科学院大学健康医疗大数据国家研究院健康城市运营中心副主任秦伯、调研员吴梦龙、调研员张格伟组成的调研组到城阳区疾病预防控制中心现场座谈调研。

4月10日，国家卫生健康委基层卫生健康司副司长高光明到城阳区实地调研“三高共管”试点工作。

5月17日，城阳区代表山东省在北京市家庭医生大会暨八省市基层医疗卫生机构互联互访活动上作典型发言。

5月18日，城阳区胎儿监护培训中心签约揭牌仪式举行。

6月6日，国家卫生健康委基层卫生健康司司长聂春雷到城阳区实地调研“三高共管医防融合”试点工作。

7月4日，国家卫生健康委体改司副司长庄宁到城阳区实地调研基层医改工作。

8月28日—30日，山东省医院评审工作领导小组专家组到城阳区人民医院进行等级评审现场评价，确定城阳区人民医院为“三级乙等综合医院”。

9月11日，城阳区卫生健康局在全省职业健康管理人员培训班上作题为《增强服务侧供给能力 提高执法端规范水平》的典型发言。

9月16日，国务院深化医药卫生体制改革领导小组将城阳区“三高共管医防融合服务经验”确定为医改重要成效，在第74期简报中予以刊发向全国推广。

9月24日，山东省政府办公厅政务公开办调研团一行到城阳区疾病预防控制中心调研基层政务公开工作情况。

10月12日，“第一届中国心理咨询师职业发展大会”在城阳区开幕。

10月17日，城阳区代表青岛市在全省基本公共卫生服务项目培训班中就家医签约慢病三高共管医防融合服务综合管理试点工作作经验介绍。

10月24日，哈尔滨市卫生健康委一行到城阳区考察交流智慧化预防接种门诊建设情况。

10月25日，山东省卫生健康委一行5人到城阳区调研指导预防接种工作。

10月30日，全国社会心理服务体系建设试点推进工作现场会在城阳区召开。

11月6日，省委常委、政法委书记林峰海到城阳区调研社会心理服务建设工作。

12月19日，全市民营医疗机构党的建设现场会在城阳区召开。

12月23日，流亭街道卫生院、棘洪滩街道卫生院新院正式启用。

荣誉称号 2019年，获山东省精神文明单位，全国社会心理服务体系建设试点，全省卫生费用核算工作先进单位，山东省第二十四届运动会、山东省第十届残疾人运动会青岛筹备与服务保障工作先进集体荣誉称号。

党组书记、局长：郭春庆
党组副书记：宋淑青
党组成员、副局长：江喜范、张明福、韩香萍、韩通极
党组成员：牛锡志、陈正杰、刘世友
正 处 级：孙开旬
副 局 长：于 芝
单位电话：58659876
邮政编码：266109
地　　址：青岛市城阳区华城路三小区16号楼

青岛市城阳区人民医院（山东第一医科大学附属青岛医院）

概况 2019年，职工总数1766人，其中，卫生技术人员1457人，占职工总数82.5%；行政工勤人员309人，占职工总数17.5%。卫生技术人员中，高级职称130人，占8.92%，中级职称604人，占41.46%，初级职称685人，占47.02%，医生与护士之比为1∶1.42。核定床位总数1200张，设职能科室24个、临床科室38个、医技科室10个。

业务工作 2019年，门诊量1375636人次，比上年增长10.32%，其中急诊325828人次，比上年增长20.57%；收治住院病人45206人次，比上年增长2.55%；床位使用率80.52%，比上年下降0.49%；床位周转次数46.87次，比上年增长2.74%；入院与出院诊断符合率为98.35%；手术前后诊断符合率为99.51%；抢救危重病人769人次，抢救成功率为91.55%；治愈好转率为93.32%；病死率为0.33%；甲级病案符合率为99.77%。

业务收入 2019年，业务收入72514.58万元，比上年增长8.19%。

固定资产 2019年，固定资产总值35,884.83万元，比上年增长3.10%。

医疗设备更新 2019年，新增奥林巴斯电子内窥镜、西门子双板数字化X线摄影系统、飞利浦腹部彩超、飞利浦心脏彩超、开立电子内窥镜等100万元以上设备。

基础建设 2019年，完成代谢性疾病管理中心(MMC)改造建设项目、儿科NICU改造建设项目、产科MICU改造建设项目、体检中心改造建设项目、院区道路修缮项目。

卫生改革 2019年，深入推进公立医院综合改革，完善现代医院管理制度，推进薪酬制度改革试点，推进与流亭卫生院的医共体建设，成立标准化代谢性疾病管理中心(MMC)，创新开展的“三高共管、三级

协同"医防融合服务模式被国务院深化医改领导小组确定为医改重要成效。取消耗材加成并调整医疗服务收费项目 956 项、新增医疗服务收费项目 13 项、停用医疗服务收费项目 1 项。贯彻落实药品集中采购和使用试点,带量采购的第一批药品大幅度降价。

医疗特色　2019 年,开展 3D 打印辅助微创额前入路治疗丘脑出血破入脑室、单孔腹腔镜下卵巢肿瘤剥除术等新技术和新项目 53 项。

科研工作　2019 年,获批山东省中医药科技发展计划 1 项、青岛市卫健委医药卫生指导计划 10 项;医院自选课题 30 项,其中创新攻关课题 10 项、一般课题 20 项;完成科技成果评价 6 项,其中国内先进 2 项、国内领先 4 项。发表论文 89 篇,其中 SCI 16 篇、国内期刊 73 篇;出版专著 7 部。

继续教育　2019 年,承担省级继续续教育项目 9 项、市级继续教育项目 27 项,外派进修 34 人。

国际交流　2019 年,与韩国顺天乡大学互访、洽谈合作事宜,并签订合作意向书;与韩国全南大学医院互访、洽谈合作事宜,并签订合作意向书。

精神文明建设　2019 年,成立门诊预约服务中心,进行门诊资源动态调控,启用床旁结算、"聚合支付",引进共享轮椅、多功能候诊椅、手机充电宝,全方位满足患者需求。顺利完成海军节、哥德杯足球赛等保障工作。派遣 10 余名业务骨干赴甘肃成县、贵州关岭对口帮扶。援建莱西市日庄镇五子埠后村的 2 个冬暖式大棚,占地 1768 平方米。组织开展 3 次无偿献血,组织职工慈善捐款 11 万余元。开展志愿服务活动 600 余人次,累计志愿服务时长 3000 余小时,"乳"保赤子志愿服务项目获评 2019 年度城阳区阳光志愿服务项目。麻醉手术科王京鹏被评为 2019 年青岛市 2 月份文明市民、2019 年城阳身边好人,肝胆外科陈增银以及呼吸内科代先慧被评为 2019 年城阳身边好人。

大事记

1 月 17 日,中共青岛市城阳区委印发文件《关于徐正珂等同志任免职务的通知》,胡孝潭同志任区人民医院党委书记。

3 月 22 日,城阳区人民医院体检中心升级为健康管理中心,举行开业仪式。

5 月 18 日,举行青岛市城阳区胎儿监护培训中心签约揭牌仪式。

6 月 17 日,重症监护室刘军亮、儿科林辉和神经内科孙红国三名医生赴贵州省关岭县人民医院,开展为期三个月的对口帮扶工作。

7 月 7 日,举行眩晕门诊揭牌暨青岛市眩晕诊疗研讨会。

7 月 9 日,举办老年疾病论坛暨青岛市继续医学教育学习班。

神经外科副主任医师潘文勇赴甘肃陇南成县,进行为期三个月的对口帮扶工作。

8 月 28 日—30 日,山东省医院评审工作领导小组专家组来院进行等级评审现场评价。

9 月 12 日,泌尿外科梁君峰、康复医学科吕云龙、肾内科张宁和脊柱关节外科王思哲 4 名医生分赴甘肃省陇南成县人民医院、贵州省关岭县人民医院开展对口帮扶工作。

10 月 24 日,举行山东第一医科大学附属青岛医院揭牌仪式。

11 月 30 日,承办由青岛市医学会耳鼻咽喉科分会主办的青岛市耳鼻咽喉新技术新进展研讨会暨山东省继续医学教育项目学习班。

12 月 13 日,由城阳区卫生健康局承办、城阳区人民医院协办的青岛市医疗废物信息化管理工作经验交流会在医院举行。

荣誉称号　2019 年,荣获山东省文明单位、青岛市海军成立 70 周年多国海军活动服务保障工作先进单位、青岛市维稳安保工作集体三等功、青岛市住院定点医疗机构诚信标兵单位、青岛市院前急救工作先进集体、青岛市红十字博爱银星、青岛市继续教育先进单位等荣誉。

党委书记:胡孝潭
党委副书记、院长:杨　诚
党委副书记、副院长:马建林
党委委员、副院长:刘英勋
纪委书记:王广超
党委委员、副院长:赵同梅、黄俊谦、李　黎
总会计师:于惠兰
院办电话:58000716
总机电话:4001999120
传真号码:58000678
电子信箱:cyyydzb@126.com
邮政编码:266109
地　　址:青岛市城阳区长城路 600 号

(撰稿人:赵　波)

青岛市城阳区第二人民医院

概况　2019 年,在编职工 336 人,其中,卫生技

术人员306人,占职工总数的91.07%,行政工勤人员35人,占职工总数的8.93%;卫生技术人员中,高级专业技术人员38人,中级专业技术人员142人,初级专业技术人员126人,分别占卫生技术人员总数的12.42%、46.41%、41.17%。床位总数为337张,设职能科室15个、临床科室23个、医技科室6个。

业务工作 2019年,完成门诊量197582人次,比上年增长5.6%,其中急诊25827人次,比上年增长16.5%,收治住院病人9700人次,比上年下降2.5%;床位使用率75.6%,床位周转次数32次;入院与出院诊断符合率99.3%;手术前后诊断符合率100%,抢救危重病人367人次,比2018年增长7.3%;抢救成功率85.3%;治愈、好转率96.4%以上,与上年基本持平;院内感染率为0.24%,甲级病例符合率为99%以上。

业务收入 2019年,实现业务收入12227万元,比上年增长3.9%。

固定资产 2019年,固定资产总值8824万元,比上年增长3.7%。

医疗设备更新 2019年,引进日本eluxe07000超高清电子结肠镜、全自动生化分析仪、全自动化学发光仪A2000Plus以及费森透析机等。

基础建设 2019年,对医院剥脱、污损严重的约1200平方米内墙进行修缮,粉刷南院病房楼外墙,更换部分科室公共卫生间洗手设施。

卫生改革 2019年,加强医疗费用控制,严格落实九项指标控制。加强学科建设,增加介入放射学诊疗项目,逐步开展DSA等相关业务。加强医疗技术监管,实行科主任负责制。开展对口医疗帮扶工作,先后派出4名医疗骨干开展对陇南市成县中医院的对口医疗帮扶。

医疗特色 2019年,推广中医药适宜技术,打造中医特色专病专技专护,开发多种疾病外治处方,全面推动医院临床中医护理落实。积极开展新技术、新项目,心血管内二科和导管室合作完成首例冠状动脉造影检查,开展首例经皮冠状动脉介入诊疗,填补医院医疗技术的空白,全年开展20例冠状动脉造影检查及冠脉介入支架植入术。

科研工作 2019年,国内杂志发表论文79篇,出版专著21部。

继续教育 2019年,承担3项市级继续教育项目:2018中国心衰诊疗指南核心要点解读;桡骨远端骨折分型与治疗;21世纪骨外科领域亮点。外派骨干16人分别到山大齐鲁医院、青岛市中医院、青岛市市立医院、北京朝阳医院、青岛市妇儿医院进修学习神经内科专业、中医适宜技术、神经外科、麻醉专业、呼吸内科专业、骨科专业及护理专业。

精神文明建设 2019年,出台医院《优质服务示范窗口服务规范及评选细则》《党员先锋岗创优评选标准》等文件,结合优质服务窗口和党员先锋岗创建工作,全力优化服务提升群众满意度。组织全体职工安装学习强国APP,按照要求进行学习并举办学习强国知识竞赛。创新党建学习教育模式,全年开展党课、主题教育12次,组织主题党日活动32次,受惠群众3000余人。开展“慈善一日捐”工作,全院筹集善款11310元。

大事记

1月15日,迁建工程一期主体封顶。

3月5日,在中车青岛四方机车车辆股份有限公司职业健康监护服务项目竞标中中标,受邀开展职业健康监护知识讲座和急救知识与技能培训。

5月,血净化护理团队“真心呵护 肾情永驻”微视频荣获青岛市卫健委“天使风采”微视频优秀作品奖。

6月14日,正式开展精神残疾评定工作。

6月17日,正式开展核磁共振、CTA检查业务。

7月,选派检验科、外科2名主治医师赴甘肃省陇南市成县中医医院进行对口医疗支援工作。

8月22日—23日,顺利完成青岛市医院等级评审工作。

11月8日,正式启用DSA室,开展医院首例冠状动脉造影检查。

11月11日,开展首例冠脉介入支架手术。

荣誉称号 2019年,被评为青岛市文明单位标兵,荣获青岛市卫健委“天使风采”微视频风采大赛三等奖(真心呵护 肾情永驻)、全市第九届职工“安全健康伴我行”安全知识大赛优秀奖,被评为城阳区第五届“健康杯”健康教育宣讲竞赛优秀组织单位、2019年度全市院前急救工作先进集体。

党总支书记:韩通极
党总支副书记、院长:刘爱华
副 院 长:刘 克、王德举
院办电话:87811046
电子信箱:cyqdermyy@qd.shandong.cn
邮政编码:266112
地 址:青岛市城阳区上马街道凤仪路66号

(撰稿人:徐翠玲)

青岛市城阳区第三人民医院

概况 2019年，职工总数443人，其中，卫生技术人员381人，占职工总数的86%，行政工勤人员62人，占职工总数的14%。卫生技术人员中，副高级以上职称39人，中级职称107人，初级职称235人，分别占卫生技术人员总数的10.2%、28%和61.7%。医生165人，护士162人，医生与护士之比为1.02∶1。医院开放床位262张，有42个科室，其中职能科室13个、临床科室15个、医技科室14个。

业务工作 2019年，门诊量158876人次，比上年增长4.42%，其中急诊1657人次。收治住院病人6671人次，比上年增长2.8%。床位使用率为59.87%，床位周转次数23.46次，出院与入院诊断符合率为97%，手术前后诊断符合率为100%，抢救危重病人125人次，抢救成功率90%，治愈好转率95%以上，病死率0.22%，院内感染率为1.3%，甲级病案符合率为97%。

业务收入 2019年，完成业务收入8294万元，比上年增长2%。

固定资产 2019年，固定资产总值4402万元，比上年下降3.4%。

基础建设 2019年，启动病房楼电梯拆旧换新工程，投资19万元更换电梯；投资120万元完成消毒供应室装修改造。

精神文明建设 2019年，加强党建工作，组织开展"不忘初心、牢记使命"主题教育活动，全面加强医院廉洁从业建设和行风作风建设，制订《城阳区第三人民医院进一步加强行业建设实施方案》。修订《2019年度提升群众满意度工作方案》。组织开展"学深圳、赶深圳"学习研讨活动。组织全体党员进行灯塔党建在线学习答题。

大事记

4月，实施电子处方应用。

5月，实施异地医保患者刷卡就医。

7月，成立医疗乱象治理工作领导小组。

8月21日—22日，青岛市医院综合评审专家组到医院进行二级综合医院复审检查。

10月，完成山东省电子健康卡网站注册并申请授权；成立老年病科。

11月，投资120万元完成消毒供应室装修改造，并投入使用。

12月，启用医保住院患者人脸识别签到系统。

荣誉称号 2019年，获山东省卫生先进单位、市级文明单位、支持夏庄经济发展突出贡献单位等荣誉称号。

党委书记、院长：王岩明

副 院 长：纪玉奎、于　超

院办电话(传真)：87871270

总机电话：87872266

电子信箱：cysanyi@163.com

邮政编码：266107

地　　址：青岛市城阳区夏庄街道夏塔路16号

（撰稿人：栾　青）

青岛市红岛人民医院

概况 青岛市红岛人民医院(原青岛盐业职工医院)，2019年占地面积16944平方米，其中业务用房面积11138平方米。年内编制床位240张，在岗职工266人，其中，卫生专业技术人员229人，占职工总数的86.1%；行政工勤人员37人，占职工总数的13.9%。卫生专业技术人员中，高级职称15人、中级职称60人、初级职称154人，分别占6.6%、26.2%、67.2%，医生与护士之比为1∶2。

业务工作 2019年，门急诊量87569人次，比上年增长12%，其中急诊13848人次。收治住院病人6557人次，比上年增长16.4%，床位使用率56.9%，比上年下降2.5%，床位周转次数27.3次，入院与出院诊断符合率98.13%，手术前后诊断符合率100%，抢救危重病人109人次，抢救成功率44.04%，治愈率13.9%，好转率85.3%，病死率0.5%，院内感染率为0，甲级病案符合率97.62%。

业务收入 2019年，业务收入比上年增长22%。

固定资产 2019年，固定资产总值2599万元，比上年增长5%。

医疗设备更新 2019年，购置经颅超声神经肌肉刺激治疗仪、麻醉视频喉镜、除颤监护仪、胎儿监护仪等医疗设备。

卫生改革 2019年，加强科室目标管理和工作质量考核，修订完善《医院绩效考核分配方案》。推进"医联体"建设，邀请青岛市中心医院专家定期坐诊、查房。落实国家"4+7"带量采购任务，完善处方点评制度，加强临床合理检查、合理用药指导。

医疗特色 擅长心脑血管系统、消化系统、呼吸系统等内科疾病；各种创伤骨科、骨病、颅脑外科、普外科疾病；各类妇科、产科手术，急性农药中毒的诊

青岛市卫生健康行业

风采

青岛市市立医院

青岛市市立医院始建于1916年，拥有本部、东院、皮肤病院、北九水疗养院、徐州路院区5个院区，是集医疗、教学、科研、保健、康复、公共卫生六大功能于一体的大型综合性三级甲等医院，是2008年北京奥运会和残奥会、2018年上海合作组织青岛峰会、2019年海军节医疗保障定点医院。

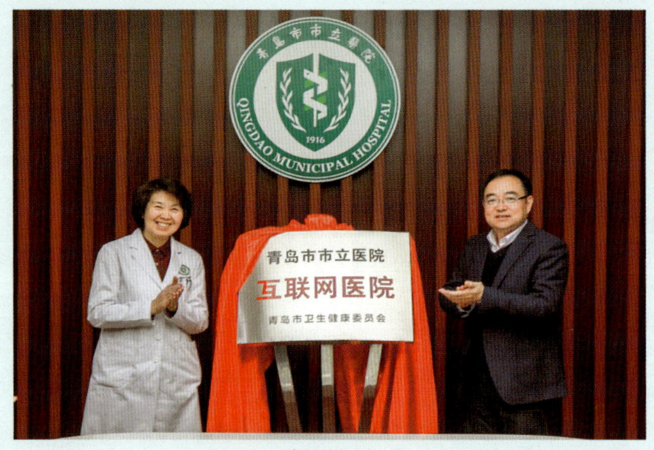

2019年3月15日，青岛市卫生健康委主任隋振华（右）和青岛市市立医院总院长宣世英（左）共同为“青岛市市立医院互联网医院”揭牌，“互联网医院”正式上线运行。

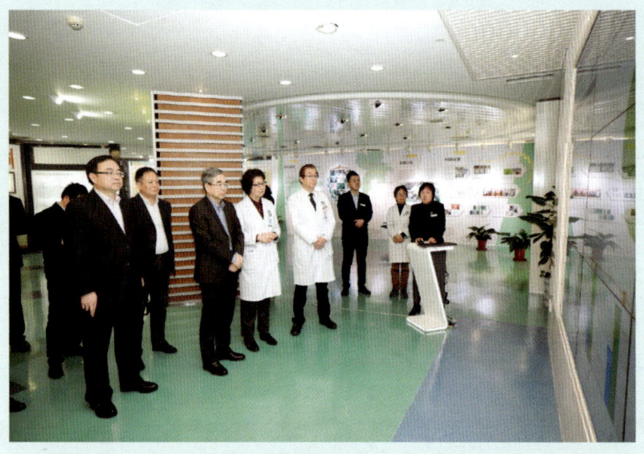

2019年4月1日，国家卫生健康委“互联网+医疗健康”的各级新闻发布会在青岛市召开，来自国家、省、市领导及国内50余家媒体在青岛市市立医院实地参观建设成果。

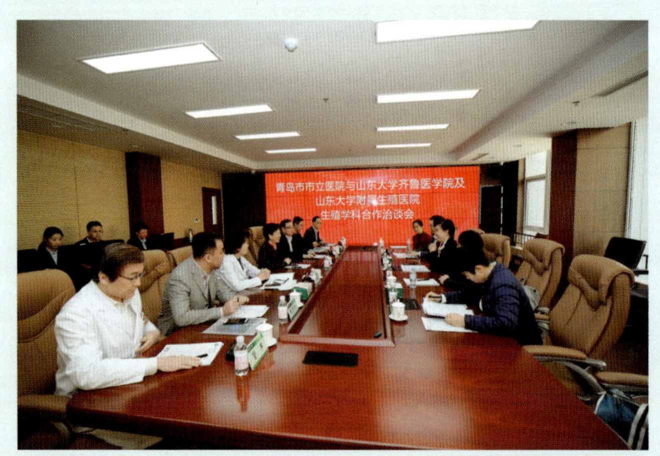

2019年4月19日，青岛市市立医院与山东大学齐鲁医学院及山东大学附属生殖医院生殖学科合作洽谈会召开，青岛市副市长栾新、市卫健委主任隋振华出席会议。

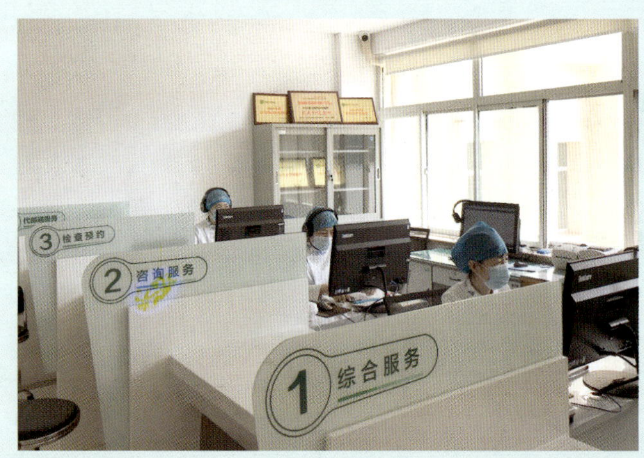

2019年4月，青岛市市立医院启动“全病程温度服务工程”，创新设立门诊、病区服务主管，改造一站式服务中心，设置一号制咨询电话，打造从预约就诊到出院随访一站式全流程服务体系。

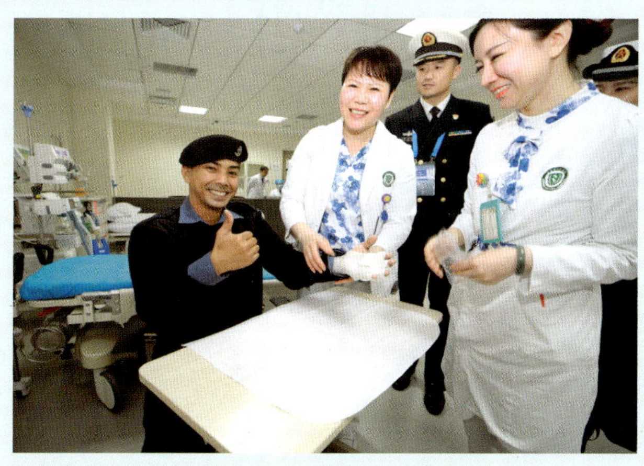

2019年4月22日－26日，青岛市市立医院圆满完成人民海军成立70周年多国海军活动医疗保障任务。图为医院成功救治参加海军节活动被水密门挤伤的文莱“达鲁塔克瓦号”巡逻舰士官长诺伊曼·宾·哈吉阿坝·莱曼。

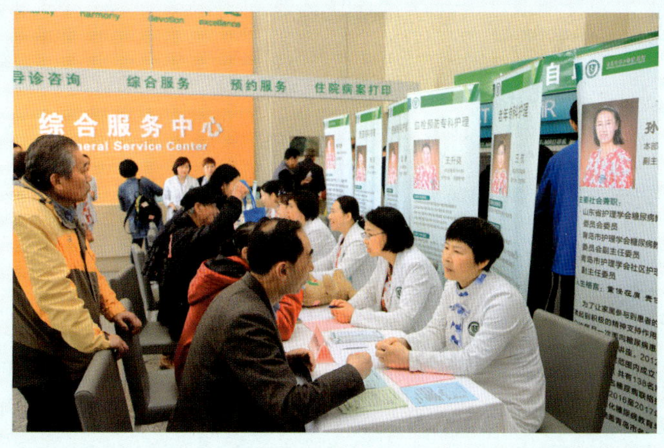

2019年5月6日，青岛市市立医院举行庆祝“5·12”国际护士节义诊活动。

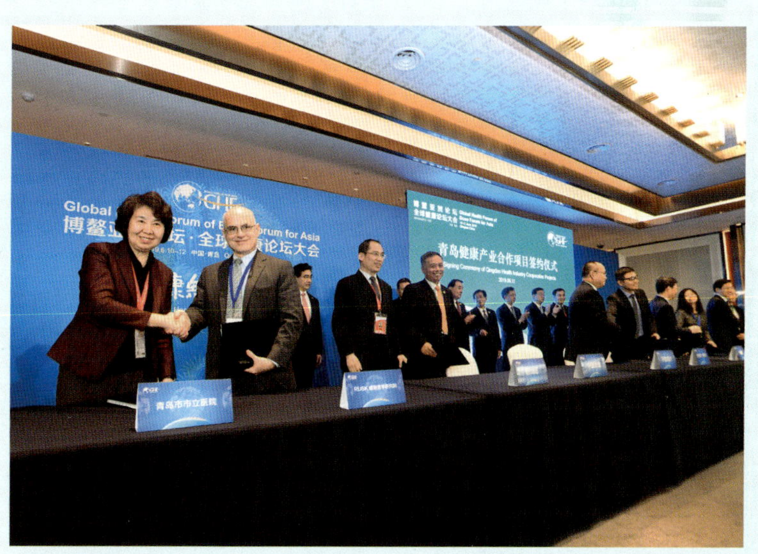

2019年6月11日，在博鳌亚洲论坛全球健康论坛大会上，青岛市市立医院与美国纽约大学RUSK康复研究院签订第三阶段合作协议，共建“青岛市市立医院国际康复研究院”；与美国杜克医疗签约，成立“青岛市市立医院国际全科医生培训基地”。

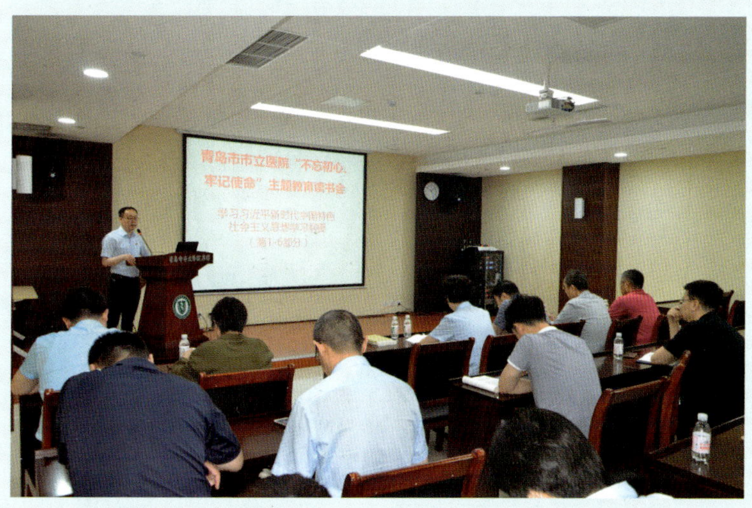

2019年6月22日，青岛市市立医院召开“不忘初心，牢记使命”主题教育读书会。

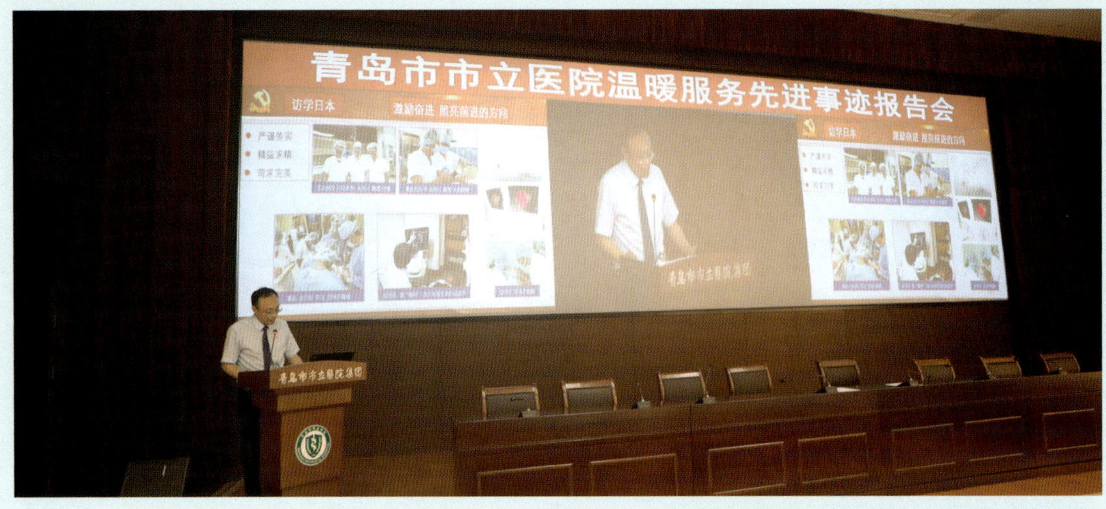

2019年7月1日，青岛市市立医院举行“温暖服务先进事迹报告会”。

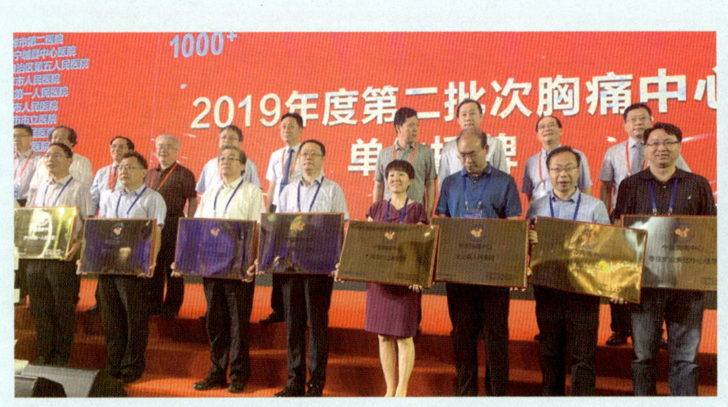

2019年7月26日，青岛市市立医院通过国家级胸痛中心认证，是国内首家两院区同时申报同时获批的单位。

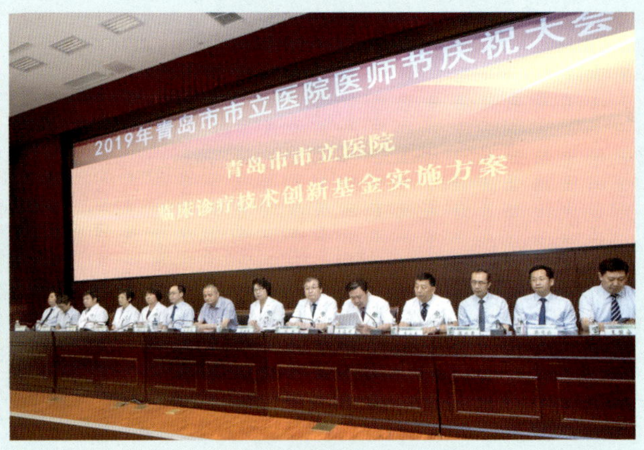

2019年8月19日，青岛市市立医院举行中国医师节庆祝大会，会上启动“临床诊疗技术创新基金”项目。

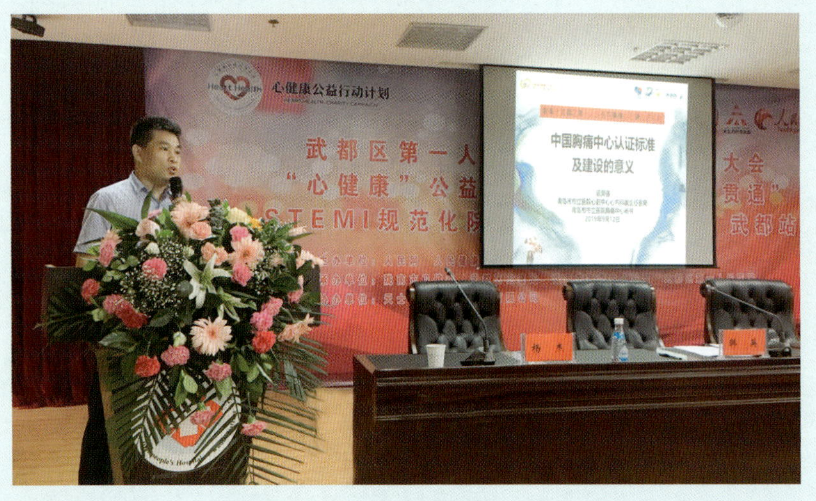

2019年9月，青岛市市立医院选派专家队伍到甘肃陇南开展业务培训、指导重点学科建设，协助胸痛中心建设。

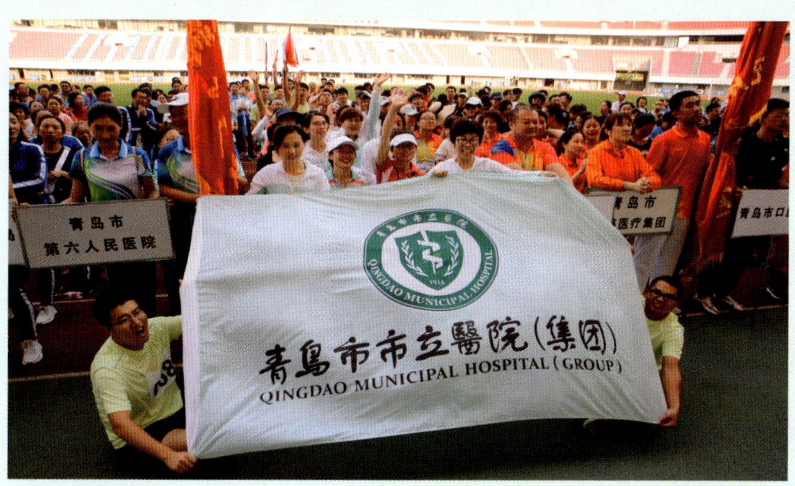

2019年9月6日，青岛市市立医院获得青岛市卫生健康系统第一届职工运动会团体总分第一名、男女团体总分各第一名。

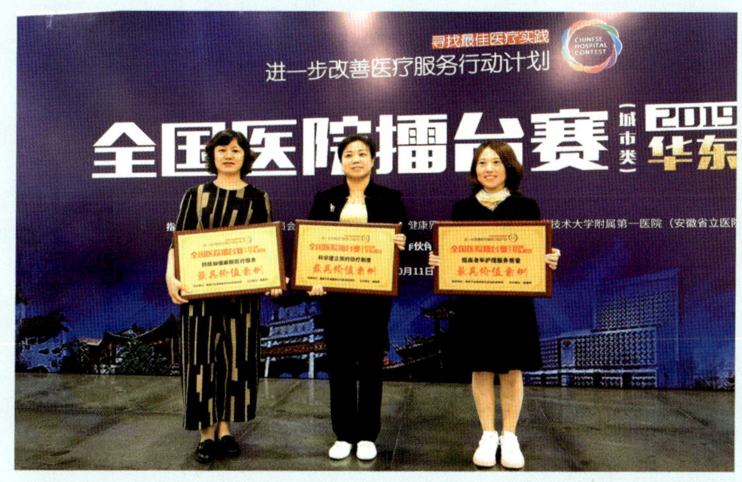

2019年10月12日，在国家卫健委主办的2019年改善医疗服务行动全国擂台赛中，青岛市市立医院获4项优秀案例，3项提名案例，成为山东省案例人选最多的医院，位列华东赛区三甲。

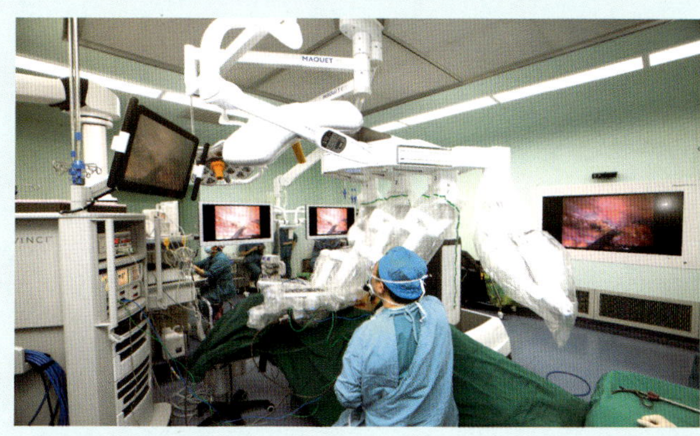

2019年11月15日，全球最先进的第四代手术机器人“达芬奇”落户青岛市市立医院。图为医院泌尿外科团队成功实施首例手术，为一位74岁患者进行肾根治性切除术。

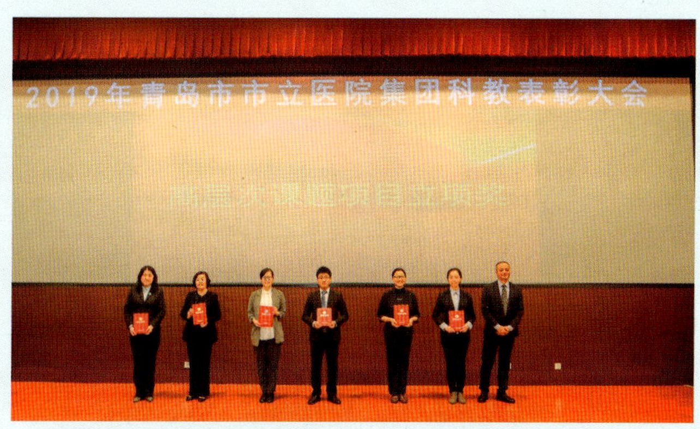

2019年11月18日，青岛市市立医院举行2019年科教表彰大会，指明“医教研”未来发展方向。

青岛市中医医院
（市海慈医院、市康复医学研究所）

青岛市中医医院（市海慈医院、市康复医学研究所）为1999年由青岛市第二人民医院、青岛市中医医院、青岛市黄海疗养院三所医院合并组成，是一所集医疗、预防、科研、教学、保健和康复于一体的三级甲等公立综合医院。现有国家级重点专科、省市级重点学科共32个。常规开展颅脑、心脏、胃肠、肝胆、泌尿、脊柱等多种复杂大型手术，多学科联合急危重症救治，广泛应用微创技术。建设44个引进类知名专家工作室，开设20余个特色专病门诊。结合中医理念，积极开展未病先防、康复护理、慢病防控等健康服务。

医院秉承"人文医疗，温馨海慈"的服务理念，积极倡导全程、全员、全方位温馨服务，注重学习、总结、提炼和推广先进医院文化，"人文医疗，温馨海慈"品牌荣获山东省、青岛市优秀服务品牌。医院先后荣获全国文明单位、全国五一劳动奖状等几十项荣誉。

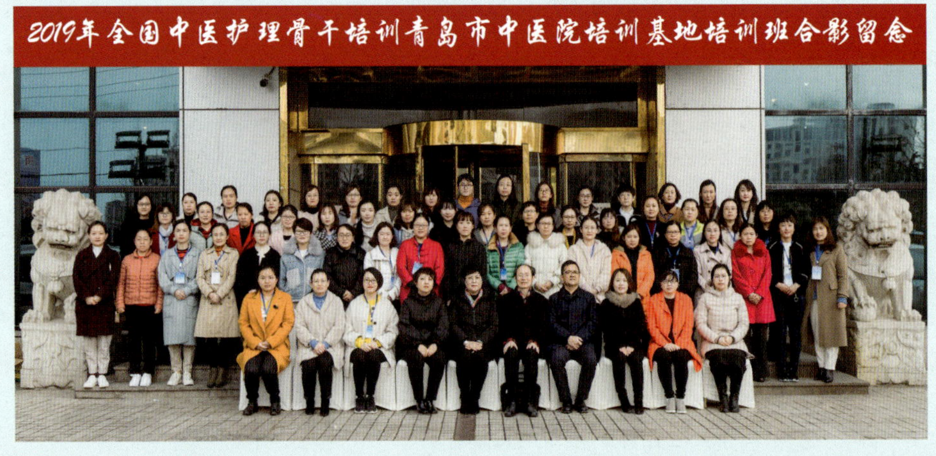

2019年3月11日，全国中医护理骨干培训班在青岛市中医院培训基地举办。

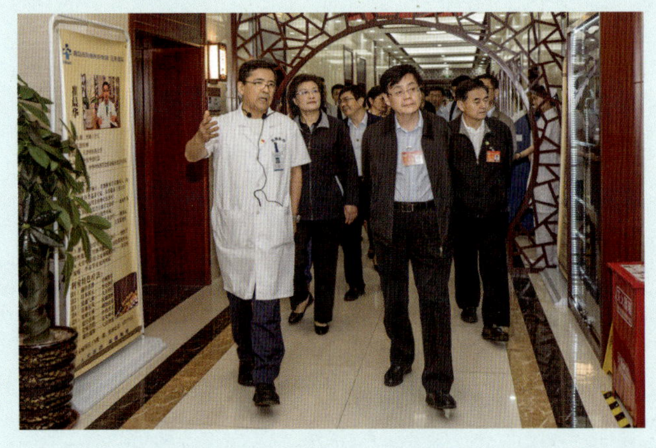

2019年5月30日，全国政协副主席何维在总院长刘宏陪同下视察青岛市中医医院治未病科。

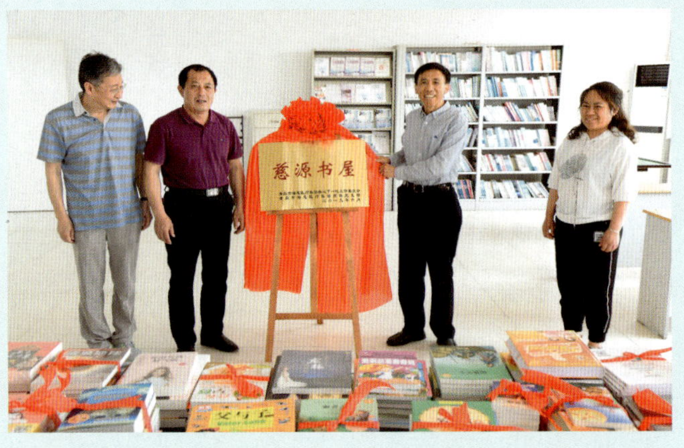

2019年5月31日，青岛市中医医院举行"慈源书屋"捐建仪式。

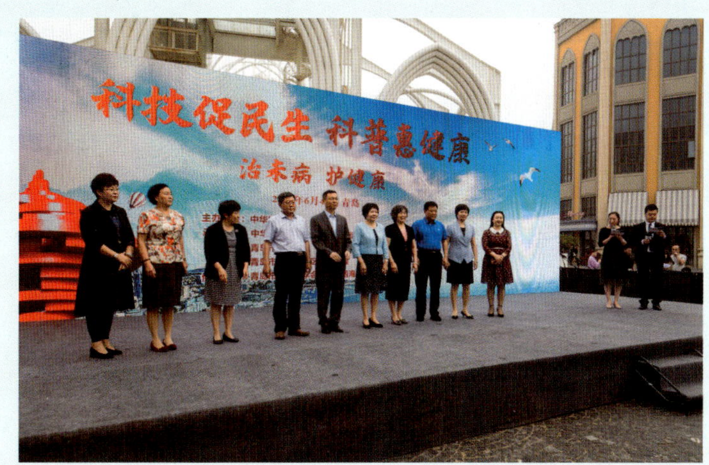

2019年6月4日，青岛市中医医院承办“科技促民生 科普惠健康——治未病 护健康”中医护理科普义诊活动。

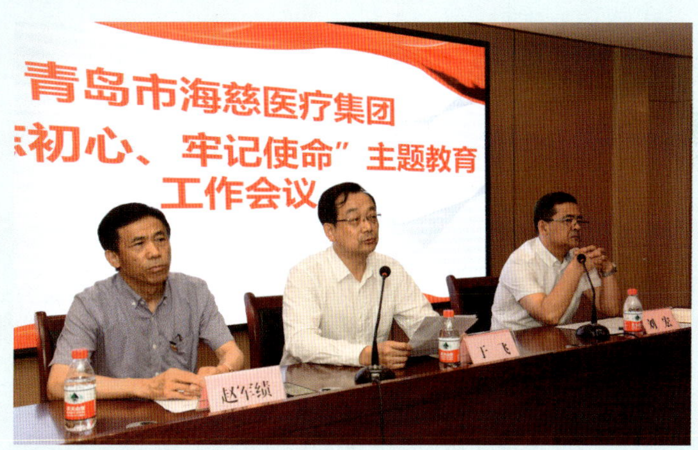

2019年6月20日，青岛市中医医院党委召开“不忘初心、牢记使命”主题教育工作会议，市卫生健康委“不忘初心、牢记使命”主题教育第二巡回指导组到会指导。

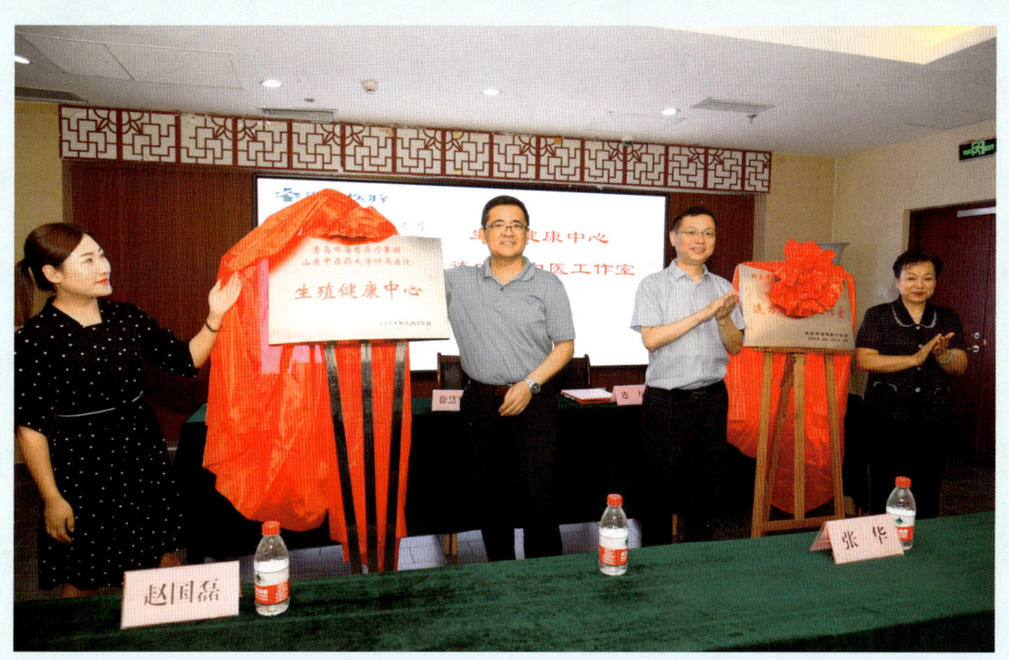

2019年8月20日，青岛市中医医院与山东中医药大学附属医院生殖健康中心成立揭牌。

韦贵康、王世民
国医大师工作室揭牌仪式

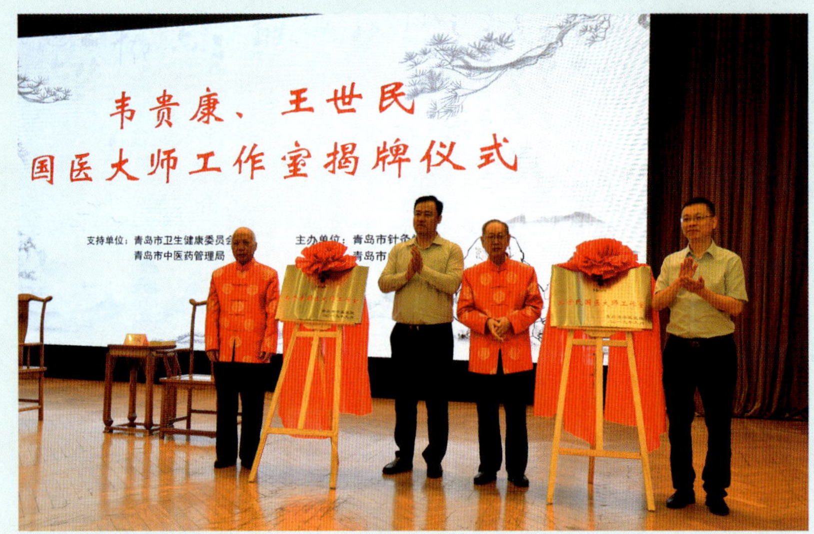

2019年9月27日，国医大师韦贵康（左1）、青岛市政府副秘书长于冬泉(左2）、国医大师王世民（右2）、青岛市中医药管理局专职副局长赵国磊（右1）出席青岛市第三届国医大师论坛暨国医大师工作室揭牌仪式。

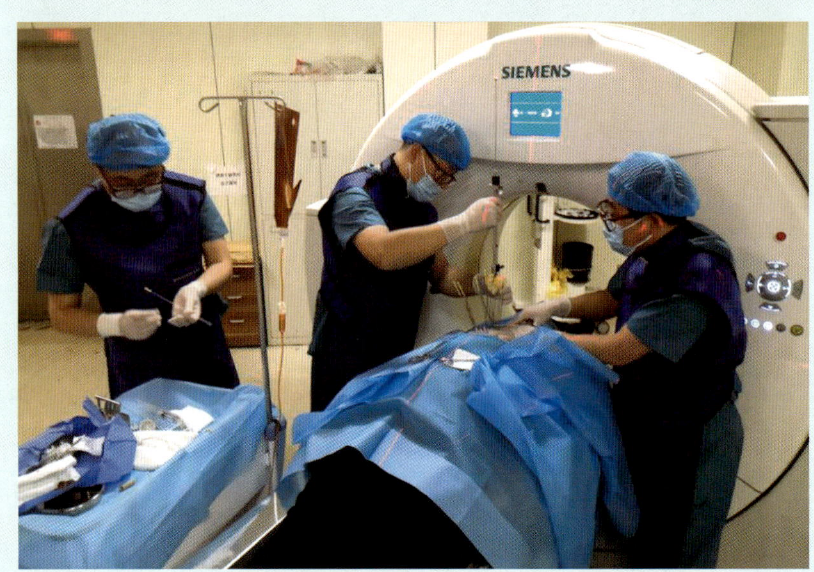

2019年11月7日，青岛市中医医院肿瘤放疗科成功实施首例放射性碘125粒子植人肿瘤微创手术，标志着医院肿瘤疑难危重病例诊疗技术迈上新台阶。

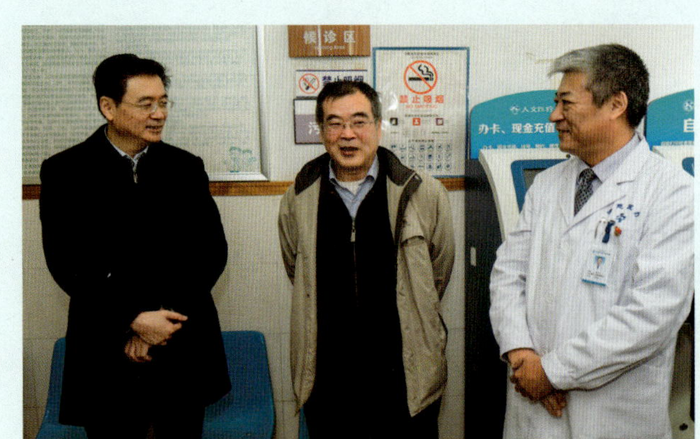

2019年11月28日，国家卫生健康委员会二级巡视员李泰然（中）、山东省卫生健康委食品处副处长刘乃兵（左）在医院院长池一凡（右）陪同下调研青岛市中医医院食品安全风险评估工作。

门诊部
热烈欢迎青岛市海慈医疗集团池一凡院长一行莅临我院指导

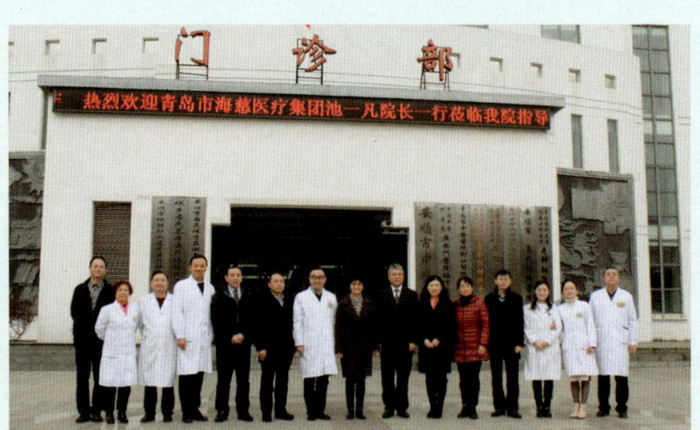

2019年12月30日，青岛市中医医院与贵州省安顺市中医院开展对接帮扶工作。

青岛市中心（肿瘤）医院

青岛市中心（肿瘤）医院由青岛市中心医院、青岛市肿瘤医院、青岛市职业病防治院共同组建而成。青岛中心医院（原青岛纺织医院）始建于1953年，1983年并称青岛医学院第二附属医院，1993年首批晋升为三级甲等综合医院， 2003年经山东省卫生厅和青岛市卫生局批准更名为青岛市中心医院，并承担青岛市职业病防治任务，2017年通过山东省卫生厅三级甲等综合医院复审。青岛市肿瘤医院始建于1972年，是集肿瘤预防、诊断、治疗、科研、康复于一体的肿瘤防治三级专科医院，是“青岛市肿瘤防治健康教育基地”。

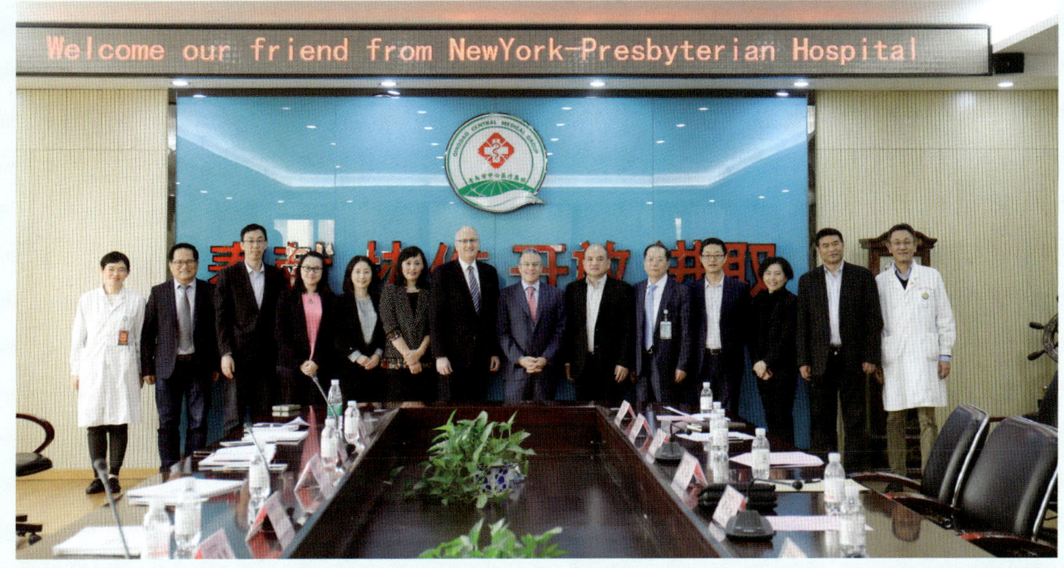

2019年3月22日，美国纽约长老会医院威尔·康奈尔医学中心David Michael Nanus教授一行来青岛市中心（肿瘤）医院交流访问。

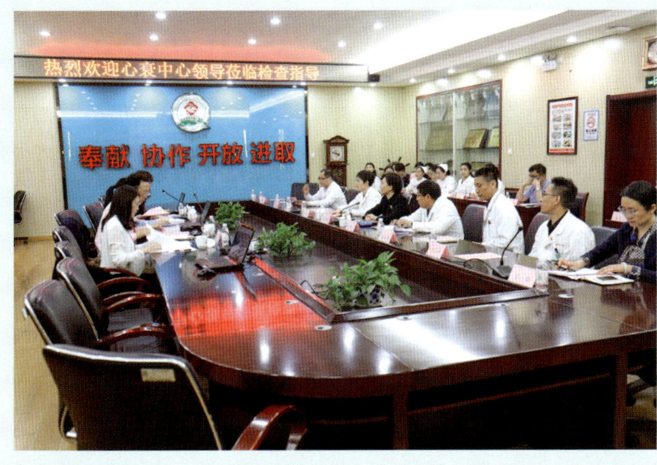

2019年5月9日，青岛市中心（肿瘤）医院成为全市首家国家心衰中心认证医院。

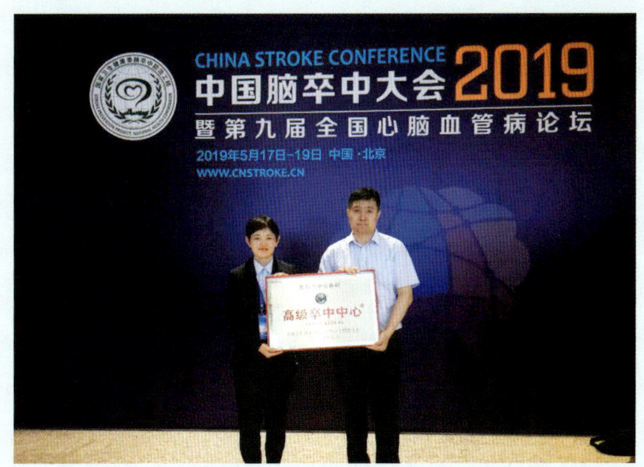

2019年5月17日–19日，中国脑卒中大会暨第九届全国心血脑血管病论坛上，青岛市中心（肿瘤）医院被国家脑防委正式授予“国家高级卒中中心”建设单位。

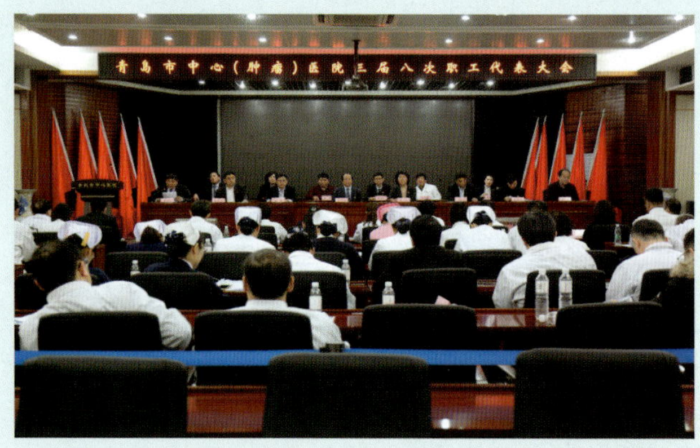

2019年3月15日，青岛市中心（肿瘤）医院召开三届八次职工代表大会。

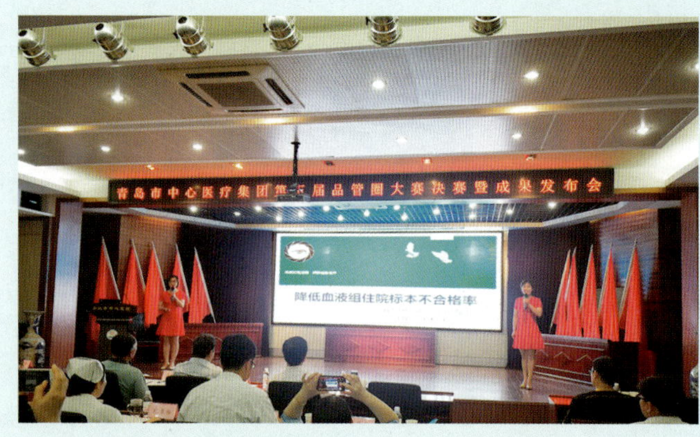

2019年5月29日，青岛市中心（肿瘤）医院举行第五届品管圈大赛决赛暨成果发布会。

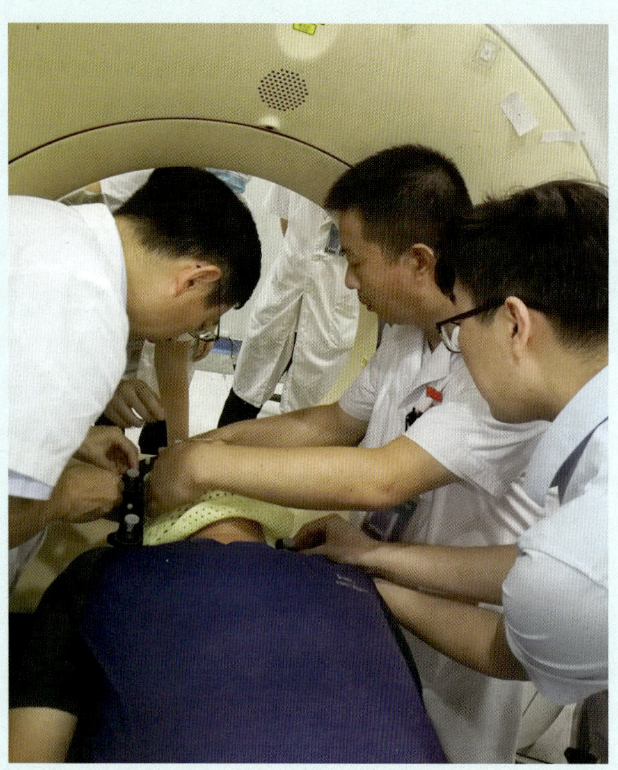

2019年7月11日，青岛市中心（肿瘤）医院完成首例速锋刀（EDGE）立体定向放射外科治疗。

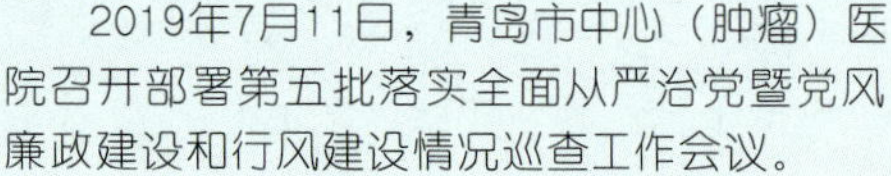

2019年7月11日，青岛市中心（肿瘤）医院召开部署第五批落实全面从严治党暨党风廉政建设和行风建设情况巡查工作会议。

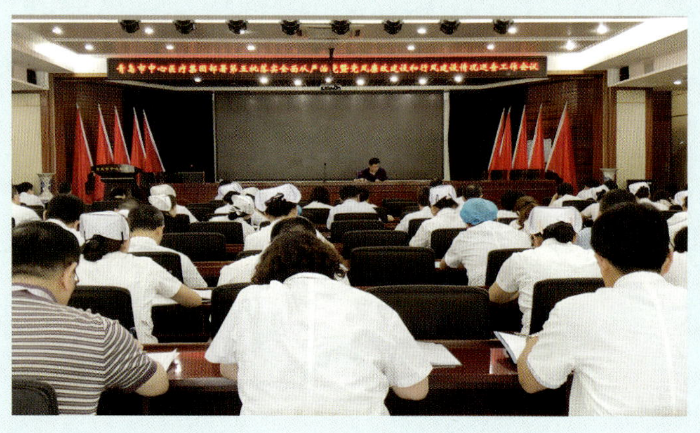

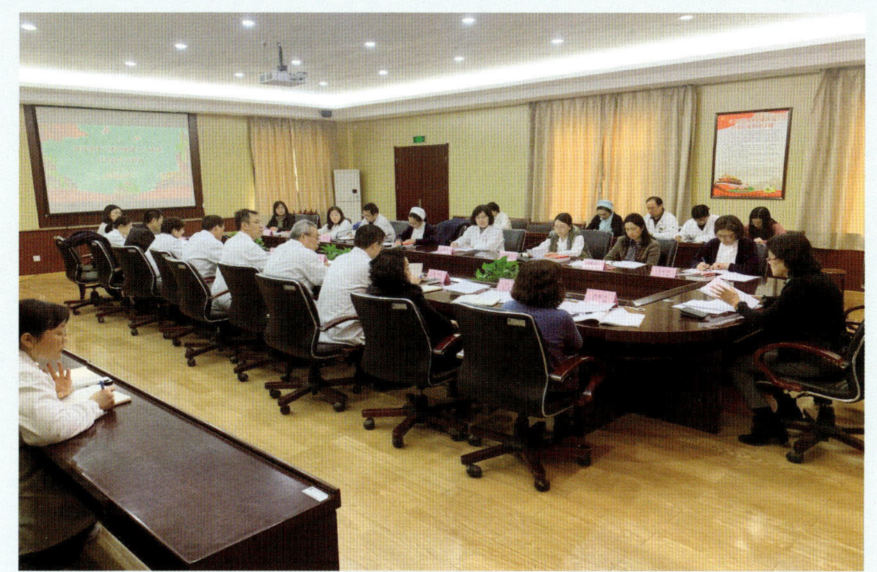

2019年2月20日，中共青岛市中心医院委员会召开支部书记学习《王清宪书记在省人大十三届二次会议青岛代表团的讲话精神》专题会。

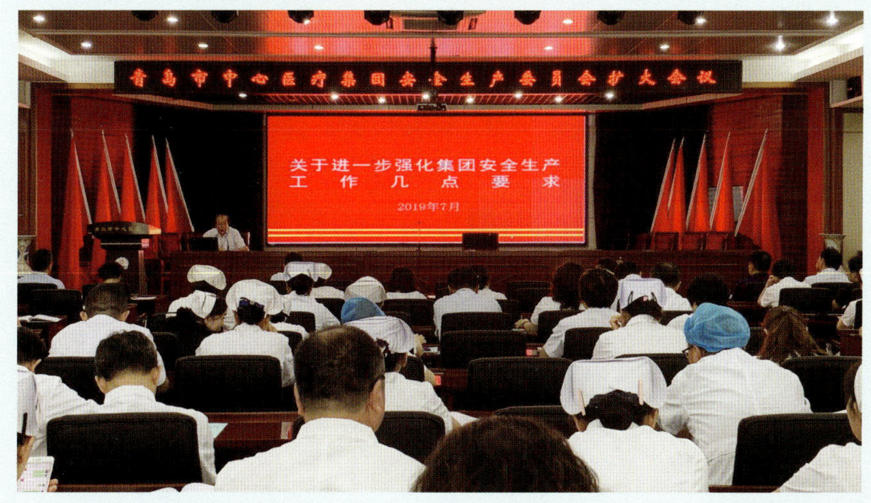

2019年7月10日，青岛市中心（肿瘤）医院安全生产委员会扩大会议召开。

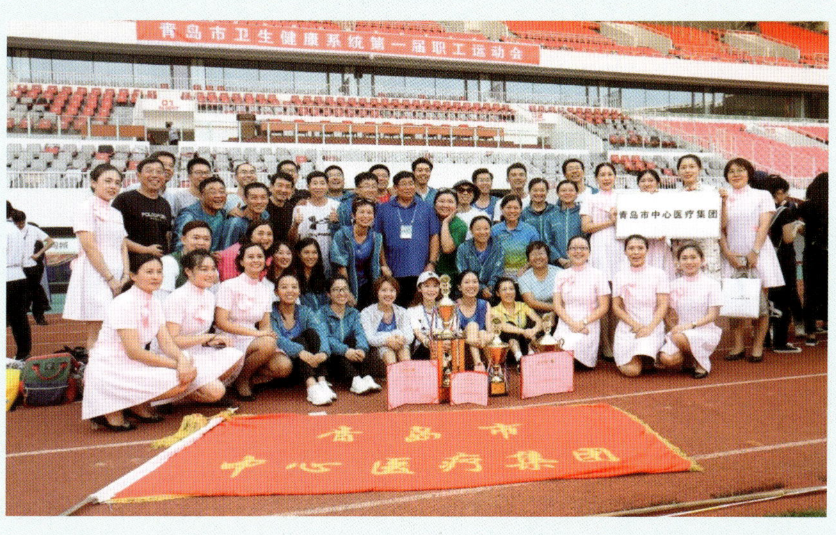

2019年9月6日—7日，在青岛市卫健系统第一届职工运动会上，青岛市中心（肿瘤）医院取得委直组团体总分第二名、委直组男子团体总分第二名、委直组女子团体总分第三名的好成绩，并获大会体育道德风尚奖、宣传报道先进单位、特殊贡献奖等荣誉。

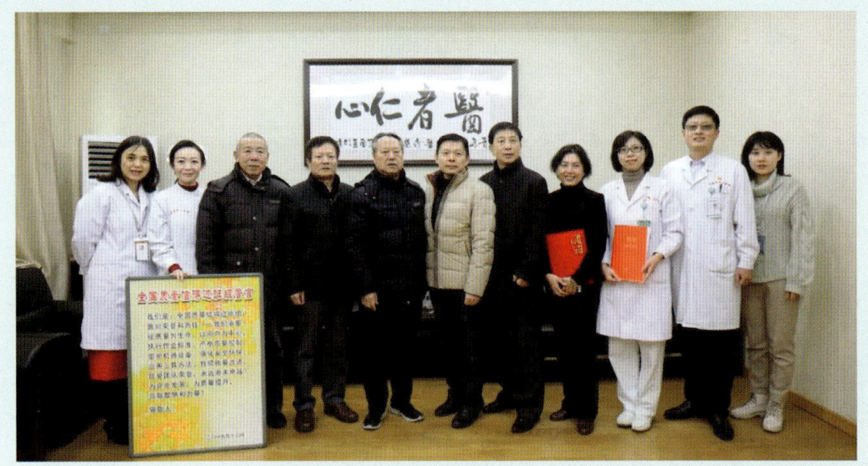

青岛市中心（肿瘤）医院消毒供应中心顺利通过“全国质量信得过班组”现场评审。

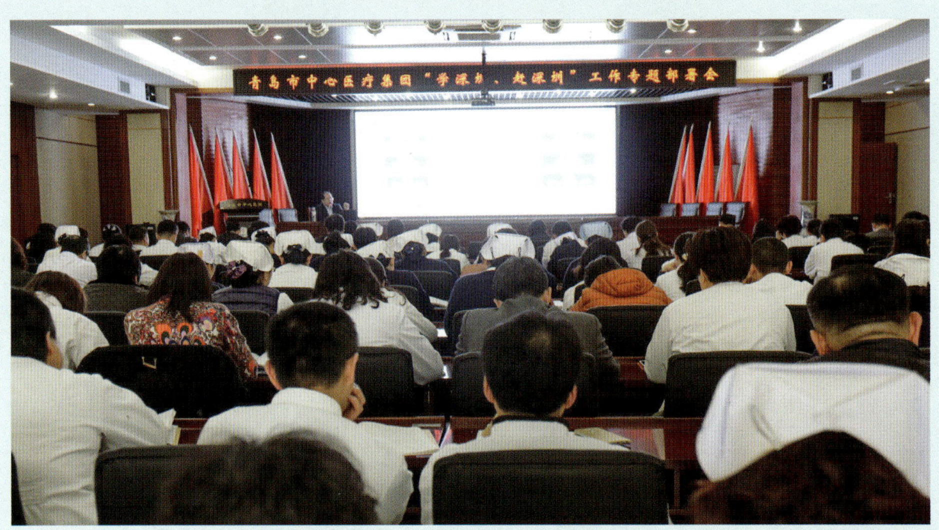

青岛市中心（肿瘤）医院召开“学深圳、赶深圳”工作专题部署会。

2019年12月26日，在苏州举行的中国心血管健康大会高血压达标中心论坛上，青岛市中心（肿瘤）医院成为第一批次高血压达标中心授牌单位之一，并获得十佳优秀建设单位称号，拟定为高血压达标中心示范基地。

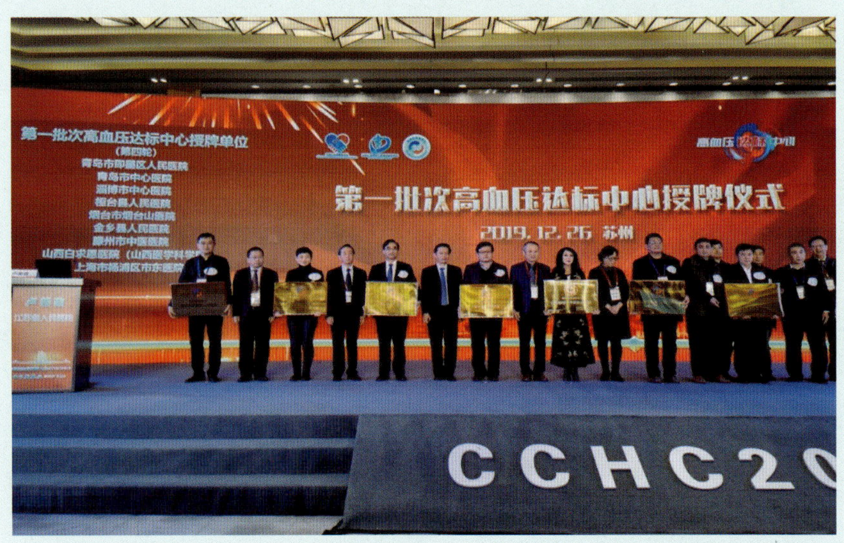

青岛市第三人民医院

青岛市第三人民医院是青岛市卫生健康委直属的三级综合性医院。医院设有30余个临床医技科室，拥有飞利浦高端全身CT机、1.5T磁共振成像系统、锐柯悬吊式数字X线机、锐柯移动DR系统、碎石机、彩色多普勒成像仪、腹腔镜、血液透析机等大中型医疗设备，是中华医学会精准心血管病学分组合作基地、中国医师协会内镜保胆培训基地、国家远程医疗与互联网医学中心协作单位、山东省结石病微创治疗技术联盟成员单位、青岛市高血压防治临床基地、青岛市涉外定点医院、滨州医学院教学医院、齐鲁医药学院临床教学基地，是岛城首家由中国医师协会挂牌的妇科内分泌培训基地，是青岛市基层卫生协会日常办公机构。

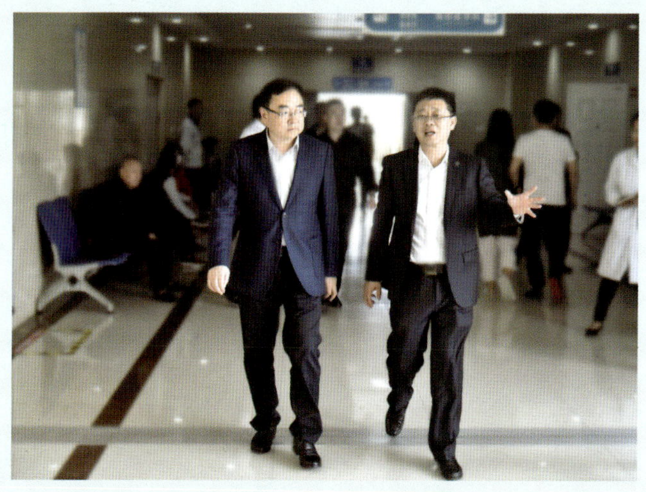

2019年5月13日，青岛市卫生健康委党组书记、主任隋振华（左1）一行到青岛市第三人民医院调研指导工作。

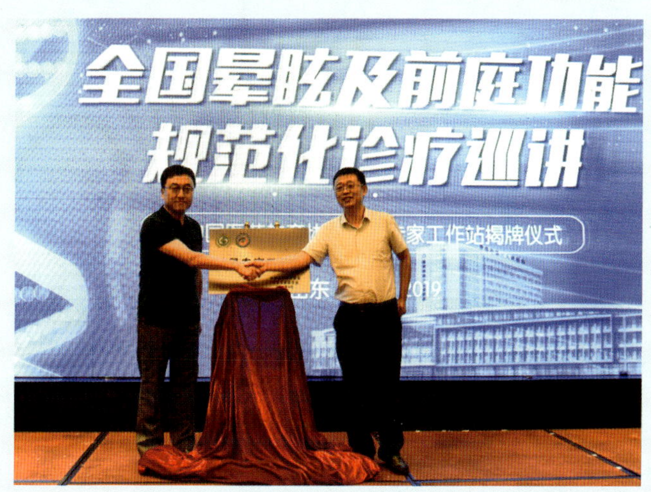

2019年8月3日，全国眩晕及前庭功能规范化诊疗巡讲（青岛站）暨中国医药教育协会眩晕专家工作站揭牌仪式召开。

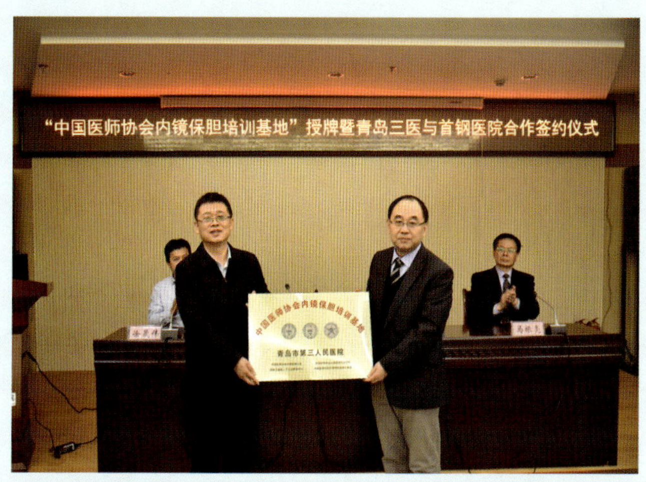

2019年3月15日，"中国医师协会内镜保胆培训基地"授牌暨青岛市第三人民医院与首钢医院合作签约仪式举行。

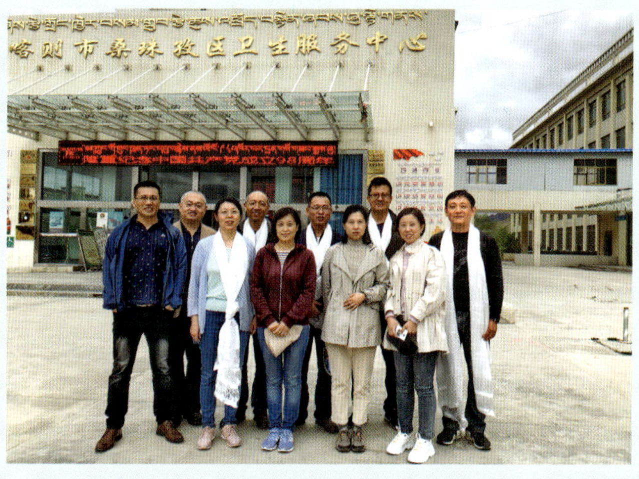

2019年，青岛市第三人民医院选派两批共4人赴西藏日喀则市桑珠孜区参与医疗支援工作。图为第四批援藏医生毕红梅（左1）、陶海涛（右1）、第五批援藏医生于春英（左3）、刘杰（右2）合影留念。

青岛市第五人民医院

青岛市第五人民医院是山东省首家中西医结合医院，亦是市属综合性医疗机构。医院1995年被确立为三级甲等中西医结合医院，并于2012年、2018年通过复评。

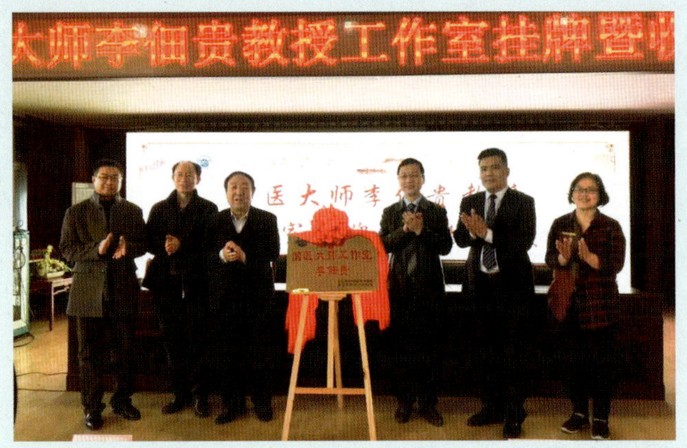

2019年1月27日，国医大师李佃贵工作室落户青岛市第五人民医院。

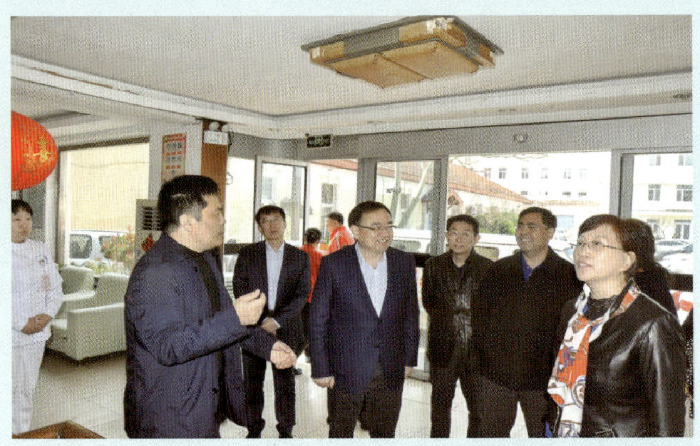

2019年4月10日，青岛市人大常委会副主任刘圣珍带领市人大教科文卫委员会一行到青岛市第五人民医院开展医养结合工作调研。

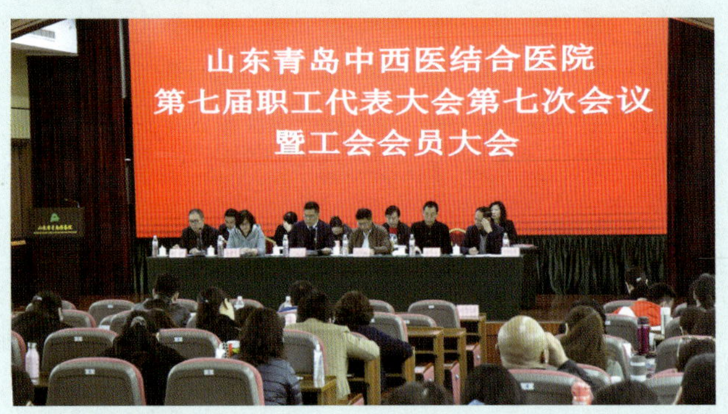

2019年3月22日，青岛市第五人民医院召开七届七次职工代表大会暨工会会员代表大会。

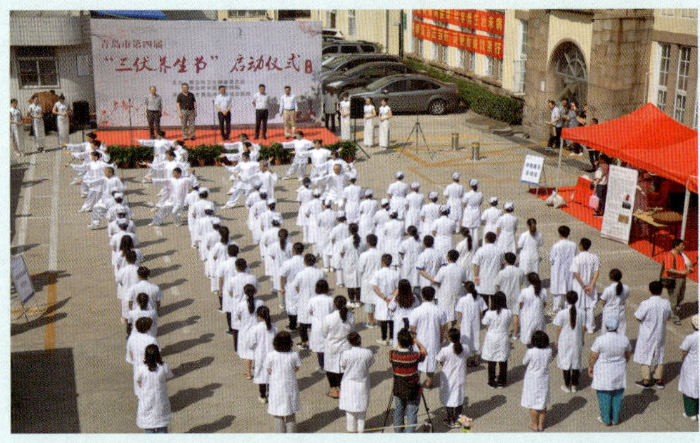

2019年7月10日，青岛市第四届“三伏养生节”启动仪式在青岛市第五人民医院举行。

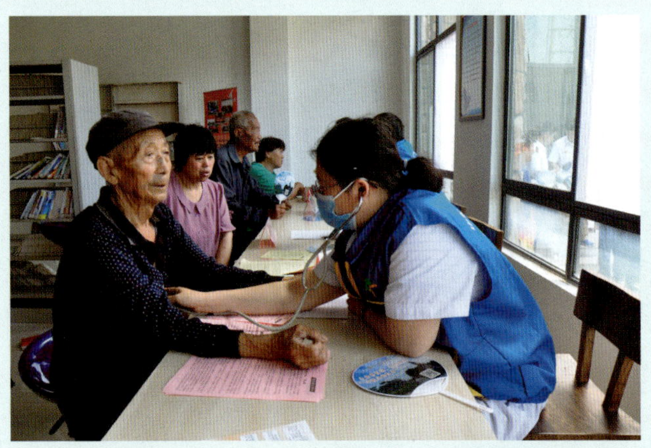

2019年6月22日，青岛市第五人民医院联合多单位开展 “情满乡村”志愿服务活动，走进西海岸新区铁山镇开展志愿服务。

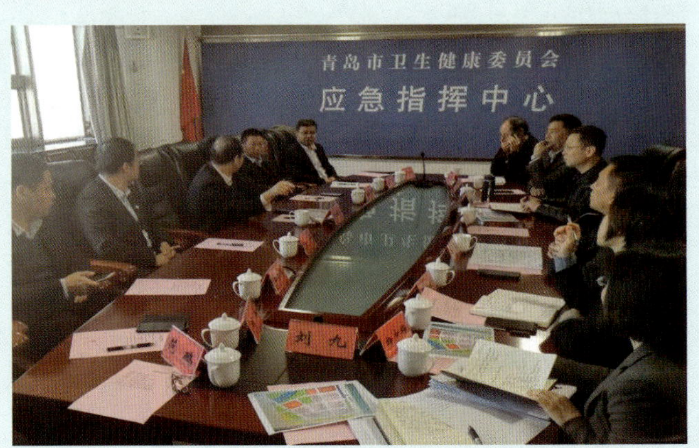

2019年12月3日，山东中医药大学附属青岛医院建设项目座谈会在青岛市卫生健康委召开，成立第五人民医院新院区建设项目工作专班，加速推进该项目。山东中医药大学党委书记武继彪出席会议。

青岛市第八人民医院

青岛市第八人民医院始建于1951年，是一所集医疗、科研、教学、预防、保健、康复和急救于一体的大型综合三级医院，是全国“模范爱婴医院”、市涉外定点医院、青岛市白内障诊疗中心、青岛市糖尿病眼病诊疗中心、青岛市胸痛中心、青岛市卒中中心、潍坊医学院附属青岛医院、济宁医学院教学医院。

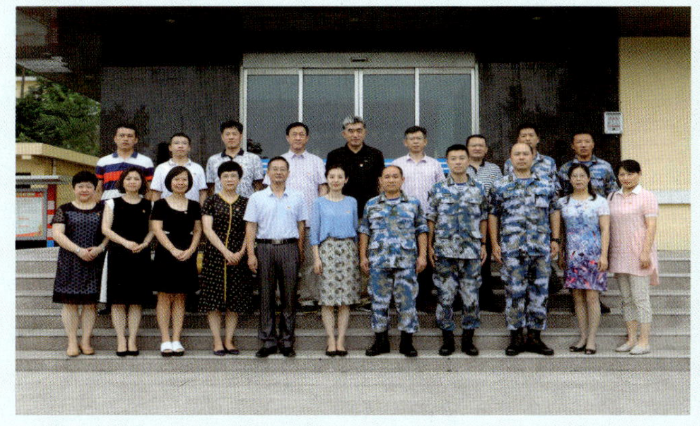

“八一”建军节青岛市第八人民医院慰问共建部队。图为党委书记张红梅（左6）、副院长曹明建（左5）与部队官兵合影。

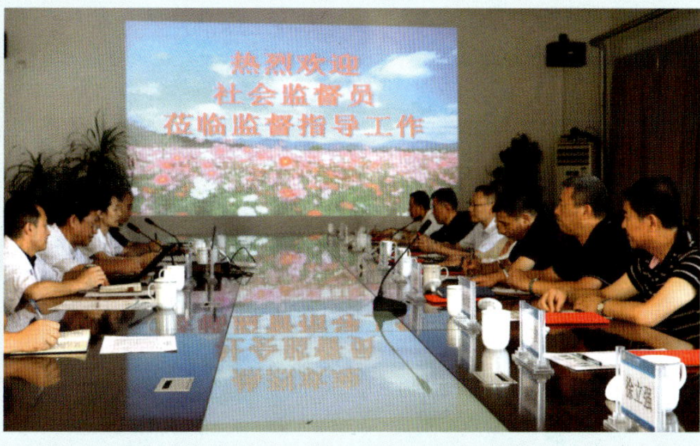

社会监督员到青岛市第八人民医院督导工作。图为院长郭冰（左2）、党委书记张红梅（左3）参加会议。

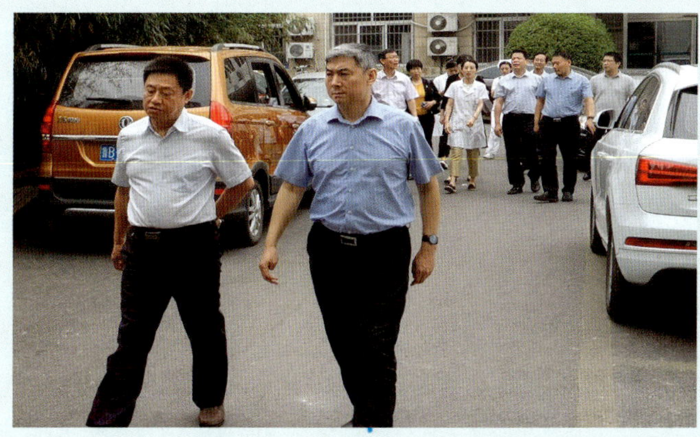

山东省省立医院代表一行到青岛市第八人民医院调研。图为院长郭冰（左1）陪同山东省省立医院党委书记赵升田（左2）调研。

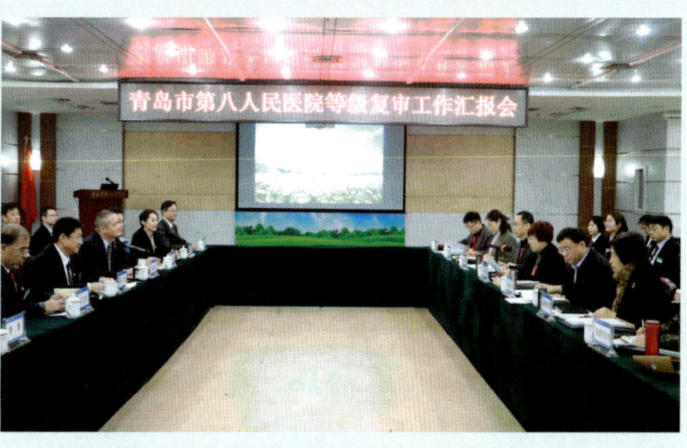

青岛市第八人民医院顺利通过三级综合医院等级复审现场评价。图为等级复审工作汇报会现场。

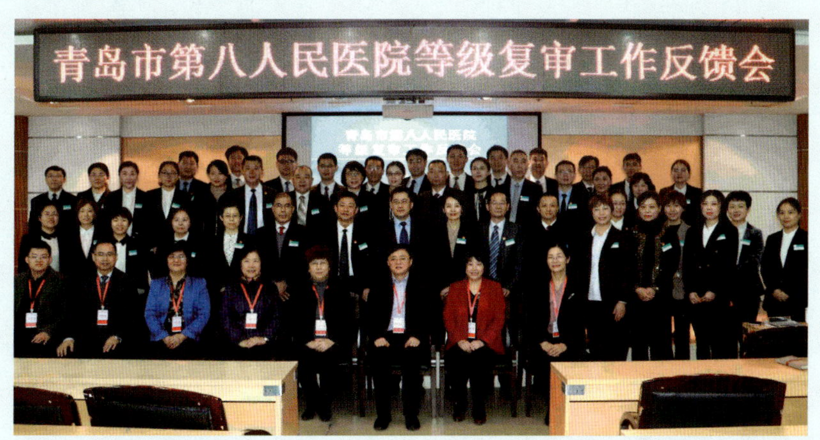

青岛市第八人民医院召开三级综合医院等级复审工作反馈会。图为参会人员合影。

青岛市胶州中心医院

青岛市胶州中心医院始建于1943年，前身为八路军滨北干部休养所，是一所集医疗、预防、教学、科研、康复、社区服务于一体的三级综合性医院，是潍坊医学院附属医院、青岛大学医学院教学医院、潍坊医学院研究生教育基地。青岛市腔镜外科中心、青岛市抗癌协会大肠肿瘤专业委员会、胶州市抗癌协会及司法鉴定所等科研学术团体均设在医院。

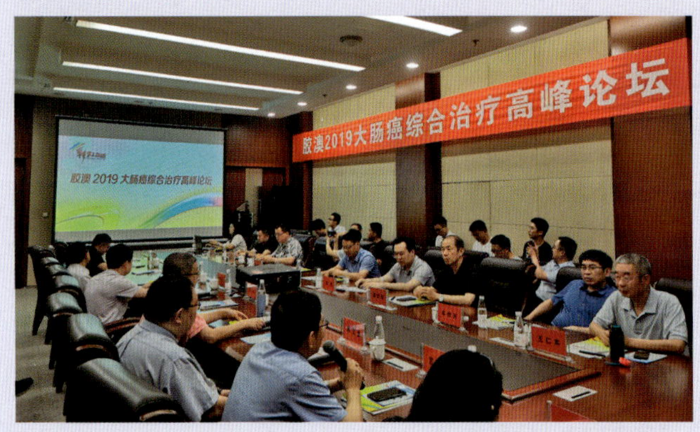

2019年6月29日，青岛市胶州中心医院举办胶澳2019大肠癌综合治疗高峰论坛。

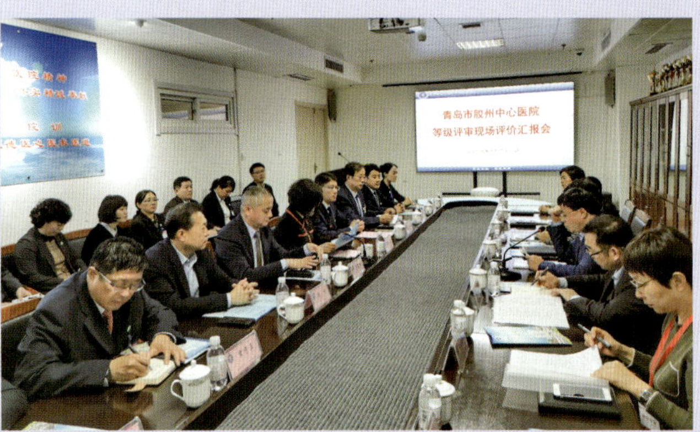

2019年10月21日，青岛市胶州中心医院等级评审现场评价汇报会召开。

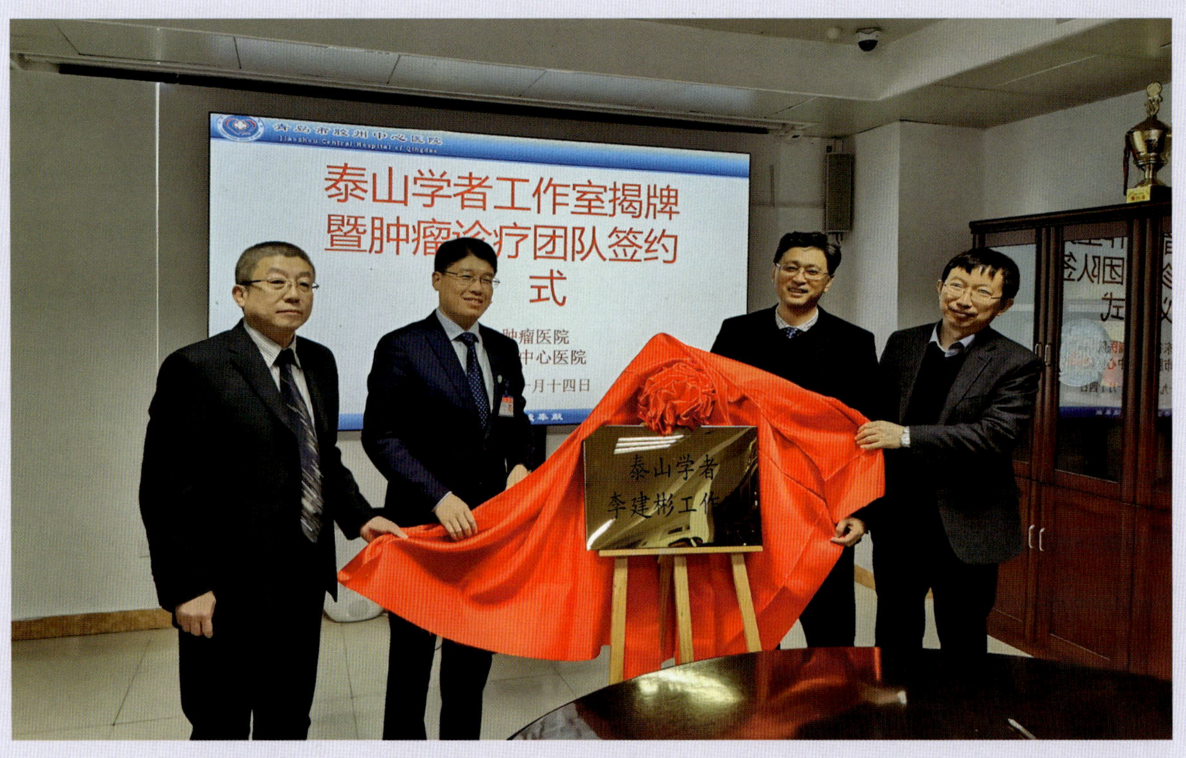

2019年11月14日，泰山学者工作室揭牌暨肿瘤诊疗团队签约仪式在青岛市胶州中心医院举行。

青岛市妇女儿童医院

青岛市妇女儿童医院是青岛大学附属妇女儿童医院，青岛大学医学部平行二级学科单位。是一所集医疗、保健、康复、科研、教学于一体全面发展的三级甲等专科医院。占地67127.6平方米，业务用房135740平方米。

2019年，开放床位1463张，有职工2120人，其中，卫生技术人员1908人，占职工总数的90%；行政工勤人员212人，占职工总数的10%。卫生技术人员中，高、中、初级职称分别为258人、591人、1059人，分别占卫生技术人员总数的13.52%、 30.97%、55.50%；医护比1：1.3 。有职能科室37个、临床科室55个、医技科室19个。

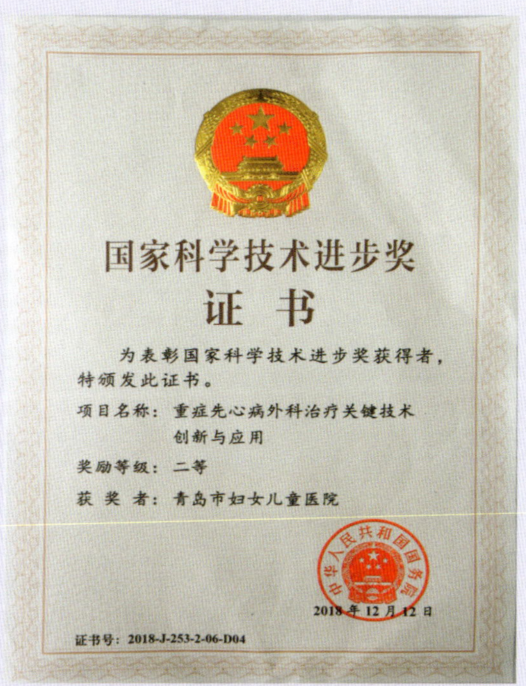

国家科学技术进步奖

证书

为表彰国家科学技术进步奖获得者，特颁发此证书。

项目名称：重症先心病外科治疗关键技术创新与应用

奖励等级：二等

获奖者：青岛市妇女儿童医院

2018年12月12日

证书号：2018-J-253-2-06-D04

2019年1月8日，中共中央、国务院在北京隆重举行国家科学技术奖励大会，青岛市妇女儿童医院院长邢泉生参与完成的“重症先心病外科治疗关键技术创新与应用”项目荣获国家科学技术进步奖二等奖，实现青岛市医疗卫生健康系统国家奖零的突破。

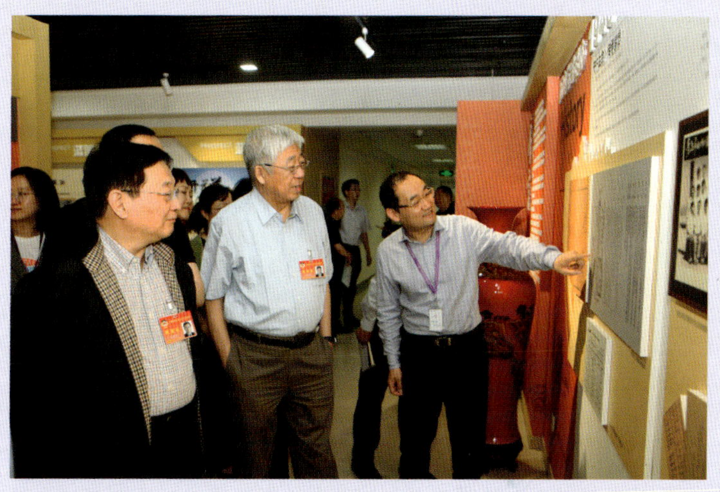

2019年5月30日，全国政协视察团到青岛市妇女儿童医院就“推进医疗联合体建设和发展”进行视察调研。

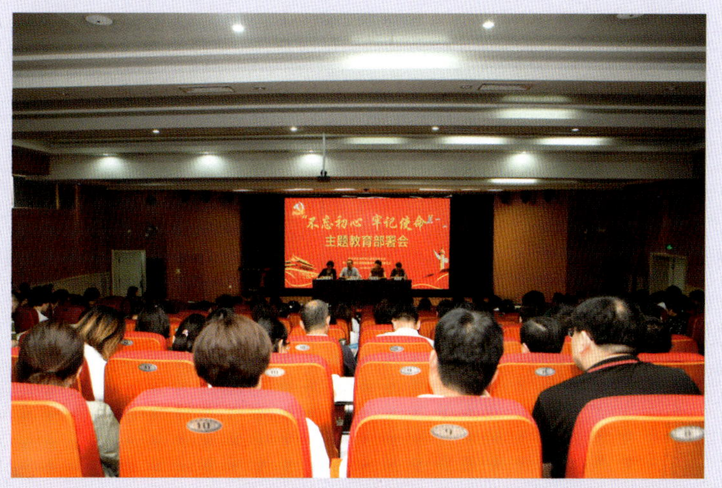

2019年6月17日，青岛市妇女儿童医院“不忘初心、牢记使命”主题教育部署会召开，市卫生健康委第三巡回指导组组长张岚到会指导。

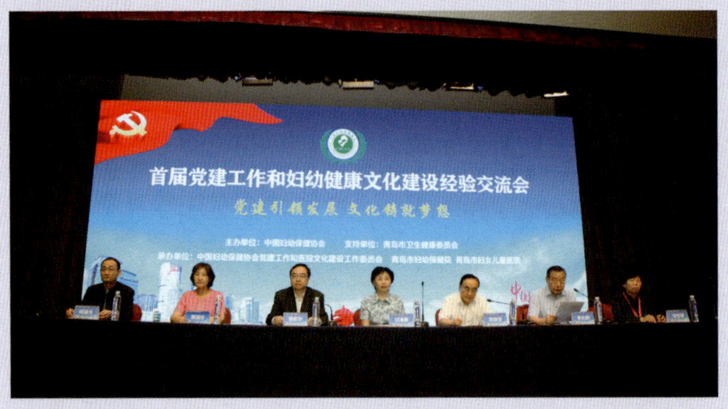

2019年6月21日，青岛市妇女儿童医院承办中国妇幼保健协会首届党建工作和妇幼健康文化建设经验交流会。国家卫健委妇幼司副司长沈海屏、直属机关党委办公室主任王凯，中国妇幼保健协会会长陈资全等出席大会。

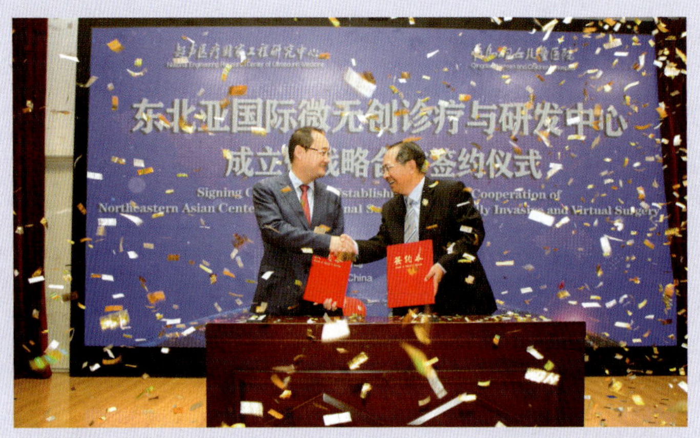

2019年7月10日，东北亚国际微无创诊疗与研发中心成立暨战略合作签约仪式举行。该中心由青岛市妇女儿童医院与国家超声医学工程中心合作共建，实现青岛市在微无创治疗医学领域的突破。

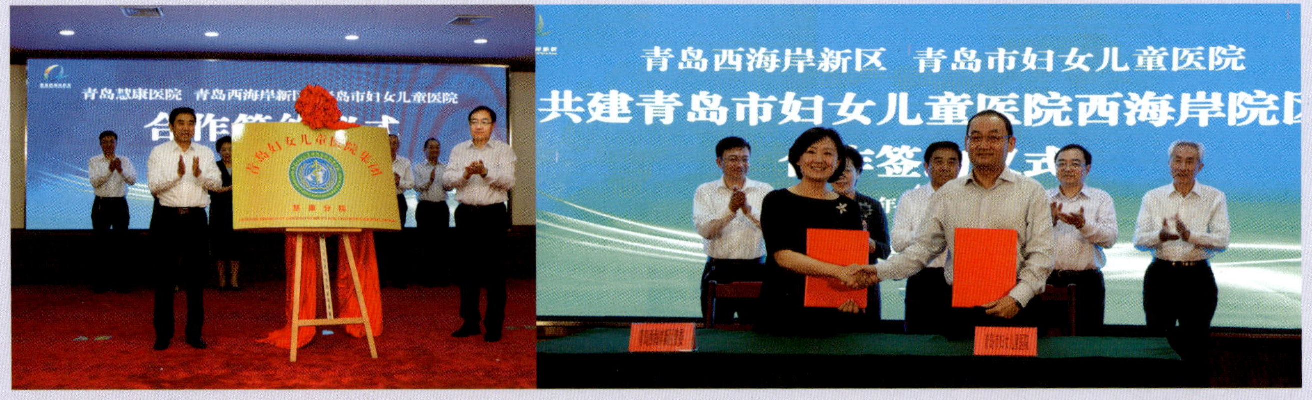

2019年7月11日，青岛西海岸新区与青岛市妇女儿童医院医疗共建合作签约仪式举行。双方共建的西海岸院区是由西海岸新区投资建设的“交钥匙”工程，占地7.2平方米，拟设床位1060张，投资25亿元，将建设成一所集医、教、研、预防、康复于一体的大型现代化三级甲等医院。同日，青岛西海岸新区管委、青岛市妇女儿童医院、青岛慧康医院签订三方合作协议。

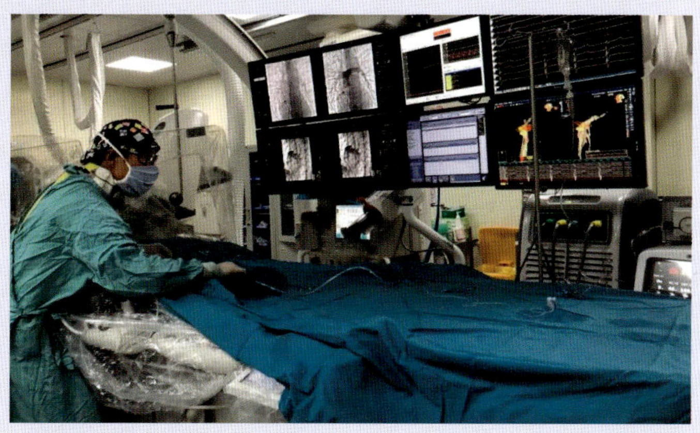

针对儿童特发性肺动脉高压这一世界性难题，青岛市妇女儿童医院实施国内首例经皮肺动脉去神经术。

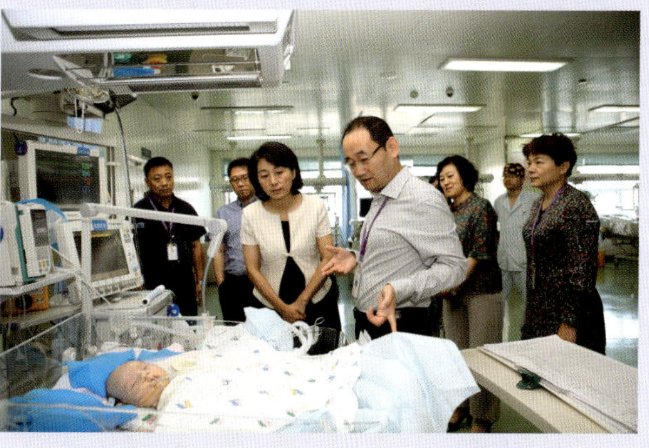

2019年9月26日，国家卫生健康委妇幼司副司长宋莉到青岛市妇女儿童医院调研工作。

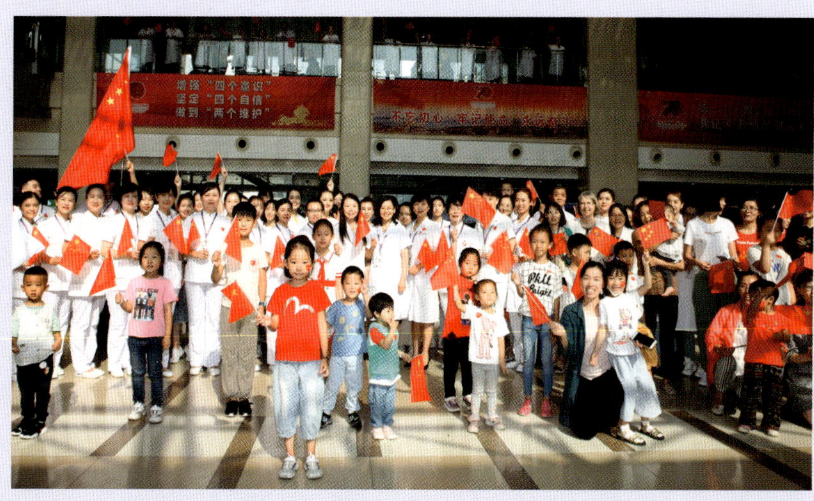

2019年10月1日，青岛市妇女儿童医院举行“同心同行 医患共庆新中国70华诞”活动。

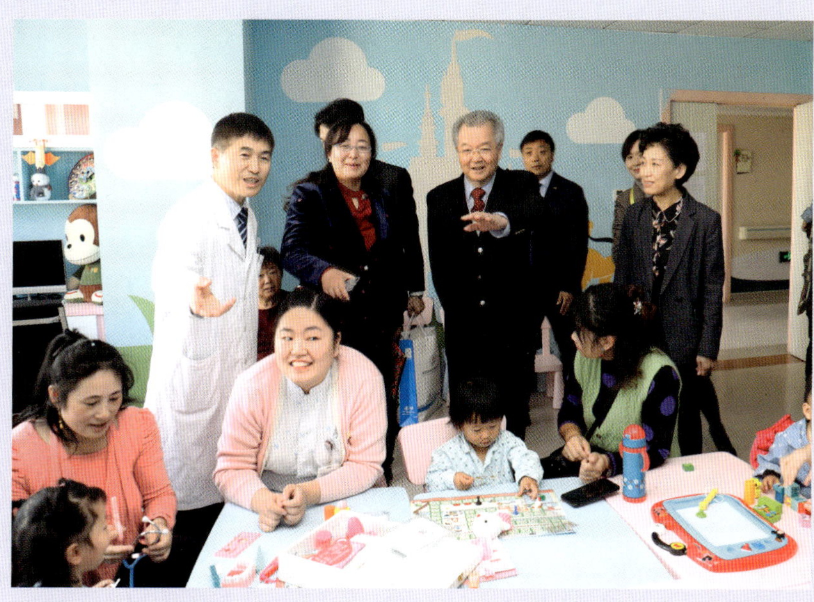

2019年11月15日，原卫生部部长张文康出席2019年全国微笑列车集中手术与区域培训（青岛站）活动，并参观青岛市妇女儿童医院。

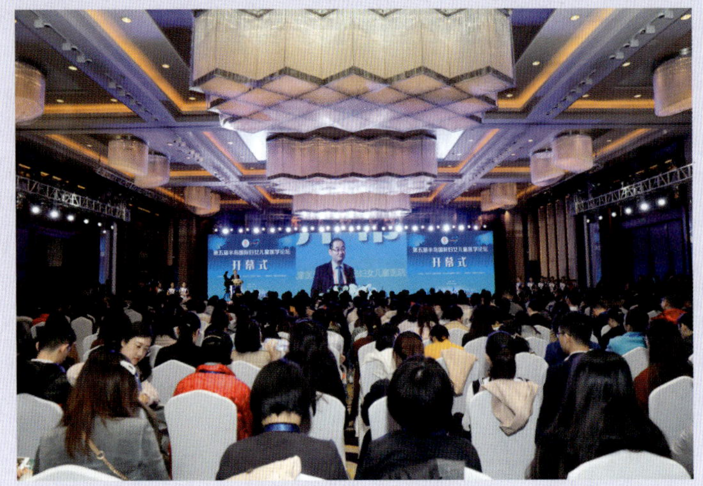

2019年11月15日，青岛市妇女儿童医院举办第五届半岛国际妇女儿童医学论坛。

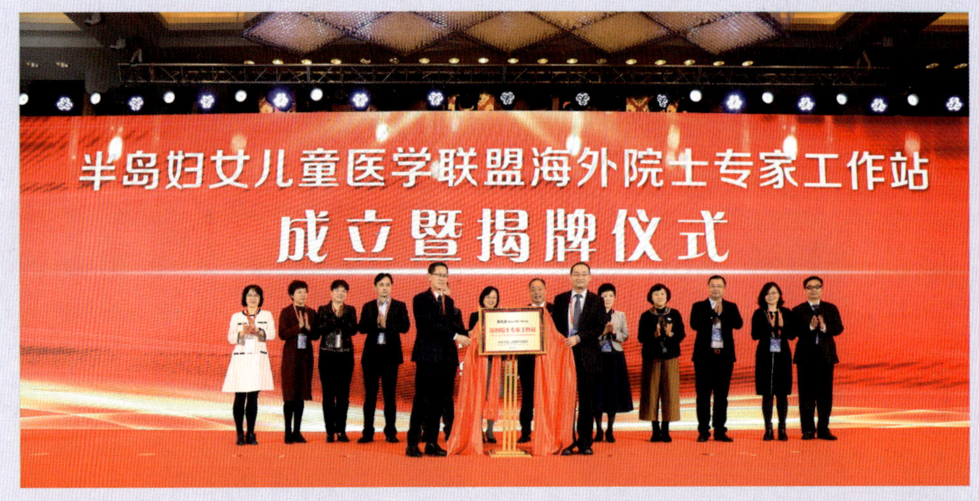

2019年11月15日，在第五届半岛国际妇女儿童医学论坛开幕式上，东北亚国际微无创诊疗与研发中心正式启动，并聘任超声医学工程国家重点实验室主任王智彪、英国皇家医学院院士黄胡信为特聘教授；聘请加拿大皇家医学院院士Gary为首席科学家，并设立海外院士专家工作站。图为海外院士专家工作站成立暨揭牌仪式。

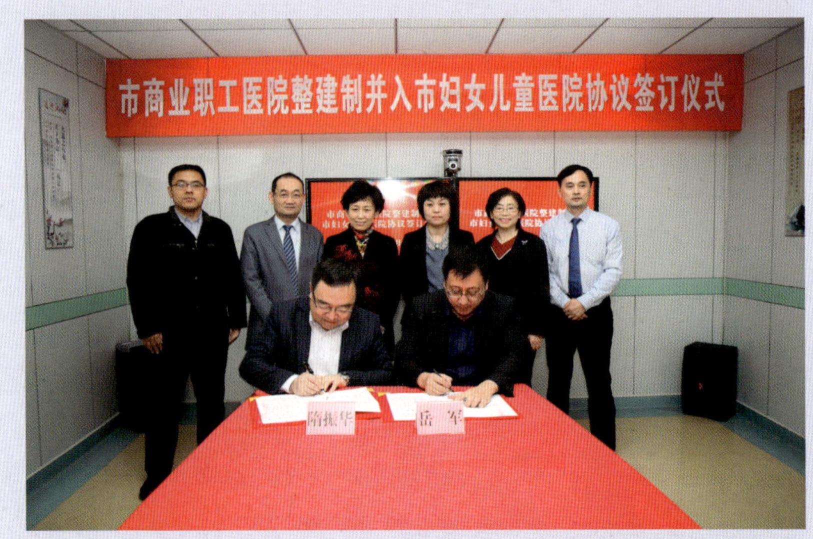

2019年12月11日，青岛市商业职工医院整建制并入青岛市妇女儿童医院交接仪式举行，标志着青岛市推进优质医疗资源均衡布局有实质性新进展。

青岛市胸科医院

青岛市胸科医院是由青岛市第四人民医院与青岛市结核病防治院合并而成，隶属于青岛市卫生健康委，是青岛市结核病、耐多药结核病治疗归口定点单位，同时承担着青岛市突发公共卫生事件定点收治任务，在应对非典、高致病性禽流感、甲型H1N1流感、H7N9流感、埃博拉出血热、中东呼吸综合征的收治和防范以及上合峰会、多国海军活动、跨国集团领导人青岛峰会等重大活动应急保障工作中，医院继承和发扬优良传统，积极行动，不辱使命，受到了国家、省、市、委领导的好评。医院先后被授予山东省卫生系统先进集体、山东省文明单位等荣誉称号。

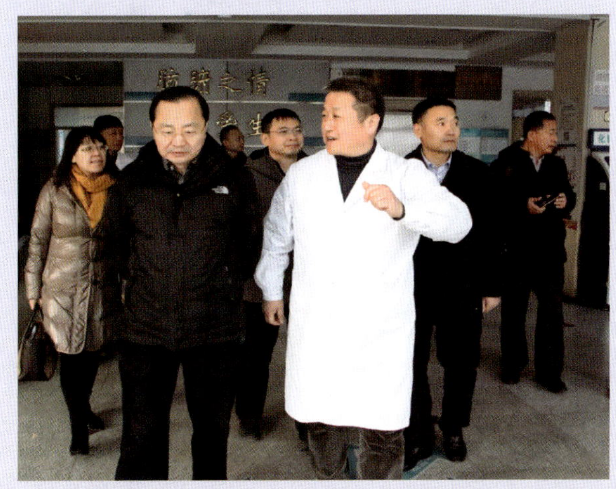

2019年1月2日，青岛市发展改革委、市卫生健康委、市财政局、市自然资源和规划局、市国土资源房管局等部门到青岛市胸科医院进行联合调研，了解医院的发展历程、现状和规划蓝图。

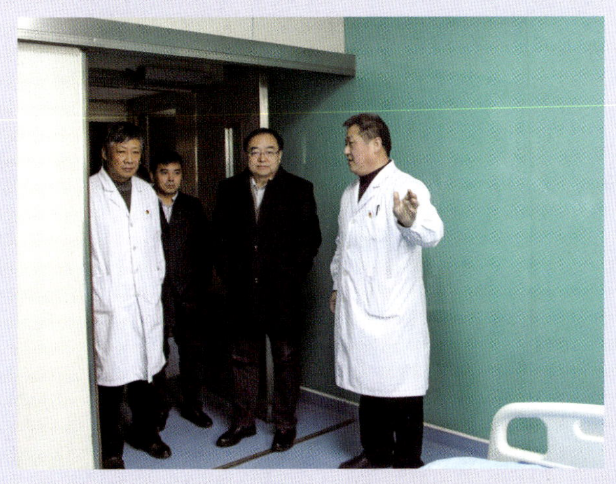

2019年2月14日，青岛市卫生健康委党组书记、主任隋振华（右2）到青岛市胸科医院考察调研工作。

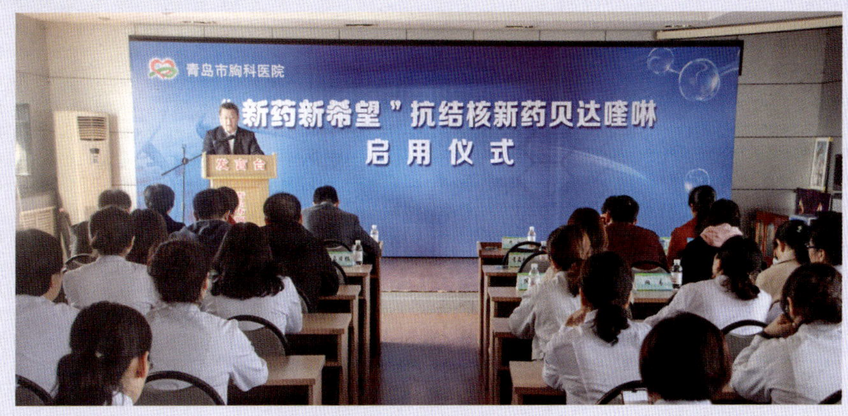

2019年3月19日，青岛市胸科医院组织举行"新药新希望"抗结核新药贝达喹啉启用仪式，邀请媒体进行采访报道和项目推介。

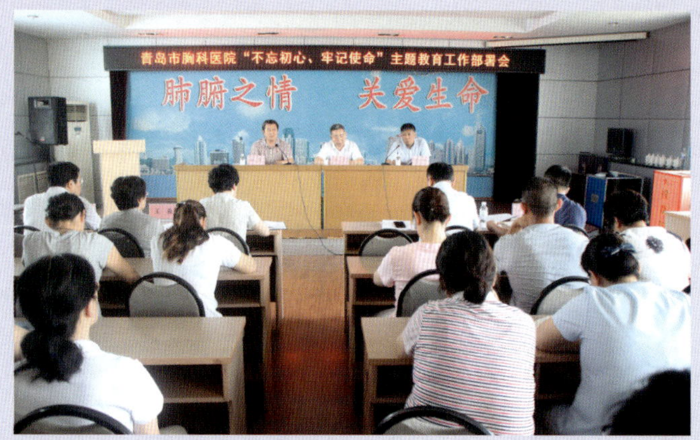

2019年6月18日，青岛市胸科医院召开“不忘初心、牢记使命”主题教育工作部署会。

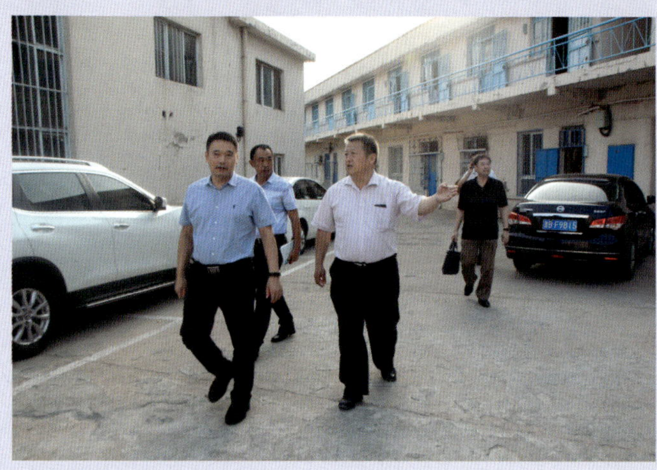

2019年9月25日，青岛市卫生计生协会常务副会长王达友（左1）到青岛市胸科医院进行安全生产、信访、维稳工作检查。

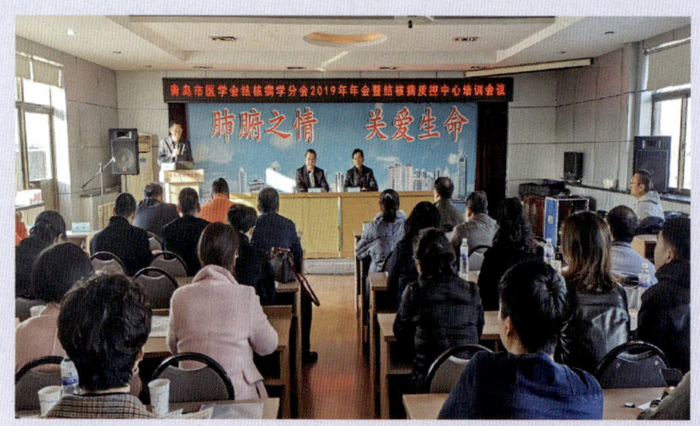

2019年11月29日，青岛市胸科医院举办青岛市医学会结核病学分会2019年年会暨结核病质控培训班。

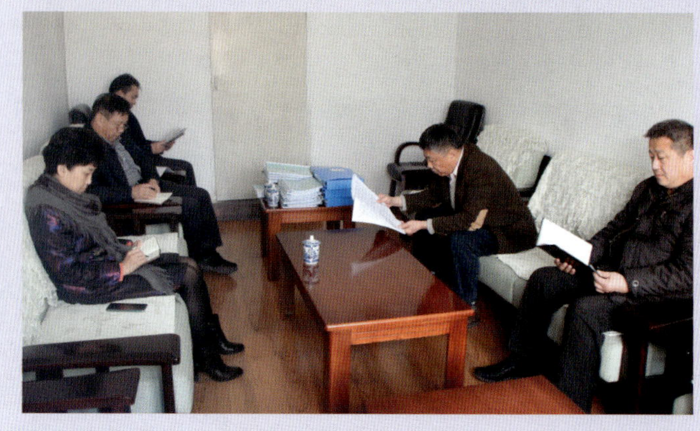

2019年12月9日，青岛市卫生健康委副主任张华（左1）带领检查组到医院，对医院2019年度全面从严治党主体责任暨党的建设落实情况进行考核。

青岛市第六人民医院

青岛市第六人民医院（青岛市传染病医院）占地面积2.83万平方米，总建筑面积20751平方米，其中业务用房面积1.5万平方米（公卫中心建设期间业务用房减少6937平方米），办公及附属用房面积5751平方米。

2019年，职工总数523人，其中，卫生技术人员438人，占职工总数的83.7%；行政工勤人员85人，占职工总数的16.25%。卫生技术人员高、中、初级职称人员分别是73人、137人、228人，分别占卫生技术人员的16.7%、31.3%、52%。医生151人，护士233人，医护比为1：1.5。编制床位400张，实际开放床位500张，有职能科室28个、临床科室24个、医技科室6个。

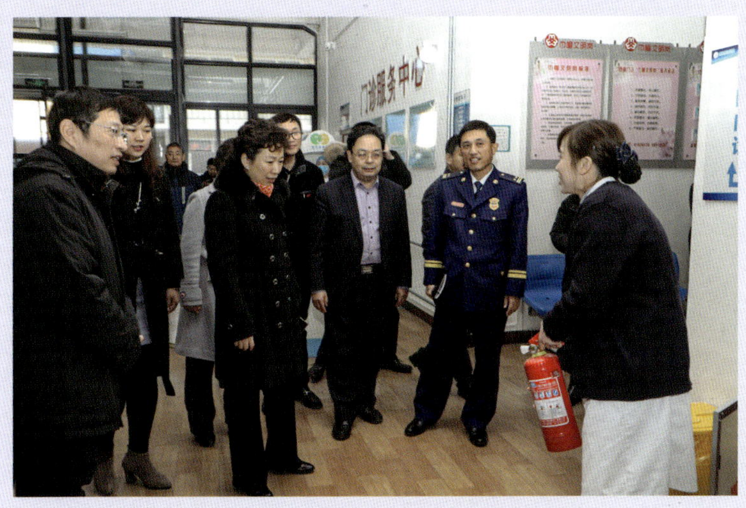

2019年1月25日，青岛市副市长栾新到青岛市第六人民医院督导检查安全生产工作，市政府副秘书长于冬泉、市卫生健康委副主任杜维平等陪同。

（摄影者：李苏）

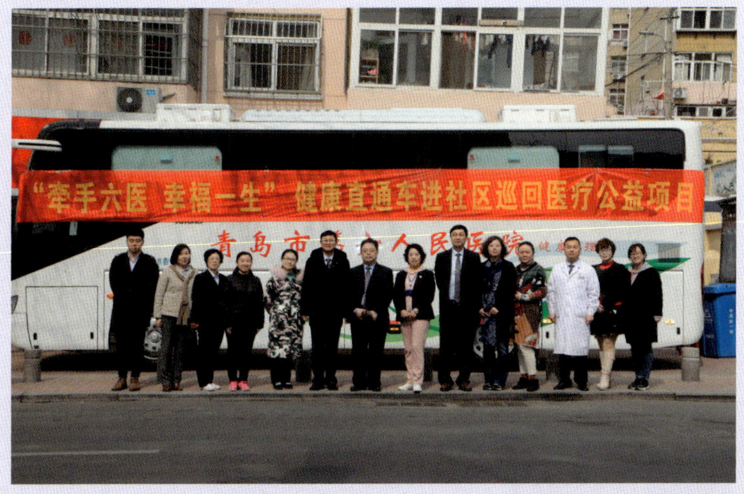

2019年3月18日，第19个"全国爱肝日"，青岛市第六人民医院举办系列义诊活动。图为"健康直通车"开进南昌路社区义诊。

（摄影者：李苏）

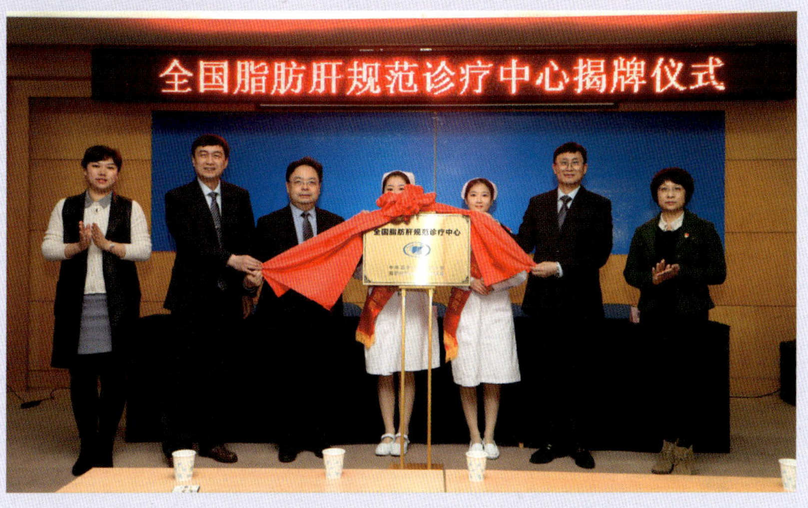

2019年3月18日，第19个"全国爱肝日"，青岛市第六人民医院成为全国脂肪肝规范诊疗中心。图为中心揭牌仪式。

（摄影者：李苏）

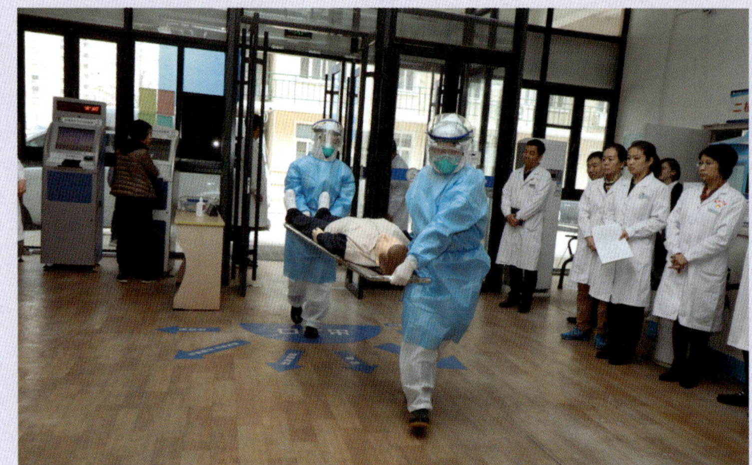

2019年4月10日，青岛市第六人民医院组织重大活动卫生应急保障演练。
（摄影者：倪成功）

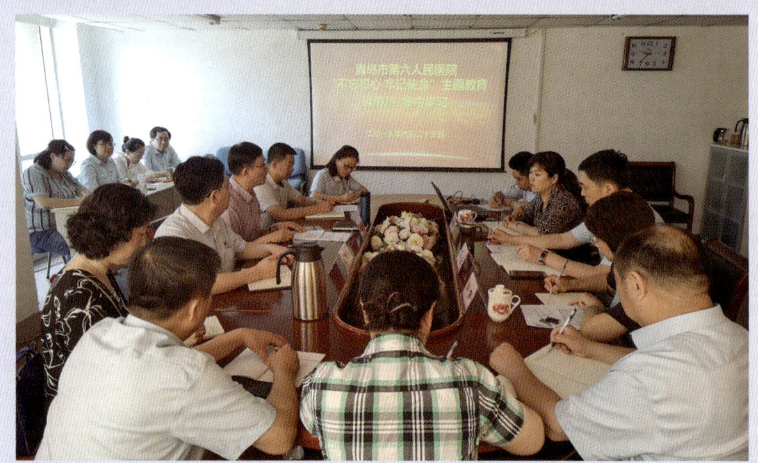

2019年6月，青岛市第六人民医院开展“不忘初心，牢记使命”主题教育活动。
（摄影者：倪成功）

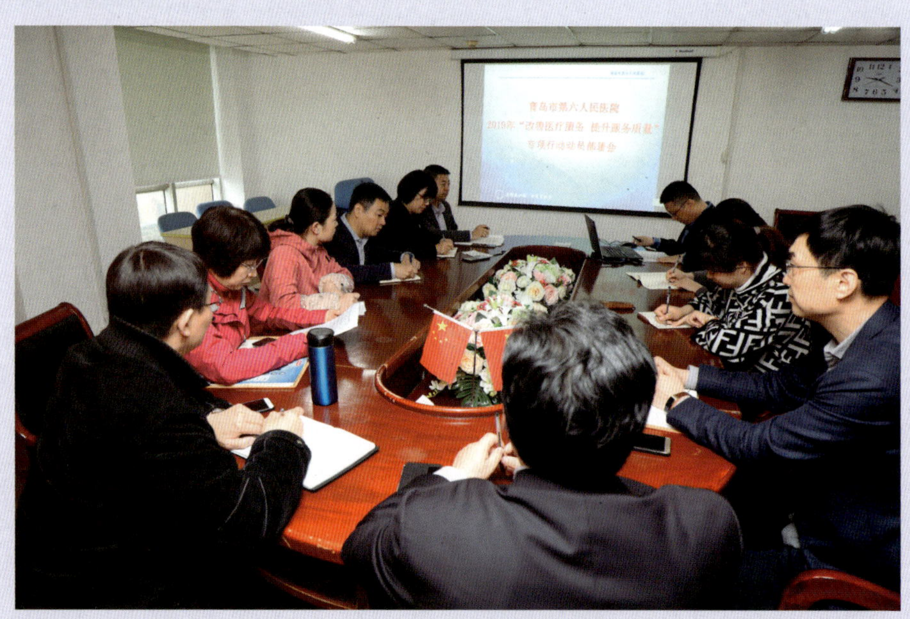

2019年4月，青岛市第六人民医院围绕“改善医疗服务 提高服务质量”专项行动及“改善医疗服务60条”活动，多措并举改善医疗服务。
（摄影者：倪成功）

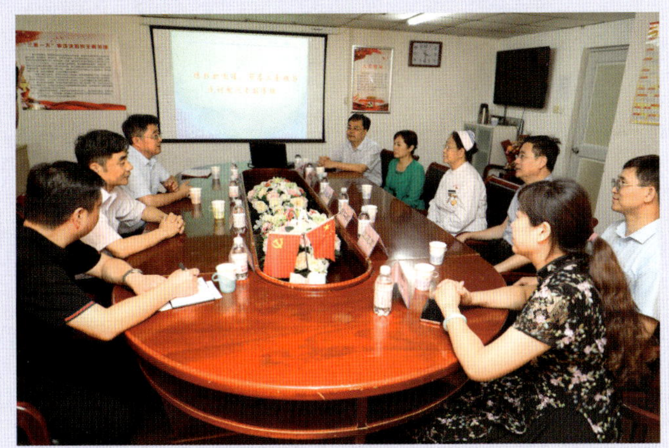

2019年9月18日，山东省总工会经费审查委员会主任蒋石宝、青岛市总工会党组书记、常务副主席彭建国到医院看望慰问全国劳模李桂美，并举行座谈会，市卫生健康委副主任魏仁敏、医务工会主席邢迎春陪同走访。（摄影者：倪成功）

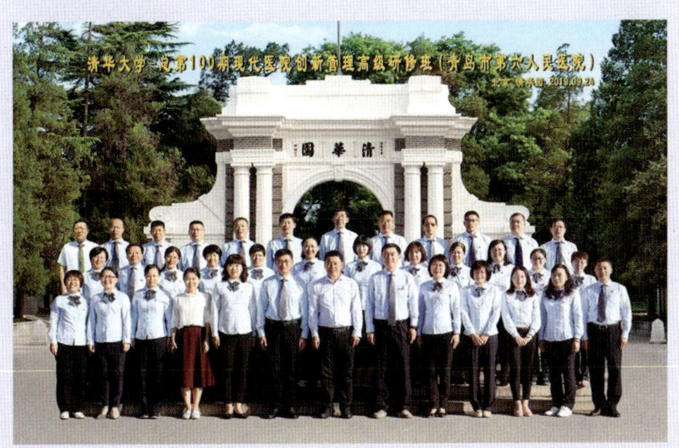

2019年9月—10月，青岛市第六人民医院先后组织领导班子、中层干部、护士长共计69人，分两批赴清华大学参加现代医院创新管理高级研修班学习。图为第一批学习人员。（清华大学提供）

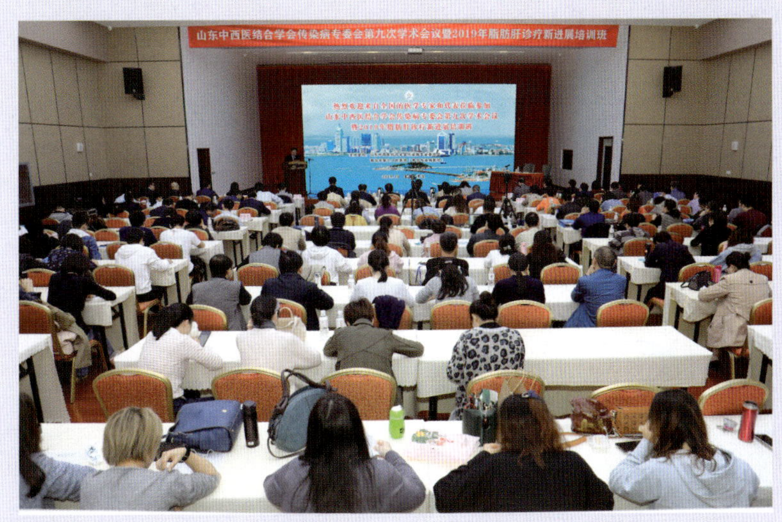

2019年10月20日，山东会议中西医结合学会传染病专业委员会第九次学术会议暨2019年脂肪肝诊疗新进展培训班在青岛市召开，来自省内各级医疗机构的200余名感染病领域专家和学者参加会议。（摄影者：倪成功）

青岛市精神卫生中心

青岛市精神卫生中心始建于1958年，是青岛大学医学院、济宁医学院、山东中医药大学教学医院，苏州大学医学院硕士培养点，青岛市精神医学临床教学基地。中心设置老年、心理咨询、失眠等特色门诊，其中美沙酮维持治疗门诊是山东省首家社区药物维持治疗门诊，“精神科”是山东省临床重点专科；“精神卫生”专业是山东省医药卫生重点学科（公共卫生领域）；老年精神科是青岛市重点学科，重性精神病诊疗是青岛市特色专科。60年来，医院积淀了宝贵的经验和丰富的文化底蕴，逐步实现集医疗、康复、预防、教学和科研于一体三级甲等专科医院的发展目标，在保障公众心身健康，促进社会和谐稳定等方面发挥了重要作用。

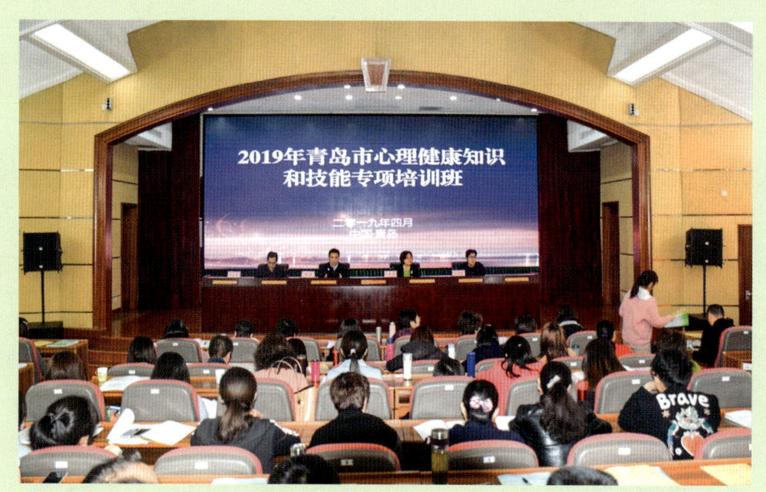

2019年4月2日—4日，青岛市精神卫生中心举办2019年全市心理健康知识和技能专项培训班，加强全市心理健康人才队伍建设，助力青岛市社会心理健康服务体系建设。

（摄影：刘希明）

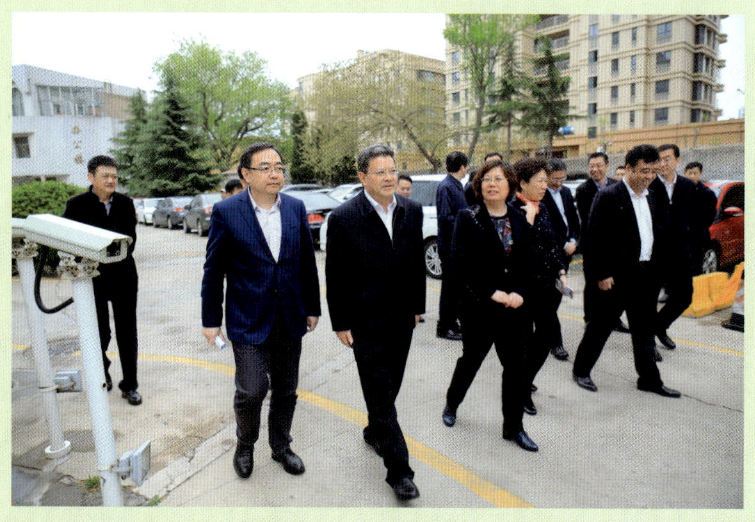

2019年4月28日，青岛市委副书记、市长孟凡利（左前2）带队，副市长栾新（右前3）、市政府秘书长卞建平（右前1）、市卫生健康委主任隋振华（左前1），以及市发展改革委、市自然资源和规划局、市住房城乡建设局等主要负责人莅临中心进行工作调研，了解中心发展及新院区建设情况。

（摄影：刘希明）

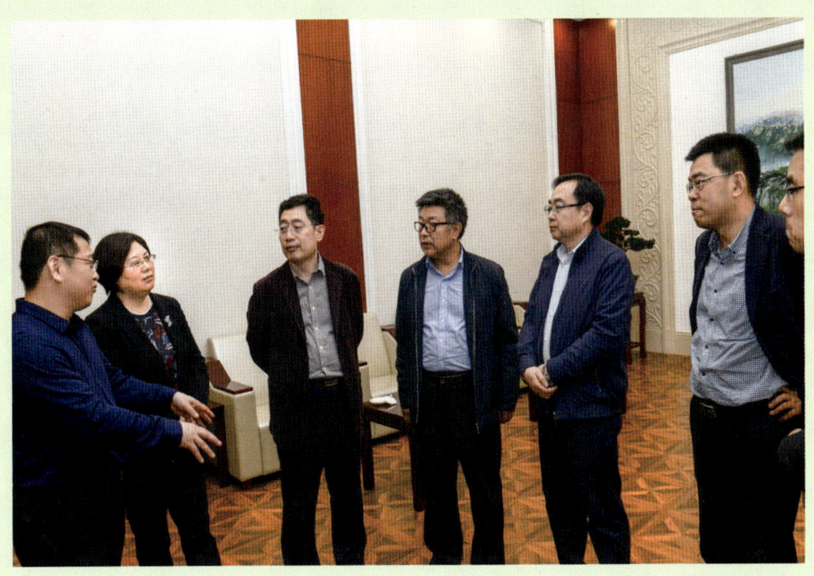

2019年5月2日，青岛市精神卫生中心援外医生潘惟华圆满完成援外心理危机干预任务，抵达青岛流亭国际机场。市卫生健康委党组书记、主任隋振华（右3），人事处处长武迎春（右1），院长王春霞等到机场迎接。自然资源部第一海洋研究所也对中心派出的医疗专家高度负责的工作作风和精湛的医术致以崇高的敬意和感谢。

（摄影：刘希明）

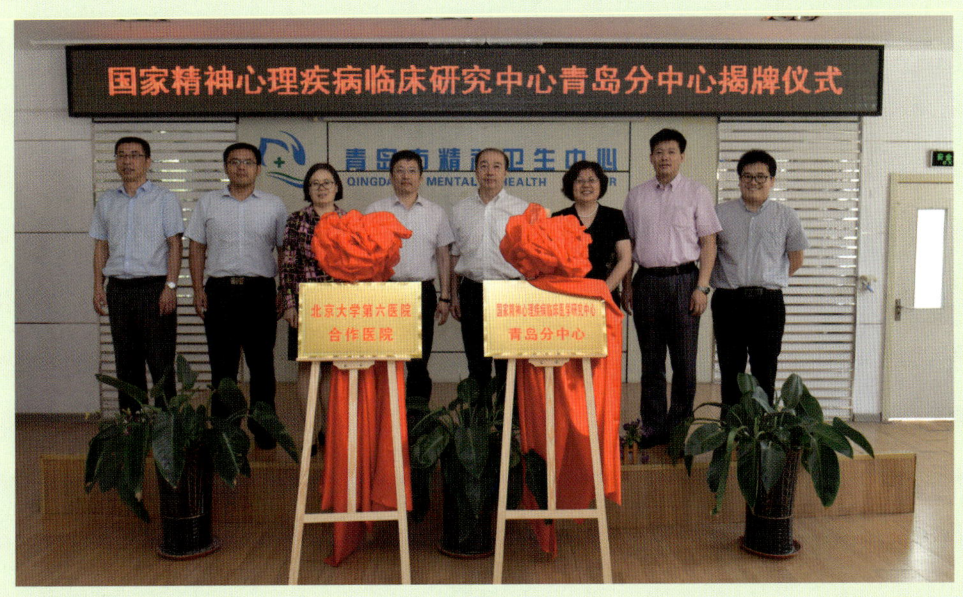

2019年7月8日，青岛市精神卫生中心与北京大学第六医院达成合作意向，举行“北京大学第六医院合作医院”“国家精神心理疾病临床医学研究中心青岛分中心”签约揭牌仪式，标志着中心招才引智工作取得新进展。此次合作以引进北大六院院士团队为契机，将推进青岛市精神医学发展和医疗服务水平的提升。

（摄影：刘希明）

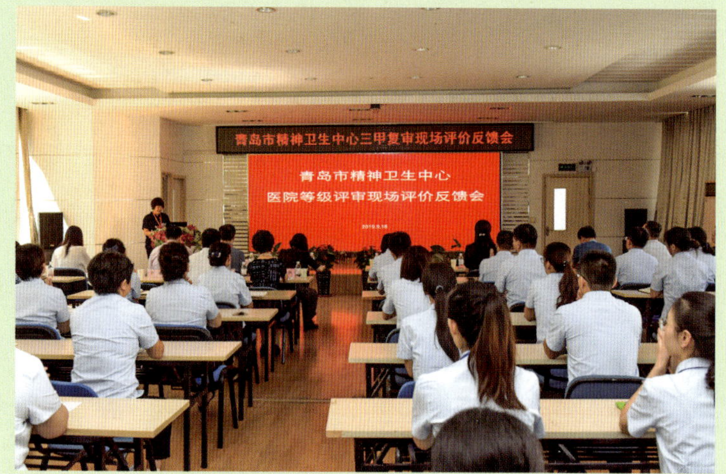

2019年9月16日—18日，山东省卫生健康委医疗管理服务指导中心组织9位评审专家对青岛市精神卫生中心进行三级甲等医院复审现场评价，并召开反馈会宣布青岛市精神卫生中心现场评价成绩符合三级甲等精神专科医院标准要求，专家组予以通过。

（摄影：刘希明）

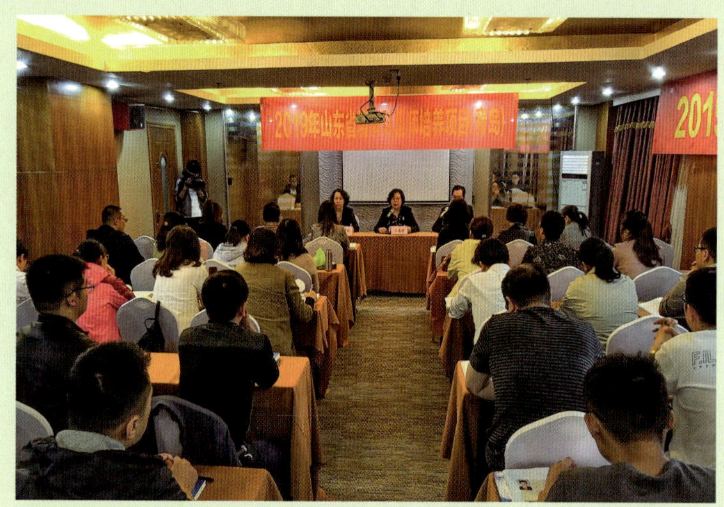

2019年10月10日，山东省精神科医师培养项目培训班（青岛）在青岛市精神卫生中心开班，通过该项目培训的学员可以按程序办理执业范围变更，注册成为精神科医师，从而缓解山东省精神科医师不足的问题，更好地推动严重精神障碍患者救治救助工作。

（摄影：刘希明）

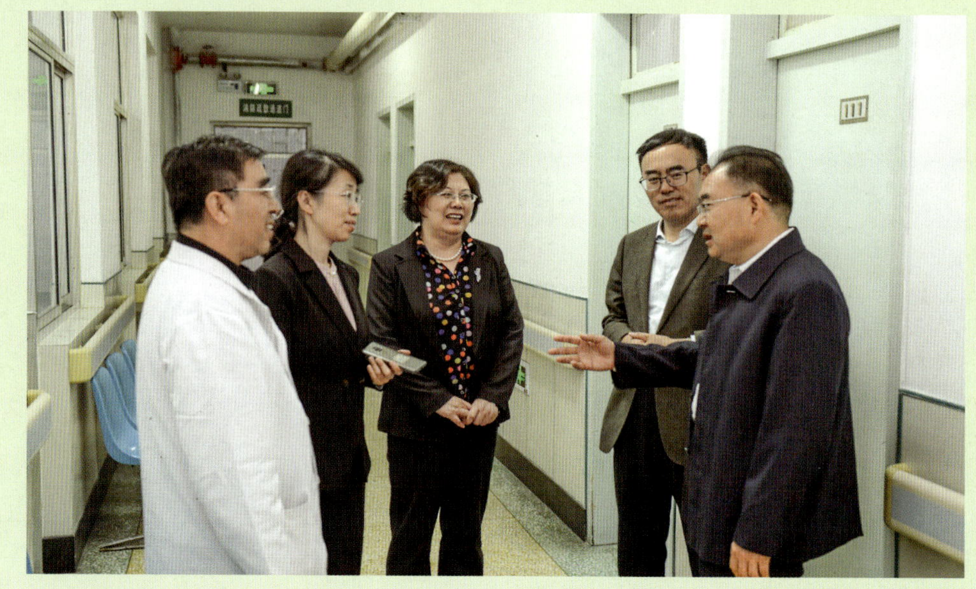

2019年11月1日，中国科学院院士、北京大学第六医院院长陆林（右2）、国家卫生健康委医政医管局公共卫生医疗管理处处长黄欣（左2）一行莅临青岛市精神卫生中心参观指导，对青岛市精神卫生事业的发展和中心下一步发展方向提出建设性的建议。

（摄影：刘希明）

青岛市口腔医院

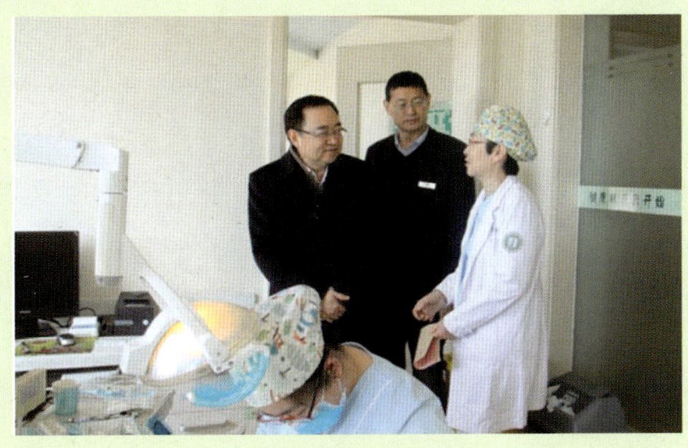

2019年1月31日，青岛市卫生健康委党组书记、主任隋振华（左1）一行4人走访青岛市口腔医院，为“最美天使”十佳医生滕琦主任和工作在一线的医护人员送去节日的问候。

青岛市口腔医院位于青岛市德县路17号，是青岛市卫生健康委员会直属的三级甲等口腔专科医院，山东省临床重点专科，潍坊医学院非隶属附属医院，北京大学口腔医学院学科发展联合体，承担多所院校的本科和研究生教学工作。

医院以防治结合为特色，建立全国首家口腔健康教育基地，成为全国健康促进与教育示范基地；牵头青岛最大口腔公益活动——青岛市儿童窝沟封闭项目、青岛市60周岁以上低保无牙颌患者免费安装义齿项目和青岛市第一次口腔流行病学调查。

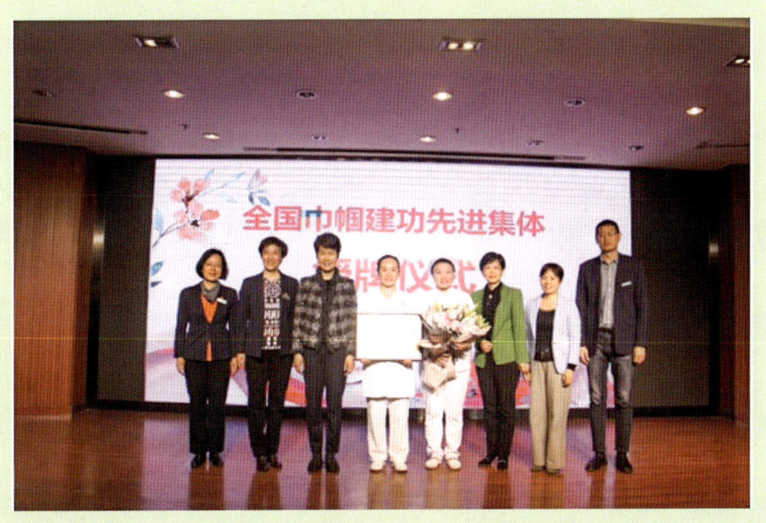

2019年4月15日，青岛市妇联副主席魏鲁华（右3），在市卫健委副主任赵宝玲（左3）、市医务工会主席邢迎春（右2）的陪同下到青岛市口腔医院，为荣获全国“巾帼建功先进集体”称号的牙周黏膜科授牌。

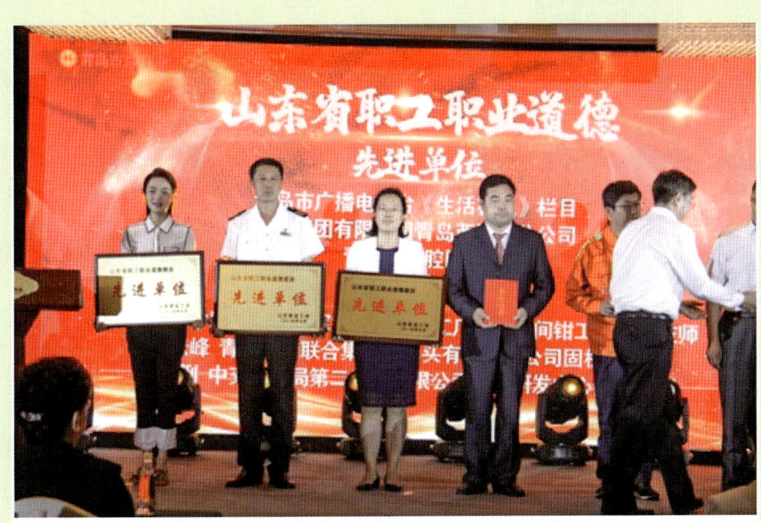

2019年9月30日，青岛市口腔医院职工职业道德建设工作再获殊荣，被山东省总工会授予“山东省职工职业道德建设先进单位”称号。

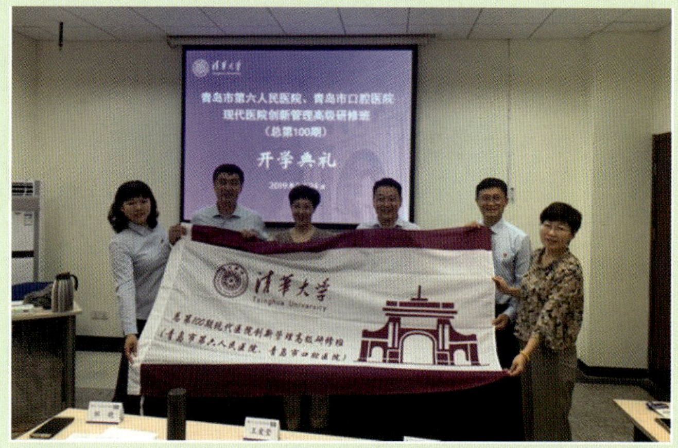

2019年10月23日—28日，青岛市口腔医院中层干部20人赴清华大学参加为期5天的现代医院创新管理高级研修班，党支部书记王爱莹（左3）带队并全程参加学习。

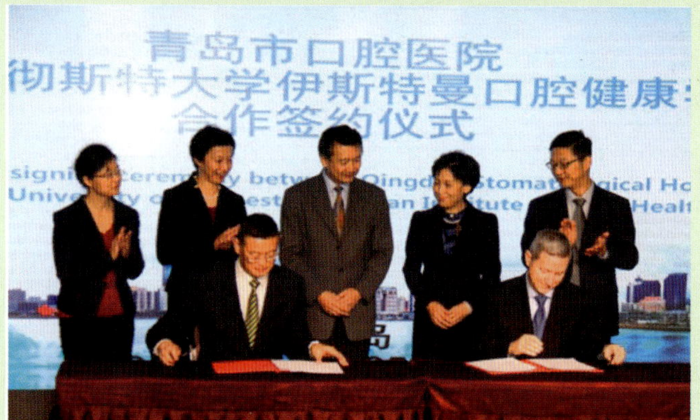

2019年10月25日，青岛市口腔医院与美国罗彻斯特大学伊斯特曼口腔健康学院合作协议签约仪式举行。院长王万春（前排左1）与Eli Eliav院长（前排右1）分别在协议书上签字。青岛市卫生健康委员会副主任张华（后排右2）、北京大学口腔医院口腔黏膜科华红教授（后排左2）、北京大学口腔医院口腔黏膜科闫志敏教授（后排左1）、美国罗彻斯特大学伊斯特曼口腔健康学院任延方教授（后排左3）、青岛市卫生健康委员会科教合作处李兵处长（后排右1）出席签约仪式。

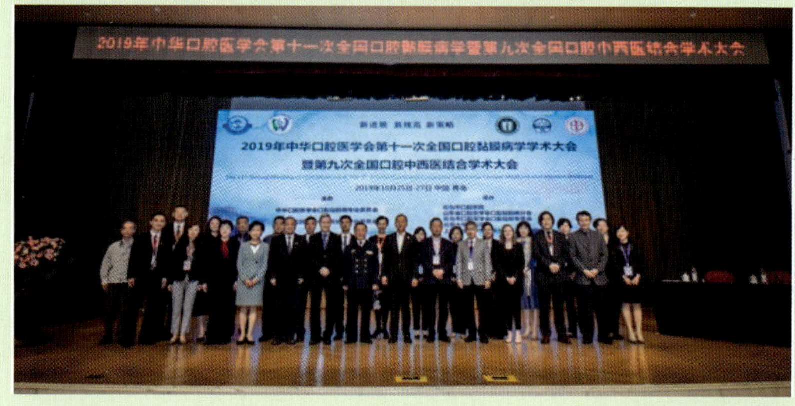

2019年10月25日—27日，由中华口腔医学会口腔黏膜病专业委员会、中华口腔医学会中西医结合专业委员会主办，青岛市口腔医院等多家医疗机构共同承办的中华口腔医学会第十一次全国口腔黏膜病学学术大会暨第九次全国口腔中西医结合学术大会在青岛隆重举行。

2019年11月30日—12月2日，由中国牙病防治基金会举办的“健康口腔大世界”大型公益活动在武汉举行。中国牙病防治基金会孙正监事长代表基金会，为全国健康口腔指导中心授牌，青岛市口腔医院榜上有名。

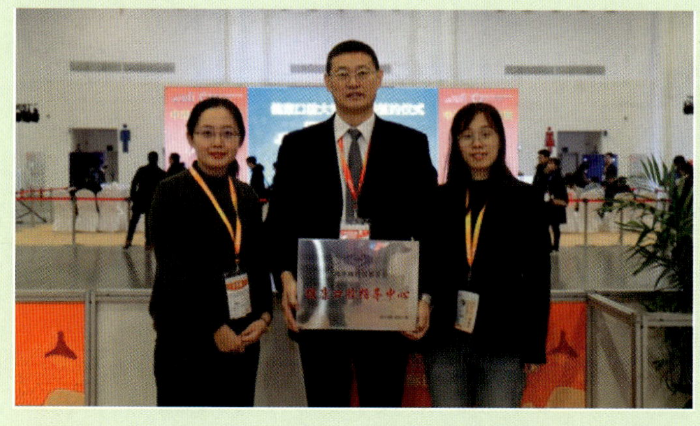

青岛阜外心血管病医院

青岛阜外心血管病医院是由山东港口集团青岛港举办的，前身是青岛港口医院。2006年5月12日，山东港口集团2019年成立青岛港（集团）有限公司与中国医学科学院阜外心血管病医院合作成立。10余年来，医院开展的心脏手术复杂程度、手术质量指标和手术总量位于山东省前列。

医院位于青岛市中央商务区核心区，占地2万平方米，建筑面积10万平方米，拥有900张床位，开放床位750张，在岗职工1000人。年门（急）诊量40万人次，年心脏手术近5000例，是集医疗、科研、教学、播间、预防、康复功能于一体的公立医院。

医院特色专科心脏中心采用内外科一体化管理，是山东半岛规模最大、专业最细、手术量最多的心血管病诊疗中心，率先在青岛市开展心脏康复，是国家级胸痛中心、国家级示范心脏康复中心。建有北京协和医生青岛工作院，协和泌尿外科、骨科、普外科、血管外科、乳腺外科和妇科领域专家轮流来院坐诊和手术。医院康复中心为青岛市工伤康复中心，设有5个病区和1个康复治疗区，规模和社会效益行业领先。综合内科、神经内科、急诊科、查体中心等快速发展。

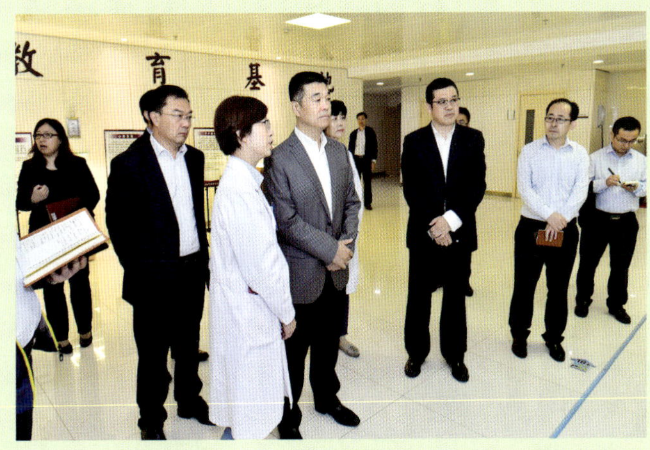

2019年10月11日，山东港口集团党委书记、董事长霍高原到青岛阜外心血管病医院调研。

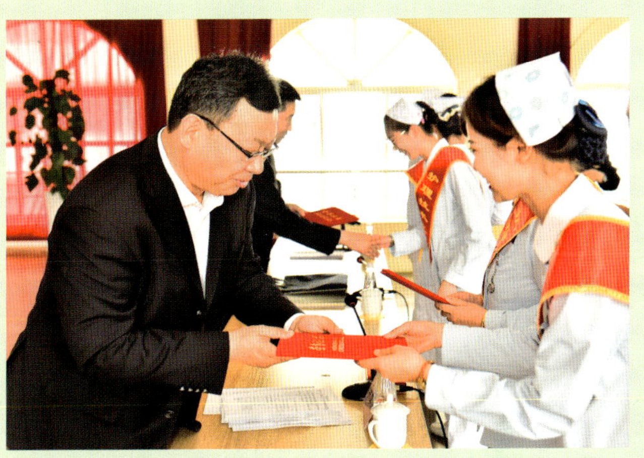

2019年5月12日，山东港口集团党委副书记、董事、总经理李奉利到医院与医护人员共庆第108个国际护士节。图为李奉利为优秀护士代表颁奖。

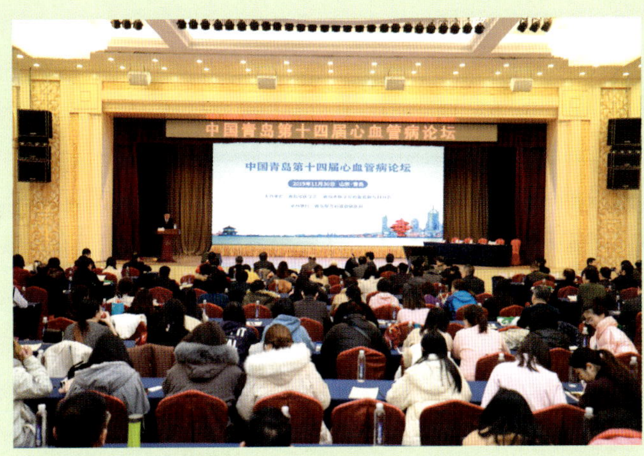

医院连续承办14届心血管病论坛，积极推动半岛地区心血管诊疗水平持续提升。

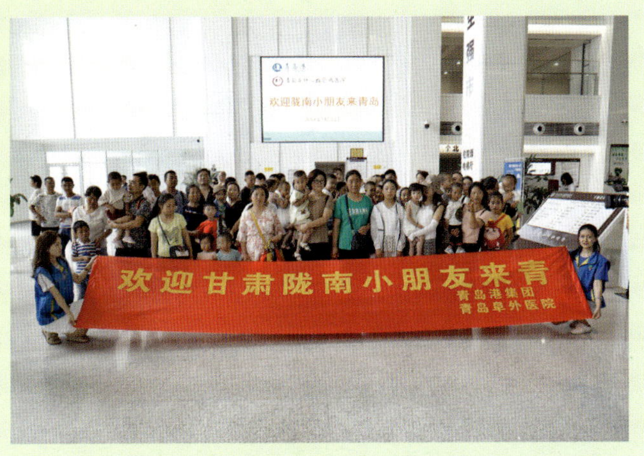

医院跨越山海前往甘肃陇南救助的先心患儿来到医院进行手术治疗，来青后在医院北楼大厅合影。

青岛市疾病预防控制中心（青岛市预防医学研究院）

青岛市疾病预防控制中心（青岛市预防医学研究院）是市卫生健康委直属的承担政府疾病预防控制职能的公益一类事业单位和预防医学研究机构。中心（研究院）业务用房近17000平方米，其中实验室用房7800余平方米。现有内设科室25个，编制297名。2019年在职职工202人，其中博士25人、硕士89人、硕士以上人员占比56%；专业技术人员187人，占比93%，高级职称占比35%。

中心（研究院）主要承担全市疾病预防与控制、检测检验与评价、健康教育与促进、应用研究与指导、技术管理与服务、对外交流与合作等职能，拥有山东省医药卫生重点学科2个，青岛市医疗卫生A类重点学科2个、B类9个，市级重点实验室1个。先后与美国、芬兰、丹麦等国多所国际知名高校建立科研合作关系，是北京大学、山东大学、青岛大学等6所高校的预防医学教研实习基地。中心（研究院）持续推进体系建设、能力建设、文化建设，促进全市疾病预防控制与预防医学研究工作的深入发展，为建设开放现代活力时尚的国际化城市提供有力的公共卫生保障。

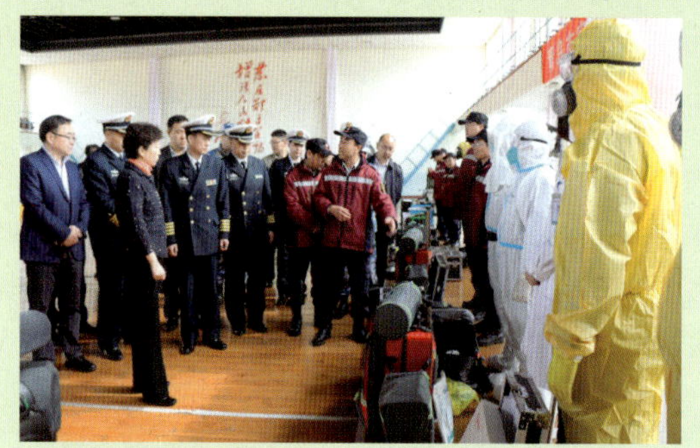

2019年4月22日—25日，庆祝中国人民解放军海军成立70周年多国海军活动在青岛举行，为保障活动的顺利开展，青岛市疾病预防控制中心严密组织各类风险评估和应急演练，有效处置各类突发公共卫生事件，为活动的成功举办贡献力量。

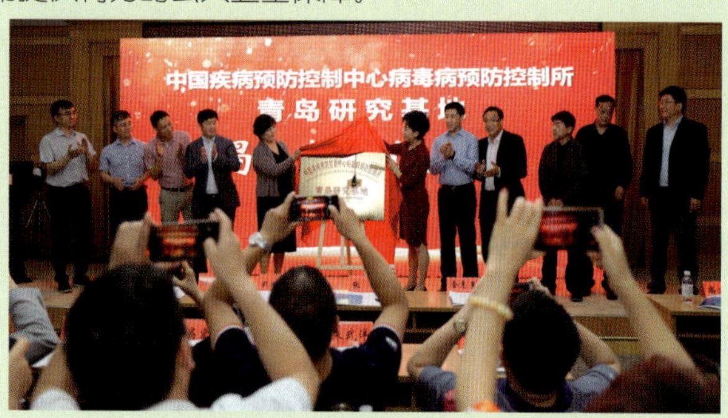

2019年5月23日，中国疾病预防控制中心病毒病预防控制所青岛研究基地揭牌仪式在青岛市疾病预防控制中心举行。中国疾控中心病毒病预防控制所党委书记武桂珍（左5）、青岛市卫生健康委副主任张华（右5）共同为基地揭牌。

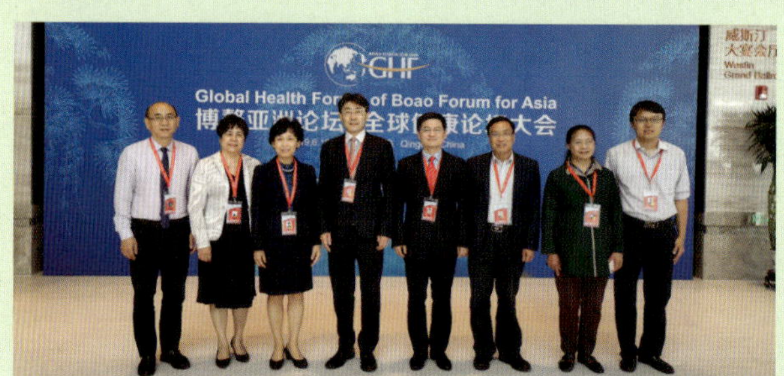

2019年6月11日—12日，由青岛市疾病预防控制中心承办的博鳌亚洲论坛全球健康论坛大会全球公共卫生发展合作分论坛在中铁青岛世界博览城国际会议中心举行。青岛市疾控系统圆满完成论坛服务保障工作任务。图为论坛主办方代表与承办方代表合影。

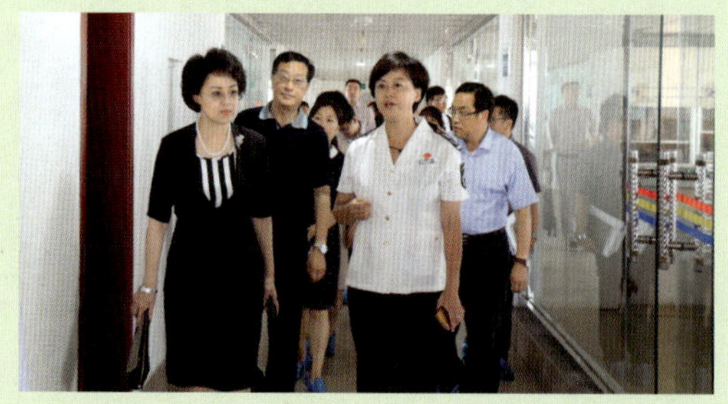

2019年7月10日，国家食品安全风险评估中心主任卢江一行来青调研并在市疾控中心召开座谈会，国家卫生健康委食品司调研员史根生参加调研，市卫生健康委二级巡视员魏仁敏参加并主持座谈会。

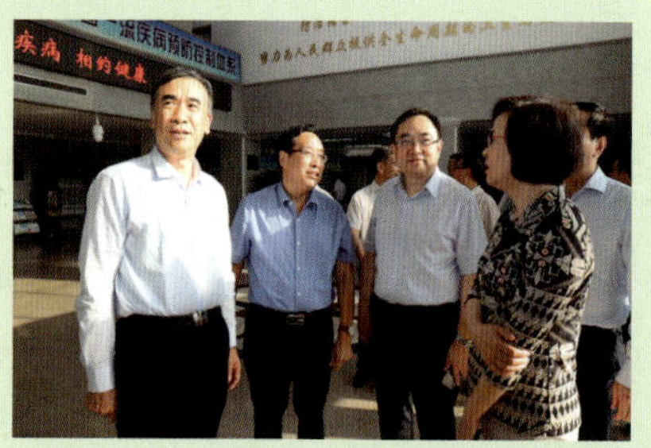

2019年9月25日，国家卫生健康委副主任李斌一行到市疾控中心调研指导工作。国家卫生健康委食品司司长刘金峰、副司长张志强，国家食品安全风险评估中心主任卢江等参加调研。山东省卫生健康委主任袭燕、一级巡视员肖培树，青岛市政府副秘书长于冬泉，市卫生健康委主任隋振华、二级巡视员魏仁敏等领导及市疾控中心领导班子陪同调研。

青岛市急救中心

2019年，在职职工109人，其中，卫生专业技术人员61人（医生25人、护士35人、医技1人），占职工总数56%；其他专业技术人员8人，占职工总数的7.3%。行政工勤人员40人(驾驶员21人、担架员10人、其他9人)，占职工总数36.7%。卫生专业技术人员中，高级职称8人、中级职称22人、初级职称31人，分别占卫生专业技术人员的13.1%、36%、50.8%。

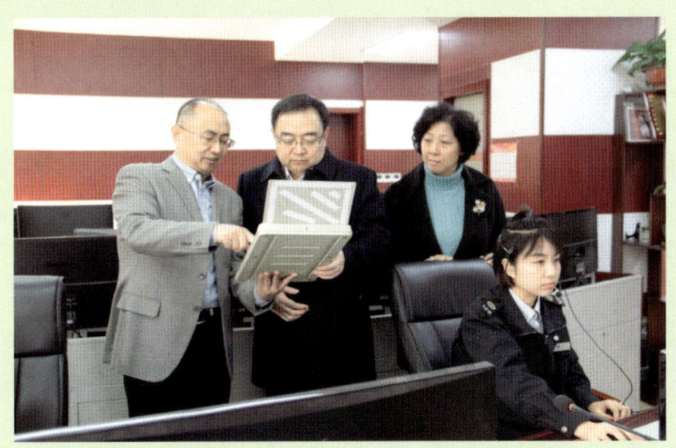

2019年1月15日，青岛市卫生健康委党组书记、主任隋振华到青岛市急救中心视察急救工作。

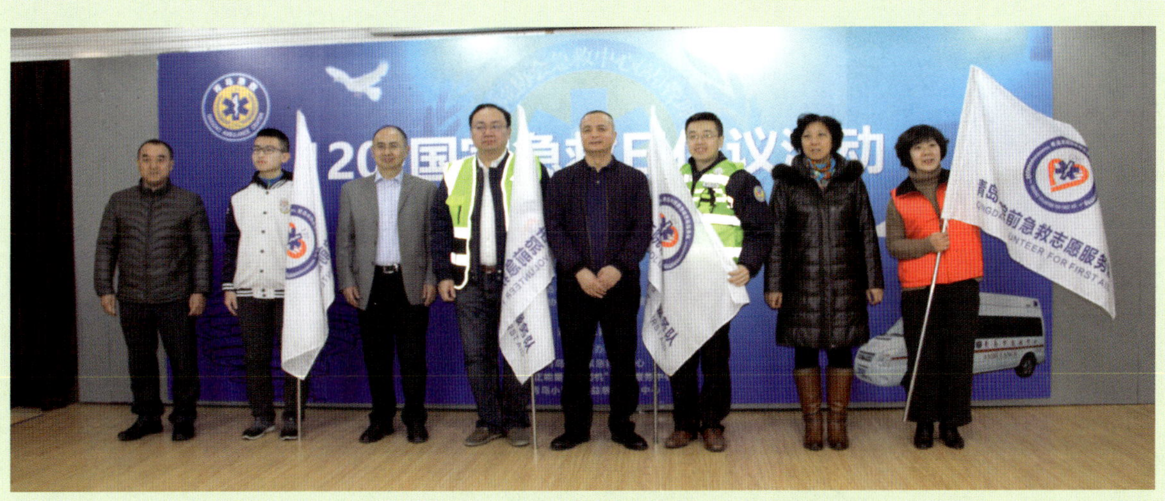

2019年1月20日，青岛市急救中心成立全市首支院前急救志愿者队伍。

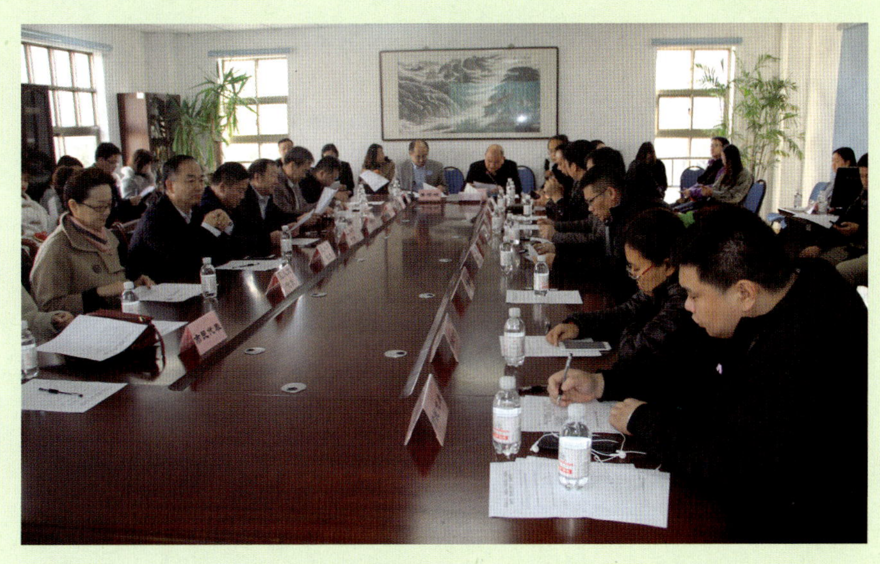

2019年11月21日，青岛市人大代表、政协委员、市民代表到青岛市急救中心视察市办实事“强化院前急救服务体系”建设工作。

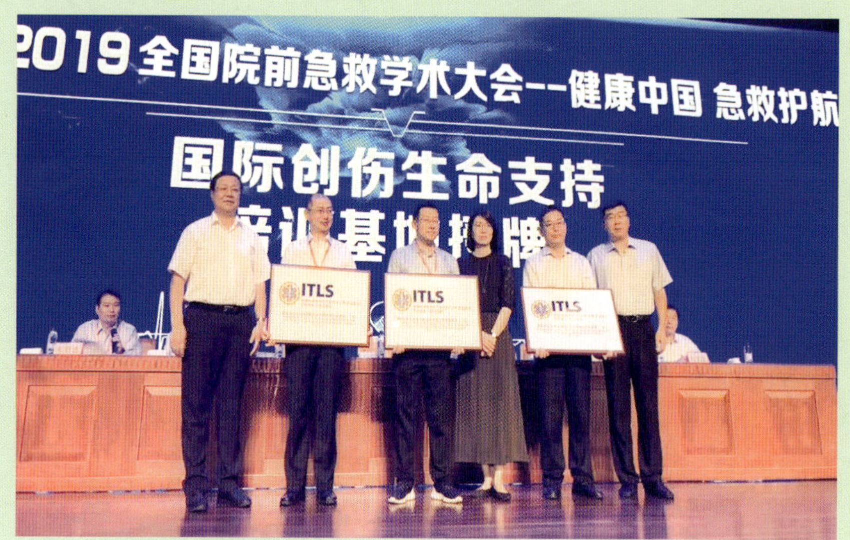

2019年全国院前急救学术大会在青岛召开。

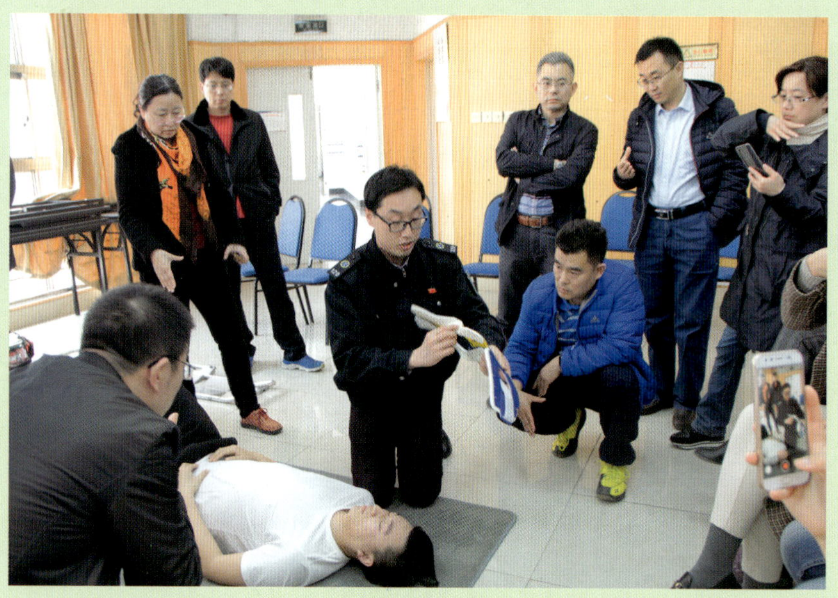

2019年5月4日，实施2019年青岛马拉松医疗保障工作。

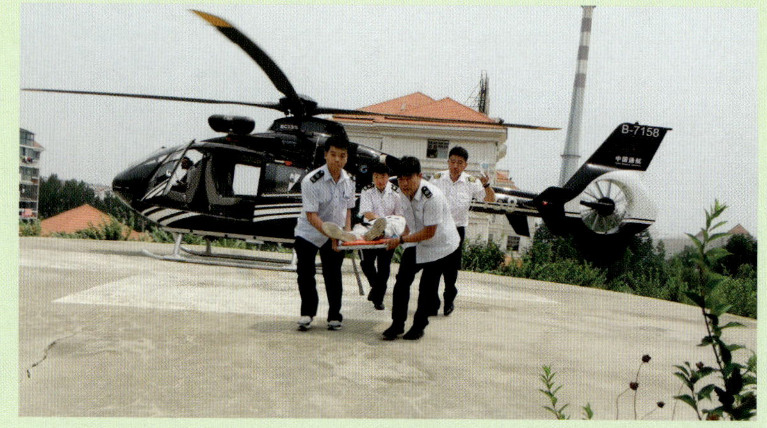

2019年5月4日，实施2019年青岛马拉松医疗保障工作。

青岛市中心血站

青岛市中心血站成立于1993年8月（前身青岛市献血管理站1965年9月成立），是青岛市卫生健康委员会（青岛市中医药管理局）直属的全额拨款事业单位。市中心血站负责青岛市无偿献血宣传和组织发动工作，为七区三市950万人口、95家医疗机构提供医疗用血。同时，承担指导临床科学合理用血、输血医学研究以及青岛市输血质量控制中心、中华造血干细胞捐献者资料库组织配型实验室等工作；作为潍坊医学院教学基地，承担教学任务。市中心血站以“科教兴站”为战略，多项工作走在国内同行业前列。全市临床成分输血率达到国际先进水平，科研项目多次获得科技管理部门表彰。市中心血站先后被评为国家、省卫生系统先进集体，省无偿献血先进单位，省文明单位，省卫生系统为民服务创先争优“示范窗口单位”，省“富民兴鲁劳动奖状”，全国首批“健康促进与教育优秀实践基地”，“山东省科普教育基地”等荣誉称号。青岛市连续11次获“全国无偿献血先进城市”殊荣。

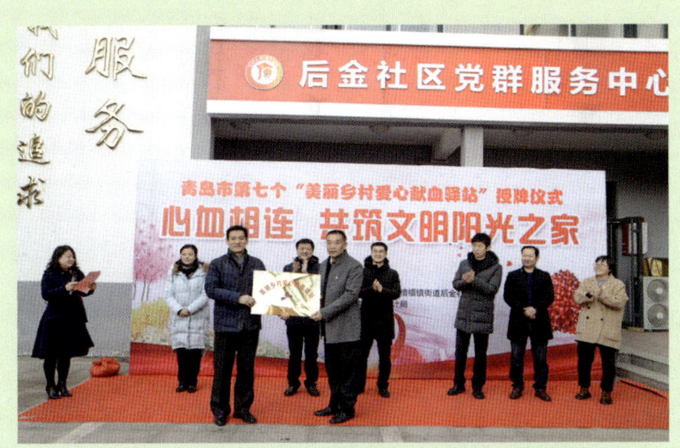

2019年1月15日，在城阳区惜福镇街道后金社区成立第七个“美丽乡村爱心献血驿站”，当天68人献血2万毫升。

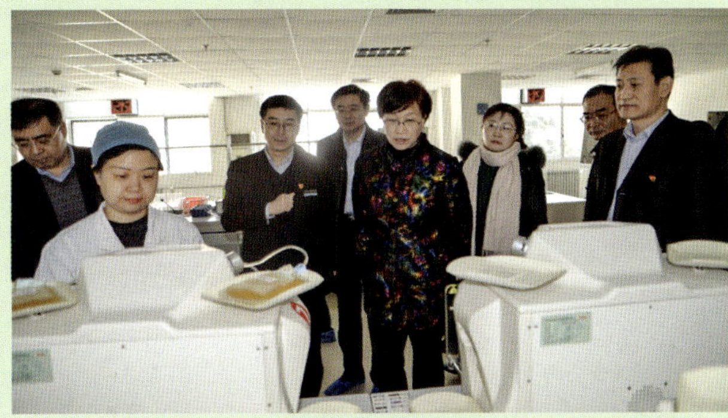
2019年2月26日，市人大常委会副主任、市人大教科文卫委员会主任委员刘圣珍等来站调研《青岛市实施〈中华人民共和国献血法〉若干规定》的修改情况，市卫生健康委巡视员魏仁敏陪同。

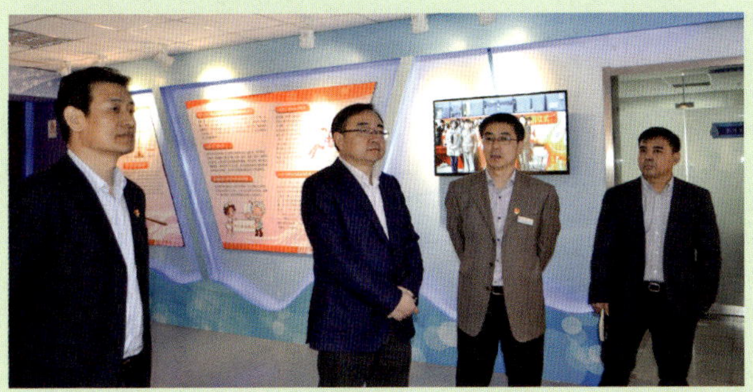
2019年4月20日，青岛市卫生健康委党组书记、主任隋振华，副巡视员吕富杰等到血站走访调研。

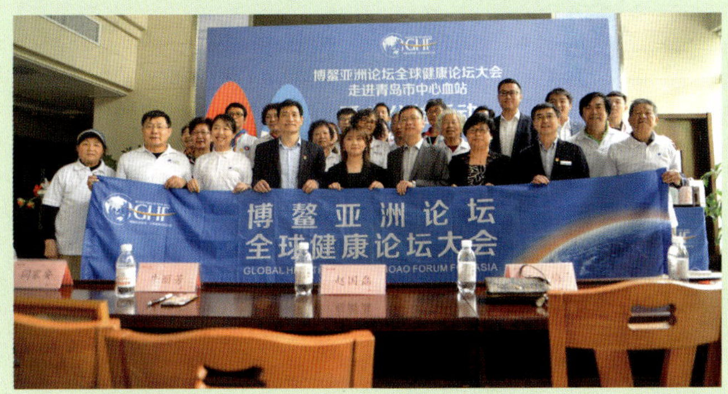

2019年5月10日，博鳌亚洲论坛全球健康论坛大会走进血站，慰问岛城的献血英雄。

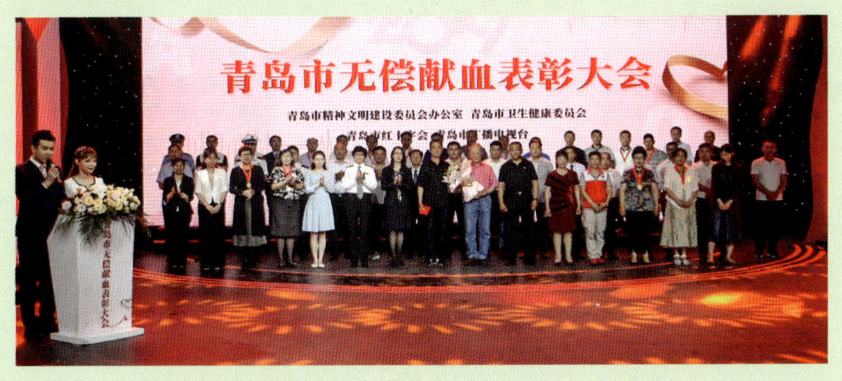

2019年6月14日，在青岛广播电视台明星演播大厅举办青岛市2019年度世界献血者日庆祝活动暨青岛市无偿献血表彰大会，市卫生健康委、市红十字会领导及志愿者出席。

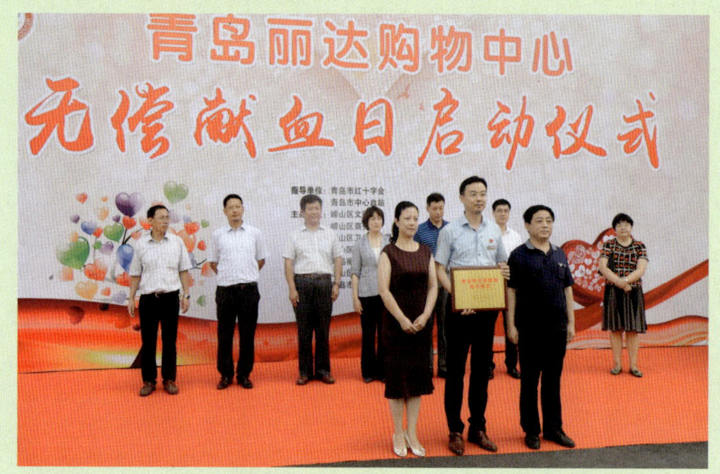

8月28日，在崂山区丽达购物中心设立青岛市首个商业中心“无偿献血日”，当日78人献血2.38万毫升。今后每月28日，爱心献血车将准时开进青岛丽达购物中心开展献血活动，并为周边市民就近无偿献血提供便利。

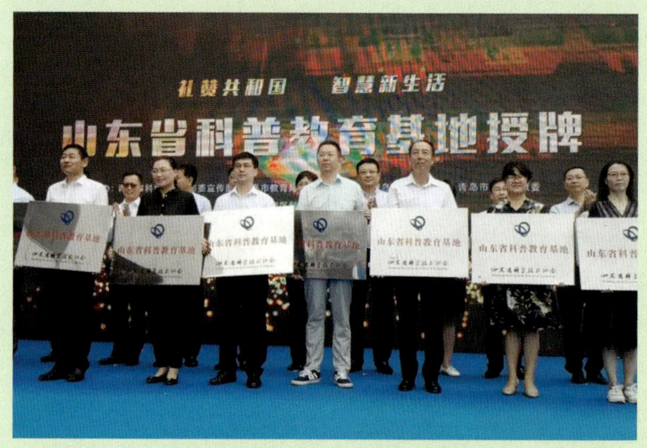

9月7日，青岛市全国科普日主场活动隆重举行，血站被评为“山东省科普教育基地”，成为省内首家获此殊荣的采供血机构。

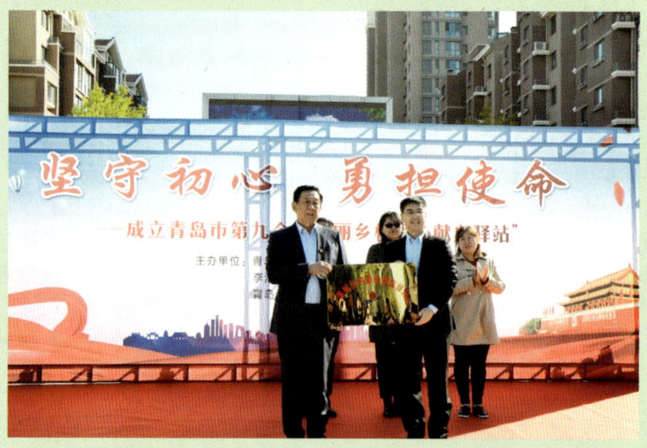

10月29日，青岛市第九个“美丽乡村爱心献血驿站”授牌仪式在李沧区上流佳苑社区市民中心举行。当日25人献血0.88万毫升。

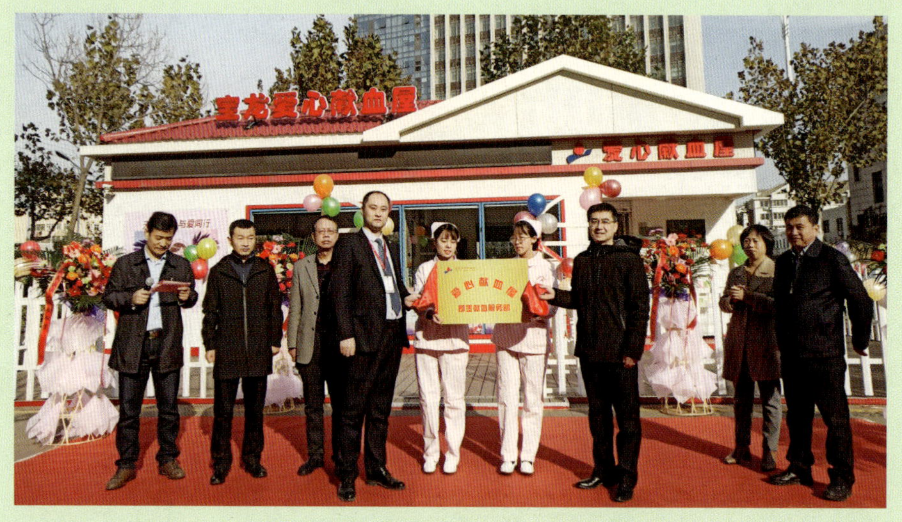

11月20日，青岛市即墨区宝龙广场献血屋正式启用。

山东省青岛卫生学校

2019年，教职工160人，其中专任教师124人，占教职工总数的77.5%；教辅人员9人。副高级职称43人，占专任教师的34.7%；中级职称65人，占专任教师的52.4%；行政人员26人（含兼岗），占教职工总数的16.3%；工勤人员4人，占教职工总数的2.5%。87名教师具有硕士以上学位，达专任教师总数的70%。

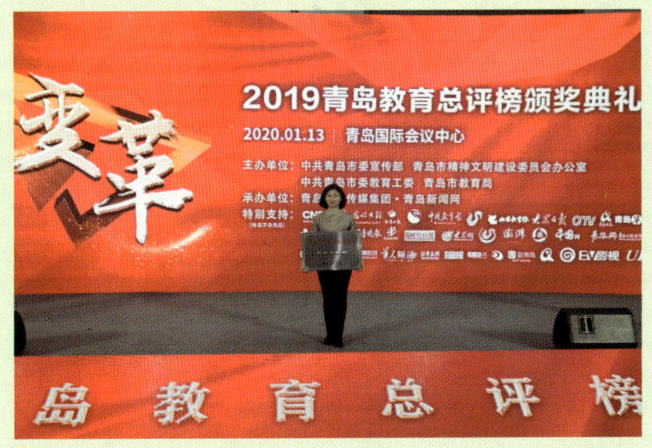

山东省青岛卫生学校被评为青岛市首批“五星级阳光校园”。

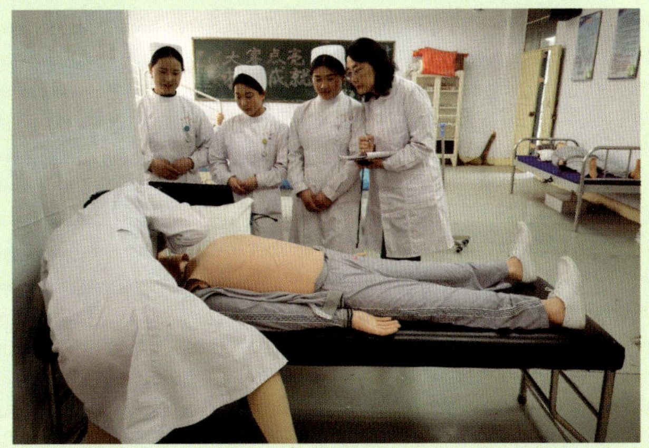

山东省青岛卫生学校开展对口帮扶工作。图为学校教师吕晶在甘肃陇南卫校指导学生。

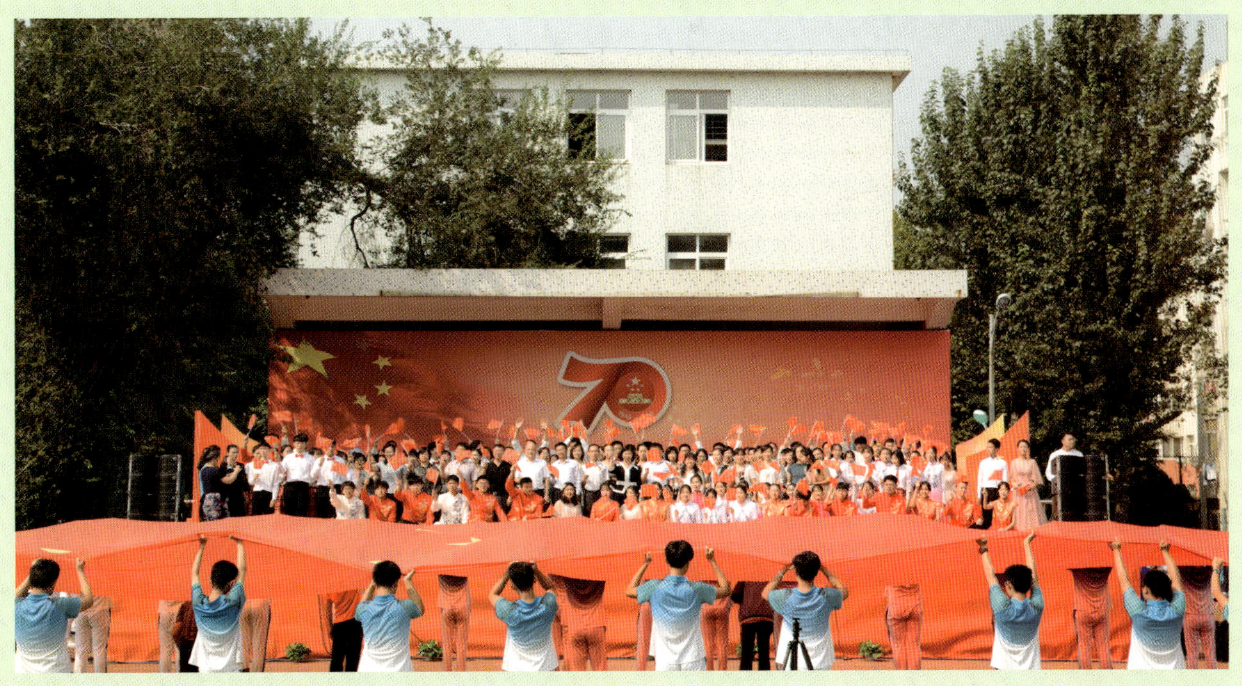

山东省青岛卫生学校举行庆祝新中国成立70周年文艺会演。

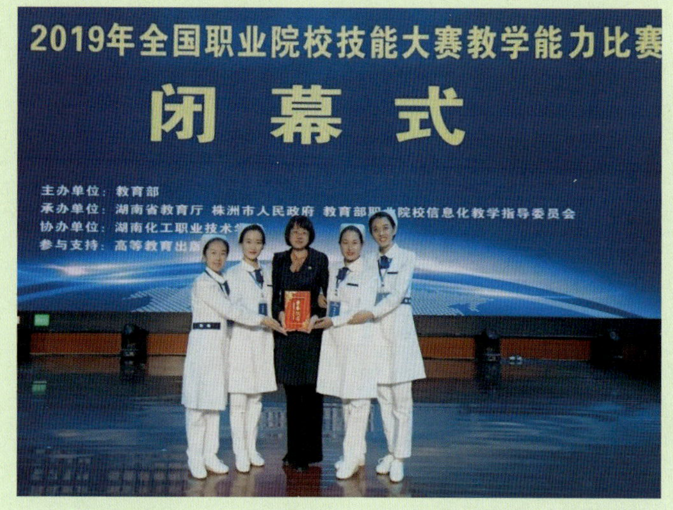

山东省青岛第二卫生学校在2019年全国职业院校技能大赛教学能力比赛中获得一等奖。

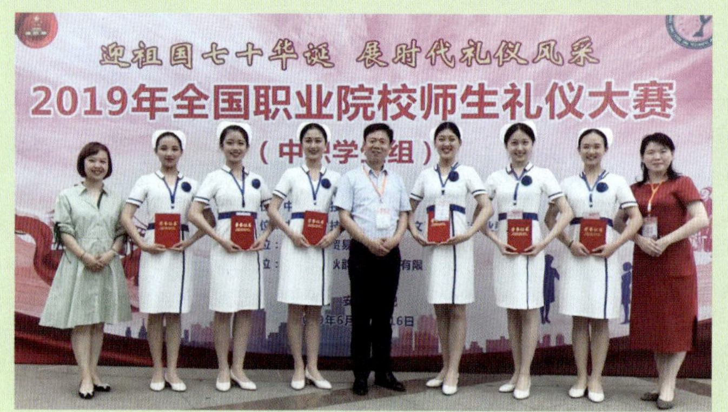

山东省青岛第二卫生学校在2019年全国职业院校师生礼仪大赛（中职学生组）中获得团体一等奖。

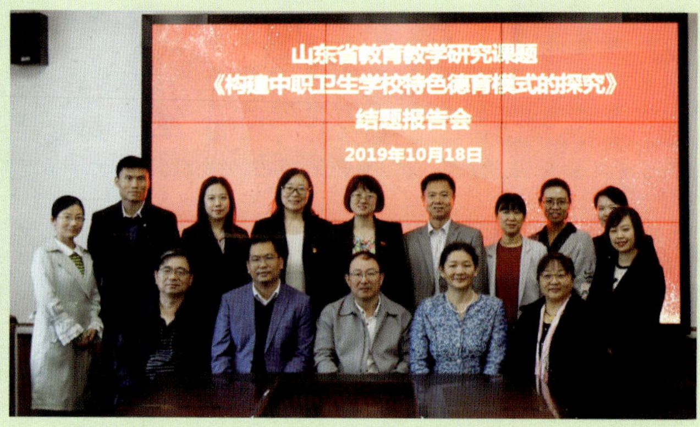

山东省青岛第二卫生学校参与的山东省教育教学研究课题结题。

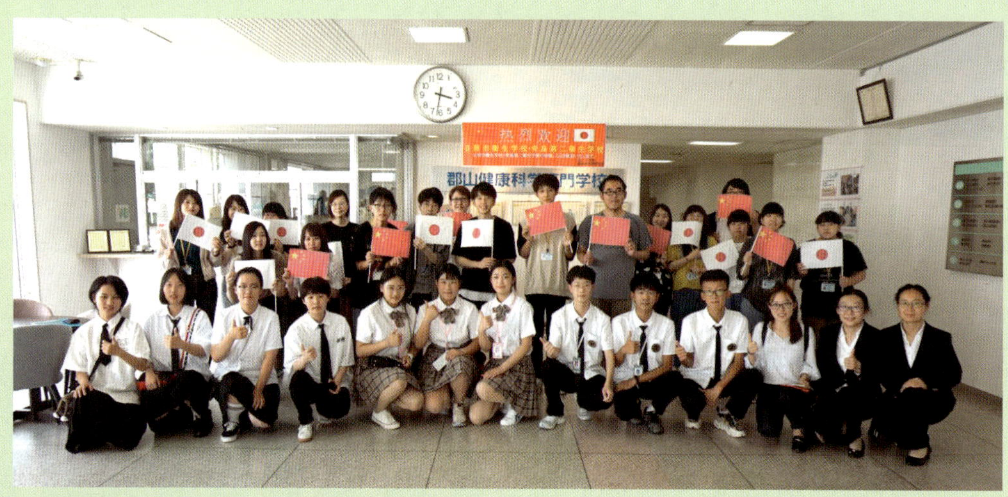

山东省青岛第二卫生学校护理专业学生赴日本进行研修。

青岛市卫生健康科技教育中心

青岛市卫生健康科技教育中心位于青岛市市南区龙山路1号甲，占地面积3100平方米，机构编制32人，是隶属于青岛市卫生健康委员会的全额财政拨款事业单位。中心前身为青岛市卫生科技宣传馆，成立于1982年5月，由市卫生局图书馆、科技情报室、业余医科大学和市卫生防疫站宣传科组成。1996年经市人事局批准，市卫生科技宣传馆与市卫生防疫站《健康生活报》编辑部组成青岛市健康教育所，系独立建制的正处级全额财政拨款事业单位。2003年经市人事局批准，恢复青岛市卫生科技宣传馆的独立建制，名称、单位性质、人员编制不变。2015年、2019年经市机构编制委员会批复，先后更名为青岛市卫生健康科技教育中心、青岛市卫生健康科技教育中心。

中心主要承担国家医师资格考试青岛考点的组织工作，全市卫生健康系统专业技术人员继续医学教育工作，全市卫生科技成果评价、医学科技奖评审的具体组织工作，全市病残儿医学鉴定、计划生育手术并发症鉴定、预防接种异常反应及伤残等级鉴定及医疗事故技术鉴定的具体组织工作，《青岛卫生健康年鉴》《青岛医药卫生》的编发工作。设医鉴办、继教办、考试办、年鉴办、杂志编辑部、学术部、综合办、工会监察室、财务科和总务科。中心秉承“爱心传承仁术，精心引领健康”的宗旨，以“诚实、守信、求实、创新”为训，以“亲切、公正、严谨、高效”为风，用科学的理念努力打造“播洒医学科技之光”的服务品牌，本着立足本职、发挥优势、拓展空间、创新发展的思想，全面地服务于青岛市卫生健康事业发展。

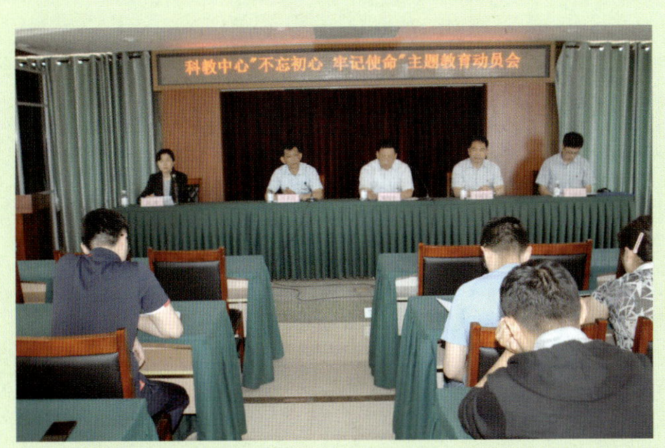

2019年6月19日，青岛市卫生健康科技教育中心召开“不忘初心 牢记使命”主题教育动员会。

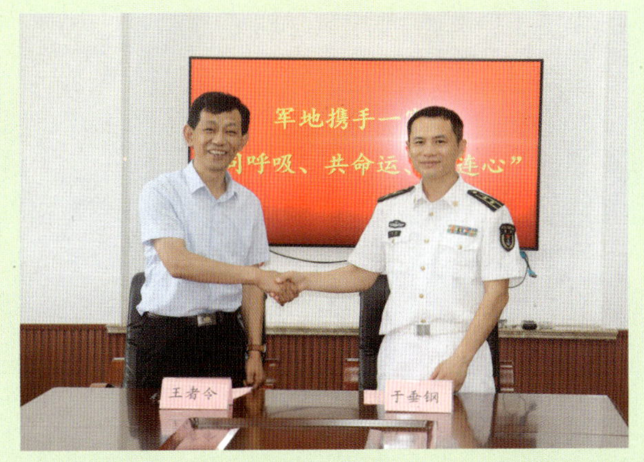

2019年7月12日，青岛市卫生健康科技教育中心与中国人民解放军92020部队举行军民共建签约仪式。

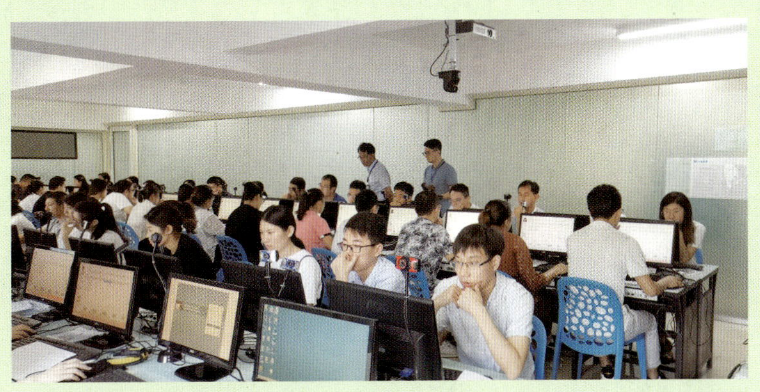

2019年8月23日，由青岛市卫生健康科技教育中心承担的国家执业医师资格考试青岛考点的考试举行。图为考生在考场作答。

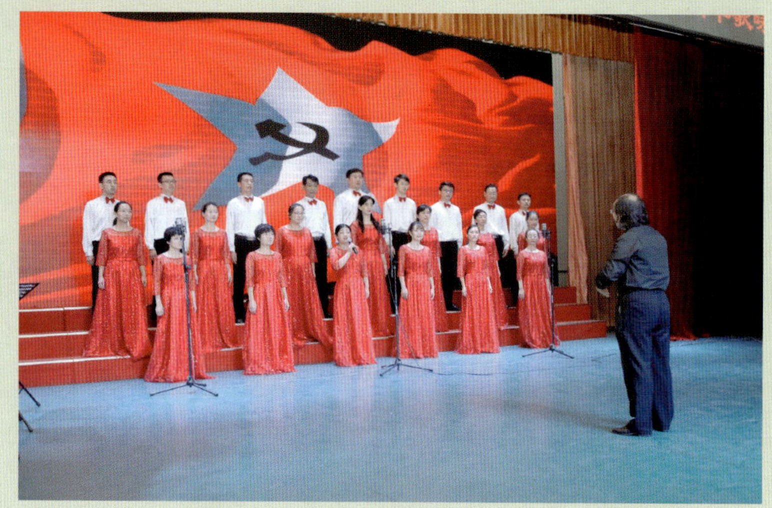

2019年9月18日，青岛市卫生健康科技教育中心组织职工参加市卫健委庆祝中华人民共和国成立70周年歌咏比赛并荣获二等奖。

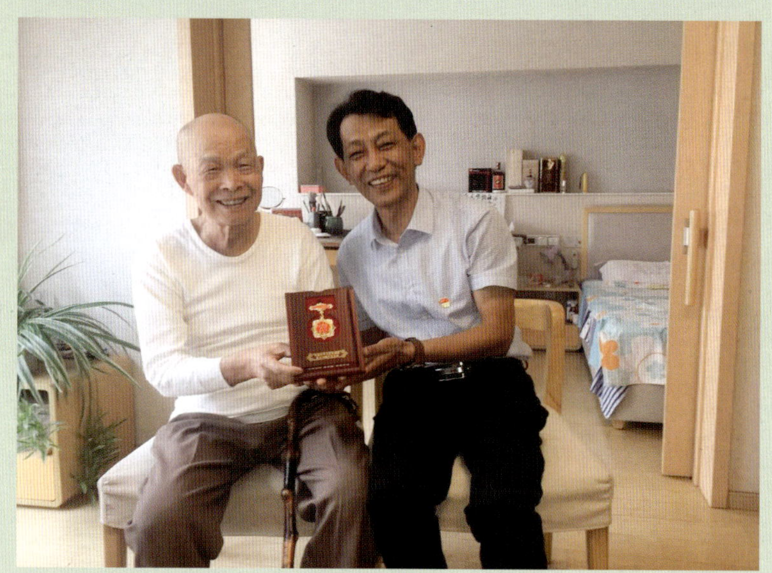

2019年9月24日，青岛市卫生健康科技教育中心党支部书记带队看望离休党员于峰亭并送上庆祝中华人民共和国成立70周年纪念章。

2019年9月30日，青岛市卫生健康科技教育中心组织党员干部职工开展庆祝新中国成立70周年“我为祖国送祝福”活动。

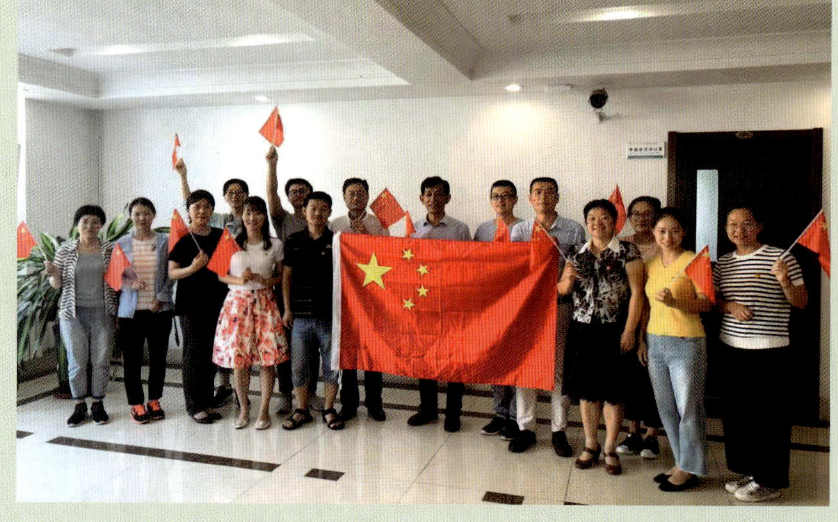

青岛市李沧区卫生健康局

2019年，中共中央政治局委员、国务院副总理孙春兰到青岛市李沧区视察并对基层卫生工作予以肯定。青岛市李沧区卫生健康局及局属单位有职工432人，其中，卫生技术人员337人，高、中、初级职称分别为33人、105人、199人，分别占卫生技术人员的9.8%、31.1%、59.1%。下设事业单位14家。

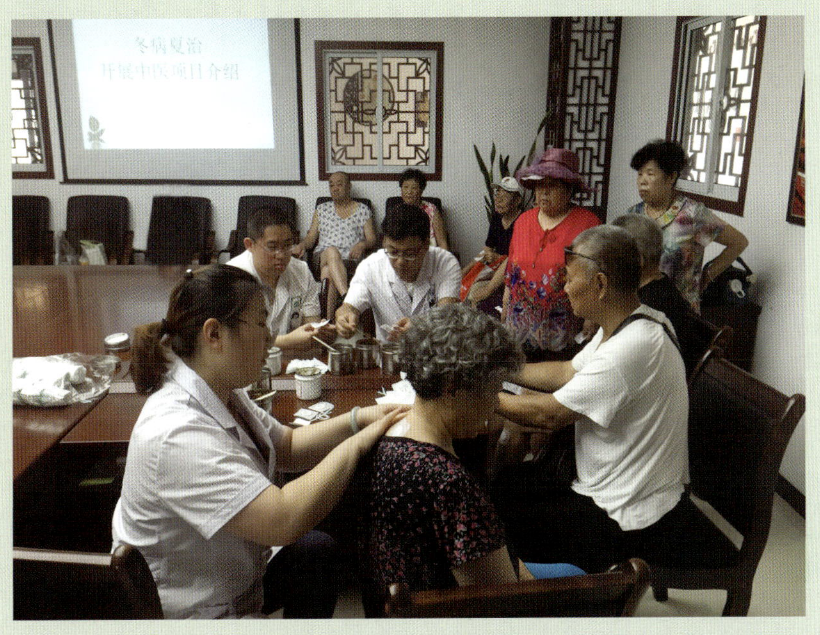

2019年，青岛市李沧区免费为辖区老年人提供“冬病夏治”“三伏贴”服务。

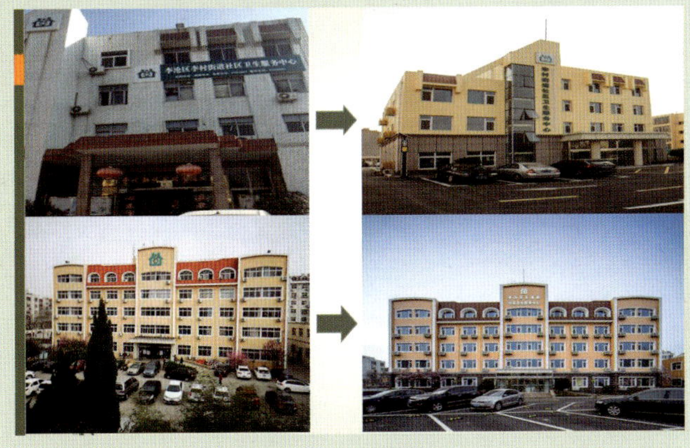

2019年，青岛市李沧区完成永清、李村两所公立社区卫生服务中心标准化建设提升改造工程。

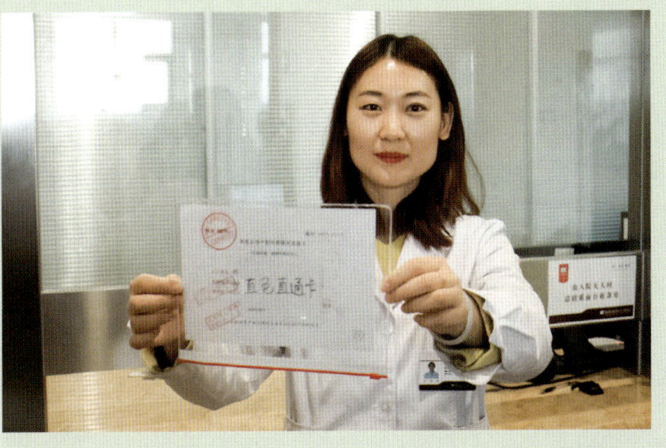

2019年，青岛市李沧区卫生健康局在全区开展孕产妇“双直免”服务，为李沧辖区孕产妇提供便利。

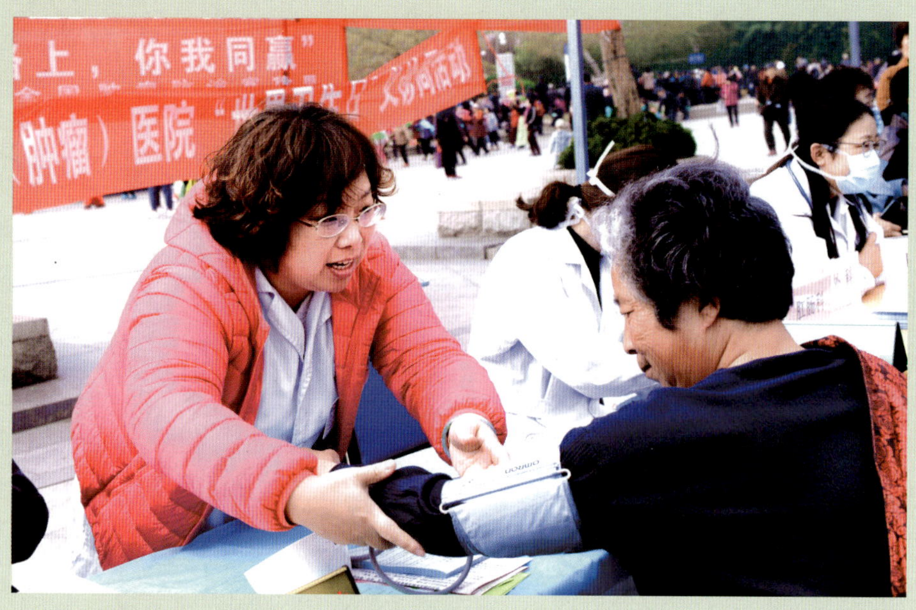

2019年4月17日，青岛市李沧区卫生健康局在李沧文化广场举办“全国肿瘤防治宣传周”大型义诊活动。

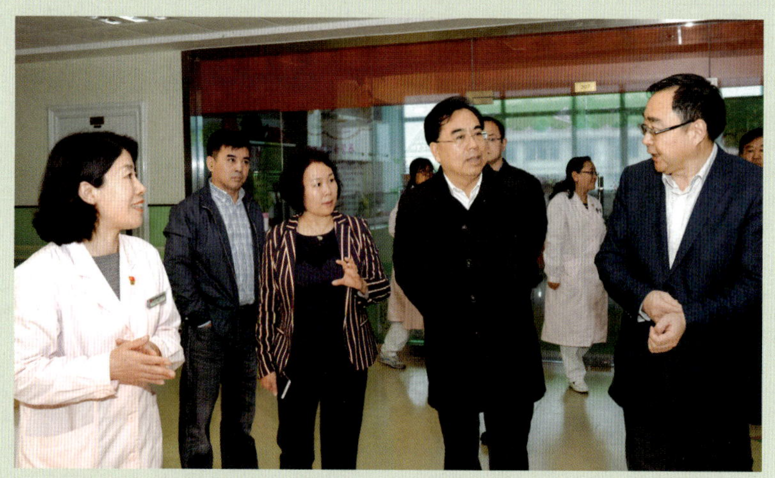

2019年4月21日，青岛市李沧区委书记王希静陪同青岛市卫生健康委员会主任隋振华到李沧区妇幼保健计划生育服务中心视察李沧区妇幼保健工作。

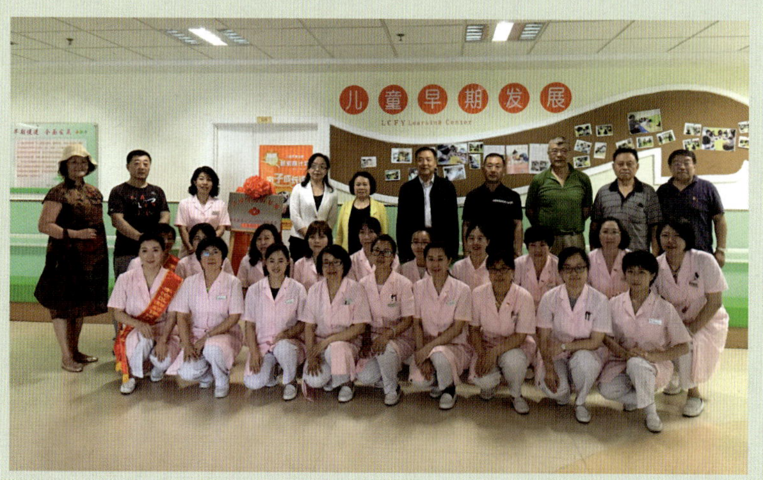

2019年6月18日，青岛市李沧区妇幼保健计划生育服务中心被指定为李沧区“青少年健康教育基地”。

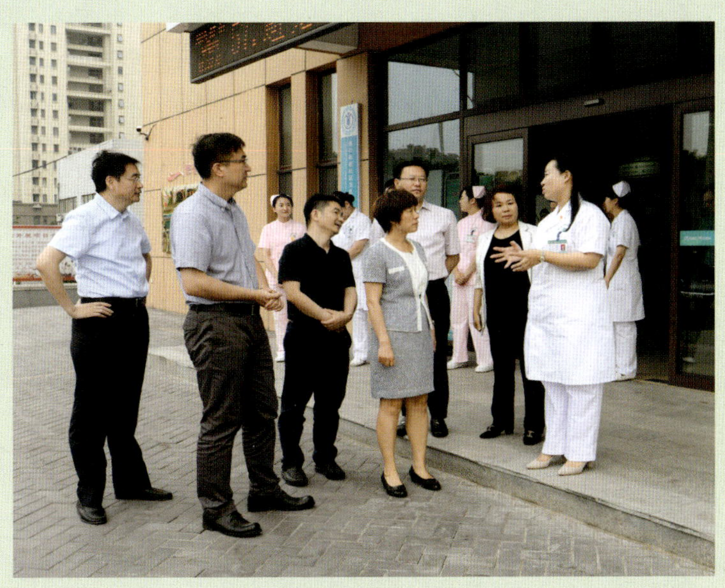

2019年7月4日，国家卫生健康委体改司副司长庄宁、山东省卫生健康委副主任马立新到李沧区沧口街道社区卫生服务中心实地调研医改工作。

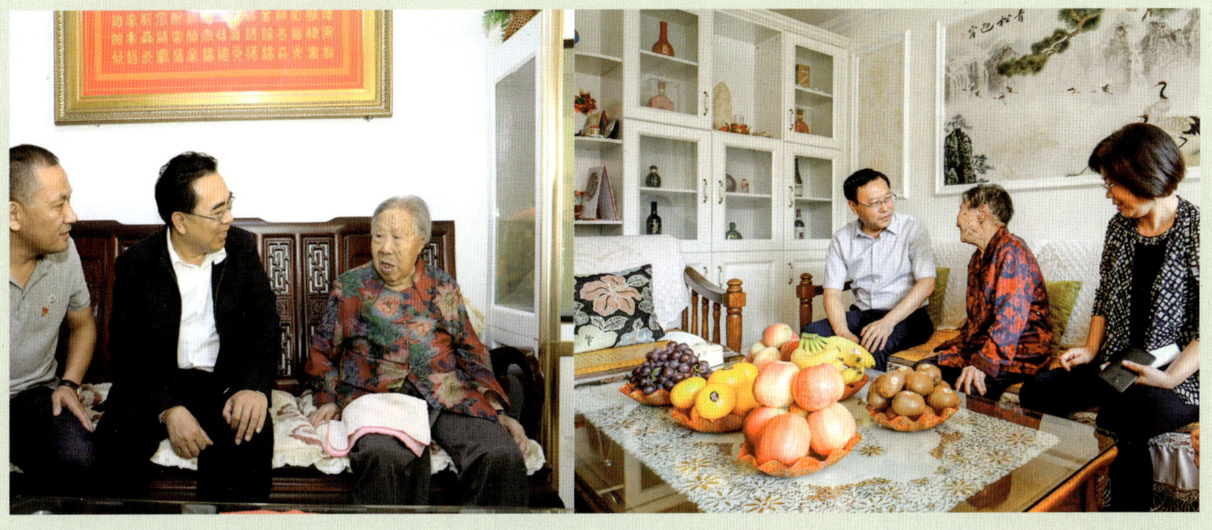

2019年9月29日，青岛市李沧区委书记王希静、区长张友玉，分别到李沧区百岁老人家中进行走访慰问。

2019年10月31日—11月1日，威海市卫健委一行到李沧区参观沧口街道社区卫生服务中心和佳家康社区卫生服务中心，针对基本公共卫生服务和家庭医生签约服务方面的经验做法进行了学习交流。

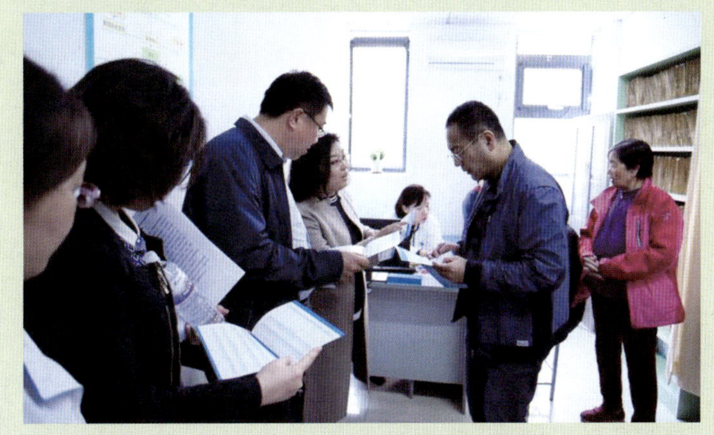

青岛市崂山区卫生健康局

青岛市崂山区卫生健康局是崂山区政府工作部门，为正处级，加挂青岛市崂山区中医药管理局牌子。2019年，崂山区有各级各类医疗机构462家。其中，二级以上综合医院2家，其他医院19家，卫生院（社区卫生服务中心）5家，社区卫生服务站29家，卫生室140家，其他医疗卫生机构267家。全区每千常住人口拥有床位6.8张。全区有执业（助理）医师2010人、执业护士1866人，平均每千人拥有执业医师4.4人、执业护士4.09人。

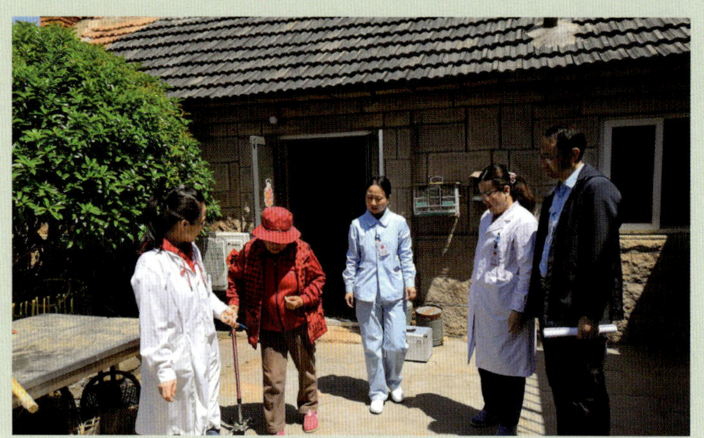

2019年5月12日，青岛市崂山区王哥庄街道社区卫生服务中心长期护理工作小组医护人员携手青岛市第八人民医院医联体专家为部分社区失能患者送上专家级诊疗服务。

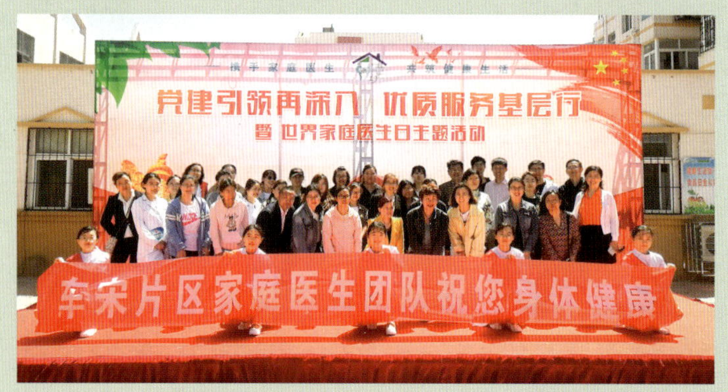

2019年5月20日，青岛市崂山区卫生健康系统“党建引领再深入，优质服务基层行”暨世界家庭医生日主题活动启动，来自山东大学齐鲁医院青岛院区、青岛大学附属医院、青岛市市立医院等医联体单位的多学科专家和中心医务人员，走进中韩街道华都社区为民众服务。

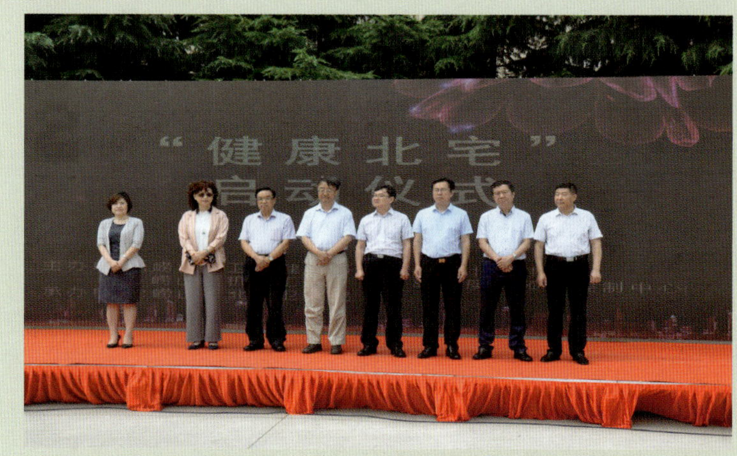

2019年6月28日，“健康北宅”启动仪式在青岛市崂山区北宅街道周哥庄社区举行。

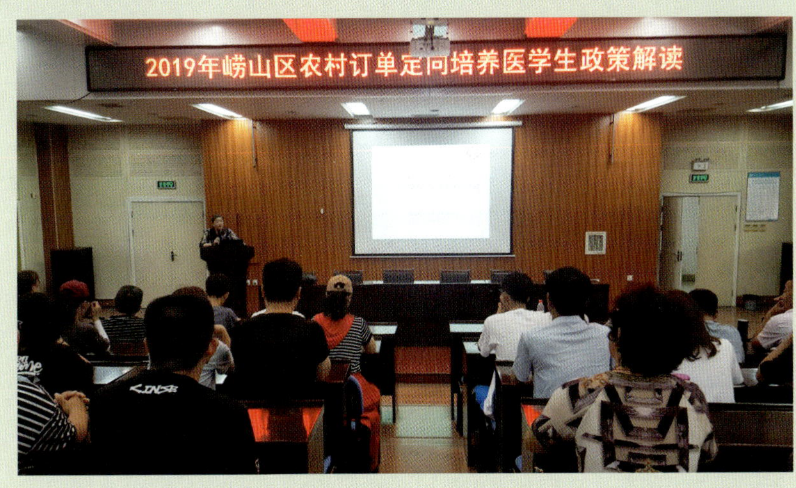

2019年7月2日，青岛市崂山区农村订单定向培养医学生政策解读会召开。

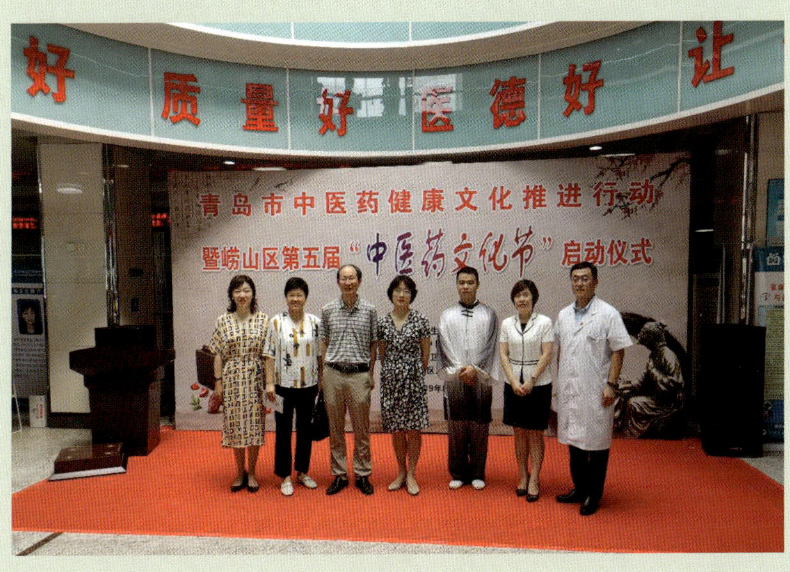

2019年8月8日，青岛市中医药健康文化推进行动大型主题活动暨崂山区第五届中医药文化节启动仪式在崂山区举行。

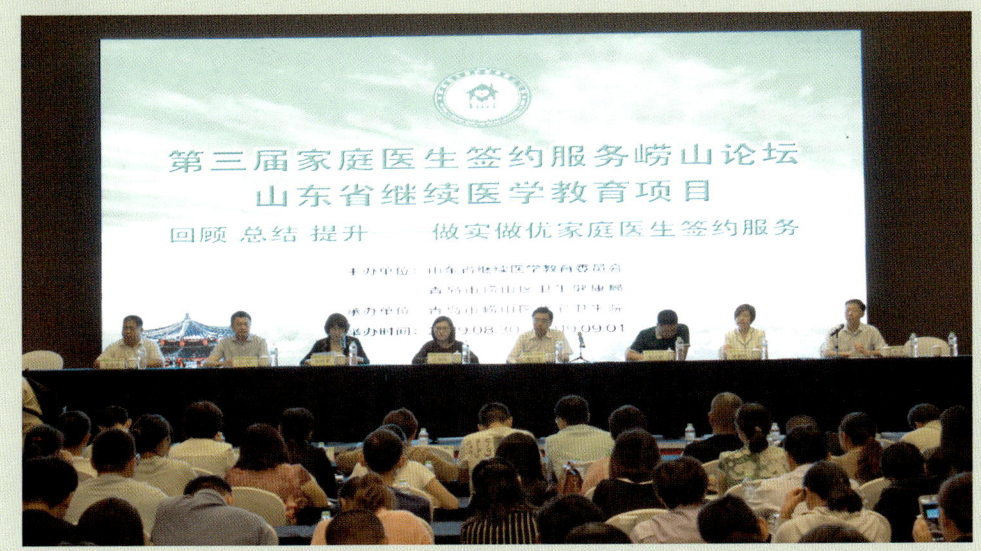

2019年8月30日，第三届家庭医生签约服务崂山论坛在世园寒轩酒店举办。

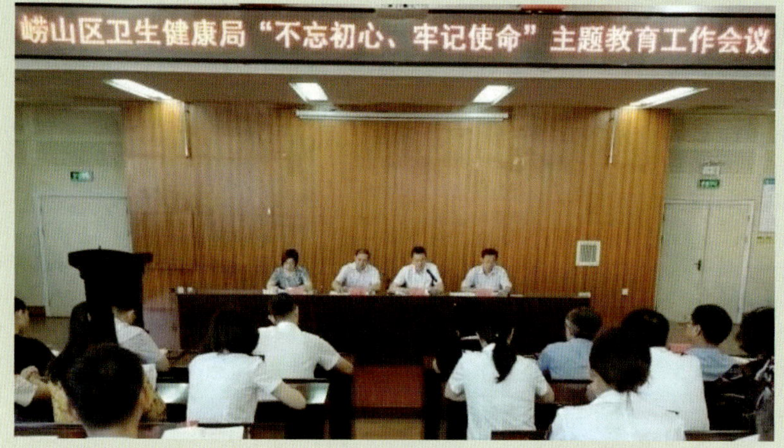

2019年9月18日，青岛市崂山区卫生健康系统“不忘初心、牢记使命”主题教育工作会议召开。

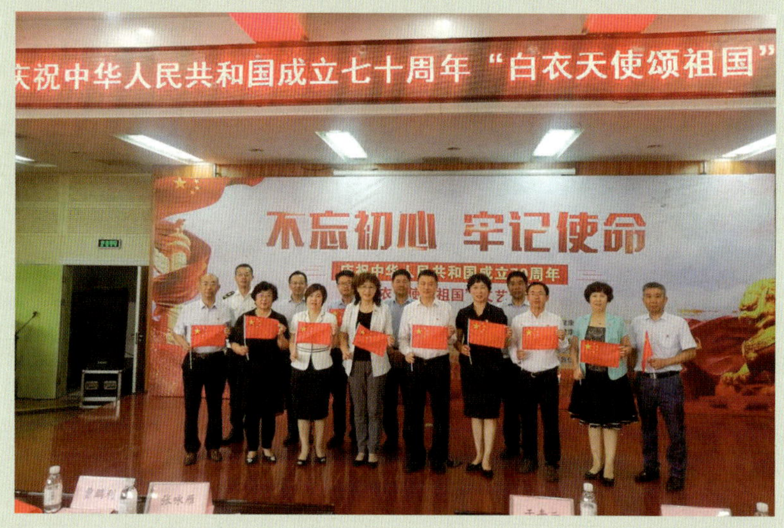

2019年9月30日，青岛市崂山区卫生健康系统举办“不忘初心、牢记使命”庆祝中华人民共和国成立70周年“白衣天使颂祖国”文艺会演。

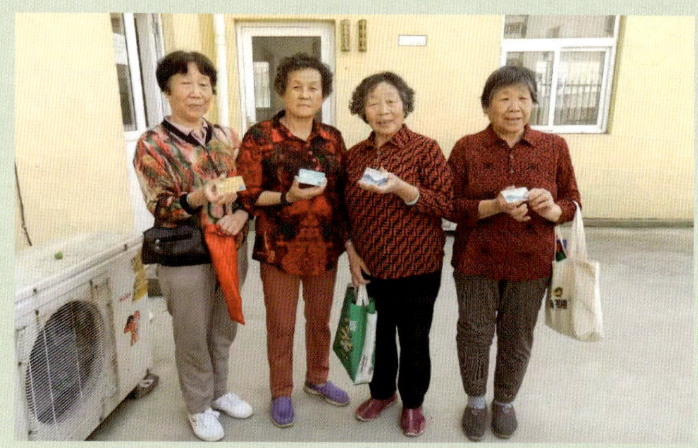

2019年，青岛市崂山区全年落实计划生育家庭奖励扶助、特别扶助等利益导向政策惠及群众33594人，发放资金3862万元。

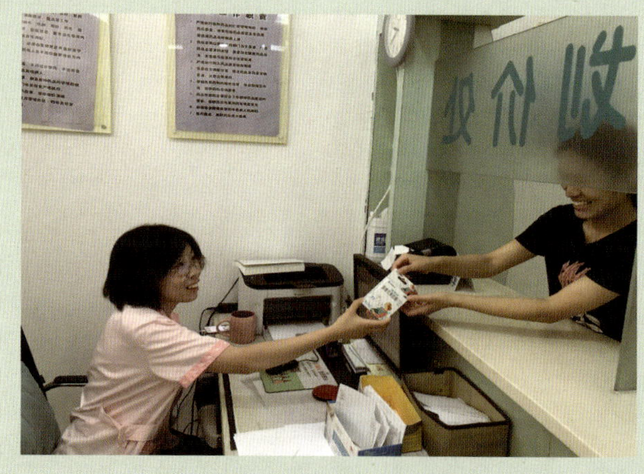

2019年，青岛市崂山区妇女免费领取多维元素片（胶囊）。

青岛西海岸新区人民医院

青岛西海岸新区人民医院始建于1950年7月，是集医疗、保健、教学、科研、急救于一体的三级综合性医院，青岛市涉外定点医院，潍坊医学院非隶属附属医院。医院占地面积10万平方米，建筑面积12万平方米，编制床位1098张，实际开放床位1200张。医院现有职工1834人，其中卫生专技人员1488人，中级职称432人，高级职称166人。

医院拥有31个临床科室、14个医技科室；拥有国家级胸痛中心、省级卒中防治中心、市级创伤中心。医院配备3.0T核磁共振检查仪、超导1.5T核磁共振检查仪、128排宝石能谱螺旋CT机、16排螺旋CT机、数字胃肠机、全数字化血管造影减影机、直线加速器等高端医疗设备。

医院先后荣获全国首批百姓放心示范医院百佳医院、全国爱婴医院、山东省文明单位、青岛市“优质护理服务示范医院”等称号。

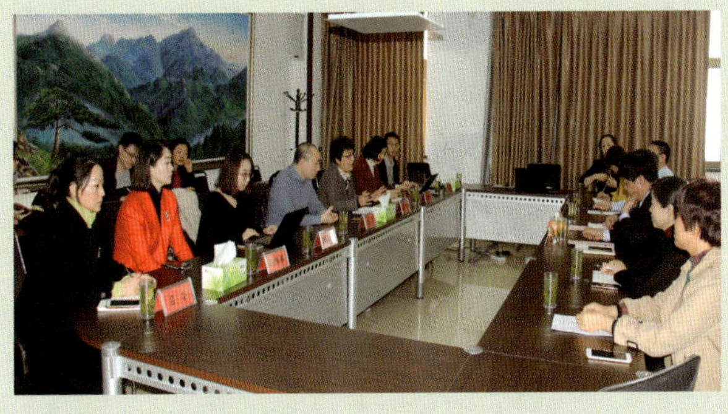

2019年3月5日，国家卫生健康委发展研究中心主任赵琨一行到青岛西海岸新区人民医院就“以终末期肾病为突破口的急慢分治医联体服务模式探索研究”工作进展情况进行调研。

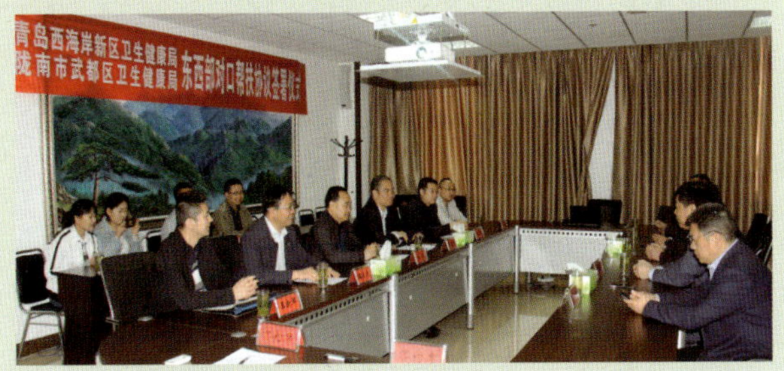

2019年4月26日，甘肃省陇南市武都区卫生健康局一行到青岛西海岸新区人民医院参观考察并在医院举行青岛西海岸新区卫生健康局与陇南市武都区卫生健康局东西部对口帮扶协议签署仪式。

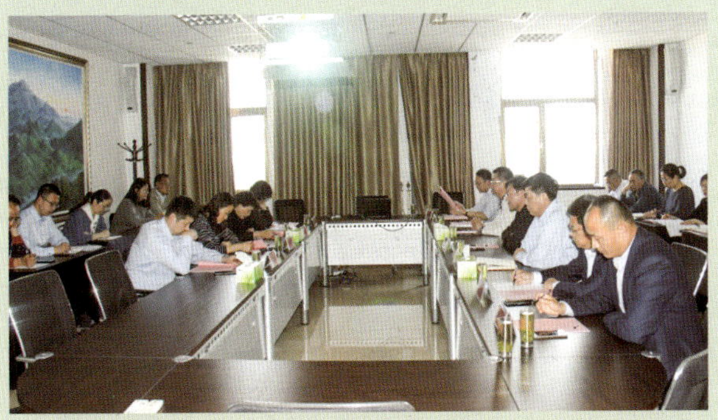

2019年5月6日，青岛西海岸新区人民医院接受三级综合医院预评审专家组现场审核。

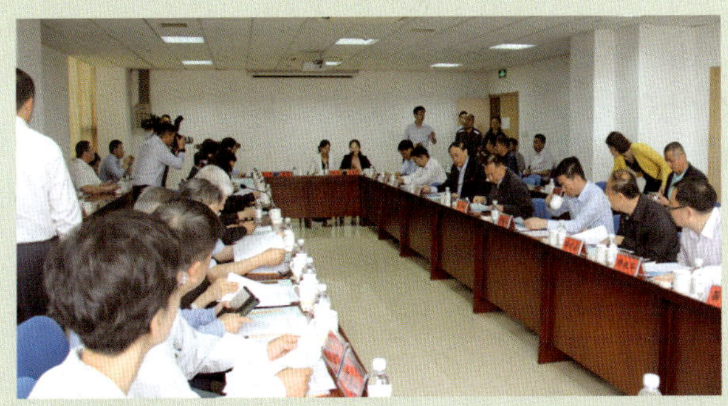

2019年5月30日，全国政协副主席、农工党中央常务副主席何维带领调研组到青岛西海岸人民医院调研“医联体”工作。

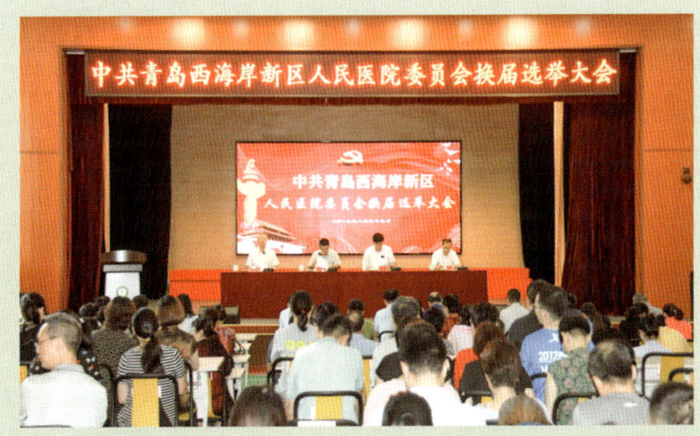

2019年8月29日，中共青岛西海岸新区人民医院委员会换届选举大会召开。

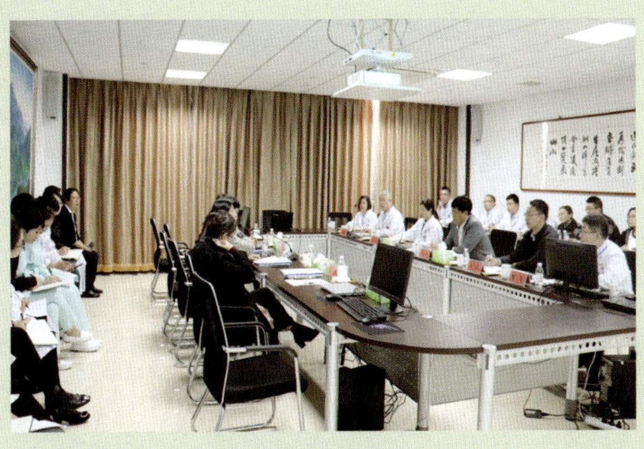

2019年10月16日，青岛西海岸新区人民医院接受胸痛中心国家评审组现场核查。

青岛西海岸新区中心医院

青岛西海岸新区中心医院（青岛市黄岛区中心医院）地处青岛西海岸新区东部城区中心，是一家集医疗、科研、教学、保健、预防、康复功能于一体的大型综合性三级医院，是辐射青岛西海岸新区东部百万人口的医疗保健和急救中心。拥有职工1400余名，开放床位1000张，设有临床、医技科室44个，其中口腔科、消化内科、神经内科、脊柱外科、普外科为青岛市重点学科，皮肤科银屑病门诊为青岛市第二批中医专病（专技）特色门诊。

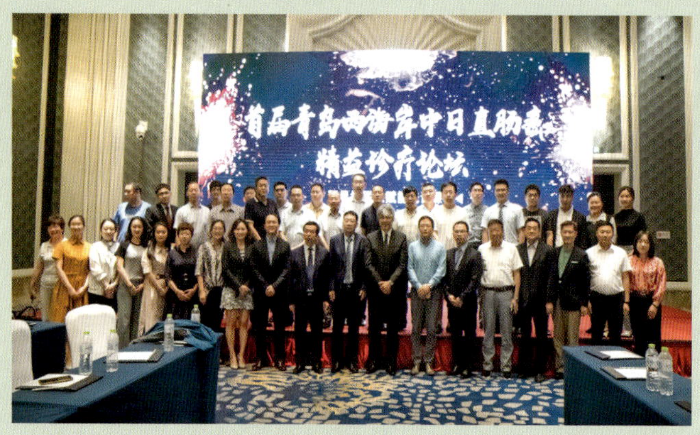

2019年6月2日，青岛西海岸新区中心医院举办新区首届中日直肠癌精益诊疗论坛。

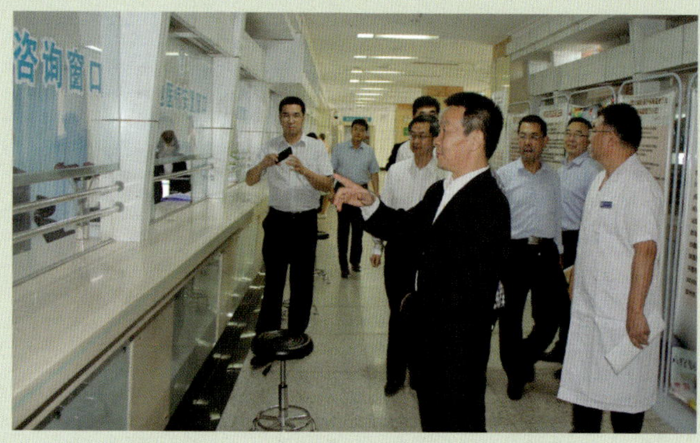

2019年6月11日，青岛西海岸新区中心医院到山东省医疗保障局迎接党委书记、局长张宁波一行医疗保障工作。

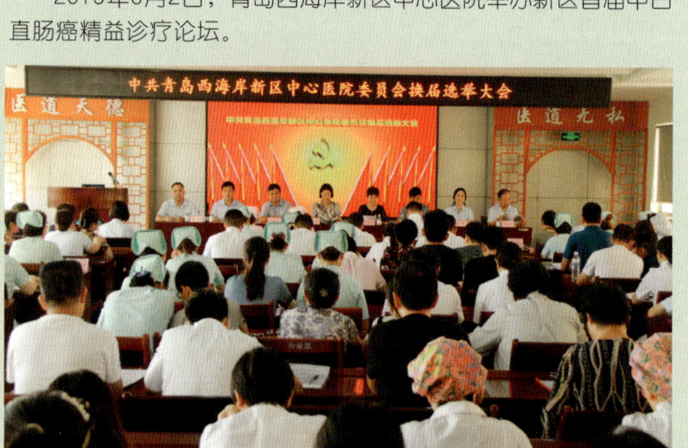

2019年8月28日，中共青岛西海岸新区中心医院委员会换届选举大会召开，选举产生新一届委员会和纪律检查委员会。

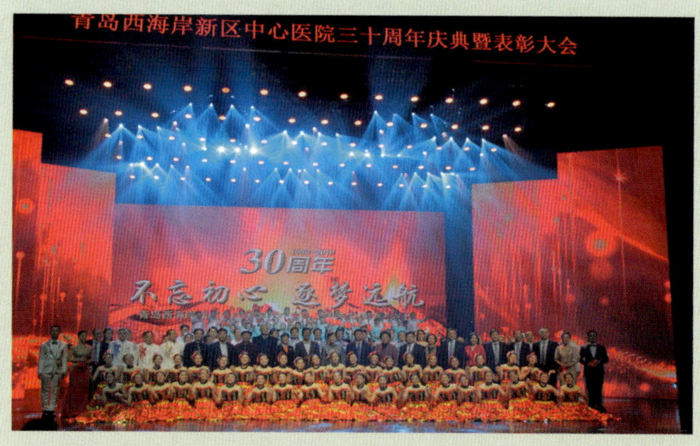

2019年11月8日，青岛西海岸新区中心医院举办建院三十周年庆典暨表彰大会。

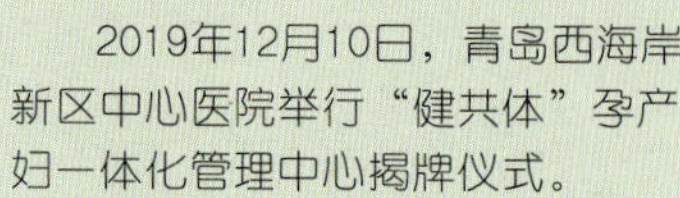

2019年12月10日，青岛西海岸新区中心医院举行“健共体”孕产妇一体化管理中心揭牌仪式。

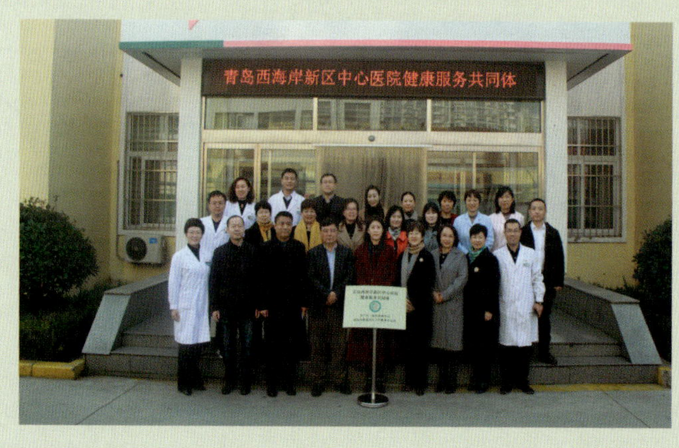

青岛西海岸新区第二中医医院

青岛西海岸新区第二中医医院是一所二级甲等中医医院，拥有GE128层CT、四维彩超等高端医疗设备，按照“中医特色突出，西医技术精湛”的理念，内升外联，针灸科是山东省“十三五”中医药重点专科建设单位，脑病科通过首批“卒中中心”认证，肺病科是青岛市C类重点专科建设单位，康复科是山东省中西医结合康复医疗联盟成员，肿瘤科是国家中医药管理局“中医肿瘤特色专科”；建立山东省肿瘤医院肿瘤治疗规范化基地、省立医院西海岸微创中心、马应龙肛肠诊疗中心、互联网远程会诊门诊。

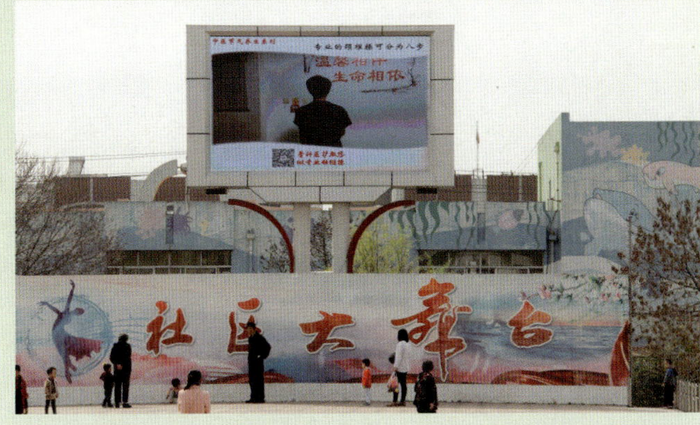

2019年3月27日，青岛西海岸新区第二中医医院参与中医节气养生活动，组织中医专家制作中医节气养生知识视频。图为街道广场“社区大舞台”上循环播放由医院制作的中医节气养生视频。（摄影：刘尚勇）

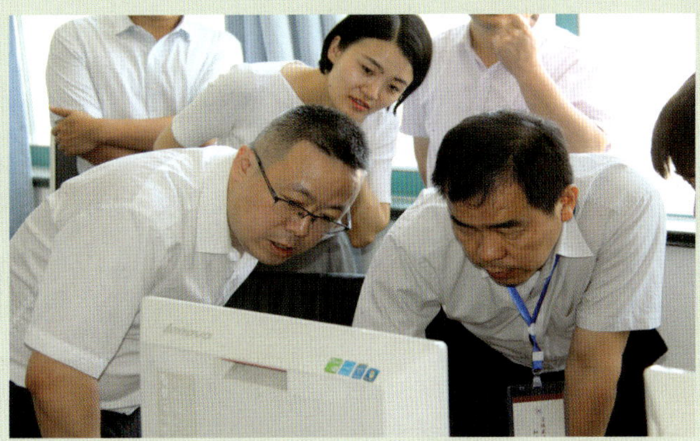

2019年6月25日，青岛西海岸新区第二中医医院顺利通过二级中医医院等级评审。图为评审专家实地查看医院信息化建设情况。

（摄影：赵伟良）

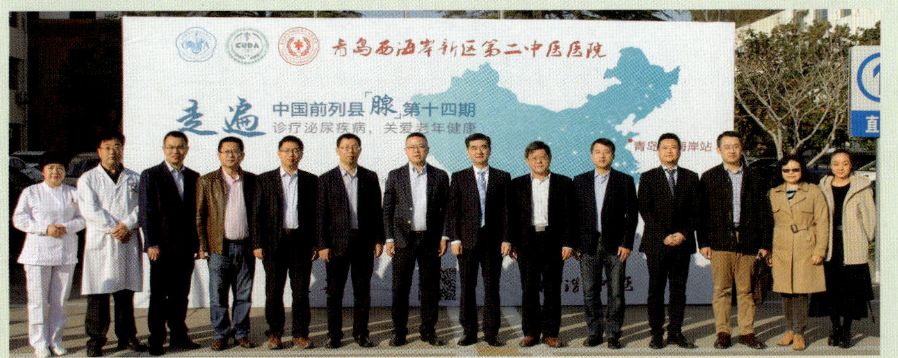

2019年10月27日，由中华医学会泌尿外科分会、中国医师协会泌尿外科分会主办，青岛西海岸新区第二中医医院承办的第十四期“走遍中国前列县（腺）——诊疗泌尿疾病，关爱老年健康”大型公益活动在医院门诊楼前广场举行。图为山东省立医院专家团，西海岸新区卫生健康局二级调研员刘守田，区第二中医医院院长束凯伟在开幕式上合影。

（摄影：赵伟良）

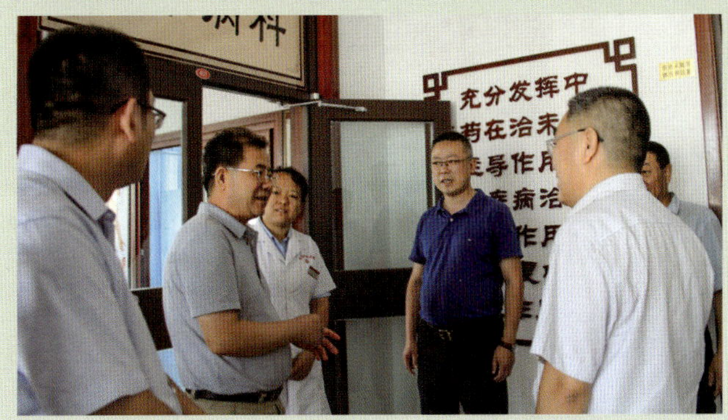

2019年9月4日，中国中医科学院中医药发展中心常务副主任、中国中医科学院中医专家苏庆民，全国卫生产业企业管理协会卫生与健康金融工作委员会会长顾成才一行到青岛西海岸新区考察调研中医药工作。图为苏庆民教授实地查看医院治未病科。

（摄影：赵伟良）

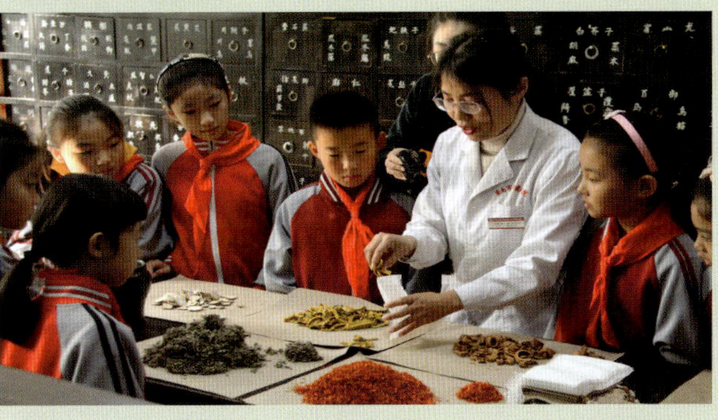

2019年11月16日，青岛西海岸新区第二中医医院举办“今天我是小中医”小学生中医药文化体验公益活动。图为中药房中药师给小学生讲解中草药。

（摄影：赵伟良）

青岛西海岸新区疾病预防控制中心

青岛西海岸新区疾病预防控制中心是2015年2月由黄岛区疾病预防控制中心（西区）和开发区疾病预防控制中心（东区）合并而成的副处级全额卫生事业单位，是区疾病预防控制工作的技术指导中心和技术服务中心。中心办公地址位于青岛西海岸新区灵山湾路567号，建筑面积4048平方米，中心编制184人，现有在职编内职工99人，是山东大学卫生研究基地和济宁医学院教学基地。

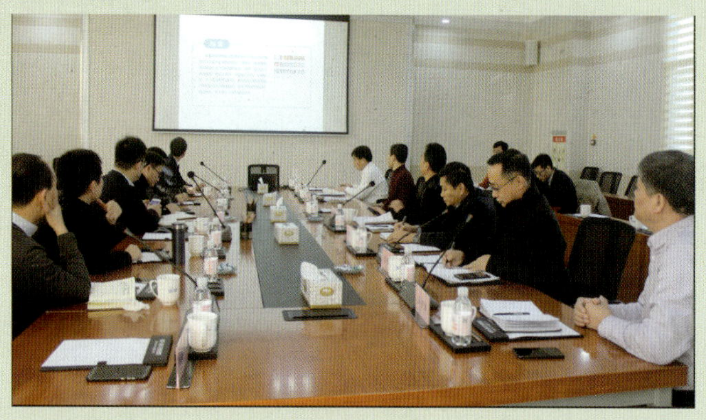

2019年1月21日，青岛西海岸新区召开慢性病防控信息化建设与适宜技术高端研讨会。

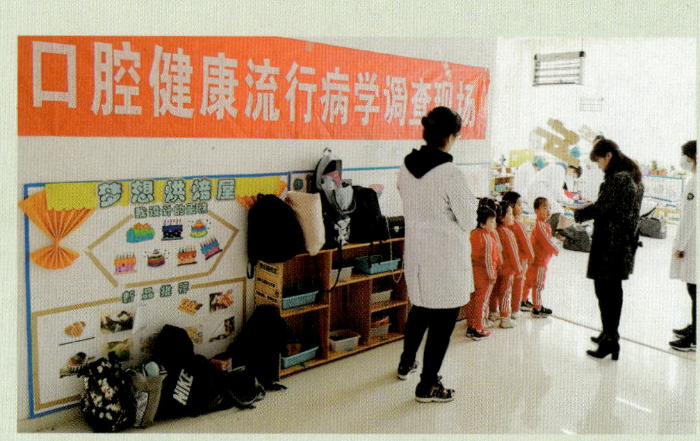

2019年3月25日，青岛西海岸新区圆满完成首次口腔健康流行病学调查。

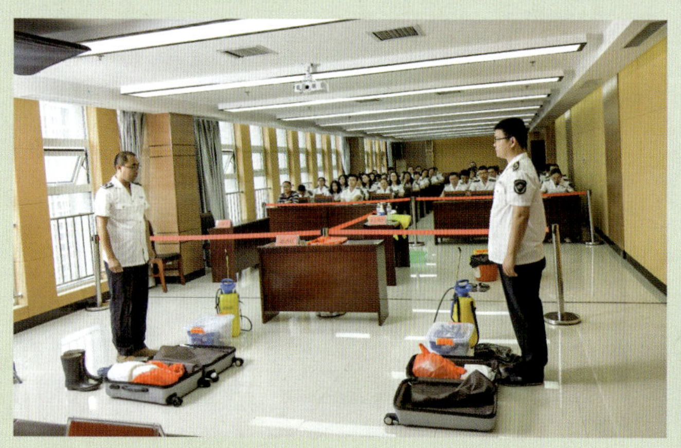

2019年5月30日，青岛西海岸新区疾病预防控制中心开展应急演练。

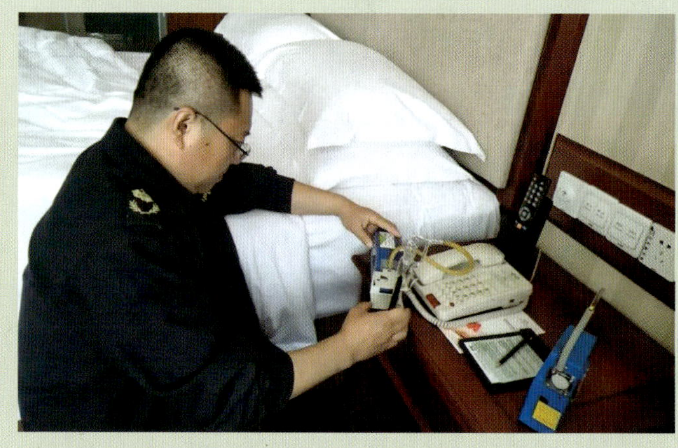

2019年6月5日，青岛西海岸新区疾病预防控制中心全力做好亚洲博鳌论坛全球健康大会保障工作。

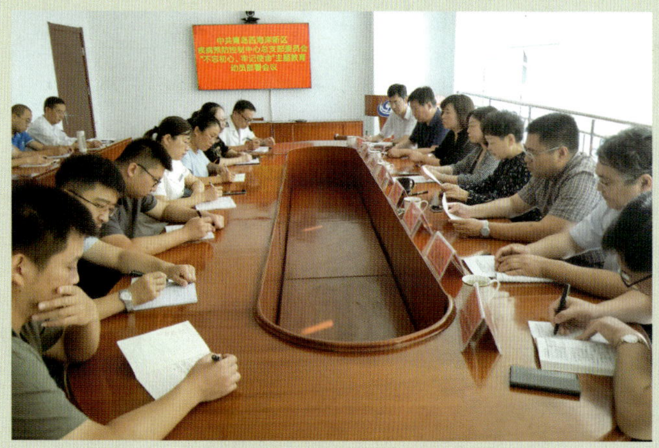

2019年9月25日，青岛西海岸新区疾病预防控制中心开展“不忘初心、牢记使命”主题教育。

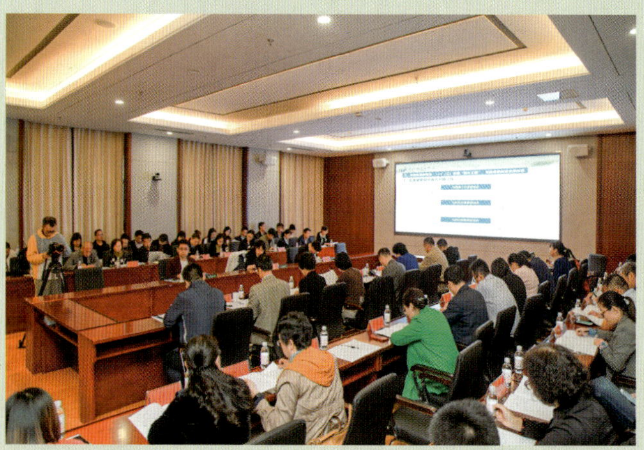

2019年10月23日，省级健康教育促进区评审会召开。图为评审会现场。

治，开展常见肿瘤的规范化治疗。

继续教育　2019年，邀请青岛大学附属医院、青岛市中心医院专家到院授课10余次，选派4名青年骨干医师到市级三甲医院进行短期进修学习，选派1名护士长到三甲医院进修PICC置管术、肿瘤护理；院内举办业务讲座50余期，专业技术人员参训率100%。

精神文明建设　2019年，开展医德医风、文明服务教育，开展庆祝新中国成立70周年系列活动，组织干部职工参加无偿献血，举办第32届职工运动会、庆祝"三八"妇女节趣味运动会等活动，结合各类主题日和重大节日，开展形式多样的健康义诊活动、"健康知识进社区"公益宣教活动，不定期组织医务人员深入社区、集市、企业、学校为群众举办健康讲座、免费义诊活动，受到群众欢迎。

大事记

4月20日，经青岛市卫生健康委员会批准，核定编制床位数240张。

4月26日，医院签约成为山东大学齐鲁医院心脏远程监护中心分站。

6月4日，医院与青岛市中心医院签订《建立高血压达标中心合作协议》，成为青岛市中心医院高血压达标中心卫星医院。

7月16日—8月16日，医院选派1名内科医师到甘肃省徽县人民医院开展医疗帮扶工作。

10月18日—11月18日，医院选派护理部主任到甘肃省徽县人民医院开展对口帮扶工作。

12月13日，医院通过二级医院复审现场评审。

荣誉称号　2019年，荣获青岛市文明单位标兵称号。

党总支书记、院长：韩德福
副　院　长：纪村传
工会主席：孙芳珍
院办电话：87811082(传真)
电子信箱：87811082@163.com
邮政编码：266112
地　　址：城阳区上马街道办事处驻地

(撰稿人：苟书梅)

青岛市城阳区卫生健康综合监督执法大队

概况　2019年，有职工38人，其中，卫生专业技术人员19人，占职工总数的50%，行政工勤人员19人，占职工总数的50%。卫生技术人员中，高级职称3人，占卫生技术人员总数的15.79%，中级职称9人，占卫生技术人员总数的47.37%，初级职称7人，占卫生技术人员总数的36.84%。

业务工作　2019年，建立和落实一线工作法相关制度，采取每月4次帮扶街道、2次调研督导、1次菜单式送教以及随机(X)执法支援的"421+X"措施。组织打击非法医疗美容、职业卫生、游泳场所卫生等10个专题的大型宣传活动。全区计查处各类卫生违法案件354起，罚款80余万元，一般程序处罚案件数和罚款额度均列青岛各区(市)第一。完成21个医疗机构监督专项攻势，对辖区内医疗机构开展4个轮次的监督检查，立案查处医疗卫生案件近100起，罚款50余万元，查封非法行医场所15处。完成为期4年的全区中小学校的学校卫生综合评价。先后组织消费市场、消毒产品、游泳场所、住宿场所等6个专项行动，抽检各类样品1000余批次。联合街道办事处，采取分园区、分行业、多批次等形式对900余家企业的1500余人次进行培训。组织实施"医疗机构依法执业分类提升"工程。制定依法执业、医疗污水废物处置、清洗消毒等硬件配备和操作规范标准，并在全区医疗机构中进行推广。

精神文明建设　2019年，开展"不忘初心、牢记使命"主题教育，贯彻落实全省"担当作为、狠抓落实"工作精神，开展党建"双报到"活动，党员干部深入基层参与社区服务，成立新时代文明实践站，定期开展卫生法律法规知识宣讲，加强志愿服务组织建设，组织干部职工开展卫生宣教、义务献血、植树等活动。

大事记

5月9日，市卫生健康委综合监督执法局在城阳区召开全市医疗废物收集信息化监管现场观摩会。

5月18日，中共青岛市城阳区委机构编制委员会印发《关于调整执法机构有关机构编制事宜的通知》，将区卫生和计划生育局综合监督执法局更名为区卫生健康综合监督执法大队，其他机构编制事宜不变。

11月15日，市卫生健康委综合监督执法局在城阳区召开全市职业卫生监督执法工作现场会。

11月22日，市卫生健康委综合监督执法局在城阳区召开全市农村生活饮用水卫生安全专项整治攻势总结推进现场会。

党支部书记、大队长：于洪斌
单位电话：88089786
电子信箱：qdcywj@qd.shandong.cn

邮政编码:266109
地　　址:青岛市城阳区华城路三小区 16 号楼
（撰稿人:马秋平）

青岛市城阳区疾病预防控制中心

概况　2019 年,职工总数 59 人,其中,卫生技术人员 40 人,占职工总数的 67.8%;行政工勤人员 19 人,占职工总数的 32.2%。卫生技术人员中,高级职称 6 人,占卫生技术人员的 15%,中级职称 16 人,占卫生技术人员的 40%,初级职称 18 人,占卫生技术人员的 45%。

业务工作　2019 年,推进"手卫生"项目,巩固完善狂犬病监测与防控,在全市率先实现狂犬病暴露处置门诊信息化。完成第三轮全国艾滋病综合防治区工作,引导联合阳光行服务中心开展艾滋病高危人群综合干预工作。开展卫生应急知识与技能"五进"集中宣传活动,承办城阳区第 5 届健康杯卫生应急技能大赛,举办可免性传染病(水痘)疫情应急处置模拟演练。优化预防接种门诊布局,新增 2 家数字化预防接种门诊、2 家成人预防接种门诊和 1 家预防接种站。启动"关爱花蕊"行动,全区 9～18 岁在校女生可以申请免费接种一针二价 HPV 疫苗。巩固国家慢病防控示范区创建成果,推动慢病防控与健身运动、基本公卫项目、家庭医生签约服务"三融合",打造"健康管理在身边"慢病防控模式。新建 6 处健康自助式检测点。推进"一评二控三减四健"专项行动。开展"万步有约"职业人群健走激励大奖赛。开展山东省第三届"吃动平衡 健康减重"大赛。开展卫生日大型主题宣传。健全心理健康服务体系三级网络。在全区所有基层医疗机构成立心理咨询室,引导社会机构参与心理服务。联合驻青大学举办大学生宿舍心理文化节。组建"阳光心灵"志愿团队开展志愿服务。线上与线下结合,拓展宣教平台传播心理知识。举办城阳区迎国庆社会心理服务文艺会演。

固定资产　2019 年,固定资产总值 1546 万元,比上年降低 2%。

精神文明建设　2019 年,以创建省级文明单位为目标,以"阳光党建"为引领,以文化建设为动力,以队伍建设为抓手,以阵地建设为载体,以制度建设为保障,全面提升疾控服务水平。

大事记

3 月 28 日,中国科学院大学健康医疗大数据国家研究院健康城市运营中心副主任秦伯、调研员吴梦龙、调研员张格伟组成的调研组到城阳区疾病预防控制中心现场座谈调研。

7 月 8 日,山东省委宣传部精神文明建设一处处长宫松章一行 3 人到城阳区疾控中心调研指导新时代文明实践工作。

9 月 24 日,山东省政府办公厅政务公开办副主任张志收一行 3 人到城阳区疾控中心调研基层政务公开工作情况。

10 月 24 日,哈尔滨市卫生健康委疾控处田英杰处长一行 8 人到城阳区考察交流智慧化预防接种门诊建设情况,市、区相关领导陪同。

10 月 25 日,山东省卫生健康委疾控处处长陈国锋、副处长谭成森一行 5 人到城阳区调研指导预防接种工作,市、区相关领导陪同。

11 月 8 日,新疆维吾尔自治区疾控中心人力资源部主任冯玉明一行 4 人到城阳区疾控中心考察交流疾控文化建设工作,市、区相关领导陪同。

荣誉称号　2019 年,获全省健康教育工作先进集体、全省细菌性传染病防制业务工作先进集体、山东省梅毒综合防治示范区工作先进集体、全省病毒性腹泻检测工作先进集体、山东省百千万志愿者优秀组织单位、山东省结核病科普宣传视频县级优秀组织单位、《山东省结核病控制》报县级优秀组织单位、第四届"万步有约"健走激励赛"全国优秀健走示范区"、第三批省级健康促进示范区、全省第三届职业人群减重大赛县级团体奖、全民健康生活方式行动优秀健康示范单位等荣誉。

主　　任:柳维林
副 主 任:张启立、李志智、栾素英
办公室电话:87868062
传真号码:87868225
电子邮箱:cdc0532@163.com
邮政编码:266109
地　　址:青岛市城阳区山城路 201 号
（撰稿人:刘　娟）

青岛市城阳区妇幼保健计划生育服务中心

概况　2019 年,职工总数 42 人,其中,卫生技术人员 28 人,占职工总数的 66.7%。卫生技术人员中,高级职称 4 人,中级职称 16 人,初级职称 8 人,分别占卫生技术人员的 14.3%、57.1%、28.6%。

业务工作　2019 年,门诊量 44652 人次,比上年减少22%。城阳区无户籍孕产妇死亡,非户籍死亡1例;5岁以下儿童死亡率为2.2‰,比上年下降0.61个千分点;孕前优生健康检查人群覆盖率101.3%,比上年下降2.2个百分点;艾滋病、梅毒、乙肝母婴传播干预9161人;孕产妇健康管理率96.47%,与上年持平,住院分娩率100%;活产数7262例,剖宫产3152例,剖宫产率43.4%,比上年下降2.63个百分点;围产儿死亡率4.8‰,比上年上升0.46个千分点;新生儿死亡率0.96‰,比上年下降1个千分点,出生缺陷院内监测检出53例,出生缺陷率5.75‰,比上年上升0.34个千分点。完成新生儿遗传代谢病筛查9176例,筛查率达99.8%;听力筛查9158例,筛查率达99.6%;先心病筛查8504例,筛查率达92.49%;孕期产前筛查7130例,与上年持平,其中免费产前筛查5223例;免费基因检测1065例;免费产前诊断193例,确诊染色体异常引产24例。

业务收入　2019年,业务收入394万元,比上年减少3%。

固定资产　2019年,固定资产总值969万元,比上年增加10%。

医疗特色　2019年,辖区内社区卫生服务中心(卫生院)、产科医院对孕产妇进行绿、黄、橙、红、紫五色管理,筛出风险病例7248例,风险率53.45%。其中黄色4350例、橙色2578例、橙色高风险194例、红色57例、紫色69例、不宜继续妊娠6例,无户籍孕产妇死亡。加强出生缺陷综合防控,新增先心病筛查,产前筛查异常均转诊市产前诊断中心,严重缺陷审批引产84例,缺陷率降低9.8个千分点。实施儿童健康促进行动,新设立托幼机构进行招生前卫生保健状况评价,对注册托幼机构进行卫生保健工作综合评估,组织举办托幼机构保健员、保育员、炊事员新知识培训,规范儿童入托前体检,新增5处体检机构,完成新设立托幼机构卫生评价17处,注册托幼机构卫生评估35处,托幼机构新上岗保健员带教培训101人,保健员、保育员、炊事员新知识培训960人。

大事记

1月1日,在辖区所有助产机构启动实施新生儿先天性心脏病筛查项目;启用新版出生医学证明(第六版)。

3月25日,根据城阳区卫生健康局党组安排,病残儿鉴定管理、计划生育并发症鉴定管理、避孕药具管理、叶酸和孕前优生健康检查管理工作由城阳区卫生健康局相关科室划转至中心,药具库房随之搬迁至中心。

4月9日,经青岛市城阳区卫生健康局授权,负责计划内终止妊娠审批工作。

5月6日,成立计划内孕14周以上终止妊娠审批专家组。

5月31日,在青岛市出生医学证明管理培训班上作题为《以服务对象为中心,以问题为导向,规范出生医学证明签发与管理》的经验交流。

8月1日—7日,围绕“助力父母,成功母乳喂养”主题,开展2019年世界母乳喂养周宣传活动。

8月21日,组织举办城阳区出生缺陷防治技能竞赛。

10月1日,增设5处入托体检机构;即日起,全区三家区级医院、6家公立街道卫生院(社区卫生服务中心)及城阳区妇幼保健计划生育服务中心均同步对适龄儿童提供入托体检服务。

10月16日,在全市率先进行“青岛市孕产妇健康管理系统”手机APP使用及高危管理培训,全区17个早孕建册机构均实现孕产妇信息的系统录入及数据上传。

11月15日,在半岛国际妇女儿童医学论坛出生缺陷防治高峰论坛上作“贯通出生缺陷筛查和诊疗,绿色通道让‘流’和‘留’不再迷茫”的经验交流。

12月5日,山东省卫生健康委就城阳区婚前医学检查工作开展情况到中心进行技术指导。

12月13日,城阳区卫生健康局党组决定韩玉芬主持城阳区妇幼保健计划生育服务中心全面工作。

荣誉称号　2019年,获评青岛市精神文明单位标兵。

党支部书记、主任:杜桂香
副 处 级:宋爱平
副 主 任:纪素春
办公室电话:87968561
电子信箱:cyqfybjjhsyfwzx@qd.shandong.cn
邮政编码:266109
地　　址:青岛市城阳区安城路11号

(撰稿人:李晓斐)

青岛西海岸新区

青岛西海岸新区卫生健康局

概况 2019年，青岛西海岸新区卫生健康系统有各类医疗卫生机构1324家，其中公立医疗机构815家、社会办医疗机构509家。公立医疗机构中二级及以上医院10家，镇卫生院（社区卫生服务中心）24家，专业机构6家，社区卫生服务站12家，村卫生室681家，其他类医疗机构82家；社会办医疗机构中二级医院（含专科）6家，一级综合医院35家，社区卫生服务中心3家，社区卫生服务站8家，门诊部71家，诊所（医务室、卫生所）370家，其他类医疗机构16家。全区医疗机构开放床位10280张，其中，社会办医疗机构3061张，占29.77%，每千人口床位数6.5张；全区拥有卫生技术人员12845人，其中执业（助理）医师4666人、注册护士5911人，每千人口执业（助理）医师2.9人、注册护士3.7人。

医疗卫生体制改革 2019年，出台《青岛西海岸新区进一步深化医药卫生体制改革实施方案》《关于印发〈青岛西海岸新区建立完善现代医院管理制度实施方案〉的通知》等医改重要文件，对区级医改和公立医院领导小组进行适时调整。在全省率先出台《提升城乡医疗和基本公共卫生服务水平五十条》。实施《青岛西海岸新区健康服务共同体建设实施方案》，被国家卫健委确定为“全国医共体改革试点区”。全区人均期望寿命达到81.3岁，较五年前年提高3.24岁，婴儿死亡率为1.55‰，5岁以下儿童死亡率为1.72‰，孕产妇死亡率为17.24/10万。全球健康论坛大会、世行贷款中国医疗卫生改革促进项目培训班暨医改经验交流会在青岛西海岸新区成功举办，健共体“四化措施”和医改“四少模式”，受到国家及省、市领导的肯定和认可。

医政管理 2019年，完善医疗质量控制网络体系建设，成立30个专业的区级医疗质量控制中心，组织相关专家进行综合评估。新增6个急救站，促进医疗急救服务网络化，在全市第一个完成2017—2019年市办实事的任务，在全省第一个达到平均每5万人口拥有一个急救单元的配置，实现平均服务半径缩短2.7千米，服务响应时间节省1分8秒。正式成立青岛市非急救转运平台，标志着青岛市非急救转运服务工作步入法制化、专业化。120调度指挥系统全年接警116615次，出警29887次，救治病人28273人次，危重病人处理率100%；调度员铃响3声内受理率100%，平均调度用时为25.7秒。

药政管理 2019年，全区公立医疗机构优先配备使用新版国家基本药物，完善议价采购机制，规范全区各级公立医疗卫生单位网上集中采购行为。配合市卫生健康委开展青、济、威三地公立医疗机构药品跨区域“统议、统采”，71个品规达成议价协议，议定价格较省网价平均下降18.8%。以“健共体”为单位对区域内一级医院药品进行统一带量采购，建立并逐步完善短缺药品直报系统和直报工作。在全市率先开展总药师试点工作。全面落实取消全区公立医疗机构医用耗材加成，建立合理补偿机制。

人才队伍建设 2019年，全区在编卫生专业技术人员4820人，其中，正高级卫生专业技术人员129人，副高级卫生专业技术人员614人，中级卫生专业技术人员2304人，初级卫生专业技术人员1773人。面向社会公开招聘356人，充实卫生专业技术人员队伍。25人通过卫生系列正高级专业技术职务评审，146人通过卫生系列副高级专业技术职务评审，7人通过基层卫生系列正高级专业技术职务评审，12人通过基层卫生系列副高级专业技术职务评审，518人参加中级卫生专业技术人员资格考试报名，740人参加初级卫生专业技术人员资格考试报名。

基层卫生 2019年，申报成为国家“紧密型县域医共体建设试点县”。出台《提升基层医疗卫生服务能力五十条》。完成灵山卫街道兰东路、长江路街道富春江路两处社区卫生中心建设，投入2420万元完成248处村卫生室提升任务，为疾病预防控制中心、12处产科接种室、27处预防接种门诊、21处狂犬病暴露处置门诊购置疫苗冷链设备，为12家基层医疗卫生机构配备胃肠内镜、多普勒诊断仪、彩色B超机、DR等设备，东部“智慧医疗中心”全科中心和灵山岛社区卫生服务中心建成并投入使用,公开招聘乡村医生48名,"健共体"牵头医院派管理人员10名,32名基层医院班子成员交流任职。

健康扶贫　2019年,印发《青岛西海岸新区健康扶贫三年行动方案(2018—2020年)》,"一站式"结算、"三免两减半"、"先诊疗后付费"等惠民政策的全面有效落实,各医疗机构门诊减免84992人次,减免额22.5万余元;住院减免7406人次,减免额48.9万余元。镇街补偿门诊47472.47元,镇街补偿住院709070.83元。全区30个省定贫困村、35个经济薄弱村中,有24个村设卫生室,剩余村由邻近村卫生室提供基本医疗和基本公共卫生服务,服务半径不超2.5千米,建立15个巡诊服务点,卫生室基本药物由所属镇街卫生院集中采购实行"零差率"。

疾病预防控制　2019年,全区传染病发病率375.52/10万,未发生重大传染病疫情。全区23家狂犬病暴露处置门诊完成信息化建设。免疫规划疫苗接种率不断提高,继续开展不合格百白破疫苗补种,累计补种4107剂次。在2018年度巩固国家慢性病综合防控示范区建设中成绩优秀获得表彰。开展"一评二控三减四健"专项行动。完成新区居民口腔健康流行病现场调查工作、血压和钠盐摄入监测基线调查工作、"糖尿病管理和就医选择偏好研究"现场调查、基层慢性病防控指标体系研究项目。顺利通过山东省健康促进示范区评审。细化食源性疾病应急处置三级联动模式,全面启动食源性疾病监测县乡村一体化工作。完善突发食品安全事故应急预案,全年完成处置食源性疾病事件22起。全力做好博鳌亚洲论坛全球健康论坛大会及东亚海洋合作论坛的公共场所抽检工作,采集样品450份。开展水质监测工作和食品样品采集监测工作。

监督执法　2019年,完成博鳌亚洲论坛全球健康论坛大会、东亚海洋合作论坛平台等重大活动保障任务。开展公共场所专项整治活动。以规范医疗机构执业行为、疫苗接种管理、医师"挂证"、严惩非法行医、打击非法医疗美容等工作为重点开展医疗乱象专项整治。全面推进职业卫生工作落实。落实生活饮用水卫生安全监督职责,对集中供水单位进行细化分类摸底,对33家水质监测进行枯水期检测。启动"遏制结核,健康校园"行动。抽检36批次集中消毒餐饮具。开展控烟执法和控烟法律法规"五进"专项行动。受理投诉举报案件545起,立案425起,其中一般程序91起、简易程序334起,人均办案率达到11.18件。

职业健康　2019年,制定《青岛西海岸新区职业安全健康工作十条意见》《青岛西海岸新区矿山、冶金、化工、建材、汽车制造、铅酸蓄电池生产等行业领域开展尘毒危害专项治理工作方案》,上线开通"西海岸新区互联网+职业健康综合管理平台",对辖区内的职业健康体检机构和数据进行跟踪和质量控制。促进用人单位依法落实职业病防治主体责任,加大执法力度,推动完成《青岛市职业病防治规划(2018—2020年)》目标任务。开展尘毒危害、汽车制造和铅酸蓄电池行业、水泥制造行业等行业专项整治,处理投诉举报41起,监督检查存在职业病危害企业276家,立案83起。重点行业用人单位职业病危害项目申报率达到95%以上,职业病防治监督覆盖率达到100%。

卫生应急　2019年,围绕传染病疫情处置和突发事件紧急医学救援开展应急体系建设,加强西海岸新区人民医院和西海岸新区中心医院2处区域紧急医疗救援基地内涵建设。投资500万元购置6辆救护车及车载设备,新增6处急救站。组织开展全系统卫生应急网络技能培训;组织开展卫生系统H7N9流感专项防控知识培训;深入开展卫生应急"五进"活动。修订《青岛市西海岸新区传染病疫情处置应急预案》区级卫生骨干预案;对重点单位的5项分预案修订工作进行培训。区政府投资60万元引进AW139专业医疗构型直升机,在西海岸医院东侧空地修建完成占地面积300平方米的直升机停机坪1处,设立临时停机坪4处,形成西海岸新区空中救援网络。开展大型活动保障任务30余次。开展生物恐怖袭击、传染病防控应急处置桌面演练,参与区级专项应急指挥部突发事件应急演练18次。

妇幼健康服务　2019年,建立起包括2家区级妇幼保健机构、16个镇卫生院(计生服务站)、10个社区卫生服务中心(计生服务站)、11家接产医院的业务指导和430余家托幼园所卫生保健管理。实施精准孕产分级诊疗,开展高危孕产妇专案管理。开展孕产妇救治中心和新生儿救治中心的标准化建设。全区分娩新生儿20427人,成功救治危重孕产妇26例。为孕产妇和新生儿免费基因检测服务4.4万余例,发现高风险人群1582例。规范开展国家免费孕前优生健康检查、农村育龄妇女免费增补叶酸、免费产前筛查、新生儿疾病筛查和听力筛查等出生缺陷综合防治项目。免费孕前优生健康检查14577人,目标人群覆盖率100%,高风险人数4744人,高风险发生率32.54%,高风险随访率100%;叶酸发放22624瓶,服用人数5819人,依从人数5281人,叶酸服用率

99.95%;产前筛查人数 12365 人,高风险人数 1438 人,高风险率 11.62%;免费新生儿"四病"筛查 20418 人,筛查率 99.41%,阳性随访率 100%;免费新生儿听力筛查 20414 人,筛查率 99.39%;孕环情监测 195528 人次,监测率 100.5%;农村妇女宫颈癌、乳腺癌检查 27600 例。开展育龄妇孕环情监测 19558 人次,生殖健康查体 97447 人次,受益妇女共计 2 万余人次。

爱国卫生　2019 年,印发《2019 年病媒生物防制工作方案》等一系列文件,在多项国际性会议以及新区成立五周年庆祝大会期间,全方位做好病媒生物防制、控烟、环境卫生整治等保障工作。组织、指导三处镇街顺利通过"国家卫生镇"复审、技术评估等工作,全区创建国家卫生镇 3 处、省级卫生镇 21 处、省级卫生村 307 处、省级卫生单位 49 处、青岛市级卫生单位 23 处。发放病媒生物防制药品价值 75 万元、各类控烟标识和灭蚊宣传画 46 万张。强化禁烟日常监督检查,推广无烟机关、无烟医院、无烟学校、无烟企业等无烟场所建设,联合开展 5 次控烟执法检查行动。开展"爱国卫生活动月"等系列活动。加强慢性病、地方病和传染病的预防宣传,引导广大市民改变不良习惯,养成健康的生活方式。

计生协会工作　2019 年,全区人口关爱基金募集金额 1382202 元,救助困难计划生育家庭 632 户 712408 元。走访国家计生特殊家庭 80 户,发放救助金 40000 元。走访市级人口和计划生育公益金救助独生子女特殊家庭 6 户,发放救助 36000 元,其中西海岸新区计划生育公益金配套 18000 元。为全区独生子女家庭投保,使用人口关爱基金免费为计生特殊家庭、低保独生子女家庭办理意外保险,免费为村(居)计生家庭办理意外保险;为农村 958 位母亲和 994 个独生女孩免费办理意外疾病保险;为处于政策空隙的计生特殊家庭成员免费办理综合保险。在原有计生特殊家庭意外伤害保险项目基础上,争取到区财政资金支持,将其升级为住院护理补贴综合保险项目,自 10 月 1 日起实施计生特殊家庭住院护理补贴项目。推动中国石油大学(华东)校区参与中国计生协高校青春健康项目竞标。青岛市计生特殊家庭帮扶项目培训班成员到青岛港湾职业技术学院参观考察青春健康项目工作。启动全国 2019 年中国城乡老年人生活状况监测调查工作。

计划生育服务管理　2019 年,,对 1379 名卫生计生干部暨村(居)计生主任首次进行集约式能力提升培训,推动基层工作由计生管理向健康服务转型,为构建大健康服务体系夯实基础。加强出生人口性别比综合治理,协调公安、卫生计生、食品药品监管、妇联等相关部门建立联合执法长效机制,完善出生人口信息共享机制,加强孕期服务管理,印发《青岛西海岸新区出生人口性别比工作职责分工》《关于进一步规范孕 14 周以上终止妊娠审批制度的通知》,医院落实 B 超双人执机制度,妇幼保健机构落实建立怀孕 14 周以上终止妊娠审批制度,进行不定期抽查督导,推动性别比综合治理工作有序开展,出生人口性别比为 103.07,为历史同期最好指标。开展"放管服"改革,落实首接负责制、特殊情况个人承诺制和 AB 角工作制等工作制度,在独生子女父母光荣证和生育服务登记事项中让群众"零跑腿、全满意"。提供预约服务和延时服务,开展"帮办"和"代办"服务,帮助行动不便和早出晚归的群众办证或办事,办理生育服务 12755 例,其中一孩 5100 例、二孩 7655 例,再生育审批 268 例,及时办结率和群众满意率均达 100%。

家庭发展　2019 年,发放奖扶、特扶、独生子女父母奖励、住院分娩补助等专项资金累计 8780.19 万元,受益 16.5 万人次。出台规范性文件《关于调整城镇其他居民年老奖励政策的通知》。参照企业标准落实独生子女父母年老一次性奖励 1269 人,发放奖励金 2074.72 万元;参照农村奖励扶助标准,落实城镇其他居民年老奖励 2602 人,发放奖励金 249.51 万元。

大事记

1 月 19 日,青岛西海岸新区卫生健康局正式挂牌成立。

3 月 19 日,山东省卫生健康委人口监测与家庭发展处处长梁开诚一行到西海岸新区辛安街道现场调研。

6 月 12 日,国家中医药管理局局长于文明一行到新区调研中医药改革工作。

7 月 11 日,青岛西海岸新区、青岛市妇女儿童医院举行共建青岛市妇女儿童医院西海岸院区合作签约仪式。

7 月 18 日—19 日,国家卫生健康委项目资金监管服务中心在西海岸新区召开世行贷款中国医疗卫生改革促进项目培训班暨医改经验交流会,西海岸新区在会上作《关于健康服务共同体建设工作情况》的汇报。

9 月 10 日,国家卫生健康委卫生健康监督中心副主任胡小濛调研新区综合行政执法体制改革和建设情况。

10月27日,青岛市政府与清华大学签订共建青岛西海岸新区医疗机构合作框架协议,在青岛西海岸新区合作共建清华大学附属青岛医院。

荣誉称号 2019年,荣获“山东省健康促进示范区”荣誉称号。

局长、党组书记:薛立群

副局长:张秀山、杨学军、安玉灵、周淳莉、徐刚

电 话:86169110

电子邮箱:hdqwjjbgs@qd.shandong.cn

邮政编码:266400

地 址:青岛西海岸新区双珠中路166号

青岛西海岸新区人民医院

概况 2019年,医院占地面积10万平方米,建筑面积12万平方米,编制床位1098张,实际开放床位1200张。有职工1834人,其中,卫生专技人员1488人,中级职称432人,高级职称166人,潍坊医学院教学基地讲师78人,副教授、教授36人,硕士研究生及以上学历230人,区拔尖人才7人。

业务工作 2019年,门诊量大幅增加,总门诊量820504人次,同比增长11.82%;出院病人53513人次,同比增长3.48%,手术2.1万人次。拥有31个临床科室、14个医技科室。其中神经外科为青岛市医疗卫生B类重点学科,普外科、骨科、心血管内科、脑病科(中医)为青岛市医疗卫生C类重点学科,肝炎治疗为青岛市特色诊疗项目,中医科是青岛市国医示范门诊。积极开展“六大中心”创建工作,国家级胸痛中心、省级卒中防治中心、市级创伤中心顺利通过认证。

业务收入 2019年,总收入70323万元,同比增长10.22%。

医疗设备 医院配备3.0T核磁共振1台、超导1.5T核磁共振1台、128排宝石能谱螺旋CT 1台、16排螺旋CT 2台、数字胃肠机、全数字化血管造影减影机、直线加速器等高端医疗设备。拥有现代化的净化手术室、中心供应室、血液透析中心、配液中心、现代化的口腔医疗中心、医学康复中心等。

医疗特色 2019年,启动胸痛中心、卒中中心、创伤中心等六大中心建设工作,并顺利通过认证。胸痛中心接诊急性心肌梗死患者D2B时间从月平均148分钟下降到月平均72分钟,优于国家胸痛中心建设标准90分钟;卒中中心DNT中位数时间从评审前74分钟,改进流程后缩短到32分钟,达到国内领先水平。

大事记

3月5日,国家卫健委发展研究中心主任赵琨一行就“以终末期肾病为突破口的急慢分治医联体服务模式探索研究”工作进展情况到医院进行调研。

4月3日,卫健策略(美国)济南代表处中国首席代表云淑梅(美籍)博士、卫健策略心血管健康行动主任Laura Cobb博士、卫健策略钠盐监测项目官员Nicole Ide博士等一行6名中外专家到医院对原发性高血压防控工作的开展情况进行调研。

5月30日,全国政协副主席、农工党中央常务副主席何维带领教研组到医院调研双向转诊调度中心,听取双向转诊、远程会诊、健共体工作汇报。

7月19日,国家卫生健康委项目资金监管服务中心世行贷款中国医疗卫生改革促进项目培训班暨医改经验交流会一行78人到医院参观考察。

8月29日,召开中共青岛西海岸新区人民医院委员会换届选举大会,选举产生新一届中共青岛西海岸新区人民医院委员会和中共青岛西海岸新区人民医院纪律检查委员会。

9月4日,山东省医疗保障中心副处长王凤阳一行到医院进行落实20项重点民生实事方面督导检查。

12月11日,通过区级创伤中心评审。

12月15日,通过省级卒中中心评审。

12月24日,通过由二甲综合医院变更为三级综合医院现场复审。

荣誉称号 2019年,荣获省级文明单位、甘肃省脱贫攻坚领导小组通报表扬单位、山东省细菌耐药监测工作中获得优秀监测单位、国家神经系统疾病临床医学研究中心最佳质量奖、青岛市五四红旗、青岛市院前急救工作先进集体等荣誉称号。

党委书记、院长:许学兵

党委副书记:臧乃谅

副院长:毕林好、刘春林、刘鹏

院办电话:86114975

总机电话:18866221122

传真号码:86162770

电子信箱:hdqrmyy@126.com

邮政编码:266400

地 址:青岛西海岸新区灵山湾路2877号

(撰稿人:张广虎)

青岛西海岸新区中心医院

概况 2019年,医院占地面积3.7万平方米,建

筑面积 4.7 万平方米，固定资产 2.9 亿元。职工总数 1408 人，其中，卫生技术人员 1241 名，占职工总数的 88.1%；行政工勤人员 167 名，占职工总数的 11.9%。卫生技术人员中，高级职称 92 名，中级职称 402 名，初级职称 914 名，分别占 6.5%、28.6%、64.9%，医生与护士之比为 0.83∶1。开放床位 1000 张，全院共设 63 个科室，其中行政职能科室 19 个，临床、医技科室 44 个。口腔科、普外一科、消化内科、神经内科、脊柱外科是青岛市重点学科；银屑病门诊为青岛市中医专病特色门诊。

业务工作　2019 年，门诊量 79.5 万人次，比上年增长 9.2%，其中急诊量达到 78179 人次，比上年增长 11.0%；收治住院病人达到 3.26 万人次，比上年增长 1.0%，完成手术 5581 例，比上年上升4.7%；床位使用率达 92.0%，比上年上升 1.4%；床位周转次数 40.4 次，比上年上升 1.3%；入院与出院诊断符合率和手术前后诊断符合率均达 100%，与上年持平；抢救危重病人 502 例，抢救成功率达 97.1%，比上年增长 0.8%；治愈好转率达 96.2%，比上年下降 1.7%；病死率 0.3%，比上年增长 0.1%；院内感染率达到 0.92%，与上年持平；甲级病案符合率达到 99.8%，与上年持平。

业务收入　2019 年，医疗收入 4.73 亿元，比上年增长 11.03%。

固定资产　2019 年，固定资产总值达到 2.9 亿元，比上年增长 16.6%。

医疗设备更新　2019 年，投入 1550 余万元购置万元以上设备 40 余台件，包括数字 X 光机、高端彩色多普勒、光学相干断层扫描仪、眼科生物测量仪、球囊反搏泵、血滤机等设备。

基础建设　2019 年，对门诊大厅、门诊内科诊室、功能科、血液透析室和 7 个临床病区实施改造，新建辅助楼、静脉用药调配中心和病区保洁物品洗涤用房，扩建消化内科病区、内镜室和医疗废物暂存用房，并对医院内部实施亮化改造，不断优化诊疗环境。

卫生改革　2019 年，医院正式通过三级综合医院预评审，成功晋升三级综合医院。创建滨州医学院非隶属附属医院，顺利通过滨州医学院非隶属附属医院校评。切实推进“六大中心”建设，通过县级创伤中心、县级癌症规范化诊疗病房和区级危重孕产妇中心评审。“健共体”建设通过技术帮扶、资源共享、落实双向转诊、质控同质化管理、建立“孕产妇一体化管理中心”等措施，为辖区百姓健康做好保障服务。创新落实“医疗、医药、医保”联动，率先实现山东省内异地就医医保卡刷卡结算、全国医保异地就医住院联网直接结算，全省首个医保局驻医院医保工作站正式投入使用，开启新区医疗保障服务向基层延伸的新模式，获全省推广。

医疗特色　2019 年，审核康复医学科、中医科、皮肤科、胸外—泌尿外科、神经外科、消化内科、医学检验科等科室开展的新技术、新项目，包括 A 型肉毒毒素注射技术、脱发治疗、纯单孔胸腔镜脓胸清除术＋胸腔灌洗术、“双镜联合”颅内血肿微创清除技术、消化道肿瘤的光动力治疗(PDT)、甲乙型流感病毒抗原检测、髌骨韧带重建修复、复发性髌骨脱位等 10 余项新技术新项目。

科研工作　2019 年，获得 1 个青岛市医疗卫生 B 类重点学科，5 个青岛市医疗卫生 C 类重点学科，青岛市医疗卫生优秀学科带头人 1 人，青岛市医疗卫生优秀青年医学人才 2 人。获得山东省医学科技三等奖 1 项；山东省中医药科技发展计划项目立项 1 项；青岛市卫计委卫生科技计划项目立项 6 项。获批 15 项青岛市继续教育项目。发表论文 233 篇，其中 SCI 论文 6 篇，北大核心期刊 2 篇，教学改革论文 1 篇；出版著作 47 部；申请专利 19 项，其中实用新型专利 5 项、发明专利 14 项。

继续教育　2019 年，派出中长期进修学习 39 人，参加学术会议、学术交流 157 人次；派出 7 名医生赴青岛市市立医院、青岛市中医院进行为期三年的规范化培训。全院继续医学教育覆盖率 100%。

精神文明建设　2019 年，实施“党建＋”工程，开展“不忘初心、牢记使命”主题教育，创建“过硬支部”、开展主题党日活动，打造“廉心”工程，定期组织廉政谈话。医院团委获评青岛西海岸新区五四红旗团委；“一缕阳光”志愿服务队获评最佳志愿服务组织。全年，医务人员拒收红包 105 次，合计金额 11.4 万元。

大事记

1 月 14 日，王志余、韩东、王洪涛三人借调到医院工作。王志余履行副院长工作职责。

1 月 16 日，根据青岛市卫生健康委员会《关于青岛市黄岛区中心医院升级的批复》，医院正式晋升三级综合医院。

4 月 30 日，举行聘请青岛大学附属医院姚维成、冯卫华、孙建平三位首席专家签约仪式。

5 月 22 日，举行青岛西海岸新区中心医院“健共体”孕产妇一体化管理中心揭牌仪式。

5 月 27 日，医院被评为 2018 年度卫生健康系统科学发展综合考核优秀单位。

6月1日,由医院承办的首届青岛西海岸中日直肠癌精益诊疗论坛暨县域医院赋能培训课程开幕,此次会议汇集海峡两岸和日本相关领域顶尖专家,正式启动"大肠癌精益工作坊"。

6月10日,中国残联执行理事会副理事长、党组成员程凯到医院视察康复工作,对医院康复工作给予充分肯定。

6月11日,山东省医疗保障局党组书记、局长张宁波一行莅到医院调研指导医疗保障工作,对医院设立的医保工作站的下沉式医保服务给予肯定,为医保病人提供极大方便的服务理念表示赞赏。

6月11日—14日,由青医院承办的青岛市第七届"健康杯"青年临床医生技能竞赛举行,经过激烈角逐,青岛西海岸新区中心医院荣获团体第一名。

6月12日,医院荣获青岛市无偿献血先进集体的荣誉称号。

7月1日,举行聘请北京医师协会中西医结合肿瘤外科分会副主任委员、中日友好医院姚力教授的首席专家签约仪式。

7月13日—14日,由医院承办的2019年"全国实用妇科内分泌培训工程暨青岛基地第八届培训班会议"召开,来自全国各地的专家、学者共计300余人参加会议。

8月21日,举行青岛西海岸新区基层药学人才培训基地成立仪式暨首期技能培训会。

10月21日,袁超调整至青岛西海岸新区中医医院任副院长职务,原青岛西海岸新区第二人民医院(区立医院)周雷升任青岛西海岸新区中心医院副院长职务。

10月24日—27日,由医院承办的"2019青岛国际口腔种植学术研讨会暨青岛市口腔种植专委会第十四届学术年会"在青岛西海岸新区举行。

11月9日—10日,由医院承办的第二届青岛西海岸中日大肠癌精益诊疗工作坊暨中日医学科技交流协会精益消化外科专业委员会成立筹备会召开。

11月28日,医院口腔科获批青岛市医疗卫生B类重点学科,杨晓秋获评青岛市医疗卫生优秀学科带头人,韩明辉、孙振刚获评青岛市医疗卫生优秀青年医学人才。

12月13日,由医院承办的2019年青岛市第七届"威高杯"青年护士护理技能大赛举行,医院获得全市三级医院中团体总分第一名。

荣誉称号　2019年,荣获全国卫生健康基层党建创新案例奖、山东省医保诚信标兵单位、青岛市五一劳动奖状、青岛市三八红旗集体、青岛市工人先锋号、新区卫生健康系统改革创新先进单位、国家慢性病综合防控示范区建设工作突出贡献单位等荣誉。

院长、党委副书记:颜晓波
党委书记:董晓静
副　院　长:周雷升、李国华、王志余
院办电话:86896556
传真号码:86894291
电子信箱:kfqdyrmyy@126.com
邮政编码:266555
地　　址:青岛市黄岛区黄浦江路9号

(撰稿人:李相伯)

青岛西海岸新区中医医院

概况　2019年,医院设70个科室,其中行政后勤科室27个,临床科室34个,医技科室9个,1个综合门诊部。开放床位678张,有职工1065人,其中,卫生技术人员942人,占职工总数的88.45%;行政工勤人员123人,占职工总数的11.55%。卫生技术人员中,高级技术职称65人,占卫生技术人员的6.9%;中级技术职称384人,占卫生技术人员的40.76%,初级技术职称458人,占卫生技术人员的48.62%;医护之比为0.77∶1。获青岛市国药坊建设项目,成为山东省儿童青少年近视小儿推拿防控基地挂靠单位。

业务工作　2019年,医院门诊64.9万人次,比上年增长11.3%;收治住院病人25923人次,比上年增长10.2%;手术5743人次,比上年增长19.1%,手术前后诊断符合率99.6%;抢救急、危、重、疑难病人814人次,成功700人次,成功率85.99%;抢救急诊病人3159人次,成功3014人次,成功率95.4%。

业务收入　2019年,总收入4.1324亿元,比上年增长9.92%。

固定资产　2019年,固定资产总值22406万元,比上年增长3.09%。

医疗设备更新　2019年,购置数字化X线摄影系统1台、腰椎非手术脊柱减压系统1台、肝脏储备功能检测仪1台、彩色超声多普勒诊断仪(麻醉超声)1台等医疗设备。

基础建设　2019年,将老办公楼改建成门诊区,迁入针灸科、皮肤科、生殖医学科;对全院护士站、治疗台、病房储物柜进行改造装修;完成污水处理改造;完成防水处理工程;对外科楼护士站进行改造,更新各科治疗台等。

医院管理　2019 年，成功创建山东中医药大学非直属附属医院，荣获青岛市科学技术二等奖 2 项、山东省 2019—2020 年度中医药科技发展计划项目 1 项、青岛市 2018—2019 年度中药制剂提升项目 3 项。启用物资管理系统，实现医用耗材信息化管理和高值耗材信息化溯源管理。开通电子健康卡服务，引进胶片自助打印系统。启动“中医药文化进基层”行动，承办中华护理学会“科技促民生，科普惠健康——治未病、护健康”中医护理科普义诊活动和中华中医药学会肝胆病分会“中医肝胆健康山东黄岛行”活动。博鳌亚洲论坛全球健康论坛大会期间，在会议现场设置中医药体验区，展示青岛西海岸新区中医药事业发展取得的成就。

2019 年，完善医疗质量管理体系，健全院、科两级医疗质量管理组织，明确各级质量管理组织的工作职能及责任分工。开展“病历质量百日提升行动”，加强病案质量管理，实行医疗质量巡查、点评、约谈。建立质控联检联动机制，推行医疗质量“每月检查反馈，每季分析点评，半年综合评价”的常态化管理。引进高端中医药人才，与中华中医药学会肝胆病分会达成合作意向。全院 2900 余人次参加各级各类培训。实施“三经”（经验、经方、经典）传承战略，开展全院学经典活动，举办第二届中医“四大经典”竞赛。开展“护理文书专项提升月”活动，创新开展手臂输液港（Port）技术，是青岛市首家也是唯一一家开展此项技术的医院。完善院感三级管理体系，引进院感实时监控系统。加强处方点评，出台临床用药管理新举措，启用合理用药系统，开展临床药学工作。

卫生改革　2019 年，推进“健共体”建设，制定章程和管理办法，组建理事会、监事会，成立工会联合会，完善管理体系建设。设立七大管理中心，实施“一体化”管理。开展“同质化”质控管理，推进基层帮扶。建成远程会诊中心、远程影像中心、集中消毒供应中心、检查检验中心，实现上下互联互通。全年向“健共体”成员单位派出专家 9 名，授课 62 次，查房 16 次，坐诊 480 次，开展义诊 18 场次，并接收来院进修学习医护人员 18 名。落实“首问负责制”，加快推进“互联网＋医疗健康”建设，深化“一次办好”改革，设立“拾金不昧”工作站，推出“送汤药上门”“病历复印邮寄”等便民服务。

医疗特色　2019 年，开展多学科一体化诊疗，推行中医诊疗方案和临床路径，开展中医优势病种诊疗方案 59 个、临床路径 63 个。开展新技术新项目，推广“脑血管病简易分型诊疗策略临床研究与推广应用”与“急性热证型脑梗死诊疗临床诊疗研究与应用”脑病科创新诊疗理念。脾胃病科加入山大齐鲁医院消化专科“医联体”，开展内镜下黏膜切除术（EMR）、内镜下黏膜剥离术、胃镜下空肠置管术等技术，与制剂室合作研发中药制剂健脾膏。康复科被确立为青岛市 B 类重点学科，成为山东省儿童青少年近视小儿推拿防控县级基地和西海岸新区推拿质控中心挂靠科室，并获得市级科研项目 2 项。引进乳腺肿块旋切仪，开展乳腺微创手术，填补西海岸新区同级医院此类技术空白。开展新技术“胸腰椎骨折闭合复位内固定术”并完成全区首例“全膝关节镜下股骨远端 hoffa 骨折内固定术”。耳鼻喉科开展针灸等中医特色治疗项目，加大中药使用力度。儿科中医药参与治疗疾病率达到 50%，开发出中药水丸肺炎 1 号治疗热症肺炎、抽动膏方治疗多发性抽动症、咳嗽膏方治疗长期反复过敏性咳嗽，辨证使用中药口服及足浴治疗流感。全年科室中药饮片使用量价值 6.3 万元，比上年增长 91%。介入诊疗室成手术 263 例，其中三级手术 161 例、四级手术 93 例。

科研工作　2019 年，申报山东中医药科学技术奖 2 项（获得科技成果类三等奖 2 项），青岛市卫生科研计划 6 项（正式立项 1 项），青岛市中医药科研计划项目 14 项，山东中医药大学 2019 年临床实践教学研究项目 6 项。获得青岛市科学技术奖二等奖《用于宫颈癌防治的高危型人乳头瘤病毒相关蛋白的筛选及功能研究》、青岛市科学技术奖二等奖《多源医学 CT 成像技术及其在精准治疗中的应用》、山东省 2019—2020 年度中医药科技发展计划项目“清肺平肝饮对小儿支原体肺炎血清炎症因子水平影响及疗效分析”。

继续教育　2019 年，成功举办山东省中医药继续教育项目 4 项，承担西海岸新区继续教育培训授课任务，组织申报省级及以上中医药继续教育项目 4 项、青岛市级继续医学教育项目 1 项。组织网络视频课程 18 次，院内专家讲座 16 次，累计 2720 人次参加继教项目讲座；审验 587 人次继续教育学分。开展“肝胆健康山东黄岛行”活动，在博鳌亚洲论坛全球健康论坛大会上开展主题为“健康无处不在，中医时刻关怀”的中医药文化展示。

精神文明建设　2019 年，开展“不忘初心、牢记使命”主题教育，创建“医路先锋”党建品牌，调整党支部设置，完成医院党委和 8 个党支部的换届选举。成功创建青岛市社会主义核心价值观示范点，涌现出新区首批“最美健康卫士”李淑丽、崔秀民和“青岛市文明市民”、新区“十大道德模范”杨震等先进典型。实施温暖工程,活跃职工生活,组建职工健步团,开展“健步行”活动,选派职工参加市、区各级文体活动。青岛西海岸新区中医医院“杏林使者”志愿服务项目获2018年度青岛市最佳志愿服务项目称号,获青岛市药师处方调剂与审核岗位技能大赛团体赛优秀组织奖、青岛市第二届“海慈杯”青年医师中医急救技能竞赛团体奖三等奖。

大事记

1月2日,医院举行“健共体”黄岛街道社区卫生服务中心揭牌仪式暨动员大会。

1月3日,医院“健共体”召开首届理事会、监事会成立大会暨理事会第一次会议。

1月14日,副院长丁相龙来医院工作。

3月1日,与开发区邮政局合作推出出院病历复印邮递服务。

3月4日,医院正式开展“送汤药上门”服务。

3月30日,医院“健共体”在西海岸新区智慧全科中心举办主题为“下沉医疗服务 心系百姓健康”大型义诊活动。

4月8日,医院召开胸痛中心建设联合例会和质量分析会,胸痛中心国家认证专家于波出席会议并作专题讲座。

4月19日,贵州普定县中医医院来医院交流。

4月24日,医院举行山东省幽门螺旋杆菌专病门诊和半岛消化道早癌防治中心联盟揭牌仪式暨专题研讨会。

5月23日,医院“健共体”成功实施首例远程会诊。

5月23日,医院开展首例CTO介入手术。

5月23日,医院成功开展青岛市首例手臂输液港技术。

6月4日,医院承办中华护理学会“科技促民生科普惠健康——治未病 护健康”2019年中医护理科普义诊活动。

6月11日,国家中医药管理局,省、市卫生健康委领导莅临指导医院博鳌亚洲论坛全球健康论坛大会展区。

6月12日,国家中医药管理局局长于文明到医院调研指导。

7月3日,医院介入诊疗团队首次成功开展冠脉左主干+双支病变支架植入术,实现冠心病高危复杂病变介入治疗的新突破。

7月5日,医院手术麻醉监护信息系统正式启用。

7月6日,医院举办“中医肝胆健康青岛行”活动。

7月11日,医院心血管科联合介入诊疗室成功为一例急性心肌梗死患者实行介入治疗,顺利完成复杂冠脉的介入治疗,开启了介入治疗的新篇章。

7月15日,医院开设肺结节病门诊,提供“一站式”医疗服务。

7月21日,医院开展首例腹腔镜下前列腺癌根治术。

8月13日,医院召开创建山东中医药大学非直属附属医院动员大会。

9月11日,贵州安顺经济开发区卫生健康局一行到医院进行扶贫协作考察。

9月17日,西海岸新区人大实地调研医院健共体工作。

10月21日,袁超副院长来医院工作。

10月25日,医院门诊综合服务中心正式启用。

10月31日,医院举行中国石油大学化学工程学院大学生社会实践与志愿服务基地签约暨授牌仪式。

11月13日,医院迎接甘肃陇南市卫健委领导来院考察。

11月21日,成人输液正式停诊。

12月16日,医院荣获青岛市社会主义核心价值观建设示范点称号。

荣誉称号 2019年,医院继续保持“山东省文明单位”称号,荣获2018年国家慢性病综合防控示范区建设工作先进单位等省级荣誉和青岛市无偿献血先进集体等市级荣誉。

党委书记、院长:卢彦敏
副 院 长:王科先、袁 超、丁相龙
工会主席:窦美芳
院办电话:86858887、86868333
总机电话:86852750
传 真:86867238
邮 编:266500
网 址:http://www.hdzyy.com.cn
E-mail:hdzyyoffice@163.com
地 址:青岛市西海岸新区海南岛路158号

(撰稿人:逄世丽)

青岛西海岸新区第二中医医院

概况 青岛西海岸新区第二中医医院(区中西医结合医院)始建于1984年,原为胶南市中医医院,是一所集医疗、教学、科研、预防、康复保健于一体的二级甲等中医医院,国家医改首批试点医院。占地面积

1.2 万平方米，业务用房面积 1.5 万平方米。编制床位 650 张，设职能科室 24 个、临床科室 20 个、医技科室 9 个。2019 年，职工 706 人，编内人员 388 人，编外人员 318 人（含派遣、返聘）。其中，卫生技术人员 504 人，占职工总数的 76.5％；行政工勤人员 116 人，占职工总数的 23.5％。卫生技术人员中，初级职称占 62.93％，中级职称占 25.50％，副高职称占 9.02％，正高职称占 2.55％，医生与护士之比 0.85∶1。

业务工作 2019 年，门诊量 161001 人次，其中急诊 27294 人次，门诊人数比上年增长 22％。收治住院病人 14863 人次，比上年增长 10％。床位使用率 85.71％、床位周转次数 33.10 次，入院与出院诊断符合率 100％，手术前后诊断符合率 98.96％，抢救危重病人 513 人，抢救成功率 83.63％、治愈率 4.54％、好转率79.69％、病死率 0.57％、院内感染率 0.61％，比上年增长 0.09％。甲级病案符合率 93％。

业务收入 2019 年，总收入 19195 万元，其中业务收入 16171 万元，比上年增加 685 万元，增长 5％。

固定资产 2019 年，固定资产总值 12903 万元，比上年减少 6％。

医疗设备更新 2019 年，购进康复科购进悬吊康复训练系统 1 台，多关节主被动训练仪 1 台，口腔三合一 CT 1 台，大肠清洗机 1 台，体腔热灌注治疗仪 1 台，膀胱镜影响系统 1 套，超声切割止血刀 1 套，纯水机 1 台。

卫生改革 2019 年，区第二中医医院牵头成立青岛西海岸新区第二中医医院健康服务共同体理事会、监事会，“健共体”理事会由 9 名理事组成，监事会由 5 名监事组成，召开“健共体”工会联合会成立大会暨第一次会员代表大会，选举产生工会联合会第一届委员会 13 名委员，工会联合会设主席 1 人、副主席 1 人，选举产生第一届经费审查委员会和女职工委员会，表决通过《青岛西海岸新区第二中医医院健康服务共同体管理办法》。组织拟订“健共体”《分级诊疗制度建设实施方案》《分级诊疗双向转诊实施细则》《基层成员单位疾病首诊目录》《基层成员单位病例分型原则及健共体各级医疗机构的诊疗范围》《药品统一采购管理实施办法》《药品一体化管理实施方案》《医疗设备、医用耗材采购制度》《医保工作制度》，以及“健共体”管理制度 46 项，印发各成员单位执行。完善医院章程。

医疗特色 2019 年，脑病科是国家中医药管理局农村医疗机构中医特色专科，山东省第四批中医药重点专科，青岛市卫生行业中医特色专科，通过中国卒中学会首批“卒中中心”认证。注重中医经典理论传承的学习和创新。肺病科为青岛市 C 类重点专科建设单位。康复科是山东省中西医结合康复医疗联盟成员单位，开展超声下肉毒素注射治疗中风后肌张力增高、疼痛、疱疹后遗症等。老年病科为青岛西海岸新区的首家专护病房，开启新区“医、养、护”结合的新型住院模式。成立肿瘤多学科诊疗（MDT）专家组。对接全国卫生产业企业管理协会卫生与健康金融工作委员会考察调研新区大健康产业工作，签订《战略合作协议》，“青岛西海岸新区第二中医医院马应龙肛肠诊疗中心”正式开诊。青岛西海岸新区首届针灸质控中心在医院成立，山东省肿瘤医院肿瘤规范化诊疗基地落户医院。承办山东省医学会泌尿外科分会肿瘤学组年会和第十四届“走遍中国前列县（腺）——诊疗泌尿疾病，关注老年健康”大型公益活动。学科协作手术量达 25％。外科、骨科、脑病科、肿瘤科、康复科开展多项新技术、新项目，突出中医护理特色，优化创新中医护理操作项目，优质护理病房覆盖率达 100％，优化创新中医护理技术 10 余项。

科研工作 2019 年，课题科研项目立项 3 项，其中省级 1 项、市级 2 项。发表论文 84 篇，其中国内杂志发表 84 篇，出版专著 5 部。

继续教育 2019 年，承担青岛市继续教育项目 4 项 256 学时。职工参加外部学术会议和培训 338 人次。选派业务骨干 9 人到北京、上海等地上级医院进修学习。有 3 名医师被评为区级第三批拔尖人才，1 名医师被评为优秀青年。

精神文明建设 2019 年，中医文化逐步汇聚医院凝聚力，对主要就诊场所进行中医药内涵宣传装饰，加强与《健康报》《中国中医药报》以及区电视台等媒体合作，利用中医药“六进”活动，开办中医保健知识讲座，举行义诊活动宣传，印发中医药科普知识宣传手册。

大事记

12 月 29 日，刘京运担任党委副书记，张腊梅担任副院长，逄余三、周茂鲁不再担任党委委员、副院长。

荣誉称号 荣获青岛市文明单位标兵、青岛市中医工作先进集体、山东省中医工作先进集体等荣誉称号。

党委书记、院长：束凯伟

党委副书记：刘京运

副 院 长：张腊梅

院长助理：苑奇志

院办电话：88192806

总机电话:88191110
电子信箱:erzhyadmin1@qd.shandong.cn
邮政编码:266400
地　　址:青岛西海岸新区中原街333号

(撰稿人:陈　英)

青岛西海岸新区区立医院

概况　青岛西海岸新区区立医院(青岛西海岸新区第二人民医院)是一所集医疗、教学、科研、预防、保健、康复、社区公共卫生服务于一体的二级甲等综合医院,是潍坊医学院教学医院,是青岛市眼部疾病治疗研究专家工作站、青岛市骨科专家工作站、青岛市介入超声专家工作站。医院占地面积5.3万平方米,业务用房建筑面积1.5万平方米。2019年,职工643人,其中,卫生技术人员566人,占职工总数的88%;行政工勤人员77人,占职工总数的12%。卫生技术人员中,高、中、初级职称分别是67、239、260人,分别占专业技术人员11.8%、42.2%和46%,医生与护士之比1∶1.19。

业务工作　2019年,门诊量280916人次,其中急诊43707人次,门诊人次比上年增长21.6%;病床使用率比上年减少11.05%;床位周转次数37次,病床周转率比上年降低15.5%;入院与出院诊断符合率99%;手术前后诊断符合率98.3%,抢救危重病人277人次,抢救成功率93%;治愈好转率79.8%;病死率0.7%。

业务收入　2019年,业务收入比上年增长11.95%,医疗业务收入比上年增长14.35%。

固定资产　2019年,固定资产总值12563万元,比上年增长6.85%。

医疗设备更新　2019年,新增X射线计算机体层摄影设备、乳腺钼靶X线机、电子输尿管软镜、多参数监护仪、全自动内镜清洗消毒机、医用水处理设备、手术显微镜等89台大型设备。

基础建设　2019年,二期综合病房楼建设工程开工建设。工程地上18层,地下1层,局部19层,建筑面积48793.6平方米,地上建筑面积40909.6平方米,连廊建筑面积1000平方米,地下建筑面积6884平方米。

卫生改革　2019年,青岛西海岸新区第二人民医院"健共体"举行揭牌仪式,召开"健共体"工会联合会第一次会员代表大会暨第一届一次职工代表大会。与青岛大学附属医院、山东省眼科研究所青岛眼科医院签约成立"医联体"。所辖灵山卫街道兰东路社区卫生服务中心正式开工建设。

医疗特色　2019年,确定骨科(脊柱关节、创伤)、眼科、神经外科、神经内科、心内科、肛肠外科、泌尿外科、妇产科、手外科,超声介入治疗、鼻窦镜诊治、内镜检查治疗等重点发展的特色科室或专业,鼻窦镜诊治是青岛市特色专科门诊。床位增加至600张,牙科治疗椅增加至5张。核准开展健康体检服务和计划生育技术服务项目。

科研工作　2019年,全院医务人员发表论文33篇,非核心期刊33篇,出版专著8部。科研课题"超声引导下无水乙醇规范化治疗卵巢巧克力囊肿的临床研究"科技评价为国内领先水平。

继续教育　2019年,组织青年医师论坛10期,业务讲座20个课题授课40课时。"健共体"成员单位参加全院医疗方面的业务学习培训15次,到基层医院讲课9次。组织13场心肺复苏及气管插管急救培训。每季度举行一次"三基"考试,合格率达100%。每季度开展一次病历质量评比活动。派出8名医务人员到三级甲等医院进修学习。有5人参加住院医师规范化培训。参加各类培训班、会议、竞赛等外出学习活动124人次。通过山东省科教管理平台成功申报2020年青岛市级继续教育项目8项。

精神文明建设　2019年,利用"灯塔在线"、"学习强国"平台加强理论学习,党史学习答题竞赛参与率达100%,"学习强国"答题成绩排名在区二级医院前列。开展"不忘初心、牢记使命"主题教育活动。全年发展预备党员1名,转正党员1名,新培养入党积极分子6名。拒收红包30人次,累计3.13万余元。收到锦旗42面、表扬信件29封,电话随访表扬12人次,职工拾金不昧9人次。落实院、科两级随访制度,确保出院患者随访全覆盖,出院15527人次,院级成功随访14410人次,随访率92.8%,满意率99.94%,收到意见建议40余条。开展门诊、住院患者满意度问卷调查,问卷调查满意度99.04分,收集到涉及服务、流程、收费、环境、管理等方面共18项问题,均落实整改。

大事记

1月4日—5日,顺利完成二甲复审现场评审。

1月26日,举行"健共体"成员单位揭牌仪式。青岛西海岸新区第二人民医院为牵头单位,与王台中心卫生院、黄山中心卫生院、隐珠街道易通路社区卫生服务中心、隐珠街道佳家康社区卫生服务中心、胶南街道社区卫生服务中心(筹建)、临港管区社区卫生服务中心(筹建)组成“健共体”。

3月27日,青岛市西海岸新区城市建设局发放医院二期综合病房楼《建设工程施工许可证》准予施工,建设工程正式动工。

4月23日,与山东省研究所青岛眼科医院“医联体”举行签约揭牌仪式。

8月8日,青岛市西海岸新区行政审批服务局将医院事业单位法人证书名称由青岛市黄岛区第二人民医院变更为青岛市西海岸新区区立医院(青岛市西海岸新区第二人民医院)。

8月10日,青岛西海岸新区第二人民医院主办,青岛市介入超声专家工作站承办的2019年青岛西海岸肌骨超声沙龙活动落幕。

8月23日,经区卫健局党组同意将中共青岛西海岸新区第二人民医院委员会更名为中共青岛市黄岛区区立医院委员会,同时使用中共青岛西海岸新区区立医院委员会名称。

8月23日,青岛西海岸新区区立医院(青岛西海岸新区第二人民医院)与青岛大学附属医院医疗联合体举行签约仪式。

8月27日,中共青岛西海岸新区区立医院委员会召开换届选举大会,选举产生中国共产党青岛西海岸新区区立医院新一届委员会,丁海升任书记;产生中国共产党青岛西海岸新区区立医院新一届纪律检查委员会,孙建伟任书记。

9月11日,贵州安顺经济开发区卫生健康局副局长杨钢一行11人到医院考察交流对口支援工作。

11月18日,医院门诊楼五楼的内五科(老年病科)正式开诊,科室设立床位36张。

12月6日,青岛西海岸新区超声质量控制中心在青岛西海岸新区区立医院成立。

荣誉称号　荣获“省级文明单位”荣誉称号。

党委书记、院长:丁海升

纪委书记、副院长:孙建伟

党委委员:刘思新

副 院 长:丁　宁

工会主席:周庆亮

院长助理:赵永荣

院办电话:85165110、85165306

传真号码:85165110

电子信箱:qxxqqlyy@163.com

邮政编码:266400

地　　址:青岛西海岸新区双珠路269号

(撰稿人:逄境龙)

青岛西海岸新区第三人民医院

概况　2019年,医院通过青岛市卫生健康委组织的综合性二级医院等级全面评审。有职工451人,床位499张,设有30余个科室。医院现有奥林巴斯S190腹腔镜、菲利普螺旋CT、DR、菲利普EPIQ7彩超、美国GE彩超等先进医疗设备。

业务工作　2019年,医院门诊量18.12万人次,同比提高13%;收治住院病人1.18万人次;床位使用率70.5%;床位周转次数38.63次;药占比36%;甲级病案符合率93.82%。

业务收入　2019年,业务收入5650万元,比上年提高5%。

固定资产　2019年,固定资产总值6631万元,比上年增长5.2%。

医疗设备更新　2019年,购置多参数监护仪、除颤仪、电动吸引器等医疗设备。

基础建设　2019年,综合病房楼建设项目主体工程完工。血液透析中心取得建设批复。对综合病房楼走廊墙壁进行全面粉刷。

卫生改革　2019年,借助“健共体”资源优势,不断完善“基层首诊、双向转诊、急慢分治、上下左右联动”的分级诊疗服务模式,实现区、镇、村居民就诊的无缝连接,进一步缩短居民就诊时间。全面启动二级综合医院等级评审工作,对照二级医院等级评审标准,建立健全制度、转变服务观念、优化业务流程,落实各项标准,持续改进医院质量与安全,促进医院科学化、规范化、标准化。

医疗特色　2019年,加强慢病管理,将慢病患者信息整合到基本公共卫生信息系统和家庭医生签约系统中,实现公共卫生慢病管理工作与家庭医生签约服务、精准扶贫工作深度融合。将临床路径病种数扩大至111种,完善临床路径文本,基本实现常见病种全覆盖,入径率达到77.6%,完成率94.54%。以家庭医生签约服务包为主要内容为签约居民提供规范、优质、高效的医疗健康服务,签约居民36726人,65岁以上老年人9976人,高血压患者、糖尿病患者、0～6岁儿童、慢阻肺患者、重精患者等重点人群签约10598人,全镇贫困人口签约652人,计划生育特殊家庭人群签约99人。

精准扶贫　2019年,医院29个家庭医生扶贫服务团队深入贫困村、贫困户,采取健康知识宣传教育、健康咨询、义诊巡诊、定期随访、结对帮扶、送医送药等方式,通过规范化、个性化、精准化的医疗服务,帮助特殊困难群众尽快恢复健康,摆脱贫困。

继续教育　2019 年,组织各类业务培训 80 余次,其中组织全院医务人员进行关于心肺复苏的集中培训 4 次,大型应急演练 4 次,核心制度考核 2 次,护理静脉输液、输血安全管理、压疮管理等培训 18 次,院感知识培训 12 次,组织乡医培训 5 次,培训考核通过率均达到 100%。

精神文明建设　2019 年,以创建人民满意的医疗卫生机构为目标,通过开展“不忘初心、牢记使命”主题教育,通过健康宣教、健康义诊、道德讲堂、张贴公益广告、推广使用文明用语和亲情零距离的优质护理服务等活动,扩展服务内涵,提升服务品质,不断推进医院精神文明建设。

大事记

2 月 10 日,开展第一台腹腔镜手术。

9 月 23 日,由青岛西海岸新区卫生健康局主办,青岛西海岸新区人民医院“健共体”承办的“不忘初心,牢记使命”大型义诊活动,义诊第一站在泊里镇举行。

12 月 26 日—27 日,青岛市卫生健康委评审专家组对医院二级医院等级创建工作进行现场评审。

院　　长:宋金刚
副 院 长:程永娟、王　萌
院长助理:张智强
院办电话:84181063
传真号码:84183801
电子信箱:plyybgs@163.com
邮政编码:266409
地　　址:青岛西海岸新区泊里镇泊里二路 429 号

(撰稿人:薛清淳)

青岛西海岸新区妇幼保健院

概况　青岛西海岸新区妇幼保健院是一所集保健、医疗、计划生育技术服务于一体的专科医院,国家二级甲等妇幼保健院。占地 15553 平方米,业务用房建筑面积 16482 平方米。2019 年,职工总数 284 人,其中,卫生技术人员 233 人,占职工总数的82.05%;行政工勤人员 45 人,占职工总数的15.91%。卫生技术人员中,高级职称 18 人,中级职称 75 人,初级职称 105 人,分别占 7.73%、32.19%、45.07%。设住院床位 120 张,设有临床保健三大部(儿童保健部、妇女保健部、孕产保健部),职能科室 18 个,医技科室 8 个。

业务工作　2019 年,完成门诊量 173684 人次,比上年增长 15.79%;急诊 5516 人次,比上年增长 25.05%;收治住院病人 4434 人次,比上年增长 1.86%;床位使用率 61.97%,比上年增长 0.87%;床位周转次数 44.4 次,比上年增长 1.84%;入院与出院诊断符合率 100%,手术前后诊断符合率 100%,治愈率 89.5%,好转率 9.8%,院内感染率 0。

业务收入　2019 年,总收入 6515.80 万元,同比上升 13.50%。

固定资产　2019 年,固定资产总值 5038.90 万元,同比下降 0.80%。

医疗设备更新　2019 年,新增添口腔种植系统 2 套、数字摄片成像系统(口腔 CR)1 台、全自动微量元素分析仪 1 台、生物刺激治疗仪(盆地康复评估治疗仪)1 台、LEEP 刀 1 台、CPAP 呼吸机 1 台、血气分析仪 1 台、手动石蜡切片机 1 台及满意度电子评价系统 1 套。

基础建设　2019 年,投资 205 万元重新布局孕产保健部,改建装修治未病中心和康复中心。

医疗特色　2019 年,创建山东省儿童早期发展示范基地,建立胎儿医学体系、高危儿管理体系、新筛疾病儿童随访体系、心理行为异常儿童筛查诊疗体系、残疾儿康复体系、乡镇医院转诊体系等多种跨专业、跨学科、跨机构的协作形式,开展儿童综合发展评估项目。开展腹腔镜、宫腔镜、麦默通等微创手术及无痛分娩、无痛流产、孕妇学校、盆底康复、心身健康门诊等。

科研工作　2019 年,撰写论文 45 篇并在国家级期刊上发表,完成专著 13 部,科研获奖 2 项,通过鉴定 2 项完成结题 1 项,完成青岛市科学技术局立项 4 项,完成山东省科学技术局立项 2 项;获得实用新型专利 1 项;按计划组织实施全院性业务培训 10 次,派出院外进修 1 人次。

继续教育　2019 年,举办继续教育项目 6 项,卫生技术人员参加继续医学教育覆盖率达 100%,年度学分达标率达到 100%以上,“三基”培训考核合格率达 100%,接受外来人员培训 2 人。定期召开教学会议,并分专业进行临床基础技能培训,提高临床基础技能。

精神文明建设　深入学习贯彻党的十九大,十九届三中、四中全会精神,习近平总书记系列重要讲话等,把“学习强国”作为有力抓手,掀起学习热潮。组织党员干部赴孟良崮纪念馆、沂蒙红色影视基地、时代楷模赵志全纪念馆、黄岛区杨家山里等地实地学习，切实增强党性修养。扎实推进“大学习、大调研、大改进”活动，严格落实“三重一大”制度，积极开展纠正医药购销和办医行医中不正之风专项整治活动。成立精神文明建设工作领导小组，定期组织志愿者开展义诊、健康宣教、爱老助老、宣传医疗政策等活动。

大事记

6月12日，医院名称由“青岛市黄岛区妇幼保健计划生育服务一中心”更改为“青岛市黄岛区妇幼保健院”。

6月18日，与山东大学齐鲁医院(青岛)成立“医联体”并正式签约。

7月23日，医院名称“青岛市黄岛区妇幼保健院”加挂“青岛市黄岛区妇女儿童医院”牌子。

8月15日，国家卫生健康委妇幼司干事王辉、北京儿童医院医务处副处长一行到西海岸新区调研新生儿先天性心脏病筛查项目工作开展情况。

荣誉称号　2019年，医院获得2018年国家慢性病综合防控示范区建设工作先进单位等称号。

党总支书记、院长：贾　晓

党总支副书记、副院长：王立港

副　院　长：魏本荣

院办电话：86163065、86176363

总机号码：86163065

传真号码：86176333

电子信箱：jnfby@163.com

邮政编码：266400

地　　址：青岛西海岸新区东楼路168号

(撰稿人：纪　青)

青岛西海岸新区卫生健康综合行政执法大队

概况　2019年，职工73人，其中，卫生技术人员40人，占职工总数的54.79%；行政工勤人员33人，占职工总数45.21%。卫生技术人员中，高级职称7人，占职工总数的9.59%；中级职称22人，占职工总数的30.13%；初级职称10人，占职工总数的13.69%。

业务工作　2019年，受理投诉举报案件545起，卫生行政处罚案件共立案425起，其中一般程序91起、简易程序334起，人均办案率达到11.18件。完成博鳌亚洲论坛全球健康论坛大会等重大活动保障任务。开展公共场所专项整治活动，率先施行保洁员保洁工作全程电子记录和客房杯具专人专车更换、专人清洗消毒制度，全省卫生监督执法工作推进会暨信息化建设现场会进行观摩。

2019年，开展医疗乱象专项整治，发现问题100余处，传达卫生监督意见书80余份。启动打击非法医疗美容专项行动，传达监督意见书10条，立案处罚2家，对涉嫌非法医美行为进行立案调查2人次。根据群众举报线索检查涉嫌非法行医场所30余户次，立案处罚13起，吊销医师执业证书2人；与公安等部门联动，移交公安非法行医案件3起，向公安机关发送协查函、联席会议函等3件，并召开打击非法行医碰头会。

2019年，承接职业病危害项目申报工作，完成职业病危害项目申报新系统电子数据申报283家。组织开展《职业病防治法》宣传贯彻活动。邀请职业卫生专家对企业进行职业卫生培训，发放《致全区企业负责人的公开信》300余份。先后派出卫生监督员51人次参加省、市级外部培训，并组织开展理论学习。建立健全西海岸新区职业卫生监督数据库。开展专项整治工作，处理投诉举报41起，监督检查存在职业病危害企业276家、立案83起。

2019年，对全区所有集中供水单位进行细化分类摸底，对33家水质监测枯水期进行检测。开展学校卫生监督工作，与教育部门联合开展学校卫生大检查，启动“遏制结核，健康校园”行动。抽检餐饮具集中消毒服务单位36批次餐饮具。开展控烟执法和控烟法律法规“五进”专项行动，对30家存在违法行为的单位予以立案处罚。

卫生改革　2019年，整合原青岛西海岸新区卫生计生综合监督执法局和原开发区六处街道公共卫生工作站，成立青岛西海岸新区卫生健康综合行政执法大队，核定人员编制78个，设10个执法中队、3个科室，中队作为执法大队的派出机构，划片负责，形成网格化、全覆盖，职责明确、运行高效的卫生健康执法体系。

大事记

4月3日，杨帆任青岛西海岸新区卫生计生综合监督执法局局长。

6月17日，省卫生健康委执法监察局局长高峰到西海岸新区调研卫生健康综合执法工作。

8月28日，成立青岛西海岸新区卫生健康综合行政执法大队。

9月10日，国家卫生健康委卫生健康监督中心副主任胡小濛调研西海岸新区卫生健康执法工作，认为新区在“区、镇、村一体化”卫生监督执法体系建设、落实重点场所综合监督执法责任、强化职业卫生全流程监管,综合监督执法智慧化、信息化、规范化等方面走在前列,值得推广。

9月23日,全省卫生监督执法工作推进会暨信息化建设现场会在西海岸新区召开,现场观摩嘉华酒店、文华酒店客房客具消毒全过程记录实施情况。

12月20日,在全省卫生健康综合监督基层执法工作推进会议上就卫生健康执法体系建设作典型发言。

党总支副书记、大队长:杨　帆

党总支书记:薛焕欣

副大队长:张洪岩、张振双、李金星、侯德梓

办公室电话:86162830

传真号码:86162830

电子信箱:hdqwsjsjwsjds@163.com

邮政编码:266400

地　　址:青岛西海岸新区灵山湾路567号

(撰稿人:陈　刚)

青岛西海岸新区疾病预防控制中心

概况　2019年,在职职工98人,设有办公室、财务科、应急管理科、传染病防制科、性病艾滋病防制科、消毒与病媒防制科、慢性非传染病防制科、地方病与寄生虫病防制科、卫生监测科、免疫规划科、职业健康科(门诊部)、学校卫生科、健康教育科、质量管理科、公共卫生指导科、微生物检验科、理化检验科、生态健康科18个科室,是全区疾病预防控制工作的技术指导中心和技术服务中心。

业务收入　2019年,全年财政拨款5344万元,比上年增长43.9%。

固定资产　2019年,固定资产总值158万元。

基础建设　2019年,公共卫生服务中心占地8400平方米,建筑面积19200平方米。

卫生应急与重大活动保障　2019年,制发《2019年青岛西海岸新区重点传染病防控工作方案》《2019年青岛西海岸新区病媒生物监测方案》《2019年中心食品安全风险监测实施方案》。完成博鳌亚洲论坛全球健康论坛大会、青岛啤酒节、青岛国际影视博览会、东亚海洋合作平台青岛论坛等重大活动保障任务。

传染病防制　2019年,全区报告传染病5923例,比上年下降10.17%。全区腹泻病门诊开诊率100%,"三热"病人未筛查出疟疾病例。全区23处狂犬病暴露处置门诊报告犬、猫咬伤后狂犬病疫苗接种人数为15745人。开展"四害"密度和消毒质量监测工作,监测报告率100%。对141处历史高氟村水氟调查及8~12岁儿童氟斑牙开展筛查工作。在全区范围内开展消除疟疾行动计划,疟疾病例实验室确诊率、规范治疗率和流调率均达到100%。根据全国出血热监测项目的要求,进行人间及鼠间监测,开展出血热疫苗查漏补种工作。开展发热伴血小板减少综合征防治、恙虫病防治及布病监测等工作。完成传染病预警处置569起,报告传染病与突发公共卫生事件相关信息3期。完善医疗机构HIV筛查实验室及检测点的建设,并开展门诊、术前艾滋病筛查工作。

免疫规划　2019年,印发《2019年全区免疫预防管理工作意见》,全区报告接种卡介苗14600人次,脊灰疫苗接种82579次,百白破三联疫苗接种96316人次,含麻类疫苗接种55889人次,乙肝疫苗接种63910人次,流脑类疫苗接种89071人次,乙脑疫苗接种53239人次,甲肝疫苗接种30361人次。全区报告疑似预防接种异常反应病例358例,组织区预防接种异常反应调查诊断专家对1例疑似预防接种异常反应进行调查诊断,调查诊断结论是与疫苗接种不相关。制定《疫苗效期提醒管理制度》《过期疫苗零库存管理制度》,制定免疫规划工作例会制度,举办全区基层预防接种工作岗位技能竞赛活动。组织开展预防接种疫苗专项督导检查和"回头看"检查。开展不合格百白破疫苗补种工作,涉及的4038名接种儿童登记电话全部进行联系,其中同意补种3975人,拒绝补种63人,累计补种3817人,累计补种4107剂次。为确保百白破疫苗后续处置工作顺利开展,成立由区卫生健康局局长任组长的百白破疫苗后续处置工作领导小组,全面领导百白破疫苗后续处置工作。薛家岛街道衡山路社区智慧预防接种门诊投入使用。

慢性病防制　2019年,开展国家慢性病示范区建设工作,完成慢性病综合防控示范区创建年份2012年、复审年份2018年数据网络填报任务。联合医院、食药局等机构开展"一评二控三减四健"专项行动。开展652人的问卷调查、口腔检查和唾液采集,完成西海岸新区居民口腔健康流行病学现场调查工作。开展15个村(社区)的375名居民的问卷调查、体格检查和尿样采集,完成血压和钠盐摄入监测基线调查工作。配合山东大学公共卫生学院,调查9个村(社区)的158名糖尿病患者,完成"糖尿病管理和就医选择偏好研究"的现场调查工作。启动山东省"高血压达标行动"项目和首次培训工作,确定在泊里镇、琅琊镇实施高血压防控标准化治疗项目,在薛家岛街道实施减盐项目,在三所小学、四处高校食堂开展减

盐项目。参与中国疾病预防控制中心组织的基层慢性病防控指标体系研究项目，圆满完成调查任务。

健康教育 2019年，完成省级健康促进示范区创建工作，开展"将健康融入所有政策"策略的主题讲座，完成全区23处镇街居民健康素养监测。加大健康促进工作力度，全年开展进学校、进机关、进社区、进企业健康知识讲座80余场。加强宣传，与区广播电视台签订《健康促进》《百科全说》专题栏目全年60期，刊发各类稿件52篇，开展健康大会等重大展会宣传。新建健康教育基地1处，更换修缮健康主题公园5处、健康教育一条街4处、健康步行道5处。

卫生监测 2019年，细化食源性疾病应急处置三级联动模式，全面启动食源性疾病监测县乡村一体化工作，覆盖全区的社区卫生服务站，处置食源性疾病事件22起。保障博鳌亚洲全球健康论坛及东亚海洋合作论坛的公共场所抽检工作，制订《西海岸新区疾病预防控制中心关于对博鳌亚洲全球健康论坛活动的保障工作方案》等相关方案，现场卫生学采集样品450份，并开展样品检测及复检工作。采集15个镇街的33处农村安全饮用水监测点水样，检测14个市政供水点水质。完成17家重点公共场所的室内空气质量，室外空气PM10、PM2.5，冷却塔冷却水等项目检测，及从业人员健康状况调查。2019年11月15日—2020年3月31日西海岸新区非职业性一氧化碳中毒报告发病(中毒)169例，死亡2例。完成2起非职业性一氧化碳中毒事件的汇总、报告及网络直报工作。

学校卫生 2019年，辛安社区卫生服务中心体检资质通过评审。全区中小学生健康查体175317人，网络平台上报率、参检率、建档率和数据完整率均达100%。启用青岛市学校卫生综合管理平台因病缺课症状网络新系统，现场督导、调查处置10起聚集性疫情事件。开展学校传染病防控知识培训和营养讲座，发放宣传材料10000余份。完成中、高考卫生应急保障工作。

职业健康 2019年，通过"西海岸新区互联网+职业健康综合管理平台"对5家职业体检机构、3家职业卫生检测服务机构和1100余家企业开展职业健康技术服务工作，面向全区20余万职业健康人群提供工作数据或咨询服务。推动完成《青岛市职业病防治规划(2018—2020年)》目标任务，保护劳动者职业健康，确保重点行业用人单位职业病危害项目申报率达到95%以上，职业病防治监督覆盖率达到100%。

精神文明建设 2019年，将创城工作融入标准化建设和日常业务工作中，配合区文明办做好创城宣传、文明出行测评等工作。关爱儿童健康，推广、培养青少年儿童健康生活方式。举办庆祝中国共产党成立主题活动。关爱退休干部，组织中心退休干部座谈，举办老干部棋牌比赛，为老干部查体。

大事记

1月17日，青岛西海岸新区"慢性病防控信息化建设与适宜技术应用高端研讨会"在青岛明月海洋生活家健康中心召开。

5月—6月，开展居民健康素养监测。

6月，开展"居民血压与钠盐摄入基线调查"工作。

6月27日，青岛西海岸新区首次开展的居民口腔健康流行病现场调查工作圆满结束，完成279名儿童、248名青少年、125名社区居民的问卷调查、口腔检查和唾液采集。

7月15日，山东省疾病预防控制中心职业与环境卫生监测评价所专家杜英林带队一行4人对区疾病预防控制中心公共场所健康危害因素监测点开展督导。

8月21日，深圳市疾病预防控制中心主任夏俊杰带队参观考察薛家岛街道衡山路社区卫生健康服务站智慧门诊。

8月29日，青岛西海岸新区省级健康促进示范区验收工作推进会在区公共卫生服务中心召开。

10月25日，山东省卫生健康委疾控处处长陈国锋一行到西海岸新区调研预防接种工作。

10月30日，山东省体检办公室主任谢鸿一行到西海岸新区实地调研中小学生查体工作。

11月13日，顺利通过2019年度资质认定检验检测监督检查。

11月21日—22日，全市"一二三四奔健康"工作现场会在西海岸新区召开。

荣誉称号 2019年，荣获省级健康促进示范区、全省细菌性传染病防制业务工作先进集体、高校疾病预防控制工作先进单位、青岛市文明单位标兵等荣誉称号。

党总支书记：李风芝
主　　任：吴　磊
副 主 任：孟兆海、蒋兴海、张　栋
办公室电话：86163110
传　　真：86996601
电子邮箱：hdqcdc@qd.shandong.cn
邮政编码：266400
地　　址：青岛西海岸新区灵山湾路567号

（撰稿人：韩　莉）

青岛西海岸新区妇幼保健计划生育服务中心

概况 2019年,中心占地面积2165平方米,业务用房面积5074.83平方米。在岗在职职工21人,其中,卫生技术人员18人,占在岗职工的85.71%;行政工勤人员3人,占在岗职工的14.29%。卫生技术人员中,高、中、初级技术职称分别为4人、5人和9人,分别占22.22%、27.78%和50%。

业务工作 2019年,门诊量135654万人次,孕产妇系统管理率95.34%,早孕建册率96.39%,围产儿死亡率4.44‰,新生儿疾病筛查率98.07%,新生儿听力筛查率为98.04%。2019年门诊量同比下降25.12%。

业务收入 2019年,业务收入1675万元,比上年下降0.46%。

固定资产 2019年,固定资产总值3580万元,比上年增长13.55%。

医疗设备更新 2019年,新增全自动微量元素分析仪、视力筛选仪、超声母乳分析仪、胎心监测仪、全自动血液细胞分析仪、医用空气消毒器。

医疗特色 2019年,开展盆底肌及腹直肌分离为产妇提供产后康复治疗工作。开展抗缪勒管激素检测项目精准评估卵巢储备功能,与华大合作多项基因和染色体筛查,开展宫腔灌注诊疗项目,引进高清四维腔内探头超声设备,接诊7500余人次,微信咨询4500余人次,比上年增长38%,并成功使400多对夫妇健康受孕。引进数字化儿童专用骨龄测试工作站,对520多名儿童进行身高管理,近220名儿童进行骨龄评估,对于儿童常见疾病佝偻病、维生素D水平检测1500余例。推进PAC流产后关爱公益项目工作,该项目开展以来为近200名流产后女性提供避孕咨询和指导服务。开展常见病中医诊疗工作。

继续教育 2019年,参加国家级培训4次,省、市级培训19次。

精神文明建设 2019年,举办"拥军爱民"主题党日活动。开展"不忘初心、牢记使命"健康义诊进社区活动。举办"三八妇女节"趣味活动,开展健康义诊。"5·12"国际护士节组织优质服务礼仪情景剧展示竞赛暨总结表彰大会。开展端午节"糯香传情,情暖妇幼"主题活动。举办庆"七一"系列活动。新时代文明志愿队开展健康教育宣传、讲座等活动。

荣誉称号 2019年,荣获青岛市文明单位标兵称号。

主　　任:巩向玲
党支部书记、副主任:李　艳
副 主 任:隋媛媛、陈风芹
办公室电话:86996639
传真号码:86996637
电子信箱:fuyou@qd.shandong.cn
邮政编码:266555
地　　址:青岛市黄岛区富春江路236号

(撰稿人:董庆香)

青岛西海岸新区急救中心

概况 2019年,职工总数30人,卫生技术人员22人,占职工总数的73%;行政人员3人,占职工总数的10%;高级职称2人,占职工总数的6%;中级职称6人,占职工总数的20%;初级职称19人,占职工总数的63%;设有指挥调度科、急救科、综合办3个科室,急救服务范围覆盖西海岸新区面积约2096平方千米,服务人口约180余万,采取与医院协办模式,设29个急救站、36个急救单元。

业务工作 2019年,为西海岸新区人民健康提供医疗急救,负责全区急救资源的组织、协调、调度,院前急救行业管理,急救知识业务培训、学术交流,各类大型社会性活动医疗急救保障。受理急救电话11.7万余个,出车3万余车次,铃响3声之内响应率达100%,1分钟内受理完成率达100%,调度差错率、纠纷为0。调度员平均等待用时5.37秒,平均受理用时42.51秒,平均调度用时8.67秒,车组平均出诊速度2.27分钟,平均到达现场时间12.55分钟。参加重要会议及活动保障任务96次,保障车次253次,保障人数73万余人。完成各类型重大活动保障工作人员和急救站"订单化"的培训,培训率达100%。完成全区院前急救上岗证培训工作,培训人员348人,为历年之最。参加"普及应急救护及健康素养知识技能培训"系列健康教育"六进"活动13个场次,培训受众2400余人。普及应急救护知识,为驻区高校、青岛地铁西海岸段、五星级酒店等多个行业进行培训,受众800余人,其中取得青岛市社会救护员资质人员约100人。

基础建设 2019年,政府投资500万元,购置6辆救护车,并配置呼吸机、除颤监护一体机及负压吸引器等先进设备,增设灵珠山街道、辛安街道、长江路街道、黄岛街道、理务关、黄山6个急救单元,新区急救站达到29处、36个急救单元。

“互联网+急救” 2019 年，建立“云急救”系统，在《山东医健通》平台上与 120 急救中心和云急救志愿者协同组建“互联网+急救”服务模式，并组织“云急救”系统专题培训会，培训各急救站“云急救”项目负责人 30 余人，率先在全市完成医院急诊科分诊处以及救护车开通“云急救”系统工作，全区 160 余名医护人员纳入云急救志愿者平台，形成 120 急救中心、求救居民、云急救志愿者、救护车和医院急诊科五屏联动，老百姓可通过手机微信关注任何一家医院公众号，通过“山东医健通”中“云急救”功能，实现一键报警，实时定位，为抢救生命赢得时间。

大事记

1 月 11 日，完成办公地址迁移工作。

1 月 23 日，组织召开 2018 年全区院前急救质控会议。

1 月 25 日，青岛西海岸新区航空医疗救援停机坪启用仪式在青岛大学附属医院西海岸院区举行。

6 月 9 日—13 日，参加博鳌亚洲论坛全球健康论坛大会医疗保障。

7 月 22 日，举行“西海岸新区急救中心 2019 年新增急救站启动仪式”，召开 2019 年上半年院前急救工作会议，实现平均 5 万人拥有一个急救单元的急救网络布局，服务响应时间节省 1 分 08 秒。

7 月 22 日—8 月 31 日，参加“第 29 届青岛西海岸新区金沙滩啤酒节”医疗保障活动。

8 月 24 日—28 日，参加“2019 青岛国际影视博览会”医疗保障工作。

11 月 26 日，青岛市首个非急救转运平台暨 96120 号码正式开通启用，市民可通过拨打“96120”直接呼叫非急救转运服务的专业车辆上门服务。

荣誉称号 2019 年，荣获青岛市文明单位、青岛市院前急救先进集体称号。

党支部书记：于建伟
副主任（主持工作）：陆蕾蕾
副 主 任：薛 钊
办公室电话：86701152
电子信箱：jjzxadmin1@qd.shandong.cn
邮政编码：266400
地 址：青岛市西海岸新区灵山湾路 567 号
（撰稿人：徐红梅）

即 墨 区

青岛市即墨区卫生健康局

概况 2019 年，即墨区坚持以人民健康为中心，全面推进“防治康养体”五位一体的大卫生大健康发展格局。国家中医药管理局局长于文明来即视察中医药工作并给予高度评价，国家卫健委体改司副司长庄宁及部分全国人大代表、政协委员来即现场调研指导医改工作，对即墨区医改推进工作给予充分肯定，国家卫健委基层司司长聂春雷、山东省中医药管理局局长孙春玲等先后来即视察中医药工作；受国家卫健委邀请和推荐，即墨区先后在全国紧密型医共体建设推进会议、中日老龄化与医疗卫生服务体系改革研讨会进行经验介绍，并赴海南省、湖南省、福建省、广东省及深圳市介绍医共体建设、慢病防治等工作经验。《中国卫生》以《山东即墨：“1 号议案”下的健康城市雏形》全方位报道即墨区“健康即墨 · 健康家”品牌创建经验；山东新闻栏目先后报道即墨区家庭医生和医养结合经验做法。即墨区卫生健康事业改革与发展的经验做法在全国部分省市推广。

2019 年，全区有各级各类医疗卫生机构 388 个，其中：公立医疗卫生机构 62 个，含二级综合医院 1 个，三级中医医院 1 个，三级综合医院 1 个，镇（街道）卫生院 21 个，基层卫生监督与疾病预防控制工作站 23 个，专业公共卫生机构 13 个（区疾病预防控制、卫生监督、妇幼保健、急救指挥、结核病防治、皮肤病防治、卫生信息、卫生会计核算、计划生育药具管理、计生技术管理、流动人口计划生育服务、老龄工作及计划生育协会工作站各 1 个）；非公立医疗机构 326 个，含民营医院 30 个，门诊部 22 个，个体诊所 258 个，医务室 16 个；社区卫生服务机构 3 个，村卫生室 690 个（规划内 635 个）。全区有执业（助理）医师 2965 人；执业护士 2926 人。全区医疗卫生机构总床位数 5434 张。卫生系统人员总数 5474 人，其中编制内 3557

人、编外 1917 人(公立医疗卫生机构)。全区医疗机构共完成门诊 704.49 万人次,住院 13.8 万人次,手术量 3.44 万台次。全区出生 12377 人,其中男孩 6400 人、女孩 5977 人,人口出生率 10.48‰,自然增长率 3.32‰,出生人口性别比 107.08,比上年升高 2.98。

医政管理　2019 年,组织开展"2019 年优质服务基层行"活动,组织专家对移风、蓝村、丰城、温泉等 4 处卫生院进行等级评价,组织开展卫生院标准化建设攻坚扫尾工作。按照"两票制"要求规范开展短缺药品信息直报。"医共体"牵头医院、基层医疗机构实现统一药品采购目录,组织开展基层医疗机构基本药物绩效考核。组织开展行风建设和医疗服务专项整治行动,成立 9 个工作专班,实行专班包干负责。组织"深化和延伸优质护理创新案例"评选活动,全区公立医疗机构开展优质护理服务病房覆盖率为 100%。开展优质护理服务百姓健康义诊、专科护士咨询日、深化护理改革大讲堂和护理健康进社区等一系列活动。定期组织即墨区院感管理质控中心专家,对医疗机构进行医疗废物管理督导检查,组织开展"感控月"活动,召开全区医疗机构医院感染质控工作会议。圆满完成青岛市和即墨区组织的大型会议和重要活动的医疗保障工作。做好卫生应急救援培训 1452 人次,应急演练 12 次,成立应急救援队伍 9 支,救援队伍人数 244 人。制订、修订《突发事件医疗卫生救援应急预案》《地震灾害医疗卫生救援应急预案》《突发事件心理危机应急预案》《突发事件血液保障应急预案》《洪涝灾害医疗卫生救援应急预案》。

基本公共卫生服务　2019 年,推进 14 项国家基本公共卫生服务项目工作,落实每年人均 60 元国家基本公共卫生服务项目经费,各项指标均已达标。采用移动信息化体检车为全区 12.9 万名 65 岁及以上老年人进行免费健康体检。家庭医生签约服务"扩面提质",将"高血压糖尿病患者干预率、高血压糖尿病患者住院率增长率、签约居民知晓率、签约居民满意度"等纳入考核重要指标。成立基层医疗机构家庭医生团队 231 个,总签约人数 36.18 万人,签约重点人群 21.14 万人。享受家庭医生签约免费基本药物13.2 万人次,费用合计 82.99 万元。提高基层医疗卫生机构公共卫生信息化水平,为全区家庭医生团队和村卫生室配备智能家庭医生随访箱 900 台,就诊记录实时上传家医平台和公卫系统。继续实施为 60 周岁以上低保无牙老人免费安装义齿项目和儿童口腔疾病预防控制项目。全区 9 家低保老年人免费安装义齿定点医疗机构,累计完成 24 名低保老年人镶牙工作。全区 10 家儿童口腔项目定点医疗机构为 13433 名学生进行口腔检查,口腔检查率达到98.08%;涂氟防龋 12131 人,涂氟防龋覆盖率 100%;窝沟封闭 10565 人,封闭牙数 31942 颗,窝沟封闭完好率在 92%以上;早期龋充填牙 3227 颗。

妇幼管理　2019 年,组织专家为青岛当代妇产医院、青岛锦华妇科医院、青岛瑞晟生殖健康与不孕症专科医院机构母婴保健技术服务许可进行现场评审验收。举办孕产妇妊娠风险评估和管理培训和母婴保健技术培训班。定期组织季度妇幼大主任例会、危重孕产妇抢救评审、孕产妇及新生儿死亡评审会。开展母婴安全月督导检查。制发《关于做好高危孕产妇及急危重症孕产妇随访和转诊工作的通知》。调整区急危重症孕产妇抢救协调小组成员和急危重症孕产妇抢救专家组成员。即墨区中医医院增设为区域危重孕产妇救治中心。全区活产数为 11548,住院分娩率、高危孕妇管理率 100%,顺利通过青岛市产科质量和高危危重孕产妇管理检查。发放出生证明 15000 余份,补发 171 份,医疗机构外签发 19 份,年度签发率均达 95%以上,无违规发放现象。落实国家重大妇幼公共卫生服务项目和市办实事项目,定点医疗机构为 23829 名目标人群进行"乳腺癌"检查,为 23723 名目标人群进行"宫颈癌"检查;孕妇免费产前筛查数 8846 人,新生儿听力免费筛查数 9078 人,新生儿疾病免费筛查数 9081 人,孕妇产前筛查高风险基因检测费用免费人数为 1551 人,产前诊断羊水穿刺免费人数 328 人;为 11986 名孕产妇进行艾滋病、梅毒和乙肝母婴阻断检测,检测率 100%;为 5854 人目标人群进行免费孕前优生健康检查,目标人群覆盖率 112.58%,高风险随访率 100%。完善三级预防强化出生缺陷防治工作,全区孕妇产前筛查 13896 人,产筛率120.62%;新生儿疾病筛查 99.9%、听筛率 99.9%,新生儿先天性心脏病筛查率 96.74%。即墨区人民医院增设为区级新生儿先天性心脏病筛查项目诊断机构。

中医药工作　2019 年,加强区级中医医院龙头建设,即墨区中医院针灸推拿大楼启动,中医院实际开放床位达到 1000 余张。提高乡镇卫生院中医药服务能力,即墨区基层医疗卫生机构全部建成国医馆,4 家卫生院进行精品国医馆建设并通过验收。加强村卫生室中医药适宜技术推广,依托青岛市中医适宜技术"O2O"免费网络培训平台对基层工作人员进行培训。开展"互联网+中医"建设,构建即墨中医智能"医共体",即墨区卫生健康局与上海道生医疗科技有限公司签署“互联网＋中医药服务全覆盖”建设项目共建战略合作框架协议。道生集团工程团队为即墨区中医医院安装“道生四诊仪”“中医体质辨识健康管理系统”，为24家基层医疗单位安装“舌面象仪”“中医体质辨识健康管理系统”。

医养结合　2019年，推进“医护巡航”居家医养结合服务工作，乡镇政府、基层卫生院和养老服务公司三方签约合作，重点做好80岁及以上居家老年人的医养结合服务，在14个镇街、功能区正式运行并入户开展居家养老服务工作，有8799名老人享受签约服务，医养结合服务覆盖率达到23.05%。推进“两院一体”服务工作，段泊岚卫生院和田横卫生院率先实行。推进康养综合体项目建设工作，与上海九如城养老发展有限公司签订战略合作意向书。推进示范创建工作，田横岛旅游度假区、温泉街道、潮海街道获评山东省医养结合示范镇，“医护巡航”推进居家医养结合工作入选全国医养结合典型经验名单。

深化医药体制改革　2019年，推动“三医联动”改革，出台《即墨区2019年深化医改重点工作任务责任分解的通知》，调整即墨区深化医药卫生体制改革领导小组，调整由区长任组长的即墨区公立医院管理委员会，建立“三医联动”协调机制。推进区人民医院现代医院管理制度建设试点工作。完善公立医院考核评价机制，即墨区人民医院、区中医医院纳入青岛市公立医院综合绩效考核管理系统。稳步推进医保支付方式改革工作，“医共体”内继续推行医保按人头总额付费制度，超支费用继续降低。

信息化建设　2019年，落实“互联网＋医疗健康”便民惠民百日行动，两所区级医院接入青岛市门诊统一预约挂号平台。区人民医院被青岛市卫生健康委员会授予智慧门诊服务品牌。即墨区卫生精准扶贫信息化建设项目上线，通过医院信息系统改造以及与区医保局医保结算系统对接，实现贫困人口信息精准识别和相关医疗费用自动减免。全面推行门诊电子病历，并将门诊电子病历系统与医保局医保监管平台进行对接。完成全区村卫生室信息系统的更换，将村委系统与基层医疗机构业务系统进行对接。

健康教育　2019年，开展健康教育“六进”活动，与多部门合作筹备开展“健康即墨健康家，百场讲座公益行”活动，利用各类卫生活动宣传日举办多种形式的健康教育宣传活动和讲座，发放各类宣传材料5万余份。开展多项健康技能比赛。开展市级健康促进示范区（市）的创建工作，有112家学校、136家企业、28家医院、190个家庭、143家餐厅、5家市场通过验收，建设健康主题公园1处、健康步道3条、运动小游园9个、健康小屋655个，被命名为青岛市健康促进示范区（市）。

社区卫生　2019年，推进中心卫生室建设，全区建成运行104处，中心卫生室由乡镇卫生院统一管理，镇卫生院医护人员直接下沉到中心卫生室服务，使村民足不出村即可享受到优质医疗卫生服务。落实老年乡村医生生活补助发放，新增到龄乡医103人，发放总人数约3500人，累计发放金额1600余万元。强化基层标准化建设，为200处卫生室更新电脑、打印机及配套诊疗器件，组织进行社区卫生服务站检查验收。城区有2处社区卫生服务中心、20处社区卫生服务站、22处社区卫生服务机构在房屋面积、科室设置、设备配备、运行管理、服务功能方面均达标，并统一门头标识。

社会办医疗机构管理　2019年，全区有30家民营医院（其中即墨区审批18家，青岛市审批12家），1个社区卫生服务中心，1个血液透析中心，296处个体诊所、门诊部、医务室。多次进行社会办医疗机构集中及专项检查。加强药物应用管理，做好民营医院抗菌药物备案及中药饮片应用检查工作。

基层建设　2019年，投资约1835万元用于基层医疗卫生单位提高医疗服务能力，其中，投资1115万元为6处卫生院购置彩色超声诊断仪，为19处卫生院购置全自动生化分析仪，为环秀医院购置肺功能仪1台；投资340万元为105处中心卫生室购置血液分析仪和尿分析仪；投资380万元更新部分信息化系统和200处卫生室的电脑、打印机，加强基层医疗卫生单位信息化建设。

人口均衡发展　2019年，充分利用信息共享数据和WIS信息系统数据，对人口形势进行分析和监测预警，及时掌握人口变动信息，全区新出生12377人，其中男孩6400人、女孩5977人，出生人口性别比为107.08，人口出生率10.48‰，自然增长率3.32‰，人口出生率和自然增长率分别比上年降低0.04和0.82个千分点，实现人口均衡发展的目标。

优化生育服务管理　2019年，公布“一次办好”事项清单，并严格落实“一窗受理”服务机制。为群众办理生育登记25860人，生育登记覆盖率99.26%，再生育审批率100%，为9818个计生家庭发放住院分娩补贴490.9万元，全面完成青岛市下达的各项责任指标。推进母婴设施建设，指导符合条件的单位和公共场所建设爱心母婴室和爱心妈妈小屋，全区应建母婴设施50处，实建48处，母婴设施建设率96%。稳步开展 0～3 岁婴幼儿照护服务，培育一批学前教育和婴幼儿照护一体化服务机构。

奖励扶助　2019 年，继续贯彻落实农村部分计划生育家庭奖励扶助、计划生育家庭特别扶助金、城镇其他居民中独生子女父母年老奖励扶助等政策，做好扶助对象的资格确认、信息档案建立、数据汇总分析和日常管理监控等工作。即墨区农村部分计划生育家庭奖励扶助对象 58296 人，发放扶助金 5578 万元；符合计划生育家庭特别扶助金申领条件的特扶对象为 2185 人，发放扶助金 1502 万元；城镇其他居民奖扶对象 2057 人，发放金额近 300 万元。

人口关爱基金　2019 年，募集人口关爱基金 126 万元，居青岛区市首位，累计发放人口关爱救助金 99.64万元，救助计生特困家庭 720 户。扩大计划生育家庭保险覆盖范围，深入推进计划生育家庭意外伤害保险和计生特殊家庭综合保险工作，为 48984 户女方年龄在 65 周岁以内的独生子女家庭办理意外伤害保险，投保金额达 489.84 万元，投保率达 81.25%；开展计生特殊家庭综合保险，为 681 个失独家庭累计投入保费 6.81 万元，投保率达 100%。落实独生子女父母奖励费，委托邮政储蓄银行采取“直通车”的办法保证 394 万元奖励费全部及时足额发放到位。

健康产业　2019 年，加大招商引资力度，正式签约体医融合研究院项目、医养结合智慧养老服务平台＋社区养老＋居家养老服务项目、齐鲁医院—即墨区中医院医联体项目、慢性肺病管理体系项目、九如城集团即墨大健康体系项目、青岛华赛伯曼医学细胞生物项目、青岛万明赛伯药业项目。做好龙头企业、大项目的引进与跟踪服务，与京东方科技集团、华润医疗集团、北京天坛医院、北京安贞医院、中关村生命科学园等国内知名大型药企及相关企业建立联系。坚持“引资”与“引智”并举，引进王陇德院士、美籍华人解维林博士、中国工程院原副院长樊代明院士等多位“千人计划”专家。与中国投资协会新兴产业中心、中国医体整合联盟开展合作，搭建高层次“以商招商”平台。

精神文明建设　2019 年，发挥典型引领作用，开展“双周一星”评选，全年上报各类典型 30 余人，1 人获评青岛市文明市民，6 人被评为即墨身边好人，2 人获评即墨区道德模范，2 人获提名奖。即墨区人民医院宋军获青岛市“有温度的医者”称号。开展有温度的医者征文比赛。加强与各级媒体的沟通交流，全年在各级媒体发稿 1000 余篇次。充分利用博鳌亚洲论坛全球健康论坛大会开展宣传推介。在即墨电视台、即墨电台和新即墨报分别开设《健康即墨》专栏、专版，播出 120 多期。做好官方微信、微博和网站的管理和内容推送，发布网站信息 450 条、微信信息 360 条、微博 100 余条，转发舆情信息近 500 条。

大事记

1 月 27 日，首届中国(青岛)体医融合产业发展大会在即墨区海泉湾皇冠假日酒店举办。

2 月 26 日，中国老年保健医学研究会常务副会长兼秘书长张力涓一行到即墨区就高血压慢病管理工作开展情况和医养结合工作开展情况进行调研，并就医养结合合作项目进行交流洽谈。

3 月 27 日，举办青岛市即墨区胸痛卒中联盟成立大会暨中国胸痛、卒中中心规范化建设培训会。

5 月 19 日—20 日，国家卫生健康委卫生发展研究中心数据中心主任游茂一行到即墨区考察慢病防控相关工作，并现场考察温泉西扭村中心卫生室。

5 月 29 日，在潮海街道大铜马广场开展大型集中宣传活动，庆祝中国计生协成立 39 周年和全国计生协第 21 个“会员活动日”。

6 月 10 日，国家卫生健康委基层卫生健康司司长聂春雷一行到即墨区调研卫生健康工作，先后调研指导南泉卫生院、北泉村中心卫生室。

6 月 11 日，国家中医药管理局局长于文明一行到即墨区专题调研中医医共体建设等工作。

6 月 25 日—28 日，山东省卫生健康委体改处副处长王金茂一行到即墨区蹲点调研深化医药卫生体制改革等工作开展情况。

6 月 27 日—29 日，参加海南省海口市中日老龄化与医疗卫生服务体系改革研讨会。

6 月 27 日—30 日，全国“乡镇卫生院院长综合能力提升培训班”在即墨区华玺大酒店举办，国家卫生健康委基层卫生司副司长高光明出席培训班开班仪式并致辞。

6 月 30 日，举行山东大学齐鲁医院(蓝谷)奠基仪式，青岛市政府副市长栾新出席奠基仪式并致辞，邀请青岛市卫生健康委隋振华主任参加。

7 月 4 日—6 日，全国人大代表和全国政协委员座谈会在即墨召开，国家卫生健康委体改司副司长庄宁一行现场调研指导南泉卫生院、北泉村中心卫生室工作。

7 月 23 日—26 日，中国投资协会新兴产业中心常务副主任王涛、国家体育总局体医融合促进中心主任郭建军一行到即墨开展体医融合试点和医体整合研究院建设工作。

9月27日，全市医改重点工作现场推进会在即墨区蓝村镇南泉中心社区召开，现场观摩南泉卫生院、北泉村中心卫生室。

10月21日—22日，国家卫生健康委卫生发展研究中心数据中心主任游茂一行到即墨区调研“健康中国”建设即墨实践。

10月15日，山东中医药大学党委书记武继彪一行到即墨区考察洽谈“山东中医药大学京都国际学院”项目合作事宜。

10月26日，上海九如城养老产业集团董事长谈义良一行到即墨区对接双方战略合作事宜，并在青岛市府新大厦会议中心会议室召开座谈会。

11月1日，体医融合研究院专题会议召开，总结体医融合近期工作情况，明确体医融合试点下一步工作计划，重点讨论即墨体医融合产业发展规划、服务标准制定、人才发展规划、体医门诊落地等工作具体方案，商讨建立“健康中国”整合健康智慧大数据中心（即墨试点），加快形成与卫健局共享的健康数据库，推进数据平台建设工作，通报2020中国整合医学大会会议精神。中国投资协会新兴产业中心常务副主任王涛一行参加会议。

11月12日—15日，国家卫生健康委卫生发展研究中心研究员郭锋一行调研评估中医智能化应用在即墨区的使用情况和效果，推进“健康中国”建设实践和评价研究。

11月26日，“大健康体系建设项目”签约仪式举行，上海九如城企业（集团）有限公司董事长谈义良一行来即出席。张军、袁瑞先、宋宗军会见并出席签约仪式。

12月11日，中共青岛市即墨区委员会任命陆钧林同志为即墨区卫生健康局党组书记。

荣誉称号　2019年，荣获“全国流动人口动态监测工作先进县”“全省卫生计生系统先进集体”称号。

党组书记：陆钧林
局　　长：杨　岩
副 局 长：梅亦工、于朝晶、王　娟
办公室电话：88512617
传真号码：88539893
邮政编码：266200
地　　址：青岛市即墨区盛兴路78号

（撰稿人：刘爱慧）

青岛市即墨区人民医院

概况　2019年，医院占地面积51262.6平方米，业务用房面积84119平方米。职工总数1775人，其中，卫生技术人员1462人，占职工总数的85%；行政工勤人员234人，占职工总数的13%。卫生技术人员中，高级职称127人，占比8%；中级职称822人，占比56%；初级职称513人，占比35%，医生与护士之比1∶1.45。床位总数1308张，设职能科室24个、临床科室44个、医技科室16个。

业务工作　2019年，门诊量1329873人次，其中急诊166233人次，同比增长1.6%。收住院病人57478人次，同比增长2.7%；床位使用率90.2%，同比下降0.2%；床位周转次数43.9次，同比增长0.2%；入院与出院诊断符合率100%，手术前后诊断符合率99.9%，抢救危重病人11588人次，抢救成功率95.7%，同比增长0.1%；治愈率40.1%，同比下降0.5%；好转率57.5%，同比增长0.9%；病死率0.5%，与上年持平。院内感染率1.3%，甲级病案符合率96%。

业务收入　2019年，业务收入96245万元，同比增长4.99%。

固定资产　2019年，固定资产总值79426万元，同比增长16.59%。

医疗设备更新　2019年，新医科达双光子直线加速器投入临床使用，新增彩超、3D腹腔镜、奥林巴斯电子内镜、电子鼻咽喉镜等大型设备并启用。

卫生改革　2019年，改造调整医院信息系统，与青岛区域诊疗卡平台全面对接，启用大病患者门诊电子病历管理，启用电子健康卡。对耗材管理流程实行SPD管理。遴选15名医护骨干作为第二批“健共体”固定帮扶专家，建立非固定帮扶专家库，全年完成专家帮扶门诊量9255人次，内外科查房526次，开展大小手术430余台，其中首次开展妇科前庭大腺造口术等填补基层医院技术空白。开展大型业务集中培训2次，专业精准培训40余次，组建专业急救培训团队，进行系统急救知识及技能培训，协助基层医疗机构开展医疗竞技活动。优化双向转诊流程，完成由基层医院向区医院转诊650余人次，完成由区医院向基层医院转诊80余人次，医学影像中心进行远程影像会诊1810人次，每月平均150人次，比上年增长8%。消毒供应中心为“医共体”提供医疗器械、设备消毒，费用比上年增长70%。安排妇科、眼科、神经外科3名医师分别至鄄城、紫云、文县三地医师进行帮扶，接收贵州紫云县10名、甘肃文县21名医护人员来院进修学习。

医疗特色　2019年，北京天坛医院派专家来医院技术合作开展多项新技术,其中急性脑卒中取栓术填补医院空白。加强重点学科建设,耳鼻喉科由青岛市C类学科升级为B类学科并加入山东省耳鼻喉医院联盟。肿瘤二科承办全国“GPM直通车——癌痛规范化管理区域经验分享会”“中国抗癌协会肿瘤营养示范观摩基地巡讲”“青岛放疗专业委员会2019会暨肿瘤综合治疗研讨会”。胸部MDT组获得“中国肺癌防治联盟肺结节诊治基层分中心”授牌。建立即墨市胸痛中心和脑卒中中心联盟,胸痛中心完成全国胸痛中心认证授牌,卒中中心在青岛地区首家完成脑卒中联盟卒中中心挂牌认证。通过省创伤中心评审。启动高血压达标中心建设,通过中国高血压达标中心的现场认证获得高血压达标中心授牌。神经外科、肝胆外科、儿科、手足外科、胸外科等多个科室开展疑难病症治疗,多个疑难危急症抢救病例获医院重大抢救奖。产科门诊成立盆底康复治疗室。开设儿保门诊。病案复印实现邮寄服务。

科研与继续教育　2019年,科研立项完成27项,其中2项获得院内科研一等奖,达到国家级水平;4项获得院内科研二等奖,达到省级水平;6项获得院内科研三等奖。申报青岛市卫生科研计划项目5项。发表论文国内49篇,国外SCI收录1篇。获发明专利8个。青岛市级继续教育项目3项。出版著作1部。外出进修19人。带教滨州医学院等9所大中专医学院校9个专业学生,其中滨州医学院本科临床医学专业实习生11名、见习生34名。实行医院(科研教育委员会)—科教科—临床教研室(组)—教学科室四级教学管理体制,开展教师技能培训,举办“青岛市即墨人民医院第九届临床教师教学技能竞赛活动”。选派人员参加学校组织的BOPPPS教学工作坊培训。建设1200平方米新教学楼,完善生活学习环境,通过滨州医学院专家组对医院优秀教学基地、优秀临床技能实训中心、优秀社区教学基地的评估。

精神文明建设　2019年,启动实施“1134”行动,开展院区布局、医疗技术、就医服务“三大提升工程”,成立医疗服务提升办公室,组织开展文明创建活动。实施志愿服务项目精品化开展,推进品牌创建工作,创建18个以“关爱母婴、儿童健康”“扶贫助学”“阳光助残”等为主题的精品志愿服务项目。组织开展庆祝建院70周年系列文化活动。组织卫生日宣传活动,组织专家举办常见病、多发病健康教育讲座。举办市民开放日活动。开展安全生产、应急管理、后勤保障工作,巩固无烟医院建设,开展垃圾分类的宣传、管理等。

大事记

1月18日,成为山东省医学会疼痛分会头面痛组“医联体”单位。

3月27日,牵头成立即墨区胸痛卒中联盟暨高血压健康管理先锋项目。

4月24日,举行亚太痛风联盟与高尿酸血症及痛风隔离分中心授牌仪式。

4月26日,被中国心血管健康联盟、心血管健康研究院、高血压达标中心总部批准为第一批次高血压达标中心建设单位。

5月10日,举办半岛ERCP论坛第四次会议。

6月24日,开展全区首例3D腹腔镜手术。

6月26日,山东省卫生健康委体改处副处长王金茂一行到医院调研。

7月13日,儿科被山东省立医院儿科急危重症专科联盟授牌成为首批成员单位。

8月5日,医院升级为三级综合性医院。

8月,成为山东省急诊专科“医联体”常务理事单位、半岛急诊专科“医联体”理事单位。

9月6日,举办全国GPM直通车——癌痛规范化管理区域经验分享会。

10月,医院上榜国家卫生健康委公布的全国县级医院综合服务能力达标300强。

10月,经青岛市卫生健康委员会批准,挂牌青岛天坛脑科医院名称,通过滨州医学院优秀教学医院复审评估,启动医疗服务质量提升工程,被国家卫健委医政医管局授予“改善医疗服务满意医疗机构”称号。

10月29日,中共即墨区委决定宋启京同志担任党委书记、院长,吕杰同志不再担任医院党委书记、院长。

11月2日,成为山东大学齐鲁医院消化专科“医联体”单位。

荣誉称号　2019年,在第六届中国县域卫生发展论坛暨第三届全国医联体建设大会上,即墨区人民医院荣获县域医共体模范奖,是山东省唯一获此殊荣的县域医院。被国家卫生健康委医政医管局与《健康报》社联合授予“2019年度全国改善医疗服务最满意医疗机构”称号。第二次被青岛市精神文明建设委员会、青岛市红十字会和青岛卫建委共同授予“青岛市无偿献血先进集体”称号。

党委书记、院长:宋启京

党委副书记:孙吉书

党委委员、副院长:王克明、丛　莉、潘延涌

党委委员、纪委书记:邢强强

党委委员:高启全

院办电话:88512122
传真号码:88513933
邮政编码:266200
地　　址:即墨区健民街4号
（撰稿人:李　馨）

青岛市即墨区中医医院

概况　2019年,职工总数1099人,其中,卫生技术人员922人,占职工总数的83.89%;行政工勤人员122人,占职工总数的11.1%。卫生技术人员中,高级卫生技术人员61人,占卫生技术人员的6.5%;中级卫生技术人员261人,占卫生技术人员的28.3%;初级卫生技术人员561人,占卫生技术人员的60.8%。全院医生与护士比为1∶1.23。床位总数926张,职能科室22个,开设17个病区,临床一级科室17个,专病专科门诊22个,医技科室12个。

业务工作　2019年,门诊量63.86万人次,同比增长5.0%,其中急诊6.90万人次,同比增长12.8%。收治住院病人2.95万人次,同比增长5.1%;床位使用率87.55%,同比降低4.7%;床位周转次数31.87次,同比减少6.2%。

业务收入　2019年,业务收入44849.65亿元,同比增长12.06%。

固定资产　2019年,固定资产总值21970.97万元,同比增长14.51%。

医疗设备更新　2019年,采购奥林巴斯电子胆道镜、奥林巴斯电子支气管镜各1套。为新急诊室安装14套吊塔。康复科购置一批新的康复类医疗器材。购置新DSA设备,新介入治疗室正式启用。

基础建设　2019年,搬迁升级急救中心,急救医学中心由原来2个急救单元扩展为10个急救单元。搬迁针灸推拿中心,设置216张床位。打造国医堂,整合中医8个诊室。建设祝明浩全国基层名老中医工作室。新制剂室搬迁升级,新制剂室占地面积4000平方米,建筑面积3111.68平方米。创建静脉药物配置中心。

医疗特色　2019年,实施名医、名药、名科、名院工程,实施中医护理方案,拓展中医适宜技术在临床工作中的应用。

医院管理　2019年,逐步完善全院质控体系,完善医疗(安全)不良事件上报系统。开展临床路径病种94种,全院进入临床路径病例数1.5万余例,入径率50.4%。每季度进行处方及医嘱点评,开展多学科会诊模式,定期召开院感委员会及多重耐药菌联席会议。创建静脉药物配置中心,是青岛市第二家设有静配中心的中医医院。加强传染病登记与报告。在“山东省2019年度中医药质控考核”“2019年度青岛市中医(中西医结合)医院医疗质量考评”、青岛市卫健委关于贯彻落实省医疗乱象、涉及民生问题整治等3个专项方案和进一步改善医疗服务60条措施开展专项整治攻坚行动等省、市级检查中均取得良好成绩,获得评审专家的一致好评。

中医药服务　2019年,打造国医堂,整合中医8个诊室,推出中医妇科、中医男科、中医消化、中医碎石等中医特色门诊,杏林苑门诊量67872人次,同比增长13.6%。成立祝明浩全国基层名医工作室并正式启用,招收11名学术继承人。各病区除产科外均开展中医护理适宜技术不少于5项,全院开展中医适宜技术19项,开展例次逾44万,比上年增长20%。中药饮片在省、市药检所抽检中100%合格。

优质护理服务　2019年,推行普通话标准化沟通、6S精细化管理,优化患者就医服务全流程,完善移动护理系统,全院护理单元优质护理服务覆盖率达到100%。

“六大中心”建设　2019年,急救医学中心由原来2个急救单元扩展为10个急救单元,开设留观病床32张、住院病床24张、急诊重症监护室病床4张。院前急救配有GPS定位系统及先进的院前急救告知系统。急诊区域内设有急诊检验科、B超室、放射科、CT、药房,收款等部门,为患者提供全天候、无缝隙的诊查救治服务。全年急诊量68927人次,同比增长12.8%,月抢救危重症患者500人次。入选中国县级医院急诊联盟理事单位、山东省联盟常任理事单位,是青岛市入选的唯一一家县级医院。胸痛中心、卒中中心顺利通过青岛市级基层版评审验收;创伤中心通过初步评审,危重孕产妇抢救中心创建完成,通过青岛市卫生健康委审批,是青岛市首家按照国家标准参评的医疗机构。

科研与继续教育　2019年,开展新技术、新项目及护理创新项目39项,其中心内二科“急性心肌梗死的急诊介入治疗”获得一等奖,耳鼻喉科“下鼻道开窗术治疗上颌窦肿物”、骨三科“腰椎间盘突出症椎板间入路椎间孔镜手术”、妇科“腹腔镜子宫内膜癌分期术”等获得二等奖。完成青岛市继续医学教育项目3项,新申报并通过9项。组织参加中医药类学术讲座24次,参加人员400余人次;外出进修20人次,外出参加学术会议78人次。

精神文明建设　2019 年，开展“行风建设年”活动。完善便民服务信息化，完成山东电子健康卡就诊模式，并与青岛市卫生健康委员会“慧医 APP”实现互联互通。开收费窗口、增加午间及夜间值班人员。为 21 个村庄、5 个社区、4 所老年公寓 60 岁以上老人义诊查体；“两癌”筛查进 73 个村庄、8 个社区。低保无牙颌患者免费安装义齿 3 例；完成 9 所学校 2097 个孩子的免费涂氟防龋和窝沟封闭。先后派出两批次共 48 名医疗、检验人才分赴 8 家医共体卫生院开展技术帮扶，选派 8 名护士长或护理骨干下沉基层卫生院开展帮扶，在 8 家医共体单位完成门诊 7000 余人次，培训及讲座 200 余次，手术 200 多台次，义诊 30 余次。与齐鲁医院(青岛)建立医联体，构建紧密型、常态化的合作关系，先后安排 15 名人员到齐鲁医院(青岛)进修学习，并邀请齐鲁医院专家前来医院手术 30 余次。

对口支援工作　2017 年至今，先后派出 9 名医师帮扶贵州省安顺市紫云自治县人民医院、甘肃省文县中医院、甘肃省文县第一人民医院、山东省菏泽市鄄城中医院，帮助提升当地医疗服务质量，惠利民生，获得各界好评。2019 年，选派的耳鼻喉科于进波、外科何国伟、产科隋淑彦和骨科孔淋淋 4 位医师，在支医工作岗位上表现出色。紫云县卫生健康局、紫云县党政代表团、鄄城县政府和卫生健康局领导先后到医院调研。

大事记

2 月 23 日，经过考核评审加入青岛市溶栓地图。

6 月 26 日，山东省卫生健康委体改处副处长王金茂一行到即墨区中医医院调研。

7 月 31 日，文县卫生健康局局长刘树智一行到医院参观交流。

8 月 1 日，山东省卫生健康委体改处、现代医院管理制度建设调研组二级调研员赵焕民，青岛市委政研室副巡视员孔令云一行到医院，就深化医药卫生体制改革进行调研。

9 月 24 日，即墨区中医医院第一个护理专科门诊——PICC 门诊正式成立。

9 月 25 日，山东中医药大学党委书记武继彪一行到医院就创山东中医药大学附属医院考察指导。

10 月 23 日，菏泽市卫生健康委党组成员、局长王体禹一行到医院开展中医药调研。

11 月 20 日，国家重点职业病监测项目及尘肺主动监测督导组组长张恒东一行到医院现场督导。

11 月 21 日，紫云自治县人民政府副县长支洋一行到医院考察学习。

11 月 23 日，主办第一届墨城产科论坛暨危急重症培训班。

12 月 1 日，医院“电子健康卡”和“青岛市区域诊疗卡”正式上线，率先实现无卡就诊。

党委书记、院长：赵成欣
党委副书记：王存哲
副 院 长：李瑞生、张秀芹
纪委书记：王希强
工会主席：韩珺
院办电话：88555086
传真号码：88515132
电子邮箱：jmqzyyyxck@qd.shandong.cn
邮政编码：266200
地　　址：青岛市即墨区蓝鳌路 1281 号

(撰稿人：王圣先)

青岛市即墨区第二人民医院

概况　2019 年，有职工 300 人，设有临床科室 16 个、医技科室 8 个、职能科室 12 个，开设床位 300 张。成为山东大学齐鲁医院(青岛)“医联体”合作单位，与山东中医药大学第二附属医院结成“医联体”。

业务工作　2019 年，门诊量 13000 人次，其中，急诊量 3727 人次，收治住院病人 11000 人，床位使用率96.44%，床位周转次数 2.35 次。

业务收入　2019 年，业务收入 3536.63 万元。

固定资产　2019 年，固定资产总值 6572.90 万元。

基础建设　2019 年，新建发热门诊和隔离病房。发热门诊建筑面积 903 平方米，隔离病房建筑面积 2279 平方米。

医疗特色　2019 年，外科、妇产科开展手术 1000 余台。普外科专业有 70 余年历史，在国内较早开展无张力疝修补手术，并在本地区率先开展腹部前修补。采用中西医结合方式(中药汤剂＋针灸理疗＋西医辅助)的排石疗法。创伤外科主要救治各种原因导致的脊柱四肢骨折病人。妇产科医资力量雄厚，开展各种手术，产科实行 24 小时母婴同室，开设高标准病房。

精神文明建设　2019 年，成立“一家亲”志愿者服务团队。

荣誉称号　2019 年，获得青岛市精神文明单位称号。

院　　长：姜　杰
副 院 长：李中珂

纪检组长：于　坤
院办电话：85501012
传真号码：85501012
邮政编码：266214
电子信箱：JMSEY@163.com
地　　址：青岛市即墨区金口镇即东路122号

青岛市即墨区第三人民医院

概况　2019年，职工总数249人，其中，卫生技术人员215人，占职工总数的86.35%；行政工勤人员34人，占职工总数的13.65%。卫生技术人员中，高级职称22人、中级职称82人、初级职称111人，分别占卫技人员总数的10.23%、38.14%、51.63%；医生与护士比1∶0.8。床位80张。设职能科室15个、临床科室14个、医技科室5个。

业务工作　2019年，门诊量214013人，比上年增加3.82%。其中收治住院病人2573人，比上年增加1.82%。床位使用率79.9%。入院与出院诊断符合率为100%。手术前后诊断符合率99.9%。抢救危重病人85人次，抢救成功率98.8%。甲级病案符合率100%。

业务收入　2019年，业务收入7137.56万元，比上年增长4.7%。

固定资产　2019年，固定资产总值2160万元，比上年增长18%。

医疗设备更新　2019年，购入肌电诱发电位仪、动态血糖检测系统、多参数监护仪、高温高压灭菌器、经皮黄疸测试仪等价值67.59万元的设备。

基础建设　2019年，投入3.6万元改造胃镜室。

医疗特色　2019年，引进国产最先进的高清胃肠镜，并聘请三甲医院专家常年坐诊，成立肌电图室，引进先进的肌电诱发电位仪、动态血糖检测系统、多参数监护仪等设备，为糖尿病周围神经病变以及骨科疾病的诊治提供技术支撑。

党总支书记、院长、站长：赵志坚
副　院　长：于启方、褚存超、王德帅
副　站　长：王亚东、于钦波、张吉胜
院办电话：88512156
传真号码：88530109
电子邮箱：jimoshisanyuan@126.com
邮政编码：266200
地　　址：即墨区店子山二路129号

（撰稿人：巩志松）

青岛市即墨区卫生计生综合监督执法局

概况　2019年，有职工35人，其中，卫生技术人员16人，占职工总数的45.7%。卫生技术人员中高级职称5人、中级职称8人、初级职称3人，分别占31.25%、50%和18.75%。

业务工作　2019年，理顺镇街职业卫生监管职责，明确在镇街范围由原安监办承担职业卫生监管工作，镇街监督与疾病控制工作站负责职业卫生巡查任务，提请区政府将职业卫生工作纳入对各镇街的考核。创新监管模式，实行分区域监管，片区化管理。转变监管模式，推行闭环管理。组织《职业病防治法》宣传周活动，开展送法进企业等系列活动。对镇街安监办及工作站职业卫生协管人员进行培训，组织32名协管员参加青岛市职业病危害项目申报暨“六大行业领域”尘毒危害专项治理推进工作培训会。开展职业病危害专项整治，检查企业21家，警告处罚3家；对用人单位工作场所职业病危害因素超标点进行专项执法检查，对10家单位给予警告处罚。

2019年，开展预防接种及疫苗管理专项、“保健”市场乱象专项、“3·15”专项、抗（抑）菌制剂专项、医疗乱象专项、医疗机构依法执业专项、无证牙科诊所专项、医疗废物及医疗污水专项、医疗美容市场专项、健康体检机构专项、使用抗菌药物专项、放射防护专项、儿童青少年近视矫正市场乱象专项、病原微生物专项、产科医院计划生育专项、公共场所控烟专项、餐饮具集中消毒单位专项、住宿场所游泳场所专项、农村生活饮用水卫生安全专项等19个专项整治攻势，监督检查单位近2000家。日常监督检查单位4456户次，监督覆盖率达到100%；完成国家“双随机”任务206件，任务完结率100%。查办案件220起，比上年增加141起，同比增长178.48%；其中简易程序117起、一般程序103起；监督员人均办案9.17件，全年罚没款总额为64.5万元。

生活饮用水卫生安全提升　2019年，对城区集中式供水、农村规模化集中式供水、农村单村和联村供水、农村直饮水进行全面抽检，抽检水样259份，其中出厂水22份、末梢水155份、小区村庄直饮水82份。协调区水利局、综合检测检验中心、自来水公司等相关单位，集中力量、集中时间，分别在丰水期和枯水期对全区65个贫困和经济薄弱村饮用水水质进行两次抽检，抽检水样125份，合格119份。对6份不合格水样及时分析原因并采取措施予以解决。联合区检测中心开展中小学直饮水水质检测工作，对180所学校进行抽检，抽检水样210份，11份不合格水样函告教体局。

控烟执法专项行动　2019年，以第31个“世界无烟日”为契机，在全区开展控烟执法和控烟法律法规“五进”专项行动。出动执法用车22车次，出动执法人员68人次，检查控烟场所23户次，发放禁烟标识300张，开展控烟培训3次，培训人数228人，对1家单位进行处罚。以“烟草和肺部健康”为主题，在墨河公园开展宣传活动。

党支部书记：兰国新
局　　长：邵红园
副 局 长：王凤越、杨军功
办公室电话：88539526
传　　真：88515555
电子信箱：jmwsjds@126.com
邮政编码：266200
地　　址：即墨区通济街144号

青岛市即墨区疾病预防控制中心

概况　2019年，职工总数51人，其中，卫生技术人员38人，占职工总数的74.5%；行政工勤人员13人，占职工总数的25.5%。卫生技术人员中，高级职称8人，占21.1%；中级职称22人，占57.8%；初级职称8人，占21.1%。中心内设传染病防制科，慢性病地方病防制科、计划免疫科、病媒生物防制消杀科、劳动与学校卫生科、检测检验科、结核病防制科、艾滋病性病防制科、综合科、健康教育科10个科室。

固定资产　2019年，固定资产总值1128.50万元，比上年增长35.26%。

基础建设　2019年，在即墨区创智新区新建疾控中心大楼8500平方米，其中疾控中心面积6000平方米。

计划免疫　2019年，全区接种免疫规划一类疫苗21万余剂次，儿童基础免疫接种率达95%以上；二类疫苗7.4万余剂次。

传染病防治　2019年，新增艾滋病感染者及病人60例，其中本地新发现报告32例；定期开展病人随访及CD4检测，检测200余人次，病毒载量检测125人次；扩大自愿咨询检测工作覆盖面，进行检测640余人次，初筛检出HIV阳性6人；对2140名看守所羁押人员进行艾滋病病毒抗体检测。做好结核病防控，落实对所有结核病涂阳患者的“四见面”，加强对学校肺结核病的监测，进行流行病学调查并进行健康教育宣传，加强对校医开展结核病知识培训。做好手足口病防控，对报告的手足口病病例，及时做好流行病学调查，指导各工作站对学校和托幼机构进行督导检查，落实室内消毒措施。确诊手足口病病例1153例，严重病症病例0例，聚集疫情8起。

慢性病地方病防控　2019年，出具上年监测数据分析报告，开展“一二三四奔健康”活动，开展碘缺乏病流行病学调查和碘水平监测，完成地方性氟中毒的调查监测，完成山东省寄生虫病防治研究所异尖线虫监测任务，对6处城区生活饮用水末梢水和33处农村饮用水开展丰水期、枯水期监测，并完成网络直报；完成青岛市第一次口腔流行病学调查。

病媒生物消杀和食源性疾病处置　2019年，开展鼠、蚊、蟑、蝇和蜱的监测，食品安全风险监测，医疗机构消毒与感染控制监测，公共场所危害因素监测任务。哨点医院上报940例食源性疾病病例，有效处置24起疑似食源性疾病暴发事件，确定8起。

重点职业病监测与评估　2019年，对辖区内50家企业工作场所职业病危害因素监测并上传数据，指导企业职业病危害项目申报工作，主动筛查辖区内微小企业尘肺病500人次，对全区的重点职业病危害因素企业数、企业职业病危害因素接触人数、企业职业病危害风险分类企业数、辖区内监测病种分布情况，以及重点职业病危害信息汇总等进行梳理和整理。每季度对辖区内职业健康检查机构进行现场督导。开展新中国成立以来即墨区尘肺病病人摸底调查和随访工作。

大事记

1月10日，德州市宁津县疾病预防控制中心主任宋延辉一行5人参观即墨区疾控中心5S管理。

4月20日，组织突发公共卫生事件演练活动。

8月1日，青岛市委改革办、青岛市卫生健康委调研组在市改革办副巡视员孔令云带领下到中心督导调研。

9月5日，举办2019年度秋冬季传染病防控和疫苗管理法培训会议，基层医疗机构200余人参加。

12月2日，成立健康教育与健康促进科。

荣誉称号　2019年，获评青岛市文明单位。

党总支书记：邵永源
主　　任：宋卫东
副 主 任：华泽凯、孙允义
电　　话：86657816
电子邮箱：jbyfkzzx@qd.shandong.cn

邮政编码：266200

地　　址：即墨区通济街 144 号

（撰稿人：刘刚廷）

青岛市即墨区妇幼保健院

概况　医院创建于 1957 年，2001 年与即墨市计划生育服务中心合并，属于一类公益事业单位，是全区妇女儿童医疗保健和计划生育技术服务中心，是国家级的爱婴医院。2019 年，医院占地面积 5733 平方米，建筑面积 5720 平方米，业务用房 4476 平方米，编制 124 人，其中在编 97 人；在职职工 168 人（含合同制），其中卫生技术人员 158 人，占职工总数的 94.05%，其他人员 10 人，占职工总数的 5.95%；卫生技术人员中高级职称 11 人，中级职称 64 人。开放床位 40 张。设有行政办公室、财务科、总务科、医务科、医保办、护理部、院感科、妇委会、工会、门诊服务中心、信息科、药械科、公共卫生项目管理办公室、妇女保健科、儿童保健科、妇科、产科、手术室、麻醉科、计划生育科、儿科、乳腺科、婚姻保健科、生殖健康科、超声科、检验科、供应室等 20 多个行政职能、临床业务和医技科室。是即墨区免费婚前医学检查、免费孕前优生健康检查及免费计划生育手术的定点医院，是即墨区医疗保险定点单位。

业务工作　2019 年，门诊量 16.25 万人次，总体药占比 27.62%，门诊次均费用 179.3 元，人均住院总费用 2566.48 元。住院分娩 296 例，接诊患儿 56223 人次。全区活产数为 11548，孕产妇死亡 1 例，孕产妇死亡率 8.66/10 万，死胎死产 65 例，早期新生儿死亡 10 例，围产儿死亡率6.46‰。乳腺科门诊量 1852 人次，其中哺乳期疾病 389 人。完成婚前医学查体 4984 人，孕前优生健康检查 6116 人。

公共卫生服务　2019 年，为 2668 名孕妇建立手册，13896 人参加产前筛查，其中 21-三体高风险 1173 例、18-三体 65 例、神经管缺陷 62 例。为辖区内 1500 余名新生儿建立纸质和电子健康档案。累计为 0～3 岁儿童做系统保健 6800 余人次并录入系统，为 0～3 岁儿童做 DDST 智能筛查 6790 余人次，发现可疑患儿及时纠正指导或转上级医院诊治。城区托幼机构儿童年度查体 17600 余人次并将查体信息录入卫健系统，幼师年度查体 4469 人，托幼机构保健员、保育员、炊事员培训 1400 余人。全年孕前优生免费查体建家庭档案 3595 份 6116 人次，对高风险人群给予及时指导，开展出生缺陷一级干预工作。

荣誉称号　2019 年，获评青岛市卫生先进单位。

院长、党总支副书记：于可战

党总支书记：姜振波

副 院 长：周少红、黄军岩

院办电话：88537368、88510766

电子信箱：qdjmfby@qq.com

邮政编码：266200

地　　址：青岛市即墨区通济街 37 号

（撰稿人：陈　欣）

青岛市即墨区急救指挥中心

概况　2019 年，职工总数 14 人，其中，卫生技术人员 14 人，占职工总数的 100%；高级职称 4 人，占职工总数的 28.57%；中级职称 4 人，占职工总数的 28.57%；初级职称 6 人，占职工总数的 42.86%。

业务工作　2019 年，接听电话 52573 次，派车 21503 车次，出诊量比上年增长 18.51%。拨入电话平均等待用时 4 秒，平均调度用时 1 分钟，车组平均出诊速度 2 分 26 秒，平均到达现场时间 19 分 58 秒。通过 MPDS 电话指导案例 15685 例，其中电话指导孕妇分娩成功 2 例。

固定资产　2019 年，固定资产总值为 84.91 万元，无形资产净值 81.87 万元。

基础建设　2019 年，投资 140 万元购买危重孕产妇新生儿转运车。

急救网络建设　2019 年，投资 160 万元增设即墨区第三人民医院 1 个急救站、1 个急救单元和即墨区中医医院 1 个急救单元，即墨区达到 15 处急救站、19 个急救单元。

信息化建设　2019 年，投资 60 万元将创伤、危重孕产妇、危重新生儿纳入 120 重点病人救治平台。胸痛、卒中、危重孕产妇、危重新生儿、创伤五大中心实现院前院内信息无缝衔接。

组织建设　2019 年，加强调度能力建设，提高调度服务质量。组织调度人员学习“转诊转院应知应会手册”。举办第一届急救调度技能大赛，派出白琳、孙坚参加全省第一届调度员大赛获团体优胜奖。

社会化培训　2019 年，对全区 25 处中心校区的中小学生和老师进行急救知识培训，培训 6000 余人，发放宣传彩页 40000 余份。利用“三八”妇女节、全国防灾减灾日等节假日组织活动进行广场急救知识宣传。

大事记

8 月 1 日，文县卫计局局长刘树智一行到中心参观。

8月23日,文县卫计局副局长刘凡一行到中心参观。

12月3日,急救中心在院前院内协同救治平台增加创伤、危重孕产妇、新生儿救治平台,为各急救站配备执法记录仪1台。

12月20日,增设第三人民医院急救站,中医院增加1个急救单元。

12月25日,母婴转运车正式启用。

荣誉称号　2019年,荣获"青岛市文明单位标兵""青岛市院前急救先进集体"等称号。

主　　任:迟春兰
副 主 任:周珍萍
办公室电话:88518996
传真号码:88518996
电子邮箱:jimo120@126.com
邮政编码:266200
地　　址:即墨区疾病预防控制中心四楼

(撰稿人:白　琳)

青岛市即墨区北安卫生院

概况　2019年,占地面积10227平方米,业务用房面积9947.86平方米。开放病床190张;职工134人,其中在编91人,执业医生36人,执业护士64人,医护比为0.56∶1;医护专业技术人员100人,其他专业技术人员28人。专业技术人员中正高级职称1人,副高级职称12人,中级职称40人,初级职称45人。设综合办公室、医务科、护理部、精防科、财务科、总务科、档案室、精神科、托养中心、中医理疗科、内科、外科、公共卫生科、计划免疫科、妇儿保健科、口腔科、医学影像科、医学检验科、药剂科。

业务工作　2019年,门诊量49162人次,比上年增加8333人次;入院病人867人次,比上年增长57人次;病床使用率73.9%,比上年下降7%;床位周转次数4.6次,比上年增长0.3次。

业务收入　2019年,医疗总收入1913万元,比上年增加242万元;其中药品收入1109万元,比上年增加167万元;药占比58%,比上年增长2%。

固定资产　2019年,固定资产总值2848万元,比上年增加246万元。

医疗特色　2019年,开展"心灵救助、温馨家园、心灵港湾、关爱之家"等系列惠民行动,开创"领导到位、宣传到位、服务到位、防治网络建设到位、协调排查到位"的精防工作新模式,成立"绿丝带"心理服务志愿团队,分级分类的开展心理疏导、心理干预、送医送药上门等社会心理志愿服务。

继续教育　2019年,与山东省精神卫生中心、青岛第七人民医院建立友好合作关系,选派北安卫生院业务骨干赴山东省精神卫生中心、青岛第七人民医院进行专业进修学习。

精准扶贫　2019年,与64户贫困户进行对接,开展健康扶贫工作,针对贫困用户,给予"一免、一检查"优惠政策,到北安卫生院就医免除门诊挂号费用,每年免费为贫困户进行身体健康检查,按实际需求为贫困户送去免费药品、慰问品。

精神文明建设　2019年,为行动不便就诊病人免费提供轮椅、担架车、拐杖以及饮水、导诊服务,连续多年为65岁及以上老年人开展健康体检,体检达5536人次。推进卫生领域不正之风专项整治,召开动员会,进行安排部署,落实向住院病人每日发放一日清单制度,财务、医务科每月抽查审计出院病人费用。"两学一做"学习教育常态化、制度化,结合医院实际,组织全体党员认真学习,开展行之有效的活动,充分调动广大党员的积极性,做到学习有笔记,活动有载体。

大事记

5月10日,由即墨区精神卫生中心更名为即墨区北安卫生院。

10月25日,即墨区卫生健康局任命刘君昌任院长。

党委书记、院长:刘君昌
副 院 长:孙先广、孙吉序
院办电话:87502117
电子邮箱:jmssbyy@126.com
邮政编码:266200
地　　址:山东省青岛市即墨区墨城路1000号

(撰稿人:李楚君)

青岛市即墨区环秀医院

概况　2019年,职工总数58人,其中,卫生技术人员50人,占职工总数的86%;行政工勤人员8人,占职工总数14%。卫生技术人员中高、中、初级职称分别为3、14、33人,分别占职工总数的5%、24%、56%,医生与护士比为1∶2。床位90张,设职能科室6个、临床科室3个、医技科室4个。

业务工作　2019年,门诊量4096人次,比上年减少1.0%;收治住院病人613人次,比上年增长

1.0%；床位使用率 58%，比上年增长 4%；床位周转 6.8 次；入院和出院诊断符合率 100%；病人好转率 99%。为多所学校近 2000 名学生进行结核病密切接触者筛查，为近 150 余名强阳性学生进行复查。

业务收入　2019 年，业务总收入 964.2 万元，比上年增长 13.3%。

固定资产　2019 年，固定资产总值 629.2 万元，比上年增长 0.7%。

卫生改革　2019 年，推进"医联体"建设，充分发挥省胸科医院建议技术协作和青岛市胸科医院医疗联合体的作用。省、市两家三级医院对卫生院人才队伍建设、新技术、新业务、规范医院管理等方面给予支持和帮助，特别在人才培养、危重症患者救治、呼吸内镜诊疗、中医护理适宜技术等方面进行培训和指导。

大事记

10 月，张林胜任环秀医院院长。

党支部书记、院长：张林胜

副 院 长：史坛芳、李　松

院办电话：58556068

邮政编码：266200

地　　址：即墨区墨城路 95 号

（撰稿人：李　松）

胶　州　市

胶州市卫生健康局

概况　2019 年，全市有医疗卫生机构 987 家，其中，医院 28 家，其中公立医疗机构 5 家，包括三级综合医院 1 家、二级综合医院 2 家、二级专科医院 2 家；民营、厂企医院 23 家，包括二级综合医院 1 家、二级专科医院 4 家、一级专科医院 1 家、一级综合医院 16 家、血液透析中心 1 家；专业公共卫生机构 4 家，包括卫生健康综合监督执法局、疾病预防控制中心、120 急救中心、卫生健康专业技术人才服务中心；基层医疗卫生机构 955 家，包括镇(街道)卫生院 14 家，社区卫生服务中心 4 家，村卫生室 701 家，门诊部、诊所、卫生所、医务室 235 家。全市医疗卫生机构共有床位 5395 张，每千人口医疗床位数达到 6 张，现有床位中，公立医疗机构床位 3767 张，民营医疗机构床位 1628 张，民营床位数占总床位数的 30%。全市执业医师 2935 人，注册护士 3407 人，每千人拥有执业(助理)医师 3.3 人，每千人拥有注册护士 3.8 人。全市有全科医师 162 人。全市出生人口性别比 103.1，违法生育多孩率 2.7%，孕情上报及时率为 85.7%，免费孕前优生健康检查目标人群覆盖率 100%。

医政管理　2019 年，发挥 17 个质控中心作用，组织开展专项质控检查，处理医疗纠纷、投诉、举报、咨询 300 余件。做好乡村医生退出工作，累计发放乡医补助人数 3212 人，发放金额 5992.79 万元。开展优质服务基层行申报工作，胶东街道中心卫生院达到推荐标准并由山东省卫生健康委进行复核验收，九龙镇卫生院、张应镇卫生院、阜安社区卫生服务中心达到基本标准并由青岛市卫生健康委进行复核验收。

公共卫生服务　2019 年，建立规范化电子健康档案 77.8 万份，建档率 88.7%；开展健康教育讲座 3720 次，受教育人数达 7.8 万余人；新生儿建卡、建证率 100%，"八苗"基础免疫接种率均在 95%以上；卫生监督协管信息报告率达 98%以上；规范管理高血压患者 7.76 万人、糖尿病患者 3.01 万人；免费为 9.3 万余名老年人健康体检；系统管理 0～6 岁儿童 6.3 万人、孕产妇 10395 人；管理严重精神障碍患者 3902 人；累计 8.57 万名老年人接受中医体质辨识服务，2.33万名儿童接受中医调养指导；规范管理冠心病人 10210 人、脑卒中病人 6972 人。

疾病预防控制　2019 年，强化基础设施建设和人才队伍建设，进一步完善疾病预防体系建设。以健康教育"六进"活动为契机，协调、组织、参与开展健康咨询及义诊活动。新建疫苗常温贮存冷库，并指导全市疫苗冷链系统正常运转，及时加强疫苗冷链设备的维护、保养和安全工作，开展向各预防接种门诊配送疫苗工作。

药政管理　2019 年，规范实施国家基本药物制度，全市 18 处卫生院、社区卫生服务中心和规划内村卫生室严格药品集中采购工作，除国家另有规定的药品外，配备使用的药品全部通过山东省药品集中采购平台集中采购,严格执行零差率销售,网上采购率达100%。各基层医疗卫生机构基本药物账款结算步入规范化、常态化管理。二级以上公立医院基本药物和常用药品销售额占全部药品销售额的比例均达到40%以上。严格执行临床用药监测、评价和超常预警制度,开展处方点评,保证用药合理、规范。安排专人负责药管系统对接工作。

妇幼保健　2019年,健全妇幼监督管理机制,实行不定期抽查、每季度督导、年终总评工作模式。孕产妇系统管理率96.5%,孕产妇免费产前筛查达100%,新生儿疾病筛查、新生儿听力筛查率99.7%,3岁以下儿童系统管理率96.09%,住院分娩率100%,孕产妇死亡率9/10万,婴儿死亡率1.29‰,5岁以下儿童死亡率2.57‰,围产儿出生缺陷发生率4.9‰,发放叶酸17453瓶,为4194人增补叶酸。实施区域协同人口健康素质提升工程,加强出生缺陷综合防治,给予孕妇孕期卫生、营养、心理等方面咨询指导,对胎儿生长发育和孕产妇健康情况进行系统监测。实行首诊负责制,做好妊娠风险评估及时发现高危风险人群并建立档案、及时追踪随访。加入"中国宫颈癌防治工程",定期开展妇幼卫生数据监测和情况分析。对艾滋病、梅毒、乙肝阳性患者做到及时母婴阻断和随访。充分发挥儿童健康教育基地作用,针对0～12岁儿童开展多项特色保健服务,针对残疾儿童进行免费康复指导。

卫生应急管理　2019年,完善卫生应急预案,制订《胶州市突发事件卫生应急处置方案》《胶州市卫生健康局食品安全事故卫生处置应急预案》《胶州市卫生系统非职业性一氧化碳中毒事件应急预案》等卫生应急预案。成立应急专家库,健全完善日常管理和应急调用机制。开展应急知识"六进"活动,累计培训3.2万余人次。完成各类大型会议、机场拆迁、运动会保障任务66多次。总结、分析、上报和反馈各类突发公共卫生事件监测信息,公共卫生事件报告率、及时率、完整率均达到100%。更新部分传染病防护应急物资。

卫生执法监督　2019年,开展公共场所专项整治活动,出动执法车辆430余车次,执法人员1200余人次,对全市1211家公共场所进行监督监测,完成市爱卫办挂牌督办单214个,申请专项资金36.78万元,统一配发公示栏、灭蝇灯、皮肤病患者专用理发工具箱、禁止吸烟标识等4000余个,规范公共场所经营单位,公共场所经营单位持证率达99.5%,顺利完成国家级卫生城市复审工作。开展13个专项督导检查攻势,加强城市集中式供水和农村饮用水监督检测,总体合格率94.4%,对全市220台小区现制现供水设备的水质进行监督采样,合格率100%。开展学校卫生专项检查,完成中、高考保障任务。有效规范餐饮具集中消毒单位的经营行为,顺利通过省级食品安全先进市的复审验收。做好职业健康工作有效衔接,全年监督检查企业125家、职业健康查体机构4家、技术服务机构2家,对存在问题的企业进行立案处罚,处罚企业5家,完成网上申报企业达500多家,位列青岛市各区(市)第一。全年受理投诉举报186起,其中医疗类146起、生活饮用水类28起和公共场所类12起,投诉人满意度达100%。全年实施立案146起,人均立案8.59起,罚款15万余元,其中医疗类112起、公共场所类34起。

科教兴医　2019年,加大专业技术人员招聘力度充实一线力量,招聘专业技术人员143名,其中全日制毕业研究生8名。与山东省医学高等专科学校签订乡村医生定向培养协议。在市人民医院、心理康复医院、市第三人民医院成立理事会,并召开理事会议。与陕西省宁陕县卫生计生局签订《对口帮扶合作协议》,选派医生到宁陕医院开展合作帮扶工作。拓展乡村医生岗位培训形式和内涵,创建并实施全新的"乡村医生岗位培训综合管理系统",重点设置基本公共卫生、医疗质量管理、中医诊疗技能等培训课题,全年开展在线集中面授108期,自学进度达100%,全年累计开展乡村医生集中培训137期7200余人次。申报青岛市级继续医学教育课题8个,申请Ⅱ类继续教育学分36分,举办继续教育培训8期,培训4000余人次,组织30名医师参加全科医师转岗培训,全市每万居民拥有1.83名全科医生。

基础设施建设　2019年,里岔卫生院急救分中心开工建设。按照国家标准规划建设10个专业实验室,其中,HIV初筛实验室、理化试验室、微生物实验室完成建设。同济大学附属东方医院胶州医院项目主体封顶,完成综合楼、传染楼外幕墙装修。

卫生支农　2019年,正式启动城乡医院对口支援工作,13家二级以上医疗卫生机构的40名医务人员支援19家基层医疗卫生机构,推动建立基层首诊、双向转诊、分级诊疗服务体系。

"健共体"建设　2019年,胶州市被确定为国家级紧密型县域医疗卫生服务共同体,印发《胶州市紧密型县域健康服务共同体建设试点实施方案》。以公立医院为牵头单位,卫生院、社区卫生服务中心为成员单位,分别建立胶州中心医院"健共体"、胶州市人民医院"健共体"、胶州市第三人民医院联合"健共体"。成立胶州市"健共体"管理委员会。建立城乡人员柔性流动机制，二级及以上医院到基层执业医师数达到56人，卫生院、社区卫生服务中心影响诊断报告1小时内可由牵头医院发回成员单位。

健康扶贫　2019年，全市22家公立医疗机构确定为"健康扶贫定点医疗机构"，做好贫困人口疾病救治工作，各定点医疗机构严格执行"先诊疗、后付费""三免两减半"等优惠政策，实现基本医疗保险、大病保险、医疗商业补充保险、医疗救助"一站式"即时结算。

家庭发展　2019年，把城镇失业无业独生子女父母参照农村部分计划生育家庭奖励扶助标准纳入年老奖励范围，实现城镇独生子女父母年老奖励全覆盖，累计奖励对象2474人，发放奖励费237.5万元。对计划生育特殊困难家庭扶助关怀工作进行责任分解，建立计生特殊困难家庭扶助关怀统筹协调机制，全面落实农村部分计划生育家庭奖励扶助政策，全市有32567人符合奖励扶助政策，全部通过直通车形式发放到位，发放资金3126.432万元。

计划生育基层指导　2019年，健全党政领导责任体制，把计划生育工作纳入党委、政府重大事项督查范围，全面开展育龄妇女基础信息核查。稳妥实施"全面两孩"政策，广泛开展生育政策宣传，开设便民服务绿色通道。实施生育第一个或第二个子女的夫妻免费生育登记制度。全面贯彻落实青岛市人民政府办公厅《关于促进3岁以下婴幼儿照护服务发展的实施意见》。

中医药管理　2019年，推进精品国医馆建设项目，进一步巩固建成3处第一批"精品国医馆"的成果。依托"三伏养生节""膏方节"等活动开展中医药特色服务，建设青岛市第二批"精品国医馆"2处，建设"国药坊"2处，建成中医药"基层特色专科科室"5处，开展山东省中医药科技发展计划项目1项。

老龄工作　2019年，与司法局联合印发《关于成立"胶州市涉老事务人民调解委员会及人民调解室"的决定》，联合成立胶州市涉老事务人民调解委员会，在12个镇街设立涉老事务人民调解室，加强老年人纠纷调解及信访工作。规范《山东省老年人优待证》办证工作，办理老年人优待证2162个。开展部分失能、失能、失智老人情况统计工作，总人数9800人，其中居家养老部分失能老人4908人，失能老人3020人，失智老人1317人，机构养老部分失能老人528人，失能老人423人，失智老人200人。开展孝亲敬老系列活动，实施老年健康教育促进行动，举办老年健康宣传周、老年健康主题教育系列活动等促进广大老年人形成健康生活方式。做好老年人就医优待工作，加强对全市各医疗机构老年人就医优待服务工作的监督和指导。

党建工作　2019年，召开机关党员大会，成立机关党委，选举产生机关党委委员。坚持"主题党日＋"活动，开展"不忘初心、牢记使命"主题教育，组织民营医疗机构开展主题党日＋活动，对民营医疗机构党员和党组织建设等情况进行调查摸底。做好第一书记、企业服务经理人和贫困户帮扶等工作。

精神文明建设　2019年，加大文明城市创建工作力度，强化动员和部署，实行每日督查制度。建立《服务效能督查实施意见》，利用"互联网＋"加大电子监督系统使用管理力度。将服务礼仪规范工作常态化，定期组织实地暗访。推进"服务对象电话回访满意度"工作，通过胶州市卫生健康客服中心话务受理平台和热线电话进行患者满意度三级回访并受理居民关于看病就医的诉求，各单位服务对象总满意度达到95％以上。开展"居民满意度调查大走访"，入户走访群众30余万人，发放"看病就医"工作满意度调查问卷约30万份。印发《关于印发〈胶州市卫生健康局环境卫生综合整治工作实施方案〉的通知》，巩固环境综合整治分级管理机制。

党组书记、局长：周　刚

副 局 长：刘汝芳

党组成员、副局长：孙卫刚

党组成员、二级主任科员：李　亮

党组成员，市人民医院党委书记、理事长、院长：张建顺

党组成员、市疾病预防控制中心主任：赵建磊

党组成员，市人民医院党委委员、副院长：侯湘波

副科级干部：杨维昂

二级主任科员：赵金凤

副科级干部：吴淑芹

电　　话：82289077

传　　真：82289076

电子邮箱：jiaozhouweisheng@qd.shandong.cn

邮政编码：266300

地　　址：胶州市行政服务中心东楼

胶州市人民医院

概况　2019年，在编职工570人，备案制人员

159 人，其中卫生技术人员 650 人，其他技术人员 37 人，管理岗人员 21 人，行政工勤人员 21 人。技术人员中高级职称 89 人，中级职称 328 人，初级职称 270 人。床位设置 1000 张。

业务工作　2019 年，门(急)诊 527105 人次，收住院病人 36521 人次，开展手术 6712 人次。入院与出院诊断符合率 100%，手术前后诊断符合率 100%，抢救危重病人 9500 人次，抢救成功率为 96.5%，治愈率 22.5%，好转率 74.1%，病死率 0.5%。

业务收入　2019 年，完成总收入 48464.5 万元。

固定资产　2019 年，固定资产总值 26844.11 万元，比上年增加 2237.85 万元，增长 9.1%。

医疗设备更新　2019 年，投资 440.56 万元购置彩色超声多普勒诊断仪、麻醉机、麻醉监护仪、高清电子支气管镜、血液透析机、中药提取设备等医疗设备。

基础建设　2019 年，投资 484.87 万元对北院会议室、北院餐厅、南院肠道发热门诊、南院呼吸内镜室等多处进行装修改造。

卫生改革　2019 年，落实《2018 年全市二级及以上公立医院医疗费用控制与考核办法》，各项控费指标达到优秀以上，门诊次均费用和住院次均费用均为负增长。持续推进临床路径管理，选择 25 个专业 247 个病种实施临床路径管理，开展临床路径 26567 例，入径率达到 75.7%。推进“健共体”建设，以人民医院为牵头单位，与 8 家乡镇卫生院、社区卫生服务中心签订协议，组建“健共体”。制订《胶州市人民医院紧密型健康服务共同体建设试点实施方案》，成立理事会。推进镇村一体化管理，选派 8 名专业技术人员担任成员单位业务副院长。与北京、上海、济南、青岛等地三级医院组建“医联体”，通过专科共建、临床带教、业务指导、教学查房、科研和项目协作等多种方式，提升医疗服务能力与管理水平。

医疗质量管理　2019 年，建立健全医院、科室、个人质量控制网络，开展医疗质量“月通报”。做好医疗质量考核工作，严格实行医疗缺陷责任追究制。组织科室集中业务学习 40 余次，618 人参加；组织 18 项医疗核心制度培训，457 人参加。院外专家手术及会诊 54 次。提升医疗应急救治能力，急诊接诊患者 4183 人次，抢救危重病人 193 人次，抢救成功率达 97.6%。开展突发公共卫生事件应急演练 10 次。参与胶州市重大公共事件的救援和医疗保障。组建门诊综合服务中心，为患者提供一站式便民服务。加强远程医疗会诊中心建设，完成远程诊断 CT 检查 745 部位、DR(数字 X 线摄影)诊断 1209 人次、心电图诊断 2234 人次。规范专家门诊，设置医疗、护理专科、专病门诊 14 个。组织开展多学科整合门诊(MDT)，设置胃肠道肿瘤 MDT、脑卒中 MDT 等 12 个多学科团队，为患者提供 MDT 会诊讨论。开展中医适宜技术，实现中医药服务全覆盖。

2019 年，推进优质护理服务，实施一病一专护工程，提规范科室压力性损伤上报，全年上报压疮 502 例，压疮转归率 99%，院内压疮发生率为 0。开展 B 超下 PICC 置管术 38 例，PICC 维护 1345 人次。推进造口护理门诊，进行造口伤口会诊 104 人次，好转率达 98%。举行专科护士义诊活动，接待问诊人员 300 余人。成立护理专项检查小组，定期督导检查，全年现场督导 141 次。改进护士长夜查房制度，提高夜间护理质量。组织外出学习 92 人次，院内理论培训 16 次，操作培训 12 次。组织季度考试 4 次，操作考试 12 次。接收实习学生 137 人，组织实习护士理论及操作培训 612 人次。

公共卫生服务　2019 年，推进公共卫生项目落实，全年脑卒中、冠心病病例 1045 例，肿瘤病例 132 例，意外伤害病例 11570 例，死亡病例 451 例。开展上消化道癌筛查 470 例，窝沟封闭 499 人次，开展中医三伏养生月活动。开展健康教育技能培训，完成各类查体 32312 人次。报告传染病 350 例，报表准确率达到 95%以上。开展肠道传染病实地应急演练。开展产前筛查 1659 人次、糖尿病筛查 1736 人次、胎心监护 7714 人次、无创 DNA 产前检测 374 人次。

医疗特色　2019 年，成立胶州市神经重症治疗中心，并加入山东大学齐鲁医院神经重症及创伤“医联体”，神经外科被评为青岛市医疗卫生 B 类重点学科，普外科、显微外科被评为青岛市医疗卫生 C 类重点学科，消化内科、中医肾病科通过特色专科复审。成立呼吸内镜室，引进日本富士高性能电子支气管镜。完成 6 项新技术转化为成熟技术审议，17 项新技术新项目院内立项，其中立体定向颅内血肿穿刺引流术、正中神经体外刺激治疗昏迷的临床疗效评价、中枢神经特异蛋白、石蜡疗法、腧罐和督灸 5 项处于胶州市先进水平。推进胸痛、卒中、创伤、危重孕产妇救治、危重儿童和新生儿救治、癌症中心等六大中心建设，成立专科小组，制定相关诊疗规范和诊治流程，形成多学科联合、信息联通、综合诊疗的医疗服务体系。开展急性缺血性脑卒中患者溶栓治疗 128 例，急性心肌梗死患者溶栓、急诊冠脉手术、冠脉介入手术等 97 例。

科研工作　2019 年，发表各级各类学术论文 123

篇,出版著作 45 部,获授发明专利 14 项、实用新型专利 21 项。5 项在研课题进行,2 项课题申报山东省中医药科技发展计划,2 项科研成果获山东省药学会科学技术三等奖,2 项课题申报 2020 年青岛市输血协会科技支持项目。组织参加青岛市卫建委 2017—2019 年度中医药优秀论文、中医病历评选活动,获二等奖 2 项、三等奖 1 项、优秀奖 1 项。68 名业务骨干被评为青岛市以上专业学会委员。

继续教育　2019 年,组织继续教育学习 15 次,合格率 100%。举办院内业务讲座 58 次,外请专家业务讲座 230 余次,远程同步视频讲座 2 次。选派 76 人到上海东方医院进修学习,286 人次外出参加新知识、新技术学习班及学术交流活动。通过滨州医学院临床教学基地评估。开展教学工作,带教实习、见习学生 103 人,发放理论授课和见习带教质量调查表 2800 余份,教学优良率 97.9%。外派 3 名医师到齐鲁医院青岛院区规培,接收 17 名乡镇、社区卫生服务中心业务骨干和 6 名徽县卫生人员来院进修,实行"一对一"带教。

精神文明建设　2019 年,开展服务礼仪规范创建活动,开展白内障复明工程,落实精准扶贫精神,实施"先诊疗后付费"服务,累计先行垫付住院费用 8715.19 万元。住院处设立"三筛报销""精准扶贫""血费直报"等窗口,累计为患者垫付 49.67 万元。全面推行门诊自助机,优化诊疗流程。加强病案管理,引进"小薇病案通",实现"一站式"病历复印、打印及邮寄服务。推进团组织建设,开展"青春扶贫 益暖齐鲁"行动,为困难青少年捐款 18613.63 元。开展温馨导航志愿者常态化服务和"出院直通车"志愿者服务活动,为"春蕾女童"捐助 7600 元。制订《2019 年群众满意度提升工作实施方案》,开展"看病就医"满意度测评大走访活动,满意度 99.4%,制作《电话回访月通报》12 期,形成转办单 53 份,对回访中存在的问题积极整改。开展志愿宣传及卫生惠民活动,收到合理化建议 152 条。严格落实"九不准"规定,进一步开展"诚信医疗、拒收红包"廉洁行医活动。加大宣传力度,弘扬正能量,在新闻媒体发表各类宣传稿件 398 篇,省级以上新闻稿件 84 篇,发医院微信公众号 138 期。积极做好健康教育类、公益类宣传牌的制作工作,制作各类宣传牌 360 余块。

大事记

1 月 17 日,举行"人工关节免费置换救助活动"启动仪式。

1 月 23 日,张建顺任市卫生健康局党组成员,市人民医院党委书记。

3 月 6 日,张建顺任市人民医院院长、理事长。

3 月 18 日,开通北京眼科专家远程门诊。

7 月 20 日,顺利通过二级甲等医院等级复审。

10 月 14 日,侯湘波任市人民医院党委委员、市卫生健康局党组成员;吕希峰、张晔华任市人民医院党委委员。

10 月 30 日,顺利通过滨州医学院教学基地评估。

11 月 12 日,侯湘波、吕希峰、张晔华任市人民医院副院长。

11 月 28 日,神经外科被评为青岛市医疗卫生 B 类重点学科。

12 月 12 日,召开胶州市深化医改暨国家级紧密型县域健康服务共同体建设试点启动会议。

12 月 31 日,医院为牵头单位,与 8 家乡镇卫生院、社区卫生服务中心签订协议,组建"健共体"。制订《胶州市人民医院紧密型健康服务共同体建设试点实施方案》,成立理事会。

荣誉称号　2019 年,获国家综合服务能力达标县医院、山东省助残先进集体、全省卫生费用核算工作先进单位、青岛市无偿献血先进集体、青岛市按比例安排残疾人就业工作先进单位等荣誉称号。

党委书记、院长、理事长:张建顺
党委委员、副院长:韩　松、侯湘波、吕希峰、张晔华
理　　事:朱建勋、王勤学
院办电话:58656111
传真号码:58656228
电子信箱:rmyybg@163.com
邮政编码:266300
地　　址:胶州市湖州路 180 号(南院)
　　　　胶州市广州北路 88 号(北院)

(撰稿人:张丽娜)

胶州市心理康复医院

概况　2019 年,在职在编职工 136 人,编外用工 156 人,共计 292 人。其中卫生专业技术人员 235 人,占职工总数的 80.48%;行政工勤人员 57 人,占职工总数的 19.52%。卫生专业技术人员中,正高级职称 6 人,副高级职称 19 人,中级职称 59 人,初级职称 151 人,分别占卫生专业技术人员的 2.55%、8.09%、25.11%、64.26%。医生与护士之比为 1∶2.9。编制床位 500 张,设 11 个职能科室、11 个临床科室和 8 个

医技科室。

业务工作　2019年，门诊量76529人次，同比增长14.46%；住院总床日同比增长11.69%。医保结算出院患者5344人次3969万余元，门诊大病结报30013人次702万余元，在医院定点的大病患者5400人。

基础建设　2019年，MECT治疗环境升级改造，扩建面积100余平方米，配备多功能治疗床。正式启用外科净化手术室，建筑面积450平方米，配备三个手术间，达到三级医院标准手术室建设水平。消毒供应中心投入使用，建筑面积450平方米。

医疗特色　2019年，提出"医疗质量落实年"要求，提升病历质量。睡眠医学门诊满足部分日常失眠群众的就医需求。推进社会心理服务体系建设，挂牌胶州市心理咨询师协会、胶州市心理咨询中心、胶州市心理健康查体中心、青少年心理健康基地。针对精神障碍患者的特殊情况，医院实施基因检测精准用药技术，协助医生精准把握用药范围和剂量。规范临床路径，在内科、外科、精神科3个科室实行临床诊断路径，试点专业3个，病种从31个增加至90个，进入临床诊断路径病历2141例，临床路径病例占全院出院病人的58.80%。扩建MECT治疗环境升级改造。

继续教育　2019年，开展轮训培养，先后选派13人赴上级医院进修学习。参加各类继续教育学习270余人次；组织医疗、护理、院感知识培训、技术比武、经验推广33次，1800余人次参加。督促5名医生取得精神科执业医师证，3人通过副高职称评审。新招聘医、护13人；带教滨州医学院、济宁医学院实习生10人。

精神疾病防治　2019年，全市累计检出严重精神障碍患者3902人，检出率4.33‰，登记管理3880人，管理率达到99.44%，规范管理3806人，规范管理率97.54%。服药率94.77%，规律服药率76.47%，精神分裂症规律服药率96.61%。对全市基层医疗卫生机构进行业务培训2次，进行技术指导和督导6次。"686项目"为60名精神病患者免费发放药品价值6万余元。海军节、国庆节等重大活动期间，对重点管控对象进行病情评估，掌握患者病情，并将严重精神障碍患者的排查、救治、服务、管控工作落实到位。医院指定为严重精神障碍患者收治场所，免费医疗危险评估三级以上重性精神病人158人。

精神文明建设　2019年，开展"不忘初心、牢记使命"主题教育活动，"主题党日＋"成为常态化，"学习强国"线上学习全员参与，组织开展党员春训，每季度书记讲一次党课，参加"党史国史知识竞赛"。开展支部换届选举，规范使用"灯塔——党建在线"网络平台管理，实时同步"发展党员网上纪实公示系统"。有党员69名，转入党员2名，培养发展预备党员1人，现有入党积极分子5人。履行"一岗双责"，落实"三重一大"决策制度。开展廉政教育3次，讲专题党课1次。发放"看病就医"群众满意度调查表4000份，其中看病就医整体感受、医护服务态度、医疗技术水平方面的满意度均为99.95%，医院环境卫生的满意度为100%。电话回访出院患者3908人，满意度为100%，窗口科室门诊患者的满意度为95.2%；发放住院患者满意度问卷660份，11项的满意度均为100%，未发现收受红包现象。

大事记

1月，青岛县域精神疾病规范诊疗论坛在医院举行。

3月，启用青岛区域诊疗卡，实现就诊"一卡通"。

5月，山东省卫健委《山东省精神卫生条例》宣贯师资培训班暨社会心理服务工作现场会在医院召开。

10月，医院挂牌胶州市心理咨询师协会、胶州市心理咨询中心、胶州市心理健康查体中心、青少年心理健康基地。

青岛市全国社会心理服务体系建设试点推进工作现场会议在医院召开。

11月，MECT室升级改造，扩建面积100余平方米，配备多功能治疗床。

12月，外科手术楼、消毒供应中心启用，建筑面积900余平方米，配备先进的手术设备和消毒供应设备。

荣誉称号　2019年，荣获"青岛市无偿献血突出贡献集体""胶州市扶残助残先进集体""胶州市残疾人服务机构先进集体"称号。

党总支书记、理事长：匡　如
副　院　长：张道强、王广金
院办电话：58566600
电子信箱：jzsxlkfyy@qd.shangdong.cn
邮政编码：266308
地　　址：胶州市扬州西路93号

(撰稿人：陆　梅)

胶州市第三人民医院

概况　2019年，有职工296人，其中卫生专业技术人员193人，占65.20%，行政工勤人员103人，占

34.80%。在职在编职工104人，其中卫生专业技术人员89人，占在职在编职工的85.58%，高级技术职称16人，中级技术职称45人，初级技术职称28人，分别占卫生专业技术人员的17.98%、50.56%、31.46%；行政工勤人员15人，占在职在编职工的14.42%。

业务工作　2019年，门诊量11.35万人次，收治住院病人6146人次，出院6155人次，床位使用率68.50%，好转率97.9%，临床诊断符合率97.5%。

业务收入　2019年，业务收入4676.19万元，比上年同期增长15.01%。

固定资产　2019年，固定资产总值5603.17万元，比上年同期增长22.63%。

医疗设备更新　2019年，投资购置奥林巴斯胃、肠镜各1条，二氧化碳点阵激光，低温等离子灭菌器，全自动医用清洗机，手术显微镜，心电图机等。

基础设施建设　2019年，投资近100万元加强机构设置，改造预检分诊处、发热门诊、肠道门诊、皮肤治疗中心、国医馆建设、消毒供应中心等。投入40余万元改造爱心长廊；对各病区门窗进行更新美化、粉刷墙壁；改造病区暖气设施；更换门诊楼感应门；增添空调20余台、电脑30余台及打印机、病床、水电气暖维护等；持续做好污水处理系统升级改造。改建医疗废物贮存间1处。推动“厕所革命”工作，整改卫生间10个，增设报警系统、无障碍设施。购置新医疗废物垃圾桶11个、专用生活垃圾桶12个、垃圾桶宣传贴等总计10万余元。印发各类文明宣传、健康教育、控烟等材料4万余份，制作宣传栏12期、宣传牌40余个等总计10万余元。

卫生改革　2019年，深化公立医院改革，加大公立医院绩效考核指标的落实力度，严格落实取消耗材加成理顺医疗服务项目价格等通知要求，推进各项便民惠民改革举措。实施破除以药补医机制、严控药占比、落实药品和耗材统一招标采购、推进临床路径管理、规范诊疗行为等措施，为群众减少费用443.59万元。出院患者平均住院日9.72天，药占比29.22%，检查占比14.10%，检验占比17.71%。强化安全生产标准化工作、“两个体系”建设、“一评估两检测”等工作，投资50余万元新增消防喷淋系统、全院所有消防栓更换水带、接合器等，对50具干粉灭火器进行加粉、新购灭火器等。完善微型消防站建设，新增消防战斗服、过滤式呼吸器等。完善监控系统，全院设置60余个摄像头，确保安全网格化监管无盲区。

医疗特色　2019年，新增内分泌内科、康复医学科。邀请华北油田职工总医院胃镜室原主任朱克武坐诊开展消化内科、无痛胃镜业务；邀请国医大师王翘楚学术传承人单文硕士开展中医业务。胸痛中心与青岛大学附属医院、青岛阜外心血管病医院、青岛中心医院签订“绿色通道”协议。设备先进、服务高端的健康体检中心、血透中心，230余平方米的国医馆启动改建。临床技术创新不断突破，成功开展膀胱全切、膀胱全切乙状结肠代膀胱术等多项新技术。落实精准扶贫人员“三免两减半”、残疾人减免费用、优抚老年人等惠民政策，为现役军人、优抚对象、计划生育特殊家庭、消防救援、公安等人员提供优先就医、开通绿色通道等服务，为“三无”人员提供医疗救助等。

医疗质量　2019年，落实“医疗核心制度落实年”活动，全面推进质量管理，邀请青岛大学附属医院、青岛市中心医院、青岛市中医医院(市海慈医院)等专家来院进行质控培训。与九龙卫生院组建“胶州市第三人民医院医疗共同体”，增派医护人员驻九龙分院负责业务工作。推进与各镇卫生院的“医联体”建设工作，为洋河中心卫生院等“医联体”单位持续开展技术帮扶、分级诊疗、双向转诊等工作，与李哥庄中心卫生院等单位开展消毒供应帮扶工作。开展与三级甲等医院的双向转诊、分级诊疗工作。为机关、企事业单位、学校等健康体检6.3万余人，志愿服务义诊、送医下乡、精准扶贫、爱心捐款、慈善捐助、对口帮扶。

继续教育　2019年，派出10余名医护人员到上级三甲医院进修深造。邀请省、市级专家学者来院授课、教学、查房等达40余次，直接受益1000余人。

传染病防治　2019年，承办“世界防治麻风病日”、“世界防治结核病日”暨“病有良医·服务百姓健康行动”等大型义诊活动，组织全市麻风病、结核病防治知识培训会议等。结核病人有193例，其中涂阳病人63例，涂阴病人125例，结核性胸膜炎4例，其他肺外结核1例，为符合条件的肺结核病193人全部给予免费抗结核药物治疗、免费拍胸片、查痰。做好全市麻风病人密切接触者的查体工作，连续多年被授予“全省麻风病防治先进单位”称号。

精神文明建设　2019年，开展“不忘初心、牢记使命”主题教育、“主题党日+”活动。组织开展“诚信医疗、拒收红包”、医药购销商业贿赂不正之风专项整治等活动。开展“健康胶州”、创建全国文明城市等活动，开展“医患换位思考”、医患沟通会、服务礼仪规范培训、志愿服务活动等。完善“第三方监督评价”管理体系，从人大代表、政协委员、周边村居成员中组建监督评价队伍,每季度对门诊及住院患者进行满意度测评。

大事记

3月14日,召开医联(共)体信息化互联互通会议。

3月24日,组织以"开展终结结核行动,共建共享健康中国"为主题的系列宣传活动。

4月1日,医院医联(共)体远程医疗会诊正式启动。

4月19日,胶州市第三人民医院—九龙卫生院医共体联合开展新时代文明实践"服务百姓健康"大型义诊活动。

12月17日,召开"阳光卫健·各界人士"座谈会暨"医患换位体验"活动。

12月31日,完成党支部换届选举工作。

荣誉称号 2019年,荣获"青岛市无偿献血突出奉献集体"称号,保持"青岛市卫生系统文明单位标兵""青岛市精神文明单位"等荣誉称号。

党支部书记、院长:叶 钝

副 书 记:匡智宽

副 院 长:周瑞清、王 波、逯 丽

院办电话:82237812、82238783

传真号码:82236307

公务信箱:jzdsrmyy@qd.shandong.cn

邮政编码:266300

地 址:胶州市福州南路98号

(撰稿人:孙丽丽)

胶州市卫生健康综合监督执法大队

概况 胶州市卫生健康综合监督执法大队,为隶属胶州市卫生健康局的副科级公益一类事业单位。2019年,经市编办批准由胶州市卫生计生综合监督执法局更名为胶州市卫生健康综合监督执法大队。在职职工39人,离岗待退及离退休人员31人。在职职工中卫生技术人员13人,占职工总数的33.33%;管理岗位人员23人,占职工总数的59.02%;工勤岗位人员3人,占职工总数的7.65%。卫生技术人员中高级职称4人,占卫生技术人员的30.82%;中级职称8人,占卫生技术人员的61.46%,初级职称1人,占卫生技术人员的7.72%。

业务工作 2019年,开展"主题党日+"活动,全面推进从严治党,落实主体责任,开展卫生监督执法业务培训。开展公共场所专项整治活动,出动执法车辆430余车次,执法人员1200余人次,对全市1211家公共场所进行监督监测,完成市爱卫办挂牌督办单214个,申请专项资金36.78万元,统一配发公示栏、灭蝇灯、皮肤病患者专用理发工具箱、禁止吸烟标识等4000余个,进一步规范全市公共场所经营单位,公共场所经营单位持证率达99.5%。加强城市集中式供水和农村饮用水监督检测,总体合格率94.4%。对全市220台小区现制现供水设备的水质进行监督采样,合格率100%。开展学校卫生专项检查,重点对学校传染病防控管理机构的各项卫生制度落实,突发公共卫生事件预案是否健全,学生饮用水卫生管理情况进行监督检查。加强餐饮具集中消毒单位监督,将7家持有工商执照的餐饮具服务单位整合为2家,抽检60份餐饮具产品,合格率100%。对168家第三类消毒产品生产企业、医疗结构、药店等重点单位进行排查。保障职业健康安全,全年监督检查企业125家,职业健康查体机构4家,技术服务机构2家,处罚企业5家,完成网上申报企业达500多家,位列青岛市各区(市)第一。

2019年,开展"保健"市场乱象百日行动、预防接种监督执法攻势、医疗机构医疗乱象专项整治等10项卫生监督专项攻势,制订胶州市卫生健康局整治医疗乱象、涉及民生问题整治等3个专项方案和进一步改善医疗服务60条措施开展专项整治攻坚行动方案,对9家未取得《医疗机构执业许可证》擅自开展诊疗行为的医疗机构实施立案处罚,罚款人民币2.70万元;对1家妇科诊所非法施行计划生育手术罚款人民币2.598万元、没收违法所得3830元,并吊销《医师执业证书》和《医疗机构执业许可证》;对46家村卫生室、个体诊所医疗废物处理不规范进行警告行政处罚。对10家医疗机构消毒管理工作不规范实施立案处罚,罚款人民币0.60万元。

2019年,加大案件查处力度,全年受理投诉举报案件186起,其中医疗类146起,生活饮用水类28起和公共场所类12起,投诉人满意度达100%。加大行政处罚工作力度,全年实施立案146起,人均立案8.59起,罚款15万余元。其中医疗类112起、公共场所类34起。加强执法应用系统的使用,组织18处镇(街道)卫生院、社区卫生服务中心卫生监督信息报告员培训,实施督导检查。扩大卫生法律法规的宣传普及,在胶州市广播电视上播放执法宣传3次,在各类新闻媒体上宣传卫生监督执法信息80余篇次。

荣誉称号 青岛市文明单位。

党委书记、大队长:陈永奎

党委副书记:王攻克

副大队长:李新静、宋志磊、贤振平

办公电话:82289028

电子邮箱:jzswsjkjdzfdd@qd.shangdong.cn
邮政编码:266300
地　　址:胶州市常州路13号

（撰稿人:律明星）

胶州市疾病预防控制中心

概况　2019年,设综合科、检验科、免疫规划科、疾病防制科、健康教育科、健康危害因素监测科、业务与应急管理科、慢性病防制科、药械科9个职能科室,编制82人,在编职工59人,其中专业技术人员44人,本科及以上学历35人,正高级职称1人,副高级职称8人,中级职称18人。新考录大中专毕业生3人,其中卫生检验1人、预防医学2人。

传染病防制　2019年,全市法定报告传染病17种2319例,其中,手足口病794例,肝炎691例,肺结核253例,梅毒251例,猩红热118例,其他感染性腹泻49例,流行性感冒47例,淋病34例,出血热23例,布病18例,流行性腮腺炎15例,艾滋病10例,痢疾5例,风疹5例,急性出血性结膜炎1例,百日咳1例,疟疾2例。处理传染病自动预警信息系统信息165条。完成中国疾病预防控制信息系统数字证书部署实施相关工作及证书使用操作工作。

重点传染病监测与防控　2019年,开展手足口病流行规律、主动搜索监测疫情与报告,流行病学调查处置31起手足口病聚集性疫情。村卫生室建立和完善婴幼儿家长手足口病防控知识宣教制度、转诊治疗登记制度。联合教体局对全市200多家托幼机构管理人员和医务人员开展手足口病防控知识培训。出血热发病18例,同比下降33.3%。开展胶北、洋河、铺集、胶西等镇街的EHF发病村鼠情监测,鼠密度为0.98%。布鲁氏菌病发病18例,个案调查处置率、疫点处置及时率100%。联合市畜牧兽医局针对重点人群开展筛查,进行布病抗体监测。流感监测哨点医院采样750例,病例报告及时率、标本采集完成率达到100%。猩红热发病117例。对全市17处狂犬病暴露处置门诊进行督导检查。

艾滋病防制　2019年,组织开展一系列艾滋病宣传活动,举办"大学生健康教育与艾滋病性病知识讲座"。有艾滋病初筛实验室5个,艾滋病检测点18个。全年报告HIV感染者和AIDS病人28例,其中艾滋病病人10例。男性25例,女性3例。16例为男男同性传播,12例为异性传播。新发现病例中男男同性传播占57.14%,成为胶州市艾滋病主要感染途径,青年感染者比例明显上升。为艾滋病病毒感染者和病人提供医学和心理上的帮助,对本地全部148名(143例治疗)艾滋病病毒感染者和病人进行随访和查体,治疗覆盖率达96.6%,正在接受抗病毒治疗病人每年完成1次CD4检测的比例达100%,每年完成1次病毒载量检测的比例达到100%。对艾滋病病毒感染者和病人的配偶/固定性伴进行艾滋病抗体检测,检测率达100%,对新报告和既往报告的艾滋病病毒感染者和病人进行结核病筛查,筛查率达到100%。

结核病防制　2019年,结核病防治工作重点是学校疫情防控、肺结核患者健康管理和耐药病人的发现与管理,全年登记肺结核病人241例,病原学阳性病人141例,病原学阴性病人94例,结核性胸膜炎6例。开展"3·24世界防治结核病日"系列宣传活动和社会媒体传播活动。落实"青岛市学校结核病防控工作达标方案",登记学生病例17人。

免疫规划　2019年,全市接种一类疫苗254627剂次,二类疫苗50414剂次,免疫规划疫苗报告接种率均在95%以上,乙肝疫苗首针及时接种率为99.78%。举办全市免疫预防综合技术培训班,发放免疫预防工作上岗培训合格证。建成第一家智慧门诊中云社区卫生服务中心预防接种门诊,升级改造三里河社区卫生服务中心预防接种门诊、阜安社区卫生服务中心预防接种门诊。新建疫苗贮存常温冷库,开展向各预防接种门诊配送疫苗工作。

慢病防制　2019年,居民死因网络直报审核6129份;意外伤害监测报告16791份;肿瘤登记报告727份;心脑血管病报告2508份。现场督导3家市级综合医疗机构和18家基层医疗卫生机构慢性病和意外伤害监测工作。开展推广"一二三四奔健康"系列活动。承担2项国家重大公共卫生服务慢性病防治项目:心血管病高危人群早期筛查与综合干预项目、脑卒中高危人群早期筛查和干预项目,完成心血管病高危人群初筛2002人,筛查出高危人群587人,高危对象调查和短期随访474人,高危人群长期随访3827人;脑卒中高危人群完成院外筛查2138人。

基本公共卫生服务项目　2019年,参与并组织国家基本公共卫生服务疾控项目的培训、质量控制工作,配合开展基本公共卫生服务项目督导和第三方考核工作。推动各基层医疗单位开展高血压标准化治疗,探索建立基于区域化信息平台、家医签约服务、"健共体"发展的医防融合工作机制。组织基层医疗机构全科医生参加国家级基层高血压管理"群雁计划”和“雄鹰计划”培训。

病媒生物防制　2019 年，各监测点布鼠夹 2400 个，有效夹 2306 个，平均鼠密度为1.39%，其中城区居民区平均鼠密度为 0.78%，农村平均鼠密度为 1.94%，特殊行业平均鼠密度为 1.44%，其中褐家鼠、小家鼠为优势种，农村自然村捕到黑线姬鼠，冬春季节灭鼠后，鼠密度明显降低。

卫生监测　2019 年，对 17 个类别 20 批次食品进行采样监测，样品采购点在全市范围内的超市、农贸市场、商店、种植基地等地点确定，所采样品面制品、外卖配送餐、油炸面制品由中心检测，其余送青岛市疾病预防控制中心或各区(市)疾病预防控制中心进行检测。全市 9 处监测哨点医院报告食源性疾病病例 870 例，调查处置各类疑似食源性疾病暴发事件 22 起，协助参与 2 起暴发事件，全年排除 3 起疑似食源性疾病暴发事件，出动调查处置人员 100 余人次、车辆 20 余车次，调查处置率达到 100%。承担山东省农村环境卫生监测工作，选取 5 个镇 20 个行政村作为监测点进行调查，采集农田土壤样 20 份，每处乡镇选择初中、小学各 1 所，调查学校环境卫生状况，通过省级审核。随机抽取 48 家托幼机构、校外培训机构、学校，配合卫生监督所完成采光照明监测。

地方病防制　2019 年，碘缺乏病监测覆盖胶东、胶西、九龙(营海)、胶莱、中云 5 个镇街，采集孕妇家中食用盐样 100 份，8～10 岁儿童家中食用盐样 200 份，完成碘盐检测 300 份，检测碘盐合格率 92.91%，非碘盐率 15.33%，碘盐覆盖率 84.67%，合格碘盐食用率 78.67%，盐碘中位数 20.0 mg/kg。儿童尿碘中位数为 207.80 g/L，属于 200～300 μg/L 区间，为碘营养水平适宜；孕妇尿碘中位数 131.00 μg/L，为碘营养水平不足。

寄生虫病防制　2019 年，完成“三热病人”血检 610 例，境外输入性恶性疟病例疫点调查处置 2 例。

健康教育与促进　2019 年，开发设计健康教育宣传资料 27 万份。指导卫生医疗机构的无烟医院设置，规范企(事)业单位、公共场所、学校健康教育工作，逐步规范居民小区、城中村健康教育宣传栏。以健康教育“六进”活动为契机，协调、组织、参与开展健康咨询及义诊活动。开展居民健康素养监测活动，调查 500 户，完成问卷 443 份(户)。

重点职业病监测与风险评估　2019 年，上报新发职业病 4 例，其中尘肺病 2 例、职业性噪声聋 2 例；疑似职业病 8 例；农药中毒 9 例，全部病例均为非生产性自服。完成胶州市重点职业病监测与职业健康风险评估报告。

精神文明建设　2019 年，开展“两学一做”常态化工作。开展“三会一课”，组织“主题党日＋”活动。组织职工积极参加“身边好党员”演讲比赛，组织“三八妇女节”女职工活动等。

大事记

1 月 16 日，胶州市卫生健康局党组决定赵建磊同志主持工作。

9 月 2 日—5 日，开展 2019 年国家艾滋病基金项目社会组织高危人群干预服务实习培训。

9 月 11 日—12 日，青岛市工作场所职业病危害主动监测现场会在胶州市召开。

10 月 24 日，成都市卫健委、民政局、财政局、医保局、教体局、团市委及其辖区各疾控中心有关人员来胶州市学习艾滋病综合防治工作。

11 月 23 日—24 日，山东省质量技术审查评价中心胶州市疾病预防控制中心进行检验检测机构资质认定(发证)现场评审，评审结论为“基本符合”，顺利通过评审。

12 月，刘福华同志被任命为中心党总支副书记兼免疫规划科科长，负责党务工作。

荣誉称号　2019 年，获山东省 2017—2018 年健康教育先进集体，山东省健康教育宣传工作先进集体。

党总支书记、主任：赵建磊

党总支副书记：刘福华

副　主　任：李中信、张绍基、周克文

办公室电话：86620839

电子信箱：jiaozhoucdpc@126.com

邮政编码：266300

胶州市妇幼保健计划生育服务中心

概况　2019 年，有职工 312 人，其中，在编职工 76 人，合同制职工 236 人；卫生技术人员 251 人，占职工总数的 80%；其他专业技术人员 61 人。卫生技术人员中，副高级职称以上 17 人，占 6.77%；中级职称 49 人，占 19.52%；初级职称 181 人，占 73.71%。医护之比是 1∶1.6。

业务工作　2019 年，门诊量 14.94 万人次，同比基本持平；收治住院病人 6048 人次，同比基本持平；出院、入院诊断符合率 100%，手术前后诊断符合率 100%，疾病治愈率 100%，病死率 0，院内感染发生率 0，甲级病案符合率 100%。

业务收入　2019 年，业务收入 6973 万元。

医疗设备更新　2019 年，引进数字化全身彩超、全数字化乳腺机、激光相机、除颤监护仪、微生物培养和药敏鉴定系统等高端仪器设备。

卫生改革　2019 年，落实医保和新农合有关政策，定期召开医保政策培训会议，开展处方点评和病历质量检查。职工医保普通住院病人的所有报销数额与纳入统筹的数据额的比例（不含医保生育险）为 19%，居民相关比例为 31%，达到上级要求。

医疗特色　2019 年，开展不孕不育治疗项目，接诊患者 8000 余人次，同比增长 69.8%，成功"助孕" 100 余例。加强危急重症患者、围手术期患者的风险评估与"五色"管理，成功抢救产后大出血、前置胎盘、脐带脱垂等危急重症孕产妇和新生儿 10 余例。导乐陪伴分娩、无痛分娩成为医院成熟服务项目，累计开展 2000 余例，并提供产后绿色康复服务。成立胶州市妇幼微创中心，开展手术 500 余例。被胶州市委组织部确认为干部保健查体定点单位之一，并与青岛大学附属医院、山东省中医院、北京大学附属医院等三甲医院建立绿色转诊通道和远程会诊平台。

妇女保健　2019 年，开展婚前、孕前优生健康检查服务，完成婚检和孕前优生健康检查 12523 人次，检出高风险人群 3000 余例。开展农村妇女"两癌"防治工作，全年完成"两癌"筛查 16000 余人次，对识别出的 400 余例异常患者转至本院进一步进行确诊和对症治疗。开展女职工健康查体工作，完成查体 3024 人次，同比增长 12%。

儿童保健　2019 年，牵头制订全市 5 岁以下儿童管理方案和儿童先心病筛查考核标准，完善基层儿保工作。协助胶州市教体局完成青岛市级示范、普惠幼儿园评审，培训托幼机构保健医生 228 人，完成保育员查体 3498 人、中小学生健康查体 9169 人。

科研工作　2019 年，申报科研课题 2 项。发表论文 3 篇，出版专著 2 部，申请专利 1 项。

继续教育　2019 年，195 人次参加培训。派出进修人员 1 人，参加长、短期培训班、学术会议及学术交流 42 人次。

精神文明建设　2019 年，成立医院历史上首支秧歌队，荣获胶州市秧歌总决赛三等奖以及编曲、编舞等单项奖。参加青岛市卫健系统"健康青岛·暖心天使"红歌比赛和征文比赛，获得三等奖。举办丰富多彩的文体比赛，参加胶州市妇联组织的健步走活动和青岛市卫健系统职工运动会。组织志愿服务队为群众送医药下乡，开展无偿献血，提供助医助学服务。为贵州镇宁、菏泽曹县等贫困地区捐款 10 万元，并选派两名业务骨干进行对口支援。全体职工踊跃参加"慈善一日捐"活动，捐款 41000 元。编写《医院文化手册》，打造医院文化长廊。全年通过微信、网站、新闻媒体等方式推送宣传稿件 600 余篇。

大事记

6 月 25 日，刘玉姣到贵州镇宁县人民医院开展为期三个月的对口支援工作。

7 月 1 日，查体中心正式启用。

8 月 1 日，中医保健中心正式启用。

8 月 26 日，张露英到菏泽曹县妇幼保健院开展为期一个月的对口支援工作。

10 月 8 日，与镇宁妇幼保健院签订《对口帮扶协议》。

11 月 27 日，通过青岛市二级甲等妇幼保健院预评审。

12 月 19 日，举行"阳光卫健·各界人士"座谈会暨"医患换位体验"活动。

荣誉称号　2019 年，获青岛市 2019 年度优质服务单位、青岛市无偿献血工作先进集体、青岛市 2019 年度智慧门诊、胶州市 2019 年度医疗质量管理工作先进单位等荣誉。

党总支书记、主任：杨　青
副　主　任：孙永霞、张德俊
党总支副书记、主任助理：李湘霞
院办电话：87292055
传真号码：58651501
电子信箱：jzfybjy@163.com
邮政编码：266300
地　　址：胶州市农场路 26 号

（撰稿人：周　伟、张珈玮）

胶州市急救中心

概况　2019 年，全额编制 10 人，其中卫生专业技术人员 8 人（高级职称 1 人，中级职称 3 人，初级职称 4 人）；行政工勤人员 1 人；财务人员 1 人。

业务工作　2019 年，接听急救电话 59703 个，有效电话 20614 个，有效派车 20614 车次，救治患者 17403 人次，抢救危重病人 1463 人，受理突发事件 402 起，突发事件中救治伤员 786 人。完成中国人工智能大会、上海合作组织地方经贸合作青岛论坛暨上合合作组织国际投资贸易博览会等保障任务以及 2019 年卫生应急救援演练、重特大恶性道路交通事故应急救援演练等各级各类演练任务 124 次。

固定资产　2019年,固定资产总值179.3393万元,比上年增加86.436万元。

急救体系建设　2019年,为两家急救站更新5辆高标配置的救护车,在市府大楼、学校等人口密集场所配备安装20台“救命神器”自动体外除颤仪(AED);新建营海、胶北急救站并投入运行;新增的胶西急救站建设完成。在青岛市率先探索急救点建设,以阜安社区卫生服务中心为试点单位,创立“急救点”7处,将急救“开始”时间进一步“前移”,实现“救护车未到,急救先行”。与三家急救网络医院紧密衔接,推进急危重症患者院前院内联合救治体系建设,畅通区域协作快速救治绿色通道,缩短急救反应时间,青岛市胶州中心医院通过国家级胸痛中心验证。全市完成冠脉介入823例,其中急诊介入约占1/3,脑卒中溶栓230例、取栓26例,心脑血管患者急救质量和整体预后水平显著提高。救护车车载视频监控系统全部升级,试点120精准位置救援系统。

质控管理　2019年,落实急救业务督导检查,采用明察暗访形式对各急救站进行质控检查8次,下达督查意见书,限期整改,检查结果列入季度考核中。定期召开院前急救质控例会。

急救培训　2019年,开展常规业务培训60余次、专题培训20次,优化突发事件上报流程,组织相关培训3次、模拟演练4次。承办急救技能大赛。定期组织礼仪培训、普通话比赛、美文诵读、双语调度等活动。参加各级各类学习培训10余场次。面向全社会向大众大力普及应急救护知识,累计开展培训100余场次,2万余人受益。乡医应急救护知识精准培训开展12期48场次,400余名乡医参加培训并通过考核。

急救宣传　2019年,组织开展志愿服务活动110次,累计完成志愿服务工时700余小时。发表各类宣传稿件200余篇次,电视台宣传报道10余次。其中《大沽河岸边的感动:文明礼让,让出一条生命通道》《5年4万新生受益!胶州密织校园“急救网”》《20台“救命神器”自动体外除颤仪上线!》等稿件被中国急救网、健康山东、半岛都市报、齐鲁壹点、大众网等10余家媒体广泛转发报道,其中,《青岛特写:20台“救命神器”落户胶州市 急救心脏骤停病人》被推送至学习强国中的青岛学习平台。

精神文明建设　2019年,召开职代会,在“三八”国际妇女节、“5·12护士节”等重要时间节点举办职工工会活动。组织职工参与体验节日习俗,组织动员广大干部、职工以志愿服务的方式参与创优美环境、优良秩序、优质服务和各种社会公益援助行动,组织开展“文明清扫活动”“救助贫困家庭”“帮扶春蕾女童”“走进敬老院”“关爱退伍老兵”等系列志愿服务活动20余次,结对“春蕾女童”6名。累计献血800毫升。

党建工作　开展“不忘初心、牢记使命”主题教育活动,学习张富清、黄文秀等典型人物事迹;诵读《将革命进行到底》等红色经典美文;观看《沂蒙山》《建国大业》等红色影片;走进党史馆。

大事记

1月11日,组织召开2018年胶州市院前急救工作会议。

4月17日,组织召开改善院前急救部署会暨2019年第一季度胶州市院前急救工作会议。

4月19日,举行“青岛市十佳女职工建功立业标兵岗”授牌仪式。

6月20日,胶北卫生院急救站启用仪式在胶北卫生院举行。

7月27日,由青岛市胶州中心医院与胶州市急救中心承办的胶州市第二届胸痛卒中学术论坛暨第四届胶州湾心血管病论坛在阳光大酒店举办。

9月3日,召开胶州市急救点建设推进会。

9月18日,营海急救站正式启动运行。

12月16日,胶州市急救中心急救优先调度系统(MPDS)项目正式启动。

12月18日,为急救站更新配备的7辆新型监护型救护车交接启动仪式在江铃福特汽车4S店举行。

12月30日—31日,第十一期全市乡医应急救护知识培训在市急救中心进行。

荣誉称号　2019年,荣获胶州市首家“青岛市十佳女职工建功立业标兵岗”、“青岛市工人先锋号”、“胶州市五四红旗团支部”、“2018年度综合考核优秀单位”、“2018年度公共卫生工作先进单位”、“胶州市急救技能大赛优秀组织奖”等称号。

党支部书记:戴丰顺
主　　任:陈　蕾
办公室电话:87209120
传真号码:87209120
电子信箱:jzsjjzx@qd.shandong.cn
邮政编码:266300
地　　址:胶州市常州路13号

(撰稿人:王淑艳)

胶州市卫生健康局专业技术人才服务中心

概况 2019年,职工总数13人,其中,卫生技术人员7人,占职工总数的53.8%;行政工勤人员4人,占职工总数的30.8%。卫生技术人员中,副高职称1人,中级职称5人,初级职称1人,分别占职工总数7.7%、38.5%和7.7%。

业务工作 2019年,在厦门大学举办卫生健康系统干部综合能力提升培训班,开展8个青岛市级课题的继续医学教育培训,举办3期卫生健康大讲堂,培训人数达4600余人次。开展落实绩效考核做好做实国家基本公共卫生服务培训1期、乡村医生岗位练兵技能大赛1期、静脉给药和抗菌药物临床使用培训18期、乡村医生岗位培训实践技能强化训练2期、乡村医生中医技术提升培训1期、乡村医生信息化技能培训6期,全年累计开展乡村医生集中培训137期,培训乡医7200余人次。有序开展各级各类短期培训班176期,培训13500余人次。组织"优秀人才送课下基层"培训班17期,培训人员1000余人次。实施"医养结合"标准化系列培训班,在里岔镇卫生院举办6期"医养结合"标准化系列培训,300余人参加学习培训。举办胶州市卫生健康系统新入职大学生培训班,2018—2019年两届新入职大学生共200余人参加培训。举办个体诊所从业人员培训班:11月25日个体诊所从业人员培训班在东楼401会议室举办,全市个体诊所的200余名执业医师参加培训。在中国科学院中医研究所举办中医从业人员技能提升培训班,来自全市各医疗机构的30余名中医从业人员参加培训、实习和现场考核。

固定资产 2019年,固定资产总值62万元。

卫生改革 2019年,划为公益一类事业单位,机构规格为正股级,经费形式为市财政拨款,核定编制13名,配主任1名、副主任1名。

继续教育 2019年,承担青岛市级继续医学教育课题8项,批准授予Ⅱ类继续教育学分36分。

大事记

7月,由胶州市卫生计生干部培训中心更名为胶州市卫生健康局专业技术人才服务中心。

精神文明建设 2019年,建立学习制度,改进工作作风,加强职工职业道德、职业纪律、职业规范教育,更新服务理念、转变服务模式、改进服务流程、改善服务态度、优化服务环境、提高服务质量、打造服务品牌,开展文明创建活动。

荣誉称号 2019年,获青岛市"文明单位"称号。

党支部书记:郭玉宝
主　　任:张　敏
副 主 任:李黎明
联系电话:82289563
电子邮箱:jzswsjkjpxzx@qd.shandong.cn
邮政编码:266300
地　　址:胶州市常州路13号五楼

(撰稿人:赵志红)

平　度　市

平度市卫生健康局

概况 2019年,平度市有各类医疗机构1127处,其中公立医院6处,镇(街道)卫生院29处,村卫生室844处,民营医院24处,门诊部29处,个体诊所182处,厂企学校卫生室13处。全系统有在职卫生专业技术人员6411名,其中医师2728名、护士2769名、乡村医生960名、其他卫生专业人员914名。专业技术人员中高级职称223人,中级职称1246人。各医疗机构共有编制床位数5738张,其中公立医院编制床位数4770张。千人口床位数4.2张,千人口医生数2.3人。

"健康平度"建设 2019年,做好健康促进示范市创建准备工作,明确时间节点,对各成员单位目标任务进行细化分解,并组织相关单位开展创建培训工作。印发实施《平度市迎接省级卫生城市复审实施方案》,组建复审工作队伍,设复审办公室,配备专门人员。推进慢病综合防控示范区创建工作,在二级及以上公立综合医院设立精神(心理)科门诊,并配备心理科医师。加强严重精神障碍患者服务管理,进一步完善全市精神卫生防治网络。

重点工作　2019年,完善分级诊疗制度,多点推进"健共体"建设,平度市人民医院、平度市中医医院、平度市第二人民医院、平度市第三人民医院牵头建立四个健康共同体,制定双向转诊工作制度和工作流程,签订双向转诊协议,广泛开展分级诊疗宣传,引导患者科学就诊,全年上转患者1800余人,下转患者160余人。开展"千医联千村,健康进万家"活动,各"健共体"牵头单位每周选派医疗技术骨干组成医疗服务专家组,进农村开展常见病防治知识宣传、咨询、义诊等,发放免费药品,普及医疗知识,服务农村居民,全年为330多个村庄的2.1万群众送去医疗健康服务,现场免费测量血压血糖、心电图检查、B超检查等5200余人次,发放宣传材料17000多份。

体系建设　2019年,推进疾病防控体系建设,修订完善应急预案、工作方案,建立动态修订机制,加强预警预测和疫情报告管理。完成疾病防控实验室建设目标,采购仪器设备64(台)件,安装实验室扩建及实验室废水处理系统,达到山东省疾病防控实验室建设要求。加强数字化门诊规范化管理。推进急救体系建设,平度市急救中心人员编制从14名扩增至30名,增加办公区域,加强调度质量管理,建立健全差错登记制度。推进卫生监督执法体系建设,落实职业卫生监管职能,实施网格化管理、综合监督执法模式,优化卫生监督资源,建立和完善信息管理、稽查、考核、案情通报、案件分类管理等规章制度,推进智慧卫监工作,落实全过程记录制度,重点围绕医疗卫生、公共卫生、职业卫生、计划生育开展专项整治活动,全年监督检查3198户次,处理投诉245件,立案291件,上缴罚没款65.02万元。

民生实事　2019年,院前急救体系建设项目投入使用。救护车及车载医疗急救设备顺利通过专家验收并交付使用,MPDS急救优先调度系统正式启动运行。提前完成基层医疗机构医疗设备配备。新生儿遗传代谢病筛查项目按期完成,对1124个自愿接受筛查的新生儿进行遗传代谢病筛查。青岛市平度中心医院项目按期推进,综合大楼主体工程完工并通过验收,进入内装高峰期及机电安装收尾阶段,完成投资6.69亿元,占预算总投资的74.3%。

党建工作　2019年,建设基层组织,实施"三会一课"调阅评审,实施党建示范点培育工程,在市人民医院投资70余万元建设红色文化广场,开展"不忘初心、牢记使命"主题教育。开展主题党日"健康彩虹"志愿服务活动,以"健康彩虹"志愿服务活动作为局党组党建项目,开展志愿服务活动500余次,参与党员4000余人次。先后召开全市卫生健康系统党的建设工作会议、卫生健康系统党组织书记抓基层党建述职评议会、基层党组织党建工作座谈会等会议,签订党风廉政目标责任书,部署新形势下党建和党风廉政建设工作任务。

大事记

6月14日,平度市省级卫生城复审工作动员大会在开发区管委召开。

6月29日—30日,举行第二届半岛麻醉与疼痛医学国际高峰论坛暨2019年青岛市麻醉与疼痛质控中心工作会。

9月18日,召开"不忘初心,牢记使命"主题教育工作动员部署会议。

10月25日,召开党员代表大会,选举成立平度市卫生健康局机关党委。

12月31日,开展卫生健康系统人大代表及政协委员联合调研视察活动。

12月31日,山东省爱卫会通报复审结果,确认平度市为省级卫生城市。

党组书记、局长:赵旭军

党组成员:王虎鸣

党组成员、副局长:郑美英

党组成员、市计生协会专职副会长:王锡海

党组成员、副局长:郭源圣、邢德相

党组成员:吴　洲

党组成员、市爱国卫生运动委员会办公室主任:姜　丽

副 局 长:郭雅丽

电　　话:87362415

电子信箱:bgs2415@163.com

邮政编码:266700

地　　址:平度市北京路379号

平度市人民医院

概况　2019年,职工总1595人,其中,卫生技术人员1409人,占职工总数的88.3%;行政工勤人员186人,占职工总数的11.7%。卫生技术人员中,高级职称127人,中级职称643人,初级职称639人,分别占卫生技术人员的9%、45.65%、45.35%,医生与护士之比为1∶1.34。床位总数1500张,设置职能科室28个、临床科室39个和医技科室13个。

业务工作　2019 年，门诊总量 105.5 万人次，比上年增长 0.24%，其中急诊 12.9 万人次，收治住院病人 6.1万人次，床位使用率 91.2%，比上年增长3.9%；床位周转次数 40.4 次；入院与出院诊断符合率90.75%，比上年增长 3.43%；手术前后诊断符合率 99.88%，抢救危重病人 2540 人，抢救成功率91.89%，治愈好转率 90.9%，病死率 0.4%。甲级病案符合率 99.23%。

业务收入　2019 年，业务收入 8.3 亿元，比上年增长 8.24%。

固定资产　2019 年，固定资产总值 7.7 亿，比上年增长 108.11%。

医疗设备更新　2019 年，新购 1 万元以上设备 170 余台件，其中 50 万元以上大型医疗设备 14 台，主要有超高清腹腔镜、麻醉超声引导系统、三维光学相干成像仪、口腔 CT、数字化乳腺机、术中超声诊断仪、椎间孔镜等。

基础建设　2019 年，重点改造本部院区，完成本部院区空调系统改造工程，整理管道地沟，并为手术室、彩超室、血液透析单独配备应急空调设施，修整路面，铺设独立雨水排水管，设立交通标识牌，美化老院区环境，完成北关商业楼工程建设，进入工程验收阶段，推进 120 调度中心搬迁。

卫生改革　2019 年，制定医院章程、《党委会议事规则》、《院长办公会议事规则》。落实国家组织药品集中采购和使用试点工作。“健共体”建设有序铺开，作为牵头医院与市 18 家医院组建“健共体”，与全市 1200 余名乡村医生建立交流联系，开展 12 期 9600 余人次乡医培训。组织多人次、多批次赴高校进行校园招聘，录取 42 名专业人才，其中引进北京协和医学院、山东大学、青岛大学等高校硕士研究生 14 名，副高级人才 2 名。推荐选出 16 名正高职称、51 名副高职称人才。

医疗特色　2019 年，开展新技术、新项目 62 项。其中经自然腔道的腹腔镜下直肠癌根治术、腹腔镜下完全腹膜外腹股沟疝修补术（TEP）、改良微切口白内障超声乳化联合人工晶体植入术、腹腔镜子宫内膜癌手术等开展良好。眼科开展的探索 23～25G 微创玻璃体切割手术尖端技术、骨科开展的经皮椎间孔镜下椎间盘摘除术、膝关节镜在膝关节损伤中的应用、STOPPA 切口治疗复杂髋臼骨折、影像科开展的 3.0T MRI 头颈动脉斑块成像研究、麻醉科开展的分娩镇痛技术在产妇分娩中的应用、肿瘤血液病科开展的精确放疗点剂量验证临床应用等均取得良好的临床疗效。

科研工作　2019 年，申报省科协保健科技协会技术课题 6 项、青岛市医药科研指导计划项目 4 项，全部获批，准予立项。发表各类学术论文 178 篇，其中 SCI 收录 2 篇，出版专著 12 部。举办省级继续医学教育项目 2 项，市级继续教育项目 7 项。

精神文明建设　2019 年，实施惠民工程，免费为全市 3800 余名适龄儿童进行窝沟封闭，43 名低保老人安装义齿。为 3 名脑瘫儿童进行康复治疗。做好蓼兰毛家村的健康扶贫工作，为其安装村庄广场公交车站遮雨棚，便于小学生等候车辆。村委办公室换上断桥隔热玻璃门窗，粉刷墙面，改善办公条件。圆满完成高考查体、征兵查体、青岛市博览会、“两会”及平度市中学生运动会、啤酒节医疗保障任务。

大事记

2 月 15 日，平度市人民医院东部分院正式成立。

6 月 1 日，与市 18 家卫生院院完成“医共体”签约挂牌。

7 月 2 日，通过国家电子病历应用水平三级评审。

7 月 3 日，医院第二期 5S 管理活动启动。

9 月 7 日，医院举办“第 6 届泽山论坛内分泌及代谢病新进展培训班”和“第一届平度市肝胆胰暨普外科临床诊疗高峰论坛”。

9 月 30 日，医院举行红色广场落成仪式。

11 月 21 日，青岛市委宣传部和平度市委宣传部对医院社会主义核心价值观示范点创建督导检查。

12 月 12 日，平度市人民医院“健共体”召开首届理事会、监事会成立大会暨理事会第一次会议。

荣誉称号　2019 年，获全国医院擂台赛（县域类）华东赛区优秀奖和最佳人气奖、山东省细菌耐药监测优秀监测单位、青岛市首批社会主义核心价值观建设示范点、2019 年度优质服务单位、青岛市 2019 年脑卒中院前院内联合急救知识大赛中团体一等奖、青岛市无偿献血先进集体奖、青岛市内部审计协会审计先进集体等荣誉。

党委副书记、院长：李　鹏
纪委书记：燕智松
副　院　长：岳忠勇、刘金旭、于燕平
工会主席：闫忠诚
院办电话：58962778
传真号码：87362016
电子信箱：pdsrmyy@qd.shandong.cn
邮政编码：266700
地　　址：平度市扬州路 112 号

（撰稿人：宋佳奇）

平度市中医医院

概况 2019年,占地面积13067平方米,业务用房面积13570平方米。职工总数301人,其中,卫生技术人员272人,占职工总数的90.37%;行政工勤人员39人,占职工总数的9.63%。卫生技术人员中,高级职称44人,占卫生技术人员的16.18%;中级职称176人,占卫生技术人员的64.71%;初级职称49人,占卫生技术人员的18.01%,医生与护士之比为1.44∶1。编制床位399张,设有18个职能科室、15个临床科室和8个医技科室。

业务工作 2019年,门急诊量457327人次,比上年增长7.37%,其中急诊51288人次,比上年增长7.57%。收治住院病人13527人次,比上年增长3.85%;床位使用率80.1%,比上年增长4%;床位周转次数33.7次,比上年增长3.60%;入院与出院诊断符合率100%,手术前后诊断符合率100%,与上年符合率一致;抢救危重病人1080人,比上年下降14.15%,抢救成功率94.17%,比上年下降1.54%;治愈率18.4%,比上年增长1.1%;好转率73.8%,比上年增长0.2%;病死率0.5%,比上年增长0.1%;院内感染率0.56%;甲级病案符合率96.3%。

业务收入 2019年,业务收入20080.15万元,比上年增长7.93%。

固定资产 2019年,固定资产总值15168.49万元,比上年增加1878.37万元。

医疗设备更新 2019年,投资540余万元购置负压沸腾机、脉动真空灭菌柜、微生物质谱仪、电子输尿管软镜、等离子电切镜系统等医疗设备。

医疗特色 2019年,脑病科、肺病科是省级重点专科,其中脑病科于2019年通过山东省"十三五"重点专科中期评估。中医整脊康复科是青岛市C类重点专科。整脊门诊、小儿外治室、浮针门诊是青岛市中医专病(专技)特色门诊。针灸推拿科是国家中医药管理局农村医疗机构中医特色专科。针灸推拿康复科拥有中医整脊外用Ⅰ号方(颈椎)和中医整脊Ⅱ号方(腰椎)专药、以宗整脊十八式专有技术、宗整脊四维牵引床(专利)专有设备。肺病科为第四批中医药重点专科,穴位贴敷治疗慢性支气管炎临床及实验研究项目,经专家评审达到国内先进水平。脑病科引入肌电图诊断仪、眩晕诊疗仪,并开展脑血管介入等新技术。儿科为"青岛市医疗卫生C类重点学科",拥有止咳Ⅰ号方(属寒症者),止咳Ⅱ方(属热证者)专药,黄丽春耳穴诊疗、三字经推拿专有技术。

科研与继续教育 2019年,完成市科技局科研项目1项,获实用新型发明专利1项,申报青岛市卫生科研计划项目1项,发明专利2项。外派医务人员进修学习27人次,参加学术交流153人次。

精神文明建设 2019年,开展"不忘初心,牢记使命"主题教育,落实全面从严治党主体责任,加强和完善党风廉政建设,开展"三亮三比三创"活动和"三述"活动。加强中医药文化建设,改善医院就医环境,更新、增添牌匾,体现中医药文化特色。利用新闻媒体宣传医院的文化、专科特色、专业人才、优质服务和临床工作中的典型事迹和医务人员风采。

大事记

12月27日,举行针灸推拿康复中心住院部启用仪式。

党总支副书记、院长:张绍初
副 院 长:李宝山、崔仁刚、姜义飞
院办电话:87362265、88322001
传真电话:87361017
电子信箱:pdszyy2020@qd.shandong.cn
邮政编码:266700
地 址:平度市杭州路38号

(撰稿人:孙升军)

平度市第二人民医院

概况 2019年,在职职工157人,其中,卫生技术人员155人,占职工总数的98.73%;行政工勤人员2人,占职工总数的1.27%。卫生技术人员中,高、中、初级职称分别为33、65、67人,分别占21.02%、41.40%、42.68%。医生与护士之比为1∶1.06。开放床位228张。设职能科室7个,临床科室10个,医技科室6个。

业务工作 2019年,门诊93687人次,其中急诊19623人次。收治住院病人8367人,床位使用率74.59%,床位周转36次,入院与出院诊断符合率98.7%,手术前后诊断符合率99%,抢救危重病人277人次,抢救成功率84%。住院病人治愈率15%,好转率84%,病死率0.26%,院内感染率0.87%。甲级病案符合率99.8%。

业务收入 2019年,业务收入6273万元,比上年增长23.17%。

固定资产 2019年,固定资产总值7346万元,比上年增长16.99%。

医疗设备更新　2019年，投资150余万元引进电子喉镜、电切镜、关节镜、C形臂X光机、盆底康复设备、弥散式肺功能仪、胃肠镜洗消设备、心电图机、除颤仪、高频电刀、宫腔镜等医疗设备。

基础建设　2019年，投资20余万元更新导医标识。投资5万元，建成平度市第二人民医院中医药健康文化知识角。投资90余万元，对病房楼C楼所有病房及办公室进行重新装修。引进威高移动护理信息系统。投资7万元，装修单身宿舍。投资4万元设立产妇暖心病房。投资200余万元进行信息化软硬件设备升级建设。

卫生改革　2019年，根据平度市人力资源和社会保障局和平度市卫生健康局要求，将医院所有合同制职工改为劳务派遣方式用工，与青岛润坤人力资源公司签订劳务派遣劳动合同，规范用人制度。与青岛市妇女儿童医院、青岛市中心医院、青岛阜外心血管病医院、潍坊医学院附属医院签订"医联体"合作协议。推动平度市第二人民医院医疗共同体建设，与崔家集中心卫生院、蓼兰镇万家卫生院对接，选派医疗技术骨干精准帮扶。平度市第二人民医院健康共同体正式启动，成立平度市第二人民医院健康共同体理事会，制定章程、计划，开展对万家卫生院帮扶培训。

医疗特色　2019年，强化卒中和胸痛两大中心建设，重新梳理相关制度和流程，并进行本土化优化，卒中中心成功开展急性缺血性脑卒中静脉溶栓治疗34例，DNT时间缩短至42分钟，胸痛中心成功开展急性心肌梗死溶栓治疗8例。正式成立重症医学科，顺利通过平度市卫生健康局对重症医学科的现场评审，重症医学科成功开展中心静脉置管，全年救治病人75人次。完成辖区内5641名小学二年级学生口腔窝沟封闭任务，累计完成口腔窝沟封闭17409颗；为辖区内39名60岁以上低保老人安装义齿，完成600名成年人肢体残疾康复，11名15岁以下脑瘫儿肢体残疾康复。完成职业体检5186人次，学生体检2562人次，其他健康查体2768人次。引进全新联影40排螺旋CT正式投入使用，成功开展颅脑CTA、强化CT，并与潍坊医学院附属医院医学影像科结成协作单位，正式运行"云会诊"技术。开展无痛分娩技术，引进国际新型康复诊疗设备，引进宫腔镜，成功独立为3例功能障碍性子宫出血患者完成宫腔镜手术，外科联合潍坊医学院专家团队开展常规电子胃肠镜检查。

继续教育　2019年，青岛大学医学部与平度市卫生健康局举行人才培养框架协议签约仪式，建立人才培养战略合作关系，决定在平度市第二人民医院成立人才培养基地，首批在职研究生班的38名学员完成公共课程阶段。联合青岛大学医学部开展成人高考培训相关工作。

大事记

10月，组织开展"不忘初心，牢记使命"主题教育活动。

12月30日，进行党支部委员会换届选举，产生新一届支部委员会。

精神文明建设　2019年，举办"牢抓机遇立标杆，携手并进创辉煌"为主题的"知我平度爱我家乡"迎新春暨颁奖晚会。抽调科室骨干力量组成医疗专家组，每月定期到对口卫生院所辖村庄开展"千医联千村 健康进万家"义诊活动，服务群众800余人次。举办"5·12"国际护士节庆祝暨表彰大会等系列活动。成功举办2019年度平度市卫生健康系统"最美平医人·我身边的好党员"演讲比赛（市二院赛区）活动。以"弘扬崇高精神，聚力健康中国"为主题表彰医院年度内先进医师，举行趣味运动会以庆祝第二个"中国医师节"。推出免费复印病历服务措施，为患者免费复印病历600余份。

荣誉称号　2019年，获平度市公共机构节能办颁发的"2018年度青岛市公共卫生机构节水型单位"称号；获平度市共青团市委颁发的"平度青年榜样集体"称号；获青岛市第六届"威高杯"青年护士护理技能大赛二级医院团体三等奖；获平度市精神文明建设委员会颁发的"2018年度平度市文明单位标兵"称号。

党支部书记、院长：刘书君
党支部副书记：王玉敏
副　院　长：马祥平
院长助理：王建磊
院办电话：58825255
传真号码：58825254
电子信箱：pingdueryaun@qd.shandong.cn
邮政编码：266731
地　　址：平度市蓼兰镇驻地（高平路22号）

（撰稿人：焦　辉）

平度市第三人民医院

概况　2019年，编制床位360张，设有职能、医技、临床科室43个，有职工390人，其中，卫生技术人员331人，高级职称57人在聘40人，中级职称106

人在聘58人。

业务工作　2019年,门诊量152042人次,比上年增加14582人次。其中急诊4254人次,比上年增加383人次。收治住院病人10054人次,比上年减少1575人次。床位使用率为68.69%,比上年下降9.31%。床位周转次数为28次,比上年下降4次。入院与出院诊断符合率为99.50%,比上年增加0.1%。手术前后诊断符合率为99.70%,比上年降低0.1%。抢救危重病人423人,比上年增加3人,抢救成功率为87%。院内感染率为1.12%,比上年下降0.08%。甲级病案符合率为95.00%,比上年下降0.7%。

业务收入　2019年,业务收入11546.24万元,比上年增长9%。

固定资产　2019年,固定资产总值为17220万元,比上年增长5%。

医疗设备更新　2019年,购置联影128层螺旋CT、血管造影机、DR、碎石机、病理脱水机、无创呼吸机、妇科生物刺激治疗仪、低频神经和肌肉刺激仪、高压注射器等设备。

基础建设　2019年,完成手术室层流净化改造、图书室装修改造、院内大理石地面硬化及污水在线监测运维等基础设施。

卫生改革　2019年,完成7名副护士长轮岗。召开首届健共体理事会、监事会成立大会暨理事会第一次会议。召开急诊急救专科联盟成立暨三大中心建设培训会议,与店子镇周围8个乡镇卫生院建成专科联盟。

医疗特色　2019年,内科、外科、康复科、麻醉科、妇产科、超声科、检验科、放射科开展新项目、新技术29项。

科研教学工作　2019年,发表论文38篇,其中发表于国内杂志的38篇。完成潍坊医学院、潍坊护理职业学院、莱阳卫生学校等院校45名实习学生的带教工作。

继续教育　2019年,选派32名医护人员到三甲医院进修学习,选派208人次参加国家、省市有关部门组织的学术活动和培训班。邀请专家来院讲课、指导手术80余人次。举办青岛市级继续教育项目2期。

精神文明建设　2019年,加强廉政文化建设,更新廉政文化长廊刊板。加强医德医风建设,完善和落实医德考评。组织全院性讨论,引导医务人员更好地为患者服务。新建数字图书馆。组织"情系三院,执梦远航"迎春晚会、三八妇女节趣味运动会、微视频大赛、"大美平度,爱在三院"摄影比赛,承办2019年度平度市卫生健康系统"最美平医人"我身边好党员第三赛区演讲比赛,举办第二届广场舞大赛、第四届乒乓球比赛,参加平度市第六届广场舞大赛获优秀奖。制作医院宣传图册和季刊《医路》。

大事记

3月,卒中中心荣登全国"防治卒中中心百强医院"名单。

6月27日,新引进联影高端时空128层螺旋CT投入使用。

7月4日,召开第一次胸痛中心大会,标志着胸痛中心正式成立。

7月18日—19日,顺利通过青岛市卫生健康委员会组织的二级甲等医院复审。

8月10日,举办青岛市继续教育项目"盆底康复诊疗新进展"培训班。

8月26日,新洁净层流手术室投入使用。

9月25日,成功开展心脏介入手术。

10月10日,举办青岛市继续教育项目"神经系统疾病诊治规范化培训"。

10月17日,加入青岛大学附属医院"医联体"。

荣誉称号　2019年,继续保持全国百姓放心示范医院、青岛市文明单位、平度市文明单位标兵、青岛市青年文明号等荣誉,还荣获青岛市文明单位标兵、青岛市室间质活动优秀奖、平度市院前急救先进集体、平度青年榜样先进集体等荣誉称号。

党支部书记、院长:代国泽
党支部副书记:段玖彝
副　院　长:高明祥、郭述财、刘伟明
院办电话:85311079
传真号码:84328100
电子邮箱:SDPDSY@163.COM
邮政编码:266753
地　　址:山东省平度市店子镇三城路36号

(撰稿人:李　青)

平度市第四人民医院

概况　2019年,有正式职工129人,其中,卫生技术人员123人,占职工总数的95.34%;工勤人员3人,占职工总数的2.32%。卫生技术人员中,高、中、初级职称分别为23人、45人、45人,分别占18.69%、36.58%、36.58%,医护之比为1∶1.18。开放性床位

136 张，设职能科室 8 处、临床科室 13 处、医技科室 6 处。

业务工作　2019 年，门诊量 191110 人次，比上年增长 1.75%，其中急诊 7965 人次。收治住院病人 4297 人，床位使用率 60.95%，床位周转次数 28.25 次，入院与出院诊断符合率 80%，手术前后诊断符合率 99.05%，抢救危重病人 71 人次，抢救成功率为 97%，治愈率为 97.80%，好转率 35.81%，病死率 0.2%，院内感染率 0.32%，甲级病历符合率 100%。

业务收入　2019 年，完成业务总收入 3264.66 万元，比上年增长 1.11%。

固定资产　2019 年，固定资产总值 2600.48 万元，比上年增长 8.67%。

医疗设备更新　2019 年，由青岛市卫生健康委员会统一配发 WWW/FA160 自动粪便处理仪、Power-420A 高频电刀、SRF618K9 母婴监护仪、JHDZF-700/500 无影灯、AX400 麻醉机、FC-1760 除颤仪、PS-60 过氧化氢等离子灭菌器、ABL9 血气分析仪、SMT-II 可视喉镜、37370DL 腹腔镜有源器械。

基础建设　2019 年，投资 10 余万元完成手术室的升级改造。

卫生改革　2019 年，进行诊疗项目库变动，对现有的诊疗项目和耗材重新梳理，价格和适用范围均有较大的改动。选派业务骨干外出进修学习，进一步扩大业务范围，加大重点学科的建设力度，提升医院综合竞争力。

医疗特色　2019 年，腹腔镜新技术得到广泛推广。

继续教育　2019 年，选派外科 1 名业务骨干到青岛大学附属医院进修疼痛治疗；选派外科、妇产科各 1 名业务骨干到青岛市中心医院进修全科；选派内科 1 名业务骨干到济南儿童医院进修儿科。

精神文明建设　2019 年，开展“聚力新时代，铸就新辉煌”文艺会演，“5・12”国际护士节表彰大会，承办卫生健康系统“最美平医人”四赛区演讲比赛，召开第二届“中国医师节”庆祝大会。

大事记

5 月 16 日，青岛市“美丽乡村，健康进农村”乡村振兴大型义诊活动在医院举行。

6 月 5 日，山东省考察专家组莅临医院对精准项目国医馆建设进行实地评估考察。

6 月 12 日，顺利通过青岛市安全生产标准化达标评审。

10 月 30 日，青岛市专家组一行莅临医院检查卫生院标准化建设工作。

荣誉称号　2019 年，获“青岛市文明单位”“卫生健康系统先进单位”“基本公共卫生服务项目先进单位”等荣誉称号。

党支部书记、院长：刘洪海
党支部副书记：崔志军
副　院　长：范文星、韩秀文
院办电话：83391009
急诊电话：83391560
电子邮箱：pdsdsrmyy@qd.shandong.cn@163.com
邮政编码：266736
地　　址：平度市南村镇双泉路 97 号

（撰稿人：李瑞兵）

平度市第五人民医院

概况　2019 年，职工总数 133 人，其中，卫生技术人员 131 人，占职工总数的 98%；行政工勤人员数 2 人，占职工总数的 2%。卫生技术人员中，高、中、初级职称分别为 33、65、33 人，分别占卫生技术人员的 25%、50%、25%。医生 54 人，护士 43 人。核定床位 90 张，实际使用床位 110 张。

业务工作　2019 年，门诊量 88169 人次。其中急诊 30251 人次，收治住院病人 4863 人次，开展大型手术 780 多例，床位使用率 66.7%，入院与出院诊断符合率 90%，手术前后诊断符合率 90%，抢救危重病人 89 人次，抢救成功率 82%，好转率 53%，病死率 15%，院内感染率为 0，甲级病案符合率 92%。

业务收入　2019 年，业务收入 2733.22 万元。

固定资产　2019 年，固定资产总值 4300.7 万元。

医疗设备更新　2019 年，新进关节镜、生物安全柜、全自动血培养仪、全自动化学发光测定仪、西门子彩超、电子胃肠镜、麻醉机、STEMA 内窥镜系统（腹腔镜、宫腔镜）、便携式肺功能检测仪、电子阴道镜等设备。

基础建设　2019 年，新建消毒供应室，增设导医台，改建手术室、微生物室、中西药房、无障碍厕所、食堂、产房、检验科、病案室、发热门诊、急诊科等诊疗服务场所。

卫生改革　2019 年，开展二级综合医院创评工作，启动乡镇卫生院标准化建设和优质服务基层行工作。

医疗特色　2019 年，开展新技术新项目 12 项，其中功能科开展引进型新技术肺功能监测，填补院内空白。

继续教育　2019年，有27人分别到齐鲁医院、潍坊医学院附属医院、青岛市市立医院、青岛市中心医院进行长期或短期进修学习。

精神文明建设　2019年，组织开展“党员奉献日”、“不忘初心、牢记使命”主题教育、“党员送医下乡”等活动。开展平东地区妇女“两癌”筛查1300余人次，组织参与辖区内65岁以上老年人、健康扶贫人员、中小学生等免费体检，出动志愿者服务200余人次，完成义诊500余人次。

党支部书记、院长：姜兴茂
党支部副书记：李培讯
副　院　长：代淑妍、吴真锴、王　丽
院办电话：83361085
传真号码：83361085
电子信箱：pdsdwrmyy@qd.shandong.cn
邮政编码：266742
地　　址：平度市古岘镇沽河路160号

（撰稿人：薛建宏）

平度市精神病防治院

概况　2019年，职工总数为157人，其中，卫生技术人员140人，占职工总数89%；行政工勤人员17人，占职工总数11%。卫生技术人员中，高级专业技术人员7人，中级专业技术人员21人，初级专业技术人员112人，分别占卫生技术人员总数的5%、15%、80%，医生护士之比为1∶4。编制床位120张，设职能科室6个、临床科室6个、医技科室9个。

业务工作　2019年，门诊量51201人次，比上年增长20%；收治住院病人1863人，与上年持平；床位使用率90%，床位周转次数4次，入院与出院诊断符合率99%，治愈率5%，好转率94.5%。

业务收入　2019年，业务收入4507万元，比上年增长38%。

固定资产　2019年，固定资产总值3652万元，比上年增长2%。

医疗设备更新　2019年，新增音乐治疗放松仪1台、呐喊仪1台、粪便分析仪1台。

基础建设　2019年，投资2万元完成医疗废物暂存处搬迁改造工程。

卫生改革　2019年，实行党支部领导下的院长负责制。制定章程，建立健全内部管理机构、管理制度、议事规则、办事程序等，规范内部治理结构和权力运行规则。加入以青岛大学附属医院为牵头医院的药品采购联合体和烟台—青岛—淄博—潍坊—威海五市采购联盟。

医疗特色　2019年，在无抽搐电休克治疗、认知疗法、行为治疗、生物反馈治疗、重复经颅磁刺激等方面有特别的优势。心理科病区采用开放式管理模式，采用生物学(药物)治疗与心理治疗相结合的综合干预模式，帮助患者减轻痛苦，消除疾患，提高生活质量。

继续教育　2019年，外派3名医师到青岛市立医院和威海市市立医院进行住院医师规范化培训，有2人研究生在读，派出人员参加各类短期培训班、研讨会10余人次。

精神病防治　2019年，在册严重精神障碍患者6013人，检出率为0.436%，规范管理患者5768人，管理率95.93%。举办重性精神病管理培训班2期，指导全市镇(街道)卫生院按照国家基本公共卫生项目规范开展重症精神病人管理。残疾人托养中心托养精神残疾人142名；为1680名贫困精神病人落实青岛市福彩公益基金免费服药政策，发放药品价值168万元；对232名贫困精神病人实施住院医疗救助75万元。

大事记

5月14日，顺利通过青岛市医疗卫生机构安全生产标准化达标评审。

6月1日，组织召开《山东省精神卫生条例》培训会议，推动精神卫生政策和工作任务落实。

9月24日，党支部召开“不忘初心、牢记使命”主题教育动员部署会议。

10月2日，启动社会治安综合治理舆论宣传行动。

11月11日，开设心理科病区。

精神文明建设　2019年，进行党支部委员会换届，落实“三会一课”制度，开展“不忘初心、牢记使命”主题教育。利用助残日、世界精神卫生日、世界卫生日等特殊节日开展相关主题宣传，举办义诊活动，发布健康教育知识，承担宣教责任。由职工和病员自编自演的“心理健康社会和谐，我行动”庆祝新中国成立70周年暨第28个世界精神卫生日公益晚会宣传活动成功举行。组织参加青岛市第三十九届职工运动会健美操比赛，获得团体三等奖和优秀组织奖。

荣誉称号　2019年，医院D病区获得平度市“青年文明号”荣誉称号，继续保持“平度市文明单位”称号。

党支部书记、院长：刘继鹏
副　院　长：许增波、金海君、韩春芳
院长助理：葛彩英

院办电话：88311268
电子信箱：pdjsby@qd.shandong.cn
邮政编码：266700
地　　址：平度市高平路 249 号

（撰稿人：毛伟东）

平度市呼吸病防治所

概况　2019 年，职工总数 39 人，其中在编职工 21 人、聘任制 5 人、合同制管理 13 人。卫生技术人员 31 人，占职工总数的 79.49%；行政工勤人员 4 人，占职工总数的 10.26%。卫生技术人员中，副高级职称 2 人，中级职称 10 人，初级职称 19 人，分别占卫生技术人员总数的 6.45%、32.26%、61.29%。实际开放床位 78 张，设有门诊、病房、护理、药剂科、财务科以及影像科、检验等科室。

业务工作　2019 年，开展世界防治结核病日宣传，开展痰培养工作，推行精细化管理，建立健全各项规章制度，加强质控管理，重视医务人员的“三基”训练，接诊和转入病人实行首诊负责制，严格执行消毒隔离制度。利用“医联体”平台，派员到“医联体”单位潍坊市第二人民医院进修学习。作为“平度市人民医院医疗共同体”成员单位，选派护理人员到人民医院呼吸内科轮训。

业务收入　2019 年，总收入 1598.54 万元，其中医疗收入 1145.32 万元，与上年持平。

固定资产　2019 年，固定资产总值 814.46 万元，比上年增加 32.26 万元。

基础建设　2019 年，定制小型一体化污水处理设备。新建搬迁工程主体结构封顶，比原计划提前 85 天完成年度建设任务。

卫生改革　2019 年，修订和完善《第七人民医院制度汇编》，并印发执行。

精神文明建设　2019 年，组织开展“不忘初心、牢记使命”主题教育，组织全体党员到旧店中共平度一大旧址参观学习，组织党员开展志愿服务活动。

党支部书记、所长：马顺志
副 所 长：董辰元、张云涛
所办电话：88328419
门诊电话：88328427
电子信箱：pdqy@qd.shandong.cn
邮政编码：266700
地　　址：平度市常州路 224 号

（撰稿人：张云涛）

平度市皮肤病防治站

概况　2019 年，在职职工 29 人，其中，卫生专业技术人员 23 人，高级职称 2 人，中级职称 11 人，初级职称 10 人，高、中、初级职称分别占卫生专业技术人员的 9%、48%、43%。另外有政工师 3 人，财务人员 2 人，工程技术人员高级 1 人、初级 1 人。

业务工作　2019 年，接诊各类皮肤性病患者2.34 万人，比上年降低 20%；收治偏瘫等患者 458 人次，比上年增长 23.0%。监测性病报告梅毒 173 例、尖锐湿疣 118 例、淋病 27 例、生殖器疱疹 39 例、生殖道沙眼衣原体感染 6 例，比上年增加 28.17%，其中上升的是生殖器疱疹（160%），下降的是生殖道沙眼衣原体（57.17%）。对 153 例治完现症麻风病人进行随访，给予防护鞋 40 双、溃疡包 60 包、拐 6 副，并为麻风溃疡者给予现场溃疡清创处理；对存活的 153 例治完现症病人进行自我护理培训。

业务收入　2019 年，业务收入 1223.10 万元，其中财政拨款收入 511.6 万元，事业收入 711.5 万元，其中门诊收入 444.9 万元、住院收入 266.6 万元。

固定资产　2019 年，固定资产总值 1460 万元。

医疗特色　2019 年，继续重点打造新组建成立的康复专科，为各类神经损伤和肢体损伤患者提供康复医疗和锻炼。

医疗设备更新　2019 年，投入 20 余万元购置更新相关康复设施，重新安装或改造空调设备。投资 10 余万元对物理治疗室、病房及部分空调设施进行改造扩建。投入资金近 30 万元安装污水处理设备。

精神文明建设　2019 年，注重医院文化的建设，开展党员教育活动，参加“学习强国”平台学习，举办爱国、爱站系列活动。

荣誉称号　2019 年，继续保持青岛市文明单位和平度市文明标兵的称号。

党支部书记、站长：王奎军
副 站 长：付云进、王卫东
电　　话：87362855
邮政编码：266700
地　　址：平度市杭州路 40 号

（撰稿人：王莉芳）

平度市卫生健康监督执法大队

概况　平度市卫生健康监督执法大队属副科级

全额拨款事业单位。2019年,职工总数34人,其中,卫生技术人员23人、行政工勤人员11人,分别占职工总数的68%、32%。卫生技术人员中,高、中、初级职称分别是4人、12人、7人,占职工总数的12%、35%、21%。内设综合科、监督稽查科、医疗服务监督一科、医疗服务监督二科、医疗服务监督二科、公共卫生监督科、传染病防治监督科、妇幼计生监督科8个职能科室。

业务工作　2019年,开展“卫监亮剑”蓝盾行动,重点围绕医疗卫生、公共卫生、职业卫生、计划生育等工作开展21个专项攻势。全年监督检查3198户次,处理投诉245件,立案293件,人均案件11.2件,超过省级要求人均7件的任务,上缴罚没款65.02万元。加大社会抚养费征收力度,传达社会抚养费征收告知书92例,传达社会抚养费征收决定书97例,送达社会抚养费征收决定书85例,缴纳国库社会抚养费57.7万元。申请法院强制执行248例,申请执行款额2395万元。

2019年,落实职业卫生监督执法职能,监管企业780家,对其中148家较大企业开展尘毒危害专项治理整治行动,检查50家,立案处罚10家。实施监督网格化管理、综合监督执法模式,优化卫生监督资源,提升综合监督效率,监督户次、办案总数分别较上年提高67.1%、56%,人均办案比上年提高4件。

2019年,建立和健全信息管理、稽查、考核、案情通报、案件分类管理等规章制度,完善和提高大队对科室考核标准。推进“智慧卫监”工作,落实行政执法公示、执法全过程记录、重大执法决定法制审核三项制度,实施《重大行政处罚案件审理工作规程》,全年无行政诉讼败诉案件。加大对“五小”行业的监管力度,确保顺利通过省级卫生城市复审。

业务收入　2019年,收缴罚没款65.02万元,比上年下降28.21%。

固定资产　2019年,固定资产总值209.99万元,因资产处置比上年减少0.84%。

精神文明建设　2019年,开展“不忘初心、牢记使命”主题教育,加强宣传思想政治工作,落实党支部理论中心组学习制度,全年组织学习10次,发表各类稿件67篇。贯彻执行民主集中制,落实“三会一课”制度,争创党建标准化建设示范点,建设具有特色的“党建文化长廊”,打造“党旗飘扬,护航健康”党建品牌。落实党风廉政建设责任制,全年没有发生违规违纪现象。开展“我是党员,我带头、我承诺”、争当优秀监督员活动等主题实践活动。

党支部书记、大队长:刘翠寿
副大队长:丁玉珍、郭万和
电　　话:80818918
电子信箱:pdswsjds@126.com
邮政编码:266700
地　　址:平度市北京路379号

(撰稿人:尹磊)

平度市疾病预防控制中心

概况　2019年,平度市疾病预防控制中心职工总数58人,其中卫生专业技术人员49人,占职工总数的84%;行政工勤及其他专业技术人员9人,占职工总数的16%。卫生技术人员中,高级职称7人,中级职称16人,初级职称26人,分别占卫生技术人员总数的14%、33%、53%。

业务收入　2019年,业务收入2913.90万元,比上年增长0.08%。

固定资产　2019年,固定资产总值1671.18万元,比上年增长7.5%。

卫生改革　2019年,对中心部分科室进行职能整合、优化;通过事业单位考录引进专业技术人才1人。

传染病防控　2019年,平度市报告甲、乙、丙类法定传染病18种2212例,死亡病例2人(其中HIV 1例,疟疾1例),传染病总报告发病率为153.73/10万,比上年上升16.09%。

慢性病防控　2019年,收到死亡报告卡11386份,并进行审核上报;收到伤害报告卡9544份,录入9544份;收到肿瘤报告(死亡+发病)4044份,录入4044份;收到心脑血管发病报告2280份,录入2280份。

地方病防治　2019年,对辖区594个氟中毒病区村、10个水氟超标村进行饮用水水氟监测及健康教育工作,经检测水氟超标村庄18个,合格率97%。氟斑牙病情监测,检查学生12255人,检出可疑565人、极轻度181人、轻度53人、中度4人,检出率为6.6%,氟斑牙指数为0.047。

免疫规划　2019年,接种一类疫苗262582剂次、二类疫苗32745剂次,12月龄儿童基础免疫疫苗接种率均达到99%以上。

结核病防治　2019年,报告活动性肺结核361例,辖区内学生病例27例,处置率100%。指导乡镇卫生院做好基本公共卫生服务结核病健康管理项目工作,病人系统管理率达到90%以上。规范转诊并及时上报可疑肺结核病人。及时追踪病人,利用电话、现场追踪等形式，追踪到位率达到95%以上。构建“三位一体”新型结核病防治服务体系，推进结核病防治“三位一体”省级项目试点工作，切实建立疾病预防控制机构、结核病定点医疗机构与非定点医疗卫生机构三者之间分工明确、协调配合的结核病防治管理体系。

艾滋病防治　2019年，对看守所羁押的911人进行HIV和梅毒检测，平度市各VCT点完成VCT人数996人。平度市各医疗卫生单位相继开展手术五项检测(包括HIV)和孕产妇HIV筛查，完成主动检测34412人。继续做好高危行为人群干预工作，与草根组织一起对52个娱乐场所进行艾滋病知识培训和干预工作，发放安全套16400余只，发放小册子和折页34512份。

健康危害因素监测　2019年，完成生活饮用水监测工作采样及数据上报工作。枯水期共检测水样60份，合格率为75%；城区水样6份，合格率100%；农村乡镇水样54份，合格率为72.2%。丰水期检测水样60份，合格率为90%；城区水样6份，合格率100%；农村乡镇水样54份，合格率为88.9%。食源性疾病网络直报工作共收集上报1437例病例信息。完成33家医疗机构的农药中毒网络直报员备案工作，2家职业健康检查机构的备案工作，上报职业健康检查个案卡4000余例，完成职业性尘肺病调查239例，工作场所职业病危害因素监测50家。

健康教育　2019年，与平度市电视台《民生直通车》栏目签约合作，开辟《健康园地》专栏，通过电视媒体进行防病知识讲座和健康教育宣传的跟踪报道，在《民生直通车》健康园地专栏播出节目10次；依托中心的志愿服务队，通过健康扶贫、健康宣讲“六进”、卫生日组织宣传、环境卫生清理等内容开展“健康彩虹”志愿服务活动宣传46次；利用新媒体宣传健康教育信息250余条；配合青岛市卫健委开展全市健康素养监测工作，对平度市8个监测点进行技术指导和业务培训，复核李园卫生院戈家疃和万家卫生院彭家坊2个监测点。

质量管理及卫生检验工作　2019年，完成青岛市饮水型地方性氟中毒防治项目水氟检测642份，米面食品风险主动检测报告60份，社区直饮水微生物指标检测报告30份，农村饮用水检测报告108份，城市饮用水检测报告24份，医院消毒检测报告192份，养老机构检测报告20份等。完成质量控制及实验室比对活动尿碘盲样2份、水氟质控样2份、水质检验4份(水中铅、镉各2份)能力验证。

精神文明建设　2019年，打造中心文化走廊及党员活动室建设，更新完善相关党建制度、中心整体规划目标、工作服务理念、疾控精神打造等工作。履行“三会一课”制度，开展“不忘初心、牢记使命”主题教育活动，开展灯塔党建在线山东e支部系统、“三会一课”调阅评审活动、“学习强国”学习活动、主题党日活动、党员承诺等系列党建活动。制订廉政建设方案、党风廉政考核制度，与各科室签订党风廉政建设责任书。

荣誉称号　2019年，获中国疾控中心慢病中心第四届“万步有约”全国优秀健走示范区称号及青岛市食品安全监测技能竞赛团体二等奖、青岛市第六届“健康杯”卫生应急检验监测技能大赛二等奖，山东省第三届减重激励大赛组织奖。

主　　任：戴冰
副 主 任：崔成祥、张正军
办公室电话：88329430
电子信箱：pdcdcbgs001@qd.shandong.cn
邮政编码：266700
地　　址：平度市常州路222号

(撰稿人：刘洪涛)

平度市妇幼保健计划生育服务中心

概况　2019年，在职职工191人，其中，卫生技术人员162人，占84%；行政后勤人员29人。卫生技术人员中，高级职称14人，中级职称66人，初级职称82人。临床医生与护士比为1∶1.4。设住院床位100张。设有职能科室10个，临床科室7个，医技科室3个。

业务工作　2019年，门诊量151198人次(不包括健康查体)，比上年增长16.9%，收治住院病人3645人次，比上年增长2.4%。出入院诊断符合率98.5%，治愈率98.6%，病床使用率60.8%，床位周转40.2次。全市孕产妇系统化保健管理率达95.69%，孕产妇住院分娩率100%，0～3岁儿童系统化保健管理率93.27%，婴儿死亡率1.51‰，4～6个月婴儿纯母乳喂养率88.29%。全年开展“两癌”筛查56706人次，查出宫颈癌及癌前病变患者分别为7、111例，确诊乳腺癌患者19例。年内完成婚检5683对，查出患病者484人，患病率为4.26%。完成新生儿疾病筛查采血8803例，采血率99.57%，可疑患者追访率100%，诊治3例。

业务收入　2019年，业务收入4618.97万元，比上年增长6.4%。

固定资产　2019年,固定资产总值5829万元,比上年增长933万元。

医疗设备更新　2019年,新增腹腔、宫腔双极电切镜各1台及粪便分析系统、SSA-11精子自动检测分析系统。

基础建设　2019年,平度市妇幼保健院扩建工程正式施工建设,总建筑面积为20847.11平方米,建筑面积4681平方米的优生保健楼的主体建设完工。

卫生改革　2019年,实施"三大战略"工程,发展妇产科、乳腺科、儿童保健业务。实施"引进来"战略,在青岛市妇女儿童医院对口支援帮助下,全面加强专业技术人才培养,聘请北京等各大知名妇科、不孕不育专家团队定期来院坐诊、手术。实施"走出去"战略,选派骨干人才到三甲医院进修学习、业务培训。实施"大提升"战略,对口支援帮扶、聘请专家团队定期来院坐诊、手术,增加投入改善医疗条件,提出妇幼保健院建设项目并实施。

医疗特色　2019年,盆底康复治疗中心为3000余名妇女进行治疗和预防性盆底功能障碍训练,将女性盆底健康问题列入孕期保健宣教的内容进行宣教。新引进麦默通真空辅助乳腺微创旋切系统,减轻乳腺病患者术后创伤。拓展儿童保健科业务,开展智力筛查、儿童系统管理、早期智能发育指导、引导式教育训练、骨密度测定等项目。开展宫腔镜、腹腔镜手术。

继续教育　2019年,举办业务培训班20次,外派短期培训110余人次。

精神文明建设　2019年,开展"不忘初心、牢记使命"主题教育、"两学一做"活动,创建学习型医院,打造"温馨妇幼"服务品牌等。组织志愿者"走进乡村、走进社区、走进集市、走进学校、走进养老院"开展义诊服务活动、健康讲座近30余次。

荣誉称号　被评为"青岛市文明单位",连续多年获"青岛市妇幼卫生先进单位""青岛市优质服务文明单位"等荣誉称号。

党支部书记:高正刚
院　　长:温海鲲
副 院 长:高正刚、孙　华
院办电话:88382900
传真号码:88382900
电子邮箱:pdfybgs@qd.shandong.cn
邮政编码:266700
地　　址:平度市青岛东路17号

(撰稿人:李宁)

平度市急救中心

概况　2019年,有职工21人,其中,专业技术人员20人,占职工总数的95.24%;工勤技能人员1人,占职工总数的4.76%;高级职称2人,占职工总数的9.52%;中级职称11人,占职工总数的52.38%;初级职称7人,占职工总数的33.33%。

固定资产　2019年,固定资产总值为463万元,比上年增长35.24%。

急救调度指挥工作　2019年,平度市接到"120"呼救电话45768个,急救派车19304车次,救治患者16478人次,分别较上年增长10.09%、6.15%和5.33%。

重大活动医疗保障工作　2019年,完成全市重大活动医疗保障任务50多次,出动保障急救车辆219车次,参与保障急救人员657人次。

院前急救体系建设　2019年,把加强院前急救体系建设项目列入政府市办实事,市财政拨付运用经费68万元。将青岛路123号办公区域全部划归急救中心使用。

急救知识社会化培训　2019年,联合平度市红十字会,开展"第一响应人"培训工作。建设健康平度,开展健康教育"六进"(进家庭、进校园、进社区、进村庄、进机关、进企事业单位)活动,多次组织培训师资深入幼儿园、中小学、社区村庄、机关开展救护技能培训工作,宣传普及急救知识和健康常识。

继续教育　2019年,派员参加上级单位举办的各种院前急救技能培训班、学术讲座、技能比赛等活动。

精神文明建设　2019年,开展"不忘初心,牢记使命"主题教育,规范120调度指挥流程,完成MPDS专业知识储备工作。

大事记

7月23日,平度市卫生健康局决定姜建新同志为平度市急救中心主任。

8月1日,急救中心举行2019年政府市办实事救护车交接暨新增6个急救单元启动仪式。

8月30日,经中共平度市委机构编制委员会正式批复,市急救中心编制由14名调整为30名。

9月24日,急救中心党支部召开"不忘初心,牢记使命"主题教育工作会议。

11月4日,急救中心正式启用MPDS急救优先调度系统,标志着平度急救调度指挥科学化、标准化、规范化的开始。

12 月 30 日，急救中心党支部召开换届选举党员大会，姜建新同志当选为平度市急救中心新一届党支部书记。

荣誉称号　2019 年，获得平度市总工会授予的“平度市第二届最美劳动者集体”荣誉称号。

党支部书记、主任：姜建新
办公电话：80819120
电子信箱：pd120.120@163.com
邮政编码：266700
地　　址：平度市青岛路 123 号

（撰稿人：吴克强）

莱　西　市

莱西市卫生健康局

概况　2019 年，全市有各级各类医疗机构 817 处，其中，二级综合医院 2 处，二级中医医院 1 处，皮肤病医院 1 处，妇幼保健计划生育服务中心 1 处，镇街卫生院 16 处，社区卫生服务机构 8 处，厂企医院 1 处，民营医院 21 处，村卫生室 699 处，诊所 67 处。在城区范围内，有医院 20 处；在乡镇范围内，共有医院 22 处；在村级范围内，全市设置达到规范化标准的规划内村卫生室 503 处。医疗机构现有核定床位 3075 张，实际开放床位 4389 张，每千人拥有床位数为 5.75 张。全市医疗卫生机构有卫生专业技术人员 5007 人。公立医疗机构 3297 人。在编 2043 人，其中市直医疗机构 1344 人、镇街卫生院 699 人；劳务派遣 1254 人；民营医院 650 人；乡村医生 872 人；其他医疗机构 188 人。每千人拥有医师数为 2.62 人，每千人拥有护士数为 2.73 人。全市卫生总资产达到 16.25 亿元。

“健共体”建设　2019 年，依托莱西市人民医院、中医医院、市立医院组建三大“健共体”，印发《莱西市紧密型县域健康服务共同体建设实施方案》，实现“健共体”内科学规划，综合管理体系初步建立，分级诊疗制度基本形成，转诊、会诊“绿色通道”建立。“健共体”专家到基层服务 305 人次，服务群众 1.1 万人次，牵头医院接收成员单位转诊患者 1513 人次，下转患者 63 人次，实现“健共体”内双向转诊。推进“健共体”建设，完成国家级“健共体”建设试点工作。

医疗机构管理　2019 年，三级医院建设有序推进，莱西市人民医院创建三级医院两年（2019—2020）行动规划初步成型，全面加强重点学科建设，深化管理体制和运行机制改革。计划于高铁新城区域规划内新建一所三级医院，提升南部区域医疗卫生综合服务能力。鼓励卫生院创建二级医院，打造具有二级医院综合服务能力的区域医疗次中心，提升基层综合服务能力。

中医药工作　2019 年，巩固健全中医药服务网络，引进类知名中医药专家工作室，组建中医专病专技门诊，组织南墅、姜山和水集 3 处中心卫生院申报第二批精品国医馆，中医医院及店埠卫生院申报国药坊建设项目。加强中医药优势特色培育。莱西市中医医院、16 处卫生院入选《青岛市中医药特色服务指南（2019 年版）》，中医医院入选 1 处重点学科（针推康复科）、2 处名医工作室、1 处市中医药孕育调养指导门诊。开展“国医养生知识大讲堂”活动，举办活动 10 余次，发放宣传资料 3000 余份，培训人员 600 余人次，现场咨询 1200 余人，举办中医药科普（养生）大讲堂 20 场，义诊 2300 余人次。

人才引培工作　2019 年，实施“校园招聘”新模式，创新高层次和紧缺急需医疗卫生专业人才招聘引进工作机制，引进中医外科学研究生 1 名、眼科学研究生 2 名。出台加强编外人员管理办法，组织 179 名医疗卫生专业编外人员进行过渡考试。核增基层卫生院编制数，经市委编办批复为 16 处卫生院重新核定编制 978 名，新增编制 151 名。发挥医联体作用，与上级医院建立人才协作关系，各医疗机构累计派出 200 余人进修学习。

公共卫生服务　2019 年，累计建立居民电子健康档案 62.96 万人，管理 65 岁及以上老年人 8.36 万人、高血压患者 6.61 万人、糖尿病患者 2.83 万人，规范管理严重精神障碍患者 3120 人。完成妇女“两癌”筛查 1.6 万人、增补叶酸 2851 人，免费孕前优生健康检查 5490 人，签发出生医学证明 5270 张，新生儿疾病筛查5247人。建档立卡享受扶贫政策人口3794人,累计为贫困人口免费查体2504人次,发放查体补助45万余元;高血压、糖尿病免费服药免费减免4469人次,减免费用4.6万余元,实现贫困人口基本医疗有保障的目标。

提升群众满意度　2019年,持续开展"走百村进万家"健康义诊活动,建立义诊专家库,以农村留守儿童、贫困人口、住院患者为重点,以3处"健共体"为主体,以家庭医生签约团队为载体进村入户开展巡回医疗。组建宣传队伍,走街串户宣传卫生工作。开展医疗卫生领域涉及民生问题专项整治行动及医疗领域联合专项督导检查,有效改善医疗服务。采取不打招呼的方式对51处医疗机构进行联合专项督导检查,出具督导意见书51份,提出整改意见308条,传达卫生监督意见书4份。

医疗机构建设　2019年,推进三级医院建设,制定莱西市人民医院创建三级医院行动规划,加强医疗质量管理与控制,以提升医疗服务质量和效率为重点改进医疗服务模式,深化管理体制和运行机制改革。持续推进"胸痛中心、卒中中心、创伤中心、危重孕产妇救治中心、危重儿童和新生儿救治中心、癌症中心"六大中心建设,提高心脑血管、恶性肿瘤、创伤等重点疾病救治能力。全面加强学科建设,培养中青年学科带头人,选择传统优势学科作为重点学科建设,优化人员结构,鼓励引导科研工作。加强莱西市人民医院肿瘤科、新生儿科、儿科,莱西市中医医院针推康复科,莱西市市立医院精神科,梅花山卫生院结核病科等特色优势学科建设,提高医疗救治能力。

信息化建设　2019年,加快推动健康信息平台提速升级,实现"健共体"成员单位间远程会诊、检查检验结果共享、双向转诊等功能。推进"健康驿站"建设,为家庭医生配备随访箱,实现健康体检数据即时采集、即时上传、即时进入居民健康档案。推进"互联网+医疗健康"信息系统升级建设,开发建设母子健康微信服务平台,实现母子健康手册信息、妇幼保健信息向服务对象开放。升级改造全市免疫规划信息系统,配置数据采集终端、扫描平台等设备,实现市疾病控制中心、接种单位疫苗电子追溯信息的采集和上报,保障本地区的疫苗信息追溯系统建设。

应急处置能力建设　2019年,购置MPDS急救调度系统和网络安全相关设备设施,提高网络安全等级及车辆调度科学性。配足食品安全事故、传染病疫情防控携行装备,提升公共卫生应急处置能力。

健康促进　2019年,全面启动社会心理服务体系建设攻坚。开展国家卫生城市创建工作。持续推进健康促进示范市和慢病示范市创建工作。推进3岁以下婴幼儿照护服务,引导托育机构和社会力量多形式开展婴幼儿照护服务,扩大普惠托育服务的有效供给。

乡医管理　2019年,推动乡村医生"市管镇聘村用",增强乡村岗位吸引力,落实乡村医生"市管镇聘村用"管理体制,将乡村医生纳入卫生院统一管理,缴纳乡村医生养老保险,统筹解决乡村医生管理与养老问题。

人事制度改革　2019年,健全职称评定制度和薪酬制度改革,提升工作积极性创新基层卫生人才评价机制,对基层专业人员侧重评价岗位业务能力。健全专业技术人才"定向评价、定向使用"机制,分类建立专业技术人员职称评审,拓展专业人才发展空间。加快推进薪酬制度改革,坚持服务质量与岗位工作量并重,调动人员工作积极性和主动性。

党组书记、局长:何贤德
党组成员、机关党委书记:郭　坤
党组成员、市老龄工作服务中心主任:徐鹏程
党组成员、副局长:张代波、田晓芳
党组成员:臧田华
党组成员、副局长:徐玉华
党组成员:李　宏
办公电话:88484209
传真号码:88408111
电子信箱:lxchuxiao@gd.shandong.cn
邮政编码:266600
地　　址:山东省青岛市莱西市烟台路76号

莱西市人民医院

概况　2019年,职工总数1414人,其中,卫生技术人员1227人,占职工总数的86.8%;行政工勤人员187人,占职工总数的13.2%。卫生技术人员中,高级职称的98人,占卫生技术人员总数的8%;中级职称的558人,占卫生技术人员总数的45.5%;初级职称的520人,占卫生技术人员总数的42.4%;医生383人,护士703人,医生与护士的比例1∶1.84。床位总数1225人。医院下设职能科室21个,临床科室43个,医技科室17个。

业务工作　2019年,门急诊量617015人次,同比增长2.97%;其中急诊75358人次,同比下降14.22%。收治住院病人40917人,同比下降0.66%。

床位使用率68.6%,同比增长3.31%。床位周转次数33.4次,同比下降0.6%。入院与出院诊断符合率99.5%,同比下降0.4%。手术前后诊断符合率96.1%,同比增长0.1%。门诊抢救危重病人3722人,同比下降4.52%,抢救成功率94%,同比增长1.62%;住院抢救危重病人1940人,同比下降16.31%,抢救成功率88%。好转率72%,同比增长3.75%。病死率0.7%。院内感染率0.97%。甲级病案符合率96%。

业务收入 2019年,业务收入5.23亿元,同比增长7.97%。

固定资产 2019年,固定资产总值5.43亿元,同比增长98.9%。

医疗设备更新 2019年,新增20万元以上设备6台件,主要有椎间孔镜、胃镜、肠镜、洗消机、纤维胆道镜。

卫生改革 2019年,实行新的财务会计制度和预算会计制度,构建财务会计和预算会计适度分离并相互衔接的会计模式。通过二级甲等医院复审。完善医德医风考核与奖罚体系,完善服务意见收集与改进体系,完善服务投诉与处理体系,建立投诉管理领导小组、投诉管理部和科室三级投诉管理机制,形成以专业化理念为基础、以标准化制度为准绳、以高效率团队为支撑、以"一站式服务"为特色的医疗投诉专业化管理模式,实施精准投诉管理做法被莱西市卫健局在全市卫生系统推广。

医疗特色 2019年,麻醉科推广喉罩置于麻醉技术,与肿瘤科、普外科合作的人工静脉岗植入技术。呼吸与危重医学科开展常规肺功能检查及支气管舒张试验,在青岛市二级医院中达到领先水平。普外一科开展腔镜下无辅助切口直肠癌根治术、胆道镜胆管取石术、腔镜下皮下乳腺切除术等新技术。

继续教育 2019年,举办莱西市第一届乳腺疾病诊疗进展班。举办莱西市第一届疼痛学术论坛会议。举办莱西市第二届呼吸与危重医学论坛。启动莱西市"高血压健康管理先锋"培训项目。

大事记

1月15日,任命姜茜为莱西市人民医院工会主席。

3月17日,任命张浩文为莱西市人民医院副院长。

9月26日,呼吸与危重症医学科通过国家PCCM专科规范化建设项目认定,成为青岛市二级医院中第二家接受国家PCCM规范化认证的医院。

11月28日,中共莱西市委任命张吉雷为莱西市人民医院党总支书记。

12月30日,莱西市人民政府任命张吉雷为莱西市人民医院理事长。

荣誉称号 2019年,被青岛市评为"青岛市院前急救工作先进集体"。

党总支书记、理事长:张吉雷

院　　长:崔钦利

党总支副书记:姜连文

副 院 长:李　涛、慕卫东、张浩文

工会主席:姜　茜

院办电话:81879222

传真号码:81879223

电子信箱:lxsrmyy001@126.com

邮政编码:266600

地　　址:烟台路69号

(撰稿人:王云文)

莱西市市立医院

概况 2019年,本部占地面积2.68万平方米,建筑面积2.18万平方米。在编职工329人,其中,卫生技术人员263人,占职工总数的79.9%,行政工勤人员66人,占职工总数的20.1%。卫生技术人员中,高级技术职称者25人,中级技术职称者167人,初级技术职称者97人,分别占卫技人员的9.5%、63.5%、36.9%,医生与护士之比为1.33∶1。开设床位550张,设有职能科室18个、临床科室25个、医技科室11个、2处社区诊所、2处养老机构。

业务工作 2019年,门诊量500165人次,与上年相比增长4.37%;其中急诊9557人次,与上年相比增长35.8%;收治住院病人15727人次,与上年相比下降17.16%;床位使用率为129.22%,床位周转次数为28.6次,入院与出院诊断符合率为99.9%,手术前后诊断符合率为100%。抢救危重病人114人次,抢救成功率80.5%,治愈率23.0%,好转率为64.8%,病死率为0.41%,院内感染率为0.098%,甲级病案符合率为99.8%。

业务收入 2019年,业务收入2.03亿元,与上年相比增长14.74%。

固定资产 2019年,医院固定资产总值1.18亿元,与上年相比增长5.8%。

医疗设备更新 2019年,投资320余万元购进麻醉机、监护仪、除颤仪、呼吸机、生物阅读器、微量泵消毒机、内窥镜等医疗设备。

基础建设 2019年,开工建设1708平方米的区域检验中心,对住院楼进行消防工程改造,投资 18 万余元给化验楼新上电梯 1 部。

医疗特色　2019 年,内镜室引进日本宾得(PENTAX)内镜,胃镜、肠镜总数达到 8 条,完成 3600 余例胃肠镜检查,日最高检查量 31 例,被山东省肿瘤防治研究办公室确认为癌症筛查及早诊早治工作承担单位。心血管介入从“请专家手术、专家指导操作”,到“独立开展急诊手术”,学科建设有质的提升,承办莱西市卫生健康局主办的莱西市胸痛中心建设促进会。加入中日友好医院介入超声专科“医联体”,设置独立介入超声室,先后开展超声引导静脉置管、囊肿硬化治疗、穿刺活检、肿瘤消融等超声引导下手术和治疗;外科引入技术和人才,开展微创治疗下肢静脉曲张。

科研工作　2019 年,发表论文 4 篇,其中核心期刊 1 篇、国外 1 篇。

继续教育　2019 年,先后派出 32 名医护人员进修学习;开展青岛市级继续医学教育项目 4 项,全部顺利完成,申报 2020 年青岛市级继续教育项目 6 项。与院外加强合作,聘请市内外专家来院学术交流。

精神文明建设　2019 年,组织开展“不忘初心、牢记使命”主题教育活动,推动全院广大党员、干部、群众用好“学习强国”学习平台,出台《莱西市市立医院关于印发〈关于加强行业作风建设的管理规定〉的通知》,成立由院长任组长的领导小组和 5 个由领导班子成员参加的督察小组,对全院行风工作进行督导、检查。

大事记

1 月 4 日,医院莱西市残疾人托养中心更名为莱西市残疾人综合服务中心。

1 月 9 日,医院启动“走百村进万家”义诊献爱心活动。

4 月 2 日,承办莱西市心血管介入质控暨胸痛中心建设促进会。

4 月 4 日,“中国竖横针刺法临床培训基地”揭牌成立。

6 月 6 日,“华润大学眼科学院基地医院”揭牌成立。

6 月 15 日,加入中日友好医院介入超声专科“医联体”。

7 月 6 日,通过二级甲等综合医院复审现场评审。

11 月 29 日,仇忠伟由市妇幼保健计划服务中心调任莱西市市立医院任副院长。

12 月 12 日,莱西市市立医院胸痛中心顺利通过省级胸痛中心认证。

荣誉称号　2019 年,获中华人民共和国成立 70 周年党史国史知识竞猜活动“优秀组织奖”,获首届莱西市人民医院杯“我眼中的白衣天使”抖音短视频活动“优秀组织奖”,获莱西市健康局“走百村进万家”义诊献爱心活动“优秀组织奖”。

党总支书记、理事长、院长:付斐珍
党总支副书记:吴明松
副　院　长:兰付胜、王秀梅、臧远波、仇忠伟
工会主席:刘英杰
院办电话:88438353
传真号码:88438353
电子信箱:qdlxslyy@163.com
邮政编码:266600
地　　址:莱西市威海西路 8 号

(撰稿人:姜绍磊、宫佩佩)

莱西市中医医院

概况　2019 年,职工总数 514 人,其中,卫生技术人员 427 人,占职工总数的 83%,行政工勤人员 87 人,占职工总数的 17%。卫生技术人员中,高级职称 27 人,占卫生技术人员的 6.3%,中级职称 157 人,占卫生技术人员的 36.8%,初级职称 243 人,占卫生技术人员的 56.9%。医生 179 人,护士 190 人,医护比为 1∶1.06。

业务工作　2019 年,门诊量 104509 人次,其中急诊 17800 人次,分别比上年增长 9%和 20.3%。收治住院病人 11180 人次,比上年增长 1.68%,入院与出院诊断符合率为 100%,治愈率为 23.8%,好转率为74.7%,死亡率为 0.4%,院内感染率为 0.07%。甲级病案符合率为 99%。

业务收入　2019 年,业务收入 13204 万元,同比增长 18%。

固定资产　2019 年,固定资产总值 9868.3 万元,同比增长 15%。

医疗特色　2019 年,聘请山东中医药大学附属医院专家来院坐诊;聘请薛氏医门世系第八代传人来院坐诊;聘请“许家栋名医工作室”学术指导老师许家栋来院坐诊,并聘为“名誉院长”“经方门诊特聘专家”;聘请省立医院专家院坐诊;聘请青岛大学附属医院专家团队来院坐诊;聘请青岛妇女儿童医院超声科陈涛涛主任团队来院进行四维彩超筛查。建成“远程

胎心监护中心”“盆底康复中心”“运动康复中心”。医疗和养生相结合，建立中医养生大讲堂。

基础建设 2019年，更换第二住院部电梯，改造康复大楼部分卫生间、医疗废物暂存处、洗衣房、第二住院部楼后平房、第二住院部阳台，硬化院区路面，更换综合大楼一楼顶棚，整修东外墙，集中维修综合大楼、中央空调，在门诊大厅增设自助机、导医台。

人才队伍建设 2019年，派出4名业务骨干到济南、青岛、邹平等地医院进行重点培训、进修；选派9人参加有关培训班、学术会议；安排院内知识讲座19场。

大事记

3月，温艳艳任市中医医院副院长。

6月26日—27日，山东省中医药管理局组织专家来院开展二级甲等中医医院评审工作。

12月，徐玲任市中医医院理事长；郦兴涛任市中医医院党总支书记、院长；朱化儒任市中医医院党总支专职副书记。

理 事 长：徐 玲

党总支书记、院长：郦兴涛

党总支副书记：朱化儒

副 院 长：王德刚、耿英莲、温艳艳

工会主席：崔召红

院办电话：88483698

总计电话：55652001

地 址：莱西市文化路11号

（撰稿人：吴鹏程）

莱西市皮肤病医院

概况 2019年，有职工45人（在职36人，合同聘用制8人，临时工1人），其中，卫生技术人员35人，占职工总数的77.8%；行政工勤人员2人，占职工总数的4%。卫生技术人员中，高级职称3人，占卫生技术人员总数的6%；中级职称11人，占卫生技术人员总数的24%；初级职称14人，占卫生技术人员总数的31%。医生与护士比例为1∶0.78。

业务工作 2019年，门急诊量32956人次，比上年增长9.05%，其中门诊患者27199人次，开放床位40张，床位使用率64.6%，住院实际占用床日8657天，病人平均住院天数7.32天，出院病人1179人，入院与出院诊断符合率100%。

业务收入 2019年，医疗收入459.16万元，比上年增长6.57%。

固定资产 2019年，固定资产总值436.38万元，其中专用设备117.75万元。

卫生改革 2019年，建立健全药品用量动态监测及超常预警制度，每月对药占比以及抗菌药物进行专项检查，并纳入医生绩效考核管理。医院以护士临床实践与服务能力为考核重点，将奖励分配与护士岗位责任、工作量、工作质量、患者满意度、技术职称等多要素挂钩。HIS系统全机上线使用，门诊电子处方，电子病历在全院启用，开通网上咨询，电子健康卡充值挂号。医生工作站全面启用，检验结果全部实现自助打印。启用支付宝、微信等电子支付方式。

继续教育 2019年，派员到三级甲等医院进修学习。

医疗特色 2019年，突出专科优势，擅长治疗常见皮肤病以及泌尿生殖系统疾病。引进国内外先进设备和技术，开展多种美容项目。实验室设备齐全，可查找32种常见过敏原。

精神文明建设 2019年，开展精神文明创建活动，开展“不忘初心，牢记使命”主题教育等。丰富职工文体生活，组织参加莱西市卫健系统第一届运动会。

党支部书记：曲志华

院 长：曲志华

副 院 长：姜庆廷、刘晓东

工会主席：邹文云

院办电话：58097096

电子信箱：lxspfbyy@126.com

地 址：莱西市水集街道广州路6号

（撰稿人：栾柯静）

莱西市卫生计生综合监督执法局

概况 2019年，职工总数14人，其中，卫生技术人员9人，占职工总数64.3%；行政工勤人员5人，占职工总数35.7%。卫生技术人员中，高级职称2人，中级职称3人，初级职称4人，分别占卫生技术人员的22.2%、33.3%、44.5%。设医疗卫生科、公共卫生科、综合科、财务科4个职能科室。

业务工作 2019年，立案429件，其中医疗卫生339件、公共卫生80件，职业卫生10件，罚没款40.5054万元。

固定资产 2019年，固定资产总值490.0388万元，比上年增长0.6%。

综合监督执法 2019年，牵头完成全市医疗机构综合监督执法工作,检查医疗机构816家,出动监督车辆237次,出动监督人员468人次,检查住院病历1300份,药品处方1671张,传达卫生监督意见书816份,立案320起,罚款17.55万元。开展为期100天的整治“保健”市场乱象行动,对167个重点行业、重点领域、重点商品进行监督检查,受理消费者申诉举报1次,与公安、市场监管部门联合行动1次。完成预防接种监督工作,检查23家机构,出具监督意见书46份,提出监督意见60余条,填写预防接种监督检查表46份。对全市医疗机构开展拉网式全覆盖院内感染监督检查,分4个督导组,出动执法车辆4辆、执法人员20人次,监督检查91处,出具监督意见书91份,提出整改意见100余条。开展微生物实验室专项稽查,对设有病原微生物实验室的43家医疗卫生机构备案登记37个实验室。推进医疗卫生机构传染病分类监督综合评价工作,评价医疗机构571家,优秀108家,合格436家,不合格27家,完成69.88%。

卫生监督保障　2019年,开展住宿、游泳等公共场所卫生专项整治攻势,圆满完成省级卫生城市复审迎检和休闲体育大会卫生监督保障工作。全面摸清公共场所经营单位达标情况,指导业户规范清洗消毒行为、做好顾客用品用具清洗消毒和卫生保洁工作。开展住宿、游泳场所卫生监督专项攻势工作,监督住宿场所单位115家,游泳场所32家,监督、抽检覆盖率均为100%。免费为全市所有业户配备公共场所卫生监督信息公示牌及卫生管理制度,理发店免费配备皮肤病专用理发工具箱,为浴池免费配备禁浴标识。对77家严重违反《公共场所卫生管理条例》的公共场所经营单位进行行政处罚,罚款4.15万元。

卫生安全专项整治　2019年,开展生活饮用水卫生安全提升行动专项整治攻势,制订完善整改方案,召开专题会议,监督检查农村供水单位250个,现制现供饮水机253个,覆盖率、准确率均达100%。向13个镇街和相关单位发送《关于催报饮用水卫生安全隐患整改情况的函》,所有镇街和单位复函。开展农村生活饮用水卫生监督抽检工作,检测235份,对监督检查中发现的问题及时限期整改。组织开展现制现供水抽检工作,抽检340份,对1个单位供应的现制现供水不符合《生活饮用水卫生标准》给予立案处罚,罚款额为2000元。

学校卫生监督　2019年,开展儿童青少年近视矫正市场乱象整治攻势,全面做好学校卫生监督检查工作。全面做好国家教育考试卫生监督保障工作,检测考点、涉考学校29个,检测饮用水201份,合格153份,对不合格供水及时责令整改,并向市教体局发函通报。开展全市学校托幼机构以传染病防控、生活饮用水为重点的监督检查工作,检查各类学校托幼机构252个,监督覆盖率100%。向教体部门发送《关于整改学校教学环境卫生问题的函》,评价各类学校32个,教室182个,学生6026人。开展托幼机构、校外培训机构、学校抽检工作,抽检36个,检测教室113间,检测结果均通过局网站予以公示。对全市开展儿童青少年近视矫正活动的单位进行监督检查,规范执业行为。

食品安全、消毒产品专项整治　2019年,开展餐饮具集中消毒单位监督检查、抽检,合格率为100%,食品安全监管工作顺利通过年检。检查消毒产品生产单位5家,经营单位11家,对1家经营单位因销售的消毒产品卫生安全评价报告评价项目不全而予以立案查处,罚款3000元。

扫黑除恶专项斗争　2019年,立案18家,罚没款17.8054万元。查处群众举报投诉案件受理115起,查处率、回复率均达100%。

职业卫生监督　2019年,开展高温专项检查,组织人员对辖区存在高温作业企业进行检查,检查10家,对存在安全隐患的3家单位传达整改意见书。在矿山、冶金等行业领域开展尘毒危害专项治理工作,印发整治方案,监督34家次,传达监督意见书10份,立案10件,拟罚款5000元。

控烟监督检查　2019年,组织卫生监督执法人员深入医疗卫生单位、机关企事业单位进行控烟检查,检查单位82家,下达监督意见书82份,责令整改问题174个,对2家单位给予警告的行政处罚。

“双随机”抽检　2019年,严格按照“双随机一公开”要求开展监督检查工作,随机抽取单位221家,其中国家“双随机”157家,莱西“双随机”64家,完成100%,检查结束后,对检查情况上网进行登录公示。

法制宣传　2019年,在青岛卫生监督信息平台、莱西卫生与计生官微、莱西市卫生计生综合监督执法局官网分别发表信息33篇。在月湖广场等场所宣传打击非法行医、非法医疗美容、生活饮用水等卫生法律法规,发放宣传材料4000余份,摆放展板20块,悬挂横幅4条,现场解答群众关心的热点问题200余次。组织粉尘、化工等六大领域用人单位职业卫生管理人员召开尘毒危害治理专题部署会议。举办住宿、游泳场所培训班。

卫生监督培训　2019年,组织开展突发生活饮用水污染事故、公共场所危害健康事故应急处置模拟演练。先后6次开展针对各基层卫生管理所全体执法人员的“密集型”强化专题培训。召集各基层卫生管理所专职职业卫生执法人员23人到尘毒危害具有代表性的青岛耐克森橡胶有限公司，实地演练观摩执法程序。

精神文明建设　2019年，开展“不忘初心、牢记使命”主题教育系列活动，完成党支部换届选举工作，组织党员干部到经济开发区小院村“南京路上好八连”组建地展馆参观学习，召开专题组织生活会。

荣誉称号　2019年，荣获“青岛市文明单位标兵”“2019年度青岛市卫生健康监督执法系统优秀调研报告”等荣誉。

党支部书记、局长：张为杰
副 局 长：赵树民、李　斌
办公电话(传真)：66031797
电子信箱：jdszhk@163.com
邮政编码：266600
地　　址：莱西市石岛东路10号

（撰稿人：史文茜）

莱西市疾病预防控制中心

概况　2019年，在职职工71人，其中，卫生技术人员41名，占职工总数的58%；行政工勤人员24名，占职工总数的34%。卫生技术人员中，正高级职称1人，副高级职称6名、中级职称22名，初级职称12名。

固定资产　2019年，固定资产总值761.18万元，比上年下降6.3%。

预防接种工作　2019年，对全市接种门诊陈旧冷链设备进行升级更新，推进电子签核系统建设工作，有6个接种门诊安装电子签核系统，启用预防接种知情同意电子签核系统。继续开展不合格百白破疫苗补种和后续处置工作，百白破应补种4287人，实际补种4180人，补种率97.5%。继续做好可免性疾病监测和处置工作，对网络直报发现的所有可免性传染病全部都开展流行病学调查及采样工作，对发现的1例麻疹，1例百日咳，15例流行性腮腺炎，1例风疹，84例水痘均与教育部门沟通进行妥善处置。

传染病防治　2019年，报告法定传染病病例2195例，发病率为287.23/10万，比上年上升9.97%，上升较多为流行性感冒、猩红热和布病。甲乙类发病率比上年上升1.65%，其中上升较多的为猩红热和布病。对190例手足口病患儿进行流行病学调查，采集66名患儿及其密切接触者咽拭子标本送青岛市疾病预防控制中心进行病毒检测，指导辖区专业人员对患儿所在幼儿园进行督导检查，指导做好晨检消毒等工作。加强对狂犬病、流行性出血热等人兽共患病的监测工作，报告的17例流行性出血热病例、20例布病病例、2例发热伴血小板减少综合征病例进行流行病学调查处理处置，并采集2名出血热患者急性期和恢复期血清送青岛市疾病预防控制中心复核。完成全年鼠带毒率情况监测。

疾病预防控制　2019年，加快中心实验室升级改造项目建设，完成全部工程量的70%。完成年度碘缺乏病项目现场调查工作。全市采集盐样300份、儿童尿样200人份、孕妇尿样100人份，经青岛市现场检测复核，碘缺乏病防治技术指标和辅助指标均达到国家碘缺乏病消除标准。与水利部门协作，完成年度饮用水监测工作，采集92份水样，按照“生活饮用水卫生标准”进行检测，并将检测结果及时反馈水利部门。

大事记

1月24日，莱西市人民政府任命崔榛羽同志为莱西市疾病控制中心主任，李言禹同志不再担任莱西市疾病控制中心主任。

3月，经莱西市编制委员会批复，市疾病控制中心划转2名编制到市政务服务中心，划入原市爱卫办4名事业编制，编制划转后，市疾病控制中心重新核定编制101名，设主任1名、副主任3名。

荣誉称号　2019年，获得青岛市文明单位称号；被山东省疾病预防控制中心授予“全省传染病信息与突发公共卫生事件报告管理工作先进集体”称号。

党支部书记、主任：崔榛羽
副 主 任：崔文杰、韩德岗
工会主席：王庆玺
总机电话：88499800
传真号码：88499800
电子信箱：lxcdc@163.com
邮政编码：266600
地　　址：莱西市石岛东路10号

（撰稿人：王庆玺）

莱西市妇幼保健计划生育服务中心

概况　莱西市妇幼保健计划生育服务中心是一所集妇幼保健、临床医疗、计划生育技术服务于一体的综合医疗保健服务机构，承担着莱西市婚前医学检查、孕前优生检查、市直企事业单位女职工健康查体、农村妇女“两癌”筛查等工作，占地面积10005平方米，业务用房面积6600平方米。

2019年，在编职工83人，其中，卫生技术人员55人，占职工总数66%，行政工勤人员28人，占职工总数的34%。卫生技术人员中，高级技术职称者8人，中级技术称职者28人，初级技术职称者19人，分别占卫生技术人员的14%、51%、35%，医生与护士之比是1∶0.83。开设床位40张，设有职能科室4个、临床科室5个、医技科室3个、保健科室2个、社区卫生服务站1个。

业务工作　2019年，门诊量115406人次，比上年增长17%；收治住院病人1628人次，比上年增长33%；床位使用率73.90%，床位周转57.62次，抢救成功率100%，好转100%，病死率0，院内感染率0。甲级病案符合率99%。

业务收入　2019年，业务总收入2791.99万元，比上年降低0.80%。

固定资产　2019年，固定资产总值4064.15万元，比上年增长2.86%。

医疗设备更新　2019年，新购置孕妇营养检测分析仪、儿童视力筛查仪、便携式B超等设备。

医疗特色　2019年，开展无痛分娩688例、盆底康复56例、远程胎心监护6000例、四维彩超检查465例、胎儿NT检查1680例、婚前医学检查3400人、孕前优生健康查体5640人、适龄妇女“两癌”筛查14600人。儿保科同青岛妇儿医院合作，开展儿童矮小症筛查112人，儿科新开展电子艾灸项目1295人次，妇产科新开展家化产房(LDR)分娩业务，3个月家化产房分娩量16例，新开展孕妇营养检测业务，孕妇营养检测120例。

继续教育　2019年，派出2名医师到青岛妇儿医院学习，1名医师参加变更执业范围学习，邀请院外专家来院讲座2人次，院内举办业务讲座12次，组织心肺复苏演练1次。

大事记

4月16日，中国妇女发展基金会向市妇幼保健计划生育服务中心捐赠孕妇营养检测分析仪。

12月30日，根据莱西市人民政府西政字〔2019〕97号文件，赵霞任莱西市妇幼保健计划生育服务中心理事长、主任。

党支部书记、理事长、主任：赵　霞

党支部副书记：曲永安

副　主　任：程丰年、孙敬明

院办电话：88495796

邮政编码：266600

地　　址：莱西市泰山路8号

（撰稿人：曲永安、徐丰明）

莱西市120急救调度指挥中心

概况　2019年，有职工13人，其中，卫生技术人员12人，占职工总数的92.3%，卫生技术人员中，高级职称1人，中级职称5人，初级职称6人，分别占卫生技术人员数的8.33%、41.67%、50%。

业务工作　2019年，接报警电话39397次，派车14799车次，空车1439车次，救治病人12740人，其中，车祸3155起，心脑血管1715起，一氧化碳中毒121起，分娩70起，处置突发事件166起；中心平均等待受理用时4秒，平均受理用时1分7秒，平均调度用时1分2秒。

固定资产　2019年，固定资产总值92.8万元。

卫生改革　2019年，建立电话回访制度，对120出诊情况进行电话回访，回访内容主要包括出车速度、医疗质量、服务质量及车辆收费情况，并对患者提出的疑问进行讲解，对急救工作的意见和建议进行集中汇总，并反馈到责任单位和个人进行整改。加强对公众的急救培训力度，开展急救知识和技能的宣传普及培训工作，先后进机关、进学校、进企业送急救知识，全年对3383名市民进行了急救培训，培训29场次，发放宣传资料2000余册。

重大活动医疗保障任务　2019年，全市院前急救完成各类保障任务103次，出动车辆163车次、医护人员1193人次。调度中心为确保各项赛事和活动的顺利进行，制订医疗救援保障方案，通过细化分工，组建医疗专家团队。

大事记

5月3日，青岛(莱西)2019世界休闲体育大会自行车挑战赛在莱西举行，调度中心增加调度座席，全程抽调7辆急救车和30多名医护人员为大赛提供医疗卫生保障工作。

5月24日，调度中心与莱西市市立医院签订协议，约定市市立医院胸痛中心与调度中心合作，做好胸痛病人的现场急救和转运。

6月15日，在夏格庄中心卫生院、沽河中心卫生院、日庄中心卫生院、河头店中心卫生院新增的4个急救单元开始运行。

10月13日，“青岛(莱西)2019世界休闲体育大会马拉松赛暨莱西国际半程马拉松赛”期间，调度中心派出 438 名医务人员和 9 辆救护车完成此次医疗保障工作。

10 月 18 日，联合莱西市市立医院胸痛中心开展胸痛患者接诊、转运演练。

11 月 25 日，为 2 家市直医院和 5 家乡镇卫生院更换 8 辆急救车交付使用，救护车总价值 560 余万元。

荣誉称号 获得 2019 年度“青岛市院前急救先进集体”荣誉称号。

副 主 任：郝美仙

办公电话：58562971、88486120

电子信箱：lxwjjzhzx@qd.shandong.cn

邮政编码：266600

地　　址：山东省青岛市莱西市烟台路 76 号

（撰稿人：程伟利）

莱西市水集中心卫生院

概况 2019 年，职工总数 82 人，编制人员 60 人，其中，卫生技术人员 62 人，占职工总数的75.61%；行政工勤人员 20 人，占职工总数的24.39%。卫生技术人员中，有正高级职称 1 人，副高级职称 11 人，中级职称 28 人，初级职称 22 人，分别占在编卫生技术人员的 1.61%、17.74%、45.16%、35.49%，临床科室医生与护士之比为 1∶1。开放床位 40 张。

业务工作 2019 年，门诊量 42835 人次，比上年增长 7.79%。收治住院病人 1030 人次，比上年下降 8.93%；床位使用率 22.51%，比上年下降 27.18%；平均日门诊 117 人，比上年增长 51.95%；入院与出院诊断符合率 100%，手术前后诊断符合率 100%，抢救危重病人数及抢救成功率 100%、治愈率 100%、好转率 100%、病死率 0、院内感染率 0。甲级病案符合率 100%。

业务收入 2019 年，业务收入 784 万元，比上年增长 5.92%。

固定资产 2019 年，固定资产总值 906 万元，比上年增长 3.78%。

基础建设 2019 年，水集街道办事处和莱西市卫健局分别投资 369 万余元和 431 万余元，对基建部分进行全面装修并安装空气能、压力泵及备用电源等设备。

卫生改革 2019 年，对单位内部绩效考核制度进行改革。

医疗特色 2019 年，推广应用中医药适宜技术特色疗法，国医馆小儿推拿特色专科单日门诊量 50 人次左右，全年接诊 1.51 万余人次，建立微信群 10 余个，形成莱西网上小儿推拿咨询工作站。举办妈妈讲堂、红黄蓝早教中心小儿推拿课堂、小儿推拿进社区等公益讲座，完成督灸疗法 5000 余人。完成“特色专科”达标验收工作。

继续教育 2019 年，参加青岛市组织的各类培训和继续教育，派出 1 人参加为期 1 年的全科医师转岗培训，1 人参加为期 1 年的儿科医生转岗培训，7 人参加周期为两年半西医转中医转岗培训，6 人参加莱西市人民医院组织的为期半年的业务培训。

信息化建设 2019 年，与青岛爱姆蒂缇互联网医院有限公司建立合作，实现服务信息化和服务互联网化。

“健康扶贫”工作 2019 年，作为健康扶贫牵头单位积极宣传健康扶贫政策，家庭医生签约覆盖率 100%，慢病管理 100%。老年查体中贫困人口 57 人，其中 65 岁以上老人 29 人、65 岁以下 28 人。对患病贫困人口进行面对面随访，并完善健康档案。开通精准扶贫绿色通道，实施“一站式结算”。在“三免两减半”政策中，高血压、糖尿病患者免费服药总费用 8721.84 元，报销后减免费用 2447.04 元，免诊疗费 174.51 元。代发老年乡医工资 204 人 809140 元。计划生育特殊家庭 55 人，免费查体 37 人。

环境保护工作 2019 年，妥善处理医疗废物和污水，严格按照医疗垃圾回收管理要求进行处置，全年回收垃圾 3649.28 千克，乡医 111 家产生垃圾 1526 千克。投入 20 多万元建立污水处理站，更新水处理设备，处理后的达标废水排入城市污水管网。

精神文明建设 2019 年，开展文明建设工作，响应市委、市政府“行风工作落实年”的号召，成立行风监察工作小组，开展“一条龙服务”，患者出院一周内对患者进行电话回访，并抽查 30%的出院病号进行电话回访，全年接到为民服务热线投诉 11 起，比上年下降 50%。

党支部书记、院长：崔中林

副 院 长：赵人峰、王世言、史本海

院办电话：88472818

电子信箱：lxssjzxwsy1@163.com

邮政编码：266600

地　　址：莱西市石岛路 69 号

（撰稿人：王盛琪）

莱西市南墅中心卫生院

概况　2019 年,职工总数 102 人,其中,卫生技术人员 84 人,占职工总数 82%;行政工勤人员 18 人,占职工总数 18%。卫生技术人员中,高级职称 4 人、中级职称 24 人、初级职称 46 人,分别占卫生技术人员总数的 4.76%、28.57%、54.76%;医护比 1.4∶1。开放床位 158 张,设职能科室 12 个、临床科室 7 个、医技科室 10 个。

业务工作　2019 年,门诊量 52557 人次,同比增长 4.8%,其中急诊 2335 人次;出院患者 3676 人次,同比下降 1.9%;床位使用率 51%,同比下降 9%;入院与出院诊断符合率 99%;治愈、好转率 97%;院内感染率 0;甲级病案符合率 97%。

业务收入　2019 年,业务收入 1386 万元,同比增长 9.3%,其中,门诊收入 402 万元,同比增长 2.81%,住院收入 984 万元,同比增长 12.2%。

固定资产　2019 年,固定资产总值 1582 万元,同比增长 3.4%。

医疗设备更新　2019 年,新增医用诊断 X 射线透视摄影系统 1 套、数字十二道心电图机 1 台、全自动智能超声骨密度测量系统 1 台、智能蜡疗仪 2 台、液体真空浓缩煎药机 1 台、膏方包装机 1 台、中药汤剂均分包装机 1 台。

基础建设　2019 年,完成办公楼网络机房搬迁,化验室改扩建工程,门诊楼病房楼消防改造及修缮工程。

卫生改革　2019 年,实施绩效管理改革,完善绩效考核体系,量化绩效考核办法,加强科学化管理,成立医养结合养老病房,配备专业护理人员,配套设立医养结合、康复训练、书画阅览、心理咨询、助老餐厅等功能活动室。开展助老公益服务,成立南墅社区助老食堂,为辖区内低保、特困老人和 60 周岁以上老人提供餐饮服务。

医疗特色　2019 年,成立胃镜室,开展食管、胃、十二指肠、结肠疾病的诊断及幽门螺杆菌检测等业务。开展中医蜡疗疗法。开展骨密度检查项目。

继续教育　2019 年,完成青岛卫生人才教育平台继续教育学习 62 人次,院内培训 86 人次,外出参加培训学习 230 人次。选派 13 名业务骨干到莱西市市立医院进修。选派 3 名临床医师,参加为期一年的青岛市全科医师培训。选派 3 名医务人员,到五莲县康复医院进修中医康复技术。

精神文明建设　2019 年,开展多种形式的文明实践活动,打造"五位一体"的服务站。开展留守儿童关爱活动。开展"高血压、糖尿病、冠心病大讲堂进社区"活动 12 次,累计发放宣传材料 1 万余份。组织无偿献血公益活动,入选"红十字会无偿献血服务中队分队授旗单位"。

大事记

3 月 2 日,吴文杰、韩华、张金环任副院长。

5 月 1 日,办公楼搬迁新址。

6 月 29 日,开展心连心健康帮扶活动。

10 月 7 日,举行南墅镇社区助老食堂启动仪式。

10 月 15 日,北京健和公益基金会来院考察调研工作。

11 月 19 日,与莱西市市立医院共同开展"走百村进万家"健康义诊活动。

11 月 29 日,青岛市卫生健康委员会来院调研基层卫生服务能力及标准化建设工作。

荣誉称号　2019 年,获得"莱西市好人标兵(集体)""莱西市先进基层党组织""山东省首届巾帼志愿服务'十佳爱心妈妈'集体""山东省级文明单位"等荣誉称号。

党支部书记、院长:赵　霞

副　院　长:吴文杰、韩　华、张金环

院办电话:83431051

电子信箱:lxsnszxwsy@163.com

邮政编码:266613

地　　址:莱西市南墅镇山秀路 9 号

(撰稿人:王光利)

莱西市夏格庄中心卫生院

概况　2019 年,总资产 4365.07 万元,开放床位 180 张,职工总数 196 人,其中,卫生技术人员 176 人,占职工总数的 89.8%;行政后勤人员 20 人,占职工总数的 10.2%。卫生技术人员中,高级职称 7 人,占卫生技术人员总数 4%,中级职称 48 人,占卫生技术人员总数 27.3%,初级职称 107 人,占卫生技术人员总数 60.8%,其他专业技术人员 14 人,占卫生技术人员总数 7.9%。通过一级甲等卫生院及优质服务基层行评审。

业务工作　2019 年,门诊量 15.1 万人次,比上年增长 18.8%,住院量 7983 人次,比上年下降 2%,床位使用率 88%,入院与出院诊断符合率 93.5%,抢救危重病人成功率 79.4%、治愈率 56%、好转率 42%、病死率 0.0005%。甲级病案符合率 93.5%。

业务收入 2019 年,业务收入 4241 万元,比上年增长 17.8%,其中,医疗收入 3062 万元,比上年增长 15.5%。

固定资产 2019 年,固定资产总值 2997 万元,比上年增长 6.6%。

医疗设备更新 2019 年,新增彩超机(BTH-100)、麻醉机(LJM9400)、动态血压仪、除颤仪、急救呼吸机、肺功能仪、口腔净水机、下肢关节康复器、耳鸣康复治疗仪、紫外线空气消毒器、便携式吸引器等仪器设备。

基础建设 2019 年,安装空气源热泵中央空调;更换病房房门、电视、陪护椅等设施;改造病房楼无障碍通道,对病人经常活动的室外台阶安装扶手;门诊楼扩增玻璃门罩,改造院前急救区域,急救入口安装遮阳棚;更换全院楼房窗户,做外墙保温并粉刷;办公楼安装吊顶,走廊改建党建文化墙;院子铺设柏油路面,规划设计停车位及出入通道,改造健身场地通道,重新绿化美化。门诊安装运行就诊叫号系统。

继续教育 2019 年,外派 16 人次到青岛市市立医院、青岛海慈医院、莱西市人民医院进修学习。

医疗特色 2019 年,腹腔镜微创外科获得"青岛市基层特色专科"称号。

荣誉称号 2019 年,获得"莱西市先进基层党组织"荣誉称号,"2018 年度莱西市卫生健康系统优秀科室"荣誉称号,"2018 年度莱西市卫生健康系统优秀护理团队"荣誉称号。

院　　长:吴峰文
副 院 长:徐　涛
院办电话:86433120
电子信箱:lxsy6@163.com
邮政编码:266606
地　　址:莱西市青烟路 158 号

(撰稿人:张春霞)

莱西市马连庄中心卫生院

概况 2019 年,新增颈肩腰腿疼痛科 1 个临床科室,预防接种门诊 1 个职能科室。有职工 100 人,其中,卫生技术人员 76 人,占职工总数的 76%;行政工勤人员 8 人,占职工总数的 8%。卫生技术人员中,高级职称 7 人,占卫生技术人员的 9%;中级职称 19 人,占卫生技术人员的 25%;初级职称 51 人,占卫生技术人员的 66%;无职称人员 2 人,占卫生技术人员的 2.6%。医生与护士之比为 1.5∶1。

业务工作 2019 年,门诊量 51669 人次,比上年增长 14%。其中急诊 608 人次。收治住院病人 1983 人次,比上年减少 6.9%,床位使用率 33%,床位周转次数6.5次,入院与出院诊断符合率 99%,抢救危重病人 10 人,抢救成功率 99%,治愈率 90%,好转率 10%,病死率 0.5%,院内感染率 0%。甲级病案符合率 98%。

业务收入 2019 年,业务收入 704 万元,比上年增长 6%。

固定资产 2019 年,固定资产总值 911.99 万元,比上年增长 3%。

医疗设备更新 2019 年,新增 DR、骨密度仪、查体一体机。

基础建设 2019 年,建成约 3000 平方米的多功能病房楼,消防安全工程完工,旧病房楼抗震加固工程完工,门诊、病房楼陈旧线路全部更新并且更换大功率变压器,更换空气能集中供暖设备。

卫生改革 2019 年,制定完善绩效工资发放办法。成立患者服务中心,由 2 名兼职人员负责,为患者及时提供咨询投诉服务。

医疗特色 2019 年,开设颈肩腰腿痛专科,开展中医正骨、脊椎矫正、针灸、刺血疗法、穴位注射、刮痧、拔罐、全身经络保健推拿、小针刀、康复指导等特色诊疗项目。

镇村卫生服务一体化 2019 年,制定村医培训计划,建立健全卫生室管理制度,制定乡村医生工作目标和公共卫生考核分配方案,规划设置一体化卫生室 27 处,覆盖率达到 100%。

公共卫生服务 2019 年,完成 7 所学校 224 人次的龋齿检查,窝沟封闭防龋受益学生 172 人,封闭牙 429 颗,涂氟防龋受益学生 224 人,早期龋充填受益 3 人,充填牙 3 人,完成率 100%。

继续教育 2019 年,外派 4 名医师到二级以上医院进修。

精神文明建设 2019 年,组织护士节演讲比赛、职工爬山比赛、开展"以最美天使为榜样,做有温度医者"等文体活动,建设医院文化长廊,悬挂警示名言。

荣誉称号 2019 年,颈肩腰腿疼痛科被青岛市卫生健康委员会授予"基层特色专科"称号;崔中飞被青岛市卫生健康委员会评为"有温度的医者"先进典型人物。

党支部书记、院长:周国举
副 院 长:闫保成、王晓刚、吴瑞梅

工会主席:赵雪霞

院办电话:85431217

传真号码:85431217

邮政编码:266617

地　　址:莱西市马连庄镇政府驻地

（撰稿人:张映雪）

莱西市李权庄中心卫生院

概况　2019年,有职工38人,在编人员28人,合同制人员10人。其中,卫生技术人员26人,占职工总数68%,行政工勤人员2人,占职工总数5%,卫生技术人员中高级职称1人,中级职称7人,初级职称12人,分别占卫生技术人员的3.8%、26%、46%,医生14人,护士9人,医护比1.5∶1。

业务工作　2019年,门诊量14143人次,同比增长16.6%,收治住院病人300余人次,同比增长68%。未超医保指标。入院与出院诊断符合率99%,治愈率和好转率96%,病死率、院内感染率均为0。

业务收入　2019年,总收入772.1万元,其中财政拨款549.9万元,占总收入71.2%;业务收入215.4万元,比上年增长34.1%,其中药品收入113.1万元,比上年增长33.7%,纯收入102.3万元,同比增长34.6%。药占比52.5%。

固定资产　2019年,固定资产总值621万元,比上年增长5%。

医疗设备更新　2019年,增加多普勒彩超、DR、五分类分析仪、麻醉机各1台,增加中医煎药机1台。

基础建设　2019年,整修诊室,对医院科室进行重新划分,完善医院就诊环境。

卫生改革　2019年,实施全员绩效工资发放方案,规范合同制职工管理办法,加大医院和村卫生室一体化管理力度,加强乡村医生规范化培训。

医疗特色　以内科为中心,重点开展慢性病例如高血压、糖尿病、冠心病、脑梗死等常见病多发病的诊治。启用医院国医馆,结合公共卫生服务,开展慢性病的康复诊疗工作。

基本公共卫生工作　2019年,加强内部管理全院参与,调整公共卫生科室人员及配置,实行科室人员包片划区,规划设置一体化卫生室,开展老年人规范化管理3874人次、高血压患者3089人次、糖尿病患者1413人、精神病人160人,儿童活产数363人,接受管理的0～6岁儿童2694人,28天内接受产后访视323人次,孕产妇规范管理323人。办理预防接种证书246人。

党支部书记、院长:姜洪北

副 院 长:刘雅丽

工会主席:赵爱英

院办电话:86491100(总机、传真)

电子信箱:596424972@qq.com

邮政编码:266604

地　　址:山东省青岛莱西市李权庄镇振兴路101号

（撰稿人:赵志文）

莱西市沽河中心卫生院

概况　2019年,有职工67人,其中专业技术人员58人,占职工总数的86.5%。卫生技术人员56人,其中,中级职称以上人员20人,占卫生技术人员总数的35.7%;医生22人,护士19人,医护比1∶1.2。

业务工作　2019年,门诊量23529人次,比上年增长21.9%,收治住院患者777人次,比上年下降1.9%。

业务收入　2019年,医疗收入224.3万元,比上年增长39.8%。

固定资产　2019年,固定资产总值756万元,比上年增长13.2%。

医疗设备更新　2019年,新增DR胃肠一体机、GeV3彩超、120急救车、120急救设备。

基础建设　2019年,完成外墙粉刷、计划免疫线路改造、留观室、母婴室、活动室、医疗废物暂存间等标准化建设工作;完成燃煤锅炉电能替代。

基本公共卫生服务　2019年,建立居民健康档案39608份,管理65岁老年人4522人、高血压患者4025人、糖尿病患者1896人,小学二年级学生做窝沟封闭320人次,为2249名适龄儿童接种各类疫苗7072剂次。

继续教育　2019年,选派9名医技人员到上级医院进修学习。

大事记

6月15日,120急救单元正式启用。成立健康沽河志愿队。

11月1日,通过一级甲等卫生院等级评审工。

荣誉称号　2019年,获青岛市巾帼文明岗称号。

党支部书记、院长:张晓琳

副 院 长:吕利华、荆　伟、吴巧辉

工会主席:张云芝

院办电话:87461290(传真)

电子邮箱:76778806@qq.com
邮政编码:266611
地　　址:山东省青岛市莱西市沽河街道水牛路11号

(撰稿人:张云芝)

莱西市河头店中心卫生院

概况　2019年,有职工55人,其中,卫生技术人员40人,占职工总数的72%;行政工勤人员15人,占职工总数的27%。卫生技术人员中,高级职称占比5%,中级职称占比35%,初级职称占比60%。临床医师占比33%,护士占比30%。开放床位36张。担负着全镇70个自然村4.5万余人的疾病治疗和健康保健工作。

业务工作　2019年,门诊量1.88万人次,比上年增长13%;其中急诊576人次。抢救危重病人107人次,抢救成功率91%,治愈率95%,好转率98%,未发生院内感染。

业务收入　2019年,总收入179.12万元,比上年增长7.7%。

固定资产　2019年,固定资产总值872.2万元,比上年增长9.12%。

基础建设　2019年,医院外围墙进行翻修重建。对医疗废物暂存间进行整改。整治医院环境,更新部分办公用具,更换空气能取暖设备。

卫生改革　2019年,深化收入分配制度改革,实施绩效工资制度。

医疗特色　2019年,与潍坊市寒亭区医院合作开展腰腿疼PRP项目,主要治疗腰椎间盘突出、肩周炎、膝关节骨性关节炎、足底筋膜炎等多种常见疼痛病种,开展多次义诊,与当地政府合作为环卫工人进行健康宣教和疾病治疗,治疗病人138人。

精神文明建设　2019年,加强思想道德建设和医院文化传承,开展"三好一满意"、"走百村进万家"服务百姓大型义诊、创建"人民满意的医疗机构"等系列活动,组织干部职工积极参与莱西市卫健局组织的第一届职工运动会。

大事记

7月,120急救站建设完成并投入使用。

10月,完成公车改革相关工作。

11月22日,举行"两代表一委员"座谈活动。

党支部书记、院长:孙振香

党支部副书记:张杰政

副 院 长:孙绍江

院办电话:85483033
总机电话:85483369(传真)
电子信箱:lxshtdzxwsy@163.com
邮政编码:266621
地　　址:莱西市河头店镇驻地

(撰稿人:李孟云)

莱西市姜山中心卫生院

概况　2019年,有职工119人,其中,卫生技术人员98人,占职工总数的82%,行政工勤人员21人,占职工总数的18%。卫生技术人员中,高级职称7人,中级职称25人,初级职称66人,分别占卫生技术人员的7%、26%、67%。医生37人,护士32人,医护比1.16∶1。

业务工作　2019年,门诊量48803人次,收治住院患者3068人,床位使用率45%,床位周转次数21.2次,治愈率和好转率98.8%;病死率和院内感染率均为零。

业务收入　2019年,业务收入1003万元,其中医疗收入655万元、药品收入348万元。

固定资产　2019年,固定资产总值2013万元,比上年增长1.3%。

基础建设　2019年,政府投资200多万元,对病房楼门诊楼的内、外墙全部粉刷,室内门全部更换,改造手术室、消毒供应室、分娩室、流产室、化验室、药房等,地面铺塑胶地板等。拆除取暖锅炉,采用空气能取暖并更换大功率变压器。新配置120急救车1台。新配置胃肠一体机及彩超各1台。

医疗设备更新　2019年,新增6 kW UPS电源1台、80 L去离子超纯水机1台、BTF50医用X射线透视摄影系统1套、UCD-185D脉动真空灭菌器1台、S9VPAPST无创呼吸机1台、ECG-5503B三导自动分析心电图1台、BYZ-1医用电动锯钻1套、JY-SFI电子肺活量计1台。

卫生改革　2019年,加强患者服务中心建设,落实满意度测评和电话回访制度。

医疗特色　2019年,以中医科、肛肠科、妇产科、产后康复科为特色科室。

公共卫生　2019年,管理档案38753份,老年人规范管理5336人,高血压患者规范管理4270人,糖尿病患者规范管理1751人,严重精神障碍患者管理218人,儿童管理3081人,孕产妇管理611人,产后访视442人。开展多项健康教育活动,多次在姜山镇集市、养老院等地组织义诊和上门服务,发放健康教育资料2万份,举办健康咨询6次、讲座6次,播放宣传片80场次。

精神文明建设 2019年,加强党员队伍建设,加快发展党员,开展党员承诺践诺,组织开展医疗志愿服务等活动。

荣誉称号 2019年,获青岛市文明单位标兵;莱西市文明单位。

党支部书记、院长:朱化儒

副 院 长:徐高远、刘 磊、林 群

工会主席:于 萍

院办电话:82499333

传真号码:82499333

电子信箱:jsyybgs@163.com

邮政编码:266603

地 址:山东省青岛市莱西市姜山镇杭州路101号

(撰稿人:高 萌)

莱西市日庄中心卫生院

概况 2019年,职工81人,其中卫生技术人员66人,占职工总数的81%;工勤人员15人,占职工总数的19%。卫生技术人员中,高级职称5人,占7.8%;中级职称18人,占27.3%;初级职称35人,占53%。医院开放床位77张。

业务工作 2019年,门诊量37071人次,比上年提高21.6%;收治住院病人1156人次,比上年提高0.4%;床位使用率75%,比上年提高0.5%。

业务收入 2019年,医疗收入498万元,比上年提高0.04%。

固定资产 2019年,固定资产总值848万元,比上年增加96万元,提高12.8%。

设备更新 2019年,放射科新增数字X线摄影1台,急诊科新增洗胃机1台。

医疗特色 2019年,医院发挥中医特色卫生院特长,开展各项中医适宜技术,不断加强中医药人才队伍建设,开展针灸、推拿、理疗等中医适宜技术。重点建设口腔科、妇科等科室。

继续教育 2019年,派出3名临床医师到三甲医院进行全科医师培训。

精神文明建设 2019年,开展"群众满意的乡镇卫生院"活动,通过电话回访、调查问卷等形式进行满意度调查,组织全院干部职工学习党的基本理论、基本路线、基本纲领和基本经验,组织职工参加无偿献血、"慈善一日捐"等公益活动。

党支部书记、院长:刘希广

副 院 长:韩吉作、高英娜、赵丽丽

工会主席:李 伟

院办电话:83481788

电子邮箱:155153686@qq.com

邮政编码:266614

地 址:莱西市日庄镇政府驻地

(撰稿人:李 伟)

莱西市院上中心卫生院

概况 2019年,职工总数72人,其中,卫生技术人员63人,占职工总数的87.5%,行政工勤人员9人,占职工总数的12.5%。卫生技术人员中,高级职称3人,占卫生技术人员的5%,中级职称17人,占卫生技术人员的27%,初级职称43人,占卫生技术人员的68%。医生34人,护士17人,医护比2∶1。基层主任医师1名,副主任医师2名,主治医师8名。

业务工作 2019年,门诊量4万人次,比上年增长25%;收治住院患者534人次,比上年减少21%;床位利用率19%,平均住院日6天;入院与出院诊断符合率99%;开展手术26例,手术前后诊断符合率100%;院内感染率0;甲级病案符合率98%。

业务收入 2019年,总收入361万元,比上年增长2%。

固定资产 2019年,固定资产总值963万元,与上年持平。

基础建设 2019年,配备全新救护车1台,配备安装200A变压器1台,配备安装空气能4组。与院上镇政府完成对医院门诊楼提升建设一期工程。

基本公共卫生工作 2019年,累计建立居民健康档案31377份,合格率达96.7%,累计有动态记录的16205份。微信对外开放6053人,血型复核20527人。开展健康教育讲座222次,健康咨询9次,宣传栏更新222次,乡医培训20次,发放12种宣传材料24600多份。接种疫苗4690针1645人。开展家庭医生签约17082人。与莱西市市立医院联合下乡为辖区内居民进行健康查体。

继续教育 2019年,医务人员参加继续教育培训达标率100%。选派2名医师到莱西市市立医院进修;3名医师到青岛中心医院参加全科医师培训;1名医师到青岛市市立医院参加住院医师规范化培训。

党支部书记、院长:隋树淼

副 院 长:崔钦英、张 健、张大磊

院办电话:82431399(传真)

电子信箱:1309310268@qq.com

邮政编码:266609

地 址:山东省青岛市莱西市院上镇永旺路151号

(撰稿人:于明波)

莱西市望城卫生院

概况 2019年,占地面积9125平方米,建筑面积2350平方米,其中业务用房面积1810平方米。职工总数33人,其中卫生技术人员26人,占职工总数的78.8%;行政工勤人员7人,占职工总数21.2%。卫生技术人员中,副高级职称2人,占职工总数6%;中级职称12人,占职工总数36.3%;初级职称12人,占职工总数36.3%。医生与护士之比1.3∶1。

业务工作 2019年,门诊量7336人次,比上年下降22.13%;建立更新18308份居民健康档案,登记管理糖尿病患者1890人,规范管理1771人;登记管理高血压患者3924人,规范管理3736人;登记管理重性精神病人196人,规范管理178人;为65岁以上老年人规范查体4236人;发放健康教育宣传材料22000份,举办健康教育讲座168场。

业务收入 2019年,业务收入27.39万元,比上年增长35.16%。

固定资产 2019年,固定资产总值414.13万元,比上年下降2.32%。

基础建设 2019年,新建污水处理系统、空气能、配电室、医疗废物暂存间以及对供暖设施进行整改等。

继续教育 2019年,医务人员年度继续教育完成率100%,达标率100%。选派3名医技人员到莱西市市立医院进修。

大事记

6月,卫生院由望城街道福山路14迁址望城街道民泰街12号。

精神文明建设 2019年,组织开展"慈善一日捐""冬季送温暖""无偿献血"等系列公益活动。

荣誉称号 2019年,获得"青岛市卫生先进单位"荣誉称号。

党支部书记、院长:吴莎莎

副 院 长:王大喜

工会主席:王寿芹

院办电话:58010787

电子信箱:lxswcwsywsq@163.com

邮政编码:266601

地 址:莱西市望城街道民泰街12号

(撰稿人:王寿芹)

莱西市店埠卫生院

概况 2019年,有卫生技术人员40人,占职工总数的89%;行政工勤人员5人,占职工总数的11%。高级职称1人,占卫生技术人员2.5%,中级职称10人,占卫生技术人员25%,初级职称29人,占卫生技术人员72.5%,医生与护士比为1.56∶1,90%工作人员拥有大专以上学历。

业务工作 2019年,门诊量25569人次,比上年增长29.7%;收治住院病人137人次,比上年下降11%;住院天数846天,比上年下降10.5%;床位使用率11.6%,入院与出院诊断符合率100%,院内感染率0,甲级病案符合率100%。建立居民健康档案47081份,建档率83.7%,规范管理高血压患者5192人,规范管理糖尿病患者2220人,65周岁及以上老年人健康查体6212人,建立预防接种证儿童252人。

业务收入 2019年,业务收入2717481.86元,比上年增长36.2%。

固定资产 2019年,固定资产总值4902584.71元,比上年增长9%。

医疗设备更新 2019年,继续加大医疗设备及基础设施建设的投入力度,新引进DR数字化医用X线摄影系统、半自动尿液分析仪等设备。

基础建设 2019年,申报青岛国药坊建设。

卫生改革 2019年,加强与"医联体"单位合作,推进医药卫生改革,开展多种形式的义诊活动,"医联体"医院专家到医院进行查房、授课。

医疗特色 2019年,继续打造特色国医馆,开展多种形式的中医药诊疗服务,引进中医药人才及中医骨病四联疗法、中药穴位贴敷等中医新技术,结合基本公共卫生服务项目,开展中医体质辨识,实现辖区内中医服务全覆盖。

基本公共卫生服务 2019年,为全镇居民建立更新健康档案47081份,居民健康档案建档率83.7%。举办各类知识讲座和健康咨询活动315次,发放各类宣传材料45269份,更换健康教育宣传栏

318次。对辖区内3263名0～6岁儿童按照服务规范进行查体、随访,管理率达到95%。给辖区内270名孕妇建立《孕产妇保健手册》,管理率达到95%。对6212名辖区内65岁以上常住居民实施健康管理。建立健全传染病报告制度,定期对进行传染病知识培训。对辖区内35岁以上居民进行高血压和Ⅱ型糖尿病筛查,对5577名高血压患者和2353名糖尿病患者提供面对面随访,对登记的病人进行一次免费健康体检。对辖区内诊断明确、在家居住的267名重性精神疾病患者建立健康档案,对纳入重性精神病管理的患者完成全年随访任务。开展家庭医生签约服务工作,49个村卫生室累计签约48395人,签约率86%。

继续教育　2019年,先后安排12名医务人员到"医联体"医院进修,专业技术人员继续教育任务完成率达100%。加大乡村医生在岗培训力度,举办乡医培训班30余次,培训人员1300余人次。

党支部书记、院长:李　利
副 院 长:孙立云、王晓力
工会主席:李　刚
电　　话:82461090
地　　址:莱西市店埠镇兴店路63号
邮政编码:266607

(撰稿人:张　霞)

莱西市武备卫生院

概况　2019年,职工总数46人,其中,卫生技术人员39人,占职工总数的84.8%;行政工勤人员7人,占职工总数的15.2%。卫生技术人员中,高级职称1人,占卫生技术人员总数的2.2%;中级职称14人,占卫生技术人员总数的30%,医生与护士之比1.5∶1。

业务工作　2019年,门诊量27332人次,比上年增长24.5%。收治住院病人291人,床位使用率20%,入院与出院诊断符合率96%,好转率95%,病死率0,院内感染率0。甲级病案符合率98%。

业务收入　2019年,业务收入222.8万元,比上年增长7.1%。

固定资产　2019年,固定资产总值482万元,比上年增加38万元,增长7.1%。

医疗设备更新　2019年,新增添大型医疗设备DR。

基础建设　2019年,更换各科室门窗,粉刷墙面,新建业务用房3间,更换空气能供暖设备。

医疗特色　设立国医馆,配备针灸治疗仪、频谱治疗仪、牵引治疗床、药物导入治疗仪等相关设备,并聘请知名中医常年逢集坐诊。提供包括中医中药、预防保健、健康教育、慢性病中医药治疗康复、儿童中医保健等服务,更好地满足辖区居民的中医药保健服务。

院长:于继贞
副 院 长:李振福、尚　涛
院办电话:82411036
电子信箱:2973636626@qq.com
邮政编码:266612
地　　址:莱西市院上镇新华街

(撰稿人:孙国娟)

莱西市孙受卫生院

概况　2019年,职工总数为46人,其中卫生技术人员34人,占职工总数的73.91%;行政工勤人员4人,占职工总数的8.6%。拥有高级职称2人,中级职称12人,初级职称21人,分别占职工总数的4.34%、26.08%、45.65%。医生与护士之比为2.2∶1。编制床位20张,开放床位38张。学科齐全,设有内科、外科、公共卫生科、妇产科、儿科、药剂科、B超室、心电图室、检验科、中医科、放射科等科室。

业务工作　2019年,门诊量22436人次,比上年增长18.30%;收治住院病人244人次,床位使用率9.60%,入院与出院诊断符合率99.96%,抢救危重病人成功率95.00%,治愈率90.00%,好转率95.00%,院内感染率0。甲级病案符合率100.00%。

业务收入　2019年,总收入8795783.99元,比上年增长4.00%,其中,医疗收入2063810.53元,比上年增长8.10%。

固定资产　2019年,固定资产总值565.16万元,比上年增加13.56万元,增长2.50%。

基础建设　2019年,更换门诊电动门,更新防火设备,加强防火意识及安全生产。

卫生改革　2019年,制定《医德医风建设建设实施办法》《医德医风考评实施方案》,半年进行一次综合考评,考评结果纳入绩效考核。设立举报电话、举报箱和意见本,设立接待日制度和出院病人回访制度。以医联体为依托,聘请"医联体"专家到院坐诊、查房。

医疗特色　2019年,打造270平方米特色国医馆,开展多种形式的中医药诊疗服务,在"医联体"莱西市人医医院帮扶下,重点发展颈肩腰腿疼痛专科。

做好辖区内50个行政村34030人的公共卫生、医疗救治、镇村卫生室一体化管理任务，为患高血压、冠心病、糖尿病的老年人建立电子档案4478份，并定期提供保健咨询，测血压、心电图等服务。对65岁以上老年人体检完成3770人，体检率达73.70%；糖尿病患者1274人、高血压患者2914人、管理严重精神障碍患者150人，查体122人，体检率达81.33%。

继续教育　2019年，医务人员年度继续教育完成率100%，达标率100%。选派4名医师到青岛市市立医院进行全科医师培训方面的脱产学习，安排3名职工到莱西市中医院进修学习。

精神文明建设　2019年，开展精神文明建设创建工作，多种形式提升职工文明素质和医院精神文明建设创建水平。

党支部书记、院长：许思力

副院长：邵明磊

院办电话：87483981(总机)

邮政编码：266605

地　　址：山东省青岛市莱西市沽河街道聚平路8号

（撰稿人：赵彬）

莱西市梅花山卫生院
（莱西市结核病防治所）

概况　2019年，有职工44人，其中卫生技术人员39人，占职工总数的88.6%；行政工勤人员5人，占职工总数的11.4%。卫生技术人员中，副高职称3人，占职工总数的6.8%，中级职称14人，占职工总数的31.8%；初级职称22人，占职工总数的50.0%。医师与护士的比例为1.5∶1，医院床位总数40张，拥有临床科室5个、医技科室3个。

业务工作　2019年，门诊量10883人次，比上年减少14.53%，；收治住院病人129人次，比上年减少11.64%。床位使用率16.4%，比上年增长10%。入院与出院诊断符合率100%，好转率100%，病死率0，院内感染率0。甲级病案符合率100%。2019年共为19263名居民建立健康档案，其中，登记管理高血压患者2415人，规范管理1993人；登记管理糖尿病患者902人，规范管理765人；登记管理重性精神病患者114人，规范管理75人；现有建档立卡省定贫困人口43人，市定贫困人口84人；累计为65岁及以上老年人规范查体2155人；按规范要求管理孕产妇168人、0～6岁儿童1342人。

业务收入　2019年，总收入999万元，比上年减少33.71%。医疗收入86万元，比上年增长56.36%；药品收入74万元，比上年增长39.62%。门诊收入69万元，比上年减少21.59%。住院收入90万元，比上年增长350%。

固定资产　2019年，固定资产总值674.48万元，比上年增长5.8%。

医疗设备更新　2019年，新增恒温荧光核酸扩增仪1台，价值19万元。

基础建设　2019年，莱西市结核病防治所改组迁建项目(1期工程)；市结核病防治所配套工程(2期工程)全面竣工，并验收通过。

卫生改革　2019年，成立行风建设工作领导小组，设立患者服务中心，完善行风建设工作制度，定期检查通报，检查结果与绩效、年底评先选优考核挂钩。

医疗特色　充分发挥中医药在结核病治疗、康复中的作用，加强对结核病的全方位治疗。特色项目有针灸、贴敷、耳穴压豆、中药汤剂等。

继续教育　2019年，39名卫生专业技术人员参加青岛卫生继续教育平台学习，并取得相应积分。取得本科学历有32人，大专学历有4人。

大事记

1月31日，市结核病防治所启用被确定为“莱西市人民政府2019年重点工作之一”。莱西市结核病防治所改组迁建项目(1期工程)，市结核病防治所配套工程(2期工程)全面竣工，并验收通过。

4月10日，结核病科验收合格。

4月30日，莱西市医保局正式批准莱西市梅花山卫生院为莱西市唯一结核病定点医疗机构。

5月5日，莱西市卫生健康局党组研究决定正式启动莱西市结核病防治所，承担全市结核病防治任务。

党支部书记、院长：王炳胜

副　院　长：赵德伟、刘永杰、崔成宝

工会主席：李永燕

院办电话：87431798

电子信箱：lxsmhswsy2019@163.com

邮政编码：266623

地　　址：莱西市水集街道泉水路7号

（撰稿人：李言凯）

莱西市经济开发区卫生院

概况　2019年，有职工37人，其中，卫生技术人员31人,占职工总数的82%;副高级职称2人,中级职称10人,初级职称19人;医生与护士之比为1∶0.5。

业务工作 2019年,门诊量8963人次,比上年增长10%。收治住院病人196人,比上年增长2%;床位使用率56%,入院与出院诊断符合率100%,院内感染率0。甲级病案符合率100%。

业务收入 2019年,业务收入79万元,比上年增长4%。其中门诊收入48万元,住院收入31万元。

固定资产 2019年,固定资产总值435万元,比上年增长9.6%。

医院管理 2019年,制定门诊及病房管理规章制度,确保医疗诊疗和病房管理的规范,组织开展多项活动提高业务素质,通过公开招聘,录用外科医师1名。

卫生改革 2019年,与"健共体"医院莱西市人民医院对口科室普外二科、神经内二科协调,每周派2名专家到院进行坐诊,并通过网络形式对有需求患者进行线上咨询。开展基本公共卫生服务,为农村居民建立莱西市居民健康档案,对于高血压患者、糖尿病患者等重点人群进行系统管理,健康指导。继续实行基本药物制度,全面推行基本药物零差价销售。

大事记

11月19日,张晓军同志任莱西市经济开发区卫生院副院长,不再任莱西市经济开发区卫生院工会主席职务。

党支部书记、院长:姜松林
副 院 长:张晓军、仇淑莉
院办电话:87421022
电子信箱:yuehuen1231@163.com
邮政编码:266600
地　　址:莱西市经济开发区平安路26号

(撰稿人:张晓军)

卫生健康界人物

2019年第四届青岛优秀青年医学专家名录

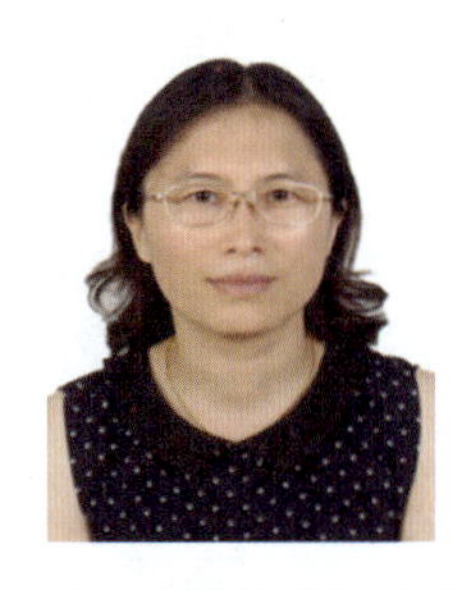	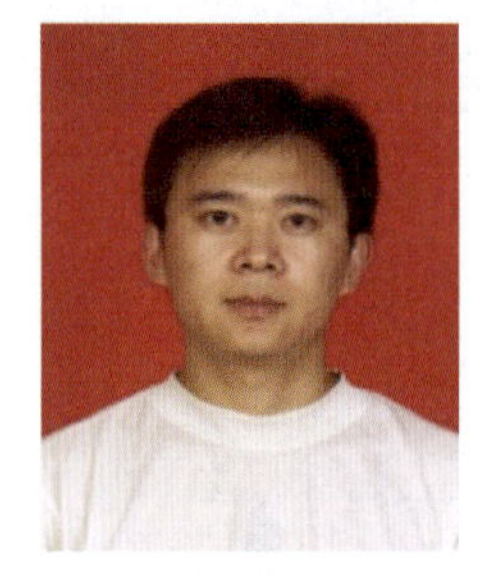	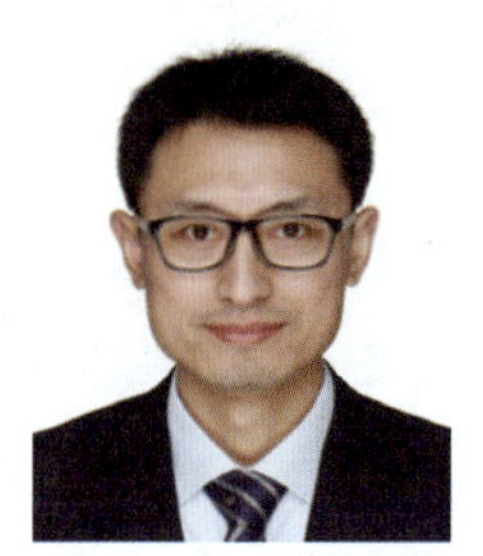	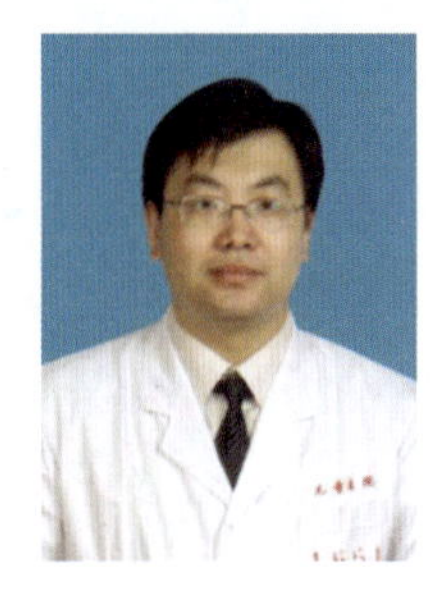
于朝霞，青岛市第六人民医院；超声介入室主任/副主任医师	王庆溪，青岛市第六人民医院；中医科副主任/副主任医师	王昌耀，青岛大学附属医院；关节外科副主任、病区主任/副主任医师	王敦亮，青岛市妇女儿童医院；疾病预防控制科副主任/副主任医师
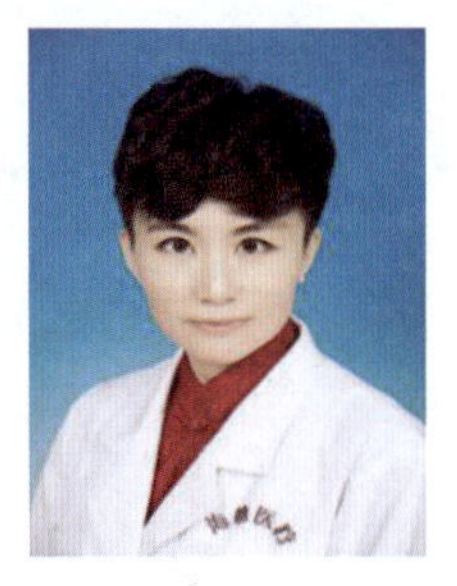	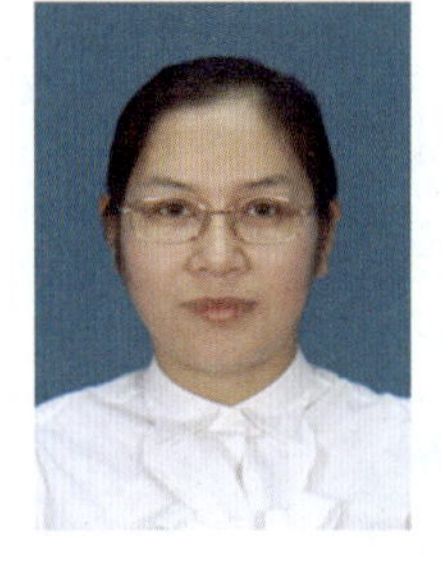	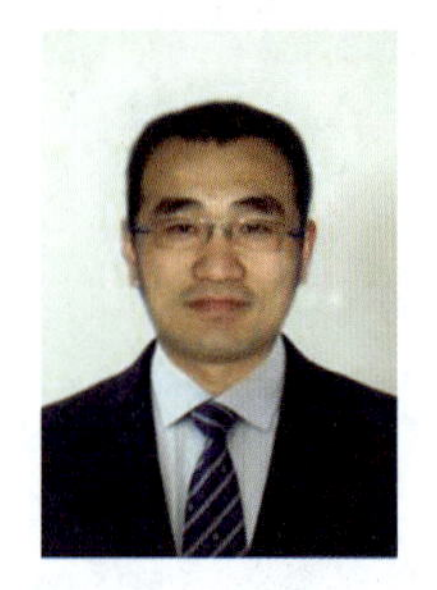	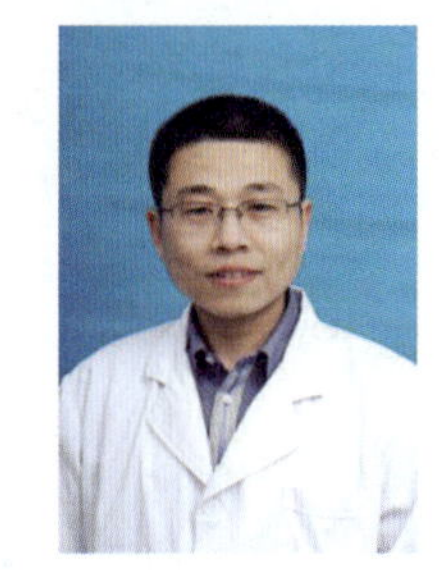
王静，青岛市中医医院（海慈医院）；中医儿科副主任医师	孔伶俐，青岛市精神卫生中心；老年科副主任/副主任医师	田少奇，青岛大学附属医院；西海岸院区医务处副主任、关节外科病区副主任/副主任医师	代先慧，青岛市城阳区人民医院；呼吸科主任/副主任医师

（续表）

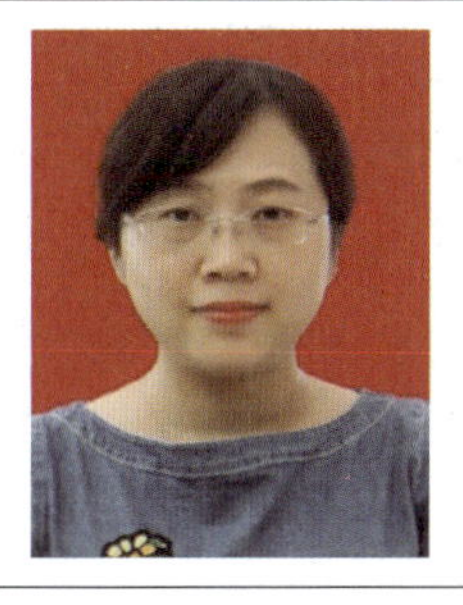	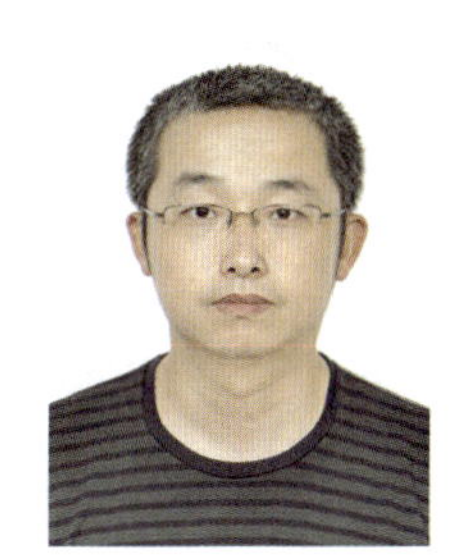	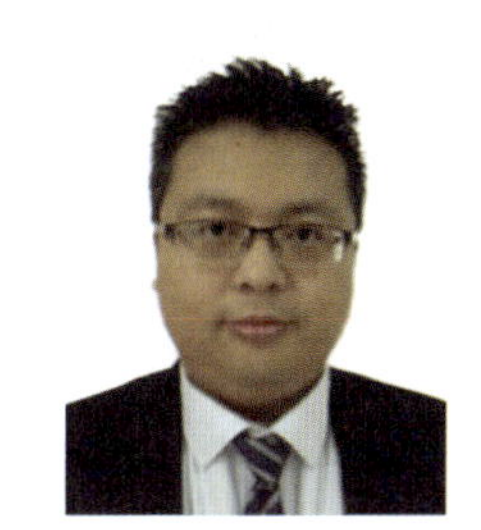	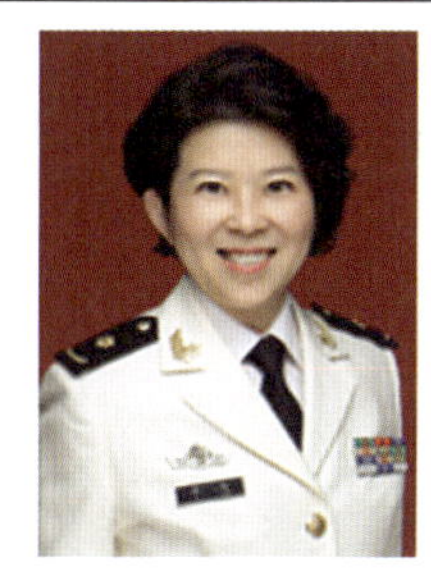
冯毅慧，青岛市中心医院；中医科副主任医师	刘玉江，青岛市中医医院（海慈医院）；骨伤科副主任医师	刘学军，青岛大学附属医院；放射科病区副主任/副主任医师	李玲，海军第九七一医院；内分泌科主任/副主任医师
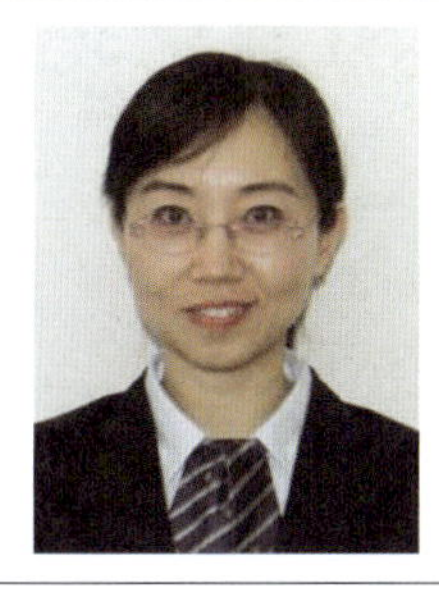	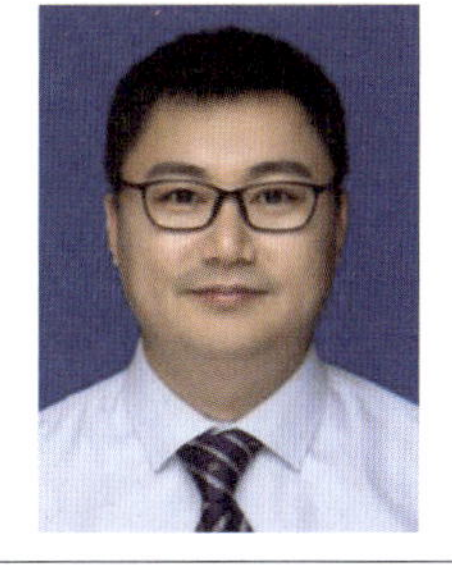	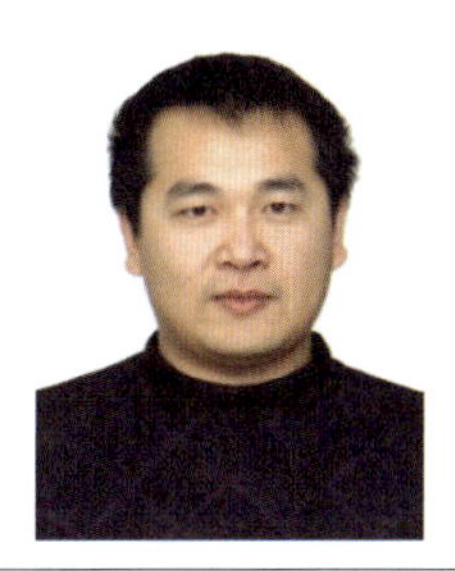	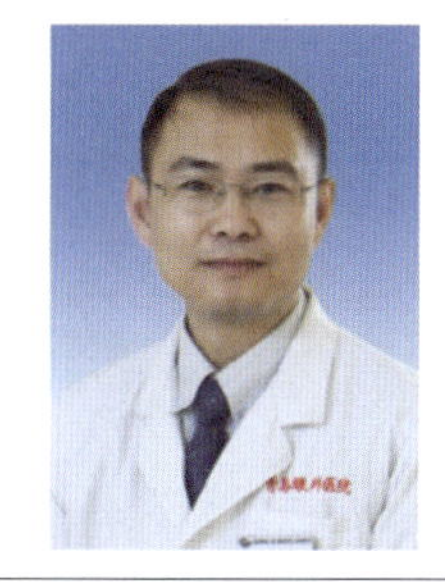
李晓宇，青岛大学附属医院；消化内科病区副主任/副主任医师	杨学成，青岛大学附属医院；泌尿外科病区副主任/副主任医师	杨峰，青岛市疾病预防控制中心；公共卫生科副科长/副主任医师	吴晓明，山东省眼科研究所（青岛眼科医院）；北部院区副院长/副主任医师
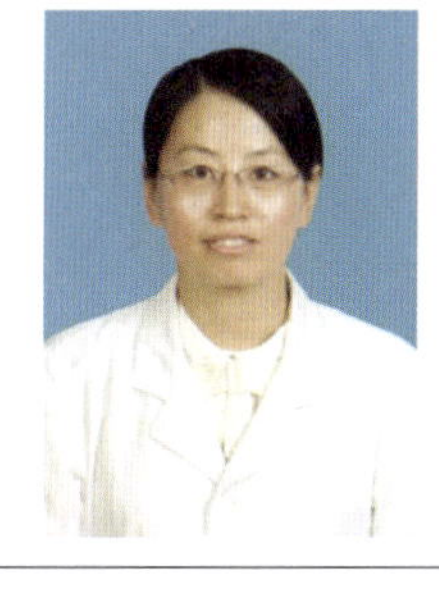	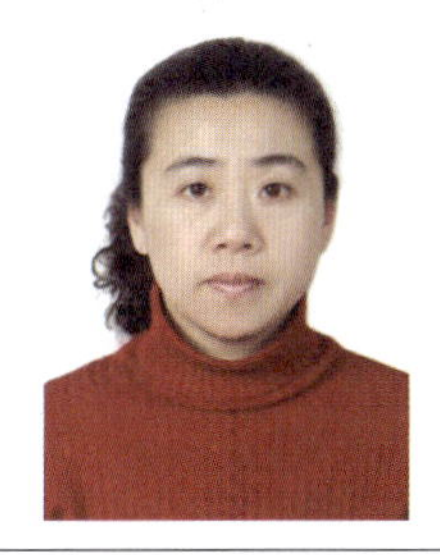	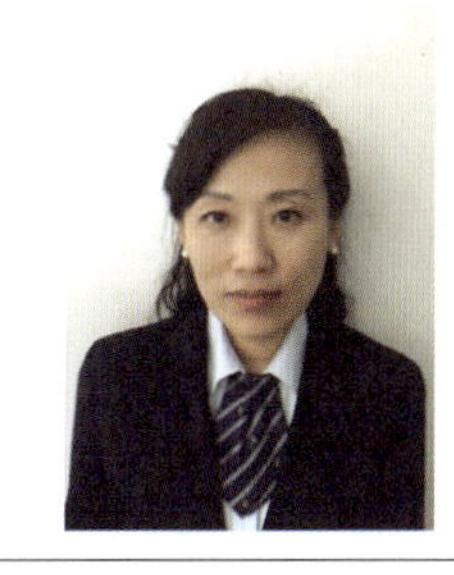	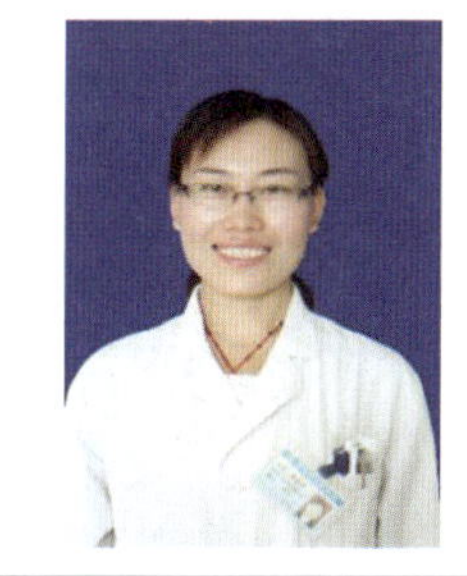
宋华，青岛市妇女儿童医院；外科中心主任助理/副主任医师	宋海平，青岛市中心医院；肿瘤科副主任医师	迟松，青岛大学附属医院；神经功能科病区主任/副主任医师	张春玲，平度市人民医院；内分泌科主任/副主任医师
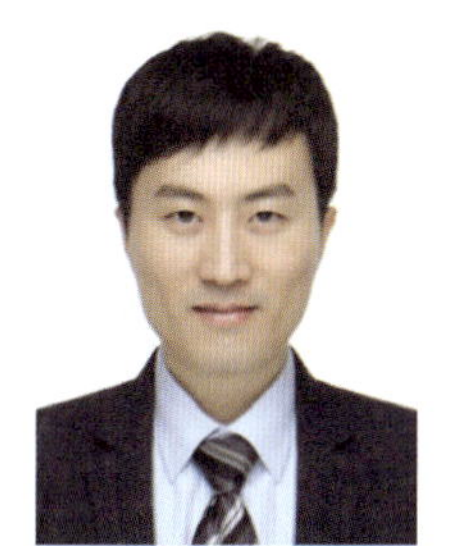	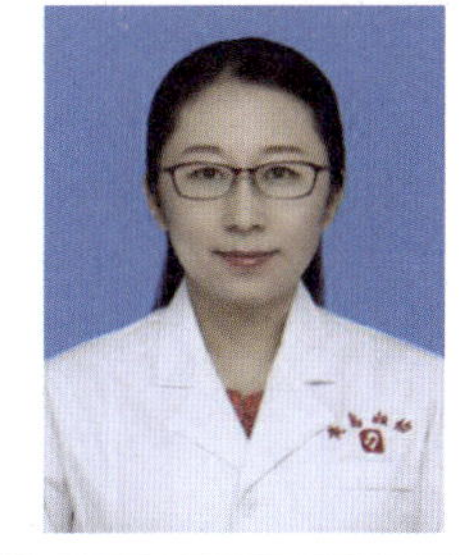	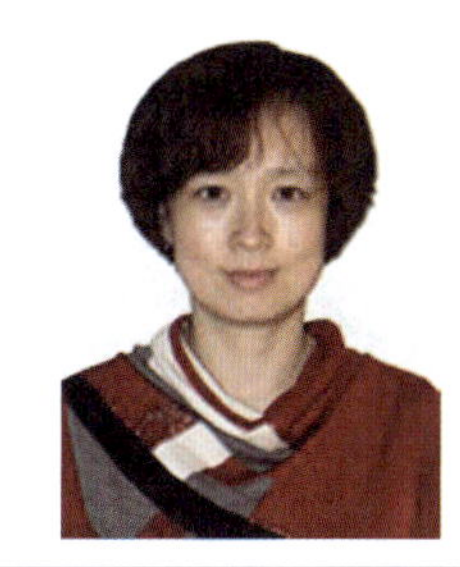	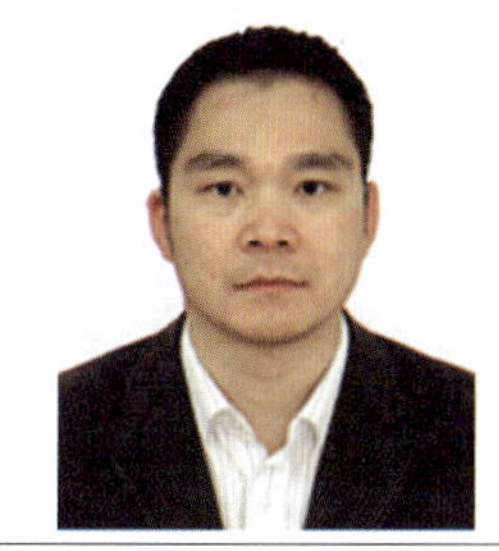
张桂铭，青岛大学附属医院；泌尿外科病区副主任/副主任医师	张倩，西海岸新区妇幼保健院；儿童保健部部长/副主任医师	张盛苗，青岛市市立医院；妇科副主任医师	陈怀龙，青岛市市立医院；麻醉科副主任医师

（续表）

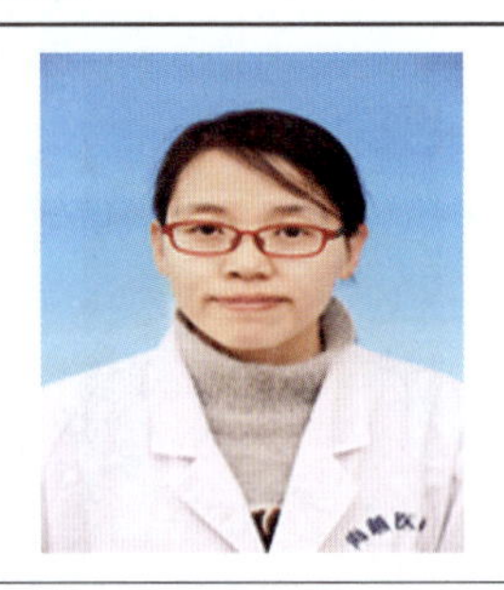	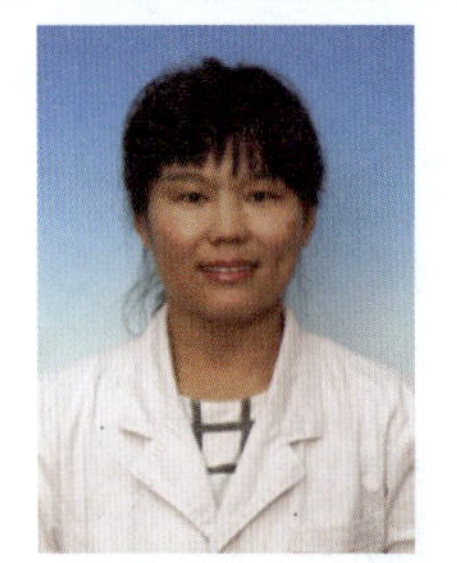	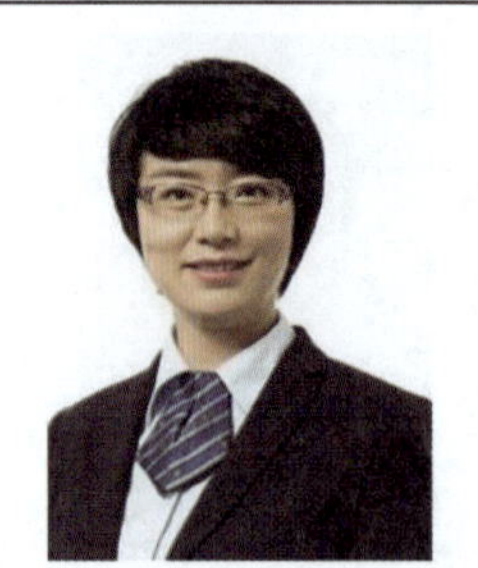	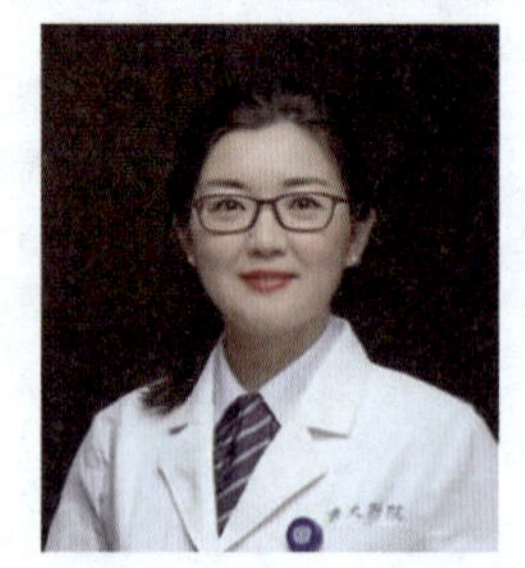
陈金艳，青岛市中医医院（海慈医院）；中医内科副主任医师	陈玲，青岛市市立医院；肿瘤科副主任医师	陈颖，青岛大学附属医院；代谢病区副主任/副主任医师	罗文娟，青岛大学附属医院；眼科病区副主任/主任医师
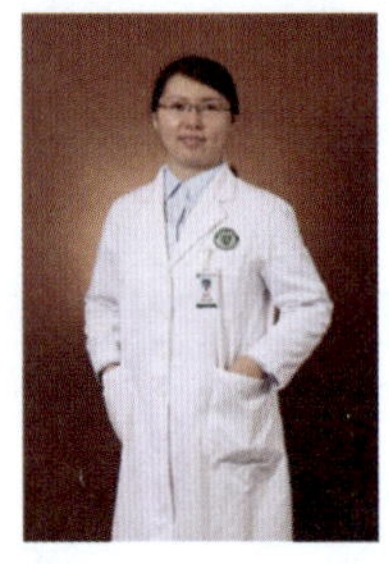	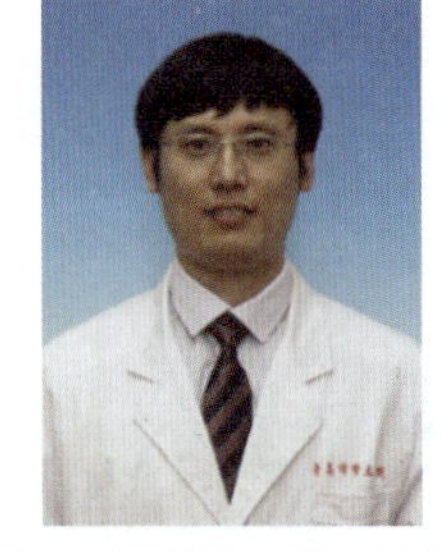	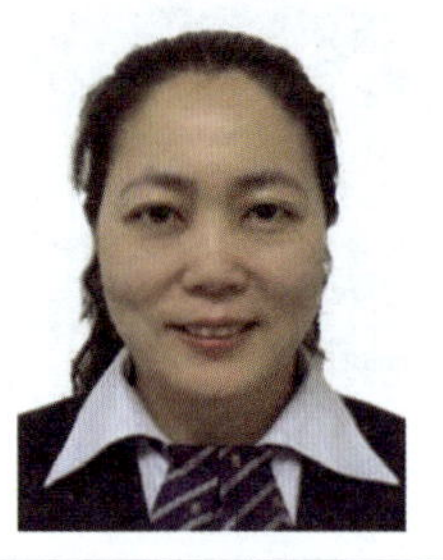	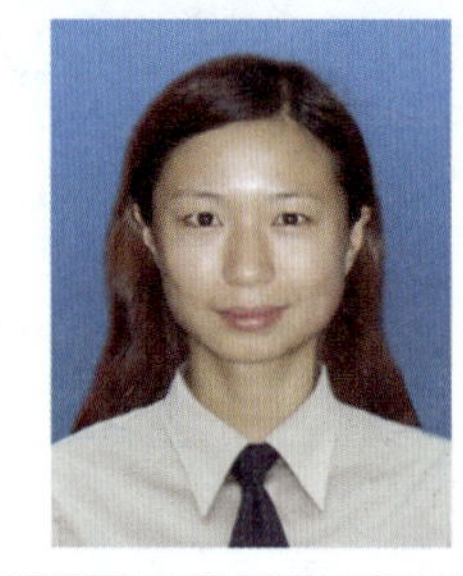
赵颖，青岛市市立医院；眼科副主任医师	侯方杰，青岛市市立医院；心内科副主任医师	袁芳，青岛大学附属医院；妇科病区副主任/副主任医师	徐全臣，青岛大学附属医院；口腔牙周病科病区副主任/副主任医师
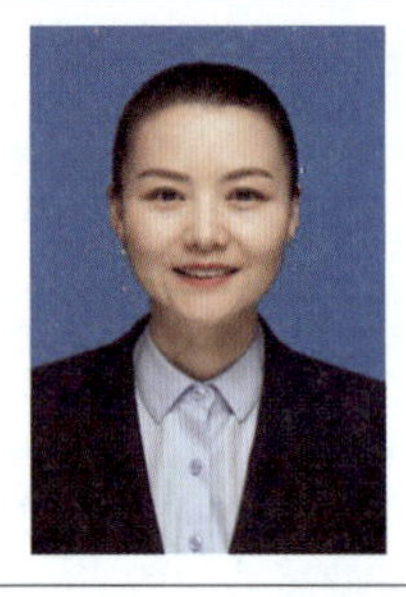	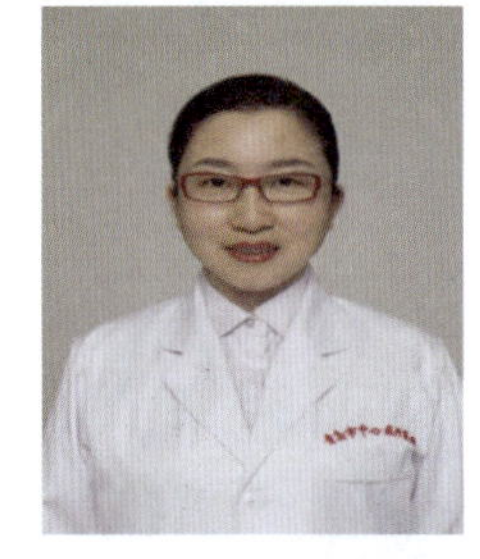	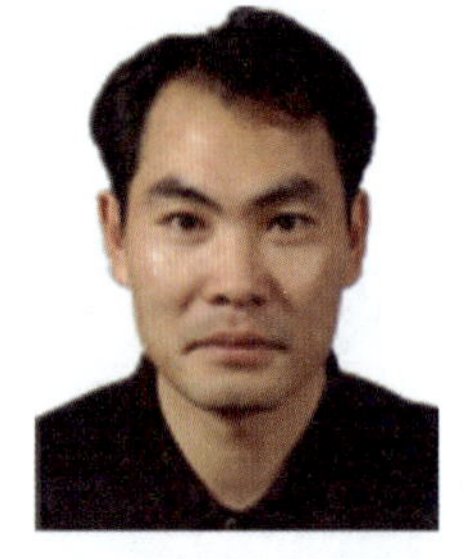	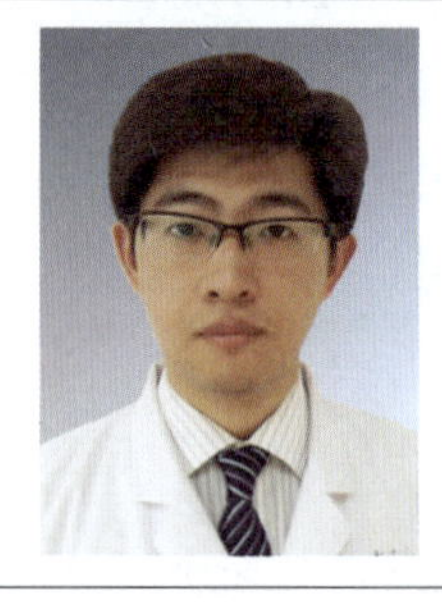
高进，山东大学齐鲁医院（青岛）；医学心理学副主任医师	高炜，青岛市中心医院；肿瘤内科副主任医师	梁纪伟，青岛市疾病预防控制中心；公共卫生科副科长/副主任医师	曾波涛，青岛市精神卫生中心；临床心理科主任助理/副主任医师
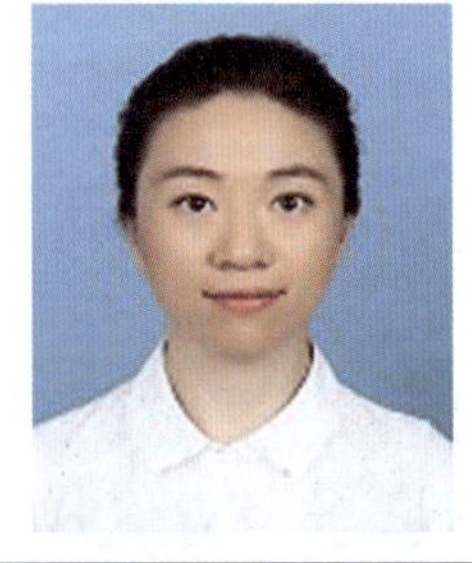	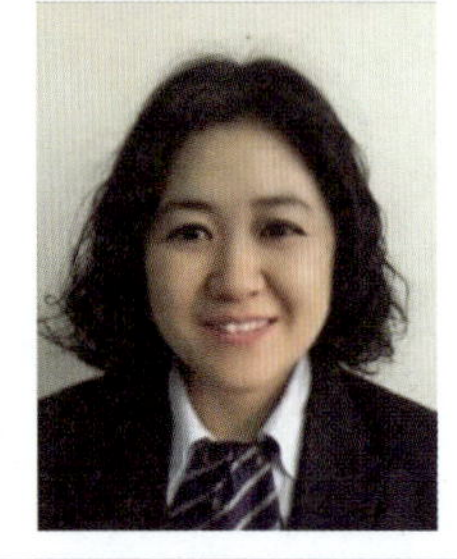	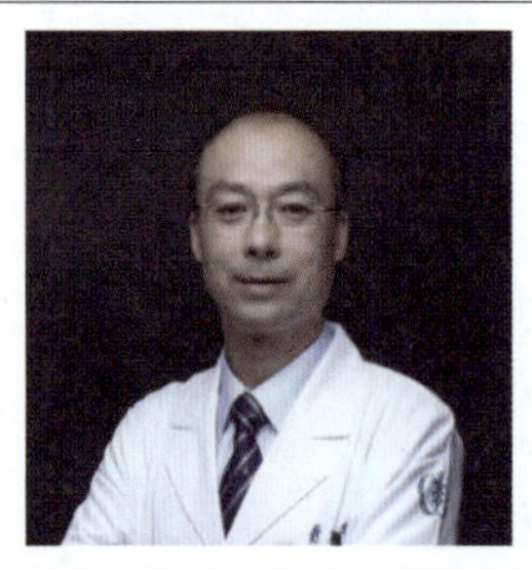	
谢平，青岛市市立医院；疼痛科副主任/副主任医师	潘克清，青岛大学附属医院；口腔内科副主任、病区副主任/副主任医师	潘新亭，青岛大学附属医院；急诊 ICU 病区主任/副主任医师	

2019 年青岛市卫生健康委员会机关人员名单

隋振华　党组书记、主任
孙敬友　党组副书记（正局级）
赵宝玲　党组成员、副主任（正局级）
周长政　党组成员、市计生协会常务副会长（正局级）
魏仁敏　二级巡视员
张　华　党组成员、副主任
杜维平　党组成员、副主任
宣世英　市中医药管理局局长、农工党青岛市委主委、市市立医院院长
赵国磊　市中医药管理局专职副局长
吕富杰　副巡视员
王　伟　市卫生健康综合监督执法局局长（副局级）
张充力　办公室主任
华烨平　办公室副主任
苏　怡　办公室副主任
孙　坤　办公室二级调研员
王文佳　办公室一级主任科员
李　倩　办公室四级主任科员
武迎春　人事处处长
徐春红　一级调研员
张　进　人事处副处长
陈　捷　人事处二级调研员
赵明东　人事处四级调研员
贾杉杉　人事处一级主任科员
孙　堃　人事处二级主任科员
王广斌　人事处四级主任科员
郭梦君　四级主任科员
李文咏　试用期工作人员
杨少梅　规划发展与信息化处处长
毕　磊　规划发展与信息化处副处长
孙建军　规划发展与信息化处二级调研员
韩传佳　规划发展与信息化处三级调研员
别清华　财务审计处处长
石向林　财务审计处三级调研员
韩卫红　财务审计处四级调研员
于文雅　财务审计处四级主任科员
刘正英　财务审计处四级主任科员
赵士振　政策法规处处长
王景宏　政策法规处副处长、三级调研员
隋思汨　政策法规处二级调研员
陈　睿　政策法规处三级调研员
宗成伟　政策法规处一级调研员
李传荣　体制改革处处长
纪红红　体制改革处副处长、三级调研员
刘梦龙　体制改革处二级调研员
吴炳君　体制改革处三级调研员
王泽蛟　体制改革处四级调研员
杨　军　疾病预防控制处处长
金志善　一级调研员
王　浩　疾病预防控制处二级调研员
邹娅萍　疾病预防控制处二级调研员
于建政　疾病预防控制处三级调研员
高悦茗　疾病预防控制处二级主任科员
李　惠　疾病预防控制处三级主任科员
许万春　医政医管药政处处长
郑德霞　医政医管药政处副处长
徐大韬　医政医管药政处副处长
薛松宝　医政医管药政处二级调研员
李维维　医政医管药政处二级调研员
李静漪　医政医管药政处三级调研员
王常明　医政医管药政处四级调研员
姜兴祥　医政医管药政处一级主任科员
徐琳娜　医政医管药政处一级主任科员
王扬阳　医政医管药政处四级主任科员
张万波　基层卫生健康处处长、一级调研员
吕素玲　基层卫生健康处二级调研员
卢凤辉　基层卫生健康处副处长
张　东　基层卫生健康处二级调研员
于　淼　基层卫生健康处一级主任科员
刘可夫　卫生应急办公室主任
刘　茜　卫生应急办公室副主任、三级调研员
刘善坤　卫生应急办公室三级调研员
李　兵　科技教育与交流合作处处长
孙健平　科技教育与交流合作处副处长

郑　俊　科技教育与交流合作处一级主任科员
徐　欢　科技教育与交流合作处一级主任科员
于　飞　一级调研员
侯德志　综合监督与食品安全监测处处长
孙　铭　综合监督与食品安全监测处副处长
梁　诚　综合监督与食品安全监测处二级调研员
王贵凤　综合监督与食品安全监测处三级主任科员
卢成梁　老龄健康处处长
宋剑波　老龄健康处副处长
刘大军　老龄健康处四级调研员
万冬华　老龄健康处一级主任科员
冷亮世　老龄健康处一级主任科员
吕坤政　健康产业处处长
薛　刚　健康产业处副处长
杨　琳　健康产业处二级调研员
卢　阳　健康产业处四级主任科员
孙　森　妇幼健康处副处长(主持工作)
刘习武　妇幼健康处二级调研员
张　荔　妇幼健康处副处长、三级调研员
刘　珂　妇幼健康处副处长
戴相福　一级调研员
陈美文　职业健康处处长
李维升　职业健康处二级调研员
张廷雨　职业健康处二级调研员
徐文艳　职业健康处二级调研员
吴绍文　职业健康处三级调研员
李红军　人口监测与家庭发展处处长
徐　艺　人口监测与家庭发展处四级调研员
陈晓平　人口监测与家庭发展处一级主任科员
官　琳　人口监测与家庭发展处一级主任科员
田　宇　一级调研员
王少梅　宣传处处长
王德顺　宣传处二级调研员
夏　晶　宣传处四级调研员
张　妮　宣传处一级主任科员
汪运富　中医药处处长
王振合　中医药处二级调研员
陈娅宁　中医药处副处长
范存亮　中医药处四级调研员
王璟珺　中医药处一级主任科员
张　岚　一级调研员
王丽华　行业安全管理处处长
李书强　行业安全管理处二级调研员
刘　原　爱国卫生运动办公室主任
吕祖华　爱国卫生运动办公室二级调研员
罗耀钦　爱国卫生运动办公室二级调研员
林京伟　爱国卫生运动办公室四级调研员
彭贺岭　爱国卫生运动办公室四级调研员
周　晓　保健办公室主任
耿毅敏　保健办公室副主任、二级调研员
赵　曜　保健办公室副主任、三级调研员
孙寿祥　保健办公室四级调研员
邴瑞光　保健办公室一级主任科员
邢迎春　一级调研员
程　毅　机关党委专职副书记
刘宇峰　机关纪委书记
于　波　机关党委二级调研员
孙小莉　机关党委二级调研员
安传京　机关党委二级调研员
李学军　机关党委二级调研员
刘学峰　机关党委三级调研员
叶　扬　机关党委一级主任科员
李双成　离退休工作处处长
丁　虹　一级调研员
刘国强　离退休工作处二级调研员
孙艳青　离退休工作处一级主任科员

2019 年青岛市卫生健康委员会委机关干部及委属单位干部任免名单

2019 年 1 月 2 日青卫任〔2019〕1 号，市卫生和计划生育委员会党委研究决定：

根据个人自愿申请，经市卫生和计划生育委员会党委研究，同意苗支军同志提前退休。

2019 年 2 月 1 日青卫任〔2019〕2 号，市卫生健康委员会党组研究决定：

程显凯等13名同志自2018年1月任职以来，试用期已满一年，经民主评议、组织考察，市卫生健康委员会党组研究决定：

程显凯、温继英、刘景杰、亓蓉同志正式任青岛市卫生和计划生育委员会综合监督执法局副局长（正处级）；

那娜同志正式任青岛市卫生和计划生育委员会综合监督执法局法制稽查处处长（副处级）；

任瑞美同志正式任青岛市卫生和计划生育委员会综合监督执法局行政审批受理处处长（副处级）；

王元林同志正式任青岛市卫生和计划生育委员会综合监督执法局公共场所卫生监督处处长（副处级）；

周锡科同志正式任青岛市卫生和计划生育委员会综合监督执法局放射与职业卫生监督处处长（副处级）；

刁绍华同志正式任青岛市卫生和计划生育委员会综合监督执法局医疗卫生监督处处长（副处级）；

杨鸿宾同志正式任青岛市卫生和计划生育委员会综合监督执法局传染病与消毒卫生监督处处长（副处级）；

赵煜同志正式任青岛市卫生和计划生育委员会综合监督执法局预防性卫生监督处处长（副处级）；

陈永生同志正式任青岛市卫生和计划生育委员会综合监督执法局学校卫生监督处处长（副处级）；

邵先宁同志正式任青岛市卫生和计划生育委员会综合监督执法局计划生育监督处处长（副处级）。

2019年4月9日青卫任〔2019〕3号，市卫生健康委员会党组研究决定：

戴相福、王伟、邢迎春、于飞、张岚、周世荣、田宇同志任青岛市卫生健康委员会一级调研员，原任职务随机构改革自然免除。

2019年4月9日青卫任〔2019〕4号，市卫生健康委员会党组研究决定：

王伟同志任青岛市卫生健康委员会办公室主任；

武迎春同志任青岛市卫生健康委员会人事处处长；

张万波同志任青岛市卫生健康委员会规划发展与信息化处处长；

杨少梅同志任青岛市卫生健康委员会财务审计处二级调研员（主持工作）；

赵士振同志任青岛市卫生健康委员会政策法规处处长；

李传荣同志任青岛市卫生健康委员会体制改革处处长；

金志善同志任青岛市卫生健康委员会疾病预防控制处处长；

张充力同志任青岛市卫生健康委员会医政医管药政处副处长（主持工作）、三级调研员；

许万春同志任青岛市卫生健康委员会基层卫生健康处副处长（主持工作）、三级调研员；

刘可夫同志任青岛市卫生健康委员会卫生应急办公室主任；

李兵同志任青岛市卫生健康委员会科技教育与交流合作处处长；

侯德志同志任青岛市卫生健康委员会综合监督与食品安全监测处副处长（主持工作）、二级调研员；

卢成梁同志任青岛市卫生健康委员会老龄健康处处长；

吕坤政同志任青岛市卫生健康委员会健康产业处处长；

杨晶同志任青岛市卫生健康委员会妇幼健康处处长；

陈美文同志任青岛市卫生健康委员会职业健康处处长；

李红军同志任青岛市卫生健康委员会人口监测与家庭发展处处长；

王少梅同志任青岛市卫生健康委员会宣传处处长；

汪运富同志任青岛市卫生健康委员会中医药处处长；

王丽华同志任青岛市卫生健康委员会行业安全管理处副处长（主持工作）、三级调研员；

刘原同志任青岛市卫生健康委员会爱国卫生运动办公室主任；

周晓同志任青岛市保健办公室副处长（主持工作）；

程毅同志任青岛市卫生健康委员会机关党委副处长（协助委党组分管同志负责机关党委日常工作）、二级调研员；

丁虹同志任青岛市卫生健康委员会离退休工作处处长；

以上干部原任职务随机构改革自然免除。

2019年4月9日青卫任〔2019〕5号，市卫生健康委员会党组研究决定：

王振合同志任青岛市卫生健康委员会办公室副主任、三级调研员；

孙坤同志任青岛市卫生健康委员会办公室三级调研员；

刘珂同志任青岛市卫生健康委员会办公室一级主任科员；

王文佳同志任青岛市卫生健康委员会办公室二级主任科员；

李倩、王广斌同志任青岛市卫生健康委员会办公室四级主任科员；

李双成同志任青岛市卫生健康委员会人事处副处长、三级调研员；

徐春红、陈捷同志任青岛市卫生健康委员会人事处二级调研员；

赵明东同志任青岛市卫生健康委员会人事处四级调研员；

张进同志任青岛市卫生健康委员会人事处一级主任科员；

贾杉杉同志任青岛市卫生健康委员会人事处二级主任科员；

孙堃同志任青岛市卫生健康委员会人事处四级主任科员；

孙建军同志任青岛市卫生健康委员会规划发展与信息化处二级调研员；

韩传佳同志任青岛市卫生健康委员会规划发展与信息化处三级调研员；

毕磊同志任青岛市卫生健康委员会规划发展与信息化处一级主任科员；

别清华同志任青岛市卫生健康委员会财务审计处副处长、三级调研员；

石向林同志任青岛市卫生健康委员会财务审计处四级调研员；

韩卫红、苏怡同志任青岛市卫生健康委员会财务审计处一级主任科员；

于文雅同志任青岛市卫生健康委员会财务审计处四级主任科员；

王景宏同志任青岛市卫生健康委员会政策法规处副处长；

隋思汨同志任青岛市卫生健康委员会政策法规处三级调研员；

陈睿同志任青岛市卫生健康委员会政策法规处四级调研员；

宗成伟同志任青岛市卫生健康委员会政策法规处一级主任科员；

纪红红同志任青岛市卫生健康委员会体制改革处副处长；

刘梦龙同志任青岛市卫生健康委员会体制改革处二级调研员；

吴炳君同志任青岛市卫生健康委员会体制改革处三级调研员；

王泽蛟同志任青岛市卫生健康委员会体制改革处一级主任科员；

杨军同志任青岛市卫生健康委员会疾病预防控制处副处长；

王浩、邹娅萍同志任青岛市卫生健康委员会疾病预防控制处二级调研员；

于建政同志任青岛市卫生健康委员会疾病预防控制处四级调研员；

高悦茗、李惠同志任青岛市卫生健康委员会疾病预防控制处四级主任科员；

薛松宝、李维维同志任青岛市卫生健康委员会医政医管药政处二级调研员；

李静漪、王常明同志任青岛市卫生健康委员会医政医管药政处四级调研员；

郑德霞、徐大韬同志任青岛市卫生健康委员会医政医管药政处一级主任科员；

姜兴祥同志任青岛市卫生健康委员会医政医管药政处二级主任科员；

吕素玲同志任青岛市卫生健康委员会基层卫生健康处副处长、二级调研员；

卢凤辉、于淼同志任青岛市卫生健康委员会基层卫生健康处一级主任科员；

刘茜同志任青岛市卫生健康委员会卫生应急办公室副主任；

王德顺同志任青岛市卫生健康委员会卫生应急办公室二级调研员；

郑俊、徐欢同志任青岛市卫生健康委员会科技教育与交流合作处一级主任科员；

孙铭同志任青岛市卫生健康委员会综合监督与食品安全监测处副处长；

梁诚同志任青岛市卫生健康委员会综合监督与食品安全监测处二级调研员；

王贵风同志任青岛市卫生健康委员会综合监督与食品安全监测处四级主任科员；

刘大军同志任青岛市卫生健康委员会老龄健康处四级调研员；

宋剑波、万冬华、冷亮世同志任青岛市卫生健康委员会老龄健康处一级主任科员；

杨琳同志任青岛市卫生健康委员会健康产业处二级调研员；

刘善坤同志任青岛市卫生健康委员会健康产业处三级调研员；

薛刚同志任青岛市卫生健康委员会健康产业处四级调研员；

华烨平同志任青岛市卫生健康委员会健康产业处一级主任科员；

刘习武同志任青岛市卫生健康委员会妇幼健康处副处长、二级调研员；

张荔同志任青岛市卫生健康委员会妇幼健康处副处长；

陶波同志任青岛市卫生健康委员会妇幼健康处一级主任科员；

李维升、张廷雨、徐文艳同志任青岛市卫生健康委员会职业健康处二级调研员；

吴绍文同志任青岛市卫生健康委员会职业健康处四级调研员；

徐艺同志任青岛市卫生健康委员会人口监测与家庭发展处四级调研员；

陈晓平、官琳同志任青岛市卫生健康委员会人口监测与家庭发展处一级主任科员；

卢阳同志任青岛市卫生健康委员会人口监测与家庭发展处一级科员；

吕祖华同志任青岛市卫生健康委员会宣传处副处长、三级调研员；

夏晶同志任青岛市卫生健康委员会宣传处四级调研员；

张妮同志任青岛市卫生健康委员会宣传处一级主任科员；

陈娅宁同志任青岛市卫生健康委员会中医药处副处长；

范存亮、王璟珺同志任青岛市卫生健康委员会中医药处一级主任科员；

李俊玺、李书强、张东同志任青岛市卫生健康委员会行业安全管理处二级调研员；

徐琳娜同志任青岛市卫生健康委员会行业安全管理处一级主任科员；

罗耀钦同志任青岛市卫生健康委员会爱国卫生运动办公室二级调研员；

林京伟、彭贺岭同志任青岛市卫生健康委员会爱国卫生运动办公室四级调研员；

耿毅敏同志任青岛市保健办公室副处长、二级调研员；

赵曜同志任青岛市保健办公室副处长、三级调研员；

孙寿祥、邴瑞光同志任青岛市保健办公室一级主任科员；

刘宇峰同志任青岛市卫生健康委员会机关党委副处长；

于波、孙小莉、安传京同志任青岛市卫生健康委员会机关党委二级调研员；

王军同志保留原职级待遇（正处级），在青岛市卫生健康委员会机关党委工作；

李学军同志任青岛市卫生健康委员会机关党委三级调研员；

刘学峰同志任青岛市卫生健康委员会机关党委四级调研员；

叶扬同志任青岛市卫生健康委员会机关党委一级主任科员；

刘国强同志任青岛市卫生健康委员会离退休工作处二级调研员；

孙艳青同志任青岛市卫生健康委员会离退休工作处一级主任科员。

以上干部原任职务随机构改革自然免除。

2019年4月26日青卫任〔2019〕6号，市卫生健康委员会党组研究决定：

根据个人自愿申请，经市卫生健康委员会党组研究，同意陶波提前退休。

2019年4月26日青卫任〔2019〕7号，市卫生健康委员会党组研究决定：

王文佳、贾杉杉、姜兴祥同志晋升为一级主任科员；

孙堃、高悦茗、李惠、王贵凤同志晋升为三级主任科员；

卢阳同志晋升为四级主任科员。

2019年4月26日青卫任〔2019〕8号，市卫生健康委员会党组研究决定：

王海新同志晋升为一级主任科员；

马红、王俊东、纪经纬、傅聪、徐雪、魏磊、毛茂、王琳同志晋升为二级主任科员；

孙菁、杨晓艳同志晋升为三级主任科员；

李作伟、孙秀明、周双双、史华芳、张健鑫、王扬阳同志晋升为四级主任科员。

2019年6月1日青卫任〔2019〕9号，根据山东大学齐鲁医院党委建议意见，市卫生健康委员会党组研究决定：

焉传祝同志任青岛山大齐鲁医院院长；
马祥兴同志不再兼任青岛山大齐鲁医院院长。

2019 年 5 月 27 日青卫任〔2019〕10 号，市卫生健康委员会党组研究决定：
赵延旭同志不再担任青岛市胸科医院党委委员、副院长职务。

2019 年 6 月 1 日青卫任〔2019〕11 号，市卫生健康委员会党组研究决定：
刘桂馨同志不再担任青岛市第三人民医院党委委员、副院长职务。

2019 年 6 月 13 日青卫任〔2019〕12 号，市卫生健康委员会党组研究决定：
胡晓兴同志挂职任青岛市妇女儿童医院党委委员、副院长，挂职时间一年。

2019 年 6 月 21 日青卫任〔2019〕13 号，市卫生健康委员会党组研究决定：
王伟同志兼任青岛市卫生健康委员会综合监督执法局副局长（正处级，主持工作）；
孟宪州同志不再担任青岛市卫生和计划生育委员会综合监督执法局党总支书记、局长（正处级）职务；
程显凯、温继英、刘景杰、亓蓉同志任青岛市卫生健康委员会综合监督执法局副局长（正处级），不再担任青岛市卫生和计划生育委员会综合监督执法局副局长（正处级）职务。

2019 年 6 月 21 日青卫任〔2019〕14 号，市卫生健康委员会党组研究决定：
根据个人自愿申请，经市卫生健康委员会党组研究，同意孟宪州同志提前退休。

2019 年 7 月 4 日青卫任〔2019〕15 号，市卫生健康委员会党组研究决定：
同意周世荣同志退休。

2019 年 7 月 15 日青卫任〔2019〕16 号，市卫生健康委员会党组研究决定：
兰立强同志正式任青岛市第八人民医院党委委员、副院长。

2019 年 7 月 29 日青卫任〔2019〕17 号，市卫生健康委员会党组研究决定：
郭梦君同志任青岛市卫生健康委员会四级主任科员。

2019 年 8 月 27 日青卫任〔2019〕18 号，经市卫生健康委员会党组研究，并报市委组织部审批同意：
张万波、金志善、丁虹、徐春红同志晋升一级调研员，晋升时间自 2019 年 8 月 23 日起。

2019 年 8 月 27 日青卫任〔2019〕19 号，市卫生健康委员会党组研究决定：
温继英同志不再担任青岛市卫生健康委员会综合监督执法局副局长（正处级）。

2019 年 8 月 27 日青卫任〔2019〕20 号，市卫生健康委员会党组研究决定：
王伟同志任青岛市卫生健康委员会综合监督执法局一级调研员，不再担任青岛市卫生健康委员会办公室主任、一级调研员；
张充力同志任青岛市卫生健康委员会办公室主任（试用期一年），不再担任青岛市卫生健康委员会医政医管药政处副处长（主持工作）、三级调研员；
杨少梅同志任青岛市卫生健康委员会规划发展与信息化处处长（试用期一年），不再担任青岛市卫生健康委员会财务审计处二级调研员（主持工作）；
别清华同志任青岛市卫生健康委员会财务审计处处长（试用期一年）；
金志善同志不再担任青岛市卫生健康委员会疾病预防控制处处长；
杨军同志任青岛市卫生健康委员会疾病预防控制处处长（试用期一年）；
许万春同志任青岛市卫生健康委员会医政医管药政处处长（试用期一年），不再担任青岛市卫生健康委员会基层卫生健康处副处长（主持工作）、三级调研员；
张万波同志任青岛市卫生健康委员会基层卫生健康处处长，不再担任青岛市卫生健康委员会规划发展与信息化处处长，不再挂职兼任青岛市卫生计生发展研究中心主任；
侯德志同志任青岛市卫生健康委员会综合监督与食品安全监测处处长（试用期一年）；
王丽华同志任青岛市卫生健康委员会行业安全管理处处长（试用期一年）；
周晓同志任青岛市卫生健康委员会保健办公室主任（试用期一年）；

丁虹同志不再担任青岛市卫生健康委员会离退休工作处处长，不再挂职兼任青岛市卫生和计划生育培训服务中心主任；

李双成同志任青岛市卫生健康委员会离退休工作处处长(试用期一年)，不再担任青岛市卫生健康委员会人事处副处长、三级调研员；

华烨平同志任青岛市卫生健康委员会办公室副主任(试用期一年)，不再担任青岛市卫生健康委员会健康产业处一级主任科员；

苏怡同志任青岛市卫生健康委员会办公室副主任(试用期一年)，不再担任青岛市卫生健康委员会财务审计处一级主任科员；

孙坤同志任青岛市卫生健康委员会办公室二级调研员；

张进同志任青岛市卫生健康委员会人事处副处长(试用期一年)；

王广斌同志任青岛市卫生健康委员会人事处四级主任科员，不再担任青岛市卫生健康委员会办公室四级主任科员；

毕磊同志任青岛市卫生健康委员会规划发展与信息化处副处长(试用期一年)；

石向林同志任青岛市卫生健康委员会财务审计处三级调研员；

韩卫红同志任青岛市卫生健康委员会财务审计处四级调研员；

隋思汨同志任青岛市卫生健康委员会政策法规处二级调研员；

王景宏、陈睿同志任青岛市卫生健康委员会政策法规处三级调研员；

纪红红同志任青岛市卫生健康委员会体制改革处三级调研员；

王泽蛟同志任青岛市卫生健康委员会体制改革处四级调研员；

于建政同志任青岛市卫生健康委员会疾病预防控制处三级调研员；

郑德霞、徐大韬同志任青岛市卫生健康委员会医政医管药政处副处长(试用期一年)；

李静漪同志任青岛市卫生健康委员会医政医管药政处三级调研员；

吕素玲同志不再担任青岛市卫生健康委员会基层卫生健康处副处长；

卢凤辉同志任青岛市卫生健康委员会基层卫生健康处副处长(试用期一年)；

张东同志任青岛市卫生健康委员会基层卫生健康处二级调研员，不再担任青岛市卫生健康委员会行业安全管理处二级调研员；

刘茜同志任青岛市卫生健康委员会卫生应急办公室三级调研员；

刘善坤同志任青岛市卫生健康委员会卫生应急办公室三级调研员，不再担任青岛市卫生健康委员会健康产业处三级调研员；

宋剑波同志任青岛市卫生健康委员会老龄健康处副处长(试用期一年)；

薛刚同志任青岛市卫生健康委员会健康产业处副处长(试用期一年)；

卢阳同志任青岛市卫生健康委员会健康产业处四级主任科员，不再担任青岛市卫生健康委员会人口监测与家庭发展处四级主任科员；

刘习武同志不再担任青岛市卫生健康委员会妇幼健康处副处长；

张荔同志任青岛市卫生健康委员会妇幼健康处三级调研员；

刘珂同志任青岛市卫生健康委员会妇幼健康处副处长(试用期一年)，不再担任青岛市卫生健康委员会办公室一级主任科员；

吴绍文同志任青岛市卫生健康委员会职业健康处三级调研员；

王德顺同志任青岛市卫生健康委员会宣传处二级调研员，不再担任青岛市卫生健康委员会卫生应急办公室二级调研员；

王振合同志任青岛市卫生健康委员会中医药处二级调研员，不再担任青岛市卫生健康委员会办公室副主任、三级调研员；

范存亮同志任青岛市卫生健康委员会中医药处四级调研员；

吕祖华同志任青岛市卫生健康委员会爱国卫生运动办公室二级调研员，不再担任青岛市卫生健康委员会宣传处副处长、三级调研员；

孙寿祥同志任青岛市卫生健康委员会保健办公室四级调研员；

李学军同志任青岛市卫生健康委员会机关党委二级调研员；

刘学峰同志任青岛市卫生健康委员会机关党委三级调研员；

田宇同志不再挂职兼任青岛市卫生和计划生育宣传教育中心主任；

宋云鹏同志任青岛市卫生健康发展研究中心副主任，不再担任中共青岛市急救中心支部委员会委员、青岛市急救中心副主任。

2019年10月16日青卫任〔2019〕21号，市卫生健康委员会党组研究决定：

刘正英同志任青岛市卫生健康委员会财务审计处四级主任科员，任职时间自2019年9月起。

2019年8月27日青卫任〔2019〕22号，市卫生健康委员会党组研究决定：

杨晶同志任中共青岛市疾病预防控制中心委员会委员、青岛市疾病预防控制中心副主任（正处级），不再担任青岛市卫生健康委员会妇幼健康处处长。

2019年10月21日青卫任〔2019〕23号，市卫生健康委员会党组研究决定：

孙森同志任青岛市卫生健康委员会妇幼健康处副处长（主持工作，试用期一年），不再担任中共青岛市中心血站委员会委员、青岛市中心血站副站长；

孙健平同志任青岛市卫生健康委员会科技教育与交流合作处副处长（试用期一年），不再担任中共青岛市疾病预防控制中心委员会委员、青岛市疾病预防控制中心副主任；

王扬阳同志任青岛市卫生健康委员会医政医管药政处四级主任科员，不再担任青岛市卫生健康委员会综合监督执法局四级主任科员。

池一凡同志任中共青岛市中医医院（市海慈医院）委员会委员、青岛市中医医院（市海慈医院）院长，不再担任中共青岛市市立医院委员会委员，青岛市市立医院（集团）副总院长，青岛市市立医院副院长，中共青岛市第九人民医院委员会书记、委员；

邢晓博同志任中共青岛市第三人民医院委员会书记；

杨九龙同志兼任中共青岛市第九人民医院委员会委员、书记；

邢立泉同志任中共青岛市胶州中心医院委员会书记、青岛市胶州中心医院院长（试用期一年）；

马桂莲同志任中共山东省青岛第二卫生学校委员会委员、书记，不再担任中共青岛市胶州中心医院委员会书记、委员，不再挂职中共山东省青岛第二卫生学校委员会书记、委员；

李慧凤同志任青岛市干部保健服务中心主任（正处级，试用期一年）。

阎晓然同志任中共青岛市市立医院委员会委员、青岛市市立医院副院长，不再担任中共青岛市海慈医疗集团委员会委员、青岛市海慈医疗集团黄海医院副院长；

潘蕾同志任中共青岛市中心（肿瘤）医院委员会委员、青岛市中心（肿瘤）医院总会计师，不再担任中共青岛市妇女儿童医院委员会委员、青岛市妇女儿童医院总会计师；

孙彩茹同志任青岛市第三人民医院副院长；

郭继梅同志任青岛市第九人民医院副院长；

尚涛同志任中共青岛市妇女儿童医院委员会委员、青岛市妇女儿童医院总会计师，不再担任青岛市公立医院经济管理中心副主任；

魏秀娥同志任中共青岛市胶州中心医院委员会委员；

蓝峻峰同志任中共山东省青岛卫生学校委员会委员、山东省青岛卫生学校副校长，不再担任中共青岛市疾病预防控制中心委员会委员，青岛市疾病预防控制中心副主任、工会主席（按工会章程办理）；

王永成同志任青岛市卫生健康科技教育中心副主任，原任职务自然免除；

刘宏同志不再担任中共青岛市海慈医疗集团委员会委员、青岛市海慈医疗集团总院长兼青岛市海慈医院院长、青岛市中医院院长、青岛市黄海医院院长，保留原职级待遇；

牛锡智同志不再担任中共青岛市第三人民医院委员会书记、委员，保留原职级待遇；

张泮民同志不再担任中共青岛市中心（肿瘤）医院委员会委员、青岛市中心（肿瘤）医院工会主席（按工会章程办理），保留原职级待遇；

马振亮同志不再担任中共青岛市第三人民医院委员会委员、青岛市第三人民医院副院长，保留原职级待遇；

延壮波同志不再担任中共青岛市第五人民医院委员会委员、青岛市第五人民医院副院长，保留原职级待遇；

周健同志不再担任中共青岛市第五人民医院委员会委员、青岛市第五人民医院工会主席（按工会章程办理），保留原职级待遇；

宋玲同志不再兼任青岛市精神卫生中心总会计师；

单若冰同志不再担任青岛市妇女儿童医院副院长兼青岛市妇幼保健计划生育服务中心副主任（主持工作），保留原职级待遇；

谭帮财同志不再担任中共青岛市急救中心支部委员会委员、青岛市急救中心副主任，保留原职级待遇；

宗瑞杰同志不再担任中共青岛市中心血站委员

会委员、青岛市中心血站副站长，保留原职级待遇；

刘忠立同志不再担任中共山东省青岛卫生学校委员会委员、山东省青岛卫生学校副校长，保留原职级待遇；

宋守正同志不再挂职中共青岛市胶州中心医院委员会副书记（主持党委工作）、委员。

以下干部因机构更名任职相应调整，原任职务自然免除：

赵军绩同志任中共青岛市中医医院（市海慈医院）委员会委员、书记；

朱维平、张启顺、张文理、刘庆涛同志任中共青岛市中医医院（市海慈医院）委员会委员、青岛市中医医院（市海慈医院）副院长；

唐明同志任青岛市中医医院（市海慈医院）副院长；

李志荣同志任中共青岛市中医医院（市海慈医院）委员会委员、中共青岛市中医医院（市海慈医院）纪律检查委员会书记；

王者令同志任中共青岛市卫生健康科技教育中心支部委员会委员、书记，青岛市卫生健康科技教育中心主任；

徐建同志任中共青岛市卫生健康人才综合服务中心支部委员会委员、书记，青岛市卫生健康人才综合服务中心主任；

谷元强同志任青岛市卫生健康人才综合服务中心主任助理；

管勇同志任青岛市卫生健康发展研究中心副主任；

宫晖、于立军同志任青岛市卫生健康宣传教育中心副主任；

闫恒颖、于云龙同志任青岛市卫生健康培训服务中心副主任。

2019年11月4日青卫任〔2019〕24号，市卫生健康委员会党组研究决定：

池一凡同志任中共青岛市中医医院（市海慈医院）委员会副书记；

兰克涛同志任中共青岛市中心（肿瘤）医院委员会副书记；

邓凯同志任中共青岛市胸科医院委员会副书记；

丁文龙同志任中共青岛市第五人民医院委员会副书记；

王明民同志任中共青岛市第六人民医院委员会副书记；

王春霞同志任中共青岛市精神卫生中心委员会副书记；

郭冰同志任中共青岛市第八人民医院委员会副书记；

王万春同志任中共青岛市口腔医院委员会副书记。

2019年11月19日青卫任〔2019〕25号，市卫生健康委员会党组研究决定：

苏华同志任中共青岛山大齐鲁医院委员会委员、书记；

马祥兴同志不再担任中共青岛山大齐鲁医院委员会书记、委员。

2019年12月12日青卫任〔2019〕26号，市卫生健康委员会党组研究决定：

郑心同志任青岛市中医医院（市海慈医院）副院长（正处级）。

2019年12月12日青卫任〔2019〕27号，市卫生健康委员会党组研究决定：

刘双梅同志任中共青岛市北九水疗养院总支部委员会书记；

江威同志任青岛市妇幼保健计划生育服务中心主任；

宋守正同志任中共山东省青岛卫生学校委员会委员、山东省青岛卫生学校校长，不再担任中共山东省青岛第二卫生学校委员会副书记、委员；

高杨、泮思林同志任中共青岛市妇女儿童医院委员会委员、青岛市妇女儿童医院副院长；

魏涛同志任青岛市妇女儿童医院副院长；

徐晟伟同志任中共青岛第三人民医院委员会委员、青岛市第三人民医院副院长；

王立钢同志任中共青岛市精神卫生中心委员会委员、青岛市精神卫生中心副主任；

侯凤春同志任中共青岛市口腔医院委员会委员、青岛市口腔医院副院长；

李志涛同志任中共青岛市中心血站委员会委员、青岛市中心血站副站长；

王静同志任中共青岛市急救中心支部委员会委员、青岛市急救中心副主任；

段海平同志任中共青岛市疾病预防控制中心委员会委员、青岛市疾病预防控制中心副主任；

陈方同志任中共山东省青岛卫生学校委员会委员、山东省青岛卫生学校副校长；

郭尚林同志任青岛市卫生健康科技教育中心副主任；

以上干部试用期一年，原任行政助理职务自然免除。

张成同志任中共青岛市妇女儿童医院纪律检查委员会书记，不再担任青岛市妇女儿童医院副院长；

崔云龙同志任中共青岛市中心血站委员会委员、中共青岛市中心血站纪律检查委员会书记（正处级），原任职务随机构调整自然免除；

王琳同志不再兼任中共青岛市妇女儿童医院纪律检查委员会书记；

李智成同志不再担任中共山东省青岛卫生学校委员会委员、山东省青岛卫生学校校长，保留原职级待遇；

高向阳同志不再担任中共青岛市中心血站委员会委员、中共青岛市中心血站纪律检查委员会书记（正处级），保留原职级待遇。

2019 年 12 月 12 日青卫任〔2019〕28 号，市卫生健康委员会党组研究决定：

高志棣、王莉同志任中共青岛市中医医院（市海慈医院）委员会委员；

吴雪松同志任中共青岛市中心（肿瘤）医院委员会委员；

宋海峰同志任中共青岛市第九人民医院委员会委员，不再担任青岛市第九人民医院财务科科长；

刘倩同志任中共青岛市妇女儿童医院委员会委员，不再担任青岛市妇女儿童医院财务科科长；

郑克芬同志任中共青岛市中心血站委员会委员；

高峰、吴淑娟同志任中共山东省青岛第二卫生学校委员会委员。

以上干部原任行政助理职务自然免除。

韩春山同志任中共青岛市妇女儿童医院委员会委员。

2019 年 12 月 12 日青卫任〔2019〕29 号，市卫生健康委员会党组研究决定：

泮思林同志挂职任青岛市卫生健康委员会医政医管药政处副处长；

郭尚林同志挂职任青岛市卫生健康委员会综合监督与食品安全监测处副处长；

李志涛同志挂职任青岛市卫生健康委员会宣传处副处长；

谷元强同志挂职任青岛市卫生健康委员会人事处处长助理；

郭娟娟同志挂职任青岛市卫生健康委员会规划发展与信息化处处长助理；

徐磊同志挂职任青岛市卫生健康委员会财务审计处处长助理；

王伟民同志挂职任青岛市卫生健康委员会体制改革处处长助理；

许峰同志挂职任青岛市卫生健康委员会疾病预防控制处处长助理；

宋海峰同志挂职任青岛市卫生健康委员会基层卫生健康处处长助理；

王明臻同志挂职任青岛市卫生健康委员会科技教育与交流合作处处长助理；

张科翼同志挂职任青岛市卫生健康委员会健康产业处处长助理；

赵自云同志挂职任青岛市卫生健康委员会妇幼健康处处长助理；

肖飞远同志挂职任青岛市卫生健康委员会机关党委处长助理。

以上干部挂职时间一年，自 2020 年 1 月 1 日至 12 月 31 日。

徐琳娜同志任青岛市卫生健康委员会医政医管药政处一级主任科员，不再担任青岛市卫生健康委员会行业安全管理处一级主任科员。

2019 年 12 月 16 日青卫任〔2019〕30 号，市卫生健康委员会党组研究决定：

温成泉同志挂职任中共青岛市第八人民医院委员会委员、副书记，青岛市第八人民医院副院长（主持行政工作）。

郭冰同志不再担任中共青岛市第八人民医院委员会副书记、委员，青岛市第八人民医院院长，保留原职级待遇。

2019 年 12 月 16 日青卫任〔2019〕31 号，市卫生健康委员会党组研究决定：

孙堃同志晋升为青岛市卫生健康委员会人事处二级主任科员；

高悦茗同志晋升为青岛市卫生健康委员会疾病预防控制处二级主任科员；

杨云刚、刘迁同志晋升为青岛市卫生健康委员会综合监督执法局一级主任科员；

殷梦琪、亢培培同志晋升为青岛市卫生健康委员会综合监督执法局二级主任科员；

李辉、刘洋同志晋升为青岛市卫生健康委员会综合监督执法局三级主任科员。

2019 年度青岛市卫生技术职务资格高级评审委员会评审通过人员名单

正高级(172 人)

丁邦厚　刁锡东　于　挺　万桂敏　马世臣
马保凤　马照成　王玉敏　王正敏　王亚东
王兴旗　王守彬　王　军　王芙芳　王环仁
王松玲　王明明　王忠东　王京川　王宝平
王宝林　王　革　王　娜　王艳波　王善良
王　强　王　雷　王颖翠　王新梅　王　群
王　静　王慧珍　王　燕　尹　刚　卢明江
卢美英　卢　娜　田海龙　冉雪梦　付志深
匡海茜　邢　倩　毕维传　曲才杰　吕　光
吕红娟　吕　健　吕维红　朱司军　朱明泉
朱建华　朱娅梅　朱　健　朱雪梅　任显芝
任　超　刘丰海　刘毛平　刘世喜　刘加洪
刘亚丽　刘贞梅　刘同祥　刘　伟　刘良伟
刘林强　刘铭东　刘淑梅　齐宗辉　闫怀军
闫美兴　江　忠　许凤莲　孙付贵　孙学玉
孙　航　孙清秀　孙裕平　纪秀照　苏丽萍
杜以萍　杜金辉　李　川　李冬梅　李光明
李　会　李秀刚　李　君　李国华　李金星
李春梅　李桂莲　李　黎　李　燕　杨　准
杨　敏　吴淑芹　邹晓光　邹　悦　况瑞芬
冷　英　辛克明　张文华　张文轲　张玉超
张　扬　张　华　张　庆　张秀芳　张纵横
张　青　张　珂　张砚华　张　维　张新明
陆学超　陈文美　陈书兰　陈安进　陈　杰
陈艳萍　陈爱芳　苗　丹　苟　卫　尚清芳
季朝亮　瓮占平　周世龙　周克文　周建辉
郎继孝　赵旭杰　赵复江　赵洪波　赵　艳
赵瑞花　赵增翠　姜刚书　秦　蕾　袁世凤
袁海成　耿少卿　贾秋香　徐　文　徐宏建
徐炜志　栾世波　高　平　高　伟　高延敏
高志棣　郭　军　郭　晓　唐咏春　崔广伟
崔仁刚　崔民波　阎晓然　渠　莉　彭丽静
董辰元　董绘芳　韩德岗　景　昊　靳树仁
臧泉红　谭梦姗　谭雪莹　滕春媛　潘友欣
薛守勇　戴丽娜

副高级(821 人)

丁文豪　丁玉菊　丁芙蓉　丁昌会　丁昌青
丁明良　丁晓倩　丁　彬　丁　敏　丁晶晶
丁　蕾　卜泉东　刁海霞　于夕妍　于云鹏
于中洋　于文军　于先涛　于　华　于池见
于红岩　于志坚　于沛林　于宏普　于金宁
于春好　于振花　于　莉　于晓妮　于彩娥
于清华　于　群　于慧嵘　于　澜　万永高
万　宇　弋　英　卫红军　马文娟　马本绪
马　宁　马成龙　马成俊　马秀英　马　波
马洪艳　马钰辉　马海兰　马　颖　马蕾娟
王大鹏　王夕荣　王义民　王　飞　王飞燕
王丰玉　王少华　王月红　王风磊　王文娟
王永宝　王永亮　王亚明　王　刚　王廷刚
王华卿　王会福　王　冰　王江凤　王　宇
王红玉　王志刚　王　芳　王　克　王　丽
王丽岩　王秀川　王秀玲　王迎春　王君业
王茂龙　王英华　王英英　王林平　王松山
王　奇　王明明　王明臻　王　欣　王金芳
王京涛　王　波　王宝英　王建宁　王春莲
王奎伟　王俐滢　王俊杰　王美玲　王美莉
王　洋　王　艳　王素章　王振武　王　莲
王桂玲　王晓飞　王晓丹　王晓平　王晓宁
王晓霞　王　倩　王　健　王　耸　王爱香
王爱萍　王浩军　王海丰　王家平　王　娟
王萍萍　王雪凤　王雪莲　王　敏　王彩霞
王　琦　王　琦　王　辉　王　淼　王　锋
王湘茗　王　婷　王雷舰　王新志　王　翠
王翠晓　王翠霞　王慧红　王　镇　王　毅
王　燕　王　燕　井国防　韦小燕　牛路军
毛庆东　仉海峰　仓怀芹　尹克春　尹喜玲
孔光明　孔繁荣　邓文帅　邓光启　艾沛兴
艾莲涛　石永杰　石　岩　石　岭　石悦香
石彩凤　叶　钝　田小草　田　羽　由翠霞

史永学　史　明　史桂英　史　悦　付金玲
付京尧　付　强　付慧玲　代松芳　代欣广
代桂珍　冯文宏　冯玉杰　冯秀栓　冯龄鑫
宁昌鹏　宁建红　宁珊珊　匡素清　朴长元
毕红梅　毕迎惠　毕晓磊　曲世平　曲宝迪
曲妮燕　曲春艳　吕山木　吕仁娟　吕月霞
吕文芳　吕利华　吕响红　吕　洪　吕雪丹
吕　腾　吕新方　朱卫红　朱志刚　朱爱欣
朱雪梅　朱　婕　仲　捷　任成伟　任　华
任红玲　任慧颖　华永进　华淑芹　庄永娟
庄梅兴　刘才华　刘小丽　刘元涛　刘云波
刘月英　刘凤仙　刘方雷　刘玉珍　刘玉姣
刘玉萍　刘世光　刘兰涛　刘　宁　刘旭凤
刘汝华　刘　红　刘志娟　刘丽莉　刘丽霞
刘岐花　刘　兵　刘其雷　刘松涛　刘　杰
刘尚龙　刘明奎　刘学萍　刘　建　刘建新
刘春红　刘春雷　刘　珊　刘　珉　刘砚涛
刘思全　刘　美　刘美阁　刘　娜　刘勇山
刘　艳　刘　艳　刘素丽　刘桂秀　刘晓华
刘晓芹　刘晓丽　刘晓娜　刘　涛　刘海飞
刘家华　刘继重　刘　培　刘　菁　刘　萍
刘梅先　刘淑芳　刘　超　刘潇潇　刘　震
刘　燕　刘　燕　齐　莹　闫兆平　关爱丽
江爱青　江雪宁　江淑芬　安丰田　安　玮
安朋朋　安　乾　许　彦　孙卫英　孙卫娜
孙元亮　孙玉华　孙丕忠　孙丕磊　孙东宁
孙立波　孙永革　孙光仁　孙同会　孙　伟
孙兆家　孙庆燕　孙　军　孙军磊　孙　红
孙进仓　孙　芳　孙丽萍　孙　英　孙建伟
孙建岭　孙建慧　孙修勇　孙　娜　孙素英
孙莉莉　孙爱华　孙爱丽　孙海英　孙　娟
孙继芳　孙雪梅　孙彩云　孙彩霞　孙维梅
孙瑞端　孙　腾　孙睿杰　牟　正　纪国欣
纪新英　纪　霞　苏元霞　苏文娟　杜占慧
杜兆金　杜君威　杜　青　杜莉莉　杜雪梅
杜惠琴　李小明　李元平　李云龙　李长优
李　凤　李文玲　李文燕　李双庚　李永琼
李光辉　李　伟　李旭日　李　红　李　红
李纪淑　李运华　李　花　李丽杰　李秀玲
李作臻　李　君　李青霜　李拥军　李　杰
李国锋　李明岐　李明霞　李岩松　李秉诚
李　姗　李春芳　李玲丽　李荣玲　李胜全
李美兰　李洪莲　李　艳　李素秀　李晓丽
李晓静　李晓燕　李峰峰　李爱英　李爱梅
李海燕　李　晨　李彩燕　李清浩　李淑敏
李绪彤　李维艳　李喜海　李　辉　李　智
李　强　李瑞娟　李瑞娟　李　雷　李　雷
李慎玲　李　群　李　慧　李慧娟　李德杰
杨小苗　杨向宁　杨冰心　杨庆运　杨建梅
杨虹秀　杨　涛　杨培珂　吴玉良　吴岁寒
吴红花　吴红蕊　吴泽玉　吴学梅　吴绍京
吴艳群　吴晓磊　吴晓燕　吴彩娟　钊守凤
邱兆兰　邱素稳　邱　梅　邱登波　何向辉
何　英　余彩明　邹宏伟　邹　珺　邹雪妮
邹锡连　冷素梅　冷晓妍　辛秉昌　辛祝波
宋一全　宋业琳　宋　芬　宋　青　宋国华
宋　凯　宋　佳　宋美玉　宋振玉　宋振迪
宋晓萍　宋　娓　宋　锋　宋　强　迟向荣
迟秀云　迟　琨　迟增乔　张小英　张子波
张元亮　张云涛　张中正　张凤娟　张文忠
张文辉　张方华　张本超　张平英　张存娟
张成森　张　旭　张　军　张　红　张红花
张红艳　张红霞　张孝峰　张志强　张克秀
张　丽　张丽芳　张　利　张灵芝　张纯全
张　玮　张　坤　张坤香　张鸣鸣　张金城
张春香　张济文　张勇哲　张艳华　张　泰
张振华　张振晓　张莉丽　张桂欣　张桂俊
张晓玲　张　晏　张积英　张　健　张高峰
张海英　张　彬　张雪霜　张彩秀　张淑英
张　琳　张喜芹　张　雯　张敦欣　张　强
张慧媛　张增光　张　磊　陆红苇　陈文忠
陈文梅　陈允惠　陈玉华　陈玉明　陈立山
陈红磊　陈志清　陈　丽　陈丽萍　陈　兵
陈金锁　陈春光　陈　栋　陈　勋　陈炯花
陈艳梅　陈晓黎　陈雪峰　陈慧琴　陈　磊
陈　燕　邵文东　邵世宏　邵　凯　邵玲玲
邵敏芝　邵　静　武小英　苗　蕾　苟乃政
苑志勇　苑奇志　范　春　林东亮　林西青
林丽丽　林　杰　林忠贤　林　娜　林振芝
林爱军　林接法　尚　文　尚　波　国　增
易　华　罗　琳　金丽萍　周大海　周亚青
周　伟　周伟东　周　红　周明科　周　波
周浙青　周淑娥　周喜燕　周雷升　周翠凤
庞　凤　庞智勇　郑月玲　郑方香　郑志轩
郑晓云　郑　毅　泥永安　宗秀红　宗　倩
官莉芹　房冬梅　房晓燕　房　霞　赵东平
赵成健　赵丽萍　赵美玲　赵艳玲　赵振阳
赵晓梅　赵　娟　赵　娟　郝　力　郝丽娟

郝秀芹 荆国红 荆相瑜 胡月娥 胡文龙
胡　松 胡　怡 胡海升 胡海波 胡　磊
柳　岩 柳素珍 战润庆 段文晓 段有平
段同庆 侯军鹰 侯　玲 侯晓辉 侯晓群
逄　妍 逄建清 姜　芹 姜　丽 姜春红
姜　玲 姜　玲 姜晓丽 姜　健 姜爱霞
姜海艳 姜维娜 姜　韬 类成刚 宫珍卿
宫相翠 宫　娣 祝正佳 胥英华 勇春明
骆　萍 骆　磊 秦　伟 秦　红 秦艳丽
秦蕾蕾 袁小源 袁　汇 袁永刚 袁荣正
耿梅云 莫　燕 贾风英 贾玉叶 贾冬梅
贾冬清 贾兆广 贾兆群 贾进正 贾美华
贾晓蓉 顾　媛 徐文正 徐巧玲 徐功艳
徐光勇 徐丽丽 徐　秀 徐英华 徐明春
徐金芝 徐建辉 徐　洋 徐晓东 徐　梅
徐雪鹏 徐敬星 徐瑞平 徐瑞芳 徐颖婕
徐　静 徐增山 徐燕妮 殷启秀 殷津津
凌　勇 栾韶勇 高正颜 高　成 高　丽
高丽丽 高丽洁 高　辛 高英娜 高　明
高　岩 高泗宝 高桂香 高　娴 高　爽
高雪芳 高维国 高强方 高　静 高　磊
郭占山 郭　荣 郭　勇 郭　骞 郭慧丽
郭德利 唐永青 唐艳辉 唐福蒂 陶素芹
黄吉华 黄　涛 曹玉芬 曹雪芹 龚　敏
盛福娟 常学斋 崔世超 崔丽强 崔秀杰
崔晓芳 崔　涛 崔敏华 崔　燕 矫淑萍
鹿子燕 鹿钦霞 章　玲 阎文莉 阎丽平
梁发波 梁光霞 梁　华 梁泽光 梁海峰
隋小妮 隋　丽 隋晓峰 彭立雪 彭永鹏
葛　刚 葛春花 葛　海 葛　鸿 董加森
董　旭 董秀明 董良娥 董晓青 董　跃
董　霞 蒋永欣 蒋丽丽 蒋美欣 蒋裕蕊
蒋瑞宏 韩玉金 韩玉香 韩冬梅 韩宁宁
韩吉作 韩同彬 韩庆方 韩　红 韩贤珍
韩金美 韩　妮 韩　娜 韩景奇 程志海
程晓晖 傅桂兰 傅海霞 焦建英 舒　琴
曾　欣 温大鹏 温　琳 谢红波 靳　钰
蓝　娟 蒲春梅 蒲辉战 裘孝忠 解德平
满玮平 褚　磊 綦素霞 慕丽华 裴书英
管玉玲 管恩芹 管　燕 阚　艳 谭　伟
谭军英 谭晓洁 谭继云 翟风艳 颜京强
潘晓华 薛　白 薛兰花 薛光玉 薛秀华
薛洪海 冀永娟 穆芳杰 魏述强 魏　健
魏瑞莲

2019年度青岛市基层卫生技术职务资格高级评审委员会评审通过人员名单

正高级(23人)

丁保顺 马雪慧 王德克 毛贵宝 申　见
朱国际 刘长征 刘　宏 刘　青 刘其武
刘振霞 李传明 李秀梅 李京肖 张　华
张秀萍 张钦芬 陈景军 封祥光 赵坚刚
胡蕾蕾 宫相聪 贾智波

副高级(153人)

丁兰娟 丁　娟 于开成 于永芝 于明菊
于晓云 于　涛 于继贞 于　萍 于淑艳
于瑞芬 于　静 万燕燕 王友水 王孔林
王永湃 王兆春 王红梅 王寿芹 王志芳
王秀兰 王秀香 王俊杰 王炳胜 王　艳
王海波 王崇亮 王彩玉 王磊家 尹兆钰
叶宏春 付长义 付　平 付　玲 代礼红
宁长征 曲建纯 吕永波 吕　华 朱　霞
乔秀丽 庄　苗 刘传梅 刘汝华 刘守杰
刘　丽 刘昌永 刘春芬 刘美兰 刘振滨
刘爱红 刘雪梅 闫静文 江娟娟 江　敏
孙丁洲 孙玉玉 孙　红 孙红红 孙秀兰
孙宏伟 孙　岩 孙建云 孙艳艳 牟学凤
纪　艳 杜　燕 李　芳 李丽娜 李秀梅
李明波 李　岩 李朋华 李学伟 李建华
李建俊 李艳丽 李彩霞 李新宇 杨　宇
杨宝凯 吴利亚 吴雪梅 宋　刚 宋春环
初红艳 张小梅 张中收 张文丽 张永峰
张　伟 张志欣 张　芳 张佩海 张宗宝

张绍红　张洪艳　张振花　张晓林　张爱景
张清业　张淑萍　张　静　张　霞　陈丰珍
陈世林　陈成伟　陈　欣　邵胡林　金云善
金华艳　周立平　周秀娜　周明香　周宗芝
郑雪梅　郑彩丽　赵旭娟　赵秀美　赵春雷
赵美英　胡风海　胡国建　胡　洁　战国燕
逄秀敏　姜素瑕　姜　魁　宫晓慧　袁晓光
贾玉莲　顾雪峰　徐全森　徐　冰　徐建荣
徐德森　高呈波　高健聪　高　婷　郭美娟
郭淑莲　黄兆明　盛显涛　董永珍　韩德玉
傅红霞　鲁志霞　鲁善国　裴浩红　潘晓云
薛进发　魏　霞　籍欣欣

2019 年全国卫生专业中、初级技术资格考试青岛市合格人员名单

中级(3137 人):

陈　丹　李英兰　赵　杰　薛　白　郭　雪
赵　华　丛　姗　程振鑫　张云龙　朱厚梅
高成龙　吴晓嫚　张力栋　高嵩山　李　娜
薛娇聪　董惊心　邸　雯　杨忠侨　许传梅
付纪永　徐昌庭　宋　伟　张仲阁　李　敏
宗丽娜　栾　孟　栾晟洁　刘小惠　房婷婷
孙锡伟　王卫令　王展辉　徐学芹　栾正剑
陈学玉　梁庆娜　闫洪恩　张　克　孙文辉
于建伟　姜于乔　王绍珍　段有平　申志萍
杨明喜　庄肃巧　姜　凯　纪　文　匡　健
李　亮　赵　星　李　丽　刘　青　王晓蕾
于　洁　刘立清　温永梅　吕俊霞　崔维磊
王彩顺　郑　涛　刘　兴　李　刚　沃珊珊
王红蕊　董　航　秦　峰　刘　晨　张　磊
朱金辉　李凤艳　张　新　王亚萍　张海文
潘秀娟　李　凯　胡　晓　尤　艺　宋爽爽
陈　玲　靳秋露　胡桂芝　高美云　陈　华
袁晶晶　李　原　梁　超　曹宏伟　董晓倩
罗晓晖　许　璐　吕　晔　张小宁　刘永涛
崔中奖　芦双燕　刘　欣　陈仁军　孔维英
迟巧言　孙海峰　李　杨　董　佳　梁小莉
李　笋　何凤华　孙建龙　辛明泉　李　鸥
孔晓晓　郑凤基　赵　霞　史　明　王丽慧
王　媛　张　超　武　琼　黄永松　尤顺霞
高　歌　张聪聪　魏建颖　赵　晓　李瑞涌
傅文泽　杜　杰　孔　艳　李　阳　胡　帅
常映薇　王兆婷　魏晓燕　李玉英　吴晓雯
张玉磊　李亚坤　胡盛龙　王　亮　孙　玮
王　燕　安丽娜　李　庆　刘　翔　穆柏银
朱梓含　盛　琦　徐　强　代锡磊　李　朋
孙海燕　侯静静　苏中华　王辉英　王　磊
祝世海　吴德军　苗魏魏　杨　雪　王春展
王荣慷　王莉莉　钟发敏　刘　菊　吕桂阳
张利方　董铁英　刘　营　孙苏园　刘　博
姜晓静　孙晟杰　李晓东　郭　文　曹　帅
王艳蒂　刘　鹏　刘　霞　苏　帆　马　慧
韩文洁　江雪梅　冯　飞　纪　涛　王崔崔
杨文娟　高　岐　展振东　张绪特　韩强强
张　彬　任　飞　张　群　王　涛　王晓燕
姜　燕　魏松梅　高　璐　宋维玲　王丹丽
王洪洁　孔　娟　丁　坤　李柯桢　魏　巍
冷　伟　梁世秀　花晓敏　赵　婷　杨　昆
纪相芬　刘　影　李新友　陈晓鹏　刘娟娟
柳可巨　雍美玲　葛　云　王晓英　唐洪燕
李　霞　郝文嘉　李　瑛　李　娟　辛晓莉
张晶晶　张国涛　许　枫　邱玉娟　宋希暖
侯丽雪　王学军　万春竹　孙君艳　姜国珍
隋爱霞　苗瑛晖　崔　莹　李婉君　宋艳玲
郑雅楠　崔莹春　卢　栋　索秀杰　姚丹丹
贾佳佳　姚倩倩　韩沛然　吕彦洁　王明娣
尹海鹏　姜韦华　王艳平　杨明贤　张秋红
王　薇　张　颖　王崇丽　李　想　宋书帅
韩　欣　赵　冬　万　康　李韶华　董蓓蓓
李培慧　赵　丛　陈晓梦　陈　鹏　韩丹丹
成　娅　徐　栋　李井涛　夏芳芳　许耀文
匡秀婷　邓玉婷　糜丽云　高　哲　李晓玲
孟　晓　蒲晓新　满振珍　崔　宁　田莉莹
刘瑶琦　胡娴舒　马欢欢　曹梅玲　胡晓华

杨晓丽 孙莎莎 李　云 闵丛丛 任琳琳
单体栋 唐　东 孙　波 耿　宁 陈立震
胡豆豆 刘忠凤 崔祥华 李雪华 王丽娜
王潇玥 王文杰 车　琳 金湃涛 张　慧
王　静 孙九华 陈　伟 孙永亮 郭　华
孙　艳 王　琪 卢　鹏 李晓晓 孙　杨
王　丽 孙　瑛 张贤军 栗永生 王　琦
董沙沙 孙绍洋 孙　磊 代　琳 徐　翔
陈　鹏 王阿丽 荣　溪 刘　杰 曹　菁
宋　敏 李　鑫 丁晓君 尤洪峰 郜丽妍
韩　萌 张　怡 谭梦姗 赵庆菲 刘　英
甄　超 董冰子 于海龙 丁　慧 邓玉杰
郜　勇 魏　晓 宋丽媛 刘　萃 刘　璐
王玉珍 于　伟 杨春荣 王志强 张云清
龙　麟 孔祥祯 庄　珊 衣于琛 褚祥凯
于佳宏 张钟蔚 高　伟 耿洪娇 单　珊
刘　豪 张少蕾 刘　鹏 于　洁 邢　磊
徐立东 张　艳 商祥军 柯　珂 陈祥玉
姜超娜 高苗苗 许海霞 郭　蕾 刘艳丛
刘凤安 卢磊磊 王　勇 李　薇 郭念星
王蓉蓉 田苗苗 李晓青 张　惠 于胜武
陆　昀 崔淑菲 徐建辉 李培圣 吴　波
伦　月 王　旭 初可礼 傅　强 赵国超
张　琳 郭　刚 演林红 于茂茂 于　洋
朱铎声 田　伟 郭亮亮 魏婷婷 单祥祥
王怀敏 李　娟 陈启星 郭建波 臧志云
李春芝 吴兴隆 宋立佳 王　栋 李东董
吕喜东 傅　艳 孟　彬 许　鹏 陈善香
魏志敬 阳　辉 牟伟纲 纪宝尚 刘家豪
郭　峰 张乐天 徐　超 韩敦虎 郭子君
杨永东 官笑梅 辛　洋 孙　鹏 赵　扬
朱呈瞻 毛　艳 张建华 郭　栋 刘绪奎
穆常鑫 纪延进 郝　丽 林伯斌 崔宏帅
孙　灿 栾志远 薛丹丹 周　伟 李天翔
徐　林 赵希高 李文迪 孟海鹏 高　尚
于　杰 武　涵 董瑞鹏 于明升 江晓峰
范　帅 王　安 方　骏 于涛德 宋泓杉
张红玉 王　江 纪奕顺 董国栋 薛英明
王　琦 凌宗准 陈　强 赵文远 王爱君
宫福鹏 薛子超 王士源 鲁　尧 齐　鹏
吕　杰 高志远 王石奎 徐从艳 李大鹏
李发光 崔晓坤 孙礼昌 郭建伟 王　岩
孟　飞 于明圣 杨　杰 潘常春 董　涛
张子安 徐瑞峰 梁　成 周　超 孙晴宇

赵　晨 李志杰 范海玉 候丰伟 张福恒
袁　丁 邱晨生 陈　旭 邢鹏超 徐啟腾
李　论 李呈祥 张校铭 闫冠仲 王传孝
孙展发 李　飞 孙成龙 李海校 张少虎
朱　蒙 代吉寿 王　贺 殷　鑫 殷德年
元亮亮 晏琦旻 万晓照 王方明 王清海
孙晓辉 王大文 曲知专 冯　旭 赵吉存
孙　皓 尚　聪 蒋万顺 杨维明 李　坤
华　骋 王建华 张为宝 纪　翔 蒋林朗
田永强 汤方旺 郭立琪 于晓凤 王志伟
白　艳 朱建华 杨　燕 马　晓 彭　真
曹　媛 姜洁璇 田树旭 张静文 邱丽丽
史　蕾 李　莎 江　楠 韩姗姗 邹晓磊
杨晨曦 张叶三 曹文娟 王雯雯 李　伟
邓传凤 韩　雯 杨　晶 徐慧超 初怡静
王华杰 于剑虹 田　泉 于新平 师海英
刘　杰 赵　赟 韩彩霞 杜正娟 田丽莉
王凤华 王　雪 于　静 王伟昌 张　欣
于德龙 陈世相 刘　宁 张　楚 石岩蓉
代魏魏 张桂红 刘德春 张　丽 纪　超
王　欣 陈娟娟 马　青 张　琛 高　燕
王振侠 臧　娟 林晓杰 于茂敏 李恬恬
胡聪慧 雷丽莉 王焕焕 王红芳 宋沅瑾
牟　静 李培敬 张庆华 徐以凤 王　博
魏东旭 王萌萌 李　睿 王飞飞 王　丽
王　燕 于　琦 杨　柳 梁艳龙 张　倩
解童玲 孙平平 张晓艳 来守峰 尹　栓
单春荣 冷雪霏 王　倩 刘灵雁 宋　雯
崔凤静 曾　鹏 车立纯 宋吉叶 孙梦雅
于淑凤 马丽丽 唐　超 王江凤 孙丽伟
代　宝 宫　艳 李雪玉 张　珊 高辉香
徐璐璐 李　晓 林瑞霞 陈秀霞 刘德衍
林成程 赵仕磊 宋玉莹 位书宏 赵　雯
李静雯 周明明 殷晓贝 宗　瑶 李　翠
国艳华 段欢弟 丁运刚 樊宁宁 崔婷婷
鹿秋玉 胡　锐 毕文娇 王春香 于香玲
陈双双 卢发艳 刘艳芳 郭彦丽 董恩峰
陶久梅 陈金香 杨美珍 牛永芝 许贞菊
姜立伟 王效军 孙钰博 李　玲 连媛媛
傅　莹 李　龙 李泽晶 林　云 朱　姝
王倩倩 杨涵鸶 路晓琳 秦绪艳 王　鑫
张　丽 王　红 江　水 吕雅琳 刘怀霞
许桂文 张　洁 周婧雅 吕乐乐 单继华
薛　伟 刘树弟 费亚南 秦　君 陈晓芹

房新翠　孙辰辉　陈娇　刘洁　陶鳌
薛彩花　韩晓艳　高丽　谭叶　王玉
郭婧　吕建建　孙珍妮　陈士花　金永龙
王琪　刘阳　陈晓曼　李红艳　秦军伟
孙笑笑　张龙杰　朱燕　杨林林　张书宜
刘冬　刘永建　边甜甜　谢靖红　李伟凯
王法　杨光文　董诚　隋雪晴　孙伟
迟秀婷　季维娜　苏晓慧　黄召弟　葛文静
吕欣　管帅　蒋珍妮　孙欣　夏晓娜
刘锋波　刘伟　周峰　邵晓栋　谢宜兴
孙海霞　孙艳芹　杨光杰　王贵玲　孔宁宁
朱宗平　车飞　范利君　崔社娟　苏虹
江晶晶　于冬梅　李慧　韩玉娜　马淑娴
周彩萍　张楠　石玉欣　韩丽云　赵珍
胡学芳　田晓娟　吴赛　杨景茹　杨雪
仲艳密　周茂平　李付辉　赵永强　吴琼
牟爽　赵亮　刘霞　田雨　杨子祯
李云萍　李秀梅　赵丽霞　刘瑞玲　郑丽丽
张求　姜静　王梓函　李玉娟　解颜萍
于爱峰　张楠楠　姜彩云　武小玲　朱莉
季旸　王雷　马晓黎　李倩倩　王慧敏
李媛　张鹏　窦菁菁　王松　申荣
申恒花　田娜　张鹏　储惠君　刘尹
杨晓庆　刘文萍　丁娜　尚培红　贾彦芳
刘翠翠　苗贵申　王向真　夏婧　赵兰涛
朱孔娟　马红英　李振辉　张彦　张方伟
孔欣园　禚艳丽　高鹏　董胜男　王曼睿
李颖　车丰先　魏代菲　郭海燕　邹志进
闫动　刘伟丽　孙君辉　纪雅丽　吕文远
王婷婷　强显成　逄伟斌　刘晓江　张欣
宋作艳　韩超　钟明华　刘秋燕　段晋岳
孙慧　王帅　伦亿禧　王昊　张叶熙
苏杰　李祥林　董京军　刘海辞　鲁芳
丁秀芳　臧慧　初晓辉　孙铭声　李敬敬
王烨　宋亮亮　徐立萍　张丽　史航
耿丛丛　刘雯雯　赵自云　王冠勋　侯佳丽
矫玉玲　唐明光　成立　刘桂红　魏华莎
张永林　亢春雨　李鹏　刘婷婷　李海慧
白效博　李萍萍　巴亚玛　于晓静　徐虹
张云绮　任遥　耿国梁　刘成果　顾晓燕
葛中霞　刘力力　褚海涛　刘梦园　董允允
李锦彩　蔡长宇　周公茂　董旭涛　徐刚
李超　尹传蓉　孙科　李方龙　吴晓楠
宋佳　张晓敏　王伟力　王文朋　宋德福

王瑞军　郭小伟　吕晓伟　许殊兰　周程远
周娟　房洁　滕敏华　尹少卫　孙晓琦
张龙　郑艳　庞伟伟　王丽　苏一飞
郭爱荣　胡建龙　高艳艳　居坤　徐燕
周宁　陈爱芳　李宁宁　刘晓倩　徐晓华
于勇鑫　王文　刘春燕　徐冉　张巧林
陈浩　朱玑　陆梅静　姜帅　刘莉
宋滨生　段彦芬　郭鸿翔　丁弦　蒲佳
范晓　刘鑫　曲晓欣　张蕾　战文文
刘宏　郭健　刘桂荣　王宏利　郭庆圆
张海洋　王亮　朱登美　赵敏　张海英
夏晨蕾　王微微　曲晴　张磊　袁媛
卢晓南　张成成　黄巍　白新梅　王小利
魏佳琦　戴阳阳　刘冰　于晓晨　傅琳
王彩霞　高杰　孙文珺　李克飞　刘洋
马晓蓓　于海燕　刘相平　王刚　周雷
乔艳　高婧　刘孟春　张和平　范心怡
吴自谦　荆亚军　刘楠　刘鑫　孙宁宁
宋晓霞　张欣　廉志远　王志璐　冯红
石瑞琦　高倩　武玉田　刘莹　胡晓雯
张桦　郭强　刘伟　滕倩　丁丽君
杨丽　高燕　薛辉　马晓萍　于茂辉
兰珍霞　李敏　孙琳琳　刘玉华　何春宏
徐志龙　霍立娜　李雪冰　王薇薇　张兰
玄敏　赵亚文　张晓燕　李岩　韩肖梅
姜帅帅　于军海　段蓓　赵玉霞　宁静
杨建　王丽　邵明晶　朱荣荣　张培培
杨雪　赵刚　滕新苗　季晓　张静
丁佳丽　常艺萱　胡丹　吕春艳　郭本鸽
陈晓燕　杨艳　陈松　孙琛　王旖旎
曹淑花　李范美　王安珺　高卓　徐振坤
宫霖霖　张虹　徐慧琳　闫焕新　毛霞
杨国帅　张泽南　高平　王巧云　李相成
梁晓玲　孙晓婧　卢豪忠　吕品　鲁莹
潘洁　宫碧云　赵玉香　林萍萍　吕雪影
房磊　王慧　姜彦如　李彩丽　李秀静
孙泽媛　张蕾　刘国欣　管雪梅　傅璇
黄金凤　姜琳琳　张登川　姚儒　李楠
李佳林　孙华　卢言雪　纪文　宋颂
王佩　王克艳　李荣荣　孙悦　盖慧
季建青　刘萍　顾凯琳　樊超　牟云云
崔经薇　刘晓晓　李文胜　孙宁　张蕾
封玲玲　张晓华　于良健　费钰　黄小东
宋春雷　鲍丹娜　杜超　刘媛媛　王芝言

刘亚萍　毛洪艳　李钟秀　刘芳菲　王蒙蒙
刘新新　张晓甜　王静静　史　蕊　李如倩
王露露　尤　泳　于　晓　王丽萍　栾丽媛
王　芳　刘　静　王友香　卞晓田　赵　娜
宫兆英　张　允　顾　鑫　单宝雪　白存存
梁　雪　吕洪红　林　楠　刘　虔　杨雪慧
尹雪婷　董菲菲　张　雯　王　欣　杨秀梅
石　磊　逄晓乐　王　蓓　于秋丽　赵丽芳
李　伟　葛　红　胡珊珊　杨　娜　李光远
宋晓宁　王宪亭　孙凤云　葛晓帆　秦艳芳
白丽丽　段梦杰　刘　莎　王　爽　杨玉娴
段升洋　徐春秀　许晓玲　房　艳　张培培
明　婧　郁　峦　张　娜　张伟庆　孙树芳
王培倩　侯丽娜　韩　莉　韩　苗　殷茂霞
薛　文　梁丽娜　陈　芳　胡　欣　郭　扬
崔聪聪　杨　严　齐　静　赵月铃　李　平
牛　萍　尉　娜　王淑娜　刘晓芳　陈　君
于海梅　田红翠　侯　玉　莫晓菲　陈英华
王志丹　李慧冰　范眯眯　潘　娜　王爱玲
丁德月　丁明秀　徐金霞　王艳燕　彭　艳
刘永香　郑姗姗　薛斐玉　张晓龙　赵　丹
卢长虹　崔志晓　杜培艳　柳叙美　刘　青
杨春萍　徐艳蕾　任　萍　刘艳芳　刘素素
王玲玲　孙燕燕　郭章洁　王　凯　高萍萍
王海英　赵福华　马爱玲　宿存辉　李　萧
王爱红　薛　慧　崔　美　朱珊珊　李佳琦
于倩倩　王珊珊　吴同会　万　宁　李瑗君
马凤莉　陆景华　杨　静　刘秀秀　李　勤
宫霈霈　江　雪　盛宜晶　康　芬　魏炳艳
姜凤英　徐淑娟　冯正正　张凤丽　周鲁楠
柴金凤　龙文娟　张瑞玲　董文倩　李秀红
李兰芝　李　艳　白雪瑶　孙菲菲　赵　珊
宋宗楠　李文婷　张　贤　李　娟　王　伟
刘登登　杨　丽　张秀娟　林　林　廖信英
陈　鹤　刘娟娟　韩秀真　李俊玲　刘成琳
王佩娟　柳卜华　张　静　傅　蕾　邵婷婷
李芙蓉　徐雪珺　李　青　李莎莎　张海娟
于　杨　王文颖　侯　欣　袁　彤　赵　蕊
徐　晶　张飞飞　张　云　王　尉　范作惠
李瑾瑾　辛晓华　王　静　于淼林　牟　楠
沈文程　盛明珠　高玉娟　黄晓翠　王姗姗
马　旭　范金蕾　刘　璐　王　钊　李妮妮
梁　婕　李　凤　宋　敏　申文婷　赵　珺
孙华静　王小丽　王佳佳　杜金凤　于建燕

刘金霞　杨　琳　李　扬　王　杰　胡　涛
王佩佩　王　赛　王　倩　姜彩华　康　健
段婷婷　谢永慧　齐晓琨　陈　静　王媛媛
李　艳　苏文洁　刘梦皎　苗　顺　马　苧
孙嫦静　迟　珲　王　玮　戴琳红　咸金科
徐梦琦　薛　洋　赵　扬　朱福香　范清云
韩晓璐　韩一军　李　静　卞宝璐　董芹芹
韩　笑　吕　叶　韩　宏　常　虹　张　蕾
李　华　党　梅　王　瑛　崔　娜　王海凤
宋召芹　张永智　郭　灿　高倩倩　张亚希
秦　霏　薛　丽　潘　洁　韩　阳　王亚男
王文君　杨　敏　梁　琳　由文萍　章晓菲
张丙霞　王　睿　陶素杰　邹　丽　唐文静
贾张荣　张晓惠　辛谊村　李亭亭　祝晓萌
刘　静　孙　意　张晓倩　高丽娟　林校含
李　晶　姜慧敏　李　丽　张　净　刘纪坊
王欢欢　王海燕　焦　洁　李　琳　陈聪聪
于晓平　郭春玉　王　莉　于瑞彩　张玲玲
王　婷　初良静　王晓丽　王振平　刘小倩
郭华雁　陈　杨　车建建　彭　妮　鲁欣婷
焦翠翠　陶翠翠　陈雪松　宋晓兰　李田田
王亚茹　韩晓辉　丁　倩　赵　蓓　侯妮妮
任　娜　柴　华　范琪琪　王苗苗　李　琳
郭美娜　李　娜　孙晓琳　王晓红　侯维静
卢玉梅　侯昕雯　张　倩　陶晓飞　高　静
孙珊珊　王　璇　李晓琳　李　笑　孙琳琳
梁珊珊　郝帅帅　邢娴娴　欧爱春　王　宁
孙倩倩　刘庆丽　胡晓川　姜丽娟　范　鑫
陈　萌　刁婷婷　谢　添　于斐斐　刘海玲
陈　佳　李　杨　刘　斐　杜秀艳　王路路
李欣欣　戴　鹤　盛　宁　刘涛静　杨　铖
宋　园　李文静　袁振亮　田　晴　奚修艳
王艺丰　张玉玲　王巧巧　李泰芝　杜翠洁
展焕丽　尹雪梅　赵倩倩　栾淑韵　梁　梦
蒋　燕　李梦铢　于　君　刘　华　王小丹
马骏骁　吴红巧　修立娟　张　娜　宋爱风
史萌蕾　于　燕　纪晓娟　田　虹　刘淑文
彭　岩　吕　慧　王丽红　李晓华　王国英
刘孟晖　刘晓燕　战晓凤　张　薇　曾　敏
于飞飞　骆　龙　方　姝　陈　阳　陈秀丽
姜贞宇　李　燕　刘　君　吴钰莹　刘雪晶
咸玉梅　徐静静　董云芝　崔鲁艳　高丽菲
张涌汝　王　锋　李文涓　刘晓芳　崔美玲
胡伟伟　姜艳萍　盖婧婧　王　丽　王永立

张相欣 钟令美 张旭丽 葛晓楠 吕晓霞
麻潇云 孙奕 孙兆华 刘荣梅 李阳
王巧莉 张圆圆 江婷婷 马洁 侯香君
李笑 刘贝贝 邹韶艳 初文婷 于智鑫
耿令华 刘萌萌 高秀红 卜莹莹 穆彦彦
张新 袁晶晶 潘丽飞 王雅琪 吴应永
陈菲 赵小芳 吕菁 王欣欣 孙淑静
李琛 王淋淋 贾路平 鲁宛宛 玄璇
刘美志 郭丽 刘虹 王术美 位娟
赵延丽 刘蕾 孙蕾 郭前前 车敏丹
孙倩 耿菲菲 胡聪聪 李勇 王春燕
戴贝贝 徐贤慧 孙蔚 谭晓燕 徐珊珊
王旭玉 黄宁 张娟 李锋 张静
程鹤 于淑东 冯杰 谭清华 张瑜苹
孙晓辉 赵学美 周晓美 郭雯雯 徐贝贝
于青青 尹斌斌 李爽 于嘉 李莎莎
鲁莉莉 冯雪 张春梅 宋玲玲 孙孟孟
王岩 杨雪艳 杨秀芹 张霞 滕珊
李姒珈 樊继彩 王雪萍 刘欣 于静静
张璐 刘霞 林雪梅 侯娟娟 徐文超
张海岩 扈邑 王成妹 范文文 刘青波
李倩倩 王佳宁 马玉翠 赵慧 戴娜
史雯 孔祥明 于璐 杜鹃 陈玉雪
任丽华 王幸娟 张翠英 李帅 刘亚楠
董晓燕 高迪 于青霞 臧灵美 杨蕾
刘杰 肖雪莹 祝锡雯 秦金凤 孙秋红
付容 朱秋洁 王可可 赵红 黄桂霞
李飞飞 张浩迪 尹素静 张洁 康欢
王丛丛 王艳如 李绍洁 李春蕾 张孟娇
王瑞红 孙翠翠 张君 宋雪丽 王莉莉
綦丽玲 崔甜甜 梁晓萌 孙晓燕 孙雅妮
黄珊珊 徐媛媛 李甜甜 马永超 袁媛媛
吴欢欢 徐珊 蔡甜甜 宁晓 石艳艳
姜珊 李娅 谭珊珊 孙永光 汤燕
于青青 于海燕 李晓明 曹美玲 周雪
祝慧 张海英 于艳 宋珊珊 吕霞
黄莎莎 苗霖 赵津津 方锴 张琨
李汶玲 杜飞飞 鲁燕 李青 栾兴玉
张翠翠 李珊珊 秦文秀 相福梅 王欢
董倩 展琳琳 董蕾 宋晓梅 田琳
王高云 郑晓玲 赵冰心 赵月迎 矫海峰
董媛 王宁宁 丰春霞 李晓慧 曲萍萍
王宁 孙朝霞 崔建红 李靓 胡桂丽
白丽霞 季婷婷 孙蕾 温婷 王丽花

王旭萍 刘芳 辛苗 张娜 袁红
贾丽丽 刘丽苹 孙林洁 万翠翠 刘娜
赵磊 陈静 刘雪菲 李新宙 王朝霞
修翠萍 任亚萍 姚晓华 滕娜 王晓
董云飞 戴亚莉 蒋文彩 刘高林 刘飞飞
刘晓春 刘晓梅 纪文文 曾凡云 刘美辰
于广兰 苗芳元 王京艳 栾春峰 宋婷婷
卢洪涛 李慧敏 李晗 刘鑫 刘倩倩
崔晓雯 潘丽婧 韩莉娜 华冠 赵丽丽
刘立力 张婷婷 刘晓菲 任妮 张晓
于晓新 黄芳 李慧 温婷婷 赵晚红
吴秀 刘莎 李风彩 刘靖宜 王晓宇
王娜娜 肖菲菲 魏磊 秦翠红 刘群
王彩虹 甘娜 杨超 李顺顺 王忱
沈雪君 姜姌姌 张瑞 谭萌蕊 王加竹
王婧 刘泽霞 滕金明 陈杰 马胜菊
胡超 李娜 李霞 李宁 杨赛萍
孙红伟 姜小连 杨艳妮 李平 于洋
李莉 王晓晖 张世莹 单莉 刘冲冲
赵晓琳 刘金侠 宫晓 于婷婷 李霞
刘云霞 赵风云 魏晓云 孙琳 冯淑芳
马智伟 张素梅 杨伟华 杜金凤 杨静
田莉 田捷 胡沙 孙香 段华华
李春丽 杨晓敏 石丽丽 陶佳佳 周伟莎
卜范娟 马强 郭相云 杨伟 孙慧玲
曹佃英 王萍 杨利娜 孙青 夏立香
毕英娟 王媛媛 薛梅 王亚南 李春霞
鞠萍 牛玉芳 万世慧 张燕燕 吴伟伟
李晓宁 张庆焕 张静 郭丽丽 李亚丽
盛姝洁 于杰玲 李莉 李伟 董凤洁
李珊 赵艳侠 李斐斐 王洪芳 沈丽丽
王秀倩 王雅楠 郝红 顾瑞文 辛志俊
丛欣 梁巧艳 朱朝娜 左守红 于雪
彭晓蕊 张磊 招鑫 徐丽娜 邱萍
王珍珍 王娜 周佩佩 平华 井芳
隋蒙蒙 孙丽丽 于丽玮 仝豆豆 倪永红
李亚男 孙晓云 王海春 王莉娜 李晓晓
杨小辉 付俊香 付亚娜 段丽霞 苏清娜
李蒙蒙 李永征 王囡囡 王静 延姗姗
袁雪 车敏霞 于蕾 郭艳霞 袁颖
温颂颂 孙冰 崔荣荣 刘峰 熊娜
陈香 原双 李苗苗 于莉莎 李晓伟
张文文 尹琪 李阳 张永蕾 颜云
孙玲 杨雪梅 徐朝霞 周楠 徐泽凤

逄建香 陈祥娥 丁桂芬 纪红艳 张会娟
张 鹤 张钰敏 崔 华 陈玉梅 陈玉凤
马秀梅 封挺美 崔 婷 张 旭 尚连连
慕晓敏 刘明秀 于露露 孙 琪 杜海真
张 雪 张 莎 付雷星 曲文文 丁建慧
窦洪珊 张 敏 赵婧宏 周媛媛 张 野
宋慧超 杨胜男 李 隽 孙莎莎 张丽丽
唐 倩 张荣荣 董美玲 王 樑 郭兰岚
林陈陈 辛丽莉 刘赛赛 逄 珺 王 赟
李 婧 宋喜园 陈姗姗 乔 石 姜 微
邱燕妮 徐 颖 王鸿月 高 杰 董秀娟
曲晓彤 刘 泓 王海英 姜倩倩 韩 娜
唐照红 辛鲁群 郝小磊 杜忠军 韩 静
康 梅 李春艳 曹丽华 李 洁 郑秀陈
史巧飞 李少玲 刘 迪 潘 娜 潘雅琦
邱立玮 唐玲玉 夏丽丽 杨 斐 赵子菁
刘 晴 孟艳雷 王星月 吴敬雨 武 君
孙晓虹 杨 娟 李晓庆 万宗芝 矫亚妮
刘丽丽 代俊梅 刘丽娜 孙转会 孙楠楠
万 菲 李亚男 姜海英 王玉燕 赵 慧
吕金华 王 璐 尹梦梦 王晓凤 孙 静
郭 彤 刘亚萍 董怡君 王 静 陈琎琦
柳晓云 姜晓波 王 妍 孙冠军 高 娜
张利博 高 琴 葛丽婷 丁 佩 吕高品
曹卫珍 孙立霞 苗晓娟 杨晓艳 刘孝敏
李 雪 吴晓林 王 丽 高少梅 徐红华
安菁菁 丁新怡 廉士环 刘 燕 赵 杰
刘 俊 李蒙蒙 刘文斐 张亚楠 黄玉娇
马晓春 卢永霞 吕 岐 曲海燕 徐秋艳
吕丽丽 李媛媛 韩 冰 陈晓慧 刘路君
徐 凯 李晓宁 代晓娜 张丽云 赵加美
苏乔乔 尉平慧 李肖飞 侯学梅 牟金金
孙晓娟 王宝娇 王 伟 向娟妮 解 娜
李 倩 周 洁 姜 惠 姜 靓 李 斐
战霞霞 张丽华 张衍水 周月如 尹 娜
许 键 张彬彬 王 蓓 张 云 王凤梅
刘 琪 吕伟那 蒋慧娟 吴 越 董 捷
韩真真 韩蒙蒙 黄 杰 高瑞娟 胡 洁
郭园园 王 璇 崔焕云 李萌萌 李蓓蓓
邹 娜 高晓芳 于婷婷 刘 云 纪卫卫
刘 佳 王晓乐 高兴艳 楚红香 范金伦
陈鲁闽 廉菊峰 姜倩雯 赵小娜 王晓彤
赵莉莉 李泽娟 郑 梅 刘 红 李文虹
孙 娟 王胡君 刘 霞 孟庆芳 陈 菲
李文斐 孙 萍 王雷娜 刘峰峰 杜学丽
张亚萍 汪韶平 徐利元 王惠梅 林 蕾
孙璐璐 孙绪花 孙平平 王 婕 林晓彤
张 甜 赵川妮 杨 坤 刘 俊 方旭红
林青青 周建君 魏 品 刘超群 王芝兰
刘 芳 曲晓丽 方巧琳 王鸿鹏 刘京云
尹丹丹 王丰霞 郝甜蕾 林晓华 武 萍
于欢欢 孙 丹 陈育芸 张林林 王倩倩
崔 玉 穆赛赛 李青梅 冯胜华 李静静
王晨东 段 贞 李 秀 惠伟娜 殷春云
由莉莉 曹 鑫 袁沙沙 刘 沙 祁莎莎
孙玉晖 吴当波 车金霞 李娅辉 王玉姣
尹丽莉 于 娟 高 群 黄 玲 刘宪玉
吕妙颖 孙其群 周 艳 王 芳 邹园园
张文迪 刘 冬 孙 凤 于培丽 鲍丽娜
薛 慧 刘奕琼 历 群 唐小雯 赵 勇
逄 蕾 赵 静 黄金妮 匡晓蕾 朱晓翡
蔺俊青 丁 蕾 樊 娟 李亚华 刘忠倩
陈晓娟 孙 娜 郑 娜 马晓玮 徐烟妮
宁 娜 薛莎莎 王笑梅 许 红 刘 华
薛 梅 王慧雯 闫菲菲 孙 波 卢亚男
王丽娜 刘永梅 刘 伟 杨晓慧 高 杰
皮寒婧 王 辉 王 翠 丁 津 张艾丽
赵 炫 曲林林 王培培 韩晓娅 刘文菊
孙洪洁 王 坤 邴春梅 高桂菲 马 宇
马玉姣 柳前前 曹欢君 唐明慧 齐淑静
甄 莉 周 俊 钱希凤 焦 洋 吴淑欣
徐英婕 杨梅琰 任 晶 翟海飞 侯芳芳
辛 妮 姜 蓉 杨晓璐 王晓君 孙 璇
赵 媛 谭颖慧 张振娜 展浩程 刘丽萍
杨 雪 孙秀岩 魏 巍 赵凯谊 潘 虹
孙 晓 俞程程 于晓艳 宋 潇 孙雪梅
汪 杰 尹冬梅 刘 蓉 陈素芳 孙玉环
徐春辉 闫 华 杨曙光 蔺凡凡 赵玲玲
陈艳双 崔晓岭 陈 鑫 从红英 王 伟
张 蕾 冯立娟 王朋娟 吕小妮 王 群
宋晓莲 徐 帅 张 华 史亚星 王艳艳
徐 蕾 杨梅华 张洪翠 张南南 赵雪琦
江 欣 张 佳 徐彩云 刘 芳 孔 娜
刘义蒙 宋幸幸 游晶晶 辛秀婷 徐翠婷
张 凤 张 花 庄学艳 娄连玉 舒 媛
宋晓琳 孙祥红 汤玉凤 张汝梦 范文静
高 肖 姜振田 李碧露 刘 蕾 刘 琪
曲晓燕 史大龙 王艺璇 魏 蕾 周姗姗

黄翠翠 赵春梅 崔晓梅 孔娜 李倩
王鹤洁 王晓霞 魏彦华 张晓燕 刘正燕
蔡青 马慧慧 张红 李聪 李慧
苏青 张宏源 徐鹤桐 王红 吕好梅
刘霄 王香君 史凌飞 李丽 王彩华
周杉杉 高艳云 孙皎 王淑莲 尹晓芳
于衍艳 张玉 姜斐斐 郭静 冷鸽
李昆 吕美潇 吴佳美 周丽娟 吕姗姗
孙石玉 吴钰萧 刘琳瑜 付小倖 李小下
牟兴云 汪常玉 王伟 董芳子 郭星萤
解敬雨 盖岳 李娟 李亚南 邱莹莹
刘巧聪 任文丽 尚佩佩 张梦歌 张振清
袁梦吟 李京秀 张学 赵兰红 郭云静
纪帅帅 李力元 林炎 刘晓君 柳召兰
牟红宇 孙阳阳 汤继文 左芹凡 王贝贝
崔文 李静静 高波 姜翠萍 武子斐
战梦圆 张剑军 臧蕊 周永超 梁洁
马金华 常小杰 李凤 孙玉欣 吴显航
赵静 纪仁娜 杨玉秀 钟婷婷 孙海燕
李俊 华玲芝 杨瑗翌 江菲菲 胡向
丁晓静 滕晓文 姜慧 金洁 李喜晨
许小雪 王晓磊 周雪 朱键 江柳
傅正笋 胡绪超 韩玉浩 杨丽英 王英姿
王筱芬 赵丽丽 高杰 张培培 周海英
王炜 赵姣姣 孙志欣 刘雅坤 马潇
逄树婷 郑莉丽 于丽娜 李菲菲 肖琰
徐云梅 孟玉霞 李艳 任新勉 冯志远
徐晶 于妍 邵颖清 刘静 王凯
李如玉 胡雪娜 王雪琳 陈佳 迟金雪
赵娜 于彩钰 崔岩 孙欢 赵娜
田金枝 仲伟娜 李雪峰 袁经雪 宋娟
李晓晓 郝洪慧 徐丽娜 安玉娟 茅丽丹
辛静 王勤芳 于肖慧 孟凡清 李红
李琦 宋晶 王晓旭 周伟伟 杨静
刘云 张仁伟 宋艳霞 吕彤 王笑笑
潘佩佩 肖翠香 齐蕊 杜娜 崔焕香
董雪 薛沙沙 杨仕凤 陈红红 刘伟伟
薛培培 管雪飞 李浩杰 魏洪超 高菲
安丰娇 刘心语 王彩霞 管栩 刘颖
郭朋飞 王惠 崔晓琳 张雅丽 孙飞
戴咏梅 张文华 赵萍 谌云 孟鑫
王文平 张桂芹 战成成 吕国玲 窦妮娜
董旭峰 王坤宁 周晓婷 张英 林珊
王瑜 刘微微 王甜甜 强典玲 杨同彩

赵红 赵霞 周静 苏梦梦 杜丽斯
万珺 谭伟婧 刘珍 亓静 李安娜
崔路岩 韩梅 邹珍瑜 任莉莉 安真
张琳琳 王红艳 乔小会 徐娇 徐文娇
刘雅丽 栾海云 张兆凤 唐芳芳 孙银波
刘丽娜 姜臻臻 王乐 魏雯雯 贾丽
隋少琰 吴封娇 黄琴 刘玉欣 宋蕾
薛凯凯 车玉丹 岳雁宇 刘大伟 江聪
王芳芳 冷敏 邱多欣 孙杰 邵红梅
姜霞 郭晓黎 魏晓旭 毛宁 王爱婷
张芳 张金玲 何飞飞 毕研君 战金美
李晓燕 王海雷 徐友迪 綦萍 杨桂红
侯可嵘 胡文佳 陈会云 邱圆圆 潘静坤
生姣姣 张梅 刘美 周亚萍 修珺健
曹永新 贾文晶 王昭慧 孙璐 李春娟
夏丽萍 马方圆 王媛 李卫平 宋晓艳
周晓丽 张玉玲 张宁 乔坤 石磊
匡成成 马璐璐 牟信谛 杨维浩 肖燕
王旭慧 齐迎 王雅坤 袁戴范 钟政
石琳 徐红波 江慧 马丽莎 侯可俊
王文文 张捷 贾凤 魏欢 车亚男
郑虹 贾玉凤 李超 刘毓 于珊珊
毛心艾 吴媛 于蓓蓓 张丽娜 宋磊
刘迎超 隋沅宏 李云 李斐斐 李聪
李霞 赵萌 王玫 秦爱芳 管海霞
李姣姣 张伟 李瑞华 崔金令 于海艳
贾飞飞 王卉 卞爱霞 张翠梅 冷海霞
李艳梅 于沙沙 王红 王引 李丹
崔丽 徐双 于兆静 徐鑫 王素平
刘晓婷 徐艳艳 肖婷 殷芳 段青
于晓凡 封梅 王珊珊 张学芬 黄悦
张璐 李红波 宫璐璐 王瑞昕 刘玮
张雯雯 江笋 刘璐 宋宇 王佳
王路 张英 于晓娜 万贝贝 徐春霞
马宁 丁婷芝 韩玉红 张爱丽 李宁
董雪 王安静 王聪 丁璐 张红
邴雪梅 姜红岩 孙倩倩 缪敏敏 纪秀霞
于琪 韩启迪 薛桂萍 张宁 宋晓东
王美娟 彭凤 隋宾鹏 刘娜 张勋
雒福坤 孙树晖 冯沁 吕有照 李非
孟庆华 冷甜甜 张广飞 孙硕 王滨
刘璞 马金龙 王桂丽 王世波 吕峰
许家堃 董高昆 张颖 徐志鹏 陈吉军
贾伟 张玉丽 刘奇 张晓辉 李琮

郭宗亮 刘丽慧 李周雷 仇百平 刘健
韩秀芳 孙云翠 纪建文 杨帆 亓敏
逄倩 韩晓蓓 肖丽 侯盼 丁健
王伟青 姜丽红 孙晓芳 王仁峰 郭明贞
王萍 刘晓 危新俊 杨世超 王洪芹
张延娜 钟洪啸 张瑾 袁静 韩林凯
李加山 方晨 苗艳 刘奇 勾俊洁
张宁 卜一凡 张彩甜 范晓阳 肖启钰
滑欢 周花红 辛艳园 吕翠江 陈鹏
邱朋伟 连丽琼 韩福林 贾琨 刘俊英
秦一鹤 牛妞 孔丽 亓艳 孙智娟
林阳阳 李小美 王敬丽 杜晓丹 王兆贝
解洪立 王玲玲 王荣 王娟 刘文淼
王文环 孙萌 隋君娜 丛蓓蓓 董明环
王善鹏 王金焱 韩凤娟 金秋男 王喆
宋宁 韩雪 王祝年 杨晓敏 刘华月
刁玮凤 李帅 杨琳 赵怀志 田园
李雁 于秀秀 郑晓晓 于文婧 陈伟伟
王玉萍 马蓓蕾 王誉静 刘甜甜 刘霖
赵康丽 宋华伟 付清松 张小东 魏强
刘宁 刘卫华 朱敏 瞿晓慧 王宁
陈松梅 赫宁宁 王海革 张燕 孙权业
谭慧 王慧娇 袁凤群 刘凯波 于文霞
崔雪娇 陈玲玲 门玉萍 张磊 胥兴丽
寇海燕 刘津 程罡 李丽娜 张莎
梁园园 臧远庆 计晓彬 马增燕 肖洁琼
彭森 李润东 王海宁 苗梦 王仁栋
张鑫 万鸿飞 王慧 卜叶萱 吕雪砂
方芳 戚万瑞 丁薇 綦胜禹 董悦
王琛 崔寿超 郑兆燕 隋永妮 张菁
任明磊 薛腾超 谭晓芳 高晶晶 姜建
孙珊 张大伟 邱延翠 邵宇涵 赵园园
王瑞 张勤勤 李甜甜 肖雅丹 程增广
杨超 胡建霞 臧玉翠 张铷 李丹
董庆喆 李绍丽 刘丽敏 赵真真 张书维
王婷婷 韩海斌 赵鑫 王树宁 安丽娜
吴雯雯 李慧琳 宋晓燕 马建华 郭佩
陈文梅 陈思思 王冠军 王卫 亢春天
侯桂青 杜昭弘 王蓉 邓恩惠 谭长芹
张杨阳 李晓辉 边忠政 董文帅 万超
蒋晓 张虎 任海涛 苏哲 王亚博
孙胜男 刘洁

初级（2965人）：

姚志强 钟庆 栾玉洁 张振崴 滕方静
厉晓倩 曲雪峰 赵雯 王慧 徐伟
胡宗伯 史格 杨新月 牟春霞 陈娜娜
何莹 苟晓峰 赵莹莹 孙泽鑫 王梦玥
李岩 郭雪莉 杨永健 薛聪 贾小慧
薛洁祎 张珍妮 刘妍君 王娜 王卓
王政鑫 代佳玉 路璐 张晓慧 薛彤菲
丁永伟 陈祎祎 陈冠儒 逄锦月 赵仲秋
丁浩 欧恩来 韩李雁 王建玲 于馥萍
丁明雪 闫鑫航 徐晓燕 李冬晓 尹亚楠
张静欣 王萍 于西 李颖昕 张馨方
胡海燕 彭旭瑶 逄梦琦 郭信慧 管爱宁
常仁杰 宋叶宁 邓玉娇 郭媛媛 王越
王丽琴 高浩东 苏康琪 陈晓雪 臧春钰
马钧元 张心茹 王宁 王怡婷 窦艺
于晓倩 孙瑞浩 刘娜 栾婷婷 宋阳
杨倩倩 辛纪若馨 王天兴 赵扬 杜为娜
杜少华 史俊杰 孙伟 王坤 侯同元
房硕 刘一融 曲依依 董云燕 王一婷
赵晓倩 张丽 李本洪 刘美玉 任小雨
葛乐乐 刘海川 展琳燕 苏娴 王亚玲
宋锦霞 曹晓伟 宋鑫 毛其臣 马春秋
尹豪晨 姜毅 张焕忠 王鹏荟 陈艳艳
栾晓宁 周丽蓉 徐文清 伏兆霞 李恒宇
付亚倩 吴倩倩 姜丽萍 孙荟 毛春静
李英超 邱雯 黄燕飞 韩淑珍 朱映竹
张萌 任飞 张嘉玲 高辉 乔月
王静 刘欣 毛美玲 唐雪 刘天如
相钦 王雨 江欣欣 王爽 邢文蕾
刘静 宋晓 赵欣 赵梦斐 高玉婷
冯丹阳 徐宏钰 李媛媛 曹钰欣 李阳阳
宋顺娜 王敏洁 王政 段萌萌 聂合圆
亓文静 王茜 王雅洁 刘红 赵颖
孟德晟 钟忆琳 盛文静 纪奕可 王燕婷
孙畅 杨硕 李璐 孙菲菲 姚玉婷
程纯 杨倩 刘莹 牛晓妞 江楚楚
王志敏 刘蕾 赵晓杰 王鑫 惠鑫
辛蕾 陈娜娜 陈蕊蕊 常晓腾 阮朋燕
张米 林媛 王雅璐 李帆 李彦芹
邹赫雅 王晓蕾 崔艳 姚雪雪 黄甜甜
高子琳 张倩倩 王凯月 王莉 时欣欣
曲志群 张煜蕾 安俊玮 王文慧 赵巧蕾
葛燕琪 马悦梅 于顺 李凤 吕传刚
葛月 曹君婕 鲁浩悦 董延榕 王丹丹
李雅卓 赵志彤 孟雪 胡梦雪 王程程

高　伟	仇浩宇	郭伟宗	矫娜娜	孟雅丽
田　新	孙明涵	李　晨	贾谊宣	宋　欢
胡迎霜	刘　朋	陶素沙	孙梦月	叶　欢
柳美洁	孙淑霞	田桂剑	苏　琛	胡燕妮
郝鹤婷	刘梦迪	朱晓靖	张　珍	宋晓敏
宋　芮	王　赞	刘彬彬	王　霞	薛　颂
曲　婷	吕　贺	袁文清	李　硕	张湘雪
纪弘顺	明　月	孙君霞	芮　璐	李晓琳
黄　晨	李宜轩	孙　静	高　宁	郭彦君
王　茜	强志宏	刘芬芬	张羽腾	杨舒琪
侯晓丹	高　阳	段传东	高　瑜	蔡幸幸
徐晓倩	胡　铭	蔡　冲	王江龙	于笑飞
黄　健	万　茹	侯　阳	宫泽恩	常光昱
孙晓慧	张　蕾	许　德	付效静	陈　麟
王欣欣	路　月	刘玉雪	刁尚业	钱新月
张建美	于克杰	宋　颖	林　鑫	王道晴
焦自青	谭文妍	李　敏	孙家璇	李正凯
张倩倩	张健健	韩　宇	赵建准	谢玲玲
王林桐	孟海洋	钟文锋	孙利钦	赵璐璐
慈学秀	王增艳	纪雪丽	苗海英	任盛林
尹冻雪	王晓丽	石子玉	韩　玉	于天洋
张文巧	刘长鑫	夏应堃	纪志芳	王　慧
闫洪梅	高瑞菡	于晓涵	李　晔	尚绪窈
李楷第	林星竹	李　杨	逄君英	王　静
梁双慧	朱志男	丁　慧	盛雪飞	于澎声
赵雯静	李文静	陈政君	李炜航	张　娜
孙小雪	王　月	宋伊佳	陈盛方	葛新雨
徐月阳	梁　晖	刘　颖	刘晓玲	陈兆娟
郝　炜	王　硕	辛　晓	江　昕	孙晓晨
修美洁	李炳告	王　菲	孙润润	卢太康
潘博文	王　豪	王万盛	原一峰	战春宇
汪　涛	李　菲	孙　华	宋　怡	鲁诗雅
董　琦	崔志慧	赵牧荣	王　娜	刘　震
任菲菲	刘　宁	徐梦尧	程丽欣	万思岳
赵　鹏	袁　杰	姜港研	郑　晴	王小彤
赵海燕	杨　珊	麻誉荧	李　菁	刘　宵
郝黎黎	孙福生	庞　雨	孙培雪	王　晰
张梦鸽	赵海双	韩　瑜	李单单	高　杨
王路爽	王子岩	孙世欣	段友红	赵　建
姜　斌	刘平平	刘子钰	刘泉都	张文秀
张昊文	牛祥顺	王璐瑶	翟瑞红	薛鹏涛
冯泰卿	范晓强	李　霞	周佳恩	王彦钊
姜　道	王成亮	杜　威	王嘉琪	宋朝晖
李　萌	张庆港	郭新鹏	马誉萍	崔冠群

王　雪	张　彪	车君妍	邴晓甜	张俊田
傅中先	崔淑洋	任纪浩	陈云启	王雅莉
代艺斐	满元梅	毕昆鹏	于志浩	王　倩
姚佳伶	王　琪	栾　曦	宁晓星	谷　雨
许　喆	张兴兴	马新忠	房文祥	李道广
颉　岚	白宇君	董傲霜	李福浩	袁春燕
王晓姣	李　敏	王德欢	韩雅宁	矫颖鸽
王欣欣	刘　敏	宋宜美	李晓倩	李　洋
宋荣翔	任欢欢	沈彦东	薛庆玉	曹慧英
薛兆儒	滕舒慧	杜聪颖	王静如	王　昕
杨健芬	张福东	徐国琴	宋茜茜	杨　涪
刘桐汕	薛　梦	严凡彬	胡小妹	王逾珍
陈佳钰	国伟杰	肖伟伟	牛艳玲	马媛媛
穆桂萍	于上淑	朱　洁	李　然	曲春燕
李兆程	封　雪	肖　雪	李雪琳	郭真真
刘晨晨	赵　洁	王春丽	李筱筱	孔祥玲
任秀娜	张晓彤	张亚楠	刘璐佳	江笑笑
柴玉芬	陈　希	李凤玲	姜龙如	孙　娜
姜　敏	姜　仟	董　瑶	陈海霞	刘昌乐
刘　晗	白晓双	邢华鲁	党梦雪	陈媛媛
于丽娟	刘　鑫	李　彤	王研宏	盛　磊
李素梅	刘　芳	薛　莎	孙　璐	薛　艳
马克凤	郝昀婕	辛丛丛	孔祥娇	魏　娜
赵晓丽	郑　飞	栾红霞	李飞龙	张　蕾
李晓明	侯文佳	董洪宇	傅娅妮	陈文娟
魏信亦	周　璐	潘孝任	王晓阳	石春红
杨暖暖	李晓涵	荆绪豪	周　丽	王　聪
韩晓芸	李蒙蒙	王　菲	高　翔	许　旭
高　晶	高小婷	李晓薇	邱法纤	王亚楠
于　雷	王文臻	宋玉凯	孙汝虹	仇晓霞
张　敏	初倩倩	冯璐璐	王乐婷	祁　祺
李淑红	王天宇	常永顺	邵文静	周　佳
孙新新	任　园	王　贝	王开欣	李　颖
刘晓霞	李　俐	张莹莹	杨钰祺	王开铭
赵　伟	江婷婷	赵　青	董习习	王　澜
任瑞瑞	王惠瑾	邴雪洁	王贝贝	孙晓旭
周坤鹏	尹丽娜	高培博	秦开华	杨晓艳
姜　莉	辛　蕊	付春萍	徐　缓	李金凤
王　惠	周　瑛	宋春艳	房　茜	傅靓靓
马　慧	刘　婷	冀艳艳	马方林	相　妍
杨燕菲	王　洁	方　莺	吴清华	杨晓丽
王　琳	于浩甜	常新成	张旖旎	张东兴
何滟湏	孙立言	王文卉	尹维维	王晓蓓
郑　晗	王　伟	赵希敏	李　杨	姜　宇

宫　乐　肖美芹　张益凤　臧传红　杨　鑫
李　月　郑李娜　荆秀香　许桂清　朱树兰
付垚达　卢震坤　谷静逸　赵　宏　马靖雯
刘腊梅　耿秋玉　李岩桦　冯启云　吴　艳
仉琳琳　李晓蕾　李清琳　崔真珍　解雨婷
王仁岩　杜宏国　李雅群　张圣文　鲍爱玲
苏　婷　迟琪琪　庞慧慧　李美萍　袁　帅
崔　雪　葛　媛　段道玲　张　婷　郭　彦
王素静　陈　虎　王　玲　张　伟　刘　娜
王茜茜　王　晓　姜振飞　于丽艳　闫晓菲
张鑫鑫　刘　瑶　牛　文　宿金铭　刘莹莹
史惠娟　张燕英　李宝环　冯晓菲　曲丽娜
许萌萌　李焕焕　刘　婧　赵卫燕　盛贵秀
高剑洁　郝珍珍　王　蕾　于乐乐　王婷婷
徐玉珍　张楷苓　盛新娜　李煜坪　綦亮亮
张　慧　田　甜　毛佳丽　夏　阳　张美慧
葛艳丽　梁俊俊　张　娜　李　晓　李诗瑶
陈浩杰　曾春蕾　杨晓梅　于京朝　张晓磊
李朝辉　杨　慧　于　娟　尉立婷　田秀良
王雪丽　盛晓伟　杨呈琳　丁绍波　王　敏
崔园园　郭俊俊　苏正星　阎　研　卢美彤
魏范荣　孙　蕊　张银凤　张　倩　葛海超
王　璐　王　琳　崔永昕　聂鑫铭　王　娇
江雅婷　魏凤敏　乔文亚　吴　坤　金昌晴
王　孟　范晓英　毕晓艺　邴雪艳　陈昕奕
张　瑜　丁　菡　吴　静　史柳柳　张　婷
丁文静　孙晓明　孙凤飞　宋晨晨　杨静静
修海菲　谢宋芳　白玉洁　刘艺杰　胥会会
王晓阳　牟甜甜　王　丹　王　玲　丁　洁
黄计晴　马亚男　张晓娜　王术新　张晓峰
谢蓓蓓　杨金玉　台美燕　黄馨蓉　王　静
石薇煜　韩　丽　王娇娇　王萌娇　李明燕
毛亚男　赵　燕　孙　月　徐　佳　修甜甜
谭潇婷　刘玉平　徐呈琛　曹晓麓　陈　瑾
杜　鹰　范庆盟　姜　程　矫　同　崔云凤
侯梦圆　胡文婧　李　潇　隋　婷　宋小丹
韩雪冰　谭　瑞　于倩倩　王春蕾　张文雅
刘晨曦　潘　娜　张　晓　赵小苇　王　雪
谷元迪　管玉丽　孙丹丹　刘　欣　张忠鑫
高玉伟　王　敏　付丽丽　赵　乐　李荣华
孟芯名　徐玉婷　周丽婷　吴秀丽　王世雪
黄晓丽　施佳薇　王晓涵　管子涵　孙　昊
李文文　刘　欣　焦琳琳　张惠雯　席　习
黄钰洁　林　琳　苑文慧　王诗卉　张艳红

陈　雪　王燕萍　刘凤娇　葛晓燕　高梦涵
张丽娜　罗　萍　杨　珍　李　慧　李　燕
胡顺英　魏小倩　王世彩　张　睿　刘　佳
陆晓婷　何　婷　于晓燕　孙　硕　王超群
管雅丽　宋文慧　刘珈宁　尹子竟　许源香
薛　燕　刘继文　王星宇　丁　宁　丁凯旋
徐冬梅　孙晓娜　王丽莉　薛　萍　周培召
陈　雁　魏　琪　薛凯丽　张钰蓉　刘　瑜
张　雪　王海月　董　婕　孙　琦　管　蕾
董婷婷　李雪琴　高春晓　张晓倩　马玉倩
庄桂芳　张　彬　朱小洁　薛伟格　薛雅菲
王红霞　程　芳　夏　苑　孙　娜　周胜男
薛　飞　赵　炜　管玉洁　生凯丽　徐　慧
武爱婷　宋安娜　张　凡　薛雅馨　王楠楠
卢姜媛　陈　伟　杨　荟　李　瑛　邓　雪
孙小雁　孙慧敏　王　棋　丁梦霞　丁　洁
徐文花　刘玉萍　张松苗　孙　娜　杨　喆
林　燕　张　楠　王　胜　袁梦楠　丁春华
李晓双　徐海霞　赵路平　薛　红　王倩倩
葛吉祥　刘蓓蓓　陈　慧　仉美越　徐　萃
张　霞　纪　玉　肖雅楠　纪超琪　孙　影
张　雪　韩　玉　李雅昕　王伊凡　孙伟利
陈　默　马星星　李英萍　马　欣　薛　洁
郝风英　王春晓　陈雪松　刘小艳　雒仁忠
姜元元　王媛媛　陈淑娟　丁永婷　赵文瑛
王晓东　刘水莲　张　纹　张　冰　朱晓琳
印雪平　郭衍玲　张李伟　孙春蕾　闫雪燕
杨　佳　宋　丽　杨　静　郭慧敏　吴蒙蕾
李晓梅　刘帅帅　杨妙丹　杨　霞　赵晨壹
薛翔宇　曲　双　邱华麒　杨　昆　张　萍
逄晓娜　吴美慧　王震华　刘　健　孙　蕊
刘启玲　张晓晨　刘　娟　孙　阳　罗芳欣
刘瑶瑶　廖莉莉　李冬雪　赵　蓓　万荷荷
曹金玲　王　蕾　徐　洁　崔晓菲　徐　娜
陈怡宏　迟雅琳　杨潘鸽　刘　鹏　王丽萍
薛　娟　张佳慧　杨　璇　沈金玲　李　婷
朱妍梦　崔丽娜　贾文霞　王　敏　高　婕
曹永霞　王春霞　翟　优　胡鑫凤　邓　晓
杨　洁　韩文惠　金　颖　高　梅　常　杰
毕　燕　丁利利　王海玉　张凤帆　吕韦彦
王兴佳　郭传娇　刘东篱　李云霞　牛海玉
韩　鑫　付　雪　封婷婷　闫玮琦　刘晓彤
高世玲　李　娜　邵彩梅　徐　洁　刘耀炜
徐召杰　徐　丹　刘　爽　耿　巧　陈晓艺

刘明杰　周百发　郑艳婷　刘仲仲　于　琦
王英俏　刘楠楠　杨　洁　陈　凯　孙　萌
齐雪丽　王田煜　王欣欣　李姗姗　武玉洁
孙　乔　李瑶瑶　高　恬　王　静　尹霄朦
薛　爽　高　艳　柳凯丽　张筱筱　王　群
靳晓宇　李志芹　王　真　徐　静　李鹏菲
沙见玲　李　莹　石亚男　于砚玲　韦秀荣
万倩倩　陈萧如　刘爱茹　张艺鹭　马芳芳
王如意　李华侨　殷玉馨　李文泰　刘　娜
邓　悦　管　柳　邵东阳　李春蕾　王志红
李文君　王　青　刘凯莉　刘晓君　张鲁丽
刘　芳　赵碧涵　马林青　王欣欣　宋亚楠
林　艺　韩金平　刘苗苗　刘君琪　刘　欢
王泰临　于　珊　程　方　刘苗苗　刘苗苗
孙薇静　涂祥琦　王　丽　刘青青　王腾飞
黑世宇　王　厚　王严霏　代安娜　荆天玉
鞠　萍　冷海鹏　褚亚茹　单　悦　柳安娜
王凯菲　于克娜　王　茜　孙亚男　王素梅
丁晓菲　朱　瑞　路怡颖　张　嫣　崔捧笑
庄　辉　郝新款　毛文琪　吕明月　季明雪
李辰萱　孙　珣　王　静　王鑫磊　梁　娜
马小喻　冯小雪　王晓慧　左孟玉　管雅杰
马云云　车万吉　陈明颖　成　群　程玉洁
彭　雪　高志颖　林志豪　李　婧　曹　静
孙亚萍　牛小艺　逄　康　郭梦雪　韩　敏
李美芝　刘雪楠　邱麒燃　让营营　吕相蔚
马思媛　王俊雅　富荣超　曹雪星　陈嘉琦
崔茜茜　李　腾　时芳茹　宋宜颖　苏芯芯
王　娜　刘　艳　代玉霞　林玉霞　刘恩惠
纪业男　尉丹丹　陈　君　曹　茜　臧　瑜
潘　倩　曹玉婷　罗慧敏　郝小晨　石彩云
陈　娜　孙圆圆　王凌云　吕凯云　马钰超
刘国庆　于孟飞　修慧君　娄　炎　程　超
马　璐　杜泽政　盖芸菲　韩利梅　孙程程
宋美娟　孙　浩　孙晓倩　王　晓　谈晓雯
王　冬　王茜茜　董昕梦　王晓璐　张　雪
刘　阳　纪萌萌　崔　宵　王丽娟　姜志楠
丁振姣　杨　俊　王　妍　王　赛　李佳桧
万雅蕾　徐珍斐　李　飞　李永祥　盛雪华
吕　雪　马小云　胡瑾阳　王宝玉　王　鑫
周子皓　张生霞　马蓓蓓　霍守雯　李玲玉
彭秀芹　张　静　徐庆阁　肖皓月　刘桂秀
程新宇　尚晓华　刘丽萍　郜记文　王丹丹
徐伟华　张　静　尹　雪　李　萍　陈萌萌

管　洨　丁晓红　刘明静　张安娜　吴依晴
韦阳阳　郝惠惠　巩　雪　朱　坤　王苗真
肖夫萍　葛晓芸　潘君博　茹文文　田　梦
曹瑾华　崔文艳　陈雪滢　申丽娜　郭雪梅
李宇翔　常晓晨　丁锦平　邱文晓　郭玉静
程　玉　胡亚龙　姜艳君　李　璐　乔　静
王素珍　王文静　刘芳如　刘金玉　马丽坤
刘　娜　刘倩倩　刘云云　曲新斐　王亚楠
张　元　陈青青　张静静　孙　珊　盖永琪
高婷婷　高雨欣　孟翠华　安丽君　戈　梁
刘清华　曹红飞　董　燕　冯　丽　刘　燕
王孟尧　刘秀华　贾改霞　李倩倩　李天羽
高晨晨　任　鑫　柳晓萍　李秀艳　李艳琳
王　倩　董　洁　董宣同　冯文静　郭振林
郝　鑫　吕佳龙　郝增霞　侯姝康　姬晓燕
蒋梦杰　李梦楠　安仲妮　许美玲　吕瑞霞
马孟洁　张倩倩　谭　琨　王　冲　孟祥慧
吴慧敏　刘　俊　王志超　姜文静　宗　娜
耿苗苗　庄　园　韦　棠　苑靖昕　王　楠
隋婕妤　吴胜男　王韶韶　范　宇　许　敏
张永文　宋晓敏　于　静　孟　瑶　高　飞
李晓委　高辰璐　刘雪娇　王　霞　李景平
王倩倩　刘瑞英　何　鑫　张　睿　徐云红
王丽琴　王　琪　王丽梦　刘　静　杨爱平
刘　媛　吴玉娥　蒋晓娜　王玉荣　田欣灵
王　敏　张华岩　华　法　牟晓璐　李玉婷
施晓兰　林　芸　于子壹　庄梓颀　刘　冰
姚婷婷　赵丽美　姚新悦　陈雪晶　张亚楠
赵文玲　肖　玲　曲芳玉　杨　领　薛希超
张留巧　张　彤　张文格　张　云　赵芳丽
赵明灿　王艳华　吴倩男　徐晓丽　代玉蒙
徐丽超　刘丽娜　孙苗苗　管元鑫　尹永娜
王紫彤　胡学宝　陈　雯　毕　亭　陈　婷
张燕玲　谭依琳　张仁华　沈　策　王静静
庄金珊　艾春晓　陈旭霞　迟姗姗　张露梦
刘文文　张　曼　崔　翠　温友萍　董森森
孙明月　郭俊伶　韩继敏　郝莉娜　刘景悦
马昌蕾　马昕璇　马莹莹　毛　娟　阮照芸
胡璐璐　王晓君　刘宇琪　滕丽萍　王　宏
王佳佳　兰伟伟　王　洁　王　上　王新暖
薛　萌　薛卓喜　杨笑笑　姚永鑫　吴　花
王莉艳　张慧丽　张　丽　张丽丽　赵艳琪
王宇译　魏本玲　修方展　徐维娟　闫　肃
崔乐乐　杨明风　张　倩　刘顺宁　朱娟娟

何琪　姜梅涛　姜汕汕　刘肖倩　张宇
张翠莲　王笑笑　王欢　崔宏　石敬敬
宋凯　宋长鑫　张宝琪　赵治敏　赵雪莉
张旭　郭赟赟　仲源源　谢笑笑　尹崇一
卢媛　郭彤辉　张锡锴　张燕　王周敏
徐丹丹　徐立婷　徐茜　徐青　姜晓惠
许俊娜　薛向丽　刘培艳　张慧莹　张丽霞
穆彬彬　张怡　张颖心　赵文君　郑欣
周唯玮　刘欣欣　王胜艳　邹宏黎　王燕
王倩倩　闵倩倩　孙天琪　高孟丽　张欣
周德森　吴迎弟　谭萌萌　王梦月　杨婧
杨月　张燕　张璇　张明聪　王羽彤
魏长云　彭莎莎　孙含笑　李亚冰　李苏
尹丽艳　尤文莉　张静　杨海燕　于运竹
张孔　解菲　崔健　张萌　张秀媛
傅明艳　苏萌萌　刘瑞　谢聪　赵金鑫
祝鸣　王肖肖　邢明叶　贾丽慧　赵红月
赵怡　朱晓燕　乔姣姣　赵君磊　王静
王旭　王亚倩　徐芸芸　于红红　祝清枝
于珍苹　苏文慧　侯典进　张新　杨洪俊
张艺馨　陈晓艺　丁兆霞　韩钰倩　刘凤至
孙华玲　王明芳　王明明　王晓梅　王琳
蒋姗　薛沣姗　付欣欣　冷回暖　李晓艳
路珊珊　王元元　姜雪源　许菲　侯铭林
栾绍文　林静　郝妍　华成章　孙萌
王华华　逄彤彤　刘婕　孙小佳　董安峰
刘珊珊　崔竹君　贾梦莉　冷晓玲　盛琳
王帅帅　高天宁　姜雅琳　臧萌杨　刘举明
左亭亭　王胜男　杨淑云　刘纯燕　刘奕
褚俊辉　王姣　徐晓　刘晓斐　于慧
王琨　解雅媚　郭云龙　王倩倩　王慧
刘小宁　仇倩倩　初小梅　宿子媛　蔺亚男
陈楠楠　杨倩　宿翼飞　相晓剑　李柏村
闫淑玉　潘林妮　孙仕响　孙嘉祯　史玉秀
赵佳　代鲁楠　曲长路　葛国华　王晓东
卢倩倩　刘林　陶莲　刘璐　曹菲菲
吕珊珊　姜李云　董彩霞　赵敬云　王晓鑫
荆璇璇　金娜　李林倩　郑骁倩　徐艳艳
王佳慧　姜梦梅　刘孟菲　刘暖暖　石丹丹
吴彦筱　张怡萍　王晓泉　齐旭伟　单莉莉
宗爱城　刘梦圆　兰雅琳　赵丽　高梦阳
赵甜甜　位丽娟　吴乐乐　郭梦梦　韩文艳
马红鑫　卢瑶　温志菲　孙静　王君
董楠　姜明慧　于小丫　王红红　于潇

周君丽　王鑫　程凤　李萍萍　朱海霞
李俊蓉　王婷婷　曹明芹　王璐璐　刘倩
程琪　孙方璐　赵小琳　张文君　于菲
于艳　李辉　姜珊珊　姜莉　李艳
李超　姜云燕　赵丽云　朱玉琳　高宁
朱圆圆　葛京云　秦菲　吴孟瑶　刘芸
王静　孙慧　胡雨柔　耿丽　李波
高书娟　栾雯婧　毛军波　岳佩雷　臧艳丽
孙蒙　张鹏　王浩　陈雪娇　孙静梅
胥焜　叶赛赛　高晗　张彤　李宁
董慧　李娜娜　刘聪　李晓云　张笑笑
王甜甜　李晓玉　徐小雅　赵翠萍　窦玉悦
高淬　赵美燕　郭璐凤　汪柳青　孙仪
孙先莹　于飞燕　王倩倩　张晓云　赵莉平
李韶辉　高霞　唐桂翠　高慧　周丙梅
张增群　刘晓彤　冷欣欣　何珊珊　代静静
徐慧　宫娜娜　盖芳芳　迟宗华　段竹琳
安晓萍　迟守甜　高亚　段月　韩雪霏
杜倩倩　张梦杰　吴文静　张艳　曲健健
仇李佳代　谭芳梅　左静琳　宋思佳　马珊珊
东野晴晴　李玲辉　徐鑫静　王钰瑄　张玉环
高逸　刘静　邹园园　程磊　周燕
赵彩霞　孙鑫　邢玉蓉　葛海燕　曹晓艺
房芳　陈杨　邱梦娇　彭坤　车彤
辛芮　张笛　温袁园　于怡　杨志远
徐晓娇　江超　徐乐乐　邵志悦　张玲
丁晨琛　李晓东　于丽波　张喻　魏郡
王莉　于斌　林倩文　王海洋　赵旋
刘春雨　刘美玉　赵鲁宁　于月敏　王健桦
刘瑛　石冰冰　贾胜华　王璐　谢新宇
董佳　崔奕娉　孙苗苗　王丹　张红
孟庆峰　林晓　赵金玉　房菲菲　杨帆
李宜珊　王奇　陈奕涵　薛晓丽　张明雪
于观伟　魏天琪　邢婷婷　杨梓萌　董雅婷
王潞潞　庄园园　隋莉娟　闫晶晶　王秀萍
于璠　谭周玉　赵楠　曹琳琳　夏文君
张梦娣　赵越　李明贞　张金晓　綦乐乐
刘欣欣　王雪艳　卢文艳　王冰　李超
李相敏　叶兴　于文晓　张晓娟　高文秀
郭嘉婧　徐佳慧　张颖超　李玉峰　张静
卓炯　张双　乔腾飞　乔慧雯　杨传银
赵佳慧　葛小丽　康凯　冯雅琳　袁悦
宋洁　姜丛润　薛玉萍　迟倩倩　姚丽
刘杰杰　万超　鲁丹丹　刘伟萍　于文文

杨欣茹　于瑞峰　李　雪　孙亚楠　于晓萍
赵丛丛　唐亚妹　徐　睿　周　健　赵丽娟
施欣汝　杜菁超　苟书艳　黄晓彤　华潇潇
常　笑　王晓彤　宋　琦　李春艳　宋文静
于　蕾　李　金　李胜男　王凯丽　陈绪红
刘悦悦　程　婧　郁　敏　孙凤琳　王丽华
谭培荣　王　平　宋苏苏　王倩文　刘中瑶
周　姗　李红心　姜雪梅　范露萍　王孝燕
刘佳艺　孙梦妮　徐　倩　赵倩倩　郭　宁
宋晨迪　苗　露　马静蕾　刘亚亚　徐展玉
刘晓琦　杜佳楠　张甜甜　王　曼　臧雅暄
王晓涵　李梦岩　赵爱玉　张亚萍　刘卓妙
邹梦茹　盖　岳　綦彦博　王　婷　陈　琳
滕圣鹏　刘丹鹤　孙春霞　纪萌萌　姜　源
刘　雅　徐晓雯　宋子彤　马德花　于俊姿
侯姝宁　巩　雪　史凯利　杨成龙　董明珠
许　静　王　艳　高　淼　卢秀杰　许婧璇
郭苏雅　逄晓红　杜金月　刘　倩　李照洁
王瑞琳　孙明晖　刘梦元　任笑谊　韩一眉
侯　阳　朱敦娜　张为鑫　王小义　邵维玲
高　欣　赵雅钧　仇亚萍　刘晓彤　孙　旋
黄文秀　杨　英　刘丽丽　李　英　王　慧
咸丽霞　王　朋　刘彦均　窦凯凯　夏　敏
刘俊超　孙　悦　周凯文　刘晓丽　王妮珂
郑文雪　张芹芹　宋　艺　刘媛媛　于范范
汪文济　李爱霞　党亚楠　赵金卉　马　培
于　姣　周凯丽　张亚慧　丁彩霞　齐　娜
毛欣荣　张丁珺　董学娇　刘丽华　孙萌萌
曲　伟　石　杰　张　娜　孙萌萌　葛馨馨
方　政　许俊圆　张　慧　周　静　宿　帅
曲春晓　郑桂林　徐　艳　刘婷婷　张菁秀
王　钰　刘君兰　王同运　陆　宁　姜淑云
何亮玉　邱婷婷　刘　昊　孟　娇　刘永萍
周　琛　王雅妮　牛　越　臧　婧　刘　梦
赵　萍　孙巧辉　刘利君　闫加慧　赵梦迪
夏　秋　程枫胜　闫若冰　张　宸　刘　敏
李雨潇　张　洋　王　静　田晓欣　赵安安
戴玉雪　孙义栋　刘　振　李　前　赵越超
刘美鸽　赵　婷　杨雯晶　闫田田　郭建萱
任文秀　柳　菲　王　鑫　郝康妮　毕琳琳
董　欣　张　萍　单冬梅　李　君　王美燕
张晓燕　王　艳　王小雪　陈祥美　韦玉慈
马晓钰　周　雪　窦　伟　孙　蕊　华帅帅
李举芬　胡俊丽　丁丹丹　张国凤　张玉兰

孙甜甜　张　蕾　于　晶　谭　倩　胡　悦
姜　妮　赵秀秀　张　彤　周　红　李晓飞
屈惠惠　梁巧巧　张晓蕾　罗　燕　刘春晓
邵　珂　吕晓丽　彭晓玥　田东梅　马梦迪
范海霞　陈琼琼　王晓雨　叶　晨　崔馨月
袁美玲　马　丽　严　莹　邢灵芝　宋　慧
李　茜　宋春秀　郭　强　姜文秀　孟成恒
王　圆　解洪娟　宋　伟　安　琪　乔海霞
石　磊　宗雪艳　倪妮妮　刘彬彬　江　倩
殷晓璎　徐　超　辛明花　牟燕燕　张　宇
张子姣　刘虹虹　郁文慧　于清舒　王汉香
孙　鑫　王燕妮　潘延罂　钟宜昊　李　进
陈　晓　王玉莹　王雪莹　成　琳　赵　迅
王露露　任晓恬　王呈呈　杜瑶瑶　孙科佳
王　菲　蔡瑞英　高丽秋　曲秀腾　周萌萌
张　群　曲　妮　江雅雯　张静洁　王　宇
刘　颖　孙春琳　刘　彤　贾　丹　王　萌
陈　静　宋妍黎　刘　威　王爱岚　李　倩
朱　珊　徐光磊　翟　星　冯　玉　荣晓晓
郝晓丽　卢　红　李　鑫　江圆圆　岑　彬
林晓荟　迟妮妮　胡馨月　孙中汾　李丹丹
黄建雯　焦珊珊　高明艳　黄玉婷　邱玉杰
张　娟　江丽莎　张文婷　周　芳　黄月华
任梦雅　王洪敏　孟　琦　苏　娟　宫　燕
王　蕾　鹿赵霞　肖风云　矫雯雯　秦　璐
闫斯亮　孙　婷　张　琪　刘一笑　赵　君
李育洁　李　斌　王秋月　孙阳阳　刘晓贞
宋欣欣　李孟南　付文鑫　张明珠　郑晓静
唐瑛瑛　解竹青　苗凤凤　汪雅静　姚新宇
侯晴晴　谢小松　炊珍珍　王新新　张君君
王　菲　于小岑　孙　慧　王艳蕾　梁　鑫
孙文芹　郭萌萌　李蓓蓓　周　雯　李春梅
姜　超　王淑萌　李文秀　龙春妮　张　巧
宋志爽　马健健　朱晓婷　牛欢欢　蒋佳佳
徐　艺　付炳珍　郑梦梦　孙晓萱　闫　玥
赵泽泽　曹　瑜　刘　敏　侯　敏　王丹凤
任甜甜　武志红　崔雯钰　孙欣歆　马宁宁
皮甜甜　刘　晓　胡莹莹　滕申丹　乔莹超
辛　晓　尹倩倩　于园园　王荣欣　王雪敏
于　欢　于海慧　刘星迪　王付春　陈　娇
符子慧　朱建克　赵　倩　黄丽娜　宋传燕
王雪莲　刘丽丽　曾庆春　李　莹　尚丹丹
孙雪皎　张金梦　陈　倩　栾　琦　米月庆
张晓红　张　杰　孙洪梅　许洲宏　辛婷婷

孙福欣 闫桂田 张鸿雁 朱思雅 万海霞
朴如月 刘　丹 王春艳 孙　妍 谢瑞全
周晓明 牛　祥 李喜梅 高小璐 王凡凡
高　萌 初亚琼 栾菲菲 孙晓凤 纪倩倩
吴晓瑛 王笑笑 葛小娟 宋萍萍 李同春
刘　喆 杨　冬 周梦圆 李欣杰 臧佳佳
林晓彤 赵彩蓉 崔月楠 赵妮妮 范丽君
杨再艳 韩苗苗 孙　冰 江文娟 刘亚倩
刘　雯 陈　妤 王茜茜 王　静 武丽娜
吴欣燕 刘晓彤 陈乐乐 孙　宁 苏　俊
孙　烨 吕如越 韩晨曦 梁彤彤 宋丽萍
王　莹 谈丽丽 辛晓婷 张明燕 范　俊
王东海 刘新英 况晓宇 高圆圆 闫丽媛
胡晓梅 滕　为 孙怡娟 魏　坤 刘闻忻
刘珊珊 仇雅楠 姜珊珊 季海鸥 董　芳
纪苗苗 张　欢 张　敏 宫　艳 赵　杨
高晓晓 纪秉云 高　雪 华　娟 孙　康
邹　宏 高梦迪 王倩倩 王文娟 崔　暖
刘　雪 邵　爽 陈　菲 杨丹丹 薛　颖
隋　洁 张成成 刘　爽 黄　鑫 刘珮珮
赵美燕 张　凤 孙琳琳 朱才芳 刘靖靖
朱秀婷 石　鑫 于丰源 徐　梦 肖　干
王　欣 李霁杭 赵　瑞 于　皓 秦嘉彤
邹艳云 匡佳琦 金兆琳 安文慧 孙　佳
李金萍 张丽华 苏翠翠 赵　金 华晓艳
冷　淼 邹启迪 薛　琳 王若楠 宋翠翠
程　丞 杨　双 张　坤 吕东旭 胡瑞凤
董军杰 蒋　琳 丁雅楠 王薇彬 王　宁
王　丹 张延平 徐永倩 于　鑫 蔺春泽
任静静 尚立润 高腾霞 李　晓 郝思宇
魏丽丽 李伟超 王修芬 石　铖 苏　彤
朱昱璇 张滕丹 李　豪 宋秀玲 兰　婕
王　婧 张金凤 张红柳 元嘉童 高佳丽
杨佳荟 张金华 冯　霜 张书瑜 刁媛媛
王　冲 夏　旭 李宇晨 谢　凡 王丛玮
舒全美 吴萌萌 兰海云 刘晓园 宋潇聪
耿　丽 刘　月 孔令梅 张　迅 张　弘
闫　珊 梁晓彤 孙慧慧 邱文艳 王亚飞
孙馨聪 朱苗苗 李昆峰 宋姗姗 徐　杰
于永平 周　宇 赵丽颖 王　冲 苑晓敏
李金雨 仕小春 王文杰 姜雨欣 邱子尧
唐　颖 陈　震 崔舰乔 董　雪 林娜娜
张　新 尚雪萍 隋玉栋 王　磊 黄　凯
赵敬贤 杨　赞 王海静 孙　永 李正文

侯建华 刘志斌 吴士昊 张贞奥 贾牧天
邱　宽 赵　辉 陈海超 王　静 孙　洋
于远志 赵　杰 王德中 丁彬渭 董志欣
苑　晨 赵怡程 于润石 田玉坤 孙多平
赵一凡 刘双英 徐萍萍 杨　超 韩乐政
江文明 刘浅浅 刘　斌 付奎文 高玉畅
李春峰 白国良 李迎雪 王玉娟 董　帅
王雪纯 王秀明 卢　鑫 付细玉 彭　逊
张印帅 李　欣 韩文丰 张　彩 马　凯
薛晓霞 高　琳 袁　静 王　程 刘　琪
刘姗姗 刘　娜 赵　安 赵海鸽 王　磊
赵琦琦 燕　青 王　珏 高　明 张雪雪
张湘涓 刘　超 刘丽娜 周　滢 逄雨萌
田淞元 江洋洋 张雪竹 孙　倩 李晨昱
隋雪梅 隋　翔 邹　玥 孟　璐 赵　佳
赵　敏 朱少春 李　彦 王　宁 秦丽伟
张文凤 张文倩 李　宁 葛晴晴 宋　严
陈红杰 李亚楠 宋彤彤 石　磊 栾宝英
孙　泰 展鹏程 吕　斯 王　琪 王海语
康诗佳 邹瑜琳 刘　艳 贺　畅 宋丽丽
孟祥雨 宋御繁 徐　娜 王佳慧 朱　蕾
周亚丽 高小川 张　乐 华　旭 孙凯红
杨璐璐 季晓宇 董青春 闫淑君 王庆港
潘彩霞 孔倩倩 丁瑞燕 尤金雷 赵筱旋
王　广 司　悦 张哲哲 李志琴 孟秀丽
房　鑫 江亚惠 高　晨 唐纳纳 王文锦
孙茜茜 杜鹏英 任义豪 张　瑶 吕兵兵
孙亚男 李娜娜 王雪婷 商同瑶 周倩倩
刘永梅 樊雨乔 邓梓雯 术　超 林　鹏
石宗宝 张　京 米　琦 冯渐焘 彭　瑞
赵　琦 谷晓倩 李　俊 戴允熙 张淑涵
田晓平 闫亚娟 李延宁 司玉莹 安鸿毅
王　欢 徐文莹 朱文帅 宋　慧 王梦园
牟海雨 刘　秀 杜玉洁 张延慧 张莹莹
郑一丹 赵丽珍 孙　瑾 杨晓坤 江媛媛
梁淑贞 成　宇 许　丹 刘　煜 宋金荣
马子荔 王菡清 祝　颖 张秋月 赵　柔
王立钦 刘　颖 祁一凡 李文文 朱瑶瑶
王林梅 姜巧霞 郑伟玉 刘　宇 尹　娜
张美杰 王雪菲 许秀梅 李广起 孙聪聪
刘峻彤 曲金园 桓金萍 叶冬雪 王耀臣
李贞菲 刘　冲 刘　杨 李孟妮 徐翠华
张翰坤 王翠翠 王雅文 高维广 金　雪
王银花 马树彬 孙朝霞 李晓玲 刘　芳

王芳 王亚洲 李若林 张旭 张迎春
万思德 闫晓君 孙珂 张媛媛 宗辉
王翠莉 罗佳龙 王新杰 刘杰敏 宋磊
刘晓丽 李雯容 郑福丹 康晓莉 李娇
吴娜 于欣欣 张文娟 李荣彪 张钰姣
穆怀成 张春晓 于晓竹 姜丽群 黄文文
贾蓉蓉 马强 王立业 魏中君 刘淑惠
崔洪燕 潘巧 黄闯 赵倩 徐翔宇
宋蕾 王晓丽 薛田田 陈晓 冯涛林
曾桂利 李卓鹏 李淑慧 刘一震 刘仕红

柳莹 林霄 于佳丽 张倩 刘洋
李照莉 马翔 杨丽丽 陈旦 吴超
陆润泽 李振岚 仇晓晨 张贺 李雪梅
李英杰 陈晨 孙枫林 王倩倩 井淼
刘宇 姜腾飞 周文荣 朱明祯 王雪
张静 李露祥 孙丹乔 单秋 文飞
高仲淳 赵家红 张敏 刘彤伟 孙金全
刘爱忠 于亚晶 刘凯璇 陈淑芬 韩玉莹
刘玉 姬广满 宫婷 徐建明 张筱筱
孙博 崔孝凯 李佳俊 魏蕾 孟力娜

典型经验材料与调研报告

探索孕产保健管理新机制新模式 落实五项制度 保障母婴安康

青岛市卫生健康委员会

（2019年全省妇幼健康工作会议交流材料）

随着“全面两孩”政策调整、育龄人口结构和疾病谱变化，青岛市孕产妇死亡谱呈现多样性和差异化趋势。一方面，产科原因（如产科出血、羊水栓塞）导致的孕产妇死亡有所下降；另一方面，伴有基础疾病（如心脏病、脑血管病、恶性肿瘤）妊娠导致的孕产妇死亡不断上升，传统的基于产科的防控策略难以全面有效应对。为此，我委及时调整防控策略，以全面落实母婴安全五项制度为抓手，以妊娠风险管理为核心，预防保健与临床相融合，探索建立孕产保健管理新机制、新模式，取得了阶段性成果。全市孕产妇死亡率连续两年稳定控制在10/10万以下。

一、加强组织领导，压实安全责任

一是强化顶层设计。将孕产妇可避免死亡纳入对区（市）政府的人口和计划生育考核；启动母婴安全行动计划，制定《青岛市孕产妇妊娠风险评估工作规范》，确保部署到位、目标明确、职责清晰。二是健全组织机构。建立覆盖全市的高危危重孕产妇保健管理和救治指挥体系，组建由产科、重症医学等专家组成的保健急救专家组，24小时听班会诊并参与现场抢救。三是形成母婴安全可追溯的责任链条。5家市级危重孕产妇救治中心包片落实转诊保健救治任务；妇幼保健机构动态监测、预警研判并通报辖区高危危重孕产妇管理情况，协调、督导、落实辖区孕产妇保健、转诊和随访；各助产机构产科安全管理办公室负责多学科孕产保健急救和高危专案管理。四是落实责任追究，对发生孕产妇可避免死亡的区（市）卫生健康行政部门、妇幼保健机构、医疗机构负责人进行约谈问责，压实母婴安全责任。

二、强化质量管理，提升服务能力

一是狠抓妊娠风险预警评估管理，建立高危初筛直转直报机制。初筛机构建册时根据病史、固定风险因素，对可明确筛查为橙色和红色的孕产妇，做好高危标识，督促其立即转诊至区市或市级孕产妇救治中心，并及时上报辖区妇保机构，落实后续随访。二是建立全市高危孕产妇个案周报制度，启动快速响应机制。对评估为橙色、红色及不宜继续妊娠的孕产妇，实行个案周报，及时掌握可干预风险，快速锁定高危孕产妇，抓住处理时机，启动快速响应机制，充分发挥妇幼保健三级网络功能，多方多学科协作，为高危孕产妇提供针对性、个性化、专业、动态、连续的保健管理服务，降低死亡风险。制发市级高危孕产妇管理周通报36期，启动联防联控机制10余次，筛查预警管理高危孕产妇9067例。其中，红色风险143例，不宜继续妊娠53例。终止妊娠的医疗干预常和孕产妇强烈的生育意愿相冲突，本着既尊重生育权，更要维护其生命权的原则，我市对依从性低的不宜继续妊娠孕产妇，反复沟通，严密监护、密切随访和早期干预，10余例不宜继续妊娠孕产妇及时终止了妊娠，避免了不良妊娠结局。三是抓牢高危妊娠门诊、急诊、住院、转院和出院5个关键环节，做好综合性医院高危和危重孕产妇专案管理和随访。将典型高危专案管理案例进行总结汇编，作为培训教材进行经验教训分享；开发并试点推行孕产妇健康管理手机APP软件，协助一线工作者有效收集妊娠基础数据，系统规划监测和随访。四是建立高危孕产妇管理联防联控机制。2018年，我市探索建立了基层医院初筛和随访、助产机构规范诊治、妇保机构协调督导、危重孕产妇救治中心多学科通力合作的高危孕产妇管理联防联控机制，大大提高了孕产期保健效果。五是完善死亡评审制度。修订孕产妇死亡评审规范，将死亡孕产妇孕产保健个案周报和专案管理回顾情况纳入评审内容，提高妊娠风险监测预警、研判、响应意识和追责力度。六是开展孕产妇危重症评审和死胎死产评审。世界卫生组织发布，每1例孕产妇死亡都伴随5例以上孕产妇危重症的发生，20%～30%的孕产妇并发症与死胎死产或早期新生儿死亡有关。我市已坚持开展死胎死产评审20余年，自2016年起，全市又推行孕产妇危重症评审，助产机构孕产保健质量得到持续提高。七是加强专业技能培训。针对我市孕产妇主要死因，组织专家制定产后出血、凶险性前置胎盘、重症孕产妇麻醉手术管理等3个专家共识并开展全市培训；邀请国内顶尖专家，专题培训羊水栓塞抢救和产科急症输血；编制了基层孕产保健服务典型案例规范脚本，进行全市培训展演。八是强化检查督导。在全市范围内组织开展了落实母婴安全五项制度自查评估，市级检查督导和情况通报，各区（市）积极组织整改，持续提升服务质量。

三、抓好潜在风险管理和宣教，做到有效预防

一是预防意外妊娠或时间间隔过短的妊娠。据估计，通过确保所有女性（包括青少年）获得适宜的避孕方法，可以降低29%的孕产妇死亡。我市在全国率先启动流产后关爱项目，邀请国家级专家开展技术培训和规范解读，分享先进单位经验。二是加强宣传教育。要实现良好的孕产妇保健效果，依赖于孕产妇及其伴侣的配合和行动。我市充分利用孕妇学校和电台、报纸、微信等媒体开展宣传教育，发放母子健康手册12万册，印发宣传折页、海报11万份，进一步提高群众的妊娠风险意识及接受相关保健服务的依从性和自觉性，减少母婴安全隐患。

下一步，我们将以本次会议为契机，借鉴各兄弟地市经验，严抓母婴安全五项制度落实，完善“动态监控、及时评审、科学干预、高效救治”的母婴安全保障机制，为消除可避免的孕产妇和新生儿死亡作出新的更大的贡献。

做好青岛市第一次口腔健康流行病学调查
助力健康青岛建设

青岛市卫生健康委员会疾病预防控制处

一、基本情况

口腔健康是全身健康的重要组成部分，关乎人的生命质量，没有口腔健康就没有全身健康。口腔健康也是一个国家和民族文明程度的标志，既是医学研究领域的重要方向，也是重要的民生问题。针对我市缺乏居民口腔健康本底资料的现状，市政协十三届三次会议上，全体医药卫生代表联名签署提案，建议开展青岛市第一次口腔健康流行病学调查，全面了解全市居民各个年龄段的口腔健康状况，摸清“家底”，以便有针对性地出台相关防治策略和措施，降低口腔疾病发病率。提案被市政协列为重点提案，杨军主席亲自批示，孟凡利市长、栾新副市长给予极大关注，口腔流调项目得以顺利启动。

在市卫健委的统筹组织，各区（市）政府、各级疾控部门共同努力下，由市口腔医院、市疾控中心牵头，20名流调队员历时7个月，行程1万多千米，现场调查工作顺利完成，覆盖10个区（市）90个调查点，分别调查3岁、5岁、12岁、15岁、35～44岁以及65～74岁6个年龄组，逐一收集到6000多人的口腔数据和

健康信息，掌握了青岛全域口腔健康本底资料，并对口腔流调数据进行统计分析。

二、创新性思路、做法、方式

（一）专业培训，充分发挥口腔专家力量。该项目由国家四次口腔流行病学调查项目组专家指导，全部检查及问卷人员均严格按照四次流调标准培训，并通过四次流调技术组专家标准一致性检验。为避免偏倚，在项目进行中多次邀请专家进行标准校正，确保调查的质量。

（二）通力协作，始终严把质量关。在面临3岁组在园儿童严重不足、15岁组学生临近中考、35～44岁组成人因工作无法参与调查等问题，各区（市）卫健局、疾控部门与流调队积极协调配合，严卡年龄标准，严密组织流调现场群众，统筹全局调整时间，严格执行各项技术检查标准，保证调查有条不紊开展。

（三）凝心聚力，流调队员攻坚克难。青岛市口腔医院作为项目牵头单位，克服时间短、任务重、人手不足等困难，进行了充分筹备，抽调专人组成调查队，通过思想碰撞、头脑风暴，制定细致的流调工作安排，流调队员统一思想，吃苦耐劳，战高温斗酷暑，轻伤不下火线，保证流调任务保质保量完成。

（四）公益为先，口腔健康宣教贯穿始终。流调队时刻不忘公益担当，在开展口腔流行病学调查的同时，将检查结果向调查对象及时反馈，并对调查对象进行详细的口腔健康知识科普，义务为到场的所有非抽样人群进行口腔义诊及宣教，提高市民的口腔健康意识和爱牙护齿能力。

三、实际效果和领先性

（一）对青岛市乃至山东省口腔医学领域而言，这是一次具有里程碑式意义的流调。它将为落实健康中国2030规划，制订2019—2025健康青岛口腔行动方案提供决策依据。项目完成后，将全面掌握青岛城乡不同人群的口腔健康状况及影响因素，为口腔疾病预警、精准医疗与个体化护理提供前所未有的新工具，为促进市民口腔健康、打造健康青岛发挥积极作用。

（二）与全国口腔流调相比，青岛市第一次口腔流调增加了对受试者菌斑和唾液的采集工作，留取了几千份唾液和牙菌斑的样品，这在全球范围内也是难得的。这些宝贵的样品和数据资料，可以深度发掘和利用，进一步进行研究分析，服务于下游大数据挖掘、产品研发评测、龋病风险评估，实现产业化，全面带动青岛地区口腔健康事业的发展，也给全国提供一个参考样本。

青岛市3岁以下婴幼儿照护服务工作研究

市卫生健康委人口家庭处

（2019年10月19日）

以习近平同志为核心的党中央高度重视婴幼儿照护服务发展。党的十九大报告指出，要在“幼有所育”上不断取得新进展。2019年政府工作报告指出，要针对实施“全面两孩”政策后的新情况，加快发展多种形式的婴幼儿照护服务，支持社会力量兴办托育服务机构，加强儿童安全保障。2019年4月17日国务院办公厅《关于促进3岁以下婴幼儿照护服务发展的指导意见》（国办发〔2019〕15号），提出婴幼儿照护的总体要求、基本原则和工作任务。为贯彻落实党的十九大精神，回应人民群众对婴幼儿照护服务的关切，了解婴幼儿照护服务的发展状况，促进婴幼儿照护服务发展，青岛市按照国家要求已全面启动该项工作。前期，我们在对全市婴幼儿照护服务情况进行调研和分析，形成本研究报告，以期于为扎实有效地开展和推进3岁以下婴幼儿照护服务发展工作提供参考。

一、全市3岁以下婴幼儿照护工作进展及发展现状

（一）工作进展

一是制定部门联席会议制度，明确部门职责，推动部门齐抓共管工作机制，牵头做好3岁以下婴幼儿照护服务发展工作。市卫生健康委根据国办发〔2019〕15号文件精神和部门责任分工制定部门联席会议制度，明确部门职责和联系人。7月12日召开市直相关16部门婴幼儿照护工作联席第一次联席会

议，听取各部门工作进展和做好该项工作的意见建议，对下步推动全市工作进行部署。

二是对婴幼儿照护工作进行全面调研。市卫生健康委6月至7月，3次对城阳区、市北区、李沧区、胶州市等婴幼儿照护发展工作进行调研，了解相关工作情况，听取有关工作建议，写出调研报告，对工作发展提出建议。

三是与专家学者交流座谈。结合致公党青岛市委2019年开展的青岛市婴幼儿照护工作调研课题，与市致公党副主委、秘书长和部分专家就我市0～3岁婴幼儿照护工作现状、问题和发展进行座谈交流，听取专家学者的意见建议。

四是在全市对该项工作进展情况进行摸底。市卫生健康委印发通知，设计婴幼儿照护服务发展工作相关情况摸底表，对全市该项工作进行摸底统计，目前基本掌握该项工作全市的基本情况，对推进工作打下较好基础。

五是对标先进研究青岛市工作落实措施。学习考察上海、南京、杭州等先进地区工作经验，按照国家层面即将出台的婴幼儿照护标准、规范，积极研究起草青岛市婴幼儿照护工作实施意见。联系对接国家、山东省以及江苏、浙江等卫健委，按照要求，研究、对比、参照先进省市经验，加快研究起草青岛市婴幼儿照护工作落实意见。

六是认真挖掘和培育示范典型，积极打造青岛市3岁以下婴幼儿照护服务发展工作模式，确保工作顺利开展。目前青岛市正在培育市北机构托育机构典型、城阳居家婴幼儿照护典型、入户教育的典型，并要求各区市继续培养好的典型，推动工作依法依规全面开展。

七是代市政府办公厅拟定《3岁以下婴幼儿照护服务发展实施意见》《机构设置标准》《机构服务规范》（以下简称三个文件），征求区（市）和相关部门意见。10月10日，整理各部门反馈意见后，发给各相关部门第二次征求意见，并及时就部门反馈中提出的意见与相关部门进行沟通，进一步明确3个文件的相关分工、政策和内容。三个文件内容确定后，我们计划报委党组审议，委党组通过后提报市法制办审核，再提报市政府通过，以市政府办公厅的文件下发，指导全市3岁以下婴幼儿照护服务发展工作，培养典型，以推动全市该项工作的开展。

（二）*发展现状*

2019年5月，我们对青岛市0～3岁婴幼儿照护基本情况进行摸底。据初步统计，全市0～3岁婴幼儿（含部分36～48个月）数量326044人；在各类托育服务机构接收0～3岁托育服务婴幼儿数量10240人，占婴幼儿总数的3.14%；0～3岁托育需求量（人数）为41500人；占婴幼儿总数比例为12.73%。

全市托育服务机构总数613个，其中全日制553个，占90%；计时制50个，占8.2%；看护点10个，占1.8%。在工商（市场监管、审批局）或民政部门登记注册数量564个，占92.01%，无任何证照数量49个，占8%。依托各级公共服务阵地建成的公益性托育机构数61个，占9.95%。幼儿园托班（招收0～3岁）389个，占托育机构总数63%。其中，社会办育儿园（看护点）78个，占幼儿园托班总数20%；民办幼儿园办托班294个，占幼儿园托班总数76%；计时制早教机构17个，占幼儿园托班总数4%。

全市托育服务人员总数5703人，其中持证上岗4415人，占77.4%；持教师资格证人数3733人，占65.5%；持育婴师证人数1138人，占20%；两证都持有人数749人，占13.1%。

全市托育机构收费（按月收费）3000元/（人·月）以下机构数491个，占81%；3000～6000元/（人·月）机构数64个，占10%；6000元以上/（人·月）机构数3个，占0.5%；托育机构收费（计时收费）100元/小时以下31个，占5.1%；100元～300元/小时18个，占2.94%；300元/小时以上0个。

二、青岛市3岁以下婴幼儿照护服务发展工作存在的主要问题

（一）*底数不清，政策缺位。*构建托育服务体系，取决于群众真实的需求、社会供给和政策保障。青岛市婴幼儿照护服务刚起步，服务体系现状、供需底数尚不清楚。一是全市目前、5年、10年0～3岁婴幼儿总量、入托照护意愿等不清；二是服务体系内的布局、需求结构不清；三是从业人员的需求不清。配套政策和制度性安排尚未落地。托育服务机构还没有相应的登记、准入、建设标准和服务管理规范，制约托育机构特别是普惠型托育服务机构的发展。

（二）*机构权属错综复杂。*部分机构隶属关系复杂，如隶属学校、部队、社区、民营企业等。对超范围经营、在民宅中经营、无证幼儿园、未经审批的机构等，有些部门都认为不在监管职责范围，难于监管。

（三）*监管体系不够完善。*青岛市共有各类0～3岁婴幼儿保育服务机构613家，其中，部分经营性保育机构在市场监管部门进行法人登记后，无法取得相关证明，达不到备案要求，存在诸多隐患。一些机构

同时提供0～6岁儿童的教育培训，在管理上存在交叉和空白。目前，0～3岁婴幼儿保育机构采用登记或备案管理制度，尚无相应的法律条文赋予卫健部门相应的执法权限。未备案的机构，由各区按照属地管理原则，联合相关单位进行日常管理和监督，但因无法律依据，相关单位无法正常履行监管职责。

（四）配套政策支撑没有落地。比如，青岛市现有的资金支持、规划、优惠等政策没有落地；规范化建设标准等随着群众生活水平和需求标准的逐步提升，需要适度调整等。新建居住区对0～3岁托育机构的场地设施出现"没有规划未建设"等现象，部分地区没有设置与常住人口规模相适应的婴幼儿照护服务设施及安全设施，老城区和已建成居住区基本没有专门的婴幼儿照护服务设施等。

（五）整体服务供给严重不足。大量新增出生婴儿面临无人带、入托难、养不起的问题。"全面两孩"政策实施前两年，出生人数大幅增长，青岛市户籍人口出生同比增加88%，户籍人口中0～3岁儿童人数超过32万人，家庭照护困难或有需求的数量很大。世界经合组织（OECD）统计的33个国家平均入托率达到33.77%。目前中国婴幼儿在各类照护服务机构的入托率仅为4.1%。近80%的婴幼儿是由祖辈参与看护和照料，大大低于发达国家水平。根据有关抽样调查结果，39.2%的家庭有托育服务需求，其中，希望2～3岁入托的占54.19%，1～2岁入托的占31.13%，不足1岁入托的占23.81%。3岁以下婴幼儿照护服务供给不足已成为制约"全面两孩"政策实施效果的最大的短板和影响因素。有关调查调表明：80%左右的父母在考虑是否生育第二个孩子时，首先考虑的是公共服务因素；70%左右的父母认为，"孩子上幼儿园前是否有人帮助照料"是影响生育意愿的重要因素。目前的0～3岁托育远远满足不了全市托育服务需求。

（六）社区及多种形式婴幼儿照护服务发展不足。调研中发现青岛市幼儿家庭对托育机构的选择意向比较明确，一是希望进入离家近的公办幼儿园托班或公办托育机构，盼望幼儿园能恢复托班。二是希望白天能托育6～10小时，以便家长上班。三是希望幼儿园托班或托育机构除看护外，能适当安排一些教育活动。目前青岛市在新建居住区、老城区和已建成居住区，包括农村社区，婴幼儿照护服务设施及配套设施建设基本是空白。社会力量依托社区提供婴幼儿照护服务的呼声很大，但居民在"家门口"就能够得到方便可及、安全可靠、普惠公平的婴幼儿照护很少。其他多种形式的婴幼儿照护服务机构的发展同样不足。包括能提供日托、半日托、计时托、临时托等多样化的婴幼儿照护服务；包括用人单位单独或联合行业主管部门共同举办托育服务机构在工作场所为职工提供福利性婴幼儿照护服务；幼儿园延伸服务，充分利用现有资源开设托儿班，招收2～3岁甚至更小的婴幼儿照护服务发展等等都严重不足。

（七）婴幼儿照护服务人员紧缺、素质不高问题比较突出。据调研了解，青岛市高等院校和职业院校（含技工院校）还没有开设婴幼儿照护相关专业，相关专业人才培养不足。目前社会力量举办托育机构，招不到合适的保教人员是难题之一。而幼儿园保教人员现已呈紧缺状态，再开设托班就难以保证服务质量。目前，幼儿园教师平均收入水平普遍偏低，缺乏吸引力，招聘0～3岁托育机构新师资面临一定困难。

（八）对家庭婴幼儿照护的支持和指导不到位。发展婴幼儿照护服务的第一条基本原则就是家庭为主、托育补充。目前青岛市女性因为生育、休产假影响工作、再就业难问题仍然比较突出。缺少鼓励用人单位灵活安排0～3岁父母工作时间的政策安排，也没有支持脱产照护婴幼儿的父母重返工作岗位的制度性安排。育儿假、产休假出台比较困难。亲子活动、家庭课堂等早教有所发展，但入户指导、利用互联网等信息化手段增强家庭科学育儿能力的环境还没真正营造起来。

三、推动0～3岁婴幼儿照护发展的建议

通过调研发现，青岛市0～3岁婴幼儿照护工作刚刚起步，在摸清整体情况、服务供给提供、政策建立落实等方面还有大量的工作要做。按照国家指导意见，青岛市到2020年，婴幼儿照护服务的政策法规和标准规范体系初步建立，建成一批具有示范效应的婴幼儿照护服务机构；到2025年，婴幼儿照护服务的政策法规和标准规范体系基本健全，多元化、多样化、覆盖城乡的婴幼儿照护服务体系基本形成。建议做好以下工作：

（一）落实好三项主要任务。一是加强对婴幼儿家庭照护的支持和指导。推动全面落实产假政策，鼓励用人单位采取灵活安排工作时间等积极措施，支持脱产照护婴幼儿的父母重返工作岗位，加强对家庭的婴幼儿早期发展指导。二是加大社区对婴幼儿照护服务的支持力度。注重发挥城乡社区公共服务设施的婴幼儿照护服务功能，按有关标准和规范建设婴幼

儿照护服务设施及配套安全设施，支持和引导社会力量依托社区提供普惠性幼儿照护服务。三是规范发展多种形式的婴幼儿照护服务机构。积极发挥托幼一体化的优势，加大托幼资源统筹力度，鼓励有条件的区市在新建配套幼儿园时，按照规定落实托班建设的要求，通过改建、扩建幼儿园，增加托班资源供给。支持用人单位在工作场所提供福利性的婴幼儿照护服务。加大对社会力量依法举办非营利性托育机构的支持力度，引导其提供更多的普惠性托育服务。支持各类婴幼儿照护服务机构提供全日制、半日制、计时托管、假期托管等多样化、多层次、多元主体参与的婴幼儿照护服务。

（二）完善监管机制，加强部门联动。一是对照国务院《关于促进 3 岁以下婴幼儿照护服务发展的指导意见》（国办发〔2019〕15 号）有关要求，细化明确各相关部门职责，由卫生健康部门牵头，建立完善 0～3 岁婴幼儿照护服务部门协调工作机制，定期召开会议，研究解决工作中的重点、难点问题，进一步加强部门协作，形成监管合力，重大事项及时向市委、市政府报告。二是加强市、区（市）两级专业管理机构建设。目前，全国各地均对营利性和非营利性托育机构实行分类管理，分别在市场监管部门和民政部门注册登记。建议进一步加强专业管理，市、区（市）卫生健康部门分别建立市、区（市）托育服务管理机构。区级管理机构按照属地原则，负责组织协调相关职能部门加强对托育机构申办、审批、备案、日常管理等具体工作。市级管理机构负责做好全市面上的政策研究和业务指导。

（三）推进法治建设，强化法律保障。一是加紧研究制定国家文件的贯彻实施意见，对青岛市相关工作进行全面部署。二是市卫生健康、司法等部门加强对接，加快研究制订《青岛市婴幼儿机构管理办法》。办法将进一步明确卫生、教育、市场监管等部门的职责分工，规范经营行为，努力形成多部门信息互通、联合监管制度，进一步规范婴幼儿保育机构市场。

（四）加大政策扶持力度，营造良好环境。一是市卫生健康部门应及时向是政府汇报，与相关部门沟通对接，争取政府和相关部门多出台 3 岁以下婴幼儿照护服务发展优惠政策，全力支持和推动该项民生工程的开展。二是将该项工作纳入政府考核，落实督查，定期对 0～3 岁婴幼儿托育机构进行专项督导行动。三是设立 0～3 岁婴幼儿照护服务专项资金，出台资金管理使用办法，重点开展机构扶持、项目购买、课题调研、人才培训、绩效评估等工作。

（五）完善管理模式，助推规范发展。一是继续加强保育机构规范管理，设立第三方评估机制，开展机构星级评审。二是建立全市保育机构信息化管理平台，充分利用互联网、大数据、物联网、人工智能等技术，开发管理平台，配置监控设施，实现线上线下结合，在优化服务、加强管理、统计监测等方面发挥积极作用。三是加快建立健全婴幼儿照护服务机构备案登记制度、信息公示制度和质量评估制度，落实机构设置标准和管理规范，推动照护服务专业化、规范化。四是认真梳理发展中的堵点、难点，推动政府在场地提供、财政补贴、税费优惠、减免租金、优先保障建设用地等政策措施，支持社会力量开展婴幼儿照护服务。五是加快专业人才培养。推动高等院校、职业院校开设婴幼儿照护专业，将婴幼儿照护服务人员作为紧缺人员纳入培训规划，依法保障从业人员合法权益。“依法逐步实行工作人员职业资格准入制度，对虐童等行为实行零容忍，对相关个人和直接管理人员实行终身禁入。”

（六）推动为不同年龄段婴幼儿家庭提供差异化的科学育儿指导和托育服务。为 0～1 岁婴儿家庭提供“以养为主”的家庭指导。提供科学看护婴儿、心理调节等方面的指导，帮助年轻父母适应角色，掌握科学育儿方法。为 1～2 岁幼儿家庭提供“养教结合”的家庭指导。在养育指导的基础上，不断增加教育的比重，提供多种形式的亲子早教指导服务。为 2～3 岁幼儿家庭提供托育服务。除继续提供早教指导服务，帮助家庭养育之外，可以根据 2 岁以上幼儿家庭实际需要提供多元化、可选择的托育服务。

（七）加强自协同服务和监督管理。一是完善托育服务管理体制。市和各区（市）建立托幼工作联席会议，协调解决 3 岁以下幼儿托育服务管理中的重大问题。制定责任清单，明确托育服务工作牵头部门和各相关部门工作职责，为加强托育机构管理、规范托育机构设置标准提供制度保障。二是加强托育机构服务工作。建立 3 岁以下婴幼儿照护服务管理信息平台，实现市、区（市）部门托育服务管理相关部门信息互通、托育机构举办者网上申办、家长网上查询托育机构详细信息等功能。三是加强托育服务队伍建设。加强托育服务从业人员职业道德教育和职前职后培训，对托育机构负责人、育婴员、保育员等从业人员提出明确具体的资质要求。四是强化示范引领。在全国开展婴幼儿照护服务示范活动，建设一批示范单位，充分发挥示范引领、带动辐射作用，不断提高婴幼儿照护服务整体水平。

青岛市公立医院党的建设情况的调查与思考

青岛市卫生健康委员会机关党委

根据“不忘初心、牢记使命”主题教育要求和年度工作计划安排，在委党组坚强领导下，我们坚持问题导向，通过实地走访、数据统计、电话了解和座谈讨论等多种形式，重点以市属13家公立医院为对象，就我市公立医院党的建设情况，进行了深入调研，掌握了第一手资料，现将调研与思考情况汇报如下。

一、基本情况

这次调研，我们选取委属13家公立医院为调研对象，调研范围涵盖职工16253人，院级党委12个、党总支1个，其中党员4493人，专职党务工作者41人。总的来看，委属13家公立医院根据中央和省委关于加强公立医院党的建设部署要求，能够认真组织学习中办《关于加强公立医院党的建设工作的意见》以及省、市和我委关于加强公立医院党建工作的实施办法等文电精神，切实加大宣传力度，统一了思想，提高了认识。并结合自身实际，制定完善了党委和院长办公会议事规则、党委书记和院长职责，以及“三重一大”决策制度等。目前，各医院均已按新的领导体制运行。大家普遍认为，实行党委集体领导下的院长负责制，是贯彻落实习总书记和党中央决策部署，是贯彻落实“两个维护”的具体举措，是大势所趋，非常必要和及时。

二、我市公立医院党的建设问题现状

根据调研的情况来看，医院领导班子成员，对加强公立医院党的建设均表示坚决拥护和支持。但在调研中，我们也发现了一些不容忽视的问题。

（一）对党委领导下的院长负责制研究和推进不到位。一是对新领导体制如何具体实施存有疑惑。有的医院领导谈到，实行新的领导体制以后，作为副职，和以前变化不大，主要还是根据分工贯彻党委决策意图。大家对书记和院长的职责界限到底如何划分，实际如何运作，存在茫然和困惑。有的同志认为制度是靠人来执行的，如果书记和院长配合得好，还可以相互补台，确保工作不出现纰漏；如果配合不够默契，则容易产生矛盾，影响医院建设发展。二是对新的领导体制不适应不习惯。院长负责制实行20多年来，医院党委工作重点放在了医务人员的思想和组织建设上；实际运行中，重要事项只需报院长一人即可，院长给书记分配工作的现象并非个例。调研中，有的医院领导谈到，比较习惯于以前的管理模式，转变领导体制以后，同样的内容，需要先后经院长办公会和院党委会研究，且两个会议参会人员基本一致，这样重复上会，感觉比较烦琐。三是机关与基层推进合力不够。机关认为，各医院本身就有党委，理应主动作为，严格落实中央和省、市关于加强公立医院党的建设的文电精神，而实际深入医院指导帮带不到位。医院方面则认为，加强公立医院党的建设，特别是转变领导体制是个重大课题，上级应该在思想发动、班子建设等方面加大工作力度，仅仅让医院自行执行上级文件，医院党委很难落实到位，从而存在畏难情绪和等靠思想。

（二）党的基层组织存在工作不规范、作用发挥不明显的问题。目前，委属13家公立医院内共有党总支9个、党支部152个，由于认识不到位和临床一线异常繁忙的实际，导致医院党的基层组织建设不规范不落实。一是基础工作不规范。座谈中，部分党支部书记反映，最好能设立专职党支部书记，兼职书记时间和精力有限，难以严格落实党的各项组织生活制度，主要体现在“三会一课”落实不到位，党员活动日形式单一、内容单调，以及支部大会不规范不严肃，党员思想汇报等没有真正落实到位；另外，基层党支部对党员缺乏有效的管理监督和考核方法。二是组织生活缺新意。组织生活形式单调、质量不高，缺乏能够广泛引起党员共鸣的信息和材料；有的党支部组织生活内容枯燥、形式单一，只限于被动完成组织交办的任务，对支部党员的教育、监督、关怀，了解党员思想动态，培树典型等职能没有得到充分发挥。这也是医院基层党组织吸引力不强，部分年轻专业技术人员入党积极性不高的原因。三是作用发挥欠力度。有的医院党委和基层党支部对党员教育管理监督失之于宽、失之于软，组织生活制度落实不够有力，个别党员干部在工作中表现平平，思想上行动上混同普通群众，更有甚者为了一时之利、一己私利不惜触碰纪法底线，违反了党风廉政建设规定，给行业形象抹了黑。十八大以来，在13家公立医院中共有39名党员受到处分。

（三）党务干部队伍建设面临诸多矛盾。广大党务干部多是从基层表现优秀的干部选拔出来的各单位工作骨干，平时兢兢业业、无私奉献，理应及时得到晋升，获得更多回报，但现实中却并非如此。一是个人发展受限，党务干部处境尴尬。目前，党务工作人员目前没有相应职称可以晋升，制约了党务干部队伍建设。调研中了解到，很多纪委书记本是业务干部，按照“三转”要求，只能专司其职，虽德才兼备，成绩突出，但却晋升无望，进退两难。还有的党务干部在一些公务活动中存在着名不正、言不顺的尴尬，比如有的医院党委书记出国考察时，根据有关部门要求，需要在职务上变通为医院副院长才能成行，导致党务干部职业自豪感受到影响。二是福利待遇偏低，党务岗位吸引力不强。除政治荣誉和政治待遇外，基层党支部书记工作大负荷、连轴转。前期，有的医院为激励党务干部而发放的岗位津贴，因有关财务规定不支持而不得不取消。座谈中，甚至有的党支部书记直言不讳地讲，党务干部多劳少得，且没有职务晋升、职称评定等方面的政策优势，仅凭对党的忠诚和一腔热情坚守岗位，并不是自己乐意担任此职。三是缺乏学习培训，党务队伍水平参差不齐。当前，市属公立医院中，仅有市妇女儿童医院成立了党委办公室，医院党支部书记100%为兼职，其他党务工作者兼职化相当普遍，党务能力水平相对不足。加之平时工作异常繁忙，很难抽出时间进行专门学习提高，缺乏岗前和岗中培训，视野受限，缺乏应知应会应做基本能力，党务干部只能在实践中摸索提高，导致党务工作水平参差不齐。

（四）党建工作与业务工作缺乏深度融合。总的来看，党建工作与业务工作相辅相成、互相促进的良好格局还没有形成。一是思想认识有偏差。对党的工作、党的建设和党务工作的理解不到位，没有正确分清三者之间的联系与区别。有的同志存在片面认识，认为党的工作就是开会、学习、教育和活动等；有的业务科室同志看到文件是党务部门下发的，就认为这是党务部门的事，和自己关系不大，甚至有抵触情绪，没有意识到包括业务工作在内的各项工作都是党的工作，而把党的工作等同于党务工作，把业务工作与党的工作对立了起来。二是党建工作与业务工作存在“两张皮”现象。医院党建工作与诊疗服务之间缺乏契合，统筹融合力度不够，甚至各行其是。一方面，医院党组织抓党建和职工思想政治工作多，对诊疗服务、医德医风以及医院改革发展等关注不多，对业务工作缺乏推动力。另一方面，对党建工作重视不够，认为业务工作是主业，党建工作是副业，视党建工作是“额外负担”而消极应对。有的对抓党建工作虽然重视、工作积极，然而，孤立看待党建，与实际工作结合不紧，就党建抓党建。三是医院党建考评机制不够科学有力。调研了解到，有些同志对党建工作不理解、不支持，参加党的活动不积极，特别是个别非党员科室主任借口业务繁忙，不乐意所在科室党员参加党的集体活动，对此，除批评教育外，基本没有其他的惩罚措施。另外，党建工作是否推动了业务工作开展，也没有科学明确评价体系，导致党建工作形式化、内容虚化，对业务工作非但没有起到应有促进作用，有时反而成为负担。

产生上述问题，根本原因在于思想认识问题，源于对习近平新时代中国特色社会主义思想，特别是关于全面从严治党的重要论述认识上有差距。思想是行动的先导，思想认识不到位，理解上就容易产生偏差，甚至吃老本、念老经，必然会导致思想观念更新不及时，跟不上新时代发展节拍，从而导致行动上的落后和迟滞。如果说，以前对此存在模糊认识还有情可原的话，当前，在全面从严治党的大背景下，在中央到地方各级都明确大力加强公立医院党的建设的部署下，如果还不积极行动起来，就是政治素质不到位、政治站位不高。

三、对策建议

习近平总书记深刻指出，东西南北中，党政军民学，党是领导一切的。中央、国家部委和省委、市委关于加强公立医院党的建设的意见和实施办法，为加强公立医院党的建设指明了方向。要深刻认识到党建做实了就是凝聚力，做强了就是竞争力，时不我待地加强公立医院党的建设，助力长江以北一流医疗中心建设，更好地满足人民群众不断提升的卫生健康需求。

（一）坚持思想先行、上下同心，推动党委领导下的院长负责制落实到位。加强公立医院党建工作，必须认真研究形势，坚持一把钥匙开一把锁，不搞一刀切。坚持处理好点与面的关系，既要根据每个医院特点，制定针对性推进措施，又要统筹衡量，一体推进。

一是要强化领导班子思想政治建设。要坚持把党的政治建设摆在首位，要经常培训、反复培训，通过参加全国党务干部培训班，举办系统党建培训班，召开党建工作研讨会等，不断加深对习近平新时代中国特色社会主义思想和党中央大政方针的理解，引导广大党员干部认识到加强公立医院党的建设是时代需要、大势所趋、人心所向，要站在提高党的执政能力、巩固党的执政基础、践行以人民为中心的发展思想的高度来理解和把握；要站在增强“四个意识”、坚定“四个自信”、坚决做到“两个维护”的高度来理解和把握，一切着眼于工作大局，服务于医院建设与发展，不打个人算盘，不计个人私利。二是要正确处理集体领导与分工负责的关系。要认真组织学习中办、国家卫健委、省委、市委关于加强公立医院党的建设工作的意见和实施办法等文件，要充分认清党委“掌舵”和院长“划船”的辩证统一关系，围绕建立现代医院管理制度，研究制定边界、权责、层级清晰的医院章程。要按照“集体领导、民主集中、个别酝酿、会议决定”原则决定“三重一大”事项，任何党委成员都不能超越集体领导的权力，做到对上“不超权”、对下“不揽权”、用权“不专权”。三是要坚持合力推进公立医院党的建设。机关与医院要正视当前医院党委班子建设的实际情况，加强团结协作，合力推动公立医院党的建设。机关要先学一步，吃透文件精神，廓清理论迷雾，掌握方法步骤；要深入一线、深入群众，调查研究，总结经验，加强指导。医院要围绕想清说透干实，明确方向，不等不靠，先行一步；特别是党委书记和院长，要相互尊重，团结配合，开拓创新，干事创业，在实践中提升党委把方向、管大局、作决策、促改革、保落实的领导能力。

(二)坚持与时俱进、开拓创新，切实发挥好基层党支部战斗堡垒作用。做好党建工作，需要不断创新，与时俱进。要紧紧抓住基层党支部重点，大力强化党支部战斗堡垒作用。一是要尊重和支持党支部发挥作用。要严格按照党章和党内有关规定，突出医院内设机构党支部政治功能，合理调整设置党支部数量。要赋予基层支部实实在在的职权，在内设机构业务发展、人才引进、薪酬分配、职称晋升、评优评先、出国深造等重大问题决策上发挥应有作用，团结带动职工积极投身医院改革发展事业，切实增强基层党组织的凝聚力。二是要加强党支部标准化、规范化建设。医院党委要结合实际制定党支部建设标准，完善党支部工作制度，改进述职议考核工作，推动提升党支部组织力。建立持续整顿软弱涣散党支部工作机制，推行医院党委领导班子成员联系帮包后进党支部制度，落实整顿措施，推动转化提升。要认真落实“三会一课”、组织生活会、民主评议党员、谈心谈话等制度，全面实行支部主题党日制度，落实医院党员领导干部讲党课、参加双重组织生活制度。在医护一线全面推行党员示范岗，鼓励党员佩戴党员徽章。三是要改进活动方式，提高党内活动吸引力、创造力。针对医院党员群众职业特点、兴趣爱好、业务专长等实际，成立主题小组，创造性开展文化、业务、生活方面的主题活动。要加强中国特色社会主义和中国梦宣传教育，突出社会主义核心价值观教育与引领；要以文化建设提升服务水平，结合单位特点，总结医院精神，提炼服务理念，设计品牌标识，举办文化活动，积极打造医院特色品牌文化。要针对任务繁重、时间异常紧张的特点，大力推进智慧党建建设，不断提高党建工作效率。

(三)坚持机制创新和人才培养，不断加强公立医院党建工作队伍建设。路线确定以后，干部就是决定因素。只有建设有活力、能力强、高素质的党建工作队伍，才能推动公立医院党建工作不断发展。一是要创新机制体制。党建工作地位重要，从事党务工作需要高素质的专业化人才。目前，委属公立医院专职党务干部仅有 41 人，占职工总数的 0.25%，离省规定的“专职党务工作人员不低于医院职工总数的 0.5%”目标相差一半。名正则言顺，加强公立医院党的建设，需要适应党建工作新形势，各部门通力合作，增加党务岗位编制。要设立完善党办、组织、纪检、宣传等党的工作部门，设立政工师等党务序列职称，破解党务干部“有岗无编多兼职、晋升无望多奉献、自我降职多尴尬”的局面。二是要选优配强党务干部。要坚持党政人才与技术人才的双选拔，严格按照新修订的《党政领导干部选拔任用工作条例》规定，抓好选人用人工作。要坚持德才兼备、以德为先的用人标准，选配政治强、懂专业、会管理、敢担当、作风正的党务干部。要加强动态管理，健全党内激励、关怀、帮扶机制，切实增强党务岗位吸引力和党务人才归属感荣誉感。三是要加大培训培养力度。针对党务干部党建经验缺乏实际，要通过办班培训、经验交流、典型示范等方法途径，强化党务干部的专业化能力。要建立党务干部与业务干部任职交流工作机制，结合基层党组织换届工作，把那些不作为、不进取、不担当的党务干部坚决调整下来。要培养基层党务干部专业化队伍，积极探索专业化做法，使专职党务干部能聚精会神抓党务，克服管党治党专业性不强的问题。

(四)坚持融合共建和科学考评，坚持把党建工作与业务工作紧密结合起来。要正确认识党建与医疗服务辩证统一、相互促进的关系，围绕业务抓党建，抓好党建促业务。一是要把握好“自身硬”与“打铁”的关系。“自身硬”是手段，“打铁”是目的。自身硬不硬，关键看铁打得好不好。必须把自身之硬，体现在对医院各项工作的领导有力、组织有力上，体现在推进卫生健康事业蓬勃发展上。要切实履行党的建设主体责任，坚定不移用党建统领各项工作，坚持问题导向，围绕医疗服务水平、学科建设、群众满意度等工作找问题，从党的建设上找原因，在党的建设上下功夫，坚持用“打铁”的实效检验“自身硬”，从源头破解党建和业务“两张皮”问题。二是要以党建促进医院健康发展。党建工作要充分凝聚医护人员共识，鼓励和支持医护人员在医院建设中贡献聪明才智。要关心医院诊疗服务、学科建设、人才培养等创新发展，积极组织建言献策活动，积极开展党员示范岗活动，树立党员先锋形象，引导广大医护人员创先争优。要以优良党风促进医德医风建设，依法维护各方面的合法权益，融洽医患关系，要勇担社会责任，热心公益事业，积极参加健康讲座、便民义诊、送医送药、会诊咨询及扶贫帮困等活动，促进医院健康持续发展。三是要加大党建科学考评力度。要把党建工作与业务工作通盘考虑，医院党委和各党支部要将两者融会贯通，同部署、同检查、同考核、同评比。针对业务繁忙实际，坚持目标导向，变抓过程为抓结果。具体到考核奖惩上，要建立目标机制，立足医院业务工作特点设置和量化考评指标，把“软指标”变成“硬杠杠”，充分发挥指标的引导作用，促进党建与业务工作紧密结合。要加强考核结果的运用，大力营造“抓好党建是本职、不抓党建是失职、抓不好党建是失职”的舆论氛围和用人导向，真正实现以考评促党建的效果。

青岛市职业卫生监督管理情况调研报告

青岛市卫生健康委员会综合监督执法局

根据新一轮国家、省、市机构改革方案中职业卫生监督管理职责调整的有关要求，为保证工作职责顺利交接，监管工作平稳过渡，监管机制高效运转，市卫生健康委监督执法局组织开展了职业卫生监督管理情况调研，现报告如下。

一、职业卫生监督管理工作概况

（一）历史沿革

我国职业病防治工作起步于新中国成立初期。1953 年开始，各地建立省、市、县卫生防疫部门，将劳动卫生监督管理作为重要的工作内容。青岛市卫生防疫站自 1954 年 3 月成立起，就开展了尘肺病防治等职业病监管工作。到 21 世纪初，卫生行政部门建立了职业卫生法规标准、职业病危害监测、职业病报告等监督管理制度，全国的职业卫生工作快速发展。

2002 年，《职业病防治法》正式实施，标志着全国职业病防治工作步入法制化、专业化轨道。

2010 年，按照全国职业卫生监管职能划转的有关要求，将原由卫生行政部门承担的作业场所职业卫生监管工作划转至安全生产监督管理部门。2012 年起按照国务院有关精神安排，将职业卫生监管按“防、治、保”三个环节进行分工，卫生行政部门只承担职业健康检查、职业病诊断鉴定等相关职责，对用人单位的相关监督管理任务全部交由安全监督管理部门。

2018 年 3 月 21 日，中共中央《深化党和国家机构改革方案》中将原国家安全生产监督管理总局的职业安全健康监督管理职责整合到国家卫生健康委员会；9 月，中共中央办公厅、国务院办公厅下发通知，将国家煤矿安全监察局职业安全健康监督管理职责划入国家卫生健康委员会。12 月 29 日，第十三届全国人民代表大会常务委员会第七次会议对《中华人民共和国职业病防治法》作出修改，将安全生产监督管理部门职责全部修改为卫生行政部门。此次调整，卫生行政部门将担负起除工伤待遇保障环节外的，职业健康全流程监管，工作内容也将由传统的职业病防治扩展至全职业人群的健康管理。

（二）本次调整前我市监管现状

1. 安监部门职业安全健康监管情况。自 2010 年职能划转后，职业安全健康监管纳入了安全生产监管体系，安监部门通过一系列措施显著提高了职业安全健康的监管力度。主要归功于以下三个方面：

一是强基层的监督管理组织架构。全市安监系统的组织体系为“二级监管机构、三级监察队伍”。市级、区(市)级安监局设立职业案件健康管理部门和安全生产稽查执法队伍,乡镇(街道)设立安全生产工作办公室。乡镇(街道)的安全生产工作办公室从行政关系上多数隶属于乡镇(街道)政府,个别隶属于区(市)安监局。前述的监管及监察机构都具有行政执法权,均开展职业安全健康监督执法工作。安监部门的基层执法力量覆盖各类开发区、工业园区、港区等在内的所有乡镇(街道),在实行网格化动态监管中起到了非常大的作用。

二是强化地方党委、政府领导责任的安全生产责任体系。安监部门全面建立了“党政同责、一岗双责、齐抓共管”的安全生产责任体系。各级政府对同级安全生产委员会成员单位和下级政府实施严格的安全生产工作责任考核,实行过程考核与结果考核相结合,严格落实“一票否决”制度。由此,职业健康监管的成效很大程度上归功于基层乡镇(街道)政府的“一岗双责”制度。同时,安监部门将安全生产和职业健康监督管理进行融合统一,坚持管安全必须管职业健康,建立了安全生产和职业健康“一体化”的监管执法体制。2015 年国务院办公厅印发的《关于加强安全生产监管执法的通知》中,要求地方政府把安全生产和职业病防治纳入经济社会发展规划。在安监部门的管理推动下,职业病防治纳入各级政府民生工程及安全生产工作考核体系。

三是强有力的财政资金支持。市、区(市)人民政府都有专项资金开展职业安全健康管理工作,各级安监部门每年委托职业卫生技术服务机构开展辖区内全覆盖的职业病危害因素检测、在执法抽查时聘请相关专业专家。部分乡镇(街道)人民政府也有职业卫生专项抽查经费。市级安监部门每年政府购买服务中用于职业安全健康监管的经费为 50 万元左右。在调查的四个区(市)中,安监部门职业安全健康监管专项经费每年在 10 万～50 万元不等。

2. 卫生行政部门有关职业安全健康监管情况。在本次职能调整到位前,卫生行政部门的职业安全健康职责侧重于规划和技术服务监管,主要包括:拟定职业病防治规划,监督管理职业病诊断、职业病鉴定、职业健康检查工作,组织开展职业病危害监测和专项调查,对医疗机构的放射性危害控制的监督管理。

全市市、区(市)两级卫生监督机构均无专职职业卫生监督处(科)室及人员,现有兼职执法人员 35 名,其中市本级 5 人。乡镇(街道)级卫生计生监督协管服务规范不含职业卫生及相关内容,未参与全市职业安全健康管理工作。近年来,卫生行政部门主要通过加强职业病防治法律法规和职业病放射损伤、受检者防护等知识的宣贯,对技术服务机构及其行为开展监督检查,督促各有关单位进一步落实主体责任,从而大大提升了广大人民群众和被监督单位的安全意识和法律意识。

通过对全市开展职业健康检查的 18 家医疗机构进行的调查统计发现,2018 年全市 3260 家用人单位的 318426 名劳动者进行了职业健康监护工作,2015 年—2018 年全市报告职业病人 308 例。全市已申报职业病危害项目的用人单位约 7000 家,约占全省申报企业的 12%,估算接触职业病危害因素的劳动者约 68 万人。目前全市有职业(放射)卫生监督对象 487 家,其中职业健康检查、职业病诊断机构 19 家,放射卫生技术服务机构 4 家,放射诊疗单位 464 家。从全省情况看,目前我省职业(放射)卫生监督对象 4401 家,而我市职业(放射)卫生监督对象约占全省总数的 11%。

三、存在的问题及困难

(一)职业安全健康监管队伍专业人员匮乏

近几年,职业安全健康监管在卫生监督系统内被弱化,职业健康安全的专业人才流失严重,部分从事过的人才或转岗至其他领域,或已退休,中青年卫生监督执法人员对职业安全健康监管领域陌生,有能力从事职业安全健康监管的人员更是屈指可数,队伍处于青黄不接的状态。从全省调研统计看,安监部门职业安全健康监督员是卫生监督员数量的 22.7 倍,特别是安监部门在乡镇建立了 1 万多人的监督执法队伍,目前市安监局职业健康监管由内设的职业安全健康职能处室和执法支队共同执法,职能处室有专职人员 5 名,执法支队有执法人员 19 名,区(市)、镇(街道)虽配备的具体监督执法人员数量不明但体系健全。相比较而言市、区两级卫生部门没有安排专职人员,兼职人员数量较少,几乎没有实质上的乡镇(街道)级卫生监督执法机构和人员,聘用的乡镇(街道)协管员数量少、没有监督执法权且不具备承担职业卫生监督的能力。而在职能调整中,很难完全做到“人随事走”,移交的监管人员与调整职能往往不匹配。同时,现有人员普遍缺乏职业卫生现场监督执法经验,职业安全健康监督人员数量、执法能力明显与新智能、新任务不相适应。

(二)职业安全健康监管任务繁重

我市是经济大市,存在职业病危害因素的行业众多，各种职业病危害因素并存，接触职业病危害企业和人员数量庞大。据市安监部门结合职业病危害项目申报统计，全市存在职业病危害因素用人单位约7000家计，现有卫生监督员人均需监管200家单位。采取小样本抽样办法，按千分之一比例对全市可能存在职业病危害因素作业四大行业（采矿业、制造业、电力与燃气业、建筑业）165家企业进行的抽样调查显示，其中117家存在职业病危害因素，占抽样总数的70％，据此估算全市四大主要行业17.2万家企业中，存在职业病危害因素的企业为12万余家，约占全省此类企业的15％。同时部门用人单位职业病防治意识淡薄，主动开展职业防护和执业健康监护意识不足，主体责任落实不到位，给行政监管带来很大压力。

（三）经费装备不足限制执法工作开展

职能调整前，我局2019年度监督执法经费已确定，其中不包括职业安全健康监管经费。职能调整后，职业安全健康监督领域大幅拓展，工作任务增加以数十倍计。与其他专业相比，职业健康安全现场检测设备、仪器几无储备，信息化建设严重滞后。我局现仅有行政执法车辆3辆，用车处室却有11个，区（市）级卫生监督机构执法车辆同样严重缺乏。职能移交后，经费、设备、信息化水平和车辆都将严重制约职业安全健康监管工作的开展。

四、加强职业安全健康监管工作的建议

2019年是卫生健康部门全面落实职业安全健康监管职能的开局之年。面对近年来职业病监督职能和防控形势发生的深刻变化，我们要按照国家关于职业卫生监督工作的部署和《健康中国规划纲要2030》要求，以机构改革为契机，聚焦主责主业，突出监管重点，强化源头治理，坚持改革创新，尽快建立前后连贯、职责清晰、运转高效的工作机制，努力提高职业卫生监督法治化、信息化、规范化水平。着眼于做好职业安全健康监管过渡及今后工作，建议采取以下措施。

（一）强化责任担当，确保机构改革期间工作平稳连续

主动与安监部门沟通衔接，摸清工作情况，掌握工作本底，做好当前工作的统筹协调，防止职能调整期间出现责任缺位、工作断档现象。认真做好职业卫生技术服务机构和用人单位档案、职业病危害因素申报系统等工作交接，尽快开展职业卫生监督工作。加强与社保、工会等部门沟通，建立部门协调机制，形成监管合力。

（二）落实主体责任，建立管理相对人自查制度

强化企业职业病防治主体责任意识，推广职业卫生“四个一”工程，即给企业送一部《职业病防治法》、对劳动者开展一次职业卫生知识培训、指导企业建立一套职业卫生档案管理系统、与企业签订一份落实《职业病防治法》责任书，压实企业职业病防治第一责任人职责，加强企业自律，提升内在动力。建立健全管理相对人职业病防治自查制度，提高企业自我管理水平。

（三）加强体系建设，提升职业安全健康监督能力

一是充实和加强职业卫生监督队伍。按照改革确定的“编随事走、人随编走”的原则，建议原安监部门相应的职能处室工作人员、专业技术执法人员全都划转到卫生健康委。2009年我局的调研情况显示当时全市存在职业病危害因素的用人单位共3050家，2010年全市共28名卫生监督人员随职能调整到安监部门，而2010—2018年间存在职业病危害因素的企业数量增加了129.51％，现在要承担职业安全健康监督职责，人员力量还需大幅增加。在当前监管力量不足的情况下，建议通过争取增加编制等手段，解决人员短缺问题。

二是健全职业卫生监督体系。因地制宜设置内设机构，依法履行监管职责，统筹推进和落实辖区职业安全健康监督工作。保持原有乡镇（街道）的职业健康执法职能，将乡镇（街道）级公共卫生与计生办公室人员与乡镇（街道）安全生产执法人员有机融合，利用安监系统建立成熟的网格化监管模式，形成1＋1＞2的基层执法管理模式。同时，要建立规范化培训制度，强化职业卫生法律法规和业务技能培训，通过多频次高强度的专业化培训，不断提高专业素养和执法能力。

三是积极争取经费支持，夯实职业安全健康工作保障。本着经费随职能走的思路，积极争取职业卫生监管执法财政专项经费或追加2019年度职业健康安全专项经费。上述经费主要用于日常监督、双随机监督检查、专项行动，委托执法、委托检测、查体服务费及抽查的专家费用等政府购买服务，执法保障用的执法装备、人员培训，质量控制专家费（管理），宣传教育（管理）等，市级监督执法机构至少增加2辆行政执法车辆，各区（市）监督执法机构至少增加1～2辆执法用车的配置标准。增加卫生计生监督员职业安全健康专业技能培训、执法抽查中外聘专家费用和《职业病防治法》及职业病防治知识宣传教育专项经费。

（四）突出重点创新方式，提升职业安全健康监督效能

聚焦重点行业、重点疾病、重点环节，探索实施用人单位职业病危害分级分类管理，建立职业病防治诚信体系和用人单位黑名单制度，推行以“双随机一公开”为基本手段、重担监管和专项整治为补充、风险管理和信用监管为基础的新型监管机制。推广应用山东省职业健康监护信息系统，逐步健全基于人口健康信息资源综合平台的执业卫生监管信息系统，促进执业卫生监管信息互联互通和共享应用。推进行政执法全过程记录制度落实和手持执法终端、执法记录仪等配备使用，开展在线监测、远程监控试点，做到全过程留痕、可追溯管理。

统 计 资 料

青岛市 2019 年卫生健康统计信息简报

一、卫生健康资源概况

(一)卫生健康机构

2019 年,青岛市各级各类卫生健康机构 8317 个(含村卫生室 4164 个)。其中:医院 324 个(按等级分:三级医院 28 个、二级医院 117 个、一级医院 141 个、未定级医院 38 个;按床位数量分:800 张以上的有 16 个、500~799 张的有 9 个、100~499 张的有 68 个、100 张以下的 231 个);卫生院 103 个;社区卫生服务机构 287 个(其中:社区卫生服务中心 79 个、社区卫生服务站 208 个);村卫生室 4164 个;门诊部、诊所、卫生所、医务室 3316 个;妇幼保健机构 12 个;疾病预防控制机构 46 个;专科疾病防治机构 5 个、卫生监督机构 12 个;急救中心(站)7 个;采供血机构 1 个;计划生育技术服务机构 16 个;其他卫生机构 24 个。

注:28 个三级医院中包含青岛市市立医院东院、青岛市肿瘤医院。

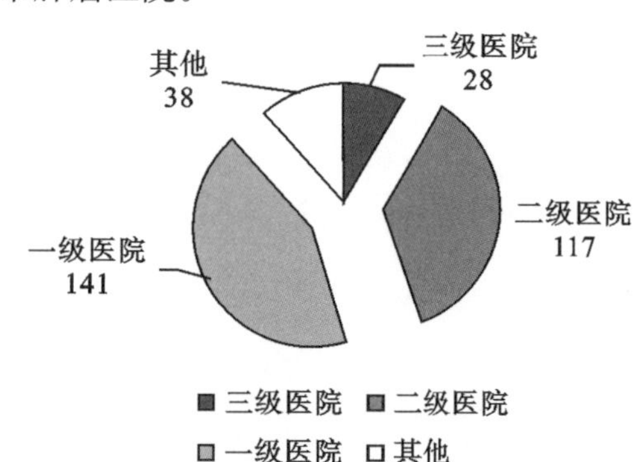

图 1-1 青岛市 2019 年各类医院等级情况(单位:个)

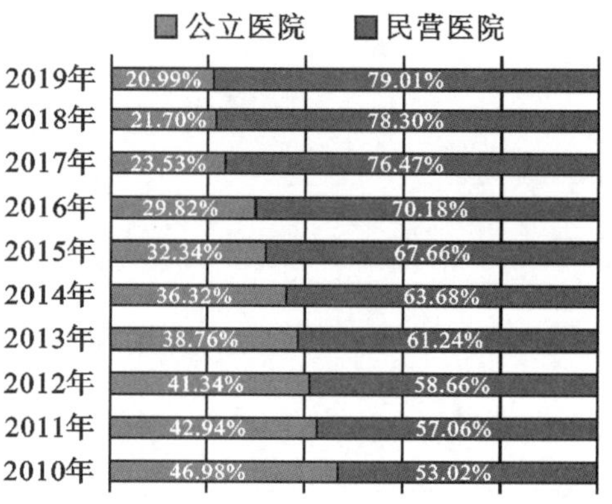

图 1-2 2010—2019 年全市公立、民营医院数量比例情况

(二)医疗床位

2019 年,全市各级各类卫生健康机构床位 60519 张。其中:医院 51311 张,卫生院 7181 张。全市每千人口医疗卫生机构床位数 6.37 张。

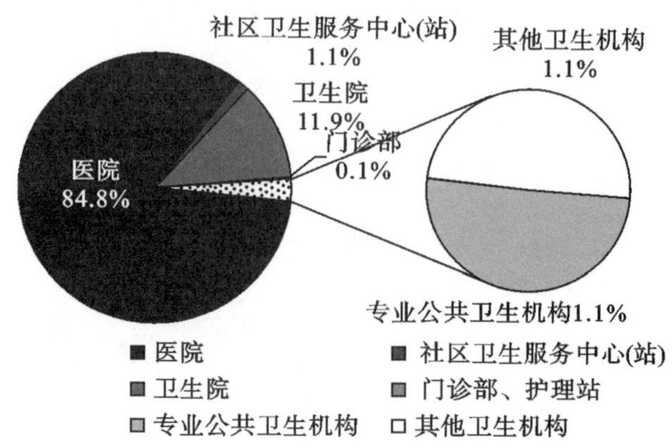

图 1-3 青岛市 2019 年各类卫生健康机构床位构成情况

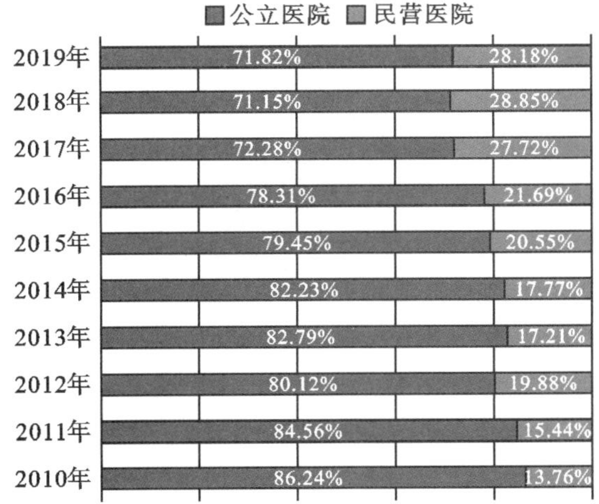

图 1-4 2010—2019 年全市公立、民营医院床位比例情况

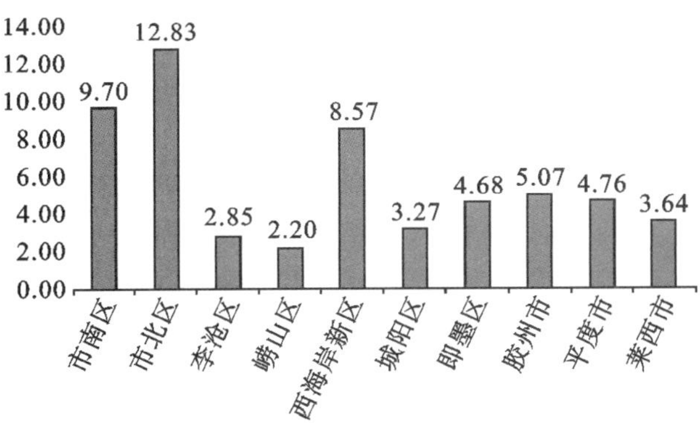

图 1-5 2019 年青岛市分地区每千人口医疗卫生机构床位情况(单位:张)

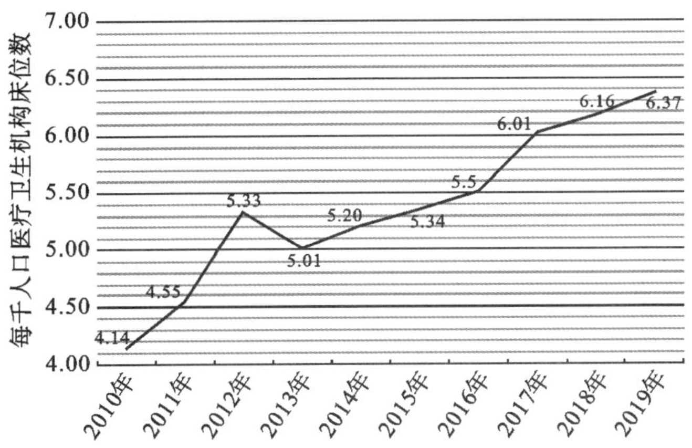

图 1-6 2010—2019 年全市每千人口医疗卫生机构床位数(单位:张)

(三)卫生健康人员

2019 年,全市各级各类卫生健康在岗职工总数 108728 人。其中:执业(助理)医师 37813 人,注册护士 40864 人,管理人员 3776 人。全市每千人口卫生技术人员 9.51 人,每千人口执业(助理)医师 3.98 人,每千人口注册护士 4.30 人。

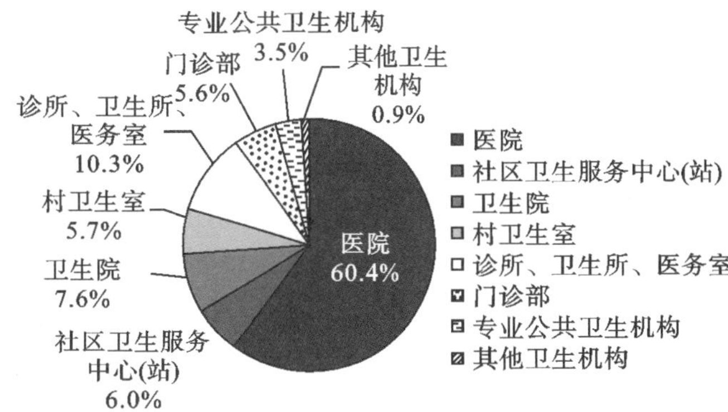

图 1-7 青岛市 2019 年各类卫生健康机构在岗职工构成情况

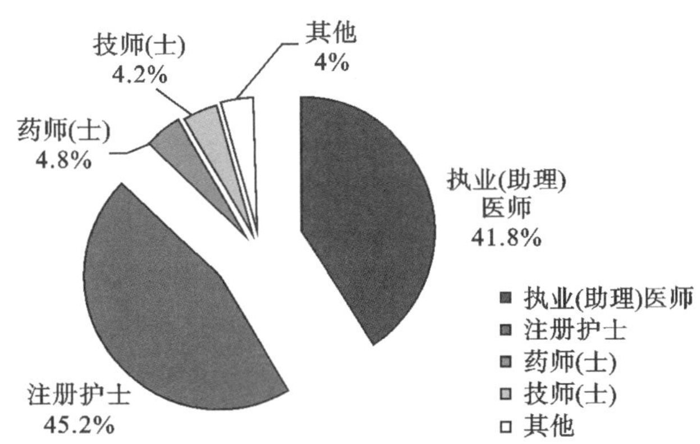

图 1-8 青岛市 2019 年各级各类卫生健康技术人员构成图

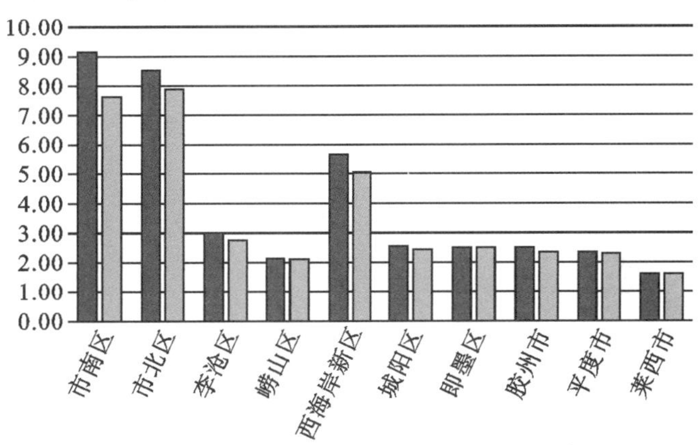

图 1-9 2019 年青岛市分地区每千人口执业(助理)医师、注册护士数(单位:人)

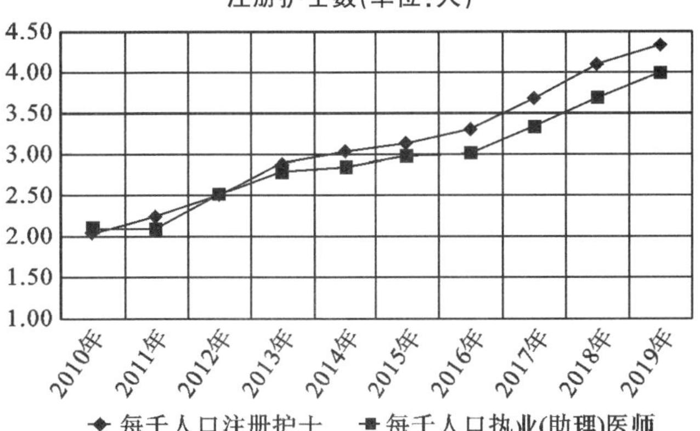

图 1-10 2010—2019 年青岛市每千人口执业(助理)医师、注册护士数(单位:人)

（四）房屋与设备

2019 年末，全市各级各类卫生健康机构房屋建筑面积共 542.66 万平方米。其中：医院 355.36 万平方米，基层医疗卫生机构 161.58 万平方米，专业公共卫生机构 18.96 万平方米，其他卫生机构 6.76 万平方米。全市各级各类卫生健康机构万元以上设备台数 6.15 万台，总价值约 100.32 亿元。

（五）资产总量

2019 年末，全市各级各类卫生健康机构总资产 315.95 亿元，其中：固定资产 133.50 亿元。在固定资产总额中，医院 112.77 亿元，基层医疗卫生机构13.07 亿元，专业公共卫生机构 5.19 亿元，其他卫生健康机构 2.46 亿元。

二、医疗服务开展情况

（一）门诊服务情况

2019 年，全市医疗卫生机构提供诊疗服务 7556.31 万人次（含村卫生室 879.06 万人次）。其中：医院 3424.128 万人次，占 45.31%；基层医疗卫生机构 3976.84 万人次，占 52.63%；专业公共卫生机构 142.33万人次，占 1.88%；其他卫生机构 13.02 万人次，占 0.17%。

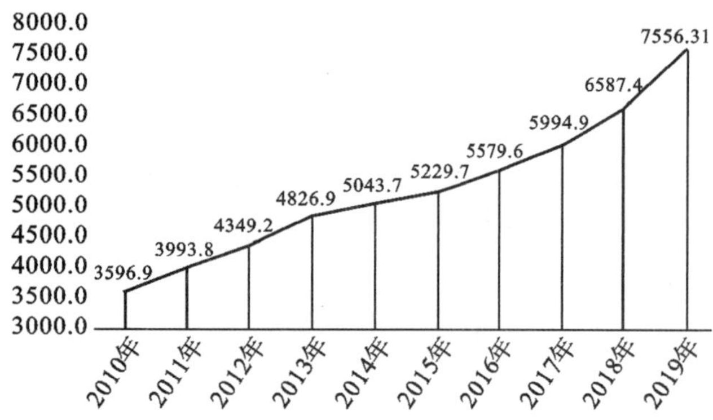

图 2-1　2010—2019 年全市医疗机构总诊疗人次（单位：万人次）

（二）住院服务情况

2019 年，全市医疗卫生机构提供住院服务173.84 万人。其中：医院 153.46 万人，占 88.28%；基层医疗卫生机构 18.28 万人，占 10.51%；专业公共卫生机构 1.84万人，占 1.06%；其他卫生机构 0.26 万人，占 0.15%。全市医疗卫生机构每百名门急诊入院人数为 3.57 人。其中：医院 4.59 人，基层医疗卫生机构 1.27人，专业公共卫生机构 1.47 人，其他卫生机构 2.89人。

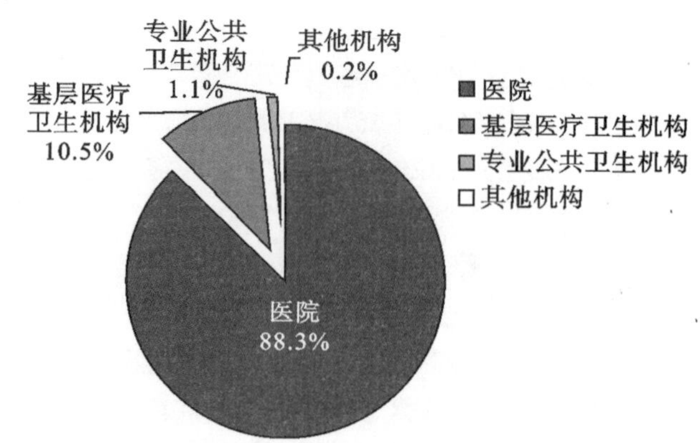

图 2-2　2019 年各类医疗卫生机构出院人数构成情况

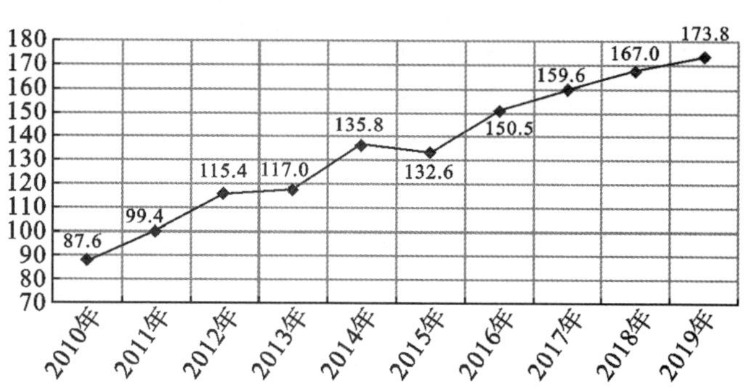

图 2-3　2010—2019 年全市医疗机构出院人数（单位：万人次）

（三）病床使用情况

2019 年，全市医疗卫生机构病床使用率为 77.17%。其中：医院 81.84%，卫生院 53.96%。全市出院者平均住院日为 8.7 天。其中：医院 8.9 天，卫生院 7.9 天。全市病床周转次数为 30.8 次。其中：医院 32.2 次，卫生院 23.9 次。全市病床工作日为 281.7 天。其中：医院 398.7 天，卫生院 197.0 天。

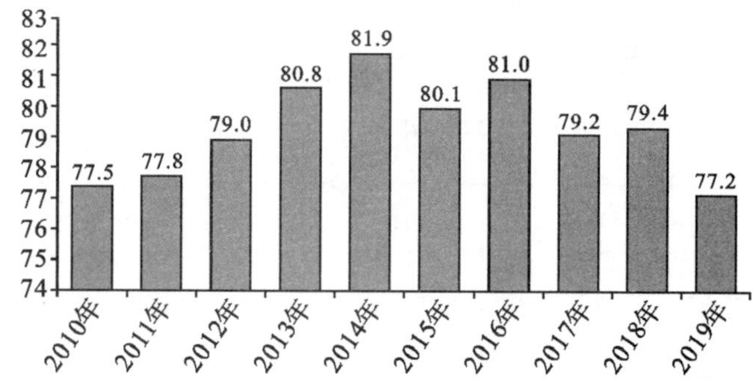

图 2-4　2010—2019 年全市医疗机构病床使用率（单位：%）

三、门诊和住院病人医疗费用

2019 年，全市医疗卫生机构门诊次均费用为 190.9 元。其中：医院 300.5 元，基层医疗卫生机构

70.9元，专业公共卫生机构132.4元。全市医疗卫生机构住院次均费用11184.3元。其中：医院12270.7元，基层医疗卫生机构2880.9元，专业公共卫生机构3771.1元。

四、居民健康情况

2019年，青岛市孕产妇死亡率为7.22/10万，婴儿死亡率为1.89‰。

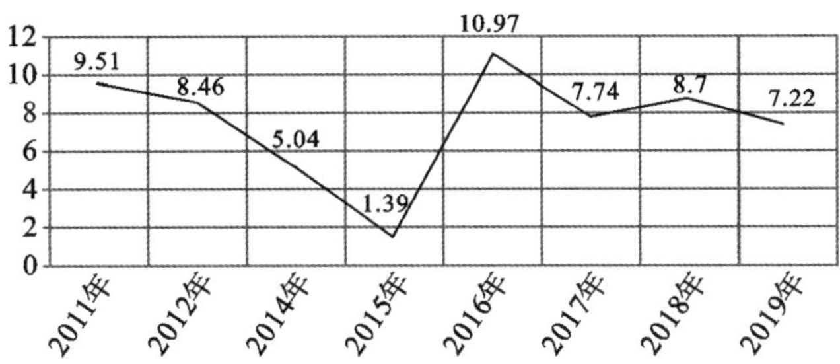

图4-1 2010—2019年全市孕产妇死亡率(单位:1/10万)

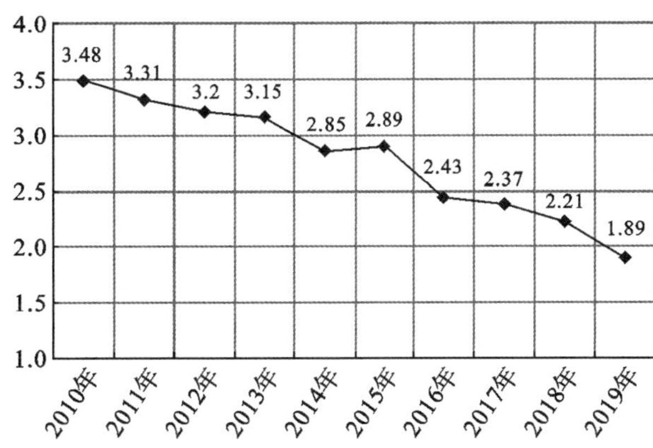

图4-2 2010—2019年全市婴儿死亡率(单位:‰)

五、人口出生情况

2019年，全市户籍人口中：已婚育龄妇女137.56万人，女性初婚2.27万人，出生8.88万人（其中：出生一孩4.00万人，二孩4.58万人，多孩0.30万人），合法生育率98.07%（其中：一孩合法生育率99.73%，二孩合法生育率99.93%），出生性别比104.49，人口出生率为10.79‰，人口自然增长率为4.03‰。

2019 年青岛市医疗卫生机构、床位、人员数

机构分类	机构个数	编制床位数	实有床位数	编制人数	在岗职工										其他技术人员	管理人员	工勤技能人员
					合计	卫生技术人员											
						小计	执业(助理)医师		注册护士	药师(士)	技师(士)		其他				
							小计	执业医师			小计	检验师	小计	见习医师			
总计	8317	58612	60519	59049	108728	90361	37813	33365	40864	4301	3785	2679	3598	459	4830	3776	5357
一、医院	324	49139	51311	41874	65629	56100	19968	19010	28793	2840	2505	1741	1994	310	3199	2422	3908
综合医院	179	31146	32925	30869	43643	37857	13575	13006	19522	1759	1641	1111	1360	137	2005	1399	2382
中医医院	38	6111	6370	5156	8154	7004	2664	2512	3324	537	300	212	179	98	522	244	384
中西医结合医院	5	660	593	694	835	729	254	244	320	76	63	41	16	4	61	14	31
专科医院	97	10837	11060	5151	12812	10386	3430	3213	5578	457	495	374	426	59	591	741	1094
护理院	5	385	363	4	185	124	45	35	49	11	6	3	13	12	20	24	17
二、基层医疗卫生机构	7870	7570	7909	12563	38307	30774	16564	13172	11043	1355	922	604	890	114	1140	906	1083
社区卫生服务中心(站)	287	900	641	2524	6531	5502	2573	2333	2071	456	234	149	168	6	456	281	292
社区卫生服务中心	79	846	475	1912	3588	3018	1335	1205	1158	245	165	102	115	3	285	125	160
社区卫生服务站	208	54	166	612	2943	2484	1238	1128	913	211	69	47	53	3	171	156	132
卫生院	103	6650	7181	7361	8269	7287	3081	2490	2592	555	468	307	591	97	466	225	291
村卫生室	4164	—	0	—	6241	1832	1733	399	99	0	0	0	0	0	0	0	0
门诊部	392	0	67	1739	6089	5202	2568	2206	2145	204	202	133	83	3	182	296	409
诊所、卫生所、医务室	2924	20	20	939	11177	10951	6609	5744	4136	140	18	15	48	8	36	104	91

（续表）

机构分类	机构个数	编制床位数	实有床位数	编制人数	在岗职工												
					合计	卫生技术人员									其他技术人员	管理人员	工勤技能人员
						小计	执业(助理)医师		注册护士	药师(士)	技师(士)		其他				
							小计	执业医师			小计	检验师	小计	见习医师			
三、专业公共卫生机构	99	718	644	3635	3819	2839	1086	1004	782	84	239	221	648	25	381	367	232
疾病预防控制中心	46	0	0	1552	1000	740	411	385	63	14	75	69	177	4	96	137	27
专科疾病防治院(所、站)	5	224	257	187	238	201	85	74	69	14	16	15	17	2	8	13	16
妇幼保健院(所、站)	12	494	387	924	1550	1172	465	427	490	55	92	81	70	19	176	93	109
急救中心(站)	7	0	0	220	223	156	66	63	83	1	5	5	1	0	13	14	40
采供血机构	1	0	0	220	237	171	47	47	72	0	51	51	1	0	31	13	22
卫生监督所(中心)	12	0	0	438	483	375	0	0	0	0	0	0	375	0	27	63	18
计划生育技术服务机构	16	0	0	94	88	24	12	8	5	0	0	0	7	0	30	34	0
四、其他卫生机构	24	1185	655	977	973	648	195	179	246	22	119	113	66	10	110	81	134
疗养院	4	1185	655	861	529	375	156	148	164	14	17	12	24	8	57	40	57
临床检验中心(所、站)	6	0	0	32	231	129	11	9	6	0	95	95	17	2	22	20	60
统计信息中心	1	0	0	12	12	0	0	0	0	0	0	0	0	0	10	2	0
其他	13	0	0	72	201	144	28	22	76	8	7	6	25	0	21	19	17

注：本表人员合计中包括乡村医生 4334 人和卫生员 75 人；不含乡镇卫生院在村卫生室工作的执业(助理)医师、注册护士数。

2019 年青岛市医疗卫生机构收入与支出

机构分类	总收入(万元)						总费用(万元)							
	总计	财政拨款收入	事业收入			上级补助收入	总计	业务活动费	单位管理费	业务活动费用和单位管理费用中				
			小计	医疗收入						财政基本拨款经费	财政项目拨款经费	科教经费	人员费用	药品费
				小计	药品收入									
总计	3886908.9	463466.5	3315293.3	3298205.4	1139388.0	16460.3	3849906.6	3184302.0	312978.2	130496.7	57806.9	14271.7	1566308.8	1036451.4
一、医院	3144490.4	183668.0	2919950.3	2912338.7	916012.5	108.2	3156451.8	2707005.3	292046.1	103311.3	45067.3	14271.7	1265963.3	863694.0
综合医院	2342731.4	130860.4	2185733.3	2181265.3	687762.3	108.2	2289559.8	2066185.6	190294.6	80289.2	30313.2	9596.6	864128.7	664124.6
中医医院	294877.9	22166.8	268449.8	268410.9	102254.8	0.0	303813.4	272219.7	26416.6	11588.8	4924.6	88.6	129005.1	93934.1
中西医结合医院	21710.2	3422.3	17979.9	17979.9	8395.0	0.0	22010.5	18484.2	3228.1	1686.7	455.1	0.0	8480.6	7338.7
专科医院	482161.5	27218.5	445728.0	442623.3	116958.4	0.0	540936.1	349997.8	72105.3	9746.6	9374.4	4586.5	264273.2	98259.0
护理院	3009.4	0.0	2059.3	2059.3	642.0	0.0	132.0	118.0	1.5	0.0	0.0	0.0	75.7	37.6
二、基层医疗卫生机构	578575.6	168180.5	359420.5	353069.5	217381.9	13525.1	531233.1	367127.5	0.0	0.0	0.0	0.0	231326.7	166843.8
社区卫生服务中心(站)	168153.2	48209.0	117948.0	116570.6	96827.0	1127.0	161783.5	150825.5	0.0	0.0	0.0	0.0	50636.1	69728.4
社区卫生服务中心	100303.1	42729.0	55912.2	54829.3	40285.4	940.4	96410.5	88878.3	0.0	0.0	0.0	0.0	35495.3	34051.1
社区卫生服务站	67850.1	5480.0	62035.8	61741.3	56541.6	186.6	65373.0	61947.2	0.0	0.0	0.0	0.0	15140.8	35677.3
卫生院	230921.9	119971.5	105123.9	104761.8	48257.8	1.2	231020.1	216023.3	0.0	0.0	0.0	0.0	115564.7	46179.9
村卫生室	35079.8	—	21784.4	17172.9	12731.1	12396.9	27293.7	—	—	—	—	—	14021.4	11807.6
门诊部	63881.3	0.0	49499.1	49499.1	23024.6	0.0	57709.3	0.0	0.0	0.0	0.0	0.0	26107.6	18623.3
诊所、卫生所、医务室	80539.4	0.0	65065.1	65065.1	36541.4	0.0	53426.5	278.7	0.0	0.0	0.0	0.0	24996.9	20504.6

(续表)

机构分类	总收入(万元)						总费用(万元)							
	总计	财政拨款收入	事业收入			上级补助收入	总计	业务活动费	单位管理费	业务活动费用和单位管理费用中				
			小计	医疗收入						财政基本拨款经费	财政项目拨款经费	科教经费	人员费用	药品费
				小计	药品收入									
三、专业公共卫生机构	131668.6	101638.7	26920.4	25769.8	5617.5	1146.8	130488.0	91876.1	11939.7	26003.4	12739.6	0.0	57581.0	5547.2
疾病预防控制中心	49962.5	47388.9	1133.9	0.0	0.0	813.1	50221.2	31577.0	2881.6	9043.8	1833.9	0.0	17686.8	0.0
专科疾病防治院(所、站)	5414.6	2178.4	3106.0	3106.0	1226.6	0.0	5116.6	3920.9	1143.7	1649.3	451.3	0.0	2709.1	1166.5
妇幼保健院(所、站)	41528.3	18197.7	22667.2	22663.8	4390.9	207.8	41176.4	31179.1	5625.7	2682.4	2145.7	0.0	19032.1	4380.7
急救中心(站)	5889.9	5488.5	0.0	0.0	0.0	0.0	6334.7	5897.6	0.0	3675.7	1812.8	0.0	2911.2	0.0
采供血机构	13235.8	13235.8	0.0	0.0	0.0	0.0	12212.4	9984.7	2227.7	6205.8	6006.6	0.0	3726.9	0.0
卫生监督所(中心)	13274.7	13195.2	13.3	0.0	0.0	0.0	13259.8	9044.7	35.9	2471.2	489.3	0.0	10628.0	0.0
计划生育技术服务机构	2362.8	1954.2	0.0	0.0	0.0	125.9	2166.9	272.1	25.1	275.2	0.0	0.0	886.9	0.0
四、其他卫生机构	32174.3	9979.3	9002.1	7027.4	376.1	1680.2	31733.7	18293.1	8992.4	1182.0	0.0	0.0	11437.8	366.5
疗养院	20410.8	7070.0	8807.0	7027.4	376.1	1680.2	19421.3	10896.1	6911.0	573.5	0.0	0.0	8262.6	366.5
临床检验中心(所、站)	7913.7	0.0	0.0	0.0	0.0	0.0	8506.8	4582.2	1835.8	0.0	0.0	0.0	1674.1	0.0
统计信息中心	238.1	238.1	0.0	0.0	0.0	0.0	238.1	0.0	0.0	0.0	0.0	0.0	156.6	0.0
其他	3611.7	2671.2	195.1	0.0	0.0	0.0	3567.5	2814.8	245.6	608.5	0.0	0.0	1344.5	0.0

2019 年青岛市医疗卫生机构门诊服务情况

机构分类	总诊疗人次数						互联网诊疗服务人次数	观察室留观病例数		健康检查人数	总诊疗人次数			急诊死亡率（%）	观察室病死率（%）	预约诊疗人次占总诊疗人次百分比（%）
	总计	门、急诊人次				家庭卫生服务人次数		小计	死亡人数		预约诊疗人次数	上级医院向下转诊人次数	向上级医院转诊人次数			
		小计	门诊人次	急诊人次												
				小计	死亡人数											
总计	75563077	73510222	69935730	3574492	3445	664107	49334	307270	1933	3520746	8951321	6330	28302	0.10	0.63	11.85
一、医院	34241234	33677005	30444111	3232894	3375	111935	8832	274861	1933	1837195	8948751	0	0	0.10	0.70	26.13
综合医院	25053017	24763776	22244518	2519258	2758	91168	8754.00	218974	1479	1553807	6893030	0	0	0.11	0.68	27.51
中医医院	3623986	3425968	3116418	309550	597	7867	37.00	40688	360	120977	650893	0	0	0.19	0.88	17.96
中西医结合医院	221355	218317	208459	9858	11	0	0.00	400	4	11028	16166	0	0	0.11	1.00	7.30
专科医院	5316322	5254192	4860164	394028	9	1100	41.00	14439	90	150538	1388362	0	0	0.00	0.62	26.12
护理院	26554	14752	14552	200	0	11800	0.00	360	0	845	300	0	0	0.00	0.00	1.13
二、基层医疗卫生机构	39768369	38338691	38149783	188908	70	552172	40502	27203	0	1449752	0	6330	28302	0.04	0.00	0.00
社区卫生服务中心(站)	8936290	8362280	8249321	112959	3	329978	36357.00	3933	0	623648	0	5777	19758	0.00	0.00	0.00
社区卫生服务中心	4592103	4245786	4217672	28114	3	160353	34670.00	2724	0	393697	0	2138	4282	0.01	0.00	0.00
社区卫生服务站	4344187	4116494	4031649	84845	0	169625	1687.00	1209	0	229951	0	3639	15476	0.00	0.00	0.00
卫生院	5947428	5681230	5605281	75949	67	219214	4145.00	23270	0	467773	0	553	8544	0.09	0.00	0.00
村卫生室	8790566	8506938	8506938	—	—	—	—	—	—	—	0	0	0	0.00	0.00	0.00
门诊部	2997954	2739695	2739695	0	0	0	0	0	0	358331	0	0	0	—	—	0.00
诊所、卫生所、医务室	13096131	13048548	13048548	0	0	2980	0	0	0	0	0	0	0	—	—	0.00
三、专业公共卫生机构	1423300	1401031	1248341	152690	0	0	0.00	5206	0	208187	2570	0	0	0.00	0.00	0.18
专科疾病防治院(所、站)	61734	61734	61734	0	0	0	0.00	0	0	6000	262	0	0	—	—	0.42
妇幼保健院(所、站)	1214392	1192123	1186607	5516	0	0	0.00	5206	0	202187	2308	0	0	0.00	0.00	0.19
急救中心(站)	147174	147174	0	147174	0	0	0.00	0	0	0	0	0	0	0.00	—	0.00
四、其他机构	130174	93495	93495	0	0	0	0.00	0	0	25612	0	0	0	—	—	0.00
疗养院	130174	93495	93495	0	0	0	0.00	0	0	25612	0	0	0	—	—	0.00

2019 年青岛市医疗卫生机构病床使用情况

机构分类	实际开放总床位（床日）	平均开放病床数（张）	实际占用总床日数（床日）	出院者占用总床日数	观察床数（张）	全年开设家庭病床总数（张）	病床周转次数	病床工作日（日）	病床使用率（%）	出院者平均住院日
总计	20624676	56506	15916788	15179895	2456	3593	30.8	281.7	77.17	8.7
一、医院	17411994	47704	14250578	13601476	1888	1086	32.2	298.7	81.84	8.9
综合医院	11333626	31051	9455064	9229555	869	962	36.7	304.5	83.42	8.1
中医医院	2195020	6014	1774839	1677216	113	8	27.0	295.1	80.86	10.3
中西医结合医院	183485	503	125836	124024	10	0	19.2	250.3	68.58	12.8
专科医院	3650922	10003	2872146	2552474	866	6	22.2	287.1	78.67	11.5
护理院	48941	134	22693	18207	30	110	4.6	169.2	46.37	29.2
二、基层医疗卫生机构	2778959	7614	1486216	1409841	552	2507	24.0	195.2	53.48	7.7
社区卫生服务中心(站)	198341	543	93782	82927	346	2019	17.4	172.6	47.28	8.8
社区卫生服务中心	158607	435	69136	68549	177	453	18.4	159.1	43.59	8.6
社区卫生服务站	39734	109	24646	14378	169	1566	13.3	226.4	62.03	9.9
卫生院	2576938	7060	1390581	1326730	206	488	23.9	197.0	53.96	7.9
三、专业公共卫生机构	231420	634	132128	124205	16	0	29.0	208.4	57.09	6.8
专科疾病防治院(所、站)	90165	247	51281	47065	10	0	7.9	207.6	56.87	24.2
妇幼保健院(所、站)	141255	387	80847	77140	6	0	42.4	208.9	57.23	4.7
四、其他机构	202303	554	47866	44373	0	0	4.7	86.4	23.66	16.9
疗养院	202303	554	47866	44373	0	0	4.7	86.4	23.66	16.9

2019年青岛市妇女常见病筛查情况

填报单位	妇女常见病筛查覆盖情况						妇女常见病患病情况															
	20～64岁妇女人数	应查人数	实际筛查				妇女常见病患病		阴道炎		急性子宫颈炎		尖锐湿疣		子宫肌瘤		宫颈癌		乳腺癌		卵巢癌	
			总人数	妇女病筛查率%	宫颈癌筛查人数	乳腺癌筛查人数	总人数	患病率%	人数	患病率%	人数	患病率%	人数	患病率1/10万	人数	患病率%	人数	患病率1/10万	人数	患病率1/10万	人数	患病率1/10万
总计	2088130	1457868	1246510	85.50	291382	267171	190884	15.31	85998	6.90	50932	4.09	47	3.77	62291	5.00	73	25.05	149	55.77	15	1.20
市南区	145200	145200	116442	80.19	46094	44669	22250	19.11	6619	5.68	6832	5.87	6	5.15	7803	6.70	6	13.02	7	15.67	6	5.15
市北区	210000	210000	170632	81.25	68968	45203	32173	18.86	17554	10.29	12896	7.56	23	13.48	17696	10.37	22	31.90	25	55.31	7	4.10
李沧区	69232	34616	28893	83.47	12632	9599	6970	24.12	2946	10.20	561	1.94	2	6.92	3503	12.12	5	39.58	4	41.67	2	6.92
崂山区	82434	82434	69059	83.77	8852	8345	6451	9.34	2288	3.31	1624	2.35	0	0	1274	1.84	2	22.59	5	59.92	0	0
开发区	99288	48148	42289	87.83	8600	8600	4136	9.78	2210	5.23	757	1.79	1	2.36	533	1.26	1	11.63	10	116.28	0	0
城阳区	152848	68884	59120	85.83	27056	29206	5202	8.80	1089	1.84	69	0.12	0	0	4037	6.83	3	11.09	4	13.70	0	0
即墨区	288573	158805	139825	88.05	25276	24147	33442	23.92	19772	14.14	10410	7.45	0	0	5761	4.12	1	3.96	12	49.70	0	0
胶州市	207270	207270	167375	80.75	21182	21093	10727	6.41	3958	2.36	571	0.34	2	1.19	1106	0.66	4	18.88	19	90.08	0	0
平度市	401504	215026	195614	90.97	29272	34053	30767	15.73	9543	4.88	6996	3.58	3	1.53	9839	5.03	9	30.75	20	58.73	0	0
西海岸新区	202192	202192	183195	90.60	21720	21928	25719	14.04	15245	8.32	7445	4.06	9	4.91	7371	4.02	5	23.02	31	141.37	0	0
莱西市	229589	85293	74066	86.84	21730	20328	13047	17.62	4774	6.45	2771	3.74	1	1.35	3368	4.55	15	69.03	12	59.03	0	0

2019 年青岛市孕产妇保健和健康情况

填报单位	产妇数	孕产妇管理												孕产妇死亡												
		产妇早孕建册		产妇产前检查情况						孕产妇产前筛查				死亡人数	死亡率 1/10 万	产科出血		妊娠高血压疾病		内科合并症		羊水栓塞		其他原因	
		人数	%	产检		产检≥5 次		早检		检测人数	%	高危				人数	%	人数	%	人数	%	人数	%	人数	%
				人数	%	人数	%	人数	%			人数	%												
总计	82367	80315	97.51	82226	98.93	80199	96.49	80419	96.75	100956	122.57	8907	8.82	6	7.22	0	0	2	33.33	0	0	1	16.67	3	50.0
市南区	3779	3681	97.41	3779	98.75	3681	96.19	3681	96.19	5760	152.42	671	11.65	0	0	0	0	0	0	0	0	0	0	0	0
市北区	6988	6774	96.94	6889	97.12	6774	95.50	6774	95.50	9250	132.37	1089	11.77	1	14.10	0	0	1	100	0	0	0	0	0	0
李沧区	6570	6427	97.82	6570	98.93	6427	96.78	6427	96.78	9378	142.74	788	8.40	0	0	0	0	0	0	0	0	0	0	0	0
崂山区	3797	3742	98.55	3796	98.70	3757	97.69	3762	97.82	5002	131.74	379	7.58	0	0	0	0	0	0	0	0	0	0	0	0
开发区	7323	7059	96.39	7323	98.92	7059	95.35	7088	95.74	10808	147.59	856	7.92	0	0	0	0	0	0	0	0	0	0	0	0
城阳区	7186	7029	97.82	7168	98.71	7029	96.79	7029	96.79	11943	166.20	870	7.28	1	13.77	0	0	0	0	0	0	0	0	1	100
即墨区	11520	11128	96.60	11520	99.76	11137	96.44	11183	96.84	13896	120.62	1298	9.34	1	8.66	0	0	0	0	0	0	1	100	0	0
胶州市	9255	9143	98.79	9233	98.99	9143	98.03	9143	98.03	9430	101.89	821	8.71	1	10.72	0	0	0	0	0	0	0	0	1	100
平度市	11821	11515	97.41	11820	98.95	11471	96.03	11515	96.40	11070	93.65	895	8.08	1	8.37	0	0	1	100	0	0	0	0	0	0
西海岸新区	7895	7701	97.54	7895	99.40	7642	96.21	7701	96.95	8352	105.79	762	9.12	1	12.59	0	0	0	0	0	0	0	0	1	100
莱西市	6233	6116	98.12	6233	99.20	6079	96.75	6116	97.34	6067	97.34	478	7.88	0	0	0	0	0	0	0	0	0	0	0	0

2019 年青岛市七岁以下儿童保健和健康情况

填报单位	儿童数			6 个月内婴儿母乳喂养情况					7 岁以下儿童保健服务						0～6 岁儿童眼保健和视力检查				
					母乳喂养		纯母乳喂养		新生儿访视		7 岁以下儿童健康管理		3 岁以下儿童系统管理		0～6 岁儿童眼保健和视力检查		6 岁儿童视力检查		
	7 岁以下	5 岁以下	3 岁以下	调查人数	人数	%	人数	%	人数	%	人数	%	人数	%	人数	覆盖率（%）	检查人数	视力不良检出人数	视力不良检出率（%）
总计	589613	447492	292677	48486	46010	94.89	40037	82.57	80558	96.92	560999	95.15	278484	95.15	540764	91.72	114438	8335	7.28
市南区	31585	22682	13448	1635	1525	93.27	1234	75.47	3681	96.19	30637	97.00	13180	98.01	29748	94.18	4069	284	6.98
市北区	53595	38784	23598	2091	1989	95.12	1678	80.25	6760	95.31	50978	95.12	22421	95.01	48711	90.89	8807	936	10.63
李沧区	28607	22776	15416	2749	2620	95.31	2073	75.41	6637	99.94	27213	95.13	15021	97.44	27213	95.13	3137	279	8.89
崂山区	24908	19178	12335	1192	1092	91.61	1025	85.99	3794	98.65	23580	94.67	11144	90.34	22817	91.61	2001	195	9.75
开发区	43157	34210	23247	7204	6599	91.60	5718	79.37	7083	95.68	40093	92.90	21647	93.12	38880	90.09	9132	1123	12.30
城阳区	55740	43208	28660	4470	4112	91.99	3547	79.35	7144	98.38	52707	94.56	26868	93.75	50804	91.14	9314	1226	13.16
即墨区	82877	62427	41680	8873	8314	93.70	7203	81.18	10970	94.99	78866	95.16	39994	95.95	75881	91.56	24974	1770	7.09
胶州市	70978	54104	36440	5673	5546	97.76	4512	79.53	9131	97.90	69368	97.73	35015	96.09	65157	91.80	15158	575	3.79
平度市	87487	63581	38595	6207	6018	96.96	5480	88.29	11559	96.77	79749	91.16	35996	93.27	79435	90.80	9181	385	4.19
西海岸新区	60299	47418	34158	3823	3741	97.86	3295	86.19	7685	96.75	59095	98.00	33151	97.05	55574	92.16	22359	1233	5.51
莱西市	50380	39124	25100	4569	4454	97.48	4272	93.50	6114	97.31	48713	96.69	24047	95.80	46544	92.39	6306	329	5.22

2019 年青岛市各区(市)居民粗死亡率(1/10 万)

区(市)	粗死亡率		
	合计	男性	女性
市南区	620.77	726.24	523.00
市北区	780.04	878.77	685.53
李沧区	552.59	632.04	475.67
西海岸新区	640.55	755.01	527.63
崂山区	538.44	611.69	469.69
城阳区	608.68	713.85	511.08
即墨区	786.13	920.34	654.04
胶州市	739.42	849.69	631.35
平度市	835.79	952.63	717.48
莱西市	837.67	965.50	710.42
合计	725.52	838.67	615.05

2019 年青岛市各年龄组人群分性别死亡人数及死亡率(1/10 万)

年龄	合计		男性		女性	
	死亡人数	死亡率	死亡人数	死亡率	死亡人数	死亡率
0-岁	144	170.62	90	207.79	54	131.43
1-岁	70	16.30	45	20.17	25	12.11
5-岁	33	7.96	17	7.84	16	8.09
10-岁	44	11.34	22	10.92	22	11.80
15-岁	79	22.27	50	27.46	29	16.79
20-岁	113	28.72	70	35.28	43	22.05
25-岁	144	33.41	91	42.19	53	24.62
30-岁	241	36.71	168	52.84	73	21.56
35-岁	410	65.08	276	90.42	134	41.26
40-岁	636	112.13	438	157.20	198	68.62
45-岁	1438	198.47	1005	279.43	433	118.67
50-岁	2313	322.62	1607	456.58	706	193.43
55-岁	3015	480.03	2147	696.26	868	271.48
60-岁	4831	826.47	3325	1153.67	1506	508.23
65-岁	5963	1188.92	4010	1649.55	1953	755.66
70-岁	6254	2068.98	3977	2706.66	2277	1465.82
75-岁	7148	3591.87	4336	4507.32	2812	2735.25
80-岁	9904	6468.34	5405	7829.70	4499	5350.67
85-岁	17345	13585.91	7256	15248.18	10089	12598.18

2019 年青岛市居民主要死因减寿年数(年)、平均减寿年数(年)

顺位	合计			男性			女性		
	疾病名称	减寿年数	平均减寿年数	疾病名称	减寿年数	平均减寿年数	疾病名称	减寿年数	平均减寿年数
1	心脏病	39070.00	2.10	恶性肿瘤	61776.50	5.19	心脏病	9576.50	1.05
2	恶性肿瘤	94762.00	5.18	心脏病	29493.50	3.10	恶性肿瘤	32985.50	5.16
3	脑血管病	22947.50	2.41	脑血管病	15717.50	3.07	脑血管病	7230.00	1.64
4	呼吸系统疾病	7227.00	1.87	呼吸系统疾病	4671.00	2.06	呼吸系统疾病	2556.00	1.60
5	伤害	33114.50	13.47	伤害	23714.00	14.14	伤害	9400.50	12.02
6	内分泌和营养代谢疾病	4009.50	2.98	消化系统疾病	5362.00	7.06	内分泌和营养代谢疾病	1492.50	1.94
7	消化系统疾病	6479.00	5.29	内分泌和营养代谢疾病	2517.00	4.35	消化系统疾病	1117.00	2.40
8	神经系统疾病	4390.50	7.85	神经系统疾病	2767.00	8.65	神经系统疾病	1623.50	6.79
9	泌尿生殖系统疾病	1964.00	4.72	泌尿生殖系统疾病	1199.50	4.80	泌尿生殖系统疾病	764.50	4.61
10	传染病和寄生虫病	2020.50	8.67	传染病和寄生虫病	1568.50	10.05	血液、造血器官及免疫疾病	655.00	7.89
11	血液、造血器官及免疫疾病	1382.00	7.90	血液、造血器官及免疫疾病	727.00	7.90	传染病和寄生虫病	452.00	5.87
12	精神障碍	1152.50	7.03	精神障碍	687.50	7.81	精神障碍	465.00	6.12
13	肌肉骨骼和结缔组织疾病	1037.50	11.28	肌肉骨骼和结缔组织疾病	392.50	10.61	肌肉骨骼和结缔组织疾病	645.00	11.73
14	先天畸形,变性和染色体异常	3509.50	51.61	起源于围生期的某些情况	2509.50	67.82	先天畸形,变性和染色体异常	1575.00	45.00
15	起源于围生期的某些情况	4108.00	68.47	先天畸形,变性和染色体异常	1934.50	58.62	起源于围生期的某些情况	1598.50	69.50
16	妊娠、分娩和产褥期并发症	120.00	30.00	妊娠、分娩和产褥期并发症	—	—	妊娠、分娩和产褥期并发症	120.00	30.00
17	诊断不明	1917.50	8.30	诊断不明	1538.50	10.68	诊断不明	379.00	4.36

2019 年青岛市居民主要死因分性别死亡率(1/10 万)、构成比(%)及死因顺位

顺位	合计			男性			女性		
	疾病名称	死亡率	构成比	疾病名称	死亡率	构成比	疾病名称	死亡率	构成比
1	心脏病	224.32	30.92	恶性肿瘤	290.55	34.64	心脏病	216.57	35.21
2	恶性肿瘤	220.67	30.41	心脏病	232.27	27.69	恶性肿瘤	152.44	24.78
3	脑血管病	115.03	15.86	脑血管病	124.94	14.90	脑血管病	105.36	17.13
4	呼吸系统疾病	46.55	6.42	呼吸系统疾病	55.30	6.59	呼吸系统疾病	38.01	6.18
5	伤害	29.67	4.09	伤害	40.96	4.88	伤害	18.65	3.03
6	内分泌和营养代谢疾病	16.24	2.24	消化系统疾病	18.56	2.21	内分泌和营养代谢疾病	18.32	2.98
7	消化系统疾病	14.78	2.04	内分泌和营养代谢疾病	14.12	1.68	消化系统疾病	11.09	1.80
8	神经系统疾病	6.75	0.93	神经系统疾病	7.82	0.93	神经系统疾病	5.70	0.93
9	泌尿生殖系统疾病	5.02	0.69	泌尿生殖系统疾病	6.11	0.73	泌尿生殖系统疾病	3.96	0.64
10	传染病和寄生虫病	2.81	0.39	传染病和寄生虫病	3.81	0.45	血液、造血器官及免疫疾病	1.98	0.32
11	血液、造血器官及免疫疾病	2.11	0.29	血液、造血器官及免疫疾病	2.25	0.27	传染病和寄生虫病	1.84	0.30
12	精神障碍	1.98	0.27	精神障碍	2.15	0.26	精神障碍	1.81	0.29
13	肌肉骨骼和结缔组织疾病	1.11	0.15	肌肉骨骼和结缔组织疾病	0.90	0.11	肌肉骨骼和结缔组织疾病	1.31	0.21
14	先天畸形变性和染色体异常	0.82	0.11	起源于围生期的某些情况	0.90	0.11	先天畸形变性和染色体异常	0.83	0.14
15	起源于围生期的某些情况	0.72	0.10	先天畸形变性和染色体异常	0.81	0.10	起源于围生期的某些情况	0.55	0.09
16	妊娠、分娩和产褥期并发症	0.05	0.01	妊娠、分娩和产褥期并发症	—	—	妊娠、分娩和产褥期并发症	0.10	0.02
17	诊断不明	2.79	0.38	诊断不明	3.52	0.42	诊断不明	2.07	0.34
18	其他疾病	34.09	4.70	其他疾病	33.71	4.02	其他疾病	34.46	5.60

2019 年青岛市人口一般情况

地区	人口总数		已婚育龄妇女人数	领取独生子女证人数	其中 18 周岁及以下人数	女性初婚			死亡人数	往年初婚未报
	期初	期末				人数	其中 19 岁以下人数	其中 23 岁以上人数		
合计	8177995	8286700	1375598	390535	189045	22651	0	19588	55660	6645
市南区	555124	556800	93501	29721	16837	2208	0	2170	3495	232
市北区	898694	908195	153568	53461	32569	2651	0	2563	7128	575
李沧区	401129	420035	78975	24017	13044	1183	0	1138	2326	395
崂山区	301674	310289	51752	14394	8066	866	0	800	2088	465
西海岸新区	1295062	1327727	226583	60007	27433	3492	0	2925	6854	1619
城阳区	544004	564420	98120	26079	12054	1680	0	1484	3219	807
即墨区	1177917	1183935	190679	50601	20866	2825	0	2316	8461	598
胶州市	859718	867200	145624	35579	15318	2170	0	1616	6184	939
平度市	1400244	1403957	222156	63622	26825	3294	0	2645	9801	915
莱西市	744429	744142	114640	33054	16033	2282	0	1931	6104	100

附　　录

2019年度"有温度的医者"先进典型人物(团队)名单

汲　芳　市南区医院老年护理中心护士长

孙彦华　市北区辽源路街道社区卫生服务中心全科门诊负责人

蓝孝钏　李沧区沧口街道社区卫生服务中心全科门诊负责人

张砚华　李沧区中心医院内二科、糖尿病专科主任

刘正志　崂山区王哥庄街道峰山西社区卫生室乡村医生

贾松安　城阳区夏庄街道贾家营社区乡村医生

陈冬冬　西海岸新区薛家岛街道社区卫生服务中心中医康复科主任

管　迪　西海岸新区管家楼社区卫生室乡村医生

红衣队　西海岸新区红石崖街道社区卫生服务中心

宋　军　即墨区人民医院急诊科主任

杜安平　胶州市心理康复医院精神残疾人托养中心护士长

杨信家　胶州市胶莱街道办事处宋家屯村乡村医生

李　艳　平度市李园街道办事处李子园村乡村医生

崔中飞　莱西市马连庄中心卫生院主治中医师

刘　红　市市立医院麻醉手术科副主任医师

志愿器官捐献医护团队　市市立医院泌尿外科

袁　丁　市市立医院西海岸新区大场中心卫生院挂职院长

陈德喜　市中医医院脊柱外科主任

葛湄菲　市中医医院中医儿科主任

李沂红　市中医医院脊柱外科护士长

尹作民　市中心医院胸痛中心主任

张志学　市中心医院胸外科主任

陈黎黎　市中心医院泌尿外科护士长

郭　勇　市第三人民医院重症医学科副主任

张善玲　市第三人民医院内窥镜室护士

尹笃钦　市第五人民医院医疗专护科、老年病科主任

王清峰　市第八人民医院ICU主任

刘冬雪　市第八人民医院急诊科护士

仇伟涛　市第九人民医院五官科主任

杨　冬　市胶州中心医院心内科副主任医师

泮思林　市妇女儿童医院心脏医学中心副主任

许　茜　市妇女儿童医院产科中心主任

刘玉峰　市胸科医院胸一科主任

马艳丽　市第六人民医院感染科副主任医师

潘惟华　市精神卫生中心精神六科副主任

王立钢　市精神卫生中心院长助理、社会防治科主任

吴迎涛　市口腔医院牙周科主任

侯凤春　市口腔医院正畸科主任
王忠东　市疾病预防控制中心结核病防制科主任
史晓燕　市疾病预防控制中心微生物检验实验室主任
王君业　市急救中心急救科主治医师
周宝琴　市中心血站副主任技师
张燕华　市中心血站献血服务科主任
牛秀美　市卫生学校教务科副科长
王言奎　青岛大学附属医院妇产科副主任
徐　岩　青岛大学附属医院肾病科主任
赵桂秋　青岛大学附属医院眼科主任
姚桂华　山东大学齐鲁医院(青岛)心血管中心副主任
姜先雁　青岛阜外心血管病医院心脏中心主任
张　涛　青岛阜外心血管病医院内科副主任兼17病区主任

2019年青岛市社会办医疗机构概况

市南区社会办医疗机构

概况　2019年,市南区有社会办医疗机构328家,其中一级医院6家、门诊部40家、综合诊所84家、口腔诊所80家、中医诊所58家、社区卫生服务中心和站26家、其他医疗机构34家。从业人员总数为5120人。全年总收入134024.4万元。新增社会办医疗机构75家,注销社会办医疗机构40家。

市南区2019年新增社会办医疗机构

机构名称	地址	负责人
青岛洋美毛发管理有限公司市南洋美医疗美容诊所	青岛市市南区南京路80号1-2层3户1楼右侧	李　洁
市南毕尧清口腔诊所	市南区银川西路3号3栋1层	毕尧清
青岛圣德夕阳红医养服务有限公司市南夕阳红诊所	市南区基隆二路1号	王宝玲
青岛铭一医疗管理有限公司市南铭一诊所	市南区天台支路2号丙	赵佩箴
青岛嘉凡医疗管理有限公司市南嘉凡口腔门诊部	市南区闽江二路9号	曹振宇
青岛万灵云信息科技有限公司市南万灵云诊所	市南区澳门路86号百丽广场西区1层76甲,1层77甲177户、178户	刘　龙
青岛信安盛泰医疗管理有限公司市南领康门诊部	市南区鄱阳湖路4号	贾燕燕
青岛仙手康复有限公司市南康复医疗中心	市南区银川西路20号101户、201户、202户、203户、205户	孙荣华
青岛慧慈康医疗管理有限公司市南健平诊所	市南区天津路49号	权惠霞
青岛市晨星实验学校医务室	市南区观象二路17号	李　艳
青岛可雅口腔诊所有限公司市南可雅口腔诊所	市南区四川路25号5-8号	纪文杰
市南查永平口腔诊所	市南区四川路68号	查永平
青岛馨德康医疗管理有限公司市南馨德康诊所	市南区大尧三路8号4单元101户	郭新生
市南嘉美口腔诊所	青岛市市南区高田路2号1单元201	矫玉玲

（续表）

机构名称	地址	负责人
青岛嘉尚医疗管理有限公司市南嘉乐口腔诊所	青岛市市南区延吉路185-4号1层	王　梅
市南李同永口腔诊所	青岛市市南区漳州二路35号乙	李同永
青岛乐丰医疗管理有限公司市南乐丰口腔诊所	青岛市福州南路19号1号楼102户	刘　珩
青岛恒泰口腔医疗有限公司市南恒泰口腔诊所	青岛市市南区云南路80号网点一层	王　亮
青岛卓越康嘉医疗管理有限公司市南元亮口腔诊所	青岛市市南区东海西路51号16栋网点2层G号房	黄憬仪
市南王伟力口腔诊所	青岛市市南区单县路93号	王伟力
青岛博士医疗美容医院管理有限公司市南博士医疗美容门诊部	青岛市市南区南京路9号	郑志红
青岛御林春医疗投资管理有限公司市南中医医院	青岛市市南区四方路1号丙	徐立勇
青岛维特奥诊所有限公司市南维特奥诊所	青岛市市南区香港中路9号香格里拉大酒店青香阁三楼	陈满昌
青岛桦隆元医疗管理有限公司市南仁医和诊所	青岛市市南区东海西路33号2栋101户	王红梅
青岛博士医疗美容医院管理有限公司市南博士医疗美容诊所	青岛市市南区南京路9号	陆敏霞
青岛健康护航医疗科技有限公司臻爱倍至诊所	青岛市市南区宁夏路112-11号	吕　奕
山东省青岛卫生学校医务室	青岛市市南区福州南路66号	李智成
市南徐健医疗美容诊所	青岛市市南区山东路27号港澳大厦101户	徐　健
青岛市干部保健中心医务室	青岛市市南区香港中路11号市级机关会议中心109室	李慧凤
青岛市南湛山街道延安三路社区卫生服务中心	青岛市市南区延安三路206号	王新宇
青岛市市南区一家亲为老服务中心市南诊所	青岛市市南区珠海二路5号104室	闫荣杰
青岛海关口岸门诊部	青岛市市南区福州南路85号	朱　可
青岛莲菊医疗管理有限公司市南中医医院	青岛市市南区闽江一路31-37号	芦连菊
青岛芯美昕医疗美容管理有限公司市南芯美昕医疗美容门诊部	市南区太平角六路3号	沈　红
青岛盛莲医疗美容有限公司市南医疗美容诊所	市南区闽江路33号七单元3户	尤丽娜
青岛市市南区人民医院延吉路口腔诊所	市南区延吉路117-2号	宋培峰
青岛中军和鑫健康产业管理有限公司市南中军和鑫诊所	青岛市市南区金湖路26号甲	武　孟
市南张帆中医诊所	青岛市市南区延安三路129号网点负一层102户	张　帆
青岛市南李维秀中医诊所	青岛市市南区芝泉路3号1号楼1单元101户	李维秀
市南姜宇亮中医诊所	市南区成武路53号4单元101户	姜宇亮
青岛市良子健身管理有限公司市南良子中医诊	青岛市市南区闽江路200号院内二楼南部	闵惠荣
市南王国强中医诊所	山东省青岛市市南区香港中路149号3单元102户	王国强
青岛咏明堂健康管理有限公司市南中医诊所	山东省青岛市市南区闽江三路8号3101户	杨云清

（续表）

机构名称	地址	负责人
市南王玲娟诊所	山东省青岛市市南区漳州一路 40 号 2 栋 3 单元 101 户	王玲娟
青岛工疗综合门诊有限责任公司市南门诊部	青岛市市南区泉州路 5 号 1 号楼 1-2 层	梁同昇
青岛泊康医疗管理有限公司市南景仁诊所	青岛市市南区宁夏路 112 号 8 号楼 5 号	陈　勇
青岛英豪医疗管理有限公司市南爱和诊所	青岛市市南区福州南路 19 号 3 号楼 104 室	常书楼
青岛嘉怡医疗管理有限公司市南诊所	青岛市市南区福州北路 10 号北楼 1 层	罗银雪
青岛中康维特尔国际医疗中心管理有限公司维特尔医院	青岛市市南区香港中路 63 号 3 栋 109 户、205 户、206 户、207 户、208 户、301 户	李海洲
市南颜世国中医诊所	青岛市市南区宁夏路 185 号 103 户	颜世国
青岛广盛号中医诊所有限公司市南中医诊所	山东省青岛市市南区东海中路 30 号	申海龙
青岛市南本基中医诊所	青岛市市南区邹县路 1 号	马义杰
市南崔素琴中医诊所	山东省青岛市市南区大尧三路 3 号 3 单元 101 户	崔素琴
市南区孙宝诚中医诊所	青岛市市南区江西路 8 号甲单元 001 户	孙宝诚
青岛五行百草医疗管理有限公司市南妙安堂中医诊所	青岛市市南区逍遥三路 26 号 30 号楼 3 单元 102 户	周　伶
青岛真善堂生物科技有限公司市南真善堂中医诊所	山东省青岛市市南区香港中路 167 号天虹花园 4 号楼 2 号网点	周世明
北京同仁堂山东医药连锁有限公司南京路中医诊所	青岛市市南区南京路 80 号 1-2 层 3 户	毛建业
青岛孟恩医疗管理有限公司市南中医诊所	青岛市市南区上杭路 9 号 1 号楼 101 户	李胜恩
北京同仁堂青岛药店有限公司海信广场中医诊所	青岛市市南区澳门路 117 号 B1 层 0102 号	王明高
市南李春基中医诊所	山东省青岛市市南区台西三路 18 号 102 户	李春基
青岛市市南区邵振华中医诊所	山东省青岛市市南区嘉祥路 32 号 8 号楼 1 单元网点	邵振华
北京同仁堂青岛药店有限责任公司市南同仁中医诊所	山东省青岛市市南区金门路街道上杭路 37 号	楚世禄
市南崔玉汶中医诊所	青岛市市南区郓城北路 2 号 1 单元 103 户	崔玉汶
市南曾昭汶中医诊所	青岛市南区乐清路 3 号 101 户	曾昭汶
青岛国风大药房连锁有限公司宏仁堂中医诊所	青岛市市南区中山路 196 号	宋兆亭
市南秦凤富中医诊所	青岛市市南区台西纬二路 1 号戊	秦凤富
青岛冠心堂医疗管理有限公司市南冠心堂中医诊所	青岛市市南区漳州一路 19 号	高庆梅
山东东阿阿胶健康管理连锁有限公司青岛万象城中医诊所	山东省青岛市市南区山东路 6 号甲华润万象城 L-608	于志浩
青岛市南舒连惠中医诊所	青岛市市南区山东路 1 号 4 号楼 103	舒连惠
市南区于永价中医诊所	青岛市市南区郓城北路 16 号 108 户	于永价
市南区滕学安中医诊所	青岛市市南区台西二路 10 号 101 户	滕学安
青岛市南李相荣中医诊所	青岛市市南区逍遥三路 18 号二单元 102	李相荣
青岛惠聪听力康复有限公司市南中医(综合)诊所	青岛市市南区秀湛路 1 号 1 单元 102 户	徐万丽
青岛李德修中医研究院有限公司市南德修中医诊所	青岛市市南区闽江三路 8 号楼北楼 5 楼	许会珍
青岛广济堂中医药科技有限公司市南广济堂中医诊所	青岛市市南区延吉路 162 号-31 层	张　瑛

市南区 2019 年注销社会办医疗机构

机构名称	地址	负责人
市南曹振宇口腔诊所	市南区泰州六路 1 号	曹振宇
市南邵振华中医诊所	青岛市南嘉祥路小区 32 号 2 单元 101 户	邵振华
市南振杰口腔诊所	闽江路 140 号甲乙网点	梁跃福
青岛市南孙永显中医诊所	市南区宏大路 28 号 2 单元 101 户	孙永显
青岛市南广济堂中医诊所	延吉路 162 号-31 层户	张　琰
青岛市南毕继成中医诊所	市南区龙泉路 3 号 2 单元 101 户	毕春燕
青岛国风大药房连锁有限公司宏仁堂中医诊所	中山路 196 号	宋兆亭
市南李含文诊所	市南区大尧三路 8 号 4 单元 101 户	李含文
青岛市南新青社区卫生服务站	台西纬二路 1 号戊	秦风富
青岛市南滕大夫诊所	台西二路 10 号	滕学安
市南袁春生口腔诊所	市南区单县路 93 号	袁春生
市南李志文口腔诊所	市南区单县路 77 号	李志文
青岛市南天柱口腔诊所	青岛市市南区宁国路 3 号丁	郭颂仪
市南李同永口腔诊所	青岛市市南区漳州二路 35 号乙	李同永
青岛市南姜宇亮中医诊所	市南区成武路 53 号 4 单元 101 户	姜宇亮
青岛市南嘉美口腔诊所	青岛市市南区高田路 2 号 1 单元 201 户	谢凤伟
市南丁原亮口腔诊所	青岛市市南区秀湛路 8 号 2 单元 101 户	丁原亮
市南张帆中医诊所	青岛市市南区延安三路 129 号网点负一层 102 户	张　帆
青岛市南景文中西医结合诊所	市南区大尧二路 22 号	张景文
市南华侨新村中医门诊部	青岛市市南区华严二路 13 号	王向军
青岛市南向荣中医诊所	青岛市市南区逍遥三路 18 号二单元 102	李相荣
青岛市南李维秀中医诊所	青岛市市南区芝泉路 3 号 1 号楼 1 单元 101 户	李维秀
青岛市南良子中医诊所	青岛市市南区闽江路 200 号院内北裙楼 101 室	张　磊
青岛市南新安康诊所	青岛市市南区新安路 1 号	杨达昆
青岛铭医国际医学美容有限公司市南铭医医疗美容诊所	青岛市市南区江西路 35 号戊 4 号楼一至二层	刘世明
青岛博士医疗美容医院管理有限公司市南博士医疗美容诊所	青岛市市南区南京路 9 号	陆敏霞
青岛市南本基中医诊所	市南区邹县路 1 号	马义杰
青岛市南董秀英口腔诊所	市南区长江路 1 号 4 栋 208 户	宫　黛
青岛市南隆德中医诊所	市南区宁夏路 274 号 15 栋 1 单元 101 户	栾心展
青岛市南吉春堂中医诊所	山东省青岛市市南区台西三路 18 号 102 户	李春基
青岛市南玉汶中医诊所	青岛市市南区郓城北路 2 号 1 单元 103 户	崔玉汶
青岛市南舒连惠中医诊所	青岛市市南区山东路 1 号 4 号楼 103	舒连惠
青岛市南孟恩中医诊所	青岛市市南区上杭路 22 号	李胜恩
青岛大族都安健康管理有限公司福州南路诊所	青岛市市南区福州南路 45 号南门	苏新伶

（续表）

机构名称	地址	负责人
青岛市颐和堂中医诊所	青岛市市南区乐清路3号101户	曾昭汶
青岛杏林医药连锁有限公司市南中医门诊部	青岛市市南区南京路129号	黄　辉
青岛市南祝启超中医诊所	青岛市市南区大尧三路3号	祝启超
青岛市南王中孚中医诊所	青岛市市南区四川路38号	王　华
市南区于永价中医诊所	青岛市市南区郓城北路16号108户	于永价
青岛市南姜丽华中医诊所	青岛市市南区漳州一路30号2层	姜丽华

市北区社会办医疗机构

概况　2019年，青岛市市北区有社会办医疗机构658家，从业人员5708人。新增社会办医疗机构60家，注销社会办医疗机构21家。

市北区2019年新增社会办医疗机构

机构名称	地址	负责人
市北永信诊所	青岛市市北区延安路91号	高红岩
青岛泰富瑞康医疗服务有限公司市北泰瑞康诊所	青岛市市北区人民路401-19号	徐世伟
青岛康合医疗管理有限公司市北信息城诊所	青岛市市北区辽宁路254号1户	刘新陆
市北卓然口腔诊所	青岛市市北区登州路54号1号楼1单元103户	李　毅
市北区河西街道社区卫生服务中心	青岛市市北区台柳路543号-28	张淑云
青岛江南伊菲尔医疗美容有限公司市北江南艾菲尔医疗美容诊所	青岛市市北区镇海路68号1层	唐中华
青岛众瑞熙医疗管理有限公司市北众瑞熙口腔诊所	青岛市市北区吴兴路157-26号	万　蔚
青岛和爱慈医疗管理有限公司市北艾诺口腔诊所	青岛市市北区南京路254号3号楼	刘　群
市北康德口腔诊所	青岛市市北区海岸路2号1座甲8号商铺	李长青
市北牙之康口腔诊所	青岛市市北区长沙路47号-80网点	徐素月
青岛通正医疗管理有限公司市北惠民康诊所	青岛市市北区邱县路11号8号楼一单元一层网点	郭　平
青岛永馨博尊医疗管理有限公司市北雅乐康口腔诊所	青岛市市北区瑞昌路70-6号	王文博
青岛思迈尔健康管理有限公司市北南宁路口腔诊所	青岛市市北区南宁路14号一号楼三单元101户	林蒙蒙
市北利仁诊所	青岛市市北区沾化路40号	刘旭梅
市北以琳爱心诊所	青岛市市北区开封路19号龙湖春江郦城3号楼110户	孙以林
青岛新永成医疗有限公司市北佳美口腔诊所	青岛市市北区重庆南路5号-2-3-4	张成成
青岛玉合玉医疗有限公司市北玉合玉口腔诊所	青岛市市北区胶州路32号	张建华
青岛福安康医疗管理有限公司市北宜昌路诊所	青岛市市北区宜昌路12号-5号	陈凤美
青岛亲和源养老服务管理有限公司市北亲和源诊所	青岛市市北区重庆南路99号时代广场云街丙号楼E-8室	李怀敏

（续表）

机构名称	地址	负责人
青岛英豪医疗管理有限公司市北皓海口腔诊所	市北区敦化路 389-02 号	冯守春
青岛青蓝医疗管理有限公司市北青蓝口腔诊所	青岛市市北区长沙路 47 号 41 号商铺	刘燕娟
青岛艾佳康医疗管理有限公司市北抚顺路诊所	青岛市市北区抚顺路 3 号丁	潘月星
市北区即墨路街道晓港湾社区卫生服务中心	青岛市市北区朝阳路 86 号、88 号、90 号、92 号、96 号、98 号	张俊玲
青岛康恩硕医疗管理有限公司市北硕安康诊所	青岛市市北区嘉定路 72 号乙户	姜青艳
青岛爱莎医疗有限公司市北辽阳西路诊所	青岛市市北区辽阳西路 220 号乙	陆　伟
青岛辰东口腔医疗有限公司市北吴兴路辰东口腔诊所	青岛市市北区吴兴路 157 号-5	曹　轲
市北德瑞峰诊所	青岛市市北区延安三路 178 号 307 户	李　峰
市北朱培惠中医诊所	青岛市市北区南宁路 14 号 1 栋 2 单元 102 户	朱培惠
市北恩生诊所	青岛市市北区四流南路 66 号甲 23-12 号	王瑞民
市北养欣和诊所	青岛市市北区埕口路 2-11 号	徐岱璋
市北智慧口腔诊所	青岛市市北同安路 601 号 102 户	刘相平
青岛市市北区颐和源爱心护理院医务室	青岛市市北区错埠岭三路 5 号	闫明霞
青岛全好健康管理有限公司市北杭州路口腔诊所	青岛市市北区杭州路 53 号	王国峰
青岛格兰德中学卫生保健所	青岛市市北区合肥路 688 号	刘　玮
青岛馨海康苑医疗管理有限公司市北馨海康苑诊所	青岛市市北区吴淞路 52 号	孙卫华
市北肤研堂诊所	青岛市市北区人民路 292-1 号	万国旗
青岛八七健康管理咨询有限公司市北朝晖医疗美容诊所	青岛市市北区长沙路 47 号-79	蓝朝晖
市北依乐轩诊所	青岛市市北区黄台路 40 号	于守江
青岛泰康云医疗科技有限公司市北泰康云诊所	青岛市市北区延吉路 76 号中海·紫御观邸商业 1 层 76-63,64	李婷婷
青岛植瑞医疗有限公司市北贝尔诺口腔诊所	青岛市市北区长沙路 47 号寰宇天下三期(天冠) 197 号	朱　群
青岛瑞旗医疗管理有限公司市北哈尔滨路口腔门诊部	青岛市市北区哈尔滨路 88 号乙-11	曹国栋
青岛嘉宝医疗服务有限公司市北嘉宝康乐诊所	青岛市市北区敦化路 553 号 B 座 3-010	于双玉
青岛达圣航医疗管理有限公司市北明昌诊所	青岛市市北区四流南路 66 号甲 12 号楼网点 12-22	丁瑞欣
青岛市北百合护理院	青岛市市北区鞍山一路 15 号	林惠艳
市北龙泽韵达诊所	市北区滁州路 83 号、85 号	孟凡会
青岛优迈医疗管理有限公司市北闲鹤康盛诊所	青岛市市北区劲松四路 113 号、115 号	江　燕
青岛慧祥堂医疗管理有限公司市北恩源诊所	青岛市市北区台柳路 229 号-39	孙永华
青岛杏仁堂健康科技有限公司市北中医诊所	青岛市市北区人民路 281-3 号	周建铭
青岛恩迪璐佳迦美医疗管理有限公司市北佳迦美口腔诊所	青岛市市北区人民路 91 号乙网点房	张成成
青岛名媛医疗管理有限公司市北胶州路口腔诊所	青岛市市北区胶州路 4 号乙	姚爱荣
青岛洁雅医疗管理有限公司市北雅诺口腔诊所	青岛市市北区延安三路 13 号丙	金　晶

（续表）

机构名称	地址	负责人
青岛非凡医疗管理有限公司市北非凡医疗美容门诊部	青岛市市北区山东路 111 号	祝向东
青岛康瑞雅医疗科技有限公司市北新康瑞雅口腔诊所	山东省青岛市市北区绍兴路 66-7 号	杨竹丽
青岛昊诺医疗管理有限公司市北昊诺口腔诊所	青岛市市北区临淄路 50 号 106 户	戚嘉芳
市北维齿健口腔诊所	青岛市市北区河西街道长沙路 49 号-106、1～2 层	李秀丽
市北区海伦路街道艾佳康社区卫生服务中心	青岛市市北区抚顺路 3 号	洪凤琴
市北区水清沟街道维可迈社区卫生服务站	青岛市市北区四流南路 9 号 10 号楼-2 号	杨　莉
青岛健红宝健康管理有限公司市北滁州路诊所	青岛市市北区滁州路 75 号	李浦宁
青岛百顺康健医疗管理有限公司市北台柳路诊所	青岛市市北区台柳路 308 号泰成·玲珑郡 11-1 网点	伊同代
青岛派瑞安佳口腔健康管理有限公司市北第一口腔诊所	青岛市市北区小港一路 2 号 113 户、114 户、212 户、213 户	周海宁

市北区 2019 年注销社会办医疗机构

机构名称	地址	负责人
市北泉济堂中医诊所	山东省青岛市市北区芙蓉路 40 号 104 户	谭白棣
青岛瑞旗医疗管理有限公司市北哈尔滨路口腔诊所	青岛市市北区哈尔滨路 88 号乙-11	曹国栋
市北董家中医诊所	青岛市市北区威海路 361 号	刘成纲
市北济安西医内科诊所	青岛市市北区伊春路 42 号 2-103	宋振悌
市北尚大夫牙科诊所	青岛市市北区裕环路 192 号	尚春娥
市北益瑞康门诊部	青岛市市北区人民一路 29 号-11	刘　静
青岛智信医疗管理有限公司市北医贯林门诊部	青岛市市北区郑州路 6 号丙	陈延华
市北阳光温馨诊所	青岛市市北区大港一路 2 号	代荣荣
市北尚志诊所	青岛市市北区尚志路 5 号乙	胡崇广
市北玉平佳诊所	青岛市市北区长春路 15 号	于少平
青岛市北九龙医院	青岛市市北区威海路 303 号	孙明玉
市北赵志杰诊所	青岛市市北区四流南路 60 号 8 号楼 4 单元	赵志杰
市北百晨诊所	青岛市市北区台柳路 195-08 号网点	范宝森
市北王氏济民中医诊所	青岛市市北区辽源路 238 号 1 单元 101 户	王汝新
青岛鲁医堂健康管理有限公司同福路诊所	青岛市市北区同福路 27 号	李海源
市北闻敏中医诊所	青岛市市北区沈阳路 57 号 101 户	张韧闻
市北青纸诊所	青岛市市北区洛阳路 52 号 6 号楼四单元 102 室	王爱华
青岛市北王正森骨外科诊所	青岛市市北区延安路 31 号	王正森
市北联创兴隆诊所	青岛市市北区重庆南路 70 号乙	陈绪宇
市北一一明诊所	青岛市市北区山东路 117 号 4 号楼 2 单元 1403 户	毕尧清
市北宏泰康诊所	青岛市市北区鞍山路 18 号 103 户	葛明秀

李沧区社会办医疗机构

概况　2019年，李沧区有社会办医疗机构458家，从业人员8132人，其中19.56%为中专及以下学历，80.44%为大专及以上学历，全年业务总收入226452.9万元。新增社会办医疗机构51家，注销社会办医疗机构52家。

李沧区2019年新增社会办医疗机构

机构名称	地址	负责人
青岛永康德仁医疗管理有限公司李沧永康和诊所	李沧区德仁路8-5号	赵金福
青岛博宁医疗管理有限公司李沧艺盛诊所	李沧区东山四路37-22号	宁丹丹
青岛李沧新诚康中医医院	李沧区峰山路13号	邹　玉
青岛瑞杰医疗管理有限公司李沧瑞杰医院	李沧区广水路789号1号楼1～3层	李爱萍
青岛祥泰康医疗管理有限公司李沧美澳诊所	李沧区汉川路779号-20	莫明吉
青岛杏苑惠民医疗有限公司李沧杏林苑诊所	李沧区合川路5-1号	王奕功
青岛东晟佳医疗服务有限公司李沧东晟口腔门诊部	李沧区合川路5-39号	徐嘉娜
李沧吉橙口腔诊所	李沧区黑龙江路629号-15网点	陈晓明
李沧馨雅舒口腔诊所	李沧区黑龙江中路480-21号	崔　燕
青岛华尔康医疗管理有限公司李沧康德医院	李沧区黑龙江中路498-6号	孙玉安
青岛日昇医疗服务有限公司李沧德诚口腔诊所	李沧区黑龙江中路512-26号	姜雪梅
青岛顺元康泰医疗管理有限公司李沧和济康诊所	李沧区虎山路77-216号	许云霞
青岛和圣堂医疗管理有限公司李沧和圣堂诊所	李沧区虎山路77-99-1号网点	盖大立
青岛佰策医疗管理有限公司李沧铭睿精诚诊所	李沧区惠水路618号丙-26号	许　萍
青岛腾跃康医疗管理有限公司李沧华美口腔诊所	李沧区金水路1068-7号1层	李艳欣
青岛恒泰医疗管理有限公司李沧恒泰诊所	李沧区金水路1135号	尚修兵
青岛珍爱玉青医疗科技有限公司李沧鑫苑诊所	李沧区金水路667号1号楼1层网点	臧　波
青岛精艺美口腔医疗有限公司李沧精艺美口腔诊所	李沧区金水路762-8号	张荣诺
青岛颐佳医养医疗管理有限公司李沧颐佳诊所	李沧区京口路66号	孙学才
青岛世纪华康医疗器械有限公司李沧维尔口腔诊所	李沧区九水东路191-33号	赵瑗瑗
青岛万林到家健康管理服务有限公司李沧言林博组客诊所	李沧区九水东路27号丙户网点	王淑萍
青岛济安堂医疗管理有限公司李沧济安堂中医诊所	李沧区九水东路508-10号-1	唐玉梅
青岛福健生健康管理有限公司李沧于家下河综合门诊部	李沧区九水东路508-5号	霍春荣
青岛问枢国医健康管理有限公司李沧问枢中医诊所	李沧区巨峰路173-63号	王静明
青岛夏洛特名派医疗管理有限公司李沧夏洛特名派医疗美容诊所	李沧区巨峰路179-65号	高　锦
青岛桑草堂医疗管理有限公司李沧桑宝堂诊所	李沧区君峰路131号	陈小云
青岛祥泰康医疗管理有限公司李沧海朋口腔诊所	李沧区灵川路3号3-3	朱　云
青岛瑞齿医疗管理有限公司李沧青山路瑞齿口腔诊所	李沧区青山路706-3号	刘　弦
青岛集杰医疗科技有限公司李沧青山路口腔门诊部	李沧区青山路718-8号	李勇姬

（续表）

机构名称	地址	负责人
李沧颐福诊所	李沧区升平路 34 号颐福养老院 1 号楼 1 楼 113～116 房间、2 楼 208～217 房间	栾　敏
青岛盛欣养老服务管理有限公司李沧盛欣医院	李沧区十梅庵社区 51 号	冯国文
青岛卓越青美健康管理有限公司李沧四流中路口腔门诊部	李沧区四流中路 273-19 号 20 号	王天明
青岛晶睿口腔医疗有限公司李沧晶铂口腔诊所	李沧区四流中路 273-38 号网点	梁　敏
青岛晶铂睿口腔医疗有限公司李沧晶铂睿口腔诊所	李沧区四流中路 273 号 38 号网点	梁　敏
李沧德惠民诊所	李沧区唐山路 7 号	赵成宝
青岛优诺医疗管理有限公司李沧优诺诊所	李沧区唐山路 87-10 甲 1 层	王惠欣
青岛全康达医疗管理有限公司李沧通真宫路诊所	李沧区通真宫路 77 号 1 号楼 3 单元 102 户	孙福生
李沧区浮山路街道中海社区卫生服务中心	李沧区万年泉路 237-159 号网点	赵海军
青岛莱美医疗管理有限公司李沧莱美整形诊所	李沧区万年泉路 237-2 号	冯　光
李沧华伟康诊所	李沧区文昌路 689 号甲-14 号网点	董　刚
青岛柏德康美口腔医疗有限公司李沧向阳路口腔门诊部	李沧区向阳路 94 号三楼	完　莉
青岛仲宇臣医疗管理有限公司李沧百佳口腔诊所	李沧区兴华路 51 号 1 栋 6 户	韩永吉
青岛齿之邦企业管理有限公司李沧唇齿之邦口腔诊所	李沧区秀峰路 9 号网点	赵　伟
青岛新云昌医疗管理有限公司李沧文新诊所	李沧区重庆中路 690 号 2-2 户	于德泉
李沧南岭医务室	李沧区重庆中路 877 号甲-3	刘吉新
青岛康尔健医疗管理有限公司李沧吉尔安口腔诊所	李沧区重庆中路 883 号-36	郝　彭
青岛康聿诚医疗管理有限公司李沧德聿康诊所	青岛市李沧区东山四路 36-76 号	高乐君
青岛艺术学校卫生保健所	青岛市李沧区九水路 176 号青岛艺术学校	刘　敏
青岛李沧宝力医院	青岛市李沧区天水路 888 号	何洪伦
青岛俊美企业管理有限公司李沧俊美口腔诊所	青岛市李沧区万年泉路 237-56 号	宋文竹
青岛聪聪艺美医疗美容有限公司李沧艾瑞丝医疗美容诊所	青岛市李沧区夏庄路 159 号-丁	蔡　亮

李沧区 2019 年注销社会办医疗机构

机构名称	地址	负责人
青岛唯美口腔医疗有限公司李沧唯美口腔门诊部	李沧区金水路 181-20 号	崔飞燕
李沧君满意口腔诊所	李沧区源头路 60 号 101 户	王　龙
青岛本草御品堂健康管理有限公司李沧巨峰路诊所	李沧区巨峰路 179-46 号 1～2 层	赵　杰
李沧铭睿精诚诊所	青岛市李沧区惠水路 618 号丙 26 号网点	王　辉
李沧和圣堂诊所	李沧区虎山路 77-99 号	刘裕锡
青岛恒正医疗管理有限公司李沧向阳路口腔门诊部	李沧区向阳路 94 号中国邮政大楼三楼	孙　丽
李沧养心堂中医诊所	李沧区唐山路翠湖小区 82 号楼 1-102 户	杜　鹃
李沧郑秉全中医诊所	李沧区永安路 21 号-4	郑秉全
李沧西山诊所	李沧区玉清宫路 38 号	孙丕义

（续表）

机构名称	地址	负责人
李沧区虎山路街道李家庵社区卫生服务站	李沧区黑龙江中路3184号(青山绿水小区)4号楼下网点	吴复生
李沧永康祥诊所	李沧区德仁路8-5号	黄　瑛
李沧恒泰诊所	李沧区金水路1135号	张继瑞
青岛杨博士医疗投资管理有限公司李沧杨博医疗美容诊所	李沧区黑龙江中路649号	李佑仁
青岛利客来商贸股份有限公司医务室	李沧区京口路58号	—
青岛毛公地工贸有限公司医务室	李沧区毛公地社区369号	刘剑萍
李沧区九水街道九水东路社区卫生服务站	李沧区九水东路318-5号	霍春荣
李沧东林中医诊所	李沧区永清路71号4单元102户	赵东林
青岛晶睿口腔医疗有限公司李沧晶铂口腔诊所	李沧区四流中路273-38号网点	梁　敏
青岛康诚兴华医疗管理有限公司李沧诊所	李沧区峰山路13号101室	王立瑞
李沧王奕功诊所	李沧区合川路5-1号	王奕功
青岛本草御品堂健康管理有限公司李沧巨峰路诊所	李沧区巨峰路179-46号1-2层	宋振法
李沧和济康诊所	青岛市李沧区虎山路77-216号网点	戴金峰
青岛问枢国医健康管理有限公司李沧问枢中医诊所	李沧区巨峰路173-63号	王静明
李沧刘洪海中医诊所	李沧区灵川路1号1-10	刘洪海
李沧齿之邦口腔诊所	李沧区秀峰路9号	赵　伟
李沧刘桂莲诊所	李沧区唐山路91号7号102户	韩永吉
李沧孙圣涛诊所	李沧区玉清宫路1号6-101户	孙圣涛
李沧和安康诊所	李沧区重庆中路971号102	高连芝
李沧百佳口腔诊所	李沧区兴华路51号1栋6户	王义文
李沧言林博组客诊所	李沧区九水东路27号丙	王淑萍
青岛市李沧区社区服务中心医务室	李沧区升平路34号	栾　敏
李沧德丰康诊所	李沧区东山四路36-76号	高乐君
李沧竣济堂中医诊所	李沧区金水路819-6号	肖竣元
青岛华康银海医院	李沧区黑龙江中路498-7号	冯继兵
李沧舜德御园诊所	李沧区延川路10-12号	徐亚楠
李沧孙福生诊所	李沧区大崂路1023号东单元102户	孙福生
青岛亿茂堂大药房连锁有限公司第二十六分店李沧万年泉路中医坐堂医诊所	李沧区万年泉路107号	孙智义
青岛宜万家医疗投资有限公司李沧众康德诊所	李沧区汉川路779号-20	纪军传
李沧崔京岳诊所	李沧区九水路18号	崔京岳
李沧孙志光牙科诊所	李沧区兴华路39号	孙志光
李沧永兴堂诊所	李沧区峰山路18号乙	王广磬
李沧宾诚诊所	李沧区宾川路58号网点	梅林元

（续表）

机构名称	地址	负责人
李沧康泰华诊所	李沧区金水路 805-3 号网点	刘炳泉
青岛电站阀门有限公司卫生站	李沧区瑞金路 29 号	姜　伟
李沧郑振琴中医诊所	李沧区虎山新苑小区 3 号楼 1 单元 101 户	郑振琴
李沧广泽口腔诊所	李沧区滨河路 1051 号 1-3-102 户	宋　涛
李沧侯成娥诊所	李沧区四流中路 290 号乙	侯成娥
李沧馨雅舒口腔诊所	李沧区黑龙江中路 480-21 号	周公茂
李沧韩艺美医学美容诊所	李沧区万年泉路 237-2 号	孙锡金
李沧精艺综合诊所	李沧区金水路百通馨苑四区 755-3 号	李艳茹
李沧晶铂睿口腔诊所	李沧区四流中路 273-38 号网点	张心华
青岛国风大药房连锁有限公司崂山药店李沧中医坐堂医诊所	李沧区向阳路 23 号	—

崂山区社会办医疗机构

概况　2019 年，青岛市崂山区新增社会办医疗机构 60 家，其中新增中医备案机构 14 家，注销社会办医疗机构 28 家。

崂山区 2019 年新增社会办医疗机构

机构名称	地址	负责人
青岛豫苑卓越医疗器械有限公司崂山泰瑞齿科门诊部	山东省青岛市崂山区苗岭路 6 号瑞纳花园 51-4、51-5	张毓禄
崂山明雅口腔诊所	青岛市崂山区劲松六路 98 号 98-1	郭祥冰
青岛三平医疗管理有限公司安和诊所	青岛市崂山区中韩街道车家下庄小区 75 号网点二楼	孙仅侠
青岛盈海综合门诊部	青岛市崂山区海尔路 180 号大荣中心裙楼 1-2 层	张　蕴
崂山海宝口腔诊所	崂山区辽阳东路 16 号海尔东城国际小区 4 号楼网点一间	李正全
崂山助安堂综合诊所	山东省青岛市崂山区株洲路 177 号 2 号楼 5 楼 508	于舟民
崂山千美汇医疗美容诊所	青岛市崂山区云岭路 12 号二层	张劲光
青岛蒙特勒尔医疗科技有限公司崂山门诊部	青岛市崂山区东海东路 58 号 1 号楼 205	宓传刚
青岛崂山董洪强中医诊所	青岛市崂山区香港东路 66 号 2 号楼丙号	董洪强
崂山茱丽娅综合诊所	青岛市崂山区东海东路 5 号-10	王秀生
崂山天城综合诊所	青岛市崂山区松岭路 60 号 32 号网点	卢学军
青岛圣爱眼科有限公司崂山诊所	青岛市崂山区辽阳东路 22-8 一层，22-9 一层	赵武令
崂山广济堂中医门诊部	青岛市崂山区香港东路 97 号甲 1-5 号楼（一层）	王玉玲
崂山红向阳诊所	崂山区中韩街道枯桃社区 710 号	顾芍莉
崂山圣美医疗美容诊所	山东省青岛市崂山区松岭路 60 号 24.25 号网点二层	王钦芳
青岛市儿童福利院康复医疗中心	青岛市崂山区青大一路 19 号	温淑静
青岛聚和祥医疗管理有限公司德仁综合诊所	山东省青岛市崂山区深圳路 88 号-92	戴永红

（续表）

机构名称	地址	负责人
青岛嘉宝医疗服务有限公司崂山诊所	青岛市崂山区香港东路 397 号山水名园内二期网点	何怡峰
青岛安格尔口腔医疗有限公司崂山宜家口腔门诊部	青岛市崂山区中韩街道车宋社区 21 号网点	张　磊
崂山万林居家诊所	青岛市崂山区辽阳东路 12 号鹏利南华商业中心 1 号楼 3 层	张玉升
青岛慈佑贝贝医疗管理有限公司崂山小太阳诊所	青岛市崂山区海尔路 35 号成盛花园 13 号网点	秦　璞
青岛平安好医生互联网医院	青岛市崂山区香港东路 195 号 11 号楼 1 楼商铺	谢　红
青岛小医狮医疗有限公司崂山万合兴盛诊所	青岛市崂山区香港东路 337 号 3 号楼 109 户	宋长青
崂山思麦特口腔诊所	青岛市崂山区秦岭路 18 号国展财富中心写字楼 3 号楼 201 室	于晓汝
崂山六味堂诊所	青岛市崂山区中韩街道银川东路 33 号金岭新村 4 号楼东一网点	毕兆春
崂山唯可美容诊所	青岛市崂山区东海东路 88 号领海公馆 B 座 309	孙衍华
青岛美拓健康管理有限公司天悦综合诊所	青岛市崂山区东海东路 5 号海信天悦网点 41 户	曹玉民
崂山怿心齿科	青岛市崂山区松岭路 60 号金岭美地 60-31 网点	于　澎
青岛皓印健康管理有限公司海尔路口腔诊所	青岛崂山区海尔路 1 号甲 2 号楼 1 层网点 101	刘军勇
崂山杨松华口腔诊所	青岛市崂山区海尔路 37 号 1 号楼 325 室	杨松华
西韩诊所	崂山区劲松七路西韩新苑 62 号楼底商一层 2 号网点	陈雪萍
左岸诊所	青岛市崂山区左岸风度小区 60 号楼 2 单元 101	姜　伟
尚嘉口腔诊所	青岛市崂山区松岭路 60 号金岭美地-60-11 号	孙元帅
皓齿口腔诊所	青岛市崂山区青大一路 38 号	张金香
青岛博城医疗有限公司惠仁诊所	崂山区王哥庄街道港西社区 680 号	修先伦
崂山贝艾口腔诊所	崂山区银川东路 37 号 28＃东 1	王　帅
崂山简一医疗美容诊所	青岛市崂山区香山路 12 号滢海大厦 B 区 1103 室	姜卫国
万瑞康诊所	青岛市崂山区金家岭街道石老人花园中小区 24 号楼 1 单元 101 户	史秀梅
崂山云泰新空间口腔诊所	青岛市崂山区翠岭路 6 号银盛泰新空间 2 号楼 414、416、418、419 房间	李海涛
崂山平和口腔门诊部	崂山区云岭路 12 号 1 层	曾红娟
崂山凯森齿科	崂山区海口路 33 号麦岛家园 1 号楼	杨　青
国药青岛崂山儿童门诊部	崂山区银川东路 55 号 B 座	董翠香
青岛市崂山区中韩街道左岸风度社区卫生服务站	青岛市崂山区劲松七路 237 号左岸风度小区北门内二层圆楼	李承贤
青橙齿科	青岛市崂山区同安路 866 号金地悦峰小区 126-127 号网点	施彤红
崂山钰之齿科诊所	青岛市崂山区松岭路 58-12 号	崔玉芝
崂山可雅口腔诊所	青岛市崂山区同兴路 677 号 38-39 号	刘桂红

（续表）

机构名称	地址	负责人
奕德堂中医诊所	山东省青岛市崂山区青大三路 8 号 1112	崔振新
崂山安和堂中医诊所	崂山区沙子口街道大河东社区商业街 7 号	方积画
青岛崂山广升远中医诊所	青岛市崂山区银川东路 1 号 39 号楼 1 单元 101 户	苏福贵
平衡健康中医诊所	崂山区香港东路 126 号亚美花园 2 号楼 4 单元 101 室	王　研
青岛国风大药房连锁有限公司崂山利康中医诊所	青岛市崂山区海尔路 29 号 1 栋网点 35 号	王仕鑫
北京同仁堂青岛药店有限责任公司金狮广场中医诊所	青岛市崂山区香港东路 195 号乙青岛金狮广场购物中心 B1-52	查芳玉
青岛道生堂医疗管理有限公司崂山自和堂中医诊所	青岛市崂山区劲松七路金泽国际 68-24 网点	邢贵云
崂山宏康中医诊所	青岛市崂山区北宅街道东陈社区 679 号	任丽燕
崂山袁胜本中医诊所	青岛市崂山区麦岛路 1 号锦园北区 12 号楼 4 号	袁胜本
崂山泰鹤堂中医馆	崂山区同安路 887 号 4 号楼 3 单元 102 户	张洪明
青岛富玉健康产业发展有限公司富玉堂中医诊所	山东省青岛市崂山区山东头路 68 号青岛海泰万丰酒店四层 402	王圆明
青岛靓之源健康管理咨询服务有限公司崂山一龄中医诊所	山东省青岛市崂山区同安路 866 号 18 号商铺	王育玲
北京同仁堂青岛药店有限责任公司仙霞岭路中医诊所	青岛市崂山区仙霞岭路 17-19 号	班同君
崂山荣书中医诊所	崂山区秦岭路 15 号海韵东方 1811 室	李春生

崂山区 2019 年注销社会办医疗机构

机构名称	地址	负责人
崂山朱瑜洁口腔诊所	青岛市崂山区同安路 896 号桃源山色小区 17 号网点	朱瑜洁
青岛崂山银色世纪中医诊所	青岛市崂山区松岭路 333 号	黄　敏
汉德堂中医诊所	青岛市崂山区北宅街道周哥庄社区	李德汉
青岛崂山时光医学美容诊所	青岛市崂山区海口路 33-26 号	冯敬一
宗红诊所	青岛市崂山区沙子口街道南崂村 3 号楼东单元 3-101	宗瑞集
青岛维普健康产业管理有限公司崂山门诊部	青岛市崂山区东海东路 87 号	王从月
崂山金元御泉中医诊所	青岛市崂山区东海东路 69 号东方之珠花园 2 号楼 1-102 户	王　伟
青岛景穆堂医疗有限公司崂山万合兴业中医诊所	青岛市崂山区沙子口街道九水东路 655-8 号	潘财政
北京同仁堂青岛药店有限责任公司金狮广场店中医坐堂医诊所	青岛市崂山区香港东路 195 号乙金狮广场负一层	查芳玉
崂山自和堂中医诊所	青岛市崂山区劲松七路金泽国际 68-24 网点	邢贵云
青岛富润康元健康科技有限公司富玉堂中医诊所	青岛市崂山区山东头路 68 号海泰万丰酒店四层	王圆明
金家岭街道石老人社区卫生室-B	青岛市崂山区香港东路 337 号 3 号楼 1 单元 109 号网点	王桂华

（续表）

机构名称	地址	负责人
何怡峰儿童保健诊所	青岛市崂山区香港东路 397 号山水名园二期内网点	何怡峰
青岛崂山圣爱眼科门诊部	青岛市崂山区辽阳东路 22-8、22-9 号	张海波
青岛崂山真美口腔诊所	青岛市崂山区仙霞岭路 17-18、17-19	宋文竹
青岛牙博士医疗管理有限公司香港东路诊所	青岛市崂山区香港东路 126 号 1 号楼 2 单元 101 号	王　芸
崂山天城综合诊所	青岛市崂山区香港东路 208 号颐景园 5 号楼 1 层 2 号	卢学军
青岛崂山富玉综合诊所	青岛市崂山区山东头路 68 号青岛海泰万丰酒店四层	吴　刚
崂山丝路驿站中医诊所	青岛市崂山区麦岛路 1 号二楼	姜少雄
红升诊所	青岛市崂山区宁德路 28 号	张金香
鑫金海诊所	青岛市崂山区王哥庄街道东台社区王沙路	董　刚
中韩街道枯桃社区卫生室-B	青岛市崂山区中韩街道枯桃社区 671 号	曲方高
平安(青岛)互联网医院	青岛市崂山区香港东路 195 号 11 号楼 1 楼商铺	谢　红
青岛国风大药房连锁有限公司利康药店海尔路中医坐堂医诊所	青岛市崂山区海尔路 29 号 1 栋网点 35 号	杨事风
崂山万合兴业中西医结合诊所	青岛市崂山区沙子口街道九水东路 655-8 号	金云波
崂山区第三中学医务室	青岛市崂山区中韩街道金岭新村北	张吉阳
平和口腔诊所	青岛市崂山区仙霞岭路 12 号金岭花园 B 区 07 号网点	曾红娟
万瑞康诊所	青岛市崂山区金家岭街道石老人花园中小区 24 号楼 1 单元 101 户	刘　瑞

城阳区社会办医疗机构

概况　2019 年，新增社会办医疗机构 67 家，其中诊所 47 家、门诊部 6 家、医务室 5 家、医院 3 家、社区卫生服务机构 3 家(1 家中心、2 家站)、卫生室 2 家、卫生所 1 家，注销社会办医疗机构 35 家，其中诊所 25 家、门诊部 6 家、医院 1 家、卫生室 3 家。

城阳区 2019 年新增社会办医疗机构

机构名称	地址	负责人
城阳王福新南万口腔诊所	青岛市城阳区锦宏东路 1339 号	王福新
青岛铭星生物科技有限公司铭星医疗美容诊所	青岛市城阳区春阳路 123 号	袁　英
青岛向民健康管理有限公司内科诊所	青岛市城阳区泰城路 535 号 4 号楼 07 号网点	董　杰
青岛睿盛康健康管理有限公司康达诊所	青岛市城阳区流亭街道双元路 20-3 号正商蓝海港湾 50 号楼 05 号网点	董玲玲
青岛国金诊所有限公司城阳国金诊所	青岛市城阳区上马街道李仙庄 11 号网点	李连庚
青岛和福堂健康管理有限公司和福堂诊所	青岛市城阳区王沙路 66 号 21 号网点	韩瑞霞
城阳纪华北曲口腔诊所	青岛市城阳区城阳街道春和苑 5 号楼 5 号网点	纪　华
红岛街道沟角社区卫生室	青岛市城阳区红岛街道沟角社区 S1-6 号	孙根德

（续表）

机构名称	地址	负责人
青岛全局美学医疗管理有限公司城阳美雅口腔诊所	青岛市城阳区夏庄街道源水路 198 号	彭淑珍
青岛航韦医疗咨询有限公司航韦口腔诊所	青岛市城阳区湘潭路 16 号 12 号楼 02 号网点 1 层	梁跃福
城阳夏华忠益正口腔诊所	青岛市城阳区青威路 689 号 138 号楼 03 号网点	夏华忠
城阳娄国惠泽康口腔诊所	青岛市城阳区阜成路 398-84 号 1-2 层	娄国惠
青岛即墨区民意口腔健康管理有限公司民意口腔门诊部	青岛市城阳区荟城路 606-9 号	孙柏松
城阳万德福口腔诊所	青岛市城阳区韩海路 69-11 号	万德福
青岛松乔康复医院有限公司康民内科诊所	青岛市城阳区夏庄街道崔家沟社区	蒋苏虹
城阳宋修竹海德外科诊所	青岛市城阳区正阳中路 162 号鲁邦风情街 8 单元 2 户	宋修竹
城阳街道城阳村社区卫生服务站	青岛市城阳区华城路一小区 17 号楼	李瑞娟
城阳王玫欣弘益口腔门诊部	青岛市城阳区 308 国道 187 号 1 栋 A 单元 210	王　玫
青岛欢乐志正口腔咨询管理有限公司志正口腔门诊部	青岛市城阳区正阳中路 166-6 号	鹿德山
城阳赵文显舒美口腔诊所	青岛市城阳区春阳路 220 号	赵文显
青岛三利集团有限公司医务室	青岛市城阳区双元路青大工业园 2 号	李闽东
青岛齐美口腔健康管理有限公司齐美口腔诊所	青岛市城阳区瑞阳路 117 号楼 1 号楼 06 号网点	朱瑜洁
青岛求实职业技术学院医务室	青岛市城阳区丰海路 51 号 5 号楼 809 室	廖红红
青岛城阳言林医院	青岛市城阳区铁骑山路 188 号	王茂松
青岛诺美德健康管理有限公司城阳诺美德医疗美容诊所	青岛市城阳区正阳路 181 号 1 层 1 户	邵航燕
城阳刘子亭桃花源内科诊所	青岛市城阳区泰城路 535 号 4 号楼 07 号网点	刘子亭
夏庄街道贾家营社区卫生室	青岛市城阳区夏庄街道贾家营社区	王　全
青岛家好健康管理有限公司博医内科诊所	青岛市城阳区流亭街道双元路 18 号 210 号楼 01 号网点	孟宪玲
青岛昱丽医疗管理有限公司昱丽口腔诊所	青岛市城阳区流亭街道双元路 20-1 号 56# 1-82 网点	李太华
城阳刘奇圣洁口腔诊所	青岛市城阳区文阳路 600-187、600-188 号一层网点	刘　奇
城阳王士勇内科诊所	青岛市城阳区双元路 18 号 157 号楼 12 号网点	王士勇
青岛世清医疗科技有限公司益生堂诊所	青岛市城阳区和阳路 481、483、485 号	刘乃华
青岛双辉美容科技有限公司诺宝丝医疗美容诊所	青岛市城阳区正阳路 157-2、159-2	许克明
青岛市城阳区第三人民医院青岛铁路看守所卫生所	青岛市城阳区流亭街道铁路新村	纪玉奎
青岛同方药业连锁有限公司同方杏霖堂综合门诊部	青岛市城阳区正阳路 157-1、159-1	史冬梅
青岛一间口腔诊所有限公司一间口腔诊所	青岛市城阳区靖城路 550-1 号	李　洋
青岛檀柘医疗管理有限公司城阳王诠芳诊所	青岛市城阳区流亭街道山河路 702 号 6 栋 1～2 层	王诠芳
青岛城阳永康养老中心永康诊所	青岛市城阳区王沙路 1368-2 号	常淑荣
青岛市城阳区城阳村社区居家养老服务中心医务室	青岛市城阳区华城路小区 17 号楼	雷玉玲
城阳金华百乐口腔诊所	青岛市城阳区春城路 193 号	金　华

（续表）

机构名称	地址	负责人
青岛柏德康美口腔医疗有限公司城阳康美口腔诊所	青岛市城阳区春阳路 111 号	王安红
青岛大铎医疗管理有限公司秋阳路诊所	青岛市城阳区青威路 689 号 83 号楼 06 号网点	公爱武
青岛德佰康医疗管理有限公司德佰康诊所	青岛市城阳区韩海路 77-11 号 1～2 层	朱德合
城阳任雯雯舒悦口腔诊所	青岛市城阳区凤岗路 66-63 号网点	任雯雯
青岛慈航健康管理有限公司恒济堂诊所	青岛市城阳区文阳路 311 号	范志高
中国东方航空股份有限公司山东分公司医务室	青岛市城阳区流亭机场	于志海
青岛雅源康健康管理有限公司城阳雅清口腔诊所	青岛市城阳区王沙路 358 号 2 号楼 58 号网点	杜维成
青岛丽驰祥锐口腔医疗有限公司青岛丽驰祥锐口腔门诊部	青岛市城阳区夏庄街道天风南路夏庄新苑 B5 网点	李德象
青岛和协雅美口腔医疗有限公司和协口腔门诊部	青岛市城阳区湘潭路 9 号 2-02、03 号网点	生敬波
青岛恒爱综合医院有限公司恒爱医院	青岛市高新技术产业开发区广博路 3 号	安丰新
青岛恒德祥医疗管理有限公司益欣康诊所	青岛市城阳区春阳路 21-26，21-41 号网点	孔维英
青岛圣爱眼科有限公司城阳诊所	青岛市城阳区正阳路 165 号中联电子信息城一楼西区	单惠兰
青岛精典口腔诊所有限公司城阳精典口腔诊所	青岛市城阳区崇阳路 178 号	崔美婷
城阳梁兰兰精彩口腔诊所	青岛市城阳区春城路 550 号	梁兰兰
青岛坤先口腔健康咨询有限公司城阳坤先口腔诊所	青岛市城阳区上马街道上里路 8 号楼 1 号网点	董丽民
青岛凯芙莉化妆品有限公司城阳凯芙莉医疗美容诊所	青岛市城阳区春阳路 111 号 9 号楼	柯　欣
青岛博亚医疗管理有限公司博亚口腔诊所	青岛市城阳区黑龙江中路 176 号	杨　明
山东泰康云医疗集团有限公司城阳泰康云内科诊所	青岛市城阳区崇阳路 177-5 号 1～2 层	郭顺桢
青岛贝贝康医疗管理有限公司众康诊所	青岛市城阳区宏通路 9 号楼 07 号网点	崔培胜
青岛超意义齿有限公司超美口腔诊所	青岛市城阳区南流路仙家寨馨苑 A 区 16-2 号网点	刘会纯
城阳区夏庄街道丹山片区社区卫生服务中心	青岛市城阳区黑龙江中路 773-2、773-3 号	代卫卫
城阳奉京浩达新西中医诊所	青岛市城阳区长城路 89 号万科中心城 21-107	奉京浩
青岛康贝康医疗管理有限公司慧竹为民医院	青岛市城阳区流亭街道红埠社区西一、二号网点	赵秀玲
城阳郝代生内科诊所	青岛市城阳区史家泊子社区 1 号楼 3 号网点	郝代生
青岛城阳正阳养老院医务室	青岛市城阳区艳阳路 100-2 号	谢亚萍
城阳街道和阳路社区卫生服务站	青岛市城阳区和阳路 191-4、191-5 号	廖　凯
青岛妙康医疗管理有限公司佑康诊所	青岛市城阳区流亭街道西流亭社区 5 号楼 4 单元 101、201 网点	段秀贞

城阳区 2019 年注销社会办医疗机构

机构名称	地址	负责人
城阳朴绯丽好口腔诊所	青岛市城阳区中城路 277 号	朴　绯
城阳南华内科诊所	青岛市城阳区仙山路 38 号	南　华
城阳陈杰中医诊所	青岛市城阳区荟城路 506 号蔚蓝创新天地 8 号楼 03 号网点	陈　杰

（续表）

机构名称	地址	负责人
城阳王睦益安口腔诊所	青岛市城阳区惜福镇街道王家村社区	王　睦
城阳甄瑛琦流亭口腔诊所	青岛市城阳区流亭街道夏家庄社区 7-103	甄瑛琦
城阳区城阳街道城阳村卫生室 2	青岛市城阳区城阳街道城阳村社区	赵喜安
青岛城阳王珍美安贞门诊部	青岛市城阳区长城路 133 号	王珍美
城阳赵亮中医诊所	青岛市城阳区中城路 279 号网点	赵　亮
城阳纪军帅中医诊所	青岛市城阳区夏庄街道王沙路 777 号 1 号楼 108	纪军帅
城阳孙伟扶阳中医诊所	青岛市城阳区春阳路 280-35 号网点	孙　伟
城阳刘子亭桃花源内科诊所	青岛市城阳区泰城路 535 号 4 号楼 07 号网点	刘子亭
城阳张华邈康综合门诊部	青岛市城阳区流亭街道红埠社区	张　华
城阳王淑珍内科诊所	青岛市城阳区城阳街道北疃社区	王淑珍
青岛金澍医疗管理有限公司永康医院	青岛市城阳区王沙路 1368 号	李　月
城阳李信勇舒美口腔诊所	青岛市城阳区春阳路网点一层 220	李信勇
城阳矫志国综合门诊部	青岛市城阳区和阳路 599 号	王景芳
青岛祥锐口腔医疗有限公司青岛祥锐口腔门诊部	青岛市城阳区夏庄街道夏庄新苑小区 B5 网点	李德象
城阳刘春子口腔诊所	青岛市城阳区春阳路 111 号万科春阳花园 8-10 号	刘春子
青岛医保城药品连锁有限公司龙新分公司中城路 392 号中医坐堂医诊所	青岛市城阳区中城路 392 号	迟建铭
城阳万茂信内科诊所	青岛市城阳区棘洪滩街道南万社区	万茂信
城阳陈翠华恒济堂中医门诊部	青岛市城阳区兴阳路 247-27 号	陈翠华
城阳李新民悦慈中医诊所	青岛市城阳区惜福镇街道棉花社区	李新民
城阳杨明博亚口腔诊所	城阳区黑龙江中路 176 号	杨　明
城阳司晋红内科诊所	青岛市城阳区棘洪滩街道后海西社区	司晋红
青岛善悦医疗投资有限公司和阳路诊所	青岛市城阳区和阳路 156-18、19 号	相玉珍
城阳王淑娜森德口腔诊所	城阳区荟城路青特赫山 65 号楼 29 号商铺	王淑娜
城阳李泽华中医诊所	青岛市城阳区民城路 491-2	李泽华
城阳陈杰中医诊所	青岛市城阳区泰城路 535 号	陈　杰
城阳刘群利显口腔诊所	青岛市城阳区崇阳路 459 号	刘　群
城阳王丽君德福口腔诊所	城阳区棘洪滩街道南万社区 385 号	王丽君
山东瑞九生物科技有限公司城阳姜士杰明医堂中医诊所	青岛市城阳区湘潭路 9 号中铁华胥美邦 1 号楼 2 单元 1～2 层网点	姜士杰
城阳徐忠先鑫靓口腔诊所	青岛市城阳区红岛街道千佛山社区	徐忠先
城阳区城阳街道和阳路卫生室 2	青岛市城阳区和阳路 485 号	孙世清
城阳王诠芳同仁综合门诊部	青岛市城阳区锦城路 535 号	王诠芳
城阳区城阳街道城阳村卫生室 6	青岛市城阳区城阳街道城阳村社区	仇正利

青岛西海岸新区社会办医疗机构

概况　2019年,有社会办医疗机构509家,从业人员3206人,其中,高级职称382人,中级职称992人,初级职称1832人;本科及以上学历1752人,本科以下学历1454人;业务收入3765万元;新增社会办医疗机构84家,注销社会办医疗机构27家。

青岛西海岸新区2019年新增社会办医疗机构

机构名称	地址	负责人
黄岛张淑华盲人医疗按摩所	青岛市黄岛区紫金山支路111号1-2层	张淑华
西海岸名冠口腔门诊部	青岛市黄岛区王台镇王台西路369号	刘志勇/孙纯新
青岛医保城医疗投资管理有限公司黄岛王长江内科诊所	青岛市黄岛区香江路56号网点二层	马守军/王长江
青岛精通卡替医疗管理有限公司综合门诊部	青岛市黄岛区峨眉山路396号光谷产业园57号楼1层	左桐晋/张选斌
青岛美德信健康管理有限公司医务室	青岛市黄岛区黄河西路375号	孙希娥/柴晓英
青岛西海岸四和仁康门诊部	青岛市黄岛区榕江路178号	陆忠英/程立军
黄岛孙红艳口腔诊所	青岛市黄岛区东港路9-12号	孙红艳
青岛顺康医疗管理有限公司医务室	青岛市黄岛区庐山路2楼149号	辛桂朋/陈风美
黄岛梁二白中医诊所	青岛市黄岛区钱塘江路15号楼34号网点	梁二白
黄岛李泽云外科诊所	青岛市黄岛区庐山路13号楼3号网点	李泽云
青岛黄岛珠山文苑社区综合门诊部	青岛市黄岛区灵山卫街道学院路247/249号网点	韩通江/石　月
青岛拜博口腔门诊部	青岛市黄岛区香江路20号	张长岭/宋佳佳
黄岛赵涛中医诊所	青岛市黄岛区天目山路56-1号	赵　涛
黄岛田丹利口腔诊所	青岛市黄岛区天目山路56-2号	田丹利
黄岛丁恩中医诊所	青岛市黄岛区灵海路1504号世茂诺沙湾D区	丁　恩
青岛西海岸康宁颐养中心有限公司医务室	青岛市黄岛区柳花泊路59号	季腾腾/王　琳
青岛华医博济医院	青岛市黄岛区富春江路1523号	董颖聪/单连升
黄岛王风坡口腔诊所	青岛市黄岛区灵山湾路123号	王风坡
青岛博美医疗美容李进科诊所	青岛市黄岛区井冈山路467号	张晓平/李进科
黄岛刘长伟口腔诊所	青岛市黄岛区黄河中路138-4号	刘长伟
黄岛毛娟中医诊所	青岛市黄岛区灵山湾路135号	毛　娟
中电科仪器仪表有限公司医务室	青岛市黄岛区香江路98号	张红卫/张晓红
黄岛优贝口腔门诊部	青岛市黄岛区长江中路228号1层7号	
青岛仁福康医疗管理有限公司医务室	青岛市黄岛区顺康路(原西康路)2-34,2-35号	王　雪/陈　林
黄岛刘燕中医诊所	青岛市黄岛区双珠路47丁号户	刘　燕/刘　燕
青岛金诺琪口腔门诊部	青岛市黄岛区长江中路467号汇商国际一层103户	梁其彬/梁其彬
黄岛鲁德津综合门诊部	青岛市黄岛区前湾港路221号14号楼高层网点	张焕平/付崇崑
青岛贝隆医疗美容诊所	青岛市黄岛区长江西路159号	王叶濛/李　谨

（续表）

机构名称	地址	负责人
青岛彼得医疗管理有限公司口腔诊所	黄岛区灵山湾路 4023	马　茹
黄岛姜维庆中医诊所	青岛市黄岛区钱塘江路 310 号	姜维庆
黄岛鞠文翰中医诊所	青岛市黄岛区临港经济管区九龙社区 42 号网点	鞠文翰
黄岛孙福伯口腔诊所	青岛市黄岛区衡山路 307-7 号、307-8 号	孙福伯
青岛齿康丽口腔健康咨询有限公司黄岛衡山路口腔诊所	青岛市黄岛区衡山路 307-7 号、307-8 号	李国红/孙福伯
黄岛王喜利儿科诊所	青岛市黄岛区榕江路 18 号网点	王喜利
青岛市黄岛区老来乐养老院内科诊所(备案)	青岛市黄岛区康泰路 47 号	龚素芳/刘玉芬
黄岛崔焕礼内科诊所	青岛市黄岛区东岳中路 757-7 号	崔焕礼
黄岛王丽娟口腔诊所	青岛市黄岛区钱塘江路 282 号网点	王丽娟
黄岛侯利萍内科诊所	青岛市黄岛区香江二支路 52 号网点	侯利萍
青岛刘伟敬医疗管理有限公司黄岛伟敬中医诊所	青岛市黄岛区黄河中路 338 号	刘伟敬/赵世平
青岛黄岛宜仁康医院	黄岛区嘉富路 28 号	滕呢呢/李　惠
黄岛于晓杰内科诊所	黄岛区薛家岛街道同江路 1 号内 49-20 号	于晓杰
黄岛戚长江外科诊所	黄岛区长江路街道九华山路社区 19-19 号	戚长江
青岛经济技术开发区人民医院	青岛市黄岛区王台镇王台路 167 号	王德克/王德克
青岛锐翌医学检验实验室	青岛市黄岛区团结路 2887 号中德生态园中德青年创新创业基地 3# 医疗楼 901	荣大千
黄岛丽健口腔诊所	黄岛区薛家岛街道同江路 1 号内 32-21 号	陆梅静
青岛恒生堂医疗有限公司医务室	黄岛区中德生态园沃邦社区 101 号商铺	王阳刚/王　琳
青岛泰之源医疗管理有限公司黄岛泰源内科诊所	青岛市黄岛区滨海街道六和社区映山红路 986、988 号	张金存/何宝富
黄岛侯德喜盲人医疗按摩所	青岛市黄岛区五台山路 640-8 号	侯德喜
青岛市黄岛区胶河残疾人安养中心医务室	青岛市黄岛区六汪镇永寿路 1 号	刘　超/薛瑞科
青岛福德康医疗管理有限公司医务室	青岛市黄岛区黄浦江路 276 号-8	昝永习/贺太平
青岛东海涌康国际健康产业有限公司卫生所	山东省青岛市黄岛区胶州湾西路 1377 号	崔云龙/王莉伟
黄岛李秉寅口腔诊所	青岛市黄岛区铁橛山路 216 号	李秉寅
黄岛宋娟内科诊所	青岛市黄岛区峄山路 313 号	宋　娟
黄岛徐敏口腔诊所	青岛市黄岛区海王路 1067 号	徐　敏
黄岛田文华口腔门诊部	青岛市黄岛区庐山路 156 号	田朋栩/田文华
黄岛铂睿口腔诊所	青岛市黄岛区长江路街道长江中路 E-2 号楼西数四号网点	耿丽娟/牛瑞环
黄岛安格尔口腔门诊部	青岛市黄岛区榕江路 154 号、154-1 号、156 号	郁章欣/郁章欣
黄岛善德中医门诊部	青岛市黄岛区井冈山路 216 号网点	吉亚宁/石广仁
黄岛惠尔美口腔诊所	青岛市黄岛区昆仑山南路 57-2 号	马才超/马才超
黄岛刘艳君口腔诊所	黄岛区辛安街道黄河中路 107 号 19 号网点	刘艳君/刘艳君

（续表）

机构名称	地址	负责人
黄岛徐昆儿科诊所	黄岛区灵山卫街道月亮湾小区 102 号网点	徐　昆/徐　昆
黄岛齐凤杰口腔诊所	青岛市黄岛区隐珠街道海王路 2239 号	齐凤杰/齐凤杰
青岛欧丽雅医疗美容门诊部	青岛市黄岛区隐珠街道灵山湾路 1538 号	付雅莲/施　蕾
黄岛普济康内科诊所	山东省青岛市黄岛区辛安街道开拓路 277-32 号	陈春香/王信民
青岛润康医疗有限公司卫生所	山东省青岛市黄岛区隐珠街道朝阳山路 1134 号	王凯玲/尹崇娟
黄岛任强中医诊所	山东省青岛市黄岛区辛安街道开拓路 277-55 号网点	任　强/任　强
青岛喜鹊山路健康管理有限公司医务室	山东省青岛市黄岛区隐珠街道喜鹊山路 49 号	袁　勇/袁　勇
青岛上海戏剧学院艺术学校医务室	青岛市黄岛区薛家岛街道银沙滩路 62 号	王　伟/曲效荣
黄岛美雅健口腔诊所	山东省青岛市黄岛区辛安街道开拓路 18 号内 9 号楼 6 号网点	封　芹/焦延政
黄岛胡庆喜中医诊所	青岛市黄岛区东岳东路 4218-08 号	胡庆喜
黄岛彭喧中医诊所	青岛西海岸新区嘉富路 107 号新疆城网点	彭　喧
青岛圣余草堂国医健康管理有限公司黄岛郭金峰中医诊所	青岛市黄岛区香江一路 32 号	郭金峰
青岛素问堂中医文化传承健康咨询有限公司黄岛素问堂中医诊所	青岛市黄岛区隐珠二路 886 号	薛健硕
黄岛黄伟中医诊所	青岛市黄岛区长江路街道富春江路 234-14 号网点	黄　伟
黄岛刘燃铂中医诊所	青岛市黄岛区新华路 110-戊号	刘燃铂
黄岛杨霄雯中医诊所	青岛市黄岛区东岳中路 1700 号	杨霄雯
黄岛祯逸铭中医诊所	青岛市黄岛区武夷山路 167 号千禧龙花园 10 号楼南侧网点 106 户	余秀丽
黄岛叶建中医诊所	青岛市黄岛区隐珠街道珠海一区九方物业网点	叶　建
青岛道和医疗管理有限公司黄岛德一堂中医诊所	青岛市黄岛区隐珠街道珠海一区九方物业网点	叶　建
黄岛李光法中医诊所	青岛市黄岛区长江东路 278 号居然之家黄岛店-1 楼层 0-02 号	李光法
青岛雁寿堂医疗管理有限公司黄岛雁寿堂中医诊所	青岛市黄岛区南岛小镇商业房屋 B 组团 85 号楼 04 编号	陈喜镇
青岛民和堂医疗管理有限公司黄岛民和堂中医诊所	青岛市黄岛区水灵山路 553 号	宋学洲
徐州益天阁中医研究员黄岛分院黄岛益天阁中医诊所	青岛市黄岛区奋进路 493 号 6 单元 2 号楼 101 室	时星月
黄岛刘惠康中医诊所	山东省青岛市黄岛区香江路 127 号 1F81 号	刘惠康

青岛西海岸新区 2019 年注销社会办医疗机构

机构名称	地址	负责人
山东兴华建设集团医务室	青岛市黄岛区漓江西路 679 号兴华大厦	殷兴华/卢春华
黄友口腔科诊所	青岛经济技术开发区伟业花园 14 号楼	黄　友
臧成启内科诊所	青岛经济技术开发区辛安街道港头臧村 432 号	臧成启

(续表)

机构名称	地址	负责人
青岛拜博口腔医院	青岛经济技术开发区香江路20号	黎昌仁/宋佳佳
胶南市建筑工程公司卫生所	青岛市黄岛区凤蹲山路二和农民公寓3号楼一至二层网点	王玉兴/陈立功
黄岛毛娟中医诊所	青岛市黄岛区滨海街道六合社区网点房54-3号	毛　娟
青岛市黄岛区新阳光中医门诊部	青岛市黄岛区天目山路56号	赵　涛/赵　涛
黄岛凌福财内科诊所	青岛市黄岛区舟山岛街71-73号	凌福财
青岛市黄岛区珠海街道铁橛山路社区卫生服务站	青岛市黄岛区西康路39幢2-34号,2-35号	李晓丽/于　音
黄岛范思春中医诊所	青岛市黄岛区富春江路1505号甲薛辛庄安置小区811-7号	范思春
中国电子科技集团公司第四十一研究所医务室	青岛经济技术开发区香江路98号	李立功/张晓红
黄岛同济医院	青岛市黄岛区隐珠街道水灵山路158号(原灵山路西侧李家石桥综合楼)	詹淑英/杨业翔
黄岛林精兰中医诊所	青岛市黄岛区隐珠街道嘉富路9-6号	林精兰
黄岛马建国中医诊所	青岛市黄岛区东岳中路香梅华府A区209号楼717-88号	马建国
黄岛刘相香中医诊所	青岛市黄岛区海王路342号	刘相香
青岛黄岛仁安医院	青岛市黄岛区嘉富路7号	遇珊玲/张乐浩
黄岛区疾病预防控制中心东区门诊部	青岛市黄岛区富春江路236号	韩福俊/宋书娟
青岛市黄岛区老来乐养老院内科诊所(备案)	青岛市黄岛区康泰路47号	龚素芳/刘玉芬
黄岛丽华医院	青岛市黄岛区琅琊台路69号	王建龙/韩守合
黄岛叶建中医诊所	青岛市黄岛区隐珠街道珠海一区九方物业网点	叶　建
开发区徐丹内科诊所	青岛经济技术开发区富春江路4号	徐　丹
黄岛张春玉内科诊所	青岛市黄岛区开拓路277号二区商业32号	张春玉
开发区田文华口腔科诊所	青岛经济技术开发区庐山路130号	田文华
黄岛任强中医诊所(中医诊所备案)	青岛市黄岛区北江支路58号	任　强
黄岛黄山路社区卫生服务站	青岛市黄岛区珠海街道烟台东村49号	袁　勇
黄岛于升刚中医诊所	青岛市黄岛区朝阳山路163、165号网点	于升刚
黄岛焦延政口腔诊所	青岛市黄岛区开拓路18号内9号楼6号网点	焦延政

即墨区社会办医疗机构

概况　2019年,即墨区有社会办医疗机构274家,其中,12家口腔门诊部,78家口腔诊所,98家普通诊所,9家中西医结合科诊所,34家中医综合诊所,30家中医备案诊所,9家综合门诊部,3家医疗美容诊所,1家美容门诊部。新增社会办医疗机构95家,注销社会办医疗机构18家。

即墨区 2019 年新增社会办医疗机构

机构名称	地址	负责人
即墨顺康和平四区口腔门诊部	即墨区通济街道黄河三路 583 号	刘海燕
青岛维乐星医疗管理有限公司即墨烟青路口腔门诊部	即墨区通济街道墨河大厦二楼电梯北	江　娟
即墨卓越口腔门诊部	即墨区文峰路 300 号	徐　肖
青岛圣得康健康管理有限公司嘉美口腔诊所	即墨区金口镇店集社区即东路 2 号	韩永昌
青岛为民医疗管理有限公司为民第一口腔诊所	即墨区通济街道华侨村幸福里 22 号楼 3 号网点	张志红
青岛凡力医疗管理有限公司益民冠口腔诊所	即墨区环秀街道城南二路 29 号	赵　迪
即墨曹冬口腔诊所	即墨区环秀店子山三路墨香郡 216 号	曹　冬
青岛华瑞康医疗管理有限公司华瑞康口腔诊所	即墨区泰山三路 29-8	沃美贞
青岛鹏康口腔健康管理有限公司鹏康口腔诊所	即墨区通济街道小李村东区 98 号	孙世喜
青岛即墨区民意口腔健康管理有限公司黄河二路口腔诊所	即墨区黄河二路 577 号 13 号楼 122 户	张海波
青岛鲁大夫口腔健康管理有限公司瑞鹏口腔诊所	即墨区蓝村镇城七路 35 号	刘东浩
青岛玮豪医疗管理有限公司即墨美牙真口腔诊所	即墨区蓝村镇南泉村宝泉街 78 号	曹　熙
青岛英浩健康管理有限公司旭升口腔诊所	即墨区嵩山二路 306 号	冯　严
青岛泰和源医疗管理有限公司即墨泰和源口腔诊所	即墨区黄河二路 234 号	姜宇新
青岛超秀源口腔健康管理有限公司国峰口腔诊所	即墨区金口镇店集社区即东路 168 号坤润阳光佳苑 4 号楼网点 412 号	芦　珊
青岛远景医疗管理有限公司大海口腔诊所	即墨区金口镇店集社区市场街 5 号	陶　莉
青岛海澜纳康健康管理有限公司海润佳口腔诊所	即墨区通济办事处淮涉河一路 717 号	程国辉
青岛为民医疗管理有限公司为民第二口腔诊所	即墨区通济街道吴家沟岔村城马路 9 号	孙　健
青岛渝凯医疗管理有限公司三峡口腔诊所	即墨区长直村长兴路 67 号	徐圣瑞
即墨吕平义口腔诊所	即墨区蓝鳌路 1293 号	吕平义
青岛新茂健康管理有限公司第一口腔诊所	即墨区新兴路 321-8	李光新
青岛君凤健康管理有限公司君凤口腔诊所	即墨区通济街道王家院新村 768 号网点 6	高　洁
青岛惠千医疗管理有限公司惠千口腔诊所	即墨区黄河三路 502 号附 1 号 1-2 层	黄建胜
即墨王新口腔诊所	即墨区中交 F 区景岱街 193-1 号	王　新
即墨王亮口腔诊所	即墨区环秀街道李家西城东村安平路 36 号	王　亮
青岛康安医疗管理有限公司永合口腔诊所	即墨区通济街道淮涉河一路 678 号	辛忠林
青岛明益精程口腔健康管理有限公司万科东郡口腔诊所	即墨区潮海街道崂山二路 288 号万科东郡 25 号楼 27 号	解亚志
青岛天润瑞康口腔医疗有限公司和平四区口腔诊所	即墨区黄河三路 583 号	刘力力
青岛紫金阳医疗管理有限公司百康源口腔诊所	即墨区潮海街道天井山二路 410 号	贾世安
青岛高格医疗管理有限公司明洁口腔诊所	即墨区嵩山二路 558 号	车　冰
即墨赫军口腔诊所	即墨区通济街道烟青路 763 号 2 号楼 6-1 户	赫　军
青岛方信医疗管理有限公司康城诊所	即墨区通济街道城北二路 370 号	马建英
青岛博通医疗器械有限公司即墨益民诊所	即墨区龙泉镇玉泉花园 A4-101	沈维亭

（续表）

机构名称	地址	负责人
青岛万育堂国际健康科技有限责任公司德馨园诊所	即墨区通济街道文化路 636-6 号 1 层南 2 户	常万勇
青岛颐瑞健康管理有限公司颐康富和诊所	即墨区鳌山卫青岛蓝色硅谷海科创业中心 G2 院士楼三楼西	王政波
青岛众康堂医疗管理有限公司众康诊所	即墨区岘山路 105 号户	郑佃森
青岛香柏养老健康科技有限公司维普德福诊所	青岛市即墨区鹤山路 59 号 E 区一层	孔凡臻
青岛博益康医疗管理有限公司博益康诊所	即墨区通济街道文化路 638 号江南六期 B-13 号	国　强
青岛怡中健康管理有限公司府北诊所	即墨区嵩山一路 72 号	黄绪俭
青岛慧福祥医疗管理有限公司马山新城诊所	即墨区通济街道马山新城 A9 号楼附 6 号网点	董安堂
青岛煊泓业医疗管理有限公司荣霖诊所	即墨区店子山二路和谐家园 8 号楼网点房东一户	王子峰
青岛泽庶医疗管理有限公司瑞祥诊所	即墨区黄河三路 71-5 号	刘桂芝
青岛蓝博医疗管理有限公司第四蓝博诊所	即墨区通济街道枣杭村 152 号	谈　平
青岛中和康医疗管理有限公司立康诊所	即墨区通济办事处嵩山三路 385 号	张风春
即墨高鲁伟诊所	即墨区通济街道城马路 52 号	高鲁伟
山东泰康云医疗集团有限公司即墨泰康云诊所	山东省青岛市即墨区潮海北关街 158 号	许国磊
青岛泷璇医疗管理有限责任公司泷璇诊所	即墨区高新技术产业开发区华阳路 20 号华阳小区 5 号楼 1＃2＃库房	薛　云
即墨代令宪诊所	即墨区大信镇张戈庄六里村 145 号	代令宪
即墨周莎莎诊所	即墨区龙山街道大留村人和路 33 号	周莎莎
青岛鑫保元医疗投资管理有限公司即墨儿科诊所	即墨区淮涉河一路 899 号店子社区 965 号网点	李天杰
青岛启辰医疗管理有限公司启辰第一诊所	即墨区店子山二路 663-1	李桂香
青岛益尔康医疗有限公司益尔康诊所	即墨区学府路 261 号	朱雪英
青岛德寿康医疗有限公司德寿康诊所	即墨区环秀街道王家庄村 68 号	张智生
青岛大医精诚医疗管理有限公司天慈康诊所	即墨区通济街道嵩山二路 189-18 号	王吉义
青岛华之健医疗管理有限公司华康诊所	即墨区仇家沟岔村云海路 381 号	郑秀娟
青岛德尔美客瑞韩医疗管理有限公司医疗美容诊所	即墨区鹤山路 369 号	李月春
青岛修形美林医疗美容管理有限公司即墨修形美林医疗美容诊所	即墨区大同街 50 号 2 楼	刘洪海
青岛维普柏合养老服务有限公司医务室	即墨区温泉街道西柤河头村	王　伟
青岛市即墨区新安家园老年公寓国金医务室	即墨区潮海街道泰山三路 139 号	李　龙
青岛启辰医疗管理有限公司启辰第二诊所	即墨区学府路 156 号	顾裕岗
青岛永鑫医药有限公司健民诊所	即墨区环秀街道健民东街 16 号	张仁峰
青岛亚泰中医养生保健有限公司中医医院	即墨区店子山二路 689 号	王榆斐
青岛蓝博医疗管理有限公司第六蓝博中医诊所	即墨区金口镇店集南里村市场街 3 号	张胜敏
青岛鸿元健康管理有限公司京德中医诊所	即墨区环秀街道健民街 31 号	吴乃增
青岛华医医疗有限公司蔡家村中医诊所	即墨区文苑路 35 号	王彭圣

（续表）

机构名称	地址	负责人
即墨郭学德中医综合诊所	即墨区潮海街道黄河三路230-1	郭学德
青岛中正医疗管理有限公司中正中医诊所	即墨区通济街道学府路290号	张一航
青岛宝华医疗管理有限公司即墨盛康中医诊所	即墨区通济街道长阡工业园13号门头房	张明延
青岛蓝博医疗管理有限公司第五蓝博中医诊所	即墨区通济街道华侨村34号1号网点	张旭亮
青岛宝业保康健康管理有限公司大华中医诊所	即墨区兰岙路428号	杨淑玲
青岛妙应堂医疗管理有限公司中医诊所	即墨区通济街道蓝鳌路1303号	张继瑞
即墨孙俭波中医诊所	即墨区通济街道王家院新村长江一路9-5号	孙俭波
青岛紫光药业有限公司鹊华堂中医诊所	即墨区通济街道嵩山一路254号二楼(门牌号嵩山一路50号)	刘俊杰
青岛春草亭医疗有限公司春草亭中医诊所	即墨区通济街道店子山二路205号	孙延昭
青岛济群药业有限公司济群中医诊所	即墨区蓝鳌路820号	姜成桂
青岛捍卫中医有限公司温泉中医诊所	即墨区温泉街道新兴街70-4号	王小敏
青岛周济堂健康管理有限公司周济堂中医诊所	即墨区蓝鳌路802-1	杨玉粉
青岛济生堂医疗管理有限公司济生堂中医诊所	即墨区龙泉街道石门村	张佳宁
青岛杏林百草医疗管理有限公司仁和堂中医诊所	即墨区通济街道长江一路628号	范楠楠
青岛宝业保康大药房连锁有限公司院东中医诊所	即墨区青石路372号	林　浩
即墨王新卷中医诊所	即墨区永合硕辉苑7号楼东6网点	王新卷
青岛兴昌医药科技有限公司吉祥中医诊所	即墨区文化路461-2号	李静欣
青岛正林健康产业管理有限公司即墨京源第一中医诊所	即墨区创智新区市民广场商业街12号	周　杨
即墨姜丕玉中医诊所	即墨区通济街道蓝鳌路912号	姜丕玉
青岛方舵医疗管理有限公司中医诊所	即墨区环秀街道文化路228-1号	朱美玲
青岛捍卫中医有限公司店集中医诊所	即墨区金口镇店集南里村供销社商住楼西2户	刘爱兰
青岛德林堂健康管理有限公司德顺诚第一中医诊所	即墨区鹤山路599号	姚东昀
即墨王为民中医诊所	即墨区环秀街道学府路372号	王为民
青岛复华堂中医健康管理有限公司解氏中医诊所	青岛市即墨区昌海路83号户	张文娟
青岛永健堂健康管理有限公司广积德中医诊所	即墨区青石路87号	向德蓉
青岛慈铭体检健康管理有限公司健中门诊部	即墨区烟青路446号墨河大厦2层,4层,5层(一部分)	张方敦
即墨王林青综合门诊部	即墨区金口镇池戈庄村605号	王林青
青岛国风大药房连锁有限公司北安门诊部	即墨区北安街道周集村367号	黄　辉
山东大学校医院(青岛)	青岛市即墨区滨海路72号山东大学(青岛)凤凰路3号	薛美玲
青岛上和中医医院	即墨区通济街道阎家岭村淮涉河二路386号	任　亮

即墨区 2019 年注销社会办医疗机构

机构名称	地址	负责人
即墨鲁冠口腔门诊部	即墨市文化路 159 号	肖朋恂
即墨同德医院鳌蓝路口腔诊所	即墨市鳌蓝路 1113 号	姜伟伟
即墨王文娟口腔诊所	即墨区通济街道嵩山二路壹品华庭小区 223-8 号	王文娟
即墨马洪坤口腔诊所	即墨市蓝鳌路 1293 号	马洪坤
即墨徐磊口腔诊所	即墨市通济街道华山二路 577 号 13 号楼 122 户	徐　磊
青岛兴昌医药科技有限公司吉祥诊所	即墨区文化路 461-2 号	李增红
即墨王吉义诊所	即墨区青石路 87 号网点	王吉义
即墨丁扬忠诊所	即墨市嵩山三路八里一村工业园 5 号	丁扬忠
即墨刘桂芝诊所	即墨区黄河三路 71-5 号	刘桂芝
即墨孙珊先诊所	即墨区环秀街道长江一路 88 号观澜国际 9 号楼 14 号网点	孙珊先
青岛宏泰表面处理有限公司医务室	即墨市烟青路 258 号	辛立华
即墨顾裕岗中西医结合诊所	即墨市天山一路 206 号	顾裕岗
即墨孙俭波中医诊所	即墨市通济街道王家院新村长江一路 9-5 号	孙俭波
即墨市市北医院新兴路中医诊所	即墨区通济街道新兴路公园街 75 号	尹秀焕
青岛鲁医堂健康管理有限公司即墨美邦中医诊所	即墨区青石路 352 号	张卫红
青岛宝业保康大药房连锁有限公司大华中医诊所	即墨区鳌蓝路 428 号	宁竹君
即墨孙振国中医诊所	即墨区鳌蓝路 600 号附 1 号	孙振国
山东大学校医院(青岛)	山东大学青岛校区学生公寓楼 S3 号楼	谢英慧

胶州市社会办医疗机构

概况　2019 年,新增社会办医疗机构 6 家,注销 22 家。胶州市有个体医疗机构 181 家,其中,54 家口腔诊所,39 家中医科诊所,46 家内科诊所,其余为综合、外科及其他诊疗科目。

胶州市 2019 年新增社会办医疗机构

机构名称	地址	负责人
山东祈睦眼科诊所有限公司胶州祈睦眼科诊所	胶州市三里河办事处澳门花园小区 20 号楼 2 号网点二楼	金星烂
青岛润泽堂医药有限公司胶州润泽堂诊所	胶州市九龙街道办事处国都名城 21-105 网点	刘乃新
胶州徐忠先口腔诊所	胶州市李哥庄镇李哥庄村飞龙大街	徐忠先
胶州弘德综合诊所	胶州市徐州路永福花园小区 8 号网点	位学成
胶州尉万春中医诊所	胶州市兰州东路 453 号鑫汇新都小区 36 号网点楼一层	尉万春
胶州刘劲松中医诊所	胶州市兰州东路 306 号	刘劲松

胶州市 2019 年注销社会办医疗机构

机构名称	地址	负责人
胶州丁明江内科诊所	胶州市胶州西路 309 号 A 段 4 号网点	丁明江
青岛华丹百草医药有限公司胶州华丹百草诊所	胶州市三里河街道香港花园小区 A10 号楼 5 号网点二楼	李荣山
胶州刘劲松中医诊所	胶州市兰州东路 306 号	刘劲松
胶州台立林内科诊所	胶州市杭州路 53 号	台立林
胶州朱春植中医诊所	胶州市九龙街道办事处兰州东路 562 号	朱春植
胶州王凤口腔诊所	胶州市财富中心(香江创富网点 6-101)	王　凤
胶州纪平和内科诊所	胶州市兰州东路 453 号鑫汇新都小区 36 号网点楼	纪平和
胶州夏德元内科诊所	胶州市兰州东路云华小区南起 19 号网点	夏德元
胶州冷增海内科诊所	胶州市亳州路慧东府邸 19 号楼三号网点	冷增海
胶州张磊口腔诊所	胶州市泸州东路 27 号将军花园小区 10 号楼 2 号网点	张　磊
胶州刘胜伟内科诊所	胶州市湖州路 116 号	刘胜伟
胶州王小平中医诊所	胶州市兰州东路 453 号鑫汇新都小区 36 号网点楼一层	王小平
胶州韩美兰内科诊所	胶州市营海街道办事处营房村绿景苑小区网点房	韩美兰
胶州蔡铁夫内科诊所	胶州市兰州东路 401 号新星小区 2 号楼网点	蔡铁夫
胶州刘秋兰内科诊所	胶州市胶州东路 176 号	刘秋兰
胶州孙志惠内科诊所	胶州市兰州东路 429 号一层网点	孙志惠
胶州学士中医诊所	胶州市李哥庄镇李哥庄村	王悦士
胶州王平滑内科诊所	胶州市兰州东路 561 号国都名城 17-109 网点	王平滑
胶州杨景鹏口腔诊所	胶州市里岔镇前观音堂村	杨景鹏
胶州王秀丽妇科诊所	胶州市杭州路方井园小区网点房	王秀丽
胶州刘桂芹牙科诊所	胶州市寺门首路金富小区西网点房	刘桂芹
青岛如宁健康管理咨询有限公司胶州李晓春中医诊所	胶州市九龙街道办事处海尔大道蓝水假期 B 座	李晓春

平度市社会办医疗机构

概况　2019 年，平度市有社会办医疗机构 14 家，其中 4 家口腔诊所，6 家中医医疗机构，4 家其他类别医疗机构。新增社会办医疗机构 7 家，注销社会办医疗机构 7 家。

平度市 2019 年新增社会办医疗机构

机构名称	地址	负责人
平度康民中医诊所	平度市人民路 279 号	温召云
平度存良皮肤病防治诊所	平度市东阁街道青岛路 166-3 号	高存良
青岛仁德九洲大药房有限公司仁德诊所	平度市白沙河街道办事处清泉路 111 号	于长江
平度明旭口腔灰埠诊所	平度市新河镇灰埠社区东兴街 20 号	崔飞燕
青岛明旭口腔医疗有限公司明村诊所	平度市明村镇胶东路 157 号	吕剑宾

（续表）

机构名称	地址	负责人
平度福顺来养老院医务室	平度市李园街道顺兴路 7 号	初桂娥
平度范鲁中医诊所	平度市崔家集镇新兴路 80 号	范　鲁

平度市 2019 年注销社会办医疗机构

机构名称	地址	负责人
平度山峡口腔诊所	平度市田庄镇张东村二期楼房	王　炯
平度李维涛中医诊所	平度市山水龙苑营业楼西区 157-39 号	李维涛
平度贡参宝中医诊所	青岛平度市凤台街道办事处香港路 48 号	高红梅
平度王腾腾口腔诊所	平度市大泽山镇北昌村	王腾腾
平度崔波中医诊所	平度市红旗东路 160 号	崔　波
平度国泰医院	平度市东阁街道办事处泉州路 221 号	张才信
平度尹维连内科诊所	平度市胶平路 118 号	尹维连

莱西市社会办医疗机构

概况　2019 年，莱西市有社会办医疗机构 82 家，从业人员 188 人，其中，30％为中专学历，70％为大专以上学历，业务收入约为 980 万元。新增社会办医疗机构 14 家，注销社会办医疗机构 5 家。

莱西市 2019 年新增社会办医疗机构

机构名称	地址	负责人
莱西倪芳江口腔诊所	莱西市水集街道农副产品交易市场 3 号楼 316	倪芳江
莱西宋涛口腔诊所	莱西市水集街道万福家园 1-28 号	宋　涛
莱西千源口腔诊所	莱西市水集街道杭州路 22 号	吕泳洁
莱西李永德正新口腔诊所	莱西市水集街道石岛中路 66-2 网点	李永德
莱西王梅珍内科诊所	莱西市经济开发区烟台南路 90 号 13 栋网点 107	王梅珍
青岛大板牙口腔医疗有限公司莱西汇福口腔诊所	山东省青岛市莱西市水集街道重庆东路金田花园 5 号网点	魏福田
莱西张绪江皮肤病诊所	莱西市水集街道外贸商住楼 3＃楼第 4 间网点	张绪江
莱西王兴媛口腔诊所	莱西市团岛东路 18 号 13 栋网点 106	王兴媛
莱西明珠瑜非中医药文化传播有限公司中西医结合诊所	莱西市北京东路 89 号五栋网点 102	于　菲
莱西道地本草医药有限公司烟台路中医诊所	莱西市水集街道烟台路 76-1 号	李　啸
青岛康正口腔医疗投资管理有限公司莱西诊所	莱西市团岛路澳门花园 C1-7 号	王秀丽
青岛皓程口腔医疗有限公司莱西石岛路口腔诊所	莱西市石岛路农副产品交易市场 4-426 号	付之超
莱西张洪志眼科诊所	莱西市水集一村豪帝商城	张洪志
莱西王军内科诊所	莱西市店埠镇兴店路 43 号	王　军

莱西市 2019 年注销社会办医疗机构

机构名称	地址	负责人
莱西王洪云口腔诊所	莱西市水集街道石岛中路 66-2 网点	王洪云
莱西王孟珍口腔诊所	莱西市团岛东路 18 号	王孟珍
莱西田桂凤中医诊所	莱西市重庆路夏屯村南六区 96 号	田桂凤
莱西李风林内科诊所	莱西市蓬莱路综合楼 1 号	李风林
青岛莱西市一笑堂大药房有限公司二店中医坐堂医诊所	莱西市鸿运大厦	麻此博

2019 年中等医学教育情况一览表

	青岛卫生学校	青岛第二卫生学校
在校生数	2847	2622
招生数	586	795
毕业生数	643	576
教职工数	160	112
专职教师数	124	96
高级讲师人数	43	20
中级讲师人数	65	42

2019 年媒体新闻宣传报道条目

标题	媒体名称	日期
青岛城阳“蓝盾之光”照亮一线“放管服”改革惠及百姓	中国发展网	2019.5.9
博鳌亚洲论坛全球健康论坛大会走进青岛市中心血站	搜狐网	2019.5.10
博鳌亚洲论坛全球健康论坛大会走进青岛市中心血站	今日头条	2019.5.10
青岛市中心血站献血者日寻找身边热血市民	时代星报	2019.5.16
2019 年山东省暨青岛市世界无烟日宣传活动举行	民生网	2019.5.31
山东省暨青岛市举办第 32 个世界无烟日系列活动 奥运冠军张娟娟等三人被聘为控烟形象	时代星报	2019.5.31
老年健康宣传周启动！20 个小贴士教你维护健康	时代星报	2019.6.10
冬病夏治，三伏针灸效果挺好	华人频道	2019.6.20

（续表）

标题	媒体名称	日期
冬病夏治，三伏针灸！2019 年三伏贴时间来了	腾讯网	2019.6.20
青岛市“健康青岛 70 年·暖医”图片征集展播活动邀你参加	腾讯新闻	2019.6.25
青岛市“天使风采”微视频大赛开始啦！有才华的你快来参加	今日头条	2019.6.28
青岛市“天使风采”微视频大赛开始啦！有才华的你快来参加！	腾讯新闻	2019.6.28
青岛市院前急救服务体系建设将率先达到国家标准	时代星报	2019.6.29
青岛市召开卫生健康系统中医药综合改革推进工作会议	华人频道	2019.7.3
青岛市召开卫生健康系统中医药综合改革推进工作会议	搜狐网	2019.7.3
青岛市启动第四届“三伏养生节”	澎湃新闻	2019.7.13
婚前医学检查很重要还免费，政府给您的福利该享就享，为您的幸福护航	腾讯网	2019.9.26
母婴健康安全关口前移 青岛推出《准妈妈健康风险自测表》	澎湃新闻	2019.9.27
【医改成绩单】之青岛市卫生健康委主任、党组书记 隋振华	中国网	2019.10.3
青岛市即墨区：让全域成为没有围墙的医养结合智慧养老院	经济日报	2019.10.8
青岛持续深化基层医改 做好人民健康的“守门人”	新华网	2019.10.8
青岛市即墨区：让全域成为没有围墙的医养结合智慧养老院	经济日报	2019.10.8
青岛持续深化基层医改 做好人民健康的“守门人”	新华网	2019.10.8
青岛打造医养结合智慧微养老中心	中国经济新闻网	2019.10.11
青岛打造医养结合智慧微养老中心	中国经济时报	2019.10.11
《青岛市建立完善现代医院管理制度实施方案》政策解读	搜狐网	2019.10.16
山东省卫生健康系统典型事迹报告团第一批巡讲报告会在青岛举行	华人频道	2019.10.17
山东省卫生健康系统典型事迹报告团第一批巡讲报告会在青岛举行	中国民生新闻网	2019.10.17
青岛市医改目标确定 2020 年建立完善现代医院管理制度	中国民生新闻网	2019.10.17
山东省卫生健康系统典型事迹报告会在青岛举行	中国网新闻中心	2019.10.22
山东省卫生健康系统典型事迹报告团第一批巡讲报告会在青岛举行	中国家庭报	2019.10.23
走在全国前列青岛推进全国社会心理服务体系建设试点工作	澎湃新闻	2019.10.30
构建打造全周期、全区域、全人群的出生缺陷综合防治体系——“青岛模式”	腾讯网	2019.11.4
“青岛模式”全国叫响 构建全周期出生缺陷综合防治体系	中国民生新闻网	2019.11.4
构建打造全周期、全区域、全人群的出生缺陷综合防治体系——“青岛模式”	华人频道	2019.11.4
千元大奖等你拿！青岛开展国家基本公共卫生有奖答题	华人频道	2019.11.12
青岛急救航空医疗救护试点急救先行 规范培训“国际范”	中国民生新闻网	2019.11.13
航空医疗救护试点急救先行 规范培训“国际范”还看青岛急救	澎湃新闻	2019.11.13
大奖等你拿！青岛开展国家基本公共卫生服务项目答题活动！	澎湃新闻	2019.11.13
千元大奖等你拿！青岛市开展国家基本公共卫生服务项目有奖答题活动！	凤凰网	2019.11.13
规范培训“国际范”航空医疗救护试点青岛急救先行	凤凰网	2019.11.13
攻坚克难办实事，青岛市院前急救达国标	华人频道	2019.11.22
攻坚克难办实事 青岛 20 个新增急救站 12 月底并网运行	凤凰网	2019.11.22
青岛市推进合理膳食行动及食源性疾病监测信息化	凤凰网	2019.11.23

（续表）

标题	媒体名称	日期
青岛深化国家中医药综合改革试验区建设 促进中医药事业传承创新发展	搜狐网	2019.11.26
青岛市卫健委举办“述理论、述政策、述典型”报告会	搜狐网	2019.11.26
深化国家中医药综合改革试验区建设 青岛市大力促进中医药事业传承创新发展	时代星报	2019.11.26
打造高地补齐短板 青岛中医药事业三年迈大步	澎湃新闻	2019.11.26
促进中医药事业发展！青岛市召开发布会阐述国家综合改革试验区建设	凤凰网	2019.11.26
青岛市卫生健康委举办“述理论、述政策、述典型”报告会	中国民生新闻网	2019.11.26
深化国家中医药综合改革试验区建设 青岛市大力促进中医药事业传承创新发展	华人频道	2019.11.26
三民活动专题：青岛市卫生健康委举办“述理论、述政策、述典型”报告会	华人频道	2019.11.27
青岛50位先进典型人物（团队）获评年度“有温度的医者”	澎湃新闻	2019.11.29
青岛50位先进典型人物（团队）获评年度“有温度的医者”	华人频道	2019.11.29
惊心动魄！产妇独自在家分娩婴儿没了呼吸，青岛“120”电话遥控指导人工呼吸	华人频道	2019.12.7
青岛卫健委告知广大市民：这些医疗福利可免费享受！	华人频道	2019.12.9
惊心动魄25分钟——青岛市“120”指导独自在家产妇顺利分娩	腾讯网	2019.12.9
青岛人做自己健康的第一责任人！	搜狐网	2019.12.9
青岛市商业职工医院整建制并入青岛市妇女儿童医院	凤凰网	2019.12.12
优化布局 青岛市商业职工医院整建制并入青岛市妇女儿童医院	澎湃新闻	2019.12.12
青岛人的福利来了！众多疫苗、体检等医疗服务可免费享受	腾讯网	2019.12.12
青岛市省级卫生创建活动再结硕果	澎湃新闻	2019.12.13
青岛市卫生健康委：市民人均期望寿命等健康指标居于全国前列	澎湃新闻	2019.12.15
聚焦“三民”活动丨青岛市卫生健康委主任隋振华：全市新增20个院前急救站 救治半径突破2.7公里	大众网	2019.12.15
青岛市卫生健康委员会主任隋振华：攻山头、稳阵地，建设长江以北地区一流医疗中心城市	凤凰网	2019.12.15
青岛市卫生健康委主任隋振华：市民人均期望寿命居于全国前列	澎湃新闻	2019.12.15
青岛市卫生健康委员会主任隋振华：攻山头、稳阵地，建设长江以北地区一流医疗中心城市	凤凰网	2019.12.16
青岛三区通过省级健康促进区评估 全市省级以上健康促进区数量已达六个	华人频道	2019.12.26
青岛三区通过省级健康促进区评估 省级以上健康促进区数量已达六个！	凤凰网	2019.12.26
青岛三区通过省级健康促进区评估 全市省级以上健康促进区数量已达六个	网易新闻	2019.12.26
青岛市全面两孩政策落实稳妥有序	华人频道	2019.12.30
前11个月青岛新增79892人 一半以上是二孩	网易新闻	2019.12.30
1—11月青岛新增79892名新生儿 一半以上是二孩！	新华网	2019.12.30
1—11月，青岛新增79892名户籍新生儿，一半以上是二孩！	搜狐网	2019.12.31

索　　引

图书在版编目(CIP)数据

青岛卫生健康年鉴. 2020 / 青岛市卫生健康科技教育中心编. —青岛:中国海洋大学出版社,2020.12

ISBN 978-7-5670-2713-8

Ⅰ.①青… Ⅱ.①青… Ⅲ.①卫生工作—青岛—2020—年鉴 Ⅳ.①R199.2-54

中国版本图书馆 CIP 数据核字(2020)第 265544 号

出版发行	中国海洋大学出版社		
社　　址	青岛市香港东路 23 号	**邮政编码**	266071
出 版 人	杨立敏		
网　　址	http://pub.ouc.edu.cn		
电子信箱	coupljz@126.com		
订购电话	0532—82032573(传真)		
责任编辑	李建筑	**电　　话**	0532—85902505
印　　制	青岛国彩印刷股份有限公司		
版　　次	2020 年 12 月第 1 版		
印　　次	2020 年 12 月第 1 次印刷		
成品尺寸	210 mm×285 mm		
印　　张	20.5		
插　　页	60		
字　　数	615 千		
印　　数	1～1000 册		
定　　价	198.00 元		

发现印装质量问题,请致电 0532—58700168,由印刷厂负责调换。

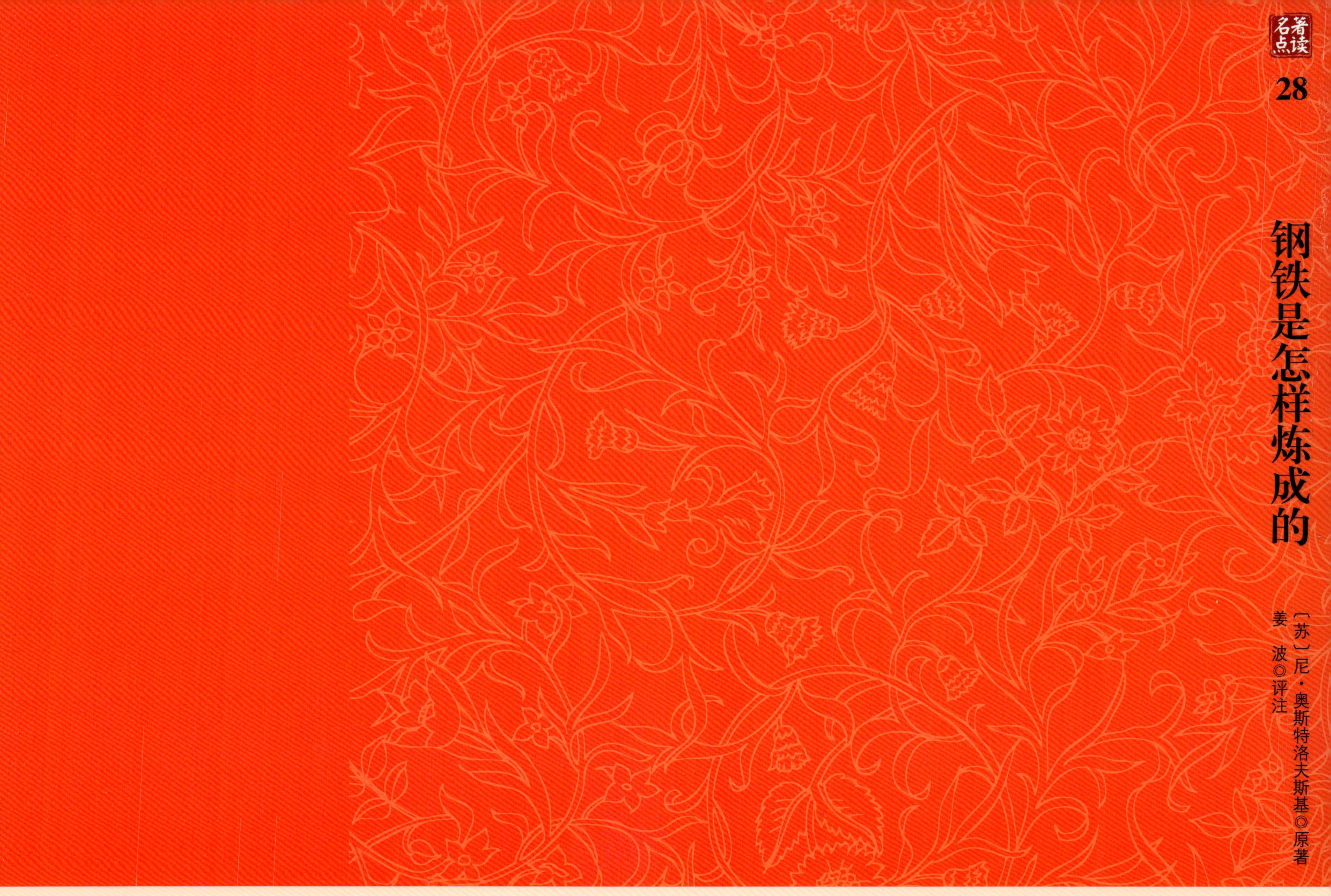
名著点读
28
钢铁是怎样炼成的
〔苏〕尼·奥斯特洛夫斯基◎原著
姜　波◎评注